Arzneimittel pocket plus 2008

Notfall	1
Herz-Kreislauf	2
Blut	3
Atmung, Allergie	4
Schmerz, Entz.	5
Stoffw., Endokr.	6
Magen, Darm	7
Infektionen	8
Immunsystem	9
Anästhesie	10
Neurologie	11
Psychiatrie	
Haut	
Auge	
HNO	
Urogeni	
Gynäkologie	17
Onkologie	18
Toxikologie	19
Phytotherapie	20
Zusatzinfos	21

D1675857

Herausgeber:
Dr. med. Andreas Ruß
Prof. Dr. med. Stefan Endres

Autoren:
H. Bruckbauer, T. Bschor, D. Clasing, S. Endres, R. Haberl, N. Hackelsberger, S. Helbig, M. Helbig, H.J. Heppner, M. Jakob, S. Karl, R. Kimmig, B. Kloos-Drobner, A. Maier, G. Meinhardt, A. Meurer, S. Schmidt-Petruschkat, S. von Stuckrad-Barre

Lektorat:
Andrea Rauneker, Dr. Bettina Spengler

Titelbild:
Lucy Mikyna

Wichtiger Hinweis

Der Stand der medizinischen Wissenschaft ist durch Forschung und klinische Erfahrung ständig im Wandel. Autor und Verlag haben größte Mühe darauf verwandt, dass die Angaben in diesem Werk korrekt sind und dem derzeitigen Wissensstand entsprechen.
Für die Angaben kann von Autor und Verlag jedoch keine Gewähr übernommen werden. Jeder Benutzer ist dazu aufgefordert, Angaben dieses Werkes gegebenenfalls zu überprüfen und in eigener Verantwortung am Patienten zu handeln.
Geschützte Warennamen (Warenzeichen) werden nicht besonders kenntlich gemacht.
Aus dem Fehlen eines solchen Hinweises kann also nicht geschlossen werden, dass es sich um einen freien Handelsnamen handelt.
Alle Rechte vorbehalten. Das Werk ist einschließlich aller seiner Teile urheberrechtlich geschützt. Ohne ausdrückliche, schriftliche Genehmigung des Verlags ist es nicht gestattet, das Buch oder Teile dieses Buches in irgendeiner Form durch Fotokopie, Mikroverfilmung, Übertragung auf elektronische Datenträger, Übersetzung oder sonstige Weise zu vervielfältigen, zu verbreiten oder anderweitig zu verwerten.

Die Deutsche Bibliothek verzeichnet diese Publikation in der Deutschen Nationalbibliografie; detaillierte bibliografische Daten sind im Internet über <http://dnb.ddb.de> abrufbar.

© 1995 – 2008 Börm Bruckmeier Verlag GmbH
Nördliche Münchner Str. 28, 82031 Grünwald, www.media4u.com

4. Auflage, Oktober 2007
ISBN 978-3-89862-287-5
Printed in China through Colorcraft Ltd., Hongkong

FEEDBACK - Arzneimittel pocket plus

"Noch mal eine Leistungssteigerung!
Wer die "herkömmlichen" Arzneimittel pocket aus dem gleichen Verlag kennt, trifft hier auf eine vertraute Umgebung. Die Gliederung ist noch mal verbessert, v. a. übersichtlicher geworden. Aber das eigentliche **Highlight ist die Einarbeitung der Therapieschemata** aus dem Buch "Arzneimittel Therapie". Hier kann man schnell und ohne großes herumsuchen (dank guter Querverweise) die entsprechenden, üblichen Dosierungen finden, was in der Hektik des Klinikalltags nicht zu unterschätzen ist. Eine weitere Verbesserung stellt die Ausweisung über Rezeptpflicht oder Apothekenpflicht dar, ergo über die Verschreibungsfähigkeit. **Ein ausgezeichneter Begleiter in nochmals besserer Aufmachung und trotzdem kompakter Form."**
Rezensentin aus Geseke - Amazon.de

"Super. Ich habe erstmal überlegt, ob ich wirklich vom Arzneimittel pocket auf das plus umsteigen soll - hab mich dann von meinen Kollegen sozusagen "überreden" lassen. Aber ich habe es bisher nicht bereut! Einfach Klasse und dank der Therapieschemata ein nahezu vollkommenes Werk."
Rezensent - Amazon.de

"Nachdem ich bereits vorige Auflagen genutzt habe, hat mich auch das **Arzneimittel pocket 2005** absolut überzeugt. Das einzige, was mich davon abhalten könnte, auch weitere Auflagen zu kaufen, ist das neue **Arzneimittel pocket plus**, das zu allen Vorteilen der bisherigen Auflagen noch die aktuellen Empfehlungen zur medikamentösen Therapie einzelner Erkrankungen enthält.."
Rezensent - viamedici online

"2 in 1 und trotzdem noch kitteltaschentauglich!
Das ist echt unglaublich, wieviel in einem so kleinen Buch drinsteht, obwohl es in dem Fall ja sogar zwei Bücher sind. Das Arzneimittel pocket und das Therapie pocket. Ich kannte bisher eigentlich nur das Arzneimittel pocket, muss aber sagen, dass mir als Klinikanfänger das Arzneimittel Therapie pocket, das ja im Plus komplett mit drin ist, total viel nützt. Wie war doch gleich die Asthmatherapie? Schnell im Therapieteil der Atemwegserkrankungen gucken. Hmmm, wir haben hier auf Station aber ein anderes Handelspräparat, als die hier angeben. Also schau ich doch mal unter dem Arzneimittel Teil, schließlich sagt der Querverweis, dass da mehr Produkte stehen. Und siehe da!! Hier steht es und noch viele andere Präparate dazu.
Also alles in allem, echt super das Plus."
Rezensentin/Rezensent aus Köln - Amazon.de

"Wow, endlich gibt es den perfekten Taschenbuchratgeber für Arzneimittel!
Ich war ja anfangs etwas skeptisch, zwei Bücher in einem und das soll immer noch in die Kitteltasche passen... Aber es passt - kein langes Suchen und Blättern, die wichtigsten Informationen auf einen Blick. **Einfach Klasse – sehr empfehlenswert!** *"*
Rezensentin/Rezensent aus Leipzig - Amazon.de

Weitere Titel dieser Reihe:
Anästhesie pocket (ab 2008)
Arzneimittel pocket 2008
Arzneimittel Infektionen pocket
Arzneimittel Therapie pocket 2007-2008
Arzneimittel Phytotherapie pocket
Arzneimittel Pädiatrie pocket
Arzneimittel Rettungsdienst pocket
Anamnese und Untersuchung pocket
Chirurgische Notfälle pocket
Differenzialdiagnose pocket
EKG pocket
EKG Fälle pocket
GK3 Termini pocket
Homöopathie pocket
Homöopathie für Kinder pocket
Heilpraktiker Kompaktwissen pocket
Labormedizin pocket
Medizinisches Englisch pocket
Medizinisches Spanisch pocket
Medizinisches Italienisch pocket
Medizinisches Französisch pocket
Medizin Translator pocket
Mensch Körper pocket
Neurologie pocket
Normalwerte pocket
Notaufnahme Innere Medizin pocket
Pneumologie pocket
Psychiatrie fast
Wörterbuch Medizin pocket

Börm Bruckmeier Verlag im Internet:
www.media4u.com

Vorwort zur 4. Auflage

In dieser aktuellen Auflage des **Arzneimittel pocket plus** sind die Informationen aus **Arzneimittel pocket** und **Arzneimittel Therapie pocket** en bloc zu finden:
Im ersten Teil, dem Arzneimittel-Teil, sind alle wichtigen Wirkstoffe und Handelsnamen aufgeführt, im zweiten Teil, dem Therapie-Teil, Krankheitsbilder und Indikationen.
Damit sind nach wie vor beide Zugangswege möglich: einerseits über die klinischen Krankheitsbilder, andererseits über die Arzneimittel.
Über Querverweise gelangen Sie leicht von Therapieempfehlungen im Therapieteil zu Wirkstoffangaben im Arzneimittelteil und umgekehrt.

Zunehmend im Mittelpunkt der Medizin steht eine Arzneimitteltherapie, die individuelle Situationen des Patienten wie Vormedikation oder Begleiterkrankungen einbezieht: Die genaue Dosierung bei Niereninsuffizienz lässt sich anhand der **extrarenalen Eliminationsfraktion (Q0-Wert)** exakt berechnen.
Ebenfalls angegeben ist die Dosisanpassung bei Leberinsuffizienz.

Neu aufgenommen wurden alle gebräuchlichen **Impfstoffe, Immunglobuline, Inhalationsanästhetika** und **Proteinkinase-Inhibitoren**. Ebenfalls neu ist eine ausführliche **"Kinder-Positiv-Liste"**, die nach Indikationen geordnet die für die Behandlung von Kindern zugelassenen Medikamente aufzeigt.

Wir hoffen sehr, dass Ihnen das **Arzneimittel pocket plus** im Arbeitsalltag eine gute Hilfe ist.

Herausgeber, Autoren und Verleger   im September 2007

Autorenverzeichnis

Dr. Andreas Ruß
(Hrsg., Arzneimittel)
Fachärztliche Internistische Praxis
Kirchplatz 1
83734 Hausham

Prof. Dr. Stefan Endres
(Hrsg. Therapien,
Gastroenterologie –
Therapien)
Leiter der Abteilung für klinische Pharmakologie,
Medizinische Klinik Innenstadt,
Klinikum der Universität München

Dr. Harald Bruckbauer
(Haut – Therapien)
Facharztpraxis für Haut- und
Geschlechtskrankheiten, Allergologie,
Neufahrn

PD Dr. Tom Bschor
(Psychiatrie – Therapien)
Chefarzt der Abteilung für Psychiatrie
und Psychotherapie,
Jüdisches Krankenhaus Berlin

Prof. Dr. Dirk Clasing
(Doping)
Stellv. Vorsitzender, NADA (Nationale Anti Doping
Agentur Deutschland), Bonn

Prof. Dr. Ralph Haberl
(Herz-Kreislauf – Therapien)
Chefarzt der 1. Medizinischen Abteilung,
Kreisklinik München-Pasing

Dr. Nina Hackelsberger
(Stoffwechsel,
Endokrinologie – Therapien)
Komm. Oberärztin an der Klinik für Frührehabilitation
und Physikalische Medizin,
Krankenhaus Bogenhausen, München

Dr. Silke Helbig
(HNO – Therapien)
Oberärztin am Zentrum für HNO-Heilkunde,
Klinikum der J.-W.-Goethe Universität Frankfurt

Dr. Matthias Helbig
(HNO – Therapien)
Oberarzt am Zentrum für HNO-Heilkunde,
Klinikum der J.-W.-Goethe Universität Frankfurt

Dr. Hans Jürgen Heppner
(Vergiftungen – Therapien)
Oberarzt, 2. Medizinische Klinik,
Klinikum Nürnberg, FAU Erlangen-Nürnberg

Dr. Michael Jakob
(Atmung/Allergie,
Wasser/Elektrolyte,
Urogenitalsystem –
Therapien)
Leit. Oberarzt der II. Medizinischen Abteilung,
Krankenhaus Dritter Orden,
München

Dr. Sonja Karl
(Haut – Therapien)
Facharztpraxis für Haut- und Geschlechtskrankheiten, Allergologie, Neufahrn

Prof. Dr. Rainer Kimmig
(Gynäkologie – Therapien)
Direktor der Klinik für Frauenheilkunde und Geburtshilfe, Universitätsklinikum Essen

Dr. Beate Kloos-Drobner
(Auge – Therapien)
Facharztpraxis für Augenheilkunde, Gießen

Dr. Albert Maier
(Atmung, Lunge – Therapien)
Chefarzt der II. Medizinischen Abteilung, Krankenhaus Dritter Orden, München

PD Dr. Gerold Meinhardt
(Blut, Onkologie – Therapien)
Medizinische Fakultät, Ludwig-Maximilians-Universität München

Dr. Anja Meurer
(Rheumatologie, Infektionen – Therapien)
Gemeinschaftspraxis Dres. Jäger & Jägel-Guedes, München

Dr. Silke Schmidt-Petruschkat
(Gynäkologie – Therapien)
Klinik für Frauenheilkunde und Geburtshilfe, Universitätsklinikum Essen

Dr. Sebastian v. Stuckrad-Barre
(Neurologie – Therapien)
Deutsche Klinik für Diagnostik, Fachbereich Neurologie, Wiesbaden

Inhalt

A Arzneimittel

A 1	**Notfallmedikamente**	**39**
A 2	**Herz-Kreislauf**	**43**
A 2.1	Sympathomimetika	43
A 2.2	Parasympatholytika	45
A 2.3	Phosphodiesterasehemmer	45
A 2.4	Antihypertensiva	45
A 2.5	Diuretika	61
A 2.6	Koronarmittel	66
A 2.7	Antiarrhythmika	67
A 2.8	Digitalisglykoside	68
A 3	**Blut – Arzneimittel**	**69**
A 3.1	Mineralstoffe	69
A 3.2	Phosphatbinder	70
A 3.3	Kationenaustauscher	70
A 3.4	Parenterale Ernährung	70
A 3.5	Plasmaersatzmittel	73
A 3.6	Azidose, Alkalose	74
A 3.7	Vitamine	75
A 3.8	Antianämika	77
A 3.9	Gerinnung	79
A 4	**Atmung, Allergie**	**87**
A 4.1	Sekreto- und Mukolytika	87
A 4.2	Bronchodilatatoren	88
A 4.3	Kortikoide	91
A 4.4	Antitussiva	92
A 4.5	Allergie	93
A 5	**Schmerz, Entzündung**	**96**
A 5.1	Opioid-Analgetika	96
A 5.2	Andere Analgetika	100
A 5.3	Non-Steroidale Antirheumatika	100
A 5.4	Spasmolytika	105
A 5.5	Analgetika-Kombinationen	106
A 5.6	Analgetika + Schleimhautprotektiva	107
A 5.7	Rheuma-Basistherapeutika	107
A 5.8	Glukokortikoide	109
A 6	**Stoffwechsel, Endokrinologie**	**111**
A 6.1	Gichtmittel	111
A 6.2	Lipidsenker	112
A 6.3	Antidiabetika, orale	115
A 6.4	Antidiabetika, Insuline	117
A 6.5	Antidiabetika, sonstige	119
A 6.6	Antihypoglykämika	120
A 6.7	Abmagerungsmittel	120
A 6.8	Kalziumstoffwechsel-regulatoren	121
A 6.9	Orphan drugs	123
A 6.10	Ionen, Salze, E'lyte, Mineralien, Vitamine	124
A 6.11	Schilddrüse	124
A 6.12	Sexualhormone	126
A 6.13	Hormonelle Kontraceptiva	128
A 6.14	Hypophysenhinterlappen-hormone	128
A 6.15	Wachstumshormon-Rezeptorantagonisten	128
A 6.16	Prolactinhemmer	129
A 6.17	Wehenhemmer	129
A 6.18	Anabolika	129
A 6.19	Endokrinologische Diagnostik	129
A 7	**Magen, Darm**	**130**
A 7.1	Ulkustherapeutika	130
A 7.2	Motilitätssteigernde Mittel	133
A 7.3	Laxantien	134
A 7.4	Darmlavage-Lösungen	135
A 7.5	Karminativa	135

A 7.6	Antidiarrhoika	136
A 7.7	Stoffe zur Auflösung von Gallensteinen	136
A 7.8	Verdauungsenzyme	137
A 7.9	Schwer resorbierbare Antiphlogistika	137
A 7.10	Glukokortikoide	138
A 7.11	Antiemetika, Antivertiginosa	138
A 7.12	Serotoninantagonisten	139
A 7.13	Regulatorische Peptide	140
A 7.14	Hämorrhoidalmittel	141

A 8 Infektionen 142

A 8.1	Keimempfindlichkeit: Keim - Antibiotika	142
A 8.2	Penicilline	143
A 8.3	Betalactameinhibitoren	145
A 8.4	Cephalosporine	146
A 8.5	Cycline	150
A 8.6	Makrolide, Ketolide	151
A 8.7	Lincosamide	152
A 8.8	Aminoglykoside	152
A 8.9	Chinolone	153
A 8.10	Folsäureantagonisten	155
A 8.11	Nitroimidazole	156
A 8.12	Carbapeneme	156
A 8.13	Glykopeptide	157
A 8.14	Streptogramine	157
A 8.15	Oxazolidinone	157
A 8.16	Lipopeptide	158
A 8.17	Sonstige Antibiotika	158
A 8.18	Tuberkulostatika	159
A 8.19	Virustatika	161
A 8.20	Antimykotika	167
A 8.21	Anthelminthika	169
A 8.22	Antimalariamittel	170

A 9 Immunsystem 172

A 9.1	Immunsuppressiva	172
A 9.2	Selektive Immunsuppressiva	174
A 9.3	Wachstumsfaktoren	175
A 9.4	Interferone	175
A 9.5	Immunglobuline	176
A 9.6	Impfstoffe	177
A 9.7	Impfkalender	179

A 10 Anästhesie 180

A 10.1	Opioid-Analgetika	180
A 10.2	Sedativa, Hypnotika	181
A 10.3	Muskelrelaxantien	183
A 10.4	Lokalanästhetika	184

A 11 Neurologie 185

A 11.1	Antiepileptika	185
A 11.2	Antiparkinsonmittel	190
A 11.3	Migränemittel	194
A 11.4	Muskelrelaxantien	195
A 11.5	Cholinergika	197
A 11.6	Antidementiva	198
A 11.7	Sonstige ZNS-Medikamente	199

A 12 Psychiatrie 200

A 12.1	Antidepressiva	200
A 12.2	Antimanika, Phasenprophylaktika	205
A 12.3	Neuroleptika	205
A 12.4	Sedativa, Hypnotika	210
A 12.5	Psychoanaleptika	214
A 12.6	Alkoholentwöhnungsmittel	215
A 12.7	Rauchentwöhnungsmittel	215

Inhalt

A 13	**Haut**	**216**	**A 17**	**Gynäkologie, Geburtshilfe**	**241**
A 13.1	Antipruriginosa, Antiphlogistika	216	A 17.1	Hormonpräparate	241
A 13.2	Kortikosteroide	216	A 17.2	Hormonelle Kontrazeptiva	246
A 13.3	Antipsoriatika	219	A 17.3	Weheninduktion, Geburtseinleitung	249
A 13.4	Aknemittel	220	A 17.4	Prolactinhemmer	249
A 13.5	Antiinfektiva	222	A 17.5	Wehenhemmer	250
A 13.6	Keratolytika	225	A 17.6	Antiinfektiva	250
A 13.7	Sonstige Externa	225	A 17.7	Beratungsstellen für Arzneimittel in der Schwangerschaft	251
A 13.8	Haarwuchsmittel	226	A 17.8	Schwangerschaftsrisikoklassen	251
A 14	**Auge**	**227**	A 17.9	Laktation (Stillperiode)	251
A 14.1	Oberflächenanästhetika	227	A 17.10	Orientierungshilfe zur Arzneimittelauswahl	252
A 14.2	Antiinfektiva	227	A 17.11	Arzneimittel in Schwangerschaft und Stillzeit	257
A 14.3	Antiphlogistika	228			
A 14.4	Glaukommittel	230	**A 18**	**Onkologie**	**259**
A 14.5	Mydriatika und Zykloplegika	232	A 18.1	Wichtiger Benutzerhinweis	259
A 14.6	Antiallergika	232	A 18.2	Allgemeine unerwünschte Wirkungen von Zytostatika	259
A 14.7	Vasokonstriktiva	233	A 18.3	Alkylierende Mittel	260
A 14.8	Hornhautpflegemittel	233	A 18.4	Antimetabolite	263
A 14.9	Antineovaskuläre Mittel	234	A 18.5	Alkaloide	266
A 14.10	Neutralisierungslösungen bei Verätzungen	234	A 18.6	Zytotoxische Antibiotika	268
			A 18.7	Sonstige antineoplastische Mittel	270
A 15	**HNO – Arzneimittel**	**235**			
A 15.1	Rhinologika	235	**A 19**	**Toxikologie**	**276**
A 15.2	Otologika	236	A 19.1	Allgemeines	276
A 16	**Urogenitalsystem**	**237**	A 19.2	Ärztliche Behandlung (5-Finger-Regel)	276
A 16.1	Urospasmolytika	237	A 19.3	Transport	277
A 16.2	Prostatamittel	238	A 19.4	Asservierung	277
A 16.3	Erektile Dysfunktion	239	A 19.5	Antidota	277
A 16.4	Urolithiasismittel	240			
A 16.5	sonstige Urologika	240	**A 20**	**Phytotherapie**	**281**

T Therapie

T 1 Notfall — 283
- T 1.1 Therapiemaßnahmen — 283
- T 1.2 Adult Advanced Life Support — 284

T 2 Herz-Kreislauf — 285
- T 2.1 Hypertonie — 285
- T 2.2 Hypertensive Krise — 288
- T 2.3 Hypotonie — 289
- T 2.4 Schock — 290
- T 2.5 Koronare Herzkrankheit — 291
- T 2.6 Herzinsuffizienz — 297
- T 2.7 Herzrhythmusstörungen — 300
- T 2.8 Endokarditis — 305
- T 2.9 Endokarditisprophylaxe — 306
- T 2.10 Perikarditis — 307
- T 2.11 Periphere arterielle Verschlusskrankheit — 307
- T 2.12 Akuter Extremitätenarterienverschluss — 307
- T 2.13 Thrombophlebitis — 308
- T 2.14 Thromboseprophylaxe — 308
- T 2.15 Phlebothrombose — 309

T 3 Blut — 310
- T 3.1 Hämophilie — 310
- T 3.2 Von Willebrand-Jürgens-Syndrom — 310
- T 3.3 Anämie — 310
- T 3.4 Agranulozytose — 312
- T 3.5 Idiopathische thrombozytopenische Purpura — 312
- T 3.6 Polyzythaemia vera — 312
- T 3.7 Essenzielle Thrombozythämie — 313
- T 3.8 Chronisch myeloische Leukämie — 313
- T 3.9 Osteomyelosklerose — 314
- T 3.10 Myelodysplasie — 314
- T 3.11 Akute Leukämie — 315
- T 3.12 Non-Hodgkin-Lymphom — 316
- T 3.13 M. Hodgkin — 319
- T 3.14 Multiples Myelom — 320

T 4 Atmung, Allergie — 321
- T 4.1 Asthma bronchiale — 321
- T 4.2 Chronisch obstruktive Bronchitis — 325
- T 4.3 Lungenemphysem — 328
- T 4.4 Bronchiektasien — 329
- T 4.5 Exogen allergische Alveolitis — 329
- T 4.6 Pneumonie — 329
- T 4.7 Pleuritis — 335
- T 4.8 Lungenembolie — 335
- T 4.9 Chronisches Cor pulmonale — 337
- T 4.10 Akutes Lungenödem — 339
- T 4.11 Mukoviszidose — 339
- T 4.12 Sarkoidose — 341

T 5 Schmerz, Entzündung — 342
- T 5.1 Raynaud-Syndrom — 342
- T 5.2 Fibromyalgie-Syndrom — 342
- T 5.3 Arthrosis deformans — 342
- T 5.4 Rheumatoide Arthritis — 343
- T 5.5 M. Bechterew — 344
- T 5.6 Reaktive Arthritis, M. Reiter — 345
- T 5.7 Psoriasisarthritis — 346
- T 5.8 Systemischer Lupus erythematodes — 346
- T 5.9 Progressiv systemische Sklerodermie — 348
- T 5.10 Arteriitis temporalis Horton, Polymyalgia rheumatica — 348
- T 5.11 Panarteriitis nodosa — 348
- T 5.12 Wegener Granulomatose — 349
- T 5.13 Sjögren Syndrom — 350

T 6 Stoffwechsel, Endokrinologie — 351

T 6.1	Dehydratation	351
T 6.2	Hyperhydratation	352
T 6.3	Ödemausschwemmung	353
T 6.4	Hypokaliämie	353
T 6.5	Hyperkaliämie	353
T 6.6	Hypokalziämie	354
T 6.7	Hyperkalziämie	354
T 6.8	Hypomagnesiämie	355
T 6.9	Hypermagnesiämie	355
T 6.10	Metabolische Azidose	355
T 6.11	Metabolische Alkalose	356
T 6.12	Respiratorische Azidose	356
T 6.13	Respiratorische Alkalose	356
T 6.14	Diabetes mellitus	356
T 6.15	Hyperlipoproteinämien	361
T 6.16	Hyperurikämie, Gicht	362
T 6.17	Porphyrien	363
T 6.18	Osteoporose	364
T 6.19	Osteomalazie	366
T 6.20	Ostitis deformans Paget	367
T 6.21	M. Wilson	367
T 6.22	Hämochromatose	368
T 6.23	Struma	368
T 6.24	Hyperthyreose	369
T 6.25	Hypothyreose	370
T 6.26	Thyreoiditiden	371
T 6.27	Cushing-Syndrom	372
T 6.28	Conn-Syndrom, Hyperaldosteronismus	372
T 6.29	Hypokortisolismus	373
T 6.30	Phäochromozytom	373
T 6.31	Hyperparathyreoidismus	374
T 6.32	Hypoparathyreoidismus	375
T 6.33	Hypopituitarismus	376
T 6.34	HVL-Überfunktion, -Tumoren	377
T 6.35	Diabetes insipidus	378
T 6.36	Insulinom	378
T 6.37	Verner-Morrison-Syndrom	379
T 6.38	Gastrinom	379
T 6.39	Karzinoid	379
T 6.40	Gynäkomastie	379

T 7 Magen, Darm — 380

T 7.1	Ösophagitis	380
T 7.2	Achalasie	381
T 7.3	Gastritis	381
T 7.4	Ulkuskrankheit	381
T 7.5	Divertikulitis	383
T 7.6	M. Crohn	383
T 7.7	Colitis ulcerosa	384
T 7.8	Pankreatitis	385
T 7.9	Hepatitis	386
T 7.10	Leberzirrhose	387
T 7.11	Leberabszess	388
T 7.12	Cholelithiasis	389
T 7.13	Akute Cholezystitis, akut eitrige Cholangitis	389
T 7.14	Darmlavage zur Vorbereitung einer Koloskopie	389

T 8 Infektionen — 390

T 8.1	Amöbiasis	390
T 8.2	Aspergillose	390
T 8.3	Borreliose	391
T 8.4	Candidose	391
T 8.5	Cholezystitis	393
T 8.6	Cholera	393
T 8.7	Diphtherie	394
T 8.8	Echinokokkose	394
T 8.9	Endokarditis	394
T 8.10	Erysipel	395
T 8.11	Furunkel	395
T 8.12	Gastroenteritis	396

T 8.13	Giardiasis	396	T 11.13	Parkinson-Syndrom	421
T 8.14	Gonorrhoe	396	T 11.14	Neuroborreliose	422
T 8.15	Herpes simplex Virus	397	T 11.15	Restless-legs-Syndrom	423
T 8.16	Legionellose	398	T 11.16	Schmerztherapie	424
T 8.17	Meningitis	398	T 11.17	Schwindel	424
T 8.18	Primäre Osteomyelitis	399	T 11.18	Spastik	425
T 8.19	Otitis media	399	T 11.19	Tremor	426
T 8.20	Oxyuriasis	399	T 11.20	Zerebrale Ischämie	426

T 12 Psychiatrie 428

T 8.21	Pest	400
T 8.22	Pneumonie	400
T 8.23	Salmonellose	401
T 8.24	Scharlach	401
T 8.25	Shigellose	402
T 8.26	Syphilis	402
T 8.27	Taeniasis	403
T 8.28	Trichomoniasis	403
T 8.29	Tuberkulose	404
T 8.30	Windpocken / Gürtelrose	407
T 8.31	Zystitis	407

T 12.1	Psychiatrischer Notfall	428
T 12.2	Demenz	429
T 12.3	Alkoholabhängigkeit	430
T 12.4	Depression	431
T 12.5	Manie	432
T 12.6	Schizophrenie	433
T 12.7	Wahnerkrankung (Paranoia)	434
T 12.8	Angsterkrankung	435
T 12.9	Zwangserkrankung	435

T 9 Immunsystem 408

T 13 Haut 436

T 10 Anästhesie 408

T 11 Neurologie 409

T 11.1	Glasgow Coma Scale, Dermatome	409
T 11.2	Alkoholdelir	410
T 11.3	Chorea	410
T 11.4	Demenz	411
T 11.5	Epilepsie	411
T 11.6	Fazialisparese, periphere	414
T 11.7	Kopfschmerzen	414
T 11.8	Lumbago	417
T 11.9	Meningitis/Enzephalitis	417
T 11.10	Multiple Sklerose	418
T 11.11	Myasthenia gravis	420
T 11.12	Myoklonien	420

T 13.1	Hinweis zur Therapie	436
T 13.2	Bakterielle Infektionen	436
T 13.3	Akne und akneiforme Dermatosen	441
T 13.4	Alopezie	444
T 13.5	Diabetische Gangrän	445
T 13.6	Ekzemerkrankungen	446
T 13.7	Epizoonosen	449
T 13.8	Ichthyosen	449
T 13.9	Lichen ruber	450
T 13.10	Mykosen	451
T 13.11	Pemphigus vulgaris	454
T 13.12	Psoriasis	454
T 13.13	Sexuell übertragbare Krankheiten	456
T 13.14	Urtikaria	459
T 13.15	Virale Infektionen	461

PDA Version auf www.media4u.com

Inhalt

T 14 Auge – Therapie — 464

- T 14.1 Hordeolum — 464
- T 14.2 Blepharitis — 464
- T 14.3 Lidabszess, -furunkel, Orbitalphlegmone — 464
- T 14.4 Virusinfektionen der Lider — 465
- T 14.5 Dakryoadenitis — 465
- T 14.6 Dakryozystitis — 466
- T 14.7 Konjunktivitis — 466
- T 14.8 Keratitis — 468
- T 14.9 Verätzung, Verbrennung — 470
- T 14.10 Episkleritis — 470
- T 14.11 Skleritis — 471
- T 14.12 Uveitis anterior — 471
- T 14.13 Intermediäre und hintere Uveitis — 473
- T 14.14 Toxoplasmose-Retinochorioiditis — 473
- T 14.15 Endophthalmitis — 474
- T 14.16 Neuritis nervi optici — 474
- T 14.17 Ischämische Optikusneuropathie — 474
- T 14.18 Zentralarterienembolie — 475
- T 14.19 Zentralvenenthrombose — 476
- T 14.20 Primäres Offenwinkelglaukom — 476
- T 14.21 Akutes Winkelblockglaukom — 477
- T 14.22 Endokrine Orbitopathie — 478

T 15 HNO – Therapie — 480

- T 15.1 Rhinitis — 480
- T 15.2 Nasenfurunkel — 481
- T 15.3 Sinusitis — 482
- T 15.4 Tonsillitis — 483
- T 15.5 Pharyngitis — 483
- T 15.6 Laryngitis — 484
- T 15.7 Perichondritis — 485
- T 15.8 Otitis externa — 486
- T 15.9 Zoster oticus — 487
- T 15.10 Otitis media — 487
- T 15.11 Mastoiditis — 488
- T 15.12 M. Menière — 488
- T 15.13 Hörsturz — 489
- T 15.14 Tinnitus aurium — 489
- T 15.15 Sialadenitis — 489

T 16 Urogenitalsystem — 490

- T 16.1 Zystitis — 490
- T 16.2 Pyelonephritis — 491
- T 16.3 Urosepsis — 492
- T 16.4 Glomerulonephritis — 492
- T 16.5 Diabetische Nephropathie — 495
- T 16.6 Akutes Nierenversagen — 495
- T 16.7 Chronische Niereninsuffizienz — 495
- T 16.8 Nephrotisches Syndrom — 496
- T 16.9 Nephrolithiasis — 496
- T 16.10 Nierenkolik — 497
- T 16.11 Akuter Harnverhalt — 498
- T 16.12 Urethritis — 498
- T 16.13 Prostatitis — 499
- T 16.14 Salpingitis, Endometritis — 500
- T 16.15 Benigne noduläre Prostatahyperplasie — 500
- T 16.16 Epididymitis — 501
- T 16.17 Inkontinenz — 501

T 17 Gynäkologie, Geburtshilfe — 502

- T 17.1 Mastopathie — 502
- T 17.2 Mastodynie — 502
- T 17.3 Prämenstruelles Syndrom — 503
- T 17.4 Endometriose — 503
- T 17.5 Vulvadystrophie — 503
- T 17.6 Vulvovaginitis — 504
- T 17.7 Zervizitis — 505
- T 17.8 Pelvic inflammatory disease — 507
- T 17.9 EPH-Gestose — 507

T 17.10	Hyperemesis gravidarum	509
T 17.11	Puerperalfieber	509
T 17.12	Mastitis	510
T 17.13	Hormonelle Kontrazeption	510
T 17.14	Hormonsubstitution	511

T 18 Onkologie 513

T 18.1	Supportive Therapie nach Symptom	513
T 18.2	Analkarzinom	513
T 18.3	Harnblasenkarzinom	514
T 18.4	Bronchialkarzinom	515
T 18.5	Keimzelltumor	517
T 18.6	Gallenblasenkarzinom	518
T 18.7	Hodentumoren	518
T 18.8	Kolorektales Karzinom	519
T 18.9	Leberzellkarzinom	520
T 18.10	Neuroendokrine Tumore	520
T 18.11	Magenkarzinom	521
T 18.12	Malignes Melanom	522
T 18.13	Mammakarzinom	523
T 18.14	Multiples Myelom	525
T 18.15	Nierenkarzinom	525
T 18.16	Non-Hodgkin-Lymphom	525
T 18.17	Ösophaguskarzinom	525
T 18.18	Ovarialkarzinom	526
T 18.19	Pankreaskarzinom (exokrin)	526
T 18.20	Prostatakarzinom	526
T 18.21	ZNS-Malignome	526

T 19 Toxikologie 527

T 19.1	Wichtige Therapiehinweise	527
T 19.2	Allgemeinmaßnahmen	528
T 19.3	Acetylsalicylsäure-Intoxikation	529
T 19.4	Ajmalin-Intoxikation	529
T 19.5	Amanitin-Intoxikation	530
T 19.6	Amantadin-Intoxikation	530
T 19.7	Amphetamin-Intoxikation	530
T 19.8	Antidepressiva-Intoxikation	531
T 19.9	Antihistaminika-Intoxikation	531
T 19.10	Arsen-Intoxikation	532
T 19.11	Atropin-Intoxikation	532
T 19.12	Barbiturat-Intoxikation	532
T 19.13	Benzodiazepin-Intoxikation	532
T 19.14	Betablocker-Intoxikation	532
T 19.15	Biguanide-Intoxikation	533
T 19.16	Biperiden-Intoxikation	533
T 19.17	Blei-Intoxikation	533
T 19.18	Botulismus-Intoxikation	533
T 19.19	Carbamat-Intoxikation	533
T 19.20	Chinin-Intoxikation	533
T 19.21	Chloroquin-Intoxikation	534
T 19.22	Chrom-Intoxikation	534
T 19.23	Clenbuterol-Intoxikation	534
T 19.24	Clobutinol-Intoxikation	534
T 19.25	Clonidin-Intoxikation	534
T 19.26	Cocain-Intoxikation	535
T 19.27	Coffein-Intoxikation	535
T 19.28	Cumarin-Intoxikation	536
T 19.29	Cyanid-Intoxikation	536
T 19.30	Dihydroergotamin-Intoxikation	536
T 19.31	Eisen-III/II-sulfat-Intoxikation	536
T 19.32	Ethylenglykol-Intoxikation	536
T 19.33	Heparin-Intoxikation	536
T 19.34	Herglykosid-Intoxikation	537
T 19.35	Kalziumantagonist-Intoxikation	537
T 19.36	Kupfer-Intoxikation	537
T 19.37	Lithium-Intoxikation	537
T 19.38	MAO-Hemmer-Intoxikation	537
T 19.39	Methanol-Intoxikation	537
T 19.40	Met-Hb-Bildner-Intoxikation	538
T 19.41	Methotrexat-Intoxikation	538
T 19.42	Mutterkornalkaloid-Intoxikation	538
T 19.43	Neuroleptika-Intoxikation	538

T 19.44	Opiat-Intoxikation	538
T 19.45	Organophosphat-Intoxikation	539
T 19.46	Paracetamol-Intoxikation	539
T 19.47	Penicillin- und Derivate-Intoxikation	539
T 19.48	Pyrazolon-Verbindungs-Intoxikation	539
T 19.49	Quecksilber-Intoxikation	539
T 19.50	Reizgas-Intoxikation	539
T 19.51	Reserpin-Intoxikation	539
T 19.52	Säuren-Intoxikation	540
T 19.53	Schaumbildner-Intoxikation	540
T 19.54	Schilddrüsenhormon-Intoxikation	540
T 19.55	Sulfonamid-Intoxikation	540
T 19.56	Thallium-Intoxikation	540
T 19.57	Theophyllin-Intoxikation	540
T 19.58	Zink-Intoxikation	540
T 19.59	Giftinformationszentren	541

T 20 Phytotherapie — 542

T 21	**Zusatzinfos**	**543**
T 21.1	Grundbegriffe der Pharmakologie	543
T 21.2	Dosisanpassung bei Niereninsuffizienz	546
T 21.3	Enzyme des Zytochrom-P450-Systems	548
T 21.4	Arzneimittel mit pädiatrischer Zulassung	550
T 21.5	Berechnung der Körperoberfläche	554
T 21.6	Doping	557
T 21.7	Betäubungsmittelverordnung	561
T 21.8	Meldung unerwünschter Arzneimittelwirkungen	563
T 21.9	Internetlinks zur Arzneimitteltherapie	564
T 21.10	Literatur	565

Index — 567

Neuzulassungen

Neuzulassungen 2006

Kapitel	Wirkstoff	Handelsname	Klasse, Indikation	Seite
Herz-Kreislauf	Ivabradin	Procoralan	I_f-Kanal-Hemmer, Antianginosum	→65
	Argatroban	Argatra	Direkter Thrombininhibitor	→81
	Sitaxentan	Thelin	Endothelinrezeptorantagonist; Th. d. pulmonalen Hypertonie	→59
Schmerz, Entzündung	Ziconotid	Prialt	Calciumkanalblocker; intrathekale Schmerztherapie	→100
Stoffwechsel	Insulin	Exubera	Inhalatives Insulin	→118
	Rimonabant	Acomplia	Cannabinoidrezeptorantagonist, Abmagerungsmittel	→120
	Galsulfase	Naglazyme	Enzym-Th b.Mucopolysaccharidose	→123
	Alglucosidase	Myozyme	Enzym-Th b. M. Pompe	→124
	Rosiglitazon + Glimepirid	Avaglim	D.m. Typ 2; Kombinations-Th	→116
Infektionen	Tigecyclin	Tygacil	Antibiotikum, Glycylcyclin	→150
Immunsystem	Natalizumab	Tysabri	Adhäsionsmolekülinhibitor; Th MS	→174
Neurologie	Rotigotin	Neupro	Parkinsonmittel	→191
Gynäkologie	Carbetocin	Pabal	Oxytocin-Analogon; PRO postpartaler Uterusatonie	→249
Onkologie	Alitretinoin	Panretin	Zytostatikum; lokale Th Kaposi Sarkom	→272
	Clofarabin	Evoltra	Purinanalogon; ALL-Th	→264
	Sunitinib	Sutent	Tyrosin-Kinase-Hemmer; Th Nierenzell-Ca, GIST	→274
Toxikologie	Deferasirox	Exjade	Th d. chron. Eisenüberladung	
	Fomepizol	Fomepizole OPi	Antidot bei Ethylenglycol-Intox	

Neuzulassungen 2007

Kapitel	Wirkstoff	Handelsname	Klasse, Indikation	Seite
Blut	Epoetin Delta	Dynepo	Erythropoetin; renale Anämie	→78
	Cilostazol	Pletal	Thrombozytenaggregationshemmer; AVK-Th	→84
Schmerz Entzündung	Buprenorphin + Naloxon	Suboxone	Substitutions-Th Opiatabhängigkeit	→99
	Lumiracoxib	Prexige	Cox-2-Hemmer; aktivierte Arthrose	→103

Neuzulassungen

Stoffwechsel	Exenatide	**Byetta**	Inkretin-Mimetikum; D.m. Typ 2 Th	→119
	Idursulfase	**Elaprase**	Enzym-Th b. Hunter-Syndrom	→124
	Pioglitazon + Metformin	**Competact**	D.m. Typ 2; Kombinations-Th	→116
	Sitagliptin	**Januvia**	Dipeptidylpeptidasinhibitor; D.m. Typ 2 Th	→116
Infektionen	Entecavir	**Baraclude**	Reverse-Transkriptase-Inhibitor chron. Hepatitis-B-Th	→164
	Darunavir	**Prezista**	Proteaseinhibitor; HIV-Th	→166
	Telbivudin	**Sebivo**	Reverse-Transkriptase-Inhibitor chron. Hepatitis-B-Th	→164
Immunsystem	HPV-Impfstoff	**Gardasil**	Prävention Cervix-Ca	→178
Neurologie	Tetrabenazin	**Nitoman**	Chorea Huntington; Spätdyskinesien	→199
Psychiatrie	Vareniclin	**Champix**	partieller Agonist an nikotinergen Acetylcholin-rezeptoren; Raucherentwöhnung	→215
	Bupropion	**Elontril**	Dopamin- u. Noradrenalin-Reuptake-Hemmer; Depression	→204
Auge	Ranibizumab	**Lucentis**	Antikörper, Hemmung d. Neoangiogenese	→234
Onkologie	Dasatinib	**Sprycel**	BCR-ABL-Kinase-Hemmer bei CLL, ALL	→274

Wichtige Rufnummern

	Tel-Nummer/Funk	
Herzalarm/Notruf		
Stationen		
-		
-		
-		
-		
-		
-		
-		
-		
-		
Ärzte		
-		Funk
-		Funk
-		Funk
-		Funk
-		Funk
-		Funk
-		Funk
-		Funk
-		Funk
-		Funk

20 Rufnummern

	Tel-Nummer/Funk	
Diensthabender Arzt (Fachbereich)		
-		
-		
-		
-		
-		
-		
-		
-		
-		
Funktionsbereiche		
- Röntgen		
- Röntgen		
- Röntgen		
- Röntgen		
- CT		
- CT		
- EKG		
- Lungenfunktion		
- Labor		
- Labor		
- Labor		
- Blutbank		

	Tel-Nummer/Funk	
- Endoskopie		
- Endoskopie		
- Herzkatheter		
- Ultraschall		
- Ultraschall		
- UKG		
- Ambulanz		
- Ambulanz		
- Notaufnahme		
- OP		
- OP		
- OP		
- OP		
- OP		
- Kreißsaal		
- Mikrobiologie		
- Pathologie		
-		
-		
-		
-		
-		
-		
-		

22 Rufnummern

	Tel-Nummer/Funk
Sonstiges	
- Sekretariat	
- Sekretariat (Fax)	
- Telefonzentrale	
- Patientenaufn.	
- Verwaltung	
- Personalabteilung	
- Hol-/Bring-Dienst	
- Cafeteria	
- Hausmeister	
-	
-	
-	
-	
-	
-	
-	
Externe Nummern	
- Polizei	
- Taxi	
-	
-	
-	
-	
-	

November 2007

Do	1	Allerheiligen	
Fr	2	Allerseelen	
Sa	3		
So	4		
Mo	5		45. Woche
Di	6		
Mi	7		
Do	8		
Fr	9		
Sa	10		
So	11	Martinstag	
Mo	12		46. Woche
Di	13		
Mi	14		
Do	15		
Fr	16		
Sa	17		
So	18		
Mo	19		47. Woche
Di	20		
Mi	21		
Do	22	Buß- und Bettag	
Fr	23		
Sa	24		
So	25		
Mo	26		48. Woche
Di	27		
Mi	28		
Do	29		
Fr	30		

PDA Version auf www.media4u.com

24 Kalender

Dezember 2007

Sa	1		
So	2	1. Advent	
Mo	3		49. Woche
Di	4		
Mi	5		
Do	6	Nikolaus	
Fr	7		
Sa	8		
So	9	2. Advent	
Mo	10		50. Woche
Di	11		
Mi	12		
Do	13		
Fr	14		
Sa	15		
So	16	3. Advent	
Mo	17		51. Woche
Di	18		
Mi	19		
Do	20		
Fr	21		
Sa	22		
So	23	4. Advent	
Mo	24	Heiligabend	52. Woche
Di	25	1. Weihnachtsfeiertag	
Mi	26	2. Weihnachtsfeiertag	
Do	27		
Fr	28		
Sa	29		
So	30		
Mo	31	Silvester	

Januar 2008

Di	1	Neujahrstag	1. Woche
Mi	2		
Do	3		
Fr	4		
Sa	5		
So	6	Hl. Drei Könige	
Mo	7		2. Woche
Di	8		
Mi	9		
Do	10		
Fr	11		
Sa	12		
So	13		
Mo	14		3. Woche
Di	15		
Mi	16		
Do	17		
Fr	18		
Sa	19		
So	20		
Mo	21		4. Woche
Di	22		
Mi	23		
Do	24		
Fr	25		
Sa	26		
So	27		
Mo	28		5. Woche
Di	29		
Mi	30		
Do	31		

Februar 2008

Fr	1		
Sa	2	Mariä Lichtmess	
So	3		
Mo	4		6. Woche
Di	5		
Mi	6		
Do	7		
Fr	8		
Sa	9		
So	10		
Mo	11		7. Woche
Di	12		
Mi	13		
Do	14	Valentinstag	
Fr	15		
Sa	16		
So	17		
Mo	18	Rosenmontag	8. Woche
Di	19	Fastnacht	
Mi	20	Aschermittwoch	
Do	21		
Fr	22		
Sa	23		
So	24		
Mo	25		9. Woche
Di	26		
Mi	27		
Do	28		
Fr	29		

März 2008

Sa	1		
So	2		
Mo	3		10. Woche
Di	4		
Mi	5		
Do	6		
Fr	7		
Sa	8		
So	9		
Mo	10		11. Woche
Di	11		
Mi	12		
Do	13		
Fr	14		
Sa	15		
So	16	Palmsonntag	
Mo	17		12. Woche
Di	18		
Mi	19		
Do	20	Gründonnerstag - Frühlingsanfang	
Fr	21	Karfreitag	
Sa	22		
So	23	Ostersonntag	
Mo	24	Ostermontag	13. Woche
Di	25		
Mi	26		
Do	27		
Fr	28		
Sa	29		
So	30	Anfang Sommerzeit	
Mo	31		14. Woche

PDA Version auf www.media4u.com

April 2008

Di	1	14. Woche
Mi	2	1
Do	3	
Fr	4	
Sa	5	
So	6	
Mo	7	15. Woche
Di	8	
Mi	9	1
Do	10	
Fr	11	
Sa	12	
So	13	
Mo	14	16. Woche
Di	15	
Mi	16	
Do	17	
Fr	18	
Sa	19	
So	20	
Mo	21	17. Woche
Di	22	
Mi	23	
Do	24	
Fr	25	
Sa	26	
So	27	
Mo	28	18. Woche
Di	29	
Mi	30	

Mai 2008

Do	1	Maifeiertag- Christi Himmelfahrt	
Fr	2		
Sa	3		
So	4		
Mo	5		19. Woche
Di	6		
Mi	7		1
Do	8		
Fr	9		
Sa	10		
So	11	Pfingstsonntag - Muttertag	
Mo	12	Pfingstmontag	20. Woche
Di	13		
Mi	14		
Do	15		
Fr	16		
Sa	17		
So	18		
Mo	19		21. Woche
Di	20		
Mi	21		
Do	22	Fronleichnam	
Fr	23		
Sa	24		
So	25		
Mo	26		22. Woche
Di	27		
Mi	28		
Do	29		
Fr	30		
Sa	31		

30 Kalender

Juni 2008

So	1	
Mo	2	23. Woche
Di	3	
Mi	4	
Do	5	
Fr	6	
Sa	7	
So	8	
Mo	9	24. Woche
Di	10	
Mi	11	
Do	12	
Fr	13	
Sa	14	
So	15	
Mo	16	25 . Woche
Di	17	
Mi	18	
Do	19	
Fr	20	
Sa	21	Sommeranfang
So	22	
Mo	23	26. Woche
Di	24	
Mi	25	
Do	26	
Fr	27	
Sa	28	
So	29	
Mo	30	27. Woche

Juli 2008

Di	1	27. Woche
Mi	2	
Do	3	
Fr	4	
Sa	5	
So	6	
Mo	7	28. Woche
Di	8	
Mi	9	
Do	10	
Fr	11	
Sa	12	
So	13	
Mo	14	29. Woche
Di	15	
Mi	16	
Doi	17	
Fr	18	
Sa	19	
So	20	
Mo	21	30. Woche
Di	22	
Mi	23	
Do	24	
Fr	25	
Sa	26	
So	27	
Mo	28	31. Woche
Di	29	
Mi	30	
Do	31	

PDA Version auf www.media4u.com

32 Kalender

August 2008

Fr	1		
Sa	2		
So	3		
Mo	4		32. Woche
Di	5		
Mi	6		
Do	7		
Fr	8	Friedensfest	
Sa	9		
So	10		
Mo	11		33. Woche
Di	12		
Mi	13		
Do	14		
Fr	15	Maria Himmelfahrt	
Sa	16		
So	17		
Mo	18		34. Woche
Di	19		
Mi	20		
Do	21		
Fr	22		
Sa	23		
So	24		
Mo	25		35. Woche
Di	26		
Mi	27		
Do	28		
Fr	29		
Sa	30		
So	31		

September 2008

Mo	1		
Di	2		
Mi	3		36. Woche
Do	4		
Fr	5		
Sa	6		
So	7		
Mo	8		
Di	9		
Mi	10		37. Woche
Do	11		
Fr	12		
Sa	13		
So	14		
Mo	15		
Di	16		
Mi	17		38. Woche
Do	18		
Fr	19		
Sa	20		
So	21		
Mo	22	Herbstanfang	
Di	23		
Mi	24		39. Woche
Do	25		
Fr	26		
Sa	27		
So	28		
Mo	29		40. Woche
Di	30		

PDA Version auf www.media4u.com

34 Kalender

Oktober 2008

Mi	1		40. Woche
Do	2		
Fr	3	Tag der deutschen Einheit	
Sa	4		
So	5		
Mo	6		41. Woche
Di	7		
Mi	8		
Do	9		
Fr	10		
Sa	11		
So	12		
Mo	13		42. Woche
Di	14		
Mi	15		
Do	16		
Fr	17		
Sa	18		
So	19		
Mo	20		43. Woche
Di	21		
Mi	22		
Do	23		
Fr	24		
Sa	25		
So	26	Ende Sommerzeit	
Mo	27		44. Woche
Di	28		
Mi	29		
Do	30		
Fr	31	Reformationstag - Halloween	

November 2008

Sa	1	Allerheiligen	
So	2	Allerseelen	
Mo	3		45. Woche
Di	4		
Mi	5		
Do	6		
Fr	7		
Sa	8		
So	9		
Mo	10		46. Woche
Di	11	Martinstag	
Mi	12		
Do	13		
Fr	14		
Sa	15		
So	16	Volkstrauertag	
Mo	17		47. Woche
Di	18		
Mi	19	Buß-und Bettag	
Do	20		
Fr	21		
Sa	22		
So	23	Totensonntag	
Mo	24		48. Woche
Di	25		
Mi	26		
Do	27		
Fr	28		
Sa	29		
So	30	1. Advent	

PDA Version auf www.media4u.com

36 Kalender

Dezember 2008

Mo	1		49. Woche
Di	2		
Mi	3		
Do	4		
Fr	5		
Sa	6	Nikolaus	
So	7	2. Advent	
Mo	8		50. Woche
Di	9		
Mi	10		
Do	11		
Fr	12		
Sa	13		
So	14	3. Advent	
Mo	15		51. Woche
Di	16		
Mi	17		
Do	18		
Fr	19		
Sa	20		
So	21	4. Advent - Winteranfang	
Mo	22		52. Woche
Di	23		
Mi	24	Heiligabend	
Do	25	1. Weihnachtsfeiertag	
Fr	26	2. Weihnachtsfeiertag	
Sa	27		
So	28		
Mo	29		53. Woche
Di	30		
Mi	31	Silvester	

Schulferien Termine 2008

Land	Weihnacht 2007/08	Winter 2008	Ostern 2008	Pfingsten 2008	Sommer 2008	Herbst 2008	Weihnacht 2008/09
Baden-Württemb.	24.12.-5.1.		17.3.-28.3	13.5.-23.5.	24.7.-6.9.	27.10.-30.10.	22.12.-10.1
Bayern	24.12.-5.1.	04.02.-09.02.	17.3.-29.3.	13.5.-24.5.	4.8.-15.9	03.11-05.11	22.12.-5.1.
Berlin	24.12.-12.01.	04.02.	17.3.-29.3.	2.5. / 13.5.-16.5.	16./17.7.-29.8	20.10-31.10	22.12.-3.1
Brandenburg	24.12.-12.01.	04.02.	19.3.-28.3.	13.5.-16.5	17.7.-30.8.	20.10-30.10.	22.12.-3.1
Bremen	24.12.-05.01.	31.01.-01.02.	10.3.-25.3.	13.5.-16.5.	10.7.-20.8.	13.10-25.10.	22.12.-6.1
Hamburg	21.12.-05.01	01.02.	10.3.-20.3.	2.5. / 13.5.-17.5.	17.7.-27.8.	13.10-25.10.	22.12.-2.1
Hessen	23.12.-11.01.		25.3.-5.4.		23.6.-1.8	06.10-18.10	22.12.-10.1.
Mecklenb.-Vorp.	24.12.-04.01.	04.02.-16.02.	17.3.-26.3.	9.5.-13.5.	21.7.-30.8.	27.10-01.11	22.12.-3.1
Niedersachsen	24.12.-05.01	31.0. + 01.02.	10.3.-26.3.	2.5. + 13.5.	10.7.-20.8.	13.10.-25.10.	22.12.-6.1.
Nordrhein-Westf.	20.12.-04.01.		17.3.-29.3.	13.5.	26.6.-8.8.	29.09.-11.10.	22.12.-6.1.
Rheinland-Pfalz	24.12.-08.01		12.3.-28.3.		23.6.-1.8	06.10.-17.10.	22.12.-7.1.
Saarland	19.12.-05.01	31.01.-06.02.	17.3.-29.3.		30.6.-9.8	04.10-18.10.	19.12.-3.1
Sachsen	22.12.-02.01	04.02.-15.02	20.3.-28.3.	2.5. / 10.5.-13.5.	14.7.-22.8.	20. 10.-30.10.	22.12.-2.1.
Sachsen-Anhalt	21.12.-02.01	02.02.-09.02.	17.3.-20.3.	13.5.-23.5.	10.7.-22.8.	13.10-17.10.	22.12.-5.1.
Schleswig-Holstein	24.12.-08.01.		20.3.-5.4.		21.7.-30.8.	13.10-25.10	22.12.-7.1.
Thüringen	22.12.-05.01.	04.02-09.02	22.3.-28.3	13.5.-16.5	10.7.-20.8	13.10-24.10.	20.12.-3.1.

Quelle: Johannsen Online Services, 10405 Berlin
www.schulferien.org

38 Kalender

Kongresskalender

11. 3.–13.3. 2008, Pharmakologie, Mainz
49. Jahrestagung der Deutschen Gesellschaft f. experimentelle und klin.Pharmakologie und Toxikologie (DGPT)

27.3.–29.3. 2008, Kardiologie, Mannheim
74. Jahrestagung der Deutschen Gesellschaft für Kardiologie-Herz-und Kreislaufforschung e. V. (DGK)

29.3.–2.4. 2008, Innere Medizin, Wiesbaden
114. Kongress der Deutschen Gesellschaft für Innere Medizin (DGIM)

09.4.–12.04. 2008, Pneumologie, Lübeck
49. Kongress der Deutschen Gesellschaft für Pneumologie und Beatmungsmedizin (DGP)

15.4.–19.4. 2008, Gynäkologie, Berlin
EBCC - 6th European Breast Cancer Conference

22.4.–25.4. 2008, Chirugie, Berlin
125. Kongress der Deutschen Gesellschaft für Chirurgie (DGCH)

30.4.–4.5. 2008, HNO, Bonn
79. Jahresversammlung der Deutschen Gesellschaft für Hals- Nasen- Ohren- Heilkunde, Kopf- und Hals-Chirurgie e. V.

1,5.–4.5.2008, Radioonkologie, Wien
14. Jahreskongress der Deutschen Gesellschaft für Radioonkologie

26.4.–29.4. 2008, Anästhesie, Nürnberg
55. Jahrestagung der Deutschen Gesellschaft für Anästhesiologie und Intensivmedizin (DGAI)

10.9.–13.9. 2008, Neurologie, Hamburg
81. Jahreskongress der Deutschen Gesellschaft für Neurologie (DGN)

16.9.–19.9. 2008, Gynäkologie, Hamburg
57. Kongress der Deutschen Gesellschaft für Gynäkologie und Geburtshilfe

24.9.–27.9. 2008, Urologie, Stuttgart
60. Jahreskongress der Deutschen Gesellschaft für Urologie

24.9.–27.9. 2008, Rheumatologie, Berlin
36. Jahreskongress der Deutschen Gesellschaft für Rheumatologie (DGRh)

1.10–4.10. 2008, Gastroenterologie, Berlin
Gastroenterologie 2008

4.10.–8.10. 2008, Pneumologie, Berlin
17th ERS European Respiratory Society Annual Congress

22.10–25.10. 2008, Orthopädie, Berlin
Deutscher Kongress für Orthopädie und Unfallchirurgie

19.11–22.11. 2008, Medica, Düsseldorf

A 1 Notfallmedikamente

Acetylsalicylsäure	HWZ 15min (3-22h), dosisabh.,	→ 100
Aspirin IV *Inj.Lsg. 0.5g/5ml*	akutes Coronarsyndrom: 500mg i.v.; akuter Migräneanfall: 1g i.v.; akute Schmerzen: 0.5-1g i.v., max. 5g/d	
Adenosin	HWZ < 10s	→ 68
Adenoscan *Inj.Lsg. 30mg/10ml* Adrekar *Inj.Lsg. 6mg/2ml*	Paroxysmale AV-junktionale Tachykardien: 3-6-9-12mg jeweils als Bolus je nach Wi.	
Adrenalin (Epinephrin)	HWZ 1-3min	→ 44
Suprarenin *Amp. 1mg/1ml; Inj.Lsg. 25mg/25ml*	Kardiopulmonale Reanimation: 1:10 verdünnen, 1mg i.v. alle 3-5 min; 2-3mg in 10ml NaCl endobronchial; Anaphylaxie: 1:10 verdünnen, 0.25-1mg i.v.; Wdh. nach Wi.	
Ajmalin	HWZ 1,6h	→ 65
Gilurytmal *Amp. 50mg/10ml*	Supraventr. Tachykardie bei WPW-Syndrom: 50mg über 5min. i.v.; Perf. (250mg) = 5mg/ml ⇒ 2-6ml/h	
Amiodaron	HWZ 20h-100d	→ 67
Cordarex *Amp. 150mg/3ml*	Rez. Kammerflimmern od. ventr. Tachykardie: 300mg i.v.	
Atropin	HWZ 2h	→ 45
Atropinsulfat *Amp. 0.5mg/1ml; 100mg/10ml*	Bradykardie: 0.5-1.5mg i.v. alle 4-6 h; Reanimation bei Asystolie: 3mg i.v.; Alkylphosphatintox.: 2-5mg alle 10-15min i.v. bis z. Rückgang d. Bronchialsekretion, bis 50mg	
Biperiden	HWZ 11-36h	→ 192
Akineton *Amp. 5mg/1ml*	Dyskinesien durch Neuroleptika: 2.5-5mg i.v.	
Butylscopolamin	HWZ 5h	→ 105
Buscopan *Amp. 20mg/1ml*	Koliken: 20-40mg i.v./i.m./s.c., max. 100mg/d	
Clemastin	HWZ 8h	→ 93
Tavegil *Amp. 2mg/5ml*	Allerg. Reaktion, Anaphylaxie: 2-4mg i.v.	
Diazepam	HWZ 24-48h	→ 211
Valium *Amp. 10mg/2ml* Stesolid *Amp. 10mg/2ml;* Rectiole 5, 10mg	Erregungszustände, Krampfanfälle: 5-15mg i.v.; rect.	
Digoxin	HWZ 30-50h	→ 68
Lanicor *Amp. 0.25mg/1ml*	Tachyarrhythmie bei Vorhofflimmern: ini 0.25mg i.v., bis 0.75mg an d1 in 3 Einzeldosen	
Dopamin	HWZ 5-10min	→ 44
Dopamin *Amp. 50mg/5ml;* *Amp. 250mg/50ml*	Kardiog. Schock, schwere Hypotension: 2-20µg/kg/min i.v., max. 50µg/kg/min; Perf. (250mg) = 5mg/ml ⇒ 1.7-17ml/h	
Esketamin	HWZ 2-4h	→ 181
Ketanest S *Amp. 25mg/5ml;* *50mg/2ml; Inj.Lsg. 100mg/20ml;* *250mg/10ml;*	Narkoseeinleitung, Narkoseerhaltung: 0.5-1mg/kg i.v.; 2-4mg/kg i.m. 50% der Initialdosis alle 10-15 min; Analgesie: 0.125-0.25mg/kg i.v., 0.25-0.5mg/kg i.m.	

A 1 Notfallmedikamente

Medikament	HWZ / Anwendung	Seite
Esmolol	HWZ 9min	→ 51
Brevibloc *Amp. 100mg/10ml*; *Amp. 2.5g/10ml*	**Supraventrikuläre Tachykardie:** 30-80mg langs. i.v.	
Etomidat	HWZ 3-5h	→ 181
Hypnomidate *Amp. 20mg/10ml*	**Kurznarkose**, z.B. vor Intubation: 14-20mg i.v.	
Fenoterol	HWZ 3.2h	→ 88
Berotec N *1 Hub = 0.1mg/Hub* Partusisten *Amp. 0.5mg/10ml*	**Asthma bronchiale:** 1-2 Hübe, **vorzeitige Wehentätigkeit:** 0.5-3.0µg/min., Perf. (0.5mg) = 10µg/ml ⇒ 3-18ml/h	
Fentanyl	HWZ 3-12h	→ 97
Fentanyl-Janssen *Amp. 0.1mg/2ml*; *Amp. 0.5mg/10ml*	**Analgesie:** 1.5-3µg/kg i.v.; **Narkose:** 2-50µg/kg i.v.	
Flumazenil	HWZ 53min	→ 278
Anexate *Amp. 0.5mg/5ml*; *Amp. 1mg/10ml*	**Benzodiazepin-Intoxikation:** ini 0.2-0.25mg i.v., dann weitere Einzelgaben von 0.1mg, max. Gesamtdosis: 1.0mg, **Ki.** >1J.: 0.01mg/kg über 15sec. i.v., ggfs. Wdh. minütlich von 0.01mg/kg bis max. 0.05mg/kg bzw. 1mg Gesamtdosis	
Furosemid	HWZ 1h	→ 60
Lasix *Amp. 20mg/2ml*; *Amp. 40mg/4ml*	**Lungenödem:** 40-80mg i.v.	
Glucose 40%	HWZ 15 min	→ 72
Glucose 40 Braun *Amp. 10ml*	**Hypoglykämie:** 20-100ml i.v.	
Haloperidol	HWZ 13-30h	→ 208
Haldol *Amp. 5mg/1ml*	**Akute Psychose:** 5-10mg i.v., max. 60mg/d	
Heparin	HWZ 1.5-2h	→ 79
Liquemin N *Amp. 25.000 IE/5ml*	**Myokardinfarkt, Lungenembolie, Gefäßverschluss:** 5000 IE i.v.	
Ketamin	HWZ 2-4h	→ 182
Ketamin curamed *Amp. 50mg/5ml*; *100mg/2ml*; *500mg/10ml*	**Narkoseeinleitung, Narkoseerhaltung:** 1-2mg/kg i.v.; 4-8mg/kg i.m. 50% der Initialdosis alle 10-15 min; **Analgesie:** 0.25-0.5mg/kg i.v., 0.5-1mg/kg i.m.	
Mepivacain	HWZ 3h	→ 184
Scandicain 1% *Amp. 50mg/5ml*	**Lokalanästhesie:** max. 30ml infiltrieren	
Metamizol	HWZ 1.8-4.6h	→ 104
Novalgin *Amp. 2.5g/5ml*	**Starke Schmerzen:** 1-2.5g i.v., max. 5g/d	

Notfallmedikamente 41

Metoclopramid	HWZ 2.6-4.6h	→ 134
Paspertin *Amp. 10mg/2ml*	Übelkeit: 10mg i.v.	

Morphin	HWZ 2.5h	→ 98
Morphin, MSI *Amp.10mg/1ml; 20mg/1ml*	Stärkste Schmerzen, Lungenödem: 1:10 verdünnen, 5-10mg i.v.	

Naloxon	HWZ 3-4h	→ 99
Narcanti *Amp. 0.4mg/1ml*	Opiatintoxikation: 0.4-2mg i.v./i.m./s.c., ggfs. Wdh. Opiatüberhang nach Narkose: 0.1-0.2mg i.v., WdWdh.h. alle 2-3min. bis Spontanatmung einsetzt	

Natriumhydrogencarbonat 8.4%		→ 74
Inf.Lsg. 100ml	Metabolische Azidose: 0.5-1ml/kg i.v., evtl. Wdh. n. 10 min.	

Nifedipin	HWZ 2.5-5h	→ 55
Adalat *Kps. 5, 10, 20mg*	Hypertensiver Notfall: 10mg-Kapsel zerbeißen und schlucken, ggf. Wdh. n. 30 min.	

Nitroglycerin	HWZ 2-4.4min	→ 64
Nitrolingual *Kps. 0.8, 1.2mg; Spray 0.4mg/Hub; Amp. 5mg/5ml, 25mg/25ml, 50mg/50ml*	AP, Linksherzinsuff., hypertensiver Notfall, akuter Myokardinfarkt: 0.4-1.2mg s.l., ggfs. n. 10min. wiederholen; initial 0.5-1mg/h i.v., je n. Wi und RR 2-8mg/h, Perfusor 50mg/50ml (1mg/ml): 0.5-8ml/h	

Orciprenalin	HWZ 6h	→ 44
Alupent *Amp. 0.5mg/1ml*	Bradykarde HRST: 0.25-0.5mg langs. i.v.; 0.5-1mg s.c.; i.m; 10-30µg/min. i.v.; Perfusor 5mg/50ml (0.1mg/ml): 6-18ml/h	

Oxytocin	HWZ 15min	→ 249
Syntocinon *Amp. 3 IE/1ml, 10 IE/1ml*	Postpartale Nachblutung: 5 IE langs. i.v.; 5-10 IE i.m.	

Pancuronium	HWZ 2h	→ 183
Pancuronium *Amp. 4mg/2ml*	Relaxierung: 4mg i.v.	

Phenytoin	HWZ 20-60h	→ 66, → 186
Phenhydan *Amp. 250mg/5ml; Amp. 750mg/50ml*	Status epilepticus: 750mg i.v. über 20-30min i.v. (bis 50mg/min), ggfs. Wdh., max. 17mg/kg/d bzw. 1500mg/d	

Prednisolon	HWZ 1.7-2.7h	→ 110
Solu-Decortin H *Amp. 50mg/1ml; Amp. 250mg/5ml; Amp. 1000mg/10ml*	Anaphylaktischer Schock: 1g i.v.; tox. Lungenödem: 1g i.v., evtl. Wdh. nach 6, 12 u. 24h; Status asthmaticus: 100-500mg i.v.; Pseudokrupp: 100mg rect., bei Bed. n. 1h erneut 100mg; 25-50mg i.v., evtl. Wdh. n. 2-3h; Addison-Krise: 25-50mg i.v.	

Promethazin	HWZ 8-15h	→ 206
Atosil N *Amp. 50mg/2ml* Prothazin *Amp. 50mg/2ml*	Unruhezustände: 25mg i.v., ggfs. Wdh. n. 2h, max. 100mg/d, in schweren Fällen 200mg/d; Ki.: 12.5-25mg i.v., max. 0.5mg/kg/d;	

PDA Version auf www.media4u.net

A 1 Notfallmedikamente

Propofol 1%	HWZ 40-200min	→ 182
Disoprivan *Amp. 200mg/20ml, 500mg/50ml; Fertigspritze 500mg/50ml,* **Propofol Lipuro** *Amp. 200mg/20ml, 500mg/50ml, 1g/100ml*	**Narkoseeinleitung:** 1.5-2.5mg/kg langs. i.v.; Pat. > 55J. oder Risikopat. 1mg/kg; **Narkoseaufrechterhaltung:** 4-12mg/kg/h i.v.; **Sedierung bei chir. oder diagnost. Eingriffen:** ini 0.5-1mg/kg über 1-5min i.v., dann 1.5-4.5mg/kg/h	

Terbutalin	HWZ 16h	→ 89
Bricanyl *Amp. 0.5mg/1ml*	**Status asthmaticus:** 0.25-0.5mg s.c., ggfs. Wdh. nach 15-20min., max. 4x/d	

Theophyllin	HWZ 7-9h (Erw.); 3-5h (Ki.)	→ 88
Bronchoparat, Euphylong *Amp. 200mg/10ml*	**Asthma-Anfall:** 5mg/kg über 20 min. i.v. (2.5mg/kg bei Theoph.-Vorbehandlung), dann 10mg/kg/d Perf.(800mg) = 16mg/ml ⇒ 2ml/h	

Urapidil	HWZ 2-3h	→ 58
Ebrantil *Amp. 25mg/5ml; Amp. 50mg/10ml*	Hypertensiver Notfall: 10-50mg langsam i.v., ggfs. Wdh. n. 5min; Dauerinfusion: initial 2mg/min, mittlere Erh.Dosis 9mg/h; Perfusor 100mg/50ml (2mg/ml): 4.5-60ml/h	

Vasopressin	HWZ 10-20min	
Pitressin *Amp. 20 IE/1ml (Int. Apotheke!)*	**Reanimation:** 40 IE i.v. an Stelle von oder nach Adrenalingabe	

Verapamil	HWZ 3-7h (12h)	→ 54
Isoptin, Falicard *Amp. 5mg/2ml*	**Supraventrikuläre Tachykardie, absolute Arrhythmie mit schneller Überleitung:** 5mg langsam i.v., ggfs. Wdh. n. 5-10min; Perf. (100mg) = 2mg/ml ⇒ 2-5ml/h	

Sympathomimetika

A 2 Herz-Kreislauf – Arzneimittel

A 2.1 Sympathomimetika

Wm/Wi (Dobutamin): v.a. beta-1 u. alpha-1, geringer auch beta-2 und alpha-2 agonistisch, Kontraktilität ↑, Schlagvolumen ↑, linksventr. Füllungsdruck ↓, system. Gefäßwiderstand ↓
Wm/Wi (Dopamin): dosisabh. dopaminerg, alpha-/beta-agonistisch; renale Vasodilatation, HZV ↑, Vasokonstriktion, RR ↑
Wm/Wi (Dopexamin): beta-2 u. dopaminerg; pos. inotrop, Nachlast ↓, HMV ↑
Wm/Wi (Epinephrin): beta > alpha-agonistisch; pos. ino-, chrono-, bathmotrop; syst. RR ↑, diast. RR ↓ Bronchodilatation
Wm/Wi (Etilefrin): alpha-/beta-agonistisch; RR ↑ durch Vasokonstriktion, pos. ino- u. chronotrop
Wm/Wi (Midodrin): alpha-1-agonistisch; systol. u. diastol. RR ↑
Wm/Wi (Norepinephrin): alpha-/beta-1-agonistisch, Vasokonstriktion systol. u. diast. RR ↑
Wm/Wi (Orciprenalin): beta-1 u. beta-2-agonistisch; bronchospasmolytisch, pos. chrono- u. inotrop
(Wm/Wi) Oxilofrin: alpha- u. beta-agonistisch; RR-Amplitude ↑, positiv inotrop
Wm/Wi (Theodreanlin+Cafedrin): beta-agonistisch; Kontraktilität ↑, Schlagvolumen ↑, peripherer Gefäßwiderstand ↑
UW (Dobutamin): HRST, Palpitationen, AP, RR ↑ u. RR ↓, Kopfschmerzen, Übelkeit, Exanthem, Fieber, Bronchospasmus, Hemmung der Thrombozytenfunktion
UW (Dopamin): HRST, AP, Dyspnoe, Übelkeit, Erbrechen Angstgefühl, Kopfschmerzen, RR ↑ u. RR ↓
UW (Dopexamin): HF ↑, HRST, AP, RR ↑ u. RR ↓, Übelkeit, Dyspnoe, Kopfschmerzen, Tremor, Schweißsekretion
UW (Epinephrin): tachykarde HRST, Kammerflimmern, AP, hypertone Reaktionen, Vasokonstriktion, Hyperglykämie, metabol. Azidose, Übelkeit, Tremor, Angst, Halluzinationen
UW (Etilefrin): Palpitationen, HRST, RR ↑, AP, Unruhe, Angstzustände, Schwitzen, Tremor, Kopfschmerzen, Schwindel
UW (Midodrin): Liegendhypertonie, Reflexbradykardie, Palpitationen, Tachykardie, Paraesthesien, Pruritus, Piloarrektion, Kältegefühl, Nausea, Dyspepsie, Harnverhalt
UW (Norepinephrin): Herzklopfen, AP, Myokardischämie, starker RR ↑, Lungenödem, Vasokonstriktion, ischäm. Nekrosen, Oligurie, Anurie
UW (Oxilofrin): Herzklopfen, Unruhe, Schlaflosigkeit, GI-Beschwerden
KI (Dobutamin): mechan. Behinderung d. ventr. Füllung und/oder des Ausflusses, Hypovolämie, SS/SZ
KI (Dopamin): Thyreotoxikose, Phäochromozytom, Glaukom, Blasenentleerungsstr., hochfrequente abs. Arrhythmie, Hypovolämie, Kammerflimmern, SS
KI (Dopexamin): Volumenmangel, Ausflusstraktbehinderung, Lungenembolie, Thrombopenie <100/nl, instabile AP, septischer Schock, Phäochromozytom
KI (Epinephrin, Norepinephrin): RR ↑, Hyperthyreose, Phäochromozytom, Glaukom, paroxysmale Tachykardie, hochfrequente abs. Arrhythmie, Cor pulmonale, Blasenentleerungsstrg.
KI (Etilefrin, Midodrin): Thyreotoxikose, Phäochromozytom, Glaukom, Blasenentleerungsstrg., RR ↑, KHK, tachykarde HRST, Herzklappenstenose, SS
KI (Orciprenalin): Thyreotoxikose, Phäochromozytom, Tachyarrhythmie, HOCM
KI (Oxilofrin): Thyreotoxikose, Phäochromozytom, HRST, Glaukom, schwere organische Herzerkrankung
Ink (Dobutamin): MAO-Hemmer
Ink (Dopamin): Ergotamine
Ink (Dopexamin): MAO-Hemmer
Ink (Epinephrin): Betablocker, Ergotamine
Ink (Norepinephrin): Neuroleptika
(systemische Beta$_2$-**Sympathomimetika** →89)

A 2 Herz-Kreislauf – Arzneimittel

Dobutamin Rp — HWZ 2–3min, Q0 0.7, PRC B, Lact ?

Dobutamin Carino Inf.Lsg. 250mg/50ml, 500mg/50ml
Dobutamin Fresenius Inf.Lsg. 250mg/50ml; 500mg/50ml
Dobutamin Hexal Inf.Lsg. 250mg/50ml
Dobutamin ratioph. Inf.Lsg. 250mg/10ml; 250mg/50ml
Dobutamin Solvay Inf.Lsg. 250mg/50ml, 500mg/50ml

Akute Herzinsuff. →297: 2.5–10µg/kg/min. i.v.; Perf. (250mg) = 5mg/ml ⇒ 2–10ml/h;
Ki. 1–15µg/kg/min. i.v.

Dopamin Rp — HWZ 5–10min, Q0 0.95, PRC C, Lact ?

Dopamin Carino Amp. 50mg/5ml, 250mg/50ml, 500mg/50ml
Dopamin Fresenius Amp. 50mg/5ml, 200mg/5ml; Inf.Lsg. 250mg/50ml, 500mg/50ml
Dopamin ratioph. Inf.Lsg. 50mg/5ml, 200mg/10ml

Kardiale und andere Schockzustände →290: 3–20µg/kg/min. i.v.; Perf. (250mg) = 5mg/ml ⇒ 2–18ml/h; max. 50µg/kg/min. i.v.;
Ki. 5–10µg/kg/min. i.v.

Dopexamin Rp — HWZ 5–6 min, geringe PPB

Dopacard Amp. 50mg/5ml

Akute Herzinsuff. →297: 0.5–4µg/kg/min.i.v.

Epinephrin (Adrenalin) Rp — HWZ 1–3min, Q0 >0.7, PRC C, Lact ?

Adrenalin Carino Amp. 1mg/1ml
Adrenalin Jenapharm Amp. 1mg/1ml
Anapen Autoinjektor 0.15mg/0.3ml; 0.3mg/0.3ml
Fastjekt Fertigspr. 2.05mg/2.05ml
Suprarenin Amp. 1mg/1ml; Inj.Lsg. 25mg/25ml

Kardiopulm. Reanimation →297: 1:10verdünnen, 2–3mg endobronch.; 1mg i.v. alle 3–5 min.;
Anaphylaxie.: 1:10 verdünnen, 0.25–1mg i.v.; Wdh. n. Wi. Perf. (5mg) = 0.1mg/ml ⇒ 0.4–17ml/h; Fertigspr.: 0.15–0.3mg i.m.

Etilefrin OTC — HWZ 2.5h, Q0 0.7, PPB 23%, PRC C

Cardanat Gtt. (1ml = 7.5mg)
Effortil Tbl. 5mg, Gtt.(1ml = 7.5mg)
Etilefrin ratioph. Gtt. (1ml = 7.5mg)
Pholdyston (1ml = 7.5mg)
Thomasin Tbl. 10, 25 (ret.)mg; Gtt. (1ml = 15mg)

Hypotone Kreislaufregulationsstr. →289: 3 x 5–10mg p.o.; 1–2 x 25mg (ret.) p.o.

Midodrin OTC — HWZ 0.5h, Q0 0.4, PRC C, Lact ?

Gutron Tbl. 2.5mg; Gtt. (1ml = 10mg)

Orthostatische Hypotonie →289: 2–3x 2.5mg (= 7Gtt.) p.o.; ggfs. ↑, max 30mg/d;

Norepinephrin (Noradrenalin) Rp — HWZ 1–3min, Q0 >0.8, PPB 50%, PRC C, Lact ?

Arterenol Amp 1mg/1ml; Inj.Lsg. 25mg/25ml

Kreislaufschock →290: 0.014–0.28µg/kg/min i.v.; Perf. (5mg) = 0.1mg/ml ⇒ 0.6–12ml/h

Orciprenalin Rp — HWZ 6h, PPB 10%

Alupent Amp. 0.5mg/1ml; 5mg/10ml

Bradykarde Erregungsbild./-leitungsstr. →304: 0.25–0.5mg i.v.; 0.5–1mg s.c./i.m; 10–30µg/min i.v.; Perf.(5mg); = 0.1mg/ml ⇒ 6–18ml/h

Oxilofrin OTC — HWZ 2–4h

Carnigen Tbl. 16, 32mg; Gtt. (1ml = 20, 40mg)

Hypotonie, Kreislaufdysregulation →289: 2–3x 32–40mg p.o.; **Ki. 6–14J.:** 2–3 x 16mg p.o.

Theodrenalin + Cafedrin OTC — HWZ 1h (Cafedrin)

Akrinor Amp. 200+10mg/2ml

Hypot. Kreislaufstrg. →289: 1/2–1 Amp. i.v., i.m.;

Parasympatholytika

A 2.2 Parasympatholytika

Wm: kompetitiver Antagonismus an muscarinartigen Cholinozeptoren
Wi: Hf ↑, Spasmolyse, Tränen-, Speichel-, Schweiß-, Bronchialsekr. ↓, Mydriasis
UW: Schweißdrüsensekr. ↓, Tachykardie, Miktionstrg., Unruhe, Halluzin., Mundtrockenheit, Glaukomanfall, Akkomodationsstrg.
KI: Glaukom, Blasenentleerungsstrg., Tachyarrhythmie, SS (3.Trim.), SZ

Atropin Rp	HWZ 2h, Q0 0.45, PPB 2–40%, PRC C, Lact ?
Atropinsulfat *Amp. 0.5mg/1ml;* *Inj.Lsg. 100mg/10ml* **Atropinum sulfuricum** *Amp. 0.25mg/1ml,* *0.5mg/1ml, 1mg/1ml, 2mg/1ml*	**Bradykarde HRST** →304: 0.5–1.5mg i.v. alle 4–6h; **Ki.:** 0.01mg/kg i.v. (minimal 0.1, max. 0.5mg); **Narkoseprämed.:** 0.01mg/kg i.v. **Alkylphosphatintox.:** 2–5mg alle 10–15min i.v. bis Rückgang d. Bronchialsekretion, max. 50mg in Einzelfällen, Erh.Dos. 0.5–1mg alle 1–4h; **Ki:** 0.5–2mg i.v., Erh.Dos. n. Klinik; **Neostigmin-/Pyridostigminintox.:** 1–2mg i.v.

Ipratropiumbromid Rp	HWZ 4h, Q0 0.5, PPB <20%, PRC B, Lact ?
Itrop *Tbl. 10mg; Amp. 0.5mg/1ml*	**Sinusbradykardie, Brachyarrhythmie**→304: 2–3 x 10–15mg p.o., 0.5mg i.v.

A 2.3 Phosphodiesterasehemmer

Wm: Hemmung d. Phosphodiesterase ⇒ intrazell. cAMP-Konz. ↑ + Ca^{2+} ↑ ⇒ Kontrakt. ↑
Wi: pos. chrono-, inotrop (Schlag-, HZV ↑), Broncho-, Vasodilatation (Vor-/Nachlast ↓)
UW: Cholestase, Übelkeit, Hypotonie, Arrythmie, Thrombopenie, Splenomegalie, Vaskulitis
KI: schwere Hypovolämie, absolute Arrhythmie, Thrombopenie, Niereninsuff.

Enoximon Rp	HWZ 4.2–6.2h, Q0 1.0 (0), PPB ca. 85%
Perfan *Inj.Lsg. 100mg/20ml*	**Akute Herzinsuff.** →297: ini 90μg/kg/min i.v., nach 10–30 min. 2.5–10μg/kg/min; **DANI** GFR 0–5: 33%; 6–15: 50%; 16–30: 67%; 31–40: 80%; > 40: 100%

Milrinon Rp	HWZ 2.3 h, Q0 0.2, PPB 70–91%
Corotrop *Amp. 10mg/10ml*	**schwere Herzinsuff.** →297: ini 50μg/kg/min i.v., nach 10 min. 0.375–0.75μg/kg/min; max. 1.13mg/kg/d; **DANI** GFR 0–5: 0.2μg/kg/min.; 6–10: 0.23μg/kg/min.; 11–20: 0.28μg/kg/min.; 21–30: 0.33μg/kg/min.

A 2.4 Antihypertensiva

A 2.4.1 ACE-Hemmer

Wm: kompetitive Hemmung des Angiotensin-Konversions-Enzyms ⇒ Angiotensin II ↓, Bradykinin ↑
Wi: Vasodilatation ⇒ RR ↓, Nierendurchblutung ↑, Aldosteronfreisetzung ↓, Katecholaminfreisetzung ↓, Rückbildung von Herz- und Gefäßwandhypertrophie, protektive Wi. bei diabet. Nephropathie
UW: akutes Nierenversagen, Exanthem, Reizhusten, Haarausfall, angioneurot. Ödem, Kopfschmerzen, Hyperkaliämie, Hyponatriämie, BB-Veränderungen, Urticaria, Hypotonie;
KI: Aortenstenose, prim. Hyperaldosteronismus, Kreatininclearance < 30 ml/min., Nierenarterienstenose bds., Angioödeme, SS/SZ
Ink: Erythropoetin, K$^+$-Präparate, K$^+$-sparende Diuretika

46 A 2 Herz-Kreislauf – Arzneimittel

Benazepril Rp — HWZ 6h, Q0 0.05, PPB 95%, PRC C (1.), D (2., 3. Trim.), Lact +

Benazepril Beta *Tbl. 5, 10, 20mg*
Benzepril Hexal *Tbl. 5, 10, 20mg*
Cibacen *Tbl. 5, 10, 20mg*
Cibacen Cor *Tbl. 5mg*

Art. Hypertonie →285: 1 x 10–20mg p.o./ max. 40mg/d; **Herzinsuff.** →297: 1 x 5–10mg p.o., max. 20mg p.o.

Captopril Rp — HWZ 2(12) h, Q0 0.15, PPB 30%, PRC C (1.), D (2.,3.Trim.), Lact +

ACE-Hemmer ratioph. *Tbl. 12.5, 25, 50, 100mg*
Adocor *Tbl. 12.5, 25, 50mg*
Captohexal *Tbl. 6.25, 12.5, 25, 50, 75, 100mg*
Cor tensobon *Tbl. 12.5mg*
Lopirin *Tbl. 12.5, 25, 50mg*
Phamopril *Tbl. 25, 50mg*
Tensiomin *Tbl. 12.5, 25, 50mg*
Tensobon *Tbl. 25, 50mg*
Tensostad *Tbl. 12.5, 25, 50mg*

Art. Hypertonie →285: ini 2 x 12.5mg p.o., je nach Wi steigern bis 2–3 x 25–50mg, max. 150mg/d; **Herzinsuff.** →297: ini 2 x 6.25mg p.o., langs. steigern auf 2 x 12.5–37.5mg p.o., max. 150mg/d; **post Myokardinfarkt** →295: ini 1 x 6.25mg p.o., langsam steigern auf 2–3 x 25mg, max. 150mg/d; **Ki. > 6J.:** ini 1 x 6.25mg p.o., je nach Wi steigern bis 2 x 12.5mg;
DANI GFR 20–59: 2 x 12.5–25mg, max. 75mg/d; < 20: 12.5–25mg

Cilazapril Rp — HWZ (9)h, Q0 0.2, PPB 25–30%

Dynorm *Tbl. 0.5, 1, 2.5, 5mg*

Art. Hypertonie →285: ini 1 x 1.25mg p.o., je nach Wi steigern auf 1 x 2.5mg, max. 5mg/d;
DANI GFR 40–60: 1 x 0.5–1mg, max. 2.5mg/d

Enalapril Rp — HWZ (11)h, Q0 0.1, PPB <50%, PRC C (1.), D (2., 3. Trim.), Lact +

Benalapril *Tbl. 5, 10, 20mg*
Corvo *Tbl. 5, 10, 20mg*
Enadura *Tbl. 2.5, 5, 10, 20mg*
Enahexal *Tbl. 2.5, 5, 10, 20, 30, 40mg*
Enalapril ratioph. *Tbl. 2.5, 5, 10, 20mg*
Jutaxan *Tbl. 2.5, 5, 10, 20mg*
Xanef *Tbl. 2.5, 5, 10, 20mg*

Art. Hypertonie →285: ini 1 x 5mg p.o., je nach Wi steigern auf 1 x 10mg, max. 2 x 20mg/d; **Herzinsuff.** →297: ini 1 x 2.5mg p.o., langsam steigern auf 1 x 5–10mg, max. 20mg/d;
DANI GFR 30–60: ini 2.5mg p.o., dann 5–10mg/d, max. 20mg/d; < 30: ini 2.5mg p.o., dann 5mg/d, max. 10mg/d

Fosinopril Rp — HWZ 11.5 h, Q0 0.5, PPB >95%, PRC C (1..), D (2., 3. Trim.), Lact +

Dynacil *Tbl. 5, 10, 20mg*
Fosinopril Basics *Tbl. 10, 20mg*
Fosinorm *Tbl. 10, 20mg*
Fosino Teva *Tbl. 10, 20mg*

Art. Hypertonie →285, **Herzinsuffizienz** →297: ini 1 x 10mg p.o. je nach Wi steigern auf 1 x 20mg, max. 40mg/d;
DANI nicht erforderl.

Imidapril Rp — HWZ 2 (24)h

Tanatril *Tbl. 5, 10, 20mg*

Art. Hypertonie →285: ini 1 x 5mg p.o., je n. Wi steigern auf 1 x 10mg, max. 20mg/d;
DANI GFR 30–80: ini 2,5mg; < 30: nicht empfohlen; < 10: KI

Lisinopril Rp — HWZ 12h, Q0 0.3, PPB 3–10%, PRC C (1.), D (2., 3. Trim.), Lact +

Acerbon *Tbl. 2.5, 5, 10, 20mg*
Coric *Tbl. 2.5, 5, 10, 20mg*
Lisidigal *Tbl. 5, 10, 20mg*
Lisinopril ratioph. *Tbl. 2.5, 5, 10, 20mg*
Lisigamma *Tbl. 2.5, 5, 10, 20mg*
Lisihexal *Tbl. 2.5, 5, 10, 20mg*
Lisi Lich *Tbl. 2.5, 5, 10, 20mg*
Lisodura *Tbl. 5, 10, 20mg*

Art. Hypertonie →285: ini 1 x 5mg p.o., je n. Wi steigern auf 1 x 10mg, max. 40mg/d; **Herzinsuff.** →297: ini 1 x 2.5mg p.o., langs. steigern bis 1 x 10mg, max. 35mg/d;
post Infarkt →295: ini 1 x 5mg p.o., n. 48h 1 x 10mg, Dosisanpassung je n. RR;
DANI GFR 30–60: ini 1x 2.5mg p.o., dann 5–10mg/d, max. 20mg/d

Antihypertensiva

Moexipril Rp	HWZ 1 (25)h, Q0 (0.4), PRC C (1.), D (2., 3. Trim.), Lact +
Fempress Tbl. 7.5, 15mg	**Art. Hypertonie** →285: ini 1 x 7,5mg p.o., je nach Wi steigern bis 1 x 15mg, max. 30mg/d; **DANI** GFR 40-60: ini 3.75mg; < 40: KI
Perindopril Rp	HWZ (25)h, Q0 (0.56), PPB <30%, PRC C (1.), D (2., 3. Trim.), Lact +
Coversum Tbl. 4mg	**Art. Hypertonie** →285: ini 1 x 4mg p.o., je nach Wi steigern bis max. 8mg/d; **Herzinsuff.** →297: ini 1 x 2mg p.o., langsam steigern bis max. 4mg/d; **DANI** GFR 30-60: 1 x 2mg p.o., max. 4mg/d; < 30: KI
Quinapril Rp	HWZ (3)h, Q0 0.2, PPB ca. 97%, PRC C (1.), D (2., 3. Trim.), Lact +
Accupro Tbl. 5, 10, 20mg **Quinapril Beta** Tbl. 5, 10, 20mg **Quinapril Hexal** Tbl. 5, 10, 20mg **Quinapril Stada** Tbl. 5, 10, 20mg	**Art. Hypertonie** →285: ini 1 x 10mg p.o., je nach Wi steigern bis 1-2 x 10mg, max. 40mg/d; **Herzinsuff.** →297: ini 2 x 2.5mg p.o., langs. steigern bis 10-20mg/d, max. 2 x 20mg/d; **DANI** GFR 30-60: ini 1 x 5mg p.o., dann 5-10mg/d, max. 20mg/d; 10-29: 1 x 2.5mg/d, max. 5mg/d
Ramipril Rp	HWZ 3 (13-17)h, Q0 0.15, PPB 73%, PRC C (1.), D (2./3. Tr.), Lact +
Delix Tbl. 2.5, 5, 10mg **Rami-Q** Kps. 2.5, 5, 10mg **Ramicard** Tbl. 2.5, 5, 10mg **Ramilich** Tbl. 2.5, 5, 10mg **Ramipril ct** Tbl. 2.5, 5, 10mg **Ramipril Hexal** Tbl. 2.5, 5, 10mg **Ramipril ratioph.** Tbl. 1.25, 2.5, 5, 7.5, 10mg **Vesdil** Tbl. 2.5, 5, 10mg	**Art. Hypertonie** →285: ini 1 x 2.5mg p.o., je n. Wi steigern bis 1x5mg, max. 10mg/d; **Herzinsuffizienz** →297, **post Myokardinfarkt** →295: ini 2 x 1.25-2.5mg p.o., langsam steigern bis max. 2 x 5mg; **DANI** GFR 30-60: ini 1 x 1.25mg p.o., dann 1 x 2.5mg, max. 5mg/d; < 30: KI
Spirapril Rp	HWZ 2(40)h, Q0 0.27, PPB 90%
Quadropril Tbl. 6mg	**Art. Hypertonie** →285: ini 1 x 3mg p.o., je n. Wi steigern auf max. 6mg/d; **DANI** GFR 30-60: 100%; 10-29: 1 x 3mg p.o.; < 10: KI
Trandolapril Rp	HWZ 1 (16-24)h, Q0 0.44, PPB >80%, PRC C(1.), D (2.,3. Trim), Lact +
Udrik Kps. 0.5, 1, 2mg	**Art. Hypertonie** →285: ini 1 x 1mg p.o., je n. Wi steigern bis 1 x 2mg, max. 4mg/d; **post Myokardinfarkt** →295: ini 1 x 0.5mg p.o., nach 24h 1 x 1mg, dann langsam steigern bis 1 x 4mg; **DANI** GFR 30-60: 100%; < 30: KI

A 2.4.2 ACE-Hemmer + Diuretikum

Benazepril + Hydrochlorothiazid Rp	PPB (H) 64%, PRC C (1.Trim.), D (2./3.Trim.), Lact -
Benazeplus Stada Tbl. 10+12.5, 20+25mg **Benazepril Hexal Comp** Tbl. 10+12.5, 20+25mg **Benazepril Win Comp** Tbl. 10+12.5, 20+25mg **Cibadrex** Tbl. 5+6.25, 10+12.5; 20+25mg	**Art. Hypertonie** →285: 1 x 10-20 + 12.5-25mg p.o.; **DANI** GFR 30-60: sorgfältige Dosiseinstellung; < 30: KI

A 2 Herz-Kreislauf – Arzneimittel

Captopril + Hydrochlorothiazid Rp	PRC C (1. Trim.), D (2., 3. Trim.), Lact –
ACE-Hemmer ratioph. comp. *Tbl. 25+12.5; 25+25; 50+25mg* **Adocomp** *Tbl. 25+12.5; 25+25; 50+25mg* **Capozide** *Tbl. 25+12.5; 25+25; 50+25mg* **Captohexal comp.** *Tbl. 25 +12.5; 25+25; 50+25mg* **Jutacor Comp.** *Tbl. 25 +12.5; 25+25; 50+25mg* **Tensobon comp.** *Tbl. 25+12.5; 25+; 50+25mg*	**Art. Hypertonie** →285: 1 x 25–50 + 12.5–25mg p.o.; **DANI** GFR 30–60: sorgfältige Dosiseinstellung; < 30: KI

Cilazapril + Hydrochlorothiazid Rp	
Dynorm Plus *Tbl. 5+12.5mg*	**Art. Hypertonie** →285: 1 x 5 + 12.5mg p.o.; **DANI:** GFR 30–60: sorgfältige Dosiseinst.; < 30: KI

Enalapril + Hydrochlorothiazid Rp	PPB (E) <50%, PRC C (1.Trim.), D (2./3. Trim.), Lact –
Enahexal comp *Tbl. 10+25mg; 20+6mg; 20+12.5mg* **Enalapril HCT Sandoz** *Tbl. 10+25mg* **Enaplus AI** *Tbl. 10+25mg; 20+6mg; 20+12.5mg* **Renacor** *Tbl. 10+25mg*	**Art. Hypertonie** →285: 1 x 10–20 + 25–50mg p.o.; **DANI** GFR 30–60: sorgfältige Dosiseinstellung; < 30: KI

Fosinopril + Hydrochlorothiazid Rp	
Dynacil comp *Tbl. 20+12.5mg* **Fosinopril Act comp** *Tbl. 20+12.5mg* **Fosinorm comp** *Tbl. 20+12.5mg*	**Art. Hypertonie** →285: 1 x 20 + 12.5mg p.o.; **DANI** GFR 30–60: sorgfältige Dosiseinstellung; < 30: KI

Lisinopril + Hydrochlorothiazid Rp	PRC C (1. Trim.), D (2., 3. Trim.), Lact –
Acercomp *Tbl. 10+12.5; 20+12.5mg* **Coric plus** *Tbl. 10+12.5; 20+12.5mg* **Lisibeta Comp.** *Tbl. 10+12.5; 20+12.5mg* **Lisidigal Hct** *Tbl. 10+12.5; 20+12.5mg*	**Art. Hypertonie** →285: 1 x 10–20 + 12.5mg p.o.; **DANI** GFR 30–60: sorgfältige Dosiseinstellung; < 30: KI

Moexipril + Hydrochlorothiazid Rp	PRC C (1. Trim.), D (2., 3. Trim.), Lact –
Fempress Plus *Tbl. 15+25mg*	**Art. Hypertonie** →285: 1 x 15 + 25mg p.o.; **DANI** GFR 40–60: 50%; < 40: KI

Perindopril + Indapamid Rp	
Bipreterax *Tbl. 4+1.25mg* **Coversum Combi** *Tbl. 4+1.25mg* **Preterax** *Tbl. 2+0.625mg*	**Art. Hypertonie** →285: 1 x 2–4 + 0.625–1.25mg p.o.; **DANI** GFR 30–60: max. 2 + 0.625mg; < 30: KI

Quinapril + Hydrochlorothiazid Rp	PRC C (1. Trim.), D (2., 3. Trim.), Lact –
Accuzide *Tbl.10+12.5; 20+12.5mg* **Accuzide diuplus** *Tbl. 20+25mg* **Quinaplus Stada** *Tbl. 10+12.5; 20+12.5; 20+25mg*	**Art. Hypertonie** →285: 1 x 10–20 + 12.5–25mg p.o.; **DANI** GFR 30–60: sorgf. Dosiseinstellung; < 30: KI

Ramipril + Piretanid Rp	
Arelix ACE *Tbl. 5+6mg* **Aretensin** *Tbl. 5+6mg* **Prilace** *Tbl. 5+6mg* **Ramipril Piretanid Sandoz** *Tbl. 5+6mg*	**Art. Hypertonie** →285: 1 x 5–10 + 6–12mg p.o.; **DANI** GFR 30–60: sorgfältige Dosiseinstellung; < 30: KI

Antihypertensiva 49

Ramipril + Hydrochlorothiazid Rp

Delix plus Tbl. 2.5+12.5; 5+25mg
Ramiplus AL Tbl. 2.5+12.5; 5+25mg
Ramipril comp. ct Tbl. 2.5+12.5; 5+25mg
Ramipril ratio comp. Tbl. 2.5+12.5; 5+25mg
Ramyro comp. Tbl. 2.5+12.5; 5+25mg
Rami-Q comp. Tbl. 2.5+12.5mg; 5+25mg
Vesdil Plus Tbl. 2.5+12.5; 5+25mg

Art. Hypertonie →285: 1 x 2.5–5 + 12.5–25mg p.o.;
DANI GFR 30–60: sorgfältige Dosiseinstellung;
< 30: KI

A 2.4.3 Angiotensin-II-Rezeptorblocker

Wm: Blockade des Angiotensin-II-Typ-1-Rezeptors
Wi: spezifische Hemmung der Angiotensin II-Wi, ohne Wi auf Bradykinin
UW: Kopfschmerzen, Schwindel, Nausea, Bauchschmerzen, Hautausschläge, Juckreiz, Leukopenie, Rückenschmerzen, Arthralgien, Infekte d. ob. Luftwege
KI: SS/SZ, Nierenarterienstenose, Z.n. Nierentransplantation, prim. Hyperaldosteronismus, biliäre Zirrhose, schwere Leberschäden

Candesartan Rp   HWZ 9h, Q0 0.4, PPB 99%, PRC C (1.), D (2., 3. Trim.), Lact ?

Atacand Tbl. 4, 8, 16, 32mg
Blopress Tbl. 4, 8, 16, 32mg

Art. Hypertonie →285: ini 1 x 4mg p.o.,
je n. Wi steigern bis 8–16mg, max. 32mg/d;
Herzinsuff. →297: ini 1x 4mg, alle 2W. Dosis
verdoppeln je n. Verträglichkeit bis 32mg/d;
DANI GFR < 15: nicht empfohlen

Eprosartan Rp   HWZ 5–9h, Q0 0.9, PPB 98%, PRC C (1.), D (2., 3. Trim.), Lact -

Emestar Mono Tbl. 600mg
Teveten Mono Tbl. 600mg

Art. Hypertonie →285: 1 x 600mg p.o.; **DANI**
GFR > 30: 100%; < 30: sorgfältige Dosiseinstellung

Irbesartan Rp   HWZ 11–15h, Q0 1.0, PPB 96%, PRC C (1.), D (2., 3. Trim.), Lact ?

Aprovel Tbl. 75, 150, 300mg
Karvea Tbl. 75, 150, 300mg

Art. Hypertonie →285: ini 1 x 150mg p.o., je n. Wi
steigern bis max. 300mg/d; **DANI** Dialyse: ini 75mg

Losartan Rp   HWZ 2 (6–9)h, Q0 0.95, PPB 99%, PRC C (1.), D (2., 3. Tr.), Lact ?

Lorzaar Tbl. 12.5, 50, 100mg

Art. Hypertonie →285: 1 x 50mg p.o., je n. Wi
steigern bis max. 100mg/d; **Herzinsuff.** →297:
ini 1 x 12.5mg p.o., langsam steigern bis
1 x 25–50mg; **DANI** nicht erforderl.

Olmesartan Rp   HWZ 10–15h, PPB 99%, PRC C (1.), D (2., 3. Trim.), Lact ?

Olmetec Tbl. 10, 20, 40mg
Votum Tbl. 10, 20, 40mg

Art. Hypertonie →285: 1 x 10mg p.o., je n. Wi
steigern bis max. 40mg/d;
DANI GFR > 20: max. 20mg; < 20: nicht empfohlen

Telmisartan Rp   HWZ 24h, Q0 1.0, PPB 100%, PRC C (1.), D (2., 3. Trim.), Lact ?

Kinzal mono Tbl. 20, 40, 80mg
Micardis Tbl. 20, 40, 80mg

Art. Hypertonie →285: 1 x 20–40mg p.o.,
max. 80mg/d; **DANI** nicht erforderl.

Valsartan Rp   HWZ 9h, Q0 0.7, PPB 94–97%, PRC C (1.), D (2., 3. Trim.), Lact ?

Cordinate Tbl. 40, 80, 160mg
Diovan Tbl. 40, 80, 160mg
Provas Tbl. 40, 80, 160mg

Art. Hypertonie →285: 1 x 80mg p.o.; max. 160mg/
d; **Herzinsuff. n. MI** →295: ini 2 x 20mg p.o.,
steigern auf 2 x 40–80mg, max. 2 x 160mg;
DANI GFR >10: 100%; <10, HD: nicht empfohlen

50 A 2 Herz-Kreislauf – Arzneimittel

A 2.4.4 Angiotensin-II-Rezeptorblocker + Diuretikum

Candesartan + Hydrochlorothiazid Rp
Atacand plus *Tbl. 8+12.5mg; 16+12.5mg*
Blopress plus *Tbl. 8+12.5mg; 16+12.5mg*
Ratacand plus *Tbl. 16+12.5mg*

Art. Hypertonie →285: 1 x 8–16 + 12.5mg p.o.;
DANI GFR > 30: 100%; < 30: KI

Eprosartan + Hydrochlorothiazid Rp PRC C (1. Trim.), D (2., 3. Trim.), Lact –
Emestar plus *Tbl. 600+12.5mg*
Teveten plus *Tbl. 600+12.5mg*

Art. Hypertonie →285: 1 x 600 + 12.5 mg p.o.;
DANI GFR > 30: 100%; < 30: KI

Irbesartan + Hydrochlorothiazid Rp PRC C (1. Trim.), D (2., 3. Trim.), Lact –
CoAprovel *Tbl. 150+12.5; 300+12.5; 300+25mg*
Karvezide *Tbl. 150+12.5; 300+12.5; 300+25mg*

Art. Hypertonie →285: 1 x 150–300 +12.5–25mg p.o.;
DANI GFR > 30: 100%; < 30: KI

Losartan + Hydrochlorothiazid Rp PRC C (1. Trim.), D (2., 3. Trim.), Lact –
Fortzaar *Tbl. 100+25mg*
Lorzaar plus *Tbl. 50+12.5; 100+12.5mg*

Art. Hypertonie →285: 1 x 50 + 12.5–25mg p.o.;
ggfs. steigern bis max. 1 x 100+25mg; **DANI** GFR > 30: 100%; < 30: KI

Olmesartan + Hydrochlorothiazid Rp PRC C (1.), D (2., 3. Trim.), Lact –
Olmetec plus *Tbl. 20+12.5mg, 20+25mg*
Votum plus *Tbl. 20+12.5mg, 20+25mg*

Art. Hypertonie →285: 1 x 20 + 12.5 + 25mg p.o.;
DANI GFR > 30: 100%; < 30: KI

Telmisartan + Hydrochlorothiazid Rp PRC C (1. Trim.), D (2., 3. Trim.), Lact –
Kinzal komb *Tbl. 40+12.5mg; 80+12.5mg*
Micardis plus *Tbl. 40+12.5mg; 80+12.5mg*

Art. Hypertonie →285: 1 x 40–80 + 12.5 mg p.o.;
DANI GFR > 30: 100%; < 30: KI

Valsartan + Hydrochlorothiazid Rp PRC C (1. Trim.), D (2., 3. Trim.), Lact –
CoDiovan *Tbl. 80+12.5mg; 160+12.5mg; 160+25mg*
Cordinate plus *Tbl. 80+12.5mg; 160+12.5mg; 160+25mg*
Provas comp *Tbl. 80+12.5mg; 160+12.5mg*
Provas 160 maxx *Tbl. 160+25mg*

Art. Hypertonie →285: 1 x 80–160 + 12.5–25mg p.o.;
DANI GFR > 30: 100%; < 30: KI

A 2.4.5 Betarezeptorenblocker

Wm/Wi: komp. Betarezept.-Hemmung ⇒ neg. ino-/chronotrop ⇒ HZV ↓, kard. O_2-Verbrauch ↓, Reninsekr. ↓; in hohen Dosen: unspezifische, membranstabilisierende, chinidinartige Wirkung
UW: AV-Block, HF ↓, Hypotonie, Herzinsuff. ↑, Broncho-, periph. Vasokonstriktion, Insulinsekretion ↓, Glykogenolyse ↓, Maskierung von Hypoglykämiesymptomen, Potenzstörung
KI: dekomp. Herzinsuff., HF ↓, AV-Block II°–III°, SA-Block, Sick Sinus, kardiog. Schock, Hypotonie, Asthma bronch., Hypothyreose, Cave in SS/SZ
Ink: Amiodaron, Epinephrin (Adrenalin), Verapamil; **Ink** (Sotalol): Moxifloxacin

Acebutolol Rp HWZ 4 (7–13)h, Q0 0.8 (0.4), PPB 25%, PRC B, Lact ? | $β_1$ | ISA
Acebutolol Heumann *Tbl. 200, 400mg*
Prent *Tbl. 200, 400mg; Amp. 25mg/5ml*

Art. Hypert. →285: ini 1 x 200mg p.o., je n. Wi steigern bis 1 x 400–800mg;
KHK →291: 1 x 400–800mg p.o.;
tachyk. HRST. →300: 2–3 x 200mg p.o.; 12.5–25mg i.v.;
DANI GFR 10–30: 50%; < 10: 25% | + | +

Antihypertensiva

		β₁	ISA
Atenolol Rp Atenolol ratioph. *Tbl. 25, 50, 100mg* Atehexal *Tbl. 25, 50, 100mg* Atebeta *Tbl. 25, 50, 100mg* Duratenol *Tbl. 25, 50, 100mg* Cuxanorm *Tbl. 25, 50, 100mg* Juvental *Tbl. 25, 50, 100mg* Tenormin *Tbl. 25, 50, 100mg; Amp. 5mg/10ml*	HWZ 6h, Q0 0.12, PPB 3%, PRC D, Lact ? **Hyperkinetisches Herzsyndrom:** 1 x 25mg p.o.; **art. Hypertonie** →285, **KHK** →291, **supraventr. u. ventr. Arrhythmien** →302: 1 x 50–100mg p.o.; 2.5–5mg langsam i.v. oder 0.05–0.15mg/kg über 30–60min i.v.; **DANI** GFR 10–30: 50%; < 10: 25%	+	0
Betaxolol Rp Kerlone *Tbl. 10, 20mg*	HWZ 18h, Q0 0.8, PPB 50%, PRC C, Lact ? **Art. Hypert.** →285; 1x10–20mg p.o.; **DANI** GFR > 30: 100%; < 30: max.10mg/d	+	0
Bisoprolol Rp Bisobeta *Tbl. 5, 10mg* Bisoprolol ratioph. *Tbl. 1.25, 2.5, 3.75, 5, 10mg* Concor, Jutabis *Tbl. 5, 10mg* Concor Cor *Tbl. 1.25, 2.5, 3.75, 5, 7.5, 10mg*	HWZ 11h, Q0 0.48, PPB 30%, PRC C, Lact ? **Art. Hypertonie** →285, **KHK** →291: 1 x 2.5–10mg p.o.; **Herzinsuff.** →297: ini 1 x 1.25mg p.o., je n. Verträgl. steigern um 1.25–2.5mg/W. bis 10mg/d; **DANI** nicht erforderl.	+	0
Bupranolol Rp Betadrenol *Tbl. 50, 100mg*	HWZ 2h 1 x 50–100mg p.o.; max. 400mg/d	0	0
Carteolol Rp Endak *Tbl. 5, 10mg*	HWZ 5–7h, Q0 0.3, PPB 15%, PRC C, Lact ? **Art. Hypertonie** →285, **KHK** →291, hyperkin. Herzsyndrom: 1x 2.5–10mg p.o.	0	+
Carvedilol Rp Carlich *Tbl. 6.25, 12.5, 25mg* Carvecard *Tbl. 6.25, 12.5, 25mg* Carvedilol Hexal *Tbl. 3.125, 6.25, 12.5, 25, 50mg* Carvedilol ratioph. *Tbl. 3.125, 6.25, 12.5, 25mg* Dilatrend *Tbl. 3.125, 6.25, 12.5, 25mg* Dimetil *Tbl. 3.125, 6.25, 12.5, 25mg* Querto *Tbl. 6.25, 12.5, 25mg* Sigadilol *Tbl. 12.5, 25mg*	HWZ 6–10h, Q0 1.0, PPB 99%, PRC C, Lact ? **Art. Hypert.** →285: 1 x 12.5–25mg p.o.; **KHK** →291: 2 x 12.5–50mg; **Herzinsuff.** →297: ini 2 x 3.125mg, je n. Verträgl. alle 2 W. steigern um 3.125–12.5mg; bis 85kg: max. 2 x 25mg; > 85kg: max. 2 x 50mg; **DANI** nicht erforderl.	0	0
Celiprolol Rp Celipro Lich *Tbl. 200mg* Celiprolol ct *Tbl. 200mg* Celiprolol ratiopharm *Tbl. 200mg* Selectol *Tbl. 200mg*	HWZ 5–7h, Q0 0.6 **Art. Hypert.** →285, **KHK** →291: 1 x 200–400mg p.o.; **DANI** GFR < 10: 1 x 100mg	+	+
Esmolol Rp Brevibloc *Amp. 100mg/10ml, 2500mg/10ml, 2500mg/250ml*	HWZ 9min, Q0 1.0, PPB 55%, PRC C, Lact ? **Supraventr. Tachyk.** →302: ini 500µg/kg i.v. über 1min, dann 50µg/kg/min, max. 200µg/kg/min; **DANI:** GFR 30–60: Anwendung für max 4h; < 30: KI	+	0
Mepindolol Rp Corindolan *Tbl. 5mg*	HWZ 4h, PPB 40–60% **Art. Hypertonie** →285, **KHK** →291: 1 x 5mg p.o., je n. Wi steigern auf 1x10mg; **hyperkin. Herzsyndr.:** 1 x 2.5–5mg	0	+

52 A 2 Herz-Kreislauf – Arzneimittel

Metoprololsuccinat Rp		HWZ 3–4h, PPB 10%	β₁	ISA
Beloc-Zok *Tbl. (ret.) 23.75, 47.5, 95, 190mg* Metohexal-Succ *Tbl. (ret.) 23.75, 47.5, 95, 142.5, 190mg* Meto-Succinat Sandoz *Tbl. (ret.) 23.75, 47.5, 95, 142.5, 190mg*		**Art. Hypertonie** →285, **KHK** →291, **tachyk. HRST** →300, **hyperkinet. Herzsyndr.:** 1 x 47.5-190mg p.o.; **Herzinsuff.** →297: ini 1 x 23.75mg, n. Verträgl. Dosis alle 2 W. verdoppeln bis max. 1x 190mg **Migräne-Pro.** →415:1x95mg p.o.	+	0

Metoprololtartrat Rp		HWZ 3–5 (8)h, Q0 >0.8, PPB 12%	+	0
Beloc *Amp. 5mg/5ml* Jeprolol *Tbl. 50, 100, 200 (ret.)mg* Jutabloc *Tbl. 50, 100, 200(ret.)mg* Lopresor *Tbl. 50, 100mg; Amp. 5mg/5ml* Metohexal *Tbl. 50, 50(ret.), 100, 100(ret.), 200 (ret.)mg* Metoprolol ratioph. *Tbl. 50, 50(ret.), 100, 100(ret.), 200(ret.)mg* Prelis *Tbl. 50, 100(ret.), 200(ret.)mg*		**Art. Hypertonie** →285, **KHK** →291, **tachykarde HRST** →300, **hyperkinet. Herzsyndrom:** 1–2 x 50-100mg p.o.; 1 x 100–200mg (ret.); 5–10mg langs. i.v., max. 20mg i.v.; **Migräne-Pro.** →415: 1–2 x 50-100mg p.o.; 1 x 100–200mg (ret.); **DANI** nicht erforderl.		

Nebivolol Rp		HWZ 10–50h, Q0 0.95, PPB 98%	+	0
Lobivon *Tbl. 5mg* Nebilet *Tbl. 5mg*		**Art. Hypertonie** →285: 1 x 5mg p.o.; **DANI** ini 2.5mg		

Oxprenolol Rp		HWZ 1–2h, Q0 0.95 PPB 80%	0	+
Trasicor *Tbl. 40, 80, 160 (ret.)mg*		**Hyperkin. Herzsyndr.:** 1–2 x 40mg p.o.; **tachykarde HRST** →300: 2–3 x 20–80mg; **art. Hypertonie** →285, **KHK** →291: 2 x 80-160mg; 1 x 160-320mg (ret.); **DANI** nicht erforderl.		

Penbutolol Rp		HWZ 13–28h, Q0 0.95, PPB 99%, PRC C, Lact ?	0	+
Betapressin *Tbl. 40mg*		**Art. Hypertonie** →285: 1 x 40–80mg p.o.; **hyperkinet. Herzsyndr., KHK** →291, **tachykarde HRST** →300: 20–80mg/d in 1–2 Einzelgaben		

Pindolol Rp		HWZ 3–4h, Q0 0.5, PPB 40%, PRC B, Lact ?	0	+
Durapindol *Tbl. 5, 15mg* Visken *Tbl. 2.5, 5, 15, 20 (ret.)mg;* *Gtt. (20Gtt. = 5mg); Amp. 0.4mg/2ml*		**Art. Hypertonie** →285: 3 x 5–10mg p.o.; 1 x 20mg (ret.); **KHK** →291: 3 x 5mg p.o.; 1 x 15mg; 1 x 20mg (ret.); **tachyk. HRST** →300: 3 x 5–10mg p.o.; 0.2–0.4mg i.v., max. 2mg i.v.; **hyperkin. Herzsyndr.:** 2–3x2.5mg; 1x20mg (ret.) p.o.		

Propranolol Rp		HWZ 3–4h, Q0 1.0, PPB 90%, PRC C, Lact ?	0	0
Beta Tablinen *Tbl. 40, 80mg* Dociton *Tbl. 10, 40, 80mg; Kps. 80(ret.), 160(ret.)mg; Amp. 1mg/1ml* Elbrol *Tbl. 40, 80mg* Inderal *Tbl. 40mg* Obsidan *Tbl. 25, 40, 100mg* Prophylux *Tbl. 40mg* Propra ratioph. *Tbl. 10, 40, 80mg;* *Kps. 80(ret.), 160(ret.)mg* Propranolol Sandoz *Tbl. 40, 80mg*		**Art. Hypertonie** →285: 2–3 x 40–80mg p.o.; 2 x 160mg (ret.); 1 x 160-320mg (ret.); **KHK** →291, **tachykarde HRST** →300: 2–3 x 40–80mg; 1 x 1mg langsam i.v., max. 10mg i.v.; **hyperkinet. Herzsyndr.:** 3 x 10-40mg; **prim. Angstsyndrom** →435, **ess. Tremor** →426, **Migräne-Pro.** →415: 2–3 x 40mg); **Hyperthyreose** →369: 3–4 x 10–40mg; **DANI** nicht erforderl.		

Antihypertensiva 53

Sotalol Rp	HWZ 15h, Q0 0.15, keine PPB, PRC B, Lact ?	β₁	ISA
Corsotalol *Tbl. 80, 160mg* Darob *Tbl. 80, 160mg* Favorex *Tbl. 80, 160mg* Gilucor *Tbl. 80, 160mg* Rentiblok *Tbl. 40, 160mg* Sotahexal *Tbl. 40, 80, 120, 160, 240mg* Sotalex *Tbl. 80, 160mg; Amp. 40mg/4ml* Sotalol ratioph. *Tbl. 40, 80, 160mg*	**Supraventrikuläre u. ventrikuläre HRST** →302: ini 2-3 x 40mg p.o., je n. Wi steigern bis 3 x 160mg; 20mg langs. i.v., evtl. Wdh. n. 20min., max. 1.5mg/kg i.v.; **DANI** GFR 10-30: 50%; < 10: 25%	0	0

Talinolol Rp	HWZ 11h, PPB 53-67%	+	0
Cordanum *Tbl. 50, 100mg*	**Art. Hypertonie** →285: ini 1 x 100mg p.o., je n. Wi steigern bis max. 300mg; **KHK** →291: 2 x 50-100mg; tachyk. **HRST** →300: 150-300mg/d p.o.; **hyperkin. Herzsyndrom**: 1-2 x 50mg p.o.; **DANI** GFR 10-30: 66%; < 10: 50%		

β1: selektive Hemmung von β₁-Rez.;
ISA: intrinsische sympathomimetische Aktivität = partieller Agonismus und partieller Antagonismus

A 2.4.6 Betarezeptorenblocker + Diuretikum

Acebutolol + Mefrusid Rp	
Saliprent *Tbl. 400+20mg*	**Art. Hypertonie** →285: ini 1 x 200 + 10mg, je n. Wi steigern bis 1 x 400 + 20mg; **DANI** sorgfältige Dosiseinstellung; GFR < 30: KI

Atenolol + Chlortalidon Rp	PRC D, Lact -
Atehexal Comp. *Tbl. 50+12.5mg, 100+25mg* Atel *Tbl. 100+25mg* Atenolol Comp. Stada *Tbl. 50+12.5mg, 100+25mg* Sigabloc *Tbl. 50+12.5mg, 100+25mg* Teneretic *Tbl. 50+12.5mg, 100+25mg*	**Art. Hypertonie** →285: 1 x 50-100 + 12.5-25mg p.o.; **DANI** sorgfältige Dosiseinstellung; GFR < 30: KI

Bisoprolol + Hydrochlorothiazid Rp	PRC C, Lact ?
Bisoplus AI *Tbl. 5+12.5mg, 10+25mg* Bisoplus Stada *Tbl. 5+12.5mg, 10+25mg* Concor plus *Tbl. 5+12.5mg, 10+25mg*	**Art. Hypertonie** →285: 1 x 5-10 + 12.5-25mg p.o.; **DANI** sorgfältige Dosiseinstellung; GFR < 30: KI

Metoprololtartrat + Hydrochlorothiazid Rp	
Meprolol *Tbl. 100+12.5mg* Metohexal comp. *Tbl. 100+12.5mg* Metoprolol ratioph. comp. *Tbl. 100+12.5mg*	**Art. Hypertonie** →285: 1 x 100 + 12.5mg p.o.; **DANI** sorgfältige Dosiseinstellung; GFR < 30: KI

Metoprololsuccinat + Hydrochlorothiazid Rp	
Beloc-Zok Comp. *Tbl. 95 (ret.)+12.5mg* Metohexal Succ Comp. *Tbl. 95 (ret.)+ 12.5mg* Metoprololsuccinat plus 1A *Tbl. 95 (ret.)+ 12.5mg*	**Art. Hypertonie** →285: 1 x 95-190 + 12.5-25mg p.o.; **DANI** sorgfältige Dosiseinstellung; GFR < 30: KI

Penbutolol + Furosemid Rp	
Betasemid *Tbl. 20+10mg, 40+20mg*	**Art. Hypertonie** →285: 1 x 20-40 + 10-20mg p.o., max. 80 + 40mg/d

A 2 Herz-Kreislauf – Arzneimittel

Propranolol + Triamteren + Hydrochlorothiazid Rp

Beta-Turfa Tbl. 80+25+12.5mg **Dociteren** Tbl. 80+25+12.5mg **Propra Comp ratioph.** Tbl. 80+25+12.5mg **Triamteren Tri Sandoz** Tbl. 80+25+12.5mg	**Art. Hypertonie** →285: 1-2 x 80-160 + 25-50 + 12.5-25mg p.o.; **DANI** sorgfältige Dosiseinstellung; GFR < 30: KI

A 2.4.7 Calciumantagonisten (Non-Dihydropyridine)

Wm: Hemmung des Ca^{2+}-Einstroms; **Wi:** neg. inotrop, kardialer O_2-Verbrauch ↓, Vasodilat. (v.a. Arteriolen ⇒ Nachlast ↓, Vorlast unbeeinflusst!), neg. chronotrop, AV-Überleitungszeit ↑, AV-Refraktärzeit ↑;
UW: Blockbilder, HF ↓, Herzstillstand, Hypotonie, Knöchelödeme; **KI:** AV-Block II°-III°, SA-Block, HF ↓, Sick-Sinus, Cave in SS/SZ; **Ink:** Rifampicin; **Ink** (Diltiazem): CSE-Hemmer, Lithium;
Ink (Verapamil): β-Blocker, CSE-Hemmer, Chinin, Dantrolen, Lithium, stabil. Muskelrelaxantien, Theophyllin

Diltiazem Rp   HWZ 6h, Q0 >0.9, PPB 70-85%, PRC C, Lact -

Dilsal Kps. 90 (ret.), 120 (ret.), 180 (ret.) mg **Diltahexal** Tbl. 60 (ret.), 90 (ret.), 120 (ret.); Kps. 180 (ret.)mg **Diltiazem ratioph.** Tbl. 60mg; Kps. 90 (ret.), 120 (ret.), 180 (ret.)mg **Diltiuc** Kps. 90 (ret.), 120 (ret.), 180 (ret.) mg **Dilzem** Tbl. 60, 90 (ret.), 120 (ret.), 180 (ret.); Kps. 180 (ret.), 240 (ret.)mg; Inj.Lsg. 25mg/5ml	**Art. Hypert.** →285, **KHK** →291: 3 x 60-90mg; 2 x 90-180mg (ret.); 1 x 240mg (ret.) p.o.; **schwere AP** →291: 0.3mg/kg langs. i.v., evtl. Wdh. n. 30 min.; **supraventr. Tachyk.** →302: 0.1-0.25mg/kg langs. i.v., ggf. Wdh. n. 30 min; **Vorhoffl.** →301: 0.1-0.3mg/kg langs. i.v.; evtl. Wdh. n. 30 min; 2.8-14μg/kg/min i.v.; Perf.(100mg) = 2mg/ml ⇒ 6-30ml/h; **Koronarspasm.:** 1-2mg intrakoronar; **DANI** nicht erforderl.

Gallopamil Rp   HWZ 3.5-8h, Q0 1.0, PPB 92%

Gallobeta Tbl. 25, 50mg **Procorum** Tbl. 25, 50, 100 (ret.)mg	**Art. Hypertonie** →285: 2 x 50mg; 1 x 100mg (ret.) p.o., max. 200mg/d; **supraventr. Tachykardie** →302: 2-3 x 25-50mg p.o.; **KHK:** 2-3 x 25-50mg; 2 x 100mg (ret.) p.o.

Verapamil Rp   HWZ 3-7h, Q0 >0.8, PPB 90%, PRC C, Lact +

Durasoptin Tbl. 40, 80, 120mg; Kps. 120 (ret.), 180 (ret.), 240 (ret.)mg **Falicard** Tbl. 40, 80, 120, 120 (ret.), 240 (ret.)mg; Inj.Lsg. 5mg/2ml **Isoptin** Tbl. 40, 80, 120, 120 (ret.), 240 (ret.)mg; Inj.Lsg. 5mg/2ml **Verahexal** Tbl. 40, 80, 120, 120 (ret.), 240 (ret.)mg; Kps. 120 (ret.), 180 (ret.), 240 (ret.)mg; Inj.Lsg. 5mg/2ml **Veramex** Tbl. 40, 80, 120, 240 (ret.); Inj.Lsg. 5mg/2ml **Verapamil ratioph.** Tbl. 40, 80, 120, 240 (ret.); Inj.Lsg. 5mg/2ml	**Art. Hypertonie** →285, **KHK** →291, **supraventr. Tachykardie** →302 3 x 80-120mg; 2 x 120-240mg (ret.) p.o.; 5mg langs. i.v., dann 5-10mg/h, max. 100mg/d; Perf. (100mg) = 2mg/ml ⇒ 2-5ml/h **DANI** nicht erforderl.

A 2.4.8 Calciumantagonisten (Dihydropyridine)

Wm/Wi: Hemmung des Ca^{2+}-Einstroms ⇒ neg. inotrop, kardialer O_2-Verbrauch ↓, Vasodilatation v.a. der Arteriolen ⇒ Nachlast ↓, Vorlast unbeeinflusst!
UW: Hypotonie, Flush, reflektorische Tachykardie, Knöchelödeme, Kopfschmerzen, BB-Veränderungen, Gingivalhyperplasie
KI: Schock, Hypotonie, höhergradige Aortenstenose, Herzinsuffizienz (NYHA III-IV), SS/SZ;
Ink (Felodipin, Nisoldipin): Grapefruitsaft

Antihypertensiva

Amlodipin Rp	HWZ 40h, Q0 0.85, PPB 93%, PRC C, Lact ?
Amlobesilat Sandoz Tbl. 5, 7.5, 10mg **Amlobeta** Tbl. 5, 10mg **Amlocard** Tbl. 5, 10mg **Amlodipin Basics** Tbl. 5, 10mg **Amlodipin Hexal** Tbl. 5, 10mg **Amlodipin ratioph.** Tbl. 5, 10mg **Norvasc** Tbl. 5mg	**Art. Hypertonie** →285, **chron. stabile AP** →291: 1 x 5–10mg p.o.; **DANI** nicht erforderl.
Felodipin Rp	HWZ 10–16h, Q0 1.0, PPB 99%, PRC C, Lact ?
Felocor Tbl. 2.5 (ret.), 5 (ret.), 10 (ret.)mg **Felodipin ct** Tbl. 2.5 (ret.), 5 (ret.), 10 (ret.)mg **Modip** Tbl. 2.5 (ret.), 5 (ret.), 10 (ret.)mg **Munobal** Tbl. 2.5 (ret.), 5 (ret.), 10 (ret.)mg **Plendil** Tbl. 5 (ret.), 10 (ret.)mg	**Art. Hypertonie** →285: 1 x 5–10mg (ret.) p.o.; **DANI** nicht erforderl.
Isradipin Rp	HWZ 8.4h, Q0 1.0, PPB 95%, PRC C, Lact ?
Lomir Tbl. 2.5mg **Lomir Sro** Kps. 2.5 (ret.), 5 (ret.)mg **Vascal** Tbl. 2.5mg **Vascal uno** Kps. 2.5 (ret.), 5 (ret.)mg	**Art. Hypertonie** →285: 2 x 2.5–5mg; 1 x 5–10mg (ret.) p.o.; **DANI** GFR > 30: ini 50%; <30: nicht empfohlen
Lacidipin Rp	HWZ 13–19h, Q0 1.0, PPB >95%
Motens Tbl. 2, 4mg	**Art. Hypertonie** →285: ini 1 x 2mg p.o., nach 4 W. je n. Wi 1 x 4mg, max. 6mg/d; **DANI** nicht erforderl.
Lercanidipin Rp	HWZ 8–10h, PPB >98%
Carmen Tbl. 10, 20mg **Corifeo** Tbl. 10, 20mg	**Art. Hypertonie** →285: 1 x 10–20mg p.o.; **DANI** GFR > 10: 100%; < 10: nicht empfohlen
Manidipin Rp	PPB 99%
Manyper Tbl. 10, 20mg	**Art. Hypertonie** →285: ini 1 x 10mg p.o., nach 4 W. je nach Wi 1 x 20mg; **DANI** GFR <10: KI
Nicardipin Rp	HWZ 8h, Q0 1.0, PPB 98%, PRC C, Lact ?
Antagonil Kps. 20, 30mg	**Art. Hypertonie** →285, **chron. stabile AP** →291: 3 x 20–30mg, max. 3 x 30mg p.o.; **DANI** GFR 15–60: ini 2 x 20mg, max. 3x20mg; < 15: nicht empf.
Nifedipin Rp	HWZ 2.5–5h, Q0 1.0, PPB 98%, PRC C, Lact +
Adalat Kps. 5, 10mg; Tbl. 10, 20 (ret.), 30 (ret.), 60 (ret.)mg; Inf.Lsg. 5mg/50ml **Aprical** Kps. 10, 20 (ret.)mg; Tbl. 60 (ret.)mg; Gtt. (1ml = 20mg) **Cisday** Tbl. 40 (ret.)mg **Corinfar** Tbl. 10 (ret.), 20 (ret.), 40 (ret.)mg; Gtt. (1ml = 20mg) **Nifehexal** Kps. 5, 10, 20mg; Tbl. 10 (ret.), 20 (ret.), 30 (ret.), 40 (ret.), 60 (ret.)mg; Gtt. (1ml = 20mg) **Pidilat** Tbl. 10 (ret.), 20 (ret.)mg	**Art. Hypertonie** →285, **KHK** →291: 3 x 10–20mg p.o.; 1 x 30–60mg (ret.), 2 x 20mg (ret.); max. 60mg/d p.o.; 0.63–1.25mg/h i.v.; Perf. (5mg) = 0.1mg/ml ⇒ min.1-5: 60-120ml/h, dann 6–12ml/h; **hypertensive Krise** →288: 10mg p.o. (Kps. zerbeißen), evtl. Wdh. n. 30min; **Raynaud-Syndrom** →342: 3 x 10–20mg p.o.; **DANI** nicht erforderl.

A 2 Herz-Kreislauf – Arzneimittel

Nilvadipin Rp — HWZ 15-20h, Q0 1.0, PPB 99%

Escor *Tbl. 8 (ret.), 16 (ret.)mg*
Nivadil *Tbl. 8 (ret.), 16 (ret.)mg*

Art. Hypertonie →285: ini 1 x 8mg p.o.,
je nach Wi steigern bis 1 x 16mg;
DANI nicht erforderl.

Nisoldipin Rp — HWZ 7-12h, Q0 1.0, PPB 99%, PRC C, Lact ?

Baymycard *Tbl. 5, 10mg*
Baymycard RR *Tbl. 10 (ret.), 20 (ret.), 30 (ret.)mg*

Art. Hypertonie →285: 2 x 5-10mg,
max. 2 x 20mg p.o.; 1 x 10-40mg (ret.);
chronisch stabile AP →291: 2 x 5-10mg,
max. 2 x 20mg p.o.;
DANI nicht erforderl.

Nitrendipin Rp — HWZ 8-12h, Q0 1.0, PPB 99%, PRC C

Bayotensin *Tbl. 10, 20mg; Phiole 5mg*
Jutapress *Tbl. 10, 20mg*
Nitrendimerck *Tbl. 10, 20mg*
Nitrendipin ratioph. *Tbl. 10, 20mg*
Nitrepress *Tbl. 10, 20mg*

Art. Hypertonie →285: 1-2 x 10-20mg p.o.;
hypertensive Krise →288: 5mg subl.,
evtl. Wdh. nach 30 min.;
DANI nicht erforderl.

A 2.4.9 Calciumantagonisten – Kombinationen

Felodipin + Ramipril Rp

Delmuno *Tbl. 2.5+2.5mg; 5+5mg*
Unimax *Tbl. 2.5+2.5mg; 5+5mg*

Art. Hypertonie →285: 1 x 2.5-5 + 2.5-5mg p.o.;
DANI GFR 20-60: s. Einzelsubstanz; <20: KI

Felodipin + Metoprololsuccinat Rp

Logimax *Tbl. (ret.) 5+47.5mg*
Mobloc *Tbl. (ret.) 5+47.5mg*

Art. Hypertonie →285: 1 x 5-10 + 47.5-95mg p.o.;
DANI nicht erforderl.

Nifedipin + Acebutolol Rp

Tredalat *Tbl. 10+100mg*

Art. Hypertonie →285: 1 x 10 + 100mg,
max. 2 x 20 + 200mg p.o.;
chron. stabile AP →291:
2 x 10 + 100mg, max. 2 x 20 + 200mg p.o.;
DANI sorgfältige Dosiseinstellung

Nifedipin + Atenolol Rp

AteNif beta *Kps. 20 (ret.)+50mg*
Bresben Sandoz *Kps. 10 (ret.)+25, 20 (ret.) +50mg*
Nifatenol *Kps. 20 (ret.)+50mg*

Art. HT →285: 1 x 10-20 (ret.) + 25-50mg p.o.;
DANI GFR > 30: 100%; < 30: nicht empfohlen

Nifedipin + Mefrusid Rp

Duranifin Sali *Tbl. 20+12.5mg*
Sali-Adalat *Tbl. 20+12.5mg*

Art. Hypertonie →285: 1-2 x 20-40 +12.5-25mg
p.o.; **DANI** GFR > 30: 100%; < 30: KI

Nifedipin + Metoprololtartrat Rp

Belnif *Kps. (ret.) 15+50mg*

Art. Hypertonie →285: 1-2 x 15 + 50mg p.o.;
chron. stabile AP →291: 2 x 15 + 50mg;
DANI GFR < 30: nicht empfohlen

Nitrendipin + Enalapril Rp

Eneas *Tbl. 20+10mg*

Art. Hypertonie →285: 1 x 20 + 10mg p.o.;
DANI GFR <10, HD: KI

Antihypertensiva

Verapamil + Hydrochlorothiazid Rp	
Isoptin RR plus Kps. (ret.) 240+12.5mg	**Art. Hypertonie** →285: 1 x 240 + 12.5mg p.o.; **DANI** GFR < 30: KI

Verapamil + Hydrochlorothiazid + Triamteren Rp	
Veratide Tbl. 160+25+50mg	**Art. Hypertonie** →285: 1-2 x 160 + 25 + 50mg p.o.; **DANI** GFR 50-75: max. 50mg Triamt.; 30-50: max. 25mg Triamt.; < 30: KI

Verapamil + Trandolapril Rp	PRC D, Lact -
Tarka Kps. (ret.) 180+2mg; Tbl. (ret.) 180+2mg	**Art. HT** →285: 1 x 180 + 2mg p.o.; **DANI** GFR < 10: KI

A 2.4.10 Zentral angreifende Alpha-2-Rezeptoragonisten

Wm: Stimulation zentraler α_2-Rezeptoren ⇒ präsynaptisch ⇒ Noradrenalinfreisetzung ↓ ⇒ postsynaptisch ⇒ periph. Sympathikotonus ↓, Reninfreisetzung ↓ ⇒ Hemmung des RAA-Systems
Wm (α-Methyldopa): zusätzlich Bildung des "falschen" Tansmitters α-Methylnoradrenalin
Wm (Moxonidin): Stimulation von zentralen Imidazolinrez.; relativ schwache Stimualtion zentraler α_2-Rezeptoren
Wi: periph. Widerstand ↓, HF ↓, HZV ↓ ⇒ RR ↓
UW (α-Methyldopa): Sedierung, Schwindel, othostat. Strg., Benommenheit, Kopfschmerzen, HF ↓, Mundtrockenheit, Ödeme, Schlafstrg., Depression, Halluzinationen, Libidostrg., Gynäkomastie, Amenorrhoe
UW (Clonidin): Schlafstrg., Depression, Kopfschmerzen, AV-Block, HF ↓ Sedierung, Mundtrockenheit, Potenz- u. Libidostörung
UW (Moxonidin): Benommenheit, Mundtrockenheit, Schläfrigkeit, Schwäche, Schwindel, Kopfschmerzen, gestörte Denkprozesse, Schlafstrg., Übelkeit, Obstipation, Vasodilatation
KI (α-Methyldopa): akute u. chron. Lebererkr., schwere Nierenfunktionsstrg., Phaeochromozytom, Depression, schwere Herzinsuff., hämolyt. Anäm.
KI (Clonidin): SZ, Depressionen, HF ↓ <50/min, AV-Block II-III, Sick Sinus
KI (Moxonidin): Sick-Sinus, sinuatrialer Block, AV-Block II-III, HF ↓ <50, maligne Arrhythmien, Herzinsuff., schwere Koronarinsuff., instabile AP, schwere Nierenfunktionsstrg., Angioödem, schwere Lebererkr.
Ink (Methyldopa): Lithium
Ink (Clonidin): trizyklische Antidepressiva

α-Methyldopa Rp	HWZ 2h, Q0 0.4, PPB 10-15%, PRC B, Lact +
Dopegyt Tbl. 250mg **Methyldopa Stada** Tbl. 250mg **Presinol** Tbl. 125, 250, 500mg	**Art. Hypertonie** →285: ini 1 x 125mg p.o., je n. Wi steigern bis 2-3 x 250mg; **Schwangerschaftshypertonie** →508: 250-2000mg/d; **DANI** sorgfältige Dosiseinstellung

Clonidin Rp	HWZ 10-20h, Q0 0.4, PPB 30-40%, PRC C, Lact ?
Catapresan Tbl. 0.075, 0.15, 0.3mg; Amp. 0.15mg/1ml **Clonidin ratioph.** Kps. 0.075, 0.15, 0.25 (ret.), 0.3mg; Amp. 0.15mg/1ml **Clonistada** Tbl. 0.15, 0.3, 0.25 (ret.)mg **Haemiton** Tbl. 0.075, 0.15, 0.3mg	**Art. Hypertonie** →285: 2 x 0.075-0.3mg; 1-2 x 0.25mg (ret.), max. 0.9mg/d p.o.; **hypertensive Krise** →288: 1-4 x 0.075-0.15mg i.m., s.c., i.v.; Perf. (0.45mg) = 9µg/ml ⇒ 1-5ml/h; s.a. Alkoholentwöhnungsmittel →215 **DANI** sorgfältige Dosiseinstellung

Moxonidin Rp	HWZ 2-3h, Q0 0.4, PPB 7%
Cynt Tbl. 0.2, 0.3, 0.4mg **Moxocard** Tbl. 0.2, 0.3, 0.4mg **Moxonidin Hexal** Tbl. 0.2, 0.3, 0.4mg **Physiotens** Tbl. 0.2, 0.3, 0.4mg	**Art. Hypertonie** →285: 1-2 x 0.2-0.4mg p.o., max. 0.6mg/d; **DANI** GFR: > 30: max. 0.4mg/d; < 30: KI

A 2.4.11 Alpharezeptorenblocker

Wm: reversible α_1- sowie irrevers. α_1-/α_2- (Phenoxybenzamin) Rezeptorenblockade
Wi: Vasodilatation, Pre- und Afterload ↓; Urapidil: zusätzl. Agonist am 5-HT1A-Rezeptor
UW: reflektorische Tachykardie (nicht bei Prazosin), Arrhythmien, orthostatische Dysfunktion, Müdigkeit, Übelkeit, Hyperazidität des Magens, Diarrhö
UW (Prazosin): „first-dose-Phänomen" (= orthostat. Dysfunktion v.a. bei 1. Gabe ⇒ einschl. dosieren!), „Adrenalinumkehr": Adrenalin bei α-Blockade ⇒ Vasodilat., RR ↓ (β-Wi!)
KI: Aorten- und Mitralstenose, Perikarderkr., Lungenembolie, Linksherzinsuff., Kinder < 12 J. SS/SZ

Bunazosin Rp	HWZ 12h, PPB 97%
Andante Tbl. 3 (ret.), 6 (ret.)mg	**Art. Hypertonie** →285: 1 x 6mg (ret.) p.o.; **DANI** GFR 30-60: ini 1 x 3mg, je n. Wi steigern bis 1 x 6mg;< 30: KI

Doxazosin Rp	HWZ 8.8-22h, Q0 0.95, PPB 98%, PRC C, Lact ?
Cardular PP Tbl. 4mg Diblocin PP Tbl. 4mg Doxacor Tbl. 1, 2, 4, 8mg Doxazomerck Tbl. 1, 2, 4mg Doxazosin ratioph. Tbl. 1, 2, 4, 4 (ret.)mg Jutalar Tbl. 2, 4, 4 (ret.), 8mg	**Art. Hypertonie** →285: 1 x 2-8mg p.o., max. 16mg/d; **DANI** nicht erforderl.

Indoramin Rp	HWZ 2.4-15h, Q0 1.0, PPB 72-85%
Wydora Tbl. 25mg	**Art. Hypertonie** →285: 2 x 25-50mg p.o, max. 200mg/d

Phenoxybenzamin Rp	HWZ 24h, PRC C, Lact ?
Dibenzyran Tbl. 1mg; Kps. 5, 10mg	**Phäochromozytom** →373: 1-3 W. prae-OP: ini 1 x 10mg p.o., je n. Wi steigern bis 100mg/d; **Ki.** ini 0.2-0.4mg

Prazosin Rp	HWZ 2.5-4h, Q0 1.0, PPB 95%, PRC C, Lact ?
Adversuten Tbl. 1, 5mg Prazosin ratioph. Tbl. 1, 2, 5mg	**Art. Hypertonie** →285: ini 1-3 x 0.5-1mg p.o., je n. Wi steigern bis max. 20mg/d; o. 1 x 1mg (ret.) p.o., je n. Wi steigern bis max. 20mg/d; **Raynaud-Syndrom** →342: 1 x 1mg (ret.) p.o., dann 1 x 2-4, max. 6mg (ret.); **DANI** sorgfältige Dosiseinstellung

Terazosin Rp	HWZ 8-14h, Q0 0.95, PPB 92-94%, PRC C, Lact ?
Heitrin Tbl. 1, 2, 5mg Terazosin Stada Tbl. 2, 5, 10mg	**Art. Hypertonie** →285: ini 1 x 1mg p.o., je n. Wi steigern bis max. 20mg/d; **DANI** nicht erforderl. →238

Urapidil Rp	HWZ 4.7 (10)h, Q0 1.0, PPB 80%
Ebrantil Kps. 30 (ret.), 60 (ret.), 90 (ret.)mg; Amp. 25mg/5ml, 50mg/10ml Urapidil Pharmore Amp. 25mg/5ml, 50mg/10ml, 100mg/20ml Urapidil ratioph. Inj.Lsg. 25mg/5ml, 50mg/10ml	**Art. Hypertonie** →285: 2 x 30-90mg (ret.) p.o.; **Hypertensiver Notfall** →288: 10-50mg langsam i.v., ggfs. Wdh. n. 5min; Dauerinfusion ini 2mg/min, mittlere Erh.Dosis 9mg/h; **Perfusor** 100mg/50ml (2mg/ml): 4.5-60ml/h

Antihypertensiva

A 2.4.12 Direkte Vasodilatatoren

Wm: direkter Angriff an der glatten Muskulatur kleinerer Arterien und Arteriolen
⇒ peripherer Widerstand ↓ (Afterload) ⇒ RR ↓
UW (dir. Vasodilatatoren): Hypotonie, Na-H_2O-Retention, Tachykardie, Schwindel, Kopfschmerz;
(Dihydralazin): Lupus eryth.; (Nitroprussid): Cyanidvergiftung; (Minoxidil): Hypertrichose, Perikarderguss, Veränderung der T-Welle
KI (Nitroprussid): Aortenisthmusstenose, Hypothyreose, metabolische Azidose; **KI** (Minoxidil): SZ

Dihydralazin Rp   HWZ 4–5h, PPB 84–90%, PRC B

Depressan *Tbl. 25mg*
Nepresol *Tbl. 25, 50mg; Amp. 25mg/2ml*

Art. Hypertonie →285: ini 2 x 12.5mg p.o., je nach Wi steigern bis 2 x 25mg;
hypert. Krise →288, **Eklampsie** →508: 6.25–12.5mg langs. i.v., evtl. Wdh. nach 30min; Perf. (75mg) = 1.5mg/ml ⇒ 1–5ml/h; max. 100mg/24h

Minoxidil Rp   HWZ 4h, Q0 0.9, keine PPB, PRC C, Lact +

Lonolox *Tbl. 2.5, 10mg*

Therapieres. art. Hypertonie →285: ini 2 x 2.5mg p.o., alle 3d um 5–10mg steigern, ab 50mg um 25mg/d steigern bis max. 100mg/d;
Ki. bis 12J: ini 0.1mg/kg, alle 3d um 0.1–0.2mg/kg steigern, max. 1mg/kg bzw. 50mg/d;
DANI GFR <30, HD: sorgfältige Dosiseinstellung

Nitroprussid-Na Rp   HWZ 3–4min (170h), Q0 1.0 (0.01)

Nipruss *Inf.Lsg. 60mg*

Hypertens. Krise →288, **kontr. Hypotonie b. OP**:
ini 0.2µg/kg/min i.v., je n. Wi alle 3–5min steigern bis max. 10µg/kg/min; max. Gesamtmenge 1–1.5mg/kg;
Perf. (60mg) = 1.2mg/ml ⇒ 1–28ml/h

A 2.4.13 Mittel zur Therapie der pulmonalen Hypertonie

Wm/Wi (Bosentan): spezif. und kompetitiver Antagonist am Endothelinrezeptor Typ ETA und ETB ⇒ Inhibition von Endothelin-1-WI ⇒ pulm. arterieller Druck ↓
Wm/Wi (Sildenafil): Hemmung der Phosphodiesterase Typ 5 ⇒ cGMP-Abbau ↓ ⇒ pulm. arterieller Druck ↓ (Phosphodiesterase-5-Inhibitor)
UW (Bosentan): Kopfschmerzen, Nasopharyngitis, Hypotension, Flush, Ödeme, Anämie, Transaminasen ↑, Leberschaden; **UW** (Sildenafil): Kopfschmerzen, Flush, Gliederschmerzen, Myalgie, Dyspepsie, Diarrhoe, Husten, Epistaxis, Schlaflosigkeit, Fieber, Grippe, Sehstrg.
KI (Bosentan): SS; **Ink** (Bosentan): Ciclosporin, **Ink** (Sildenafil): Itraconazol, Ketoconazol, Nitrate, Ritonavir

Bosentan Rp   HWZ 5h, PPB 98%, PRC X, Lact –

Tracleer *Tbl. 62.5, 125mg*

Pulm. Hypert. (WHO III–IV) →337: ini 2 x 62.5mg p.o., n. 4 W. 2 x 125mg;
DANI nicht erforderl.; **DALI** Child B-C: KI

Sildenafil Rp   HWZ 3–5h, PPB 96%, PRC B, Lact ?

Revatio *Tbl. 20mg*

Pulm. Hypert. (WHO III) →337: 3 x 20mg p.o.;
DANI GFR <30: b. schlechter Verträglichk. 2 x 20mg;
DALI Child-Pugh A, B: evtl. 2 x 20mg; C: KI

Sitaxentan Rp   HWZ 10h, PPB 99%

Thelin *Tbl. 100mg*

Pulm. Hypert. (WHO III): 1 x 100mg p.o.; **DANI** nicht erforderl.; **DALI** Child A-C, Transaminasenerhöhung 3 x ULN: KI

A 2 Herz-Kreislauf – Arzneimittel

A 2.4.14 Reserpin + Diuretikum

Wm: Reserpin: Hemmung vesikulärer Speicherung für Katecholamine
Wi: periph. Widerstand ↓ (Afterload) ⇒ RR ↓; HF ↓, HZV ↓
UW (Reserpin): depressive Verstimmung, GI-Motilität ↑, HF ↓, orthostat. strg., Nasenverstopfung
KI (Reserpin): Depressionen; Cave in SS/SZ

Reserpin + Clopamid Rp

Briserin N Tbl. 0.05+2.5mg; 0.1+5mg	**Art. Hypertonie** →285: 1 x 1–3 Tbl. p.o.

Reserpin + Dihydralazin + Hydrochlorothiazid Rp

Triniton Tbl. 0.1+10+10mg	**Art. Hypertonie** →285: 1 x 1–2 Tbl. p.o.

Reserpin + Mefrusid Rp

Bendigon N Kps. 0.075+7.5mg; 0.15+15mg	**Art. Hypertonie** →285: 1 x 1–2 Tbl. p.o.

A 2.5 Diuretika
A 2.5.1 Schleifendiuretika

Wm: ↓ Rückresorp. v. Na$^+$, Cl$^-$, K$^+$, H$_2$O, v. a. im aufsteig. Teil d. Henle-Schleife
Wi: Exkret. v. Na$^+$, Cl$^-$, K$^+$, H$_2$O, Ca^{2+}, Mg^{2+} ↑
UW: K$^+$ ↓, Ca^{2+} ↓, RR ↓, Hyperurikämie, Thrombose, rev. Hörverlust
KI: schwere K$^+$ ↓, Hypovolämie, Anurie, hep. Koma, strenge Indikationsstellung in SS/SZ
Ink: Aminoglykoside, Cisplatin

Bumetanid Rp   HWZ 1.5h, Q0 0.35, PPB 99%, PRC C, Lact ?

Burinex Tbl. 1, 2, 5mg	**Ödeme** →353: ini 1 x 0.5–2mg p.o., evtl. alle 4–6h um 1mg steigern; Erh.Dos. 0.5–1mg; max. 15mg/d bzw. 5mg Einzeldosis; **DANI** nicht erforderl.

Furosemid Rp   HWZ 30–120min, Q0 0.3, PPB 95%, PRC C, Lact ?

Diurapid Tbl. 40, 500mg **Furanthril** Tbl. 40, 500mg **Furorese** Tbl. 40, 80, 125, 250, 500mg; Kps. 30 (ret.), 60 (ret.); 120(ret.)mg; Amp. 20mg/2ml, 40mg/4ml, 250mg/25ml **Furosemid ratioph.** Tbl. 20, 40, 125, 250, 500mg; Kps. 30(ret.), 60(ret.)mg; Amp. 20mg/2ml, 40mg/4ml, 250mg/25ml **Fusid** Tbl. 40, 500mg; Amp. 20mg/2ml **Lasix** Tbl. 40, 500mg; Kps. 30 (ret.)mg; Gtt. (1ml = 10mg); Amp. 20mg/2ml, 40mg/4ml, 250mg/25ml	**Ödeme** →353, **Aszites** →388, **art. Hypertonie** →285: 1–2 x 20–40mg p.o.; 1 x 60mg (ret.) p.o.; 20–40mg i.v., Wdh. je nach Diurese; **Ki.:** 1–2mg/kg/d, max. 40mg/Tag p.o., 0.5mg/kg/d i.v.; **Oligurie bei terminaler Niereninsuff.:** 250–1000mg/d p.o.; ini 100–200mg i.v., je nach Diurese bis 1000mg/d; **akutes Nierenversagen** →495: ini 40mg i.v., je n. Diurese 50–100mg/h, max. 1500mg/d; **DANI** nicht erforderl.

Piretanid Rp   HWZ 1–1.7h, Q0 0.5, PPB 90%

Arelix Tbl. 3, 6mg; Kps. 6 (ret.)mg **Piretanid 1A** Tbl. 3, 6mg **Piretanid Hexal** Tbl. 3, 6mg	**Ödeme** →353: ini 1 x 6mg po, Erh.Dos. 1 x 3–6mg; **art. Hypert.:** ini 2 x 6mg (ret.), n. 2–4 W. 1 x 6mg (ret.) p.o.; **DANI** nicht erforderl.

Torasemid Rp   HWZ 3–4h, Q0 0.75, PPB 99%

Toracard Tbl. 5, 10mg **Torasemid Hexal** Tbl. 2.5, 5, 10, 20, 50, 100, 200mg **Torem** Tbl. 2.5, 5, 10, 200mg; Amp. 10mg/2ml, 20mg/4ml; Inf.Lsg. 200mg/20ml **Unat** Tbl. 2.5, 5, 10, 200mg; Amp. 10mg/2ml, 20mg/4ml	**Art. Hypertonie** →285: 1 x 2.5–5mg p.o.; **kardiale Ödeme** →353: 1 x 5mg p.o., je n. Wi bis 20mg/d steigern; 5mg i.v., max. 40mg/d; **Oligurie bei term. Niereninsuff.:** ini 50mg, je nach Diurese bis 200mg/d p.o.; **DANI** nicht erforderl.

Diuretika

A 2.5.2 Benzothiadiazine und Analoga

Wm: Hemmung der Rückresorption von Na^+, Cl^- und H_2O im distalen Tubulus, vermehrte Sekretion von K^+
Wi: Ausscheidung von Na^+, Cl^-, H_2O und K^+ ↑; Exkretion von Ca^{2+} und PO_4^{3-} ↓
UW: Hypokaliämie, Hyperkalzämie, Hyperurikämie, Thrombose, Anämie, Hyperglykämie
KI: Hypokaliämie, Hypovolämie, Niereninsuff., Sulfonamidüberempf., Coma hepaticum, SS/SZ

Bemetizid (nur in Kombination mit anderen Diuretika)	HWZ 6h, Q0 0.8
Bendroflumethiazid (nur in Kombination mit anderen Diuretika)	HWZ 3.5h, Q0 0.7
Butizid (nur in Kombination mit anderen Diuretika)	HWZ 4h

Chlortalidon Rp — HWZ 50h, Q0 0.5, PPB 76%

Hygroton Tbl. 25, 50mg
Ödeme →353, **Herzinsuff.** →297: ini 1 x 50–100mg, max. 200mg p.o., Erh.Dos. 1 x 25–50mg;
art. Hypertonie →285: ini 1 x 12.5–50mg, Erh.Dos. alle 2d 25–50mg; **ren. Diabetes insipidus** →378: ini 2 x 100mg, Erh.Dos. 1 x 50mg;
DANI GFR > 30: 100%; < 30: KI

Clopamid (nur in Kombination mit anderen Diuretika)	HWZ 4–5h, Q0 0.6

Hydrochlorothiazid Rp — HWZ 6–8h, Q0 0.05, PPB 64%, PRC B, Lact +

Disalunil Tbl. 25mg
Esidrix Tbl. 25mg
HCT Beta Tbl. 12.5, 25mg
HCT Hexal Tbl. 12.5, 25mg
Hctad Tbl. 25mg

Ödeme →353: ini 1 x 25–50mg p.o., Erh.Dos. 1 x 25–100mg;
art. Hypertonie →285: 1 x 12.5–25mg;
DANI GFR > 30: 100%; < 30: KI

Indapamid Rp — HWZ 15–18h, Q0 0.95, PPB 76–79%, PRC B, Lact ?

Inda Puren Kps. 2.5mg
Natrilix Tbl. 1.5 (ret.), 2.5mg

Art. Hypertonie →285: 1 x 2.5mg p.o., **ret.:** 1 x 1.5mg;
DANI GFR > 30: 100%; < 30: KI

Mefrusid (nur in Kombination mit anderen Diuretika)	HWZ 3–12 (10–14)h

Xipamid Rp — HWZ 7h, Q0 0.6, PPB 99%

Aquaphor Tbl. 10, 20, 40mg
Aquex Tbl. 10, 20, 40mg
Xipamid Beta Tbl. 10, 20, 40mg
Xipamid Hexal Tbl. 10, 20, 40mg
Xipa Tad Tbl. 10, 20, 40mg

Ödeme →353: 1 x 10–40mg p.o., max. 2 x 40mg;
art. Hypertonie →285: 1 x 10–20mg;
DANI GFR > 30: 100%; < 30: KI

A 2.5.3 Kaliumsparende Diuretika

Wm: Hemmung der Rückresorption von Na^+, Cl^- und H_2O sowie Hemmung der K^+-Sekretion im distalen Tubulus
Wi: vermehrte Ausscheidung von Na^+, Cl^- und H_2O, K^+-Ausscheidung ↓
UW: Hyperkaliämie, metabolische Azidose, megaloblastäre Anämie
KI: Hyperkaliämie, Niereninsuffizienz, SS/SZ;
Ink (Amilorid): Chinin

Amilorid	HWZ 9.6h, Q0 0.25, PPB 40%, PRC B, Lact ?
Triamteren	HWZ 1.5–2.5h, Q0 0.8, PPB 60%, PRC D, Lact +

Amilorid und Triamteren nur in Kombination mit anderen Diuretika

A 2.5.4 Aldosteronantagonisten

Wm: kompetitive Blockade des Aldosteronrezeptors im spätdistalen Tubulus
Wi: Ausscheidung von Na^+, Cl^- und H_2O ↑; K^+-Ausscheidung ↓
UW (Eplerenon): Eosinophilie, Hyperkaliämie, Dehydrierung, Hypercholesterinämie, Hypertriglyceridämie, Hyponatriämie, Schlafsigkeit, Benommenheit, Kopfschmerzen, Vorhofflimmern, MI, Linksherzinsuff., Hypotonie, Thrombose d. Beinarterien, Phyaryngitis, Durchfall, Übelkeit, Blähungen, Erbrechen, Juckreiz, Schwitzen ↑, Rückenschmerzen, Beinkrämpfe, Nierenfunktionsstrg., Kreatinin ↑, Harnsäure ↑, Kraftlosigkeit, Unwohlsein, Pyelonephritis
UW (Spironolacton): Hyperkaliämie, Gynäkomastie, Kopfschmerzen, Schläfrigkeit, Ataxie, Verwirrtheit, Impotenz, Amenorrhoe, Hirsutismus, Stimm-, Hautveränderungen, Harnsäure ↑
KI (Eplerenon): Kalium >5,0 mmol/l b. Behandlungsbeginn, Niereninsuff. GFR < 50, Leberinsuff. Child C, Komb. m. kaliumsparenden Diuretika, starken CYP3A4-Hemmern (Itraconazol, Ketoconazol, Ritonavir, Nelfinavir, Clarithromycin, Telithromycin)
KI: Niereninsuff GFR <30; Anurie, akutes Nierenversagen, Hyperkaliämie, SS/SZ

Eplerenon Rp	HWZ 3-5h, PPB 50%
Inspra *Tbl. 25, 50mg*	**Herzinsuff. mit linksventr. Dysfunktion nach Myokardinfarkt** →295: ini 1 x 25mg p.o., innerhalb v. 4 W. auf 1 x 50mg steigern; **DANI** GFR < 50: KI; **DALI** Child C: KI

Kaliumcanrenoat Rp	HWZ 23 h, PPB >98%
Aldactone *Amp. 200mg/10ml*	**Prim., sek. Hyperaldosteron.** →372: 1-2 x 200mg i.v., max. 800mg/d **Ki.:** ini 4-5mg/kg i.v., dann max. 2-3mg/kg; **DANI** GFR 30-60: sorgfältige Dosiseinstellung; < 30: KI

Spirolacton Rp	HWZ 1-2 (13-15)h, Q0 1.0, PPB 98%, PRC D, Lact +
Aldactone *Tbl. 25, 50mg; Kps. 100mg* Osyrol *Tbl. 50, 100mg* Spironolacton ratioph. *Tbl. 50, 100mg* Verospiron *Tbl. 50, 100mg*	**Prim., sek. Hyperaldosteron.** →372: ini 100-200, max. 400mg/d p.o., n. 3-6d 50-100, max. 200mg/d; **Ki.:** 4-5mg/kg/d, nach 3-5d 2-3mg/kg/d; **DANI** GFR 30-60: sorgfältige Dosiseinstellung; < 30: KI

A 2.5.5 Osmotische Diuretika

Wm: osmotische Bindung von Wasser im Tubuluslumen der Niere;
Wi: vermehrte Wasserausscheidung bei geringer Mehrausscheidung von Elektrolyten
UW: Exsikkose, Hypernatriämie, Volumenbelastung;
KI: Herzinsuff., Lungenödeme

Mannitol OTC	HWZ 71-100min, Q0 0.05, PRC C, Lact ?
Mannit, Mannitol, Osmofundin, Osmosteril, Thomaemannit *Inf.Lsg.: 10, 15, 20 %*	**Beginn. akutes Nierenversagen n. Trauma** →495, **Schock** →290: bis 1.5g/kg/d, max. 0.3g/kg/h i.v.; **Hirnödeme** : 1.5-2g über 30-60min i.v.

Sorbitol OTC	PRC N, Lact +Q
Sorbitol-Infusionslsg. 40 *Inf.Lsg.: 40 %*	**Beginn. akutes Nierenversagen n. Trauma** →495, **Schock** →290; **Hirnödeme**: bis 3g/kg/d, max. 0.6g/kg/h i.v. (ZVK)

Diuretika

A 2.5.6 Diuretika-Kombinationen

Amilorid + Bendroflumethiazid Rp

Tensoflux *Tbl. 5+2.5mg*	Ödeme →353, art. Hypertonie →285: 1-2 x 1 Tbl. p.o.; Aszites →388: 1 x 1 Tbl. DANI GFR < 30: KI

Amilorid + Hydrochlorothiazid Rp — PRC B, Lact -

Amiloretik *Tbl. 2.5+25mg; 5+50mg* Amilorid comp. ratioph. *Tbl. 5+50mg* Diursan *Tbl. 2.5+25mg; 5+50mg* Moduretik *Tbl. 5+25mg; 5+50mg*	Art. Hypertonie →285: ini 1 x 2.5 + 25mg p.o., Erh.Dos. 1 x 1.25 + 12.5mg; Ödeme →353: 1 x 2.5-5 + 12.5-25mg, max. 10 + 100mg/d; DANI GFR < 30: KI

Amilorid + Furosemid Rp

Diaphal *Tbl. 5+40mg*	Ödeme →353, Aszites →388, art. Hypertonie →285: 1-2 x 5 + 40mg p.o.; DANI GFR 30-60: max. 5 + 40mg/d; < 30: KI

Triamteren + Hydrochlorothiazid Rp — PRC D, Lact -

Diuretikum Verla *Tbl. 50+25mg* Duradiuret *Tbl. 50+25mg* Dytide H *Tbl. 50+25mg* Nephral *Tbl. 50+25mg* Triampur comp. *Tbl. 25+12.5mg* Triarese *Tbl. 50+25mg* Tri Thiazid *Tbl. 50+25mg* Turfa *Tbl. 50+25mg*	Art. Hypertonie →285: ini 1-2 x 50 + 25mg, Erh.Dos. 1 x 25-50 + 12.5-25mg p.o.; Ödeme →353: ini 2 x 50-100 + 25-50mg, Erh.Dos. 1 x 25 + 12.5mg oder 50 + 25mg alle 2d; Herzinsuff. →297: 1-2 x 50 + 25mg; DANI GFR: 75-100: max. 100mg Triamt./d; 50-74: max. 50mg Triamt./d; 30-49: max. 25mg Triamt./d; < 30: KI

Triamteren + Furosemid Rp

Furesis comp. *Tbl. 50+40mg* Hydrotrix *Kps. 25+15 (ret.)mg; 50+30 (ret.)mg*	Ödeme →353, art. Hypertonie →285, Herzinsuffizienz →297: 1-2 x 50 + 40mg p.o.; 1 x 25-50 + 15-30mg (ret.); DANI GFR 30-60: sorgfält. Dosiseinstellung; < 30: KI

Triamteren + Xipamid Rp

Neotri *30+10mg*	Art. Hypertonie →285: 1 x 15-30 + 5-10mg p.o.; Ödeme: →353 1 x 30-60 + 10-20mg; DANI GFR 30-60: sorgfält. Dosiseinstellung; < 30: KI

Triamteren + Bemetizid Rp

Diucomb *Tbl. 20+10mg; 50+25mg* Dehydro sanol tri *Tbl. 10+5mg; 20+10mg*	Ödeme →353, art. Hypertonie →285: 1 x 10-50 + 5-25mg p.o.; DANI GFR 30-60: sorgfält. Dosiseinstellung; < 30: KI

Spironolacton + Furosemid Rp

Duraspiron *Tbl. 50+20; 100+20mg* Furo Aldopur *Tbl. 50+20; 100+20mg* Furorese comp. *Tbl. 50+20; 100+20mg* Osyrol-Lasix *Kps. 50+20; 100+20mg* Spiro comp. *Tbl. 50+20; 100+20mg* Spiro D *Tbl. 50+20; 100+20mg*	Hyperaldosteronismus mit Ödemen →372, Aszites →388: ini 1-4 x 50-100 + 20mg p.o., nach 3-6d, Erh.Dos. 50-300 + 20-60mg/d, evtl. nur alle 2-3d; DANI GFR 30-60: sorgf. Dosiseinstellung; <30: KI

A 2 Herz-Kreislauf – Arzneimittel

A 2.6 Koronarmittel

A 2.6.1 Nitrate, sonstige Vasodilatatoren

Wm (Nitrate): Metabolit NO relaxiert die glatte Gefäßmuskulatur
Wi (Nitrate): Vorlast ↓ durch venöses pooling, Koronarspasmolyse; Nachlast ↓
Wm/Wi (Trapidil): Hemmung der Phosphodiesterase ⇒ Hemmung der intrazellulären cAMP- u. cGMP-Degradation ⇒ Vasorelaxation; Thromboxan A_2-Bildung ↓ ⇒ Thrombozytenaggregation ↓
UW: RR ↓, Tachykardie, Kopfschmerz, Tachyphylaxie (nicht bei Molsidomin)
KI: Hypotonie, Schock, HOCM; **Ink:** Sildenafil, Vardenafil, Tadalafil, (Cave: Antihypertensiva!)
Ink (Nitroglycerin): Alteplase

Glyceroltrinitrat (Nitroglycerin) Rp   HWZ 2–4.4min, Q0 1.0, PPB 60%, PRC C, Lact ?

Corangin Nitro *Kps. 0.8mg; Spray 0.4mg/Hub* Deponit NT *TTS 5, 10mg/d* Nitrangin *Kps. 0.8mg; Spray 0.4mg/Hub;* Nitroderm *TTS 5, 10mg/d* Nitrolingual *Kps. 0.2, 0.8, 1.2mg;* *Spray 0.4mg/Hub;* *Amp. 5mg/5ml, 25mg/25ml, 50mg/50ml* Perlinganit *Amp. 10mg/10ml, 50mg/50ml*	**Akute AP** →291, **Lungenödem** →339: 0.8–1.2mg subl.; 1–3 Hub (à 0.4mg), evtl. Wdh. nach 10min; 2–8mg/h i.v.; Perf. (50mg) = 1mg/ml ⇒ 2–8ml/h; **AP Pro.** →291: 2–3 x 2.5–5mg (ret.) p.o.; TTS: 1 Pfl. (5–10mg)/d **DANI** nicht erforderl.

Isosorbidmononitrat Rp   HWZ 4–5h, Q0 0.8, PRC C, Lact ?

Coleb Duriles *Tbl. 60 (ret.)mg* Corangin *Tbl. 20, 40 (ret.), 60 (ret.)mg* Elantan *Tbl. 20, 40mg; Kps. 50 (ret.)mg* IS 5 mono ratioph. *Tbl. 20, 40, 60 (ret.), 100 (ret.)mg; Kps. 50 (ret.)mg* ISMN ct *Tbl. 20, 40(ret.), 60 (ret.), 100(ret.)mg* Ismo *Tbl. 20, 40 (ret.)mg* Isomonit *Tbl. 20, 60 (ret.), 100 (ret.)mg; Kps. 40 (ret.), 50 (ret.)mg* Mono-Mack *Tbl. 20, 40, 50 (ret.), 100 (ret.)mg; Gtt. (18Gtt. = 40mg)*	**Pro., Langzeit-Th** der **AP** →296: 2 x 20–40mg; 1 x 40–100mg p.o. **DANI** nicht erforderl.

Isosorbiddinitrat Rp   HWZ 0.5 (5h), Q0 1.0, PPB 16–40%, PRC C, Lact ?

Diconpin *Kps. (ret.) 20, 40mg* ISDN ratioph. *Tbl. 5mg; Kps. 20 (ret.), 40 (ret.), 60 (ret.), 80 (ret.)mg* Isoket *Tbl. 5, 10, 20, 40mg; 20 (ret.), 40 (ret.), 60 (ret.), 80 (ret.)mg; Kps. 120 (ret.)mg; Spray 1.25mg/Hub; Amp. 10mg/10ml; Salbe (1g enth. 100mg)* Iso Mack *Kps. 20 (ret.), 40 (ret.), 60 (ret.), 120 (ret.)mg; Spray 1.25mg/Hub* Jenacard *Kps. 20 (ret.), 40 (ret.), 60 (ret.)mg* Nitrosorbon *Tbl. 5, 10, 20, 40mg; Kps. 20 (ret.), 40 (ret.), 60 (ret.); 120 (ret.)mg*	**Akute AP** →291: 5mg s.l.; 1–3 Hübe, evtl. Wdh. n. 10min; ini 1–2mg/h, max. 8–10mg/h i.v.; **Pro., Langzeit-Th AP** →296: 2 x 10–40mg p.o.o., ret.: 2 x 20mg; 1–2 x 40–60mg; 1 x 80–120mg; Salbe: 2 Einzeldosen (=1g Salbe) abends auf Brust, Unterarme oder Bauch auftragen; **DANI** nicht erforderl.

Molsidomin Rp   HWZ 0.25 (1–2)h, Q0 0.9, PPB 3–11%

Corvaton *Tbl. 2, 4, 8 (ret.)mg; Amp. 2mg/1ml* Duracoron *Tbl. 2, 8 (ret.)mg* Molsibeta *Tbl. 2, 4, 8 (ret.)mg* Molsidomin ratioph. *Tbl. 2, 4, 8 (ret.)mg* Molsihexal *Tbl. 1, 2, 4, 8 (ret.)mg*	**Pro., Langzeit-Th AP** →296: 2 x 2–4mg, max. 3–4 x 4mg p.o.; **ret.:** 1–2 x 8mg, max. 3 x 8mg; **instabile AP** →291: ini 2–4mg i.v., dann 4mg/h; **DANI** nicht erforderl.

Antiarrhythmika

Pentaerithrityltetranitrat Rp	HWZ 0.1 h
Nirason N *Tbl. 40mg* Pentalong *Tbl. 50, 80mg*	**Pro., Langzeit-Th der AP** →296: 2-3 x 50-80mg p.o.

Trapidil Rp	HWZ 2-4h, PPB 80%
Rocornal *Kps. 200mg*	**Akut-Th der ischämischen Herzkrankheit** →291: 2-3 x 200mg p.o., 1-3 x 100mg langs. i.v.

A 2.6.2 I$_f$-Kanal-Hemmer

Wm/Wi: selektive Hemmung des I$_f$-Kanals, der die spontane Depolarisation am Sinusknoten kontrolliert ⇒ negativ chronotrop, myokardialer O$_2$-Verbrauch ↓, O$_2$-Versorgung ↑
UW: lichtbedingte visuelle Symptome, Verschwommensehen, HF ↓, AV-Block I°, VES, SVES, Palpitationen, Kopfschmerzen, Schwindel, Übelkeit
KI: bek. Überempf. geg. I., HF in Ruhe < 60/min, kardiogener Schock, akuter MI, schwere Hypotonie, schwere Leberinsuff., Sick Sinus, SA Block, AV-Block III°, Herzinsuff. NYHA III-IV, Herzschrittmacherabhängigkeit, instabile AP, SS/SZ
Ink: starke CYP-3A4-Hemmer wie Ketoconazol, Itraconazol, Clarithromycin, orales Erythromycin, Josamycin, Telithromycin, Nelfinavir, Ritonavir, Nefazodon

Ivabradin Rp	HWZ 2h, PPB 70%
Procoralan *Tbl. 5, 7,5mg*	**AP:** ini 2 x 5mg p.o., ggfs. n. 3-4Wo auf 2 x 7,5mg steigern; **DANI** GFR <15: vorsichtige Anw.

A 2.7 Antiarrhythmika
A 2.7.1 Klasse Ia-Antiarrhythmika

Wm/Wi: Na$^+$-Einstrom ↓ ⇒ Depolarisation ↓, Leitungsgeschw. ↓ (neg. dromotrop.), Schwellenpot. des AP ↑ (Err. ↓), neg. inotr.; K$^+$-Ausstrom ↓ ⇒ AP-Dauer ↑, Refraktärzeit ↑
UW (Ajmalin): Transaminasen ↑, Cholestase, BB-Veränderungen, Proarrhythmien, Reizleitungsstr., Kammerfrequenz ↑ bei Vorhofflimmern, Flush-Symptomatik; GI-Sympt.
UW (Chinidin): Übelkeit, Erbrechen, Durchfall, Proarrhythmien, ventr. Tachykardie, Torsade de pointes
UW (Detajmiumb.): Kopfschmerzen, Schwindel, RR ↓, AV-Block, Proarrhythmien
UW (Disopyramid): Harnverhalt, Obstipation, Akkomod.strg., Mundtrockenheit, GI-Sympt., Kopfschmerzen, Schwindel, Sedierung, Reizleitungs-, Repolarisationsstrg., Verschlechterung eines Glaukoms
UW (Prajmaliumb.): Übelkeit, Appetitlosigkeit, Erbrechen, Durchfall, Verstopfung, intrahep. Cholestase
KI (Ajmalin): HF <50/min, Erregungsleitungsstr., AV-Block I-III, Adam-Stokes-Anfälle, manif. Herzinsuff., Digitalisintox., hypertrophe Kardiomyopathie, Myasthenia gravis, bis 90 d n. MI, erhebl. QRS-Verbr., QT-Verlängerung;
KI (Chinidin): kardiale Dekompensation, Digitalisüberdos., AV-Block II-III, Myokarditis, Thrombopenie, QT-Zeit ↑, bis 90 d n. MI;
KI (Detajmiumb.): HF <50/min, Erregungsleit.strg., AV-Block II-III, Adam-Stokes-Anfälle, manif. Herzinsuff., Digitalisintox., entzündl. Herzerkr., schwere Leberfunktionsstrg.;
KI (Disopyramid): Glaukom, Herzinsuff., AV-Block II-III, bifaszikul. Block, QT-Zeit ↑, bis 90 d nach MI, schwere Leberinsuff., Niereninsuff. mit GFR <40
KI (Prajmaliumb.): s. Ajmalin, + Z.n. med.-ind. Cholestase;
Ink (Chinidin): Amiodaron, Cumarine, Mexiletin, Phenobarbital, Propafenon;
Ink (Disopyramid): Moxifloxacin

Ajmalin Rp	HWZ 1.6h, Q0 0.85, PPB 75%
Gilurytmal *Amp. 50mg/10ml*	**(Supra-)ventr. Tachykardie** →302: 25-50mg langsam i.v., ggfs. Wh n. 30min; ggfs. Dauerinf. 0.5-1mg/kg/h; **Ki.**1mg/kg i.v.; **DANI** sorgfältige Dosiseinstellung

A 2 Herz-Kreislauf – Arzneimittel

Chinidin (nur in Komb. mit anderen Antiarrhythmika)	HWZ 6–7h, Q0 0.8
Chinidin + Verapamil Rp	
Cordichin Tbl. 250+80mg	Kardioversion v. Vorhoffl. →301: 3 x 250–500 + 80–160mg p.o.; Vorhoffl., Rezidiv-Pro.→301: 2 x 250–500 + 80–160mg p.o.

Disopyramid Rp	HWZ 4–10h, Q0 0.4, PPB 50–75%, PRC C, Lact +
Norpace S Kps. 150mg; Rythmodul Kps. 100, 200mg; Tbl. 250 (ret.)mg	(Supra-)ventr. Tachykardie →302: ini 3–4 x 200–400mg p.o., dann 2–4 x 200mg; ret: 2 x 150–300mg; **DANI** GFR > 60: max. 400mg/d 40–60: max. 300mg/d

Detajmiumbitartrat Rp	HWZ 13h, PPB 59%
Tachmalcor Tbl. 25mg	(Supra-)ventr. Tachykardie →302: ini 3–4 x 25–50mg p.o., max. 300mg/d; Erh.Dos. 75–100mg/d; **Ki.:** 1–2mg/kg in 4 Einzeldos.

Prajmaliumbitartrat Rp	HWZ 4–7h, Q0 0.95, PPB 60%
Neo-Gilurytmal Tbl. 20mg	(Supra-)ventr. Tachykardie →302: ini 3–4 x 20mg p.o., n. 2–3d 2–4 x 10mg; **DANI** 33–50%

A 2.7.2 Klasse Ib-Antiarrhythmika

Wm: Na⁺-Einstrom ↓, K⁺-Ausstrom ↑, Phase-4-Depolarisation verlangsamt
Wi: Erregbarkeit ↓, v.a. am Ventrikel (s. Kl. Ia), AP-Dauer + Refraktärzeit (Purkinjesystem) ↓, an Vorhof/Ventrikel ↑; Ausfilterung hochfrequenter Erregungen (Extrasystolen), AV-Überleitung evtl. ↑, neg. Inotropie geringer als Klasse Ia; in hohen Konz. neg. dromo-, inotrop
UW (Lidocain): HF ↓, Hypotonie, Schwindel, Nausea
UW (Phenytoin): Gingivahyperplasie, Hypertrichose, Schwindel, Ataxie
KI (Lidocain): AV-Block II°–III°, Asystolie
KI (Phenytoin): AV-Block II°–III°, Sick-sinus, Herzinsuff.,
Cave in SS/SZ
Ink (Mexiletin): Chinidin
Ink (Phenytoin): Cimetidin, Chloramphenicol, Diazoxid, Doxycyclin, Etoposid, Fluoxetin, Fluvoxamin, Itraconazol, Levodopa, Pethidin, Phenylbutazon, Sulfonamide

Lidocain Rp	HWZ 1.5–2 (3.5)h, Q0 0.9, PPB 60%, PRC B, Lact +
Xylocain 2%, 20% Amp. 100mg/5ml, 1000mg/5ml Xylocitin Cor 1%, 2% Amp. 100mg/10ml, 100mg/5ml, 200mg/10ml	Ventrikuläre HRST →303: ini 50–100mg i.v., dann Perf. (1g) = 20mg/ml ⇒ 6–12ml/h; **Ki.:** 0.5–1mg/kg i.v.; **DANI** sorgfältige Dosiseinstellung

Mexiletin Rp	HWZ 5–12h, Q0 0.8, PPB 55%, PRC C, Lact +
Mexitil Kps. 100, 200mg; Amp. 250mg/10ml	Ventr. HRST →296: ini p.o., d. 3 x 200mg; 2 x 360mg (ret.) p.o.; 125–250mg über 5–10min i.v., dann 125–250mg über 1h, Erh.Dos. 125–250mg/4h; **DANI** GFR <10: sorgfältige Dosiseinstellung

Phenytoin Rp	HWZ 22h, Q0 1.0, PPB 83–94%, PRC D, Lact +
Phenhydan Amp. 250mg/5ml	Ventr. HRST →296: ini 250mg über 20min. i.v.; Wdh. n. Wi, max. 750mg/d; **DANI** nicht erforderl.

Antiarrhythmika 67

A 2.7.3 Klasse Ic-Antiarrhythmika

Wm: Erregungsleitung ↑, Refraktärzeit ↑ (AV u. Ventrikel), keine Vagolyse
UW: Hypotonie, AV-Block, Nausea, Proarrhythmien, cholest. Hepatitis
KI: Herzinsuff., Sick Sinus, schweres Asthma bronchiale
Ink: Ritonavir; **Ink:** (Propafenon) Cimetidin, Chinidin, Rifampicin

Flecainid Rp	HWZ 20h, Q0 0.7, PPB 40%, PRC C, Lact +
Flecadura Tbl. 50, 100mg Flecainid Isis Tbl. 50, 100mg Flecainid Hexal Tbl. 50, 100mg Tambocor Tbl. 50, 100mg; Amp. 50mg/5ml	**(Supra-)ventr. Tachyk.** →302: 2 x 100-200mg p.o.; 1mg/kg langs. i.v., evtl. nach 15-20min 0.5mg/kg; Dauerinf.: 200-400mg/d; **DANI** GFR < 50: ini max. 2 x 50mg p.o., Erh. Dos. max. 2 x 150mg; max. 300-300mg i.v.

Propafenon Rp	HWZ 5-8h, Q0 1.0, PPB 85-95%, PRC C, Lact ?
Cuxafenon Tbl. 150, 300mg Propafenon ratioph. Tbl. 150, 300mg Rytmonorm Tbl.150, 300mg; Amp 70mg/20ml Rytmonorm SR Kps. (ret.) 225, 325, 425mg	**(Supra-)ventr. Tachykardien** →302: 3 x 150 od. 2 x 300mg, max. 3 x 300mg p.o.; 0.5-1mg/kg i.v., max. 560mg/d; **Ki.:** 10-20mg/kg p.o. in 3-4 ED **Rezidiv-PRO Vorhofflimmern:** ini 2 x 225mg p.o., ggfs. n. 5 d 2 x 325mg bzw. n. 10d 2 x 425mg; **DANI** nicht erforderl.

A 2.7.4 Klasse II-Antiarrhythmika = Betarezeptorenblocker (→50)

A 2.7.5 Klasse III-Antiarrhythmika

Wm/Wi: Blockade von K⁺Kanälen ⇒ AP-Dauer ↑
UW (Amiodaron): Korneaablagerung, Lungenfibrose, Photosensibilität, Leberschäden, Sehstrg., Eryth. nodosum, Hypo-, Hyperthyreose; **UW (Sotalol):** AV-Block, HF ↓, Hypotonie, Herzinsuff. ↑, QT ↑, ventr. Tachyarrhythmien, Torsade de pointes, Broncho-, periph. Vasokonstriktion, Insulinsekr. ↓, Glykogenolyse ↓, Hypoglykämiesympt. maskiert, Potenzstrg.
KI (Amiodaron): AV-Block II° III°, HF ↓, Schilddrüsenerkr., Jodallergie, SS/SZ, **(Sotalol):** Herzinsuff. NYHA IV, akuter MI, AV-Block II-III, SA-Block, Sick Sinus, HF ↓ <50/min, vorbesteh. QT-Verläng., COPD, schwere pAVK s. Betablocker (→50); **Ink** (Amiodaron) Betablocker, Chinidin, Cimetidin, Fentanyl, Moxifloxacin, Proteaseinhibitoren, Theophyllin; **Ink** (Sotalol): Moxifloxacin

Amiodaron Rp	HWZ 64d, Q0 1.0, PPB 95%, PRC D, Lact -
Amiodaron ratioph. Tbl. 100, 200mg; Amp. 150mg/3ml Amiohexal Tbl. 200mg Cordarex Tbl. 200mg; Amp. 150mg/3ml Cordarone Tbl. 200mg; Amp. 150mg/3ml Cornaron Tbl. 200mg Tachydaron Tbl. 200mg	**(Supra-)ventr. HRST** →302: d 1-10: 3-6 x 200mg, Erh.Dos. 1 x 200mg an 5d/W. p.o.; 5mg/kg über 3 min. i.v.; Dauerinf.: 10-20mg/kg in 250-500ml Glucose 5% für max. 7d; **DANI** nicht erforderl.

Sotalol Rp	HWZ 7-18h, Q0 0.015, keine PPB, PRC B, Lact ?
Darob Tbl. 80, 160mg Favorex Tbl. 80, 160mg Gilucor Tbl. 80, 160mg Rentibloc Tbl. 40, 80, 160mg Sotahexal Tbl. 40, 80, 120, 160, 240mg Sotalex Tbl. 80, 160mg; Amp 4mg/4ml Sotalol ratioph. Tbl. 40, 80, 160mg	**Supraventr., ventr. HRST** →302: ini 2-3 x 40mg p.o., je n. Wi steigern bis 3 x 160mg; 20mg langs. i.v., evtl. Wdh. n. 20min., max. 1.5mg/kg i.v.; **DANI** GFR 10-30: 50%; < 10: 25%

Sotalol, s. auch Betarezeptorenblocker (→50)

A 2.7.6 Klasse IV-Antiarrhythmika = Ca-Antagonisten m. antiarrhyth. Wi

A 2.7.7 Sonstige Antiarrhythmika

Wm/Wi (Adenosin): über Purin-1-Rezeptoren vermittelte Verlangsamung der Überleitungszeit am AV-Knoten und Sinusknoten ⇒ Terminierung v. Reentry-Tachykardien; Relaxierung von Gefäßmuskelzellen
UW (Adenosin): Flush, thorakale Schmerzen, HF↓, Asystolie (meist transient), Sinuspause, ventrikuläre u. supraventrikuläre Extrasystolen, AV-Block, ventrikuläre Tachykardien, Vorhofflimmern, Dyspnoe, Kopfschmerzen, Schwindel, innere Unruhe, Verschwommensehen, metallischer Geschmack, Bronchospasmus, RR↓; **KI** (Adenosin): AV-Block II°–III°, Sick-sinus, Vorhofflimmern, COPD, QT-Intervall↑

Adenosin Rp   HWZ < 10s, Q0 1.0, PRC C, Lact ?

Adenoscan *Inj.Lsg. 30mg/10ml*
Adenosin Item *Inj.Lsg. 10mg/2ml, 50mg/10ml, 250mg/50ml*
Adrekar *Inj.Lsg. 6mg/2ml*

Paroxysmale AV-junkt. Tachykardien →302: 3-6-9-12mg jeweils als Bolus je nach Wi; **Ki.:** ini 100µg/kg i.v., je n. Wi steigern um 50µg/kg alle 2min bis 250µg/kg; **pharmakol. Provokation einer Myokardischämie:** 140µg/kg/min über 4-6min i.v.; **DANI** nicht erforderl.

A 2.8 Digitalisglykoside

Wm: Hemmung des aktiven Na$^+$-K$^+$-Transports an der Muskelzelle ⇒ intrazell. Na$^+$↑ ⇒ Na$^+$-Ca^{2+}-Austausch ↓ ⇒ intrazelluläre Ca^{2+}↑ / Vagusaktivität↑ / Sympathikusaktivität↓;
Wi: pos. inotrop, Schlagvolumen↑ ⇒ Wirkungsgrad der insuff. Herzens↑, Gewebsperfusion↑, Koronarperfusion↑, neg. chrono-, dromotrop, Refraktärzeit am AV-Knoten↑, am Myokard↓ ⇒ Aktivierung ektop. Schrittmacher, positiv bathmotrop
UW: AV-Block, Arrhythmie, Extrasyst., Nausea, Erbrechen, Diarrhoe, Farbsehstörung, Verwirrtheit
KI: AV-Block II°–III°, WPW-Syndrom, ventr. Tachykardie, Carotissinussyndrom, HOCM, Hyperkalzämie, Hypokaliämie, thorakales Aortenaneurysma; **Ink** (Digoxin): Suxamethonium

Digitoxin Rp   HWZ 7-8d, Q0 >0.7, PPB 90-97%, PRC C, Lact +

Digimed *Tbl. 0.07, 0.1mg*
Digimerck *Tbl. 0.05, 0.07, 0.1mg; Amp. 0.1mg/1ml, 0.25mg/1ml*
Digitoxin AWD *Tbl. 0.07mg*
Digitoxin Buerger *Gtt. (30Gtt. = 0.1mg)*

Herzinsuff. →297, **tachykardes Vorhoffl.** →301: d 1–3: 3 × 0.07–0.1mg p.o., dann: 1 × 0.07–0.1mg; d1: 0.5mg i.v., d2 + 3: 0.25mg i.v., dann 0.07–0.1mg/d p.o./i.v.; **DANI** nicht erforderl.

Digoxin Rp   HWZ 30-50h, Q0 0.3, PPB 20%, PRC C, Lact +

Digacin *Tbl. 0.25mg*
Digoxin RAN *Tbl. 0.25mg*
Lanicor *Tbl. 0.25mg; Amp. 0.25mg/1ml*
Lenoxin *Tbl. 0.125, 0.25mg; Gtt. (1ml = 0.05mg)*

Herzinsuff. →297, **tachykardes Vorhoffl.** →301: d 1–3: 1 × 0.5mg p.o.; 2–3 × 0.25mg i.v., dann: 1 × 0.25–0.375mg p.o.; 1 × 0.25mg i.v.; **DANI:** GFR 50–100: 50%; 20–49: 33–50%; < 20: 33%

β-Acetyldigoxin Rp   HWZ (36)h, Q0 0.3, PPB 30%

β-Acetyldigoxin ratioph. *Tbl. 0.1, 0.2mg*
Digostada *Tbl. 0.1, 0.2mg*
Digotab *Tbl. 0.1, 0.2mg*
Digox et *Tbl. 0.1, 0.2mg*
Novodigal *Tbl. 0.1, 0.2mg*

Herzinsuff. →297, **tachykardes Vorhoffl.** →301: d 1–2: 3 × 0.2mg p.o., dann 1 × 0.2–0.3mg;
Ki. 1–3 J.: d1: 40µg/kg in 3 Dosen, dann 10µg/kg; **4–12 J.:** d1: 25–30µg/kg in 3 Dosen, dann 5µg/kg;
DANI GFR 30–50: 50%; 10–29: 25%

Metildigoxin Rp   HWZ 48h, Q0 0.35, PPB 20-30%

Lanitop *Tbl. 0.05, 0.1, 0.15mg; Gtt. (15Gtt. = 0.2mg)*

Herzinsuff. →297, **tachyk. Vorhoffl.** →301: d 1–2: 1x 0.3–0.4mg p.o., dann: 1x 0.1–0.3mg;
Ki.: s. Pck.Beil.
DANI: GFR 50-100: 50%; 20-49: 33-50%; < 20: 33%

Mineralstoffe 69

A 3 Blut – Arzneimittel

A 3.1 Mineralstoffe

A 3.1.1 Kaliumpräparate

UW (Kalium oral): Nausea, Erbrechen, Aufstoßen, Sodbrennen, Blähungen, Leibschmerzen, Durchfälle; (ret.): Schleimhautulzerat., GI-Blutungen; **KI** (Kalium): Hyperkaliämie, Hyperchlorämie, Niereninsuff., M. Addison

Kalium OTC

Kalinor Brausetbl. 40mmol K+
Kalinor ret. P Kps. 8mmol K+
Kalitrans Brausetbl. 25mmol K+
Kalium Verla Granulat 20mmol
Rekawan Tbl. 13.4mmol K+; Kps. 8.05mmol K+, Granulat 13.4mmol K+

Kaliumsubstitution → 353: 40-100mmol/d p.o., max. 150mmol/d

Kaliumchlorid PRC C, Lact ?

Kaliumchlorid 7.45% Amp. 20mmol K+/20ml, 50mmol K+/50ml, 100mmol K+/100ml

Kaliumsubstitution → 353: max. 20mmol K+/h bzw. max. 2-3mmol K+/kg/d i.v.; als Zusatz zu periphervenöser Inf.Lsg. max. 40mmol/l

A 3.1.2 Calciumpräparate

UW (Calcium i.v.): starkes Wärmegefühl, Schweißausbruch, RR ↓, Übelkeit, Erbrechen, HRST
KI (Calcium i.v.): Hypercalcämie, Nephrokalzinose, Digitalisintoxikation, schwere Niereninsuffizienz

Calcium-Ion OTC

Calcitridin Brausetbl. 500, 1000mg
Calcium Hexal Brausetbl. 500, 1000mg
Calcium-Sandoz Brausetbl. 500, 1000mg, Amp. (10ml=2.25mmol)
Frubiase Calcium T Trinkamp. 109mg/10ml

Calciumsubstitution → 353, *Osteoporose* → 364: 1-3 x 500mg p.o.

Calciumglukonat/Calciumsaccharat PRC C, Lact ?

Calcium Braun 10%, 20% Amp. 2.25mmol/10ml, 4.5mmol/10ml

Hypokalzämie → 354: 2.25-4.5 mmol i.m. oder langsam i.v.

A 3.1.3 Magnesiumpräparate

UW: Müdigkeit, Diarrhoe, ZNS-Strg., HRST, Muskelschwäche, Atemdepression
KI: Anw.Beschr. bei eingeschr. Nierenfunktion; i.v.: AV-Block, Myasthenia gravis

Magnesium OTC

Magium Kautbl. 5 -; Brausetbl. 5, 10 mmol
Magnetrans forte Kps. 6.2mmol
Magnesium Diasporal Kps. 6.2mmol; Lutschtbl. 4mmol; Granulat 12mmol; Amp. 2mmol/5ml, 4mmol/2ml
Magnesium ratiopharm Kautbl. 5mmol
Magnesium Verla Tbl. 1.65mmol; Kautbl. 5mmol; Brause 5mmol; Granulat 5mmol; Amp. 3.15mmol; Inf.Lsg. 20.3mmol
Magnesiocard Tbl. 2.5mmol; Brausetbl. 7.5mmol; Granulat 5, 10mmol; Amp. 2.5mmol/5ml, 3mmol10ml
Mg 5-Longoral Kautbl. 5mmol

Magnesiummangel → 355: ini 0.37mmol/kg/d p.o., Erh.Dos. 0.185mmol/kg/d; alle 1-2d 2.5-4mmol i.v./ i.m.; *Torsade-de-pointes- Tachykardie* → 304: ini 8mmol über 15min. i.v., dann 3mmol/h f. 10h; *Muskelrelaxierung bei Abortneigung, vorzeitige Wehen*: ini 8-16mmol über 15-30min. i.v., dann 4-8mmol/h

A 3 Blut – Arzneimittel

A 3.2 Phosphatbinder

Wm (Sevelamer): Ca- u. Al.-freies Polymer
Wi (alle): Hemmung d. enteralen Phosph.resorp.
UW (Al-halt. Subst.): Obstipation, Ileus, Al-Einlagerung in Nerven/Knochen; (Sevelamer): Schmerz, Übelkeit, Erbrechen, Diarrhoe, Obstipation, Dyspnoe
KI (Al-halt. Subst.): manifeste Al-Intoxikation
KI (Sevelamer): Hypophosphatämie, Ileus, Cave in SS/SZ

Algeldrat OTC

Anti Phosphat *Tbl. 600mg*	Hyperphosphatämie b. Niereninsuffizienz → 495: 3-4 x 0.6-3g p.o. 10-20min. vor den Mahlzeiten

Aluminiumchloridhydroxid-Komplex OTC

Phosphonorm *Kps. 300mg*	Hyperphosphatämie b. Niereninsuffizienz → 495: 3-6 x 300mg p.o.

Sevelamer Rp PRC C, Lact ?

Renagel *Kps. 800mg*	Hyperphosphatämie b. Niereninsuffizienz: n. Serumphosphatspiegel (mmol/l): 1.94-2.42: 3 x 800mg p.o.; 2.42-2.91: 3 x 1600mg; > 2.91: 3 x 1600mg

A 3.3 Kationenaustauscher

Wm/Wi: enterale Zufuhr eines unlöslichen Kunststoffes mit Sulfonsäure als Grundgerüst; Austausch von Kationen zur Neutralisierung der Säure entsprechend dem Konzentrationsverhältnis im Darmlumen ⇒ Bindung von Kalium
UW: Übelkeit, Erbrechen, Obstipation, Hyperkalzämie
KI: Hypokaliämie, Hyperkalzämie, stenosierende Darmerkr.

Polysulfonsäure Rp

Anti Kalium Granulat *Btl. 15g* CPS Pulver *Btl. 15g* Resonium A *Dose 500g* Sorbisterit *Dose 500g*	2-4 x 15g p.o. 1-2 x 30g in 150-200 ml Wasser rect. als Einlauf

A 3.4 Parenterale Ernährung

A 3.4.1 Tagesbedarf bei parenteraler Ernährung

Substrat	Einheit	Bedarf	Substrat	Einheit	Bedarf
Wasser	[ml/kg]	30-50	K^+	[mmol/kg]	0,5-2
Energie	[kcal/kg]	25-35	Ca^{2+}	[mmol/kg]	0,1
Kohlenhydrate	[g/kg]	3-4	Cl^-	[mmol/kg]	2-4
Aminosäuren	[g/kg]	1	Mg^{2+}	[mmol/kg]	0,1
Fett	[g/kg]	1	PO_4^{3-}	[mmol/kg]	0,2
Na^+	[mmol/kg]	1-2			

Parenterale Ernährung

A 3.4.2 Stufenschema zur parenteralen Ernährung

		Infusionlösungen	Beispiel
Stufe 1	Tag1 nach kleinen Eingriffen; guter EZ Nahrungskarenz < 2d	30 ml/kg als Vollelektrolytlösungen evtl. mit 5%igem Glucosezusatz	2000 ml Sterofundin 500 ml Glucose 5% evtl. 500 ml NaCl 0,9%
Stufe 2	Tag 2–3 bei mittelfristiger Nahrungskarenz u. geringgradiger Katabolie	2,5–3,5%ige Aminos.-Lsg 5–10%ige Kohlenhydratlösung 2/3-Elektrolytlösung	1000 ml Periamin G 1000 ml Glucose 10% 500–1000 ml Thomaejonin OP
Stufe 3	ab Tag 4 bei längerfristiger, vollständiger parenteraler Ernährung; ZVK erforderl.	10–15%ige Aminosäurelösungen 20–50%ige Kohlenhydratlösungen 10–20%ige Fettlösung, Vitamine, Spurenelemente	1,0 l Aminomel 10 0,5 l Glucose 50% 1,25 l Normofundin OP 0,25 l Lipofundin 20% + 1 A Multibionta + 1 A Vitintra + 1 A Addel

A 3.4.3 Vollelektrolytlösungen (Na⁺ 121–160 mmol/l)

Ind: Plasmaisotoner Flüssigkeitsersatz bei isotoner u. hypotoner Dehydratation

	Na^+ mmol/l	Ca^{2+} mmol/l	Cl^- mmol/l	K^+ mmol/l	Mg^{2+} mmol/l	Acet. mmol/l	Lact. mmol/l	Gluc. g/l
Ringer-Lösung	147	2,3	155	4,0	–	–	–	–
Ringer-Lactat	130	2,0	112	5,0	–	–	27	–
Jonosteril	137	1,65	110	4,0	1,25	36,8	–	–
Sterofundin	140	2,5	106	4,0	1,0	–	45	–
Thomaejonin	140	2,5	106	4,0	–	45	–	–
Tutofusin	140	2,5	153	5,0	1,5	–	–	–
Tutofusin G5	140	2,5	153	5,0	1,5	–	–	50

A 3.4.4 Zweidrittelelektrolytlösungen (Na⁺ 91–120 mmol/l)

Ind: Flüssigkeitsersatz bei hypertoner und isotoner Deydratation. Partielle Deckung des Energiebedarfs durch Kohlenhydratzusatz

	Na^+ mmol/l	Ca^{2+} mmol/l	Cl^- mmol/l	K^+ mmol/l	Mg^{2+} mmol/l	Acet. mmol/l	Gluc. g/l	Xyl. g/l	Kcal/l
Normofundin G5	100	2,0	90	18	3,0	38	50	–	200
Jonosteril Na 100	100	2,5	100	20	2,5	20	–	–	0
Thomaejonin OP	100	2,5	100	18	3,0	38	–	–	0
Tutofusin OPG	100	2,5	90	18	3,0	38	55	–	200
Tutofusin OPX	100	2,5	90	18	3,0	38	–	50	200

A 3 Blut – Arzneimittel

A 3.4.5 Halbelektrolytlösungen (Na$^+$ 61–90 mmol/l)

Ind: Flüssigkeitsersatz bei hypertoner Dehydratation. Part. Deckung des Energiebedarfs durch Kohlenhydratzusatz

	Na$^+$ mmol/l	Ca^{2+} mmol/l	Cl$^-$ mmol/l	K$^+$ mmol/l	Mg^{2+} mmol/l	Acet. mmol/l	Gluc. g/l	Xyl. g/l	Kcal/l
Jonosteril HD 5	68,5	0,82	73,4	2,0	0,62	–	55	–	200
Normofundin OP	80	2	76	18	3	32	–	–	0
Thomaejonin HX5	70	1,25	54	2	0,5	22,5	–	50	205
Tutofusin H G5	70	1,25	76,5	2,5	0,75	–	55	–	200

A 3.4.6 Kaliumfreie Lösungen

Ind: Kaliumfreier Flüssigkeitsersatz bei gestörter bzw. unbekannter Nierenfunktion

	Na$^+$ mmol/l	Ca^{2+} mmol/l	Cl$^-$ mmol/l	K$^+$ mmol/l	Mg^{2+} mmol/l	Acet. mmol/l	Gluc. g/l	Xyl. mmol/l	Kcal/l
NaCl 0,9%	154	–	154	–	–	–	–	–	–
Tutofusin NS X	60	–	45	–	–	10	–	50	200

A 3.4.7 Kohlenhydratlösungen

Ind: Gluc. 5%, 10%: Zufuhr freien Wassers bei hypertoner Dehydratation, partielle Deckung des Kohlenhydratbedarfs Gluc. 20–70%: partielle bis komplette Kohlenhydratzufuhr

	Na$^+$ mmol/l	Ca^{2+} mmol/l	Cl$^-$ mmol/l	K$^+$ mmol/l	Mg^{2+} mmol/l	Gluc. g/l	Osmo mosm/l	Kcal/l
Glucose 5%	–	–	–	–	–	50	277	200
Glucose 10%	–	–	–	–	–	100	555	400
Glucose 20%	–	–	–	–	–	200	1110	800
Glucose 40%	–	–	–	–	–	400	2200	1600
Glucose 50%	–	–	–	–	–	500	2775	2000
Glucose 70%	–	–	–	–	–	700	3885	2870

A 3.4.8 Aminosäurelösungen

Ind: Zufuhr von essentiellen u. nicht essentiellen Aminosäuren zur parenteralen Ernährung; z.T. mit Kohlenhydraten u. Elektrolyten kombiniert

	Na$^+$ mmol/l	Ca^{2+} mmol/l	Cl$^-$ mmol/l	K$^+$ mmol/l	AS g/l	Gluc. g/l	Xyl. g/l	Osmo mosm/l	Kcal/l
Aminomel 10E salvia	69	5	90	45	100	–	–	900	400
Thomaeamin n 15% mit E-lyten	44	2,0	45	25	150	–	–	1510	625
Aminomix 3	–	–	–	–	50	132	–	1149	680
AKE 4 GX	50	2,5	73,1	25	40	25	25	845	360
Combiplasmal 4,5% GXE	65	3	62	30	45	100	50	1500	780
Periamin X	45	3	41	25	25	–	50	685	300
Nutriflex combi	60	4	60	30	100	100	50	1540	800

Plasmaersatzmittel

A 3.4.9 Aminosäurelösungen bei Niereninsuffizienz

Ind: Zufuhr v.a. von essentiellen Aminosäuren ⇒ angestauter Harnstoff wird zur Synthese nicht essentieller Aminosäuren verwendet

	Na^+ mmol/l	Ca^{2+} mmol/l	Cl^- mmol/l	K^+ mmol/l	AS g/l	Osmo mosm/l	Kcal/l
Aminomel nephro	–	–	–	–	k.A.	510	222
Nephrotect	–	–	–	–	100	935	400

A 3.4.10 Aminosäurelösungen bei Leberinsuffizienz

Ind: Zufuhr v.a. von verzweigtkettigen AS ⇒ günstige Beeinflussung einer hepatischen Enzephalopathie

	Na^+ mmol/l	Ca^{2+} mmol/l	Cl^- mmol/l	K^+ mmol/l	AS g/l	Osmo mosm/l	Kcal/l
Aminoplasmal Hepa 10%	–	–	10	–	100	k.A.	400
Aminosteril N Hepa 8%	–	–	–	–	80	770	320
Salviamin Hepar	35	–	63	25	k.A.	695	240

A 3.4.11 Fettlösungen

Ind: Zufuhr von Lipiden in Form von langkettigen Trigylceriden (LCT), mittelkettigen Triglyceriden (MCT), Phospholipiden (Pholip) und Glycerol (Glyc) zur parenteralen Ernährung

	LCT g/l	MCT g/l	Pholip g/l	Glyc. g/l	Osmo mosm/l	Kcal/l
Deltalipid 10%	100	–	12	25	320	1100
Lipofundin 20%	200	–	12	25		2000
Lipovenös MCT 20	100	100	12	25	273	1950

A 3.5 Plasmaersatzmittel

A 3.5.1 Dextrane

Wm/Wi: hochmolekulare Polysaccharide mit Wasserbindungsvermögen und intravenöser Verweildauer ⇒ intravasales Volumen ↑
UW (Dextran): Allergie/Anaphylaxie, nephrotox. bei großen Mengen niedermol. Dextran;
KI: s. Gelatinederivate → 74

	HWZ	MW	Dex. g/l	Na^+ mmol/l	Ca^{2+} mmol/l	Cl^- mmol/l	K^+ mmol/l	Mg^{2+} mmol/l	Gluc. g/l
Longasteril 40 kochsalzhaltig	HWZ 3–4h	40000	100	154	–	154	–	–	–
Rheomacrodex 10% NaCl-frei		40000	100	–	–	–	–	–	50
Thomaedex 60	HWZ 6–8h	60000	60	154	–	154	–	–	–
Macrodex 6%		60000	60	154	–	154	–	–	–
Longasteril 70		70000	60	140	2,5	103	10	2,5	–

A 3 Blut – Arzneimittel

A 3.5.2 Stärkederivate

Wm/Wi: (HAES) mit Wasserbindungsvermögen und i.v. Verweildauer ⇒ intravasales Vol. ↑
UW (Hydroxyethylstärke): allerg. Reaktionen, Hyperamylasämie; **KI** s. Gelatinederivate → 74

	HWZ	MW	HES g/l	Na⁺ mmol/l	Ca²⁺ mmol/l	Cl⁻ mmol/l	K⁺ mmol/l	Lact. mmol/l	Gluc. g/l
Expafusin		70000	60	138	1,5	125	4,0	20	–
HAES steril 3%		200000	30	154	–	154	–	–	–
Infukoll HES 6%	2–4 h	200000	60	154	–	154	–	–	–
Serag-HAES 10%		200000	100	154	–	154	–	–	–
HyperHAES	4h	200000	60	1232	–	1232	–	–	–
Plasmasteril	8–12h	450000	60	154	–	154	–	–	–

A 3.5.3 Gelatinederivate

Wm/Wi: kolloidale Substanzen mit Wasserbindungsvermögen und intravenöser Verweildauer ⇒ intravasales Volumen ↑;
UW (Gelatine): selten allergische Reaktionen
KI (Plasmaersatzmittel): Hyperhydratationszustände, Hypervolämie, schwere Herzinsuff., Lungenödem, bekannte Allergie auf die entspr. Wirkstoffe

	HWZ	MW	Gela. g/l	Na⁺ mmol/l	Ca²⁺ mmol/l	Cl⁻ mmol/l	K⁺ mmol/l	Acet. mmol/l	Gluc. g/l
Gelafusal N		30000	40	130	0,9	85	5,4	27	–
Gelifundol	HWZ 3–4h	30000	55	145	0,5	100	–		
Thomaegelin 4%		30000	40	130	0,9	85	5,4	27	–

A 3.6 Azidose, Alkalose

A 3.6.1 Azidosetherapeutika

Wm/Wi (Na-Hydrogencarbonat): $H^+ + HCO_3^- \Rightarrow H_2CO_3 \Rightarrow H_2O + CO_2$;
H^+-Elimination v.a. aus dem Extrazellulärraum;
Wm/Wi (Trometamol): Ausscheidung von Tris-H über den Urin;
H^+-Elimination im Intra- und Extrazellulärraum
UW (Na-Hydrogencarbonat): Alkalose, Hypernatriämie, Nekrose bei Paravasat, hypokalzämische Tetanie, CO_2-Retention bei respiratorischer Insuff.;
UW (Trometamol): Alkalose, Nekrose bei Paravasat, Atemdepression
KI (Na-Hydrogencarbonat): Alkalose, Hypernatriämie;
KI (Tometamol): Alkalose, Niereninsuff.

Natriumhydrogencarbonat OTC

Natriumhydrogencarbonat 4.2% *Inf.Lsg. 250ml (100ml = 50mmol HCO_3^-)* Natriumhydrogencarbonat 8.4% *Inf.Lsg.20, 100, 250ml (100ml = 100mmol HCO_3^-)*	Metab. Azidose → 355: Base excess (–) x 0.3 x kg = mmol; max. 1.5mmol/kg/d i.v.

Trometamol OTC HWZ 5–6h, Qo 0.1

Tham Koehler 3M *Amp. 20ml = 60mmol* TRIS 36.34% *Amp. 20ml = 60mmol*	Metab. Azidose → 355: Base excess (–) x 0.3 x kg = mmol; max. 1mmol/kg/l i.v., max. 5mmol/kg/d; Verdünnung auf 0.3mmol/ml!

Vitamine

A 3.6.2 Alkalosetherapeutika

Wm/Wi (Alkalosetherapeutika): Bikarbonat-Neutralisation durch HCl
UW (Salzsäure): Nekrosen bei paravenöser oder intraarterieller Infusion
KI (Alkalosetherapeutika): Azidosen

Argininhydrochlorid OTC

L-Arginin-Hydrochlorid 21% *Amp. 20ml = 20mmol H+*	**Metab. Alkalosen** → 356: Base excess x 0.3 x kg = mmol; max. 20mmol/h i.v.; Verdünnung erforderl.!

Salzsäure OTC

Salzsäure 7.25% *Amp. 10ml = 20mmol H+*	**Metab. Alkalosen** → 356: Base excess x 0.3 x kg = mmol; max. 0.25mmol/kg/h i.v.; Verdünnung erforderl.

A 3.7 Vitamine
A 3.7.1 Vitamin B

Ink (Pyridoxin): Levodopa

B1 (Thiamin) OTC — PRC A, Lact +

Betabion *Tbl. 10, 100mg; Amp. 100mg/2ml* **Novirell B1** *Amp. 50mg/1ml* **Vitamin B1 ratioph.** *Tbl. 200; Amp. 100mg/2ml*	**Thiaminmangelzustände:** 1–3 x 100mg p.o.; 1 x 100mg i.v.; i.m.

B2 (Riboflavin) OTC — PRC A, Lact +

B2-Asmedic *Tbl. 10mg*	**Riboflavinmangelzustände:** 1–2 x 100mg p.o.; Ki.: 1–2 x 5mg p.o.

B6 (Pyridoxin) OTC — HWZ 15–20d, PRC A, Lact +

B6-Vicotrat *Tbl. 300mg* **Bonasanit** *Tbl. 100mg* **Hexobion** *Tbl. 100mg* **Novirell B6** *Amp. 25mg/2ml* **Vitamin B6 ratioph.** *Tbl. 40; Amp. 100mg/2ml*	**Pro. Vit.-B$_6$-Mangel-Neuropathie:** 1 x 25–50mg p.o.; **Therapie von Vit.-B$_6$-Mangelzuständen:** 50–300mg/d p.o.; ini 100–250mg/d i.v./i.m.

B12 (Cyanocobalamin) OTC — HWZ 6 d PRC A, Lact +

B12-Ankermann *Tbl. 1000µg; Gtt. (1ml = 50µg); Amp. 100µg/1ml, 1000µg/1ml* **Cytobion** *Tbl. 300µg; Amp. 1000µg/1ml* **Novirell B12** *Amp. 1mg/1ml* **Vitamin B12 ratioph.** *Tbl. 10µg; Amp. 1000µg/1ml*	**Perniziöse Anämie, funikuläre Myelose** → 311: ini 100µg tgl. oder 1000–2000µg/W.. i.m. für 14d, dann 1 x 100µg/Monat i.m.; 1 x 300–1000µg p.o.

B1 + B6 OTC

Medivitan N Neuro *Tbl. 100+100mg* **Neuro ratioph. N** *Tbl. 100+100mg* **Neurotrat S forte** *Tbl. 100+100mg*	**Neurolog. Systemerkrankungen** durch B$_1$- + B$_6$-Mangel: 3 x 1 Tbl. p.o.

B6 + B12 + Folsäure + Lidocain OTC

Medivitan N *Amp. 5+1+1.1+24mg*	B$_6$-, B$_{12}$-, Folsäure-Mangelzustände: ini 1 x 1 Amp. i.m. für 7d, dann 1 Amp./Monat

A 3 Blut – Arzneimittel

A 3.7.2 Vitamin C

UW: gelegentlich osmotische Diarrhoe
KI: Anw.Beschr. bei Oxalaturolithiasis, Thalassämie, Hämochromatose

Ascorbinsäure OTC HWZ 3 h, Q0 0.3, PRC C, Lact ?

Ascorvit Tbl. 500mg Cetebe Kps. 500 (ret.)mg Pascorbin Inj.Lsg. 7.5g/50ml; Amp. 750mg/5ml Vitamin C Loges Amp. 500mg/5ml, 2.5g/25ml	**Vitamin-C-Mangel:** 200–1000mg/d p.o.; 500mg i.v.; **Methämoglobinämie:** 500–1000mg i.v.

A 3.7.3 Vitamin D

UW: Hyperkalzämie, Nausea, Erbrechen, Kalzifizierung verschiedener Organe, Nierensteine
KI: Hyperkalzämie, Cave in SS/SZ

Alfacalcidol Rp HWZ (35)h

Bondiol Kps. 0.25, 0.5, 1µg Doss Kps. 0.25, 1µg EinsAlpha Kps. 0.25, 0.5, 1µg; Gtt. (20Gtt. = 2µg); Amp. 1µg/0.5ml, 2µg/1ml Onealpha Kps. 1µg; Amp. 1µg/0.5ml, 2µg/1ml	**Ren. Osteodystrophie, postmenopausale Osteoporose** → 365, **Osteomalazie** → 366:1x 1µg p.o. **Ki.** < 20kg: 0.05µg/kg/d; 1µg/Dialyse i.v., max. 12µg/W.. i.v.

Calcitriol Rp HWZ 5–8h, PRC C, Lact ?

Bocatriol Tbl. 0.25, 0.5µg Calcitriol Kyramed Tbl. 0.25, 0.5µg Decostriol Tbl. 0.25, 0.5µg; Amp. 1µg/1ml, 2µg/1ml Osteotriol Kps. 0.25, 0.5µg Renatriol Kps. 0.25, 0.5µg Rocaltrol Tbl. 0.25, 0.5µg	**Ren. Osteodystrophie:** 0.25µg alle 2d p.o.; **Hypoparathyreoidismus, hypophosph. Rachitis:** 0.25µg/d; Dosissteig. n. Serum-Ca

Colecalciferol OTC/Rp HWZ 12 h

D 3 Vicotrat Amp. 100.000 IE/1ml Dedrei Tbl. 1000 IE Dekristol *Tbl. 400 IE*; Kps. 20000 IE Ospur D3 Tbl. 1000 IE Vigantol Gtt. (30Gtt. = 20000 IE) Vigantoletten Tbl. 500, 1000 IE Vitamin D3 Hevert Tbl. 1000 IE	**Osteoporose** → 364: 1000–3000 IE/d p.o.; **Malabsorption:** 3000–5000 IE/d p.o. 50000–100000 IE i.m. alle 3 Mo. **Rachitis, Osteomalazie** → 366: 1000–5000 IE/d f. 1Jahr; **Rachitis-Pro. Säuglinge:** 500 IE/d

Colecalciferol + Calciumcarbonat OTC

Calcimagon D3 Kautbl. 400 IE+1.25g IDEOS Kautbl. 400 IE+1.25g Ossofortin D Brausetbl. 800 IE+1.2g Ossofortin forte Brausetbl. 400 IE+1.5g; Kautbl. 400 IE+1.5g Osspulvit D3 Brausetbl. 880 IE+1.2g Sandocal-D Gran. 440/880 IE +1.25/2.5g	**Osteoporose** → 364, **Vitamin D-, Calciummangel bei älteren Patienten:** 800–880 IE/d Colecalciferol p.o. in 1–2 Einzeldosen **DANI** KI b. schwerer NI; **DALI** nicht erforderl.

Colecalciferol + Fluorid OTC

D-Fluoretten Tbl. 500 IE+0.25mg, 1000 IE+ 0.25mg Fluor-Vigantoletten Tbl. 500 IE+0.25mg, '1000 IE+ 0.25mg Zymafluor D Tbl. 500 IE+0.25mg, 1000 IE+ 0.25mg	**Rachitis- u. Karies-Pro.:** Frühgeborene: 1 x 1000 IE p.o.; Säuglinge, **Ki.** bis 2J.: 1 x 500 IE p.o.

Antianämika 77

Dihydrachysterol Rp	HWZ 16–18h PRC C, Lact ?
A.T. 10 Kps. 0.5mg; Gtt. (26Gtt. = 1mg) **Atiten** Gtt. (26Gtt. = 1mg) **Tachystin** Kps. 0.5mg; Gtt. 1mg/ml, 10mg/ml	**Hypoparathyreoidismus** → 370: 0.5–1.5mg/d p.o., je n. Serum-Ca-Spiegel
Paricalcitol Rp	HWZ 15h PPB 99%
Zemplar Amp. 5µg/1ml, 10µg/2ml	**Pro. Hyperparathyreoidismus b. chron. Niereninsuffizienz:** n. PTH-Serumspiegel: Dosis in µg = PTH/80, alle 2d i.v. während Dialyse; Dosisanpassung n. PTH s. FachInfo

A 3.7.4 Vitamin K

UW: bei i.v.-Anw. anaphylaktische Reaktionen mit Atemstillstand

K1 (Phytomenadion) OTC	HWZ 1.5–3h, Q0 0.95
Kanavit Gtt. (20Gtt. = 20mg) **Konakion** Amp. 2mg/0.2ml, 10mg/1ml	**Blutung b. Cumarinüberdosierg.:** 5–10mg p.o.; 1–10mg langs. i.v.; **Pro. M. haemorrhagicus:** Neugeb.: 2mg p.o. od. 100–200µg i.m./s.c. am Zeitpunkt von U1, U2, U3

A 3.7.5 Folsäure

UW (Folsäure): selten ZNS-Strg., GI-Strg.
KI (Folsäure): megaloblastäre Anämie infolge Vit. B_{12}-Mangel

Folsäure OTC	HWZ 1.5–2h PRC A, Lact +
Folarell Tbl. 5mg; Amp. 5mg/1ml **Folsan** Tbl. 0.4, 5mg **Folsäure Hevert** Tbl. 5mg; 20mg/2ml **Lafol** Kps. 0.4mg	**Folsäuremangel-Pro.:** 0.4–1.2mg/d; **Folsäuremangel-Th.:** ini 5–20mg i.v./i.m., dann 5–15mg p.o.
Folsäure + Fe2+ OTC	
Ferro-Folsan Tbl. 0.85+31.25mg **Hämatopan F** Tbl. 0.2+22mg **Plastulen N** Kps. 0.5+102mg	**Eisen- u. Folsäuremangelzustände:** 1–3 x 1 Tbl. p.o.

A 3.8 Antianämika

A 3.8.1 Eisen

UW: Übelkeit, Erbrechen, Diarrhoe, Obstipation; bei i.v.-Anw.: Kopfschmerzen, Thrombophlebitis, allerg. Reaktionen, Kollaps;
KI: Hämochromatosen, chron. Hämolysen, Eisenverwertungsstörung.
Ink (Eisensalze): Chinolone, Penicillamin

Eisen-II-Ion OTC	
Eisendragees ratioph. Tbl. 50mg **Eryfer** Kps. 100mg **ferro sanol** Tbl. 40mg; Gtt. (20Gtt. = 30mg) **ferro sanol duodenal** Kps. 50, 100mg **Lösferron** Brausetbl. 80.5mg **Vitaferro** Kps. 50, 100mg; Gtt. (25Gtt. = 12mg); Brausetbl. 80.5mg	*Eisenmangelanämie* → 310: 1–2 x 50–100mg p.o. für mindestens 8 Wochen; nach Normalisierung des Hb-Wertes Weiterbehandlung für 6–8 Wochen

A 3 Blut – Arzneimittel

Eisen-III-Ion Rp

Ferrlecit *Amp. 40mg/3.2ml, 62.5mg/5ml* **Venofer** *Amp. 100mg/5ml*	**Ausgeprägte Eisenmangelzustände** → 310: 1 × 40–62,5mg langs. i.v.; Venofer: 2–3 ×/W., 100–200mg i.v.; **Ki.:** 2–3 ×/W., 0.15ml/kg i.v

Eisen-III-Hydroxid-Dextran-Komplex Rp

CosmoFer *Amp. 625mg (=100mg Fe3+)/2ml*	**Ausgeprägte Eisenmangelzustände** → 310: 2–3 ×/W., 100–200mg Fe^{3+} i.v., max. 20mg Fe^{3+}/kg/Infusion

A 3.8.2 Erythropoetin

Wm/Wi (Erythropoetin): spez. Interaktion mit dem Erythropoetinrezeptor auf erythroiden Vorläuferzellen im Knochenmark ⇒ Erythropoese ↑ ;
Wm/Wi (Darbepoetin): s. Erythropoetin, längere HWZ durch veränderte Molekülstruktur
UW (Darbepoetin): Kopfschmerz, Hypertonie, Shuntthrombose, Schmerz a.d. Einstichstelle;
UW (Erythropoetin): Hypertonie, Hautreakt., Schwindel, Kopfschmerz, grippeähnliche Sympt., epileptische Anfälle;
KI bekannte Überempf. gg. Inhaltsstoffe
KI (Darbepoetin): schwer kontrollierbare Hypertonie, SZ, fehlende Daten bzgl. SS
KI (Erythropoetin): schwer kontr. Hypertonie, Kinder < 2J.;

Darbepoetin alfa Rp HWZ 49h (s.c.); 21h (i.v.), Q0 >0.7

Aranesp *Fertigspr. 10, 15, 20, 30, 40, 50, 60, 80, 100, 150, 300, 500µg* **Nespo** *Fertigspr. 20, 30, 40, 50, 60, 80µg*	**Anämie bei chron. Niereninsuff.** → 310, **n. Chemoth.:** ini 0.45µg/kg 1×/W.. i.v.; s.c.; Dosisanpassung nach Hb (s. Pck.Beil.)

Epoetin alfa Rp HWZ 16h

Eprex *Inj. Lsg. 1000 IE/0.5ml; Fertigspr.* *1000 IE/0.5ml, 2000 IE/0.5ml, 3000 IE/0.3ml,* *4000 IE/0.4ml, 5000 IE/0.5ml, 6000 IE/0.6ml,* *8000 IE/0.8ml, 10000 IE/1ml,* **Erypo** *Inj.Lsg.2000IE/1ml, 4000IE/1ml,* *40000 IE/1ml; Fertigspr. 1000 IE/0.5ml,* *2000 IE/0.5ml, 3000IE/0.3ml, 4000IE/0.4ml,* *5000IE/0.5ml, 6000IE/0.6ml, 8000IE/0.8ml, 10000/1ml,* *40000 IE/1ml* **Erypo FS** *40000 IE/ml*	**Anämie b. chron. Niereninsuff.** → 310: ini 50 IE/kg 3 ×/W. s.c.; i.v., Dosisanpassung +/– 25IE/kg je n. Hb (Ziel: 10–12g/dl); **Tumoranämie bei Chemoth.** → 310: 150 IE/kg 3 ×/W. s.c., alternativ 450IE/kg 1×/W. s.c. , bei Hb <1g/dl: 300IE/kg; **autolog.Blutspender:** 600 IE/kg 2 ×/W. s.c. für 3 W. prä-OP

Epoetin beta Rp HWZ 4–12h, Q0 0.9

NeoRecormon *Inj.Lsg. 500 IE/0.5ml, 10000 IE/1ml,* *20000 IE/1ml, 50000 IE/1ml, 60000/1ml,* *100000 IE/5ml; Fertigspr. 500 IE/0.3ml,* *1000 IE/0.3ml, 2000 IE/0.3ml, 3000 IE/0.3ml,* *4000 IE/0.3ml, 5000 IE/0.3ml, 6000 IE/0.3ml,* *10000 IE/0.6ml, 20000 IE/0.6ml, 30000 IE/0.6ml*	**Anämie bei chron. Niereninsuff.** → 310: ini 20 IE/ kg 3 ×/W. s.c., evtl. Dosis ↑ um 20 IE/kg; Erh. Dos.: 50% d. Initialdosis; **Anämie bei Chemoth.** → 310: 150 IE/kg 3 ×/W. s.c., max. 900 IE/kg/W.; **Pro. der Frühgeborenenanämie:** 250 IE/kg 3 × W. s.c. f. 6 W.

Epoetin delta Rp HWZ 4,7–13.2h

Dynepo *Fertigspr. 1000, 2000, 3000, 4000, 10.000 IE*	**Anämie bei chron. Niereninsuff.** → 310: i.v. bzw. 2 ×/W. s.c.; Dosisanpassung n. Hb, z.B. 50% steigern, wenn Hb <10g/dl bzw. Hb-Anstieg in 4W. <0,7 g/dl

Gerinnung

A 3.9 Gerinnung

A 3.9.1 Unfraktioniertes Heparin

Wm/Wi: Komplexbildung mit AT-III ⇒ Beschleunigung d. inhibierenden Wi von AT-III um Faktor 1000 ⇒ v.a. Hemmung von Thrombin, Xa, XIa, XIIa und Kallikrein; Aktivierung der Lipoproteinlipase;
UW/KI: s. Niedermolekulare Heparine → 79

Heparin Rp HWZ 90–120 min, Q0 0,8, PPB 90%, PRC C, Lact +

Calciparin *Amp. 12500 IE/0.5ml;*
Fertigspr. 5000 IE/0.2ml, 7500 IE/0.3ml
Heparin-Calcium ratioph. *Amp. 5000 IE/0.2ml,*
12500 IE/0.5ml, 20000 IE/0.8ml;
Fertigspr. 5000 IE/0.2ml 7500 IE/0.3ml
Heparin-Natrium ratioph. *Amp. 5000 IE/0.2ml,*
20000 IE/1ml, 25000/5ml, 250000/10ml;
Fertigspr. 5000 IE/0.2ml 7500 IE/0.3mg

Thrombose-Pro. → 308:
3 x 5000 IE od 2 x 7500 IE s.c.;
Th. thromboembolischer Erkr.: 5000 IE als Bolus i.v., dann 300–600 IE/kg/d;
Perf. (25000 IE) = 500 IE/ml; 1.7–3.3ml/h;
Dosisanpassung nach PTT (1.5–2.5 x Normwert);
Ki: ini 50 IE/kg i.v., dann 20 IE/kg/h;
DANI nicht erforderl.

A 3.9.2 Niedermolekulare Heparine

Wm/Wi: MW ↓ ⇒ Thrombinhemmung ↓, während Faktor-Xa-Hemmung ↑; Wi auf Thrombozytenfkt. ↓, Thrombolyse ↑ ⇒ antithrombische Wi ↑, Blutungsgefahr ↓; geringere Neutralisation durch Plättchenfaktor 4; bei s.c.-Anwendung deutlich höhere Bioverfügbarkeit; längere HWZ
UW (Heparin): Blutungskompl., allerg. Reaktionen, Osteoporose, Haarausfall, Thrombopenie
KI (Heparin): Heparinallergie, heparininduzierte Thrombopenie (Typ II), Abortus imminens, Lumbalpunktion, Periduralanästhesie

Certoparin Rp HWZ 4.3 h

Mono-Embolex *Fertigspr. 3000 IE/0.3ml,*
8000 IE/0.8ml; Amp. 3000 IE/0.5ml, 90000 IE/15ml;
PEN 30000 IE (3000 IE/Dosis)
Sandoparin Nm *Fertigspr. 3000 IE/0.3ml*

Thrombose-Pro.: periop.: ini 3000 IE s.c. 1–2h vor OP-Beginn, d. 1 x tgl. 3000 IE; n. ischäm.
Schlaganfall: 1 x 3000 IE s.c.; Th. tiefer
Venenthromb.: 2 x 8000 IE s.c.; **DANI, DALI** KI b. schwerer NI/LI

Dalteparin Rp HWZ 2–5h, PRC B, Lact ?

Fragmin P *Fertigspr. 2500 IE/0.2ml*
Fragmin P Forte *Fertigspr. 5000 IE/0.2ml*
Fragmin *Amp. 10000 IE/1ml*
Fragmin D *Amp. 10000 IE/4ml*
Fragmin Multidose *Inj.Lsg. 100000 IE/4ml,*
100000 IE/10ml

Postop. Thrombose-Pro.: ini 2500 IE s.c. 2hr vor OP-Beginn, dann 1 x 2500 IE; bei hohem Risiko: 5000 IE am Abend vor OP, dann 1 x 5000 IE; **Thrombose-Pro. internist. Pat.:** 1 x 5000 IE; **Antikoag. b. Dialyse:** 85 IE/kg als Bolus i.v.; kontinuierl. Antikoag.: ini 30–35 IE/kg, dann 10–15 IE/kg/h, bei hohem Blutungsrisiko ini 5–10 IE/kg, d. 4–5 IE/kg/h;
DANI, DALI vorsichtige Anw.

Enoxaparin Rp HWZ 4.5h, PRC B, Lact ?

Clexane *Fertigspr. 2000 IE/0.2ml, 4000 IE/0.4ml,*
6000 IE/0.6ml, 8000 IE/0.8ml, 10000 IE/1ml;
Amp. 2000 IE/0.2ml, 4000 IE/0.4ml
Clexane multidose *Amp. 50000 IE/5ml,*
100000 IE/10ml
Lovenox *Fertigspr. 4000 IE/0.4ml, 6000 IE/0.6ml,*
8000 IE/0.8ml

Postop. Thrombose-Pro. → 308: 1 x 2000 IE s.c., Beginn 2h präop.; hohes Risiko 1 x 4000 IE s.c., Beginn 12h präop.;
Thrombose-Pro. nicht-chir. Pat.: 1 x 4000 IE s.c.;
Th. tiefer Venenthromb.: 2 x 100 IE/kg s.c., max. 2 x 10000 IE;
Antikoagulation bei Dialyse: 100 IE/kg i.v.;
NSTEMI, instabile AP → 291: 2 x 100 IE/kg s.c.,
DANI GFR > 30: 100%; <30: max. x/D Gabe, Dos. s.o.

80 A 3 Blut – Arzneimittel

Nadroparin Rp — HWZ 3.3h

Fraxiparin Fertigspr. 1900 IE/0.2ml, 2850 IE/0.3ml, 3800 IE/0.4ml, 5700 IE/0.6ml, 7600 IE/0.8ml, 9500 IE/1ml
Fraxiparin Multi Amp. 47.500 IE/5ml, 142.500 IE/15ml (1ml = 9500 IE)
Fraxodi Fertigspr. 11400/0.6ml, 15200/0.8ml, 19000/1.0ml

Postop. Thrombose-Pro. → 308: 2850 IE 2h vor OP-Beginn, dann 1 x tgl. 2850 IE s.c. für 7d; **Hüft-OP:** s. Pck.Beil.; **Antikoag. bei Dialyse:** 2850–5700 IE i.v.; **Th. tiefer Venenthromb.:** Fraxiparin: < 50kg: 2 x 0.4ml; 50–59kg: 2 x 0.5ml; 60–69kg: 2 x 0.6ml; 70–79kg: 2 x 0.7ml; 80–89kg: 2 x 0.8ml; > 90kg: 2 x 0.9ml s.c.; Fraxodi: 1 x tgl. s.c. ml/kg s.c.
DANI GFR <30: KI; **DALI** KI b. schwerer LI

Reviparin Rp — HWZ 3.3h

Clivarin Fertigspr. 1750 IE/0.25ml
Clivarin multi Amp. 42000 IE/6ml

Postop. Thrombose-Pro. → 308: ini 1750 IE s.c. 2h vor OP-Beginn, dann 1 x tgl. 1750 IE s.c.;
DANI, DALI: KI b. schwerer NI/LI

Tinzaparin Rp — HWZ 3–4h, PRC B, Lact ?

innohep Fertigspr. 3500 IE/0.3ml
innohep multi 20000 IE/2ml, 50000 IE/5ml
innohep 20000 Fertigspr. 10000 IE/0.5ml, 14000 IE/0.7ml, 18000 IE/0.9ml; Amp. 40000 IE/2ml

Postop. Thrombose-Pro. → 308: ini 3500 IE s.c. 2h vor OP-Beginn, dann 1 x tgl. 3500 IE s.c.;
Th. tiefer Venenthromb.: 1 x tgl. 175 IE/kg s.c.
DANI, DALI: KI b. schwerer NI/LI

A 3.9.3 Heparinoide

Wm/Wi (Danaparoid; Fondaparinux): Faktor-Xa-Hemmung
UW (Danaparoid): Blutungskomplikationen, allerg. Reaktionen, Thrombopenie
UW (Fondaparinux): Blutungskompl., Anämie, Thrombopenie, Ödeme, veränderte Leberfunktionstests
KI (Danaparoid): hämorrhag. Diathese, kurz zurückliegender Schlaganfall/OP am Gehirn, bakt. Endokarditis, diabet. Retinopathie, fortgeschrittene Nieren- u. Leberinsuff., Überempf. gg. Wirkstoff bzw. Sulfit, SS/SZ;
KI (Fondaparinux): bek. Überempf., aktive Blutung, bakt. Endokarditis, schwere Niereninsuff.

Danaparoid Rp — HWZ 7–14h, Q0 0.58, PRC B, Lact ?

Orgaran Amp. 750 E/0.6ml

Thrombose-Pro. → 308: 2 x 750 E s.c.;
Ki.: 2 x 10 E/kg s.c.; **Thromboembolie b. HIT-2:** ini 2500 E (<55kg: 1250 E; > 90kg: 3750 E) i.v, dann 400 E/h f. 4h, dann 300 E/h f. 3h, Erh.Dos. 150–200 E/h;
Ki.: ini 30 E/kg, dann 1.2–4 E/kg/h i.v.

Fondaparinux Rp — HWZ 17–21h, PRC B, Lact ?

Arixtra Fertigspr. 2.5mg/0.5ml; 5mg/0.4ml; 7.5mg/0.6ml; 10mg/0.8ml

Thrombose-Pro. → 308: ini 2.5mg s.c. postop 2.5mg s.c., dann 1 x 2.5mg f. 5–9d; **Th. tiefer Venenthromb. u. Lungenembolien** → 335: <50kg: 1 x 5mg s.c.; 50–100kg: 1 x 7.5mg; >100kg: 1 x 10mg;
DANI GFR > 30: 100%; < 30: KI

A 3.9.4 Direkte Thrombininhibitoren

Wm/Wi (Argatroban; Bivalirudin): direkter spezifischer Thrombininhibitor
Wm/Wi (Lepirudin, Desirudin): = rekombinantes Hirudin, direkte Thrombinhemmung
UW (Argatroban): Blutungskomplikationen, Anämie, Leukopenie, Thrombopenie, Thrombose, Thrombophlebitis, Purpura, Übelkeit, Erbrechen, Kopfschmerzen
UW (Bivalirudin): Blutungskomplikationen, allerg. Reaktionen, Fieber, Anämie, Thrombopenie, Kopfschmerzen, HRST; Exanthem, Rückenschmerzen
UW (Lepirudin): Blutungskomplikationen, allerg. Reaktionen, Fieber

Gerinnung 81

KI (Argatroban): unkontrollierbare Blutungen, bek. Überempf. gg. A., schwere Leberfunktionsstörung
KI (Bivalirudin): aktive Blutungen, Gerinnungsstrg., unkontrollierte Hypertonie, subakute bakt. Endokarditis, Niereninsuff. m. GFR <30, Hämodialyse
KI (Lepirudin): hämorrhag. Diathese, Z.n. Schlaganfall od. Gehirn-OP, bakt. Endokarditis, fortgeschrittene Niereninsuff., SS/SZ

Argatroban Rp	HWZ 1h PPB 54% PRC B, Lact ?
Argatra *Inj.Lsg. 250mg/2.5ml*	**Antikoagulation bei HIT-2:** 2µg/kg/min i.v., Dosisanpassung n. PTT (Ziel: 1.5 - 3 x Ausgangswert), max. 10µg/kg/min, Th-Dauer max. 14d; **DANI** nicht erforderl.

Bivalirudin Rp	HWZ 13-37 min.
Angiox *Inj.Lsg. 250mg*	**Antikoagualtion bei percut. Koronarintervention:** ini 0.75mg/kg als i.v.-Bolus, dann 1.75mg/kg/h f. Dauer d. Eingriffs, ggfs. weitere 4h. **DANI** GFR 30-59: 1.4mg/kg/h, ACT-Ktr.!; < 30, HD: KI

Lepirudin Rp	HWZ 1.3h, Q0 0.6, PRC B, Lact ?
Refludan *Inj.Lsg. 20mg/0.4ml, 50mg/1ml*	**Thromboembolie b. HIT-2:** ini 0.4mg/kg i.v., d ann 0.15mg/kg/h; **DANI** GFR 45-60: 50%; 30-44: 30%; 15-29: 15%; < 15: KI

A 3.9.5 Heparinantidot

Wm/Wi (Protamin): Bildung einer salzartigen Heparinverbindung ⇒ Inaktivierung v. Heparin;
UW (Protamin): RR ↓, HF ↓, Dyspnoe, Hautrötung; **KI** (Protamin): Neugeborene

Protamin-HCl OTC	HWZ (24min) PRC C, Lact ?
Protaminsulfat Leo *Amp. 1400 IE/5ml* **Protamin Vale** *Amp. 5000 IE/5ml, 25000 IE/5ml*	**Antagonisierung der Heparin-Wi:** 1000 IE inaktivieren 1000 IE Heparin, langs. i.v.

A 3.9.6 Cumarinderivate

Wm/Wi: Hemmung der Vitamin K-vermittelten Carboxilierung Ca^{2+}-abhängiger Gerinnungsfaktoren (II, VII, IX, X) in der Leber
UW: Blutungskomplikationen, Hautnekrosen, Urtikaria
KI: schwere Thrombopenie, Magen-Darm-Ulzera, Retinopathien, Hirnarterienaneurysmen, schwere Hypertonie, SS/SZ; **Ink** (Cumarine): Androgene, Barbiturate, Chinidin, Cimetidin, Clofibrinsäurederivate, Fluoxetin, Fluvoxamin, Phenylbutazon, Vit. A, E, K

Phenprocoumon Rp	HWZ 150h, Q0 1.0, PPB 99%
Falithrom *Tbl. 1.5, 3mg* **Marcumar** *Tbl. 3mg* **Marcuphen** *Tbl. 3mg* **Phenpro Abz** *Tbl. 3mg* **Phenpro ratioph.** *Tbl. 3mg* **Phenprogamma** *Tbl. 3mg*	**Langzeitantikoagulation, Pro. arterieller und venöser Thrombosen und Embolien:** d 1-2-3: 9-9-6mg p.o.; Erh.Dos. je nach INR-Wert 1 x 1.5-6mg (abends); **DANI** nicht erforderl.

Warfarin Rp	HWZ 35-45h, Q0 1.0, PPB 99%, PRC X, Lact +
Coumadin *Tbl. 5mg*	**Langzeitantikoagulation, Pro. arterieller u. venöser Thrombosen und Embolien:** ini 2.5-10mg, Erh.Dos. je nach INR-Wert 2.5-10mg (abends); **DANI** nicht erforderl.

A 3.9.7 Thromboembolische Risiken und Ziel-INR bei oraler Antikoagulation

Indikation	Risiko ohne OAK	RR durch OAK	Ziel-INR
akute venöse Thromboembolie, 1. Mon.	40%	80%	2.0–3.0
akute venöse Thromboembolie 2.+3. Mon.	10%	80%	2.0–3.0
Rezidiv Thromboembolie	15%	80%	2.0–3.0
arterielle Embolie	15%	66%	2.0–3.0
abs. Arrhythmie + Z.n. Embolie	12%	66%	2.0–3.0
abs. Arrhythmie ohne Klappenbeteiligung	4.5%	66%	2.0–3.0
Aortenklappenersatz*	12%	80%	2.0–3.0
Mitralklappenersatz*	22%	85%	2.5–3.5
Doppelklappenersatz*	90%	95%	2.5–3.5

* bei Bioklappen OAK nur in den ersten 3 Mo post OP, INR 2.0–3.0; OAK: orale Antikoagul.; RR: Risikoredukt.; INR: Internat. Normalized Ratio; Bauersachs R.: Moderne Antikoagulation; Internist 2004 45 Heft 6: 717–726; Springer Verlag

A 3.9.8 Fibrinolytika

Wm (Urokinase, rtPA): proteolyt. Umwandl. von Plasminogen in Plasmin
Wm (Streptok.): Bildung eines Streptok.-Plasminogen-Komplexes ⇒ Umwandlung v. freiem Plasminogen in Plasmin (Plasmin baut Fibrin ab)
Wi: Auflösung noch nicht organisierter Thromben;
UW: Blutungskomplik., Kopf-/Rückenschmerzen, anaphyl. Reakt
KI: schw. Hypertonie, Aortenaneurysma, Endokarditis, Ulzera, Pankreatitis, fortgeschr. Malignom, path. Hämostase, OP/Punktion < 10d, i.m. Inj. < 7d, Ösoph.-Varizen, 1. Trim.
Ink (Alteplase): Nitroglycerin

Alteplase (rt-PA) Rp	HWZ 26–46min, Q0 1.0, PPB 0%, PRC C, Lact ?
Actilyse *Inj.Lsg. 10mg/10ml, 20mg/20ml, 50mg/50ml*	**Herzinfarkt, akut** → 292: 15mg über 2min i.v. → 50mg über 0.5h, → 35mg über 1h; < 65kg: 15mg → 0.75mg/kg → 0.5mg/kg als Bolus; **Lungenembolie** → 335: 10mg i.v. über 2min → 90mg über 2h;< 65kg Gesamtdos. max. 1.5mg/kg; **zerebr. Ischämie** → 426: 0.9mg/kg, max. 90mg über 1h, davon 10% als Initialbolus, kein Heparin!

Anistreplase (APSAC) Rp	HWZ 70–120min, PRC C, Lact ?
Eminase *Inj.Lsg. 30 E/5ml*	**Herzinfarkt, akut** → 292: 30 E über 5min i.v.

Reteplase Rp	HWZ 13–16min, PRC C, Lact ?
Rapilysin *Inj.Lsg. 10 U*	**Herzinfarkt** → 292: 10U als Bolus i.v., Wh. n. 30min

Streptokinase Rp	HWZ 18–83min, Q0 1.0, PRC C, Lact ?
Streptase *Inf.Lsg. 0.25, 0.75, 1.5 Mio IE*	**HI, akut** → 292: 1,5 Mio IE i.v. über 1h; **periph. ven./art. Gefäßverschluss** → 307: 0.25Mio IE i.v. über 30min., d. 1.5 Mio IE/h über 6h, evtl. Wh. n. 1d od. 100000 IE/h über max. 5d

Tenecteplase Rp	HWZ 17–20min, PRC C, Lact ?
Metalyse *Inj.Lsg. 8000 U (40mg)/8ml, 10000 U (50mg)/10ml*	**Herzinfarkt, akut** → 292: < 60kg: 30mg; 60–69kg: 35mg; 70–79kg: 40mg; 80–89kg: 45mg; >90kg: 50mg als Bolus i.v.

Gerinnung 83

Urokinase Rp   HWZ 20 min od. weniger, PRC B, Lact ?

Corase *Inf.Lsg. 0.5 Mio IE*
Rheothromb *Inf.Lsg. 0.5 Mio IE*
Urokinase medac *Inf.Lsg. 10000 IE, 50000 IE, 100000 IE, 250000, 500000, 1 Mio IE*

Art. Thromb.: 0.25–0.6 Mio IE üb. 10–20min i.v., dann 80000–150000 IE/h üb. 4–5d; **Lungenembolie** → 335: 2000–4400 IE/kg üb. 10–20min i.v., d. 2000 IE/kg/h; **ven. Thr.:** 0.25–0.6 Mio IE über 10–20min i.v., 40000–100000 IE/h üb. 7–14d

A 3.9.9 Sonstige Antithrombotika

Wm/Wi (Drotrecogin alfa): = rekombinantes aktiviertes Protein C ⇒ Begrenzung der Thrombinbildung, Modulation der systemischen Infekt-Antwort
UW (Drotrecogin alfa): Blutungskomplikationen, Kopfschmerzen, Schmerzen
KI (Drotrecogin alfa): aktive Blutung, bekannte Blutungsneigung, schwere chron. Lebererkrankung, Thrombozyten < 30/nl, größere OP's oder Spinalanästhesie <12h vor Anwendung, SZ, Cave in SS)
Ink: Heparine

Drotrecogin alfa Rp

Xigris *Inf.Lsg. 5mg/2.5ml, 20mg/10ml*

Schwere Sepsis mit Multiorganversagen: 24µg/kg/h kontinuierlich i.v. f. 96h;
DANI: nicht erforderl.; FachInfo beachten

Protein C Rp

Ceprotin *Inj.Lsg. 500, 1000 IE*

Purpura fulminans, Cumarin-induzierte Hautnekrosen, schwerer angeborener Protein C-Mangel: ini 60-80 IE/kg i.v., dann n. Protein C-Spiegel

A 3.9.10 Antifibrinolytika

Wm/Wi (Aminomethylbenzoes., Aprotinin): Hemmung d. Plasminbildung/-wirkung ⇒ sofortige Fibrinolysehemmung
Wm/Wi (Tranexams.): Plasminogenaktivatorhemmung ⇒ verzögerte Fibrinolysehemmung
UW: Übelkeit, Erbrechen, Diarrhoe, orthostatische Regulationsstörung, allerg. Reaktionen
KI: SZ, Cave in SS

Aminomethylbenzoesäure Rp/OTC

Gumbix *Tbl. 100mg*
Pamba *Tbl. 250mg; Amp. 50mg/5ml*

Lokale u. generalisierte hyperfibrinolyt. Blutungen: 3 x 100–200mg p.o.

Aprotinin OTC   HWZ 0.7 (7)h, Q0 1.0

Trasylol *Inf.Lsg. 0.5 Mio KIE/50ml, 1 Mio KIE/100ml*

Hyperfibrinolyt. Haemorrhagie: ini 0.5 Mio KIE langs. i.v., dann 0.2 Mio KIE alle 4h;
Ki.: 20000 KIE/kg/d;
Hämostasestörung (Geburtshilfe): ini 1 Mio KIE, dann 0.2 Mio alle 1h bis Blutung steht

Tranexamsäure Rp   HWZ 1.9–3.3 h, Q0 0.03

Cyklocapron *Tbl. 500mg; Inj.Lsg. 500mg/5ml*

Pro./Th. hyperfibrinolyt. Blutung:
3–4 x 250–1000mg p.o.; 1–3 x 500mg i.v./i.m.;
Ki.: 10mg/kg i.v./i.m.;
DANI Krea (mg/dl):
1.35–2.82: 2 x 10mg/kg i.v., 2 x 15mg/kg p.o.;
2.82–5.65: 1 x 10mg/kg i.v., 1 x 15mg/kg p.o.;
> 5.65: 1 x 5mg/kg i.v., 1 x 7.5mg/kg po

A 3.9.11 Thrombozytenaggregationshemmer

Wm (Abciximab, Eptifibatid, Tirofiban): Antagonisten des Glykoprotein-IIb/IIIa-Rezeptors
Wm (ASS): Hemmung der Cyclooxygenase ⇒ ↓ Synthese von Thromboxan A2 (= Aggregationsaktivator von Thromboz.) u. von Prostacyclin (= Aggregationsinhibitor im Endothel)
Wm (Clopidogrel, Ticlopidin): Blockade des ADP-Rezeptors am Thromboz.
Wm (Dipyridamol): Hemmung der Phosphodiesterase ⇒ aggregationshemmendes cAMP in Thrombos ↑
UW (Abciximab, Tirofiban): Blutung, Thrombopenie, Übelkeit, Fieber, Kopfschmerz
UW (ASS): Ulkus, allerg. Hautreakt., Schwindel, Tinnitus, Sehstrg., Nausea, Bronchospasmus, Alkalose, Azidose
UW (Clopidogrel): Bauchschmerzen, Dyspepsie, Durchfall, Übelkeit, Exanthem, Juckreiz, Kopfschmerzen, Schwindel, Parästhesien, Blutg., Thrombopenie; **UW** (Ticlopidin): Agranulozytose, Panzytopenie, all. Hautreakt.
KI (Abciximab, Tirofiban): zerebrovask. Kompl. i.d. letzten 2 J, OP/Trauma i.d. letzten 2 Mo., Thrombopenie, Vaskulitis, Aneurysma, AV-fehlbildungen, hypertens./diabet. Retinopathie
KI (ASS): Ulzera, hämorrh. Diathese, Anw.Beschr. SS/SZ, Kinder
KI (Ticlopidin): BB-Veränderung, SS/SZ; **Ink** (ASS): Antazida, Probenecid; **Ink** (Ticlopidin): Theophyllin

Abciximab Rp — HWZ 10–30min, Q0 1.0, PRC C, Lact ?
ReoPro *Inf.Lsg. 10mg/5ml* — Koronarintervent., instab. AP.: ini 0.25mg/kg i.v., dann 0.125µg/kg/min. über 12h

Acetylsalicylsäure (ASS) OTC /Rp — HWZ 15 min. (3h), Q0 1.0 (0.8), PRC D, Lact ?
Aspirin *Tbl. 100, 300, 500mg*
Aspirin i.v. *Inj.Lsg. 500mg/5ml*
ASS Isis *Tbl. 100mg*
ASS ratioph. *Tbl. 100, 300, 500mg*
Godamed *Tbl. 50, 100, 300mg*
Herz ASS ratioph. *Tbl. 50, 100mg*
Miniasal *Tbl. 30mg*

Instabile AP, akuter MI → 292: 500mg i.v.; 1 × 100–300mg p.o.;
Sekundär-Pro. KHK → 295, AVK → 307, zerebrale Ischämie → 426, TIA: 1 × 100–300mg p.o.

Cilostazol Rp — HWZ 10h, PPB 98%
Pletal *Tbl. 100mg* — AVK: 2 × 100mg p.o.; **DANI**: GFR >25: 100%; <25: KI; **DALI**: KI b. mittelschwerer bis schwerer LI

Clopidogrel Rp — HWZ 8h, Q0 >0.8, PRC B, Lact ?
Iscover *Tbl. 75mg*
Plavix *Tbl. 75mg*

Sekundär-Pro. KHK → 295, AVK → 307, zerebrale Ischämie → 426, TIA: 1 × 75mg p.o.;
akutes Koronarsyndrom ohne ST-Hebung → 291: ini 300mg p.o., dann 1 × 75mg, Komb. mit ASS

Dipyridamol + ASS Rp
Aggrenox *Kps. (ret.) 200+25mg* — Sekundär-Pro. nach TIA, zerebraler Ischämie → 426: 2 × 1 Kps. p.o.

Eptifibatid Rp — HWZ 1.13–2.5h, Q0 0.6, PRC B, Lact ?
Integrilin *Inj.Lsg. 20mg/10ml; Inf.Lsg. 75mg/100ml* — Instab. AP, non-Q-wave Infarkt: ini 180µg/kg i.v., dann 2µg/kg/min. **DANI** GFR > 30: 100%; <30: KI

Ticlopidin Rp — HWZ 30–50h, Q0 1.0, PPB 98%, PRC B, Lact ?
Desitic Lopidin *Tbl. 250mg*
Tiklyd *Tbl. 250mg*
Ticlopidin Beta *Tbl. 250 mg*
Ticlopidin ratioph. *Tbl. 250mg*

Sekundär-Pro. nach TIA, PRIND, zerebraler Ischämie → 426: 2 × 250mg p.o.

Tirofiban Rp — HWZ 1.5h, Q0 0.6, PRC B, Lact ?
Aggrastat *Inf.Lsg. 12.5mg/50ml, 12.5mg/250ml* — Instab. AP, non-Q-wave Infarkt: ini 0.4µg/kg/min für 30min, dann 0.1µg/kg/min für 48h; **DANI** GFR < 30: 50%

Gerinnung

A 3.9.12 Durchblutungsfördernde Mittel

Wm/Wi (Alprostadil, Iloprost): = Prostaglandine ⇒ Vasodilatation, Hemmung der Thrombozytenaggregation
Wm/Wi (Pentoxifyllin): Vasodilatation, Ery-Verformbarkeit ↑, Blutviskosität ↓
UW (Alprostadil): Temperatur ↑, Verwirrtheit, Krampfälle, RR ↓, Tachykardie, Kopfschmerz, Durchfall, Übelkeit, Erbrechen, Flush-Reaktion; Schmerz, Erytheme, Ödeme an infundierter Extremität, Rötungen der infundierten Vene; **UW** (Pentoxifyllin): Hautreaktionen, Flush, Kopfschmerzen, Schwindel, GI-Strg., Tachykardie, RR ↓, Stenokardien
KI (Alprostadil): schwere Herzinsuff., HRST, KHK, Lungenödem, Lungeninfiltrationen, schwere COPD, Lebererkr., Magenulkus, SS/SZ
KI (Pentoxifyllin): frischer MI, Massenblutungen, großflächige Retinablutungen, SS, Cave in SZ

Alprostadil Rp
HWZ 5-10 (0.5)min, PRC X, Lact -

Prostavasin *Amp. 20µg*

AVK Stadium III-IV → 307: 2 x 40µg in 250ml NaCl über 2h i.v.; 1 x 10-20µg in 50ml NaCl über 60-120min. i.a.; **DANI** Krea (mg/dl) > 1.5: ini 2 x 20µg i.v., nach 2-3d evtl. 2 x 40µg i.v

Buflomedil Rp
HWZ 3h, Q0 0.75

Buflohexal *Tbl. 150, 300, 600 (ret.)mg; Amp. 50mg/5ml*
Buflomedil ratioph. *Tbl. 150, 300, 600 (ret.)mg*
Bufedil *Tbl. 150, 300, 600 (ret.)mg; Amp. 50mg/5ml*
Defluina Peri *Tbl. 150, 300mg; Amp. 50mg/5ml*

AVK Stadium II → 307: 3-4 x 150mg p.o.; 2 x 300mg p.o.; 1 x 600mg (ret.) p.o.; 2-4 x 50mg langs. i.v./i.m.
DANI nicht erforderl.

Iloprost Rp
HWZ 0.5h, Q0 1.0, PPB 60%

Ilomedin *Amp. 20µg/1ml*
Ventavis *Amp. 10µg/1ml, 20µg/2ml*

Thrombangitis obliterans:
0.5-2ng/kg/min. über 6h i.v.;
prim. pulmonale Hypertonie NYHA III → 337:
6-9 x 2,5-5µg inhalieren;
DANI GFR > 30: 100%; **HD**: sorgfältige Dosiseinstell., Dosisintervall mindestens 3h

Naftidrofuryl Rp
HWZ 1h

Dusodril *Kps. 100mg; Tbl. 100 (ret.), 200mg*
Naftilong *Kps. 100 (ret.), 200 (ret.)mg*
Nafti ratioph. *Kps. 100 (ret.), 200 (ret.)mg*

AVK Stadium II → 307: 3 x 100-200mg p.o.; 3 x 100-200mg (ret.) p.o.

Pentoxifyllin Rp
HWZ 1.6 h, Q0 1.0, PRC C, Lact ?

Agapurin *Tbl. 100, 400 (ret.)mg*
Claudicat *Tbl. 400 (ret.), 600 (ret.)mg*
Durapental *Tbl. 400 (ret.), 600 (ret.)mg*
Pentohexal *Tbl. 600 (ret.)mg; Amp. 100mg/5ml, 300mg/15ml*
Pento-Puren *Kps. 400 (ret.), 600 (ret.)mg; Amp. 100mg/5ml, 300mg/15ml*
Ralofekt *Tbl. 200, 600 (ret.)mg*
Rentylin *Tbl. 400 (ret.), 600 (ret.)mg; Amp. 100mg/5ml*
Trental *Tbl. 400 (ret.), 600 (ret.)mg; Amp. 100mg/5ml, 300mg/15ml*

AVK Stadium IIb → 307: 2-3 x 400mg (ret.) p.o.; 2 x 600mg (ret.) p.o.; 1-2 x 100-600mg i.v., max. 100mg/h;
DANI GFR < 30: 50-70%

A 3.9.13 Gerinnungsfaktoren

Faktor I (Fibrinogen) Rp — HWZ 72–96h
Haemocomplettan HS *Inf.Lsg. 1, 2g* — **Hypo-, Dys-, Afibrinogenämie:** 1–2g i.v., weiter nach Bedarf

Faktor VIIa (Eptacog alpha) Rp — HWZ 2.9h
NovoSeven *Inj.Lsg 60, 120, 240kIE* — **Angeb. Hämophilie → 310 u. erworb. Hemmkörper gg. Faktor VIII u. IX:** ini 4.5 kIE/kg über 2–5min. i.v., dann 3–6kIE/kg pro Injektion

Faktor VIII (antihämophiles Globulin A) Rp — HWZ 8–24h
Beriate P, Haemate HS, Hemofil, Haemoctin, Immunate, Profilate *Inj.Lsg. 250, 500, 1000E*
Helixate, Kogenate, Recombinate *Inj.Lsg. 250, 500, 1000E* — **Hämophilie A → 310:** 1E/kg erhöht den Faktor VIII-Spiegel um 2%

Faktor IX (Christmasfaktor, antihämophiles Globulin B) Rp
Berinin HS *Inj.Lsg. 300, 600 1200 IE*
Immunine STIM plus *Inj.Lsg. 200, 600, 1200 IE*
Mononine *Inj.Lsg. 500, 100 IE*
Octanyne *Inj.Lsg. 500, 1000 IE* — **Hämophilie B → 310:** 1 IE/kg erhöht den Faktor IX-Spiegel um 0.5–1.5%

Faktor XIII (fibrinstabilis. F.) Rp — HWZ 96–168h
Fibrogammin HS *Inj.Lsg. 250, 1250 E* — **Angeborener u. erworbener Faktor XIII-Mangel:** 10–35 E/kg i.v.

Prothrombinkomplex (F II, VII, IX, X) Rp
Beriplex, *Inj.Lsg. 250, 500 IE*
Octaplex *Inj.Lsg. 500 IE*
PPSB-Konzenztat-S-TIM *Inj.Lsg. 200, 600 IE* — **Angeborener/erworb. Mangel an Faktor II, VII, IX, X, Cumarin-Überdosierung:** 1IE/kg hebt Quick-Wert um ca. 1%

A 3.9.14 Thrombininhibitoren

Antithrombin III Rp — HWZ 36–72h
Anbinex *Inj.Lsg. 500, 1000 IE*
AT III Immuno *Inj.Lsg. 500, 1000 IE*
Atenativ *Inj.Lsg. 500, 1000, 1500 IE* — **Angeborener/erworbener AT-III-Mangel:** 1IE/kg erhöht den AT III Spiegel um ca. 1–1.5%

A 3.9.15 Enzyminhibitoren

C1-Esterase-Inhibitor Rp — HWZ 4.5 d
Berinert P *Inj.Lsg. 500 E* — **Erbliches Angioödem:** 500–1000 E i.v., ggfs. Wdh. je n. Wi.; **Ki.:** s. Erw.

A 4 Atmung, Allergie - Arzneimittel

A 4.1 Sekreto- und Mukolytika

Wm/Wi (ACC): Spaltung v. Disulfidbrücken d. Schleimproteine ⇒ Sputumviskosität ↓
Wm/Wi (Ambroxol, Bromhexin): Schleimproduktion ↑ ⇒ Sputumviskosität ↓ ;
UW (ACC): allergische Hautreaktionen;
UW (Ambroxol, Bromhexin): allerg. Hautreaktionen, Nausea, Sodbrennen;
KI (ACC): Cave in SS/SZ; Anw.Beschr. bei Kindern < 1J.;
KI (Ambroxol): Cave in SS (1. Trim.) und SZ;
KI (Bromhexin): SS/SZ

Acetylcystein (ACC) OTC/Rp HWZ 2h, Qo 0.7, PRC B, Lact ?

ACC Hexal *Tbl. 100, 200, 600mg;*
Brause-Tbl. 100, 200, 600mg;
Gran. 100, 200mg; Saft (5ml = 100mg);
Amp. 300mg/3ml
Acemuc *Tbl. 100, 200, 600mg;*
Brause-Tbl. 100, 200, 600mg;
Gran. 100, 200, 600mg; Trockensaft (5ml = 100mg)
Acetabs *Tbl. 200, 600mg*
Bromuc *Brause-Tbl. 200, 400, 600mg*
Fluimucil *Tbl. 200mg; Brause-Tbl. 100, 200, 600mg;*
Gran. 100, 200mg; Saft (5ml = 100mg);
Amp. 300mg/3ml; Amp. 5g/25ml
Myxofem *Brause-Tabl. 200, 600mg;*
Amp. 300mg/3ml
NAC ratioph. *Tbl. 100, 200, 600mg;*
Brause-Tbl. 100, 200, 600mg;
Gran. 100, 200, 400, 600mg;
Trockensaft (5ml = 100mg); Amp. 300mg/3ml

Erkältungsbed. Bronchitis: 600mg/d in 1-3 Einzeldosen; **Ki. 6-14J.**: 3-4 x 100mg p.o.
Akute/chron. bronchopulmonale Erkr.:
2-3 x 200-300mg p.o.; 1 x 600mg p.o.;
1-2 x 300mg i.v.;
Ki. < 2J.: 2-3 x 50mg p.o., **2-5J.**: 2-3 x 100mg p.o.,
6-14J.: 3-4 x 100mg p.o.;
Mukoviszidose →339: **Ki.< 2J.**: 3 x 50mg p.o.;
2-6J.: 4 x 100mg p.o.; **>6J.**: 3 x 200mg p.o.
Paracetamolintoxikation →539:
ini 150mg/kg über 15min. i.v., dann 50mg/kg über 4h i.v., dann 100mg/kg über 16h i.v.;
DANI nicht erforderl.

Ambroxol OTC/Rp HWZ 9h, Qo 0.9, PPB 85%

Ambril *Tbl. 30mg; Kps. 75 (ret.)mg;*
Gtt. (20Gtt. = 7.5mg); Saft (5ml = 15mg)
Ambrohexal, Ambroxol ratioph. *Tbl. 30, 60mg;*
Kps. 75 (ret.)mg; Gtt. (20Gtt. = 7.5, 15mg);
Saft (5ml = 15mg); Amp. 15mg/2ml
Expit *Brausetbl. 30mg; Saft (5ml = 15mg);*
Gtt. (15Gtt. = 7.5mg)
Lindoxyl *Supp. 15mg*
Mucosolvan *Tbl. 30, 60mg; Brausetbl. 60mg;*
Lutschtbl. 15mg; Kps. 75 (ret.)mg;
Gtt. (20Gtt. = 15mg); Saft (5ml = 15, 30mg);
Inhal.Lsg. (1ml = 7.5mg); Amp. 15mg/2ml

Akute/chron. bronchopulm. Erkrankung:
ini 2-3 x 30mg forts., n. 3d 2 x 30mg od. 3 x 15mg;
1 x 75mg (ret.) p.o.;
2-3 x 15-30mg i.v.; 1-2 x 2-3ml inhalieren;
Ki. < 2J: 2 x 7.5mg p.o./i.v.; **2-5J.**: 3 x 7.5mg p.o./i.v.
6-12J.: 3 x 15mg p.o./i.v.
Atelektasen-Pro. Intensivpat.: 1 x 1g über 3-4h i.v.;
Atemnotsyndrom Früh-u. Neugeborene.:
30mg/kg/d in 4 Einzeldosen

Bromhexin OTC HWZ 1h

Bisolvon *Tbl. 8mg; Gtt. (1ml = 2mg);*
Saft (5ml = 8mg)
Bromhexin Berlin Chemie *Tbl. 8mg,*
Gtt. (25 Gtt. = 12mg)

Akute/chron. bronchopulm. Erkrankung:
3 x 8-16mg p.o./i.v.;
Ki. 3-6J.: 3 x 4mg p.o., **6-14 J.**: 3 x 8mg p.o.

A 4 Atmung, Allergie - Arzneimittel

A 4.2 Bronchodilatatoren

A 4.2.1 Methylxanthine

Wm: Hemmung der intrazellulären Phosphodiesterase ⇒ cAMP ↑
Wi: Bronchospasmolyse,
zentr. Atemstimulation, positiv ino-, chronotrop, Vasodilatation (Ausnahme Hirngefäße), Diurese ↑
UW: Nausea, Erbrechen, Tremor, Tachykardie, epil. Anfälle
KI: Anw.Beschr. bei frischem MI, Hyperthyreose, Epilepsie
Ink: Amiodaron, Fluorochinolone, Fluvoxamin, Halothan, H2-Blocker, Interferon alpha, Makrolide, Ticlopidin, Verapamil

Aminophyllin Rp	HWZ 6h, Q0 0.8, PRC C, Lact ?
Aminophyllin 125 *Tbl. 125mg*	**Asthma bronch., COPD:** 11-13mg/kg p.o.; 12mg/kg/d i.v.; Raucher: 19mg/kg/d i.v.; **Ki. 6 Mi.-9J.:** 24mg/kg/d i.v.; **9-16J.:** 19mg/kg/d i.v.; Dosisanp. an Serumspiegel

Cholintheophyllinat Rp	HWZ (3-10)h
Euspirax *Tbl. 200, 400 (ret.), 600 (ret.)mg*	**Asthma bronch, COPD:** 17-20mg/kg/d p.o.; **12-16J.:** 28mg/kg/d po, Dos.Anp. n Theo.sp.

Theophyllin Rp	HWZ (5-10)h, Q0 0.8, th. Serumspiegel: 8-20mg/l
Aerobin *Kps. 200, 300, 400 (ret.)mg* **Afonilum** *Kps. 125 (ret.), 250 (ret.), 375 (ret.); Gtt. (24Gtt. = 104mg); Amp. 200mg/10ml* **Bronchoparat** *Amp. 200mg/10ml* **Bronchoretard** *Kps. 100 (ret.), 200 (ret.), 350 (ret.), 500 (ret.)mg* **Euphylong** *Kps. 125 (ret.), 200 (ret.), 250 (ret.), 300 (ret.), 375 (ret.), 500 (ret.)mg; Brausetbl. 200mg; Amp. 200mg/10ml* **Solosin** *Tbl. 135 (ret.), 270 (ret.)mg; Gtt. (24Gtt. = 104mg); Amp. 624mg/15ml* **Theophyllin ratioph.** *Kps. 125 (ret.), 250 (ret.), 350 (ret.), 375 (ret.), 500 (ret.)mg* **Uniphyllin** *Tbl. 200 (ret.), 300 (ret.), 400 (ret.), 600 (ret.)mg*	**Asthma bronch., COPD:** 11-13mg/kg p.o. in 2 Einzelgaben; **Ki. 1-8J.:** 24mg/kg/d p.o.; **8-12J.:** 20mg/kg/d p.o.; **12-16J.:** 18mg/kg/d p.o.; Dosisanpassung an Theophyllinserumspiegel; **akute Bronchokonstriktion:** ohne Theoph.-Vorbehandlung: 4-5mg/kg über 20min. i.v.; mit Theoph.-Vorbehandlung: 2-2.5mg/kg über 20min i.v.; Erh.Dos.: 9.5mg/kg/d i.v.; **Raucher:** 15mg/kg/d i.v.; Perf. (800mg) = 16mg/ml ⇒ 2ml/h; **Ki. 6Mo.-9J.:** 19mg/kg/d i.v.; **9-16J.:** 15mg/kg/d i.v.; Dosisanpassung an Theoph.serumspiegel; **DANI** nicht erforderl.

A 4.2.2 Inhalative Beta₂-Sympathomimetika

Wm/Wi: s. systemische Beta2-Sympathomim. →89
Wm/Wi (Formoterol, Salmeterol): lang wirksame Beta2-Sympathomimetika, nicht zur Therapie eines akuten Asthmaanfalls geeignet!
UW/KI (Beta2-Mimetika-Dosieraerosole): s. UW/KI Beta2-Sympathomim. →89

Fenoterol Rp	HWZ 3.2h, Q0 0.85
Berotec N *DA 100µg/Hub*	**Asthma bronch.** →321, **COPD (akute Atemnot)** →325: **Erw.**, **Ki. ab 6J.:** 100µg, evtl. Wh. n. 5 min.; **Ki. 4-6J.:** 100µg Einzeldosis; **Dauertherapie:** 3-4 x 100-200µg, max. 800µg/d; **4-6J.:** 4 x 100µg

Bronchodilatatoren

Formoterol Rp	HWZ 2-3h, Q0 0.9
Foradil P *Inhal.Kps. 12µg/Hub; DA 2µg/Hub* Forair *DA 12µg/Hub* Formoterol ratioph. *Inhal.Kps. 12µg* Formatris *Novolizer 6, 12µg/Hub* Formotop *Novolizer 6, 12µg/Hub* Oxis *Turbohaler 6, 12µg/Hub*	**Asthma bronch.** →321, **COPD** →325: 1-2 x 6-12µg, max. 2 x 24µg/d

Terbutalin Rp	HWZ 3-4h, Q0 0.4, PPB 25%, PRC B, Lact +
Aerodur *Turbohaler 0.5mg/Hub* Bricanyl *Turbohaler 0.5mg/Hub*	**Asthma bronch.** →321, **COPD (akute Atemnot)** →325: **Erw, Ki. ab 5J.:** 0.5mg, evtl. Wdh. in 5 min; **Dauerth.** 3x0.5mg, max. 6mg/d, **<12J:** max. 4mg/d;

Salbutamol Rp	HWZ 2.7-5h, Q0 0.7, PPB 10%
Apsomol *DA 0.1mg/Hub;* *Fert.Inh.Lsg. 1.25mg/2.5ml; Inh.Lsg (20Gtt. = 5mg)* Broncho *Fert.Inh.Lsg. 1.25mg/2.5ml,* *Inh.Lsg. (1ml = 5mg)* Bronchospray *DA u. Autohaler 0.1mg/Hub* Epaq *DA 0.1mg/Hub* Salbuhexal *Easyhaler 0.1, 0.2mg/Hub;* *DA 0.1mg/Hub; Fert.Inhal.Lsg. 1.25mg/2.5ml;* *Inhal.Lsg (1ml = 5mg);* Salbulair N *DA 0.1mg/Hub; Autohaler 0.1mg/Hub* Salbutamol-ratioph. *DA 0.1mg/Hub;* *Fert.-Inh.Lsg.1.25mg/2.5ml; Inh.Lsg. (1ml=5mg)* Sultanol *DA 0.12mg/Hub; Rotadisk 0.2, 0.4mg/Hub;* *Fert.Inh.Lsg. 1.25mg/2.5ml; 2.5mg/2.5ml;* *Inh.Lsg (1ml = 5mg)* Ventilastin *Novolizer 0.1mg/Hub*	**Asthma bronch.** →321, **COPD (akute Atemnot)** →325: 0.1-0.2mg; **Ki. < 12J.:** 0.1mg; **Dauertherapie:** 3-4 x 0.1-0.2mg, max. 1.2mg/d; **Ki. < 12J.:** 3-4 x 0.1mg, max. 0.6mg/d; Inhal.Lsg: 3-4 x 1.25-2.5mg über Vernebler

Salmeterol Rp	HWZ 5.5h, PRC C, Lact ?
Aeromax *DA 0.025mg; Diskus 0.05mg/Hub* Serevent *DA 0.025mg; Diskus 0.05mg/Hub*	**Asthma bronch., COPD Dauerth.** →325: 2 x 0.025-0.1mg, max. 0.2mg/d; **Ki ab 4J.:** 2 x 0.05mg

A 4.2.3 Systemische Beta₂-Sympathomimetika

Wm: Stimulation der B₂-Rezeptoren; **Wi:** Erschlaffung der Bronchialmuskulatur, Anregung der mukoziliären Clearance; **UW:** Tachyarrhythmien, Extrasystolie, AP, Tremor
KI: Hyperthyreose, Phäochromozytom, HOCM, Glaukom, schwere KHK, tachykarde HRST, Cave in SS (Tokolyse!) und SZ; s. auch Sympathomimetika →43

Bambuterol Rp	HWZ 13 (22)h, Q0 0.45
Bambec *Tbl. 10mg*	**Asthma bronch.** →321, **COPD** →325: ini 1x 10mg p.o. zur Nacht, n. 1-2W. evtl. 1 x 20mg; **Ki. 2-6J.:** 1 x 10mg p.o.; **6-12J.:** s. Erw.; **DANI** GFR < 60: 50%

Clenbuterol Rp	HWZ 34h, Q0 0.4
Spiropent *Tbl. 0.01, 0.02mg;* *Saft (5ml = 0.005mg);* *Gtt. (20Gtt. = 0.059mg)*	**Asthma bronch.** →321, **COPD** →325: 2x 0.01-0.02mg p.o.; **Ki. 0-8Mo.:** 2 x 2.5µg; **8-24Mo.:** 2 x 5µg; **2-4J.:** 2 x 7.5µg; **4-6J.:** 2 x 10µg; **6-12J.:** 2 x 15µg

Orciprenalin Rp	HWZ 6h, PPB 10%
Alupent *Amp. 0.5mg/1ml*	**Akute Zustände bei Asthma bronch. u. COPD:** 0.5-1mg i.m./s.c.; 0.25mg langs. i.v.

A 4 Atmung, Allergie – Arzneimittel

Reproterol Rp	HWZ 1.5h
Bronchospasmin Amp. 0.09mg/1ml	**Asthma bronch.** →321, **COPD** →325: 0.09mg langs. i.v.; Dauerinf.: 19-90µg/h i.v.; **Ki.:** 1.2µg/kg langs. i.v.; Dauerinf.: 0.2µg/kg über 36-48h

Salbutamol Rp	HWZ 2.7-5h
Loftan Tbl. 4 (ret.), 8 (ret.)mg **Volmac** Tbl. 4 (ret.), 8 (ret.)mg.	**Asthma bronch.** →321, **COPD** →325: 3-4 × 2-4mg p.o.; 2 × 4-8mg (ret.) p.o.; bis 6 × 0.25mg s.c.; 5-25µg/min i.v.; Perfusor (5mg) = 0.1mg/ml: 3-15ml/h

Terbutalin Rp	HWZ 11-26h, PPB 25% PRC B, Lact +
Bricanyl Tbl. 7.5 (ret.)mg; **Saft** (1ml = 0.3mg); Amp. 0.5mg/1ml **Contimit** Tbl. 2.5mg; Kps. 7.5 (ret.)mg **Terbul** Tbl. 2.5mg; Kps. 7.5 (ret.)mg **Terbutalin ratioph.** Tbl. 2.5mg; Kps. 7.5 (ret.)mg	**Asthma bronch.** →321, **COPD** →325: 2-3 × 2.5-5mg p.o.; 2 × 7.5mg (ret.) p.o., max. 15mg/d p.o.; bis 4 × 0.25mg s.c.; **Ki.** < **3J.:** 2-3 × 0.75mg p.o.; 2 × 0.05-0.1mg s.c.; **3-6J.:** 2-3 × 0.75-1.5mg p.o.; 2 × 0.1mg s.c.; **7-14J.:** 2-3 × 1.5-3mg p.o.; 2 × 0.15mg s.c.

Tulobuterol Rp	HWZ 2.1-4.1h
Brelomax Saft (5ml = 1mg)	**Asthma bronch.** →321, **COPD** →325: 2 × 2mg p.o.; **Ki. 1-14J.:** 0.04-0.08mg/kg/d p.o. in 2 Einzeldos.

A 4.2.4 Inhalative Alpha u. Beta-Sympathomimetika

Wm: Stimulation von Alpha-/Beta-Rezeptoren
Wi: Bronchodilatation, Abschwellung der Schleimhäute im Bereich der Luftwege
UW/KI: s. UW/KI Sympathomimetika →43

Epinephrin (Adrenalin) Rp	HWZ 1-3min
InfectoKrupp Inhal Inhal.Lsg. (0.56mg/Hub)	Akute stenosierende Laryngotracheitis: 7-14 Hübe

A 4.2.5 Anticholinergika und Kombinationen

Wm/Wi: (Ipra- u. Tiotropiumbromid): Hemmung d. vagusinduzierten Reflexbroncho-konstriktion, Freisetzung v. bronchospastisch wirks. Mediatoren↓
UW (Ipratrpiumbromid): Urtikaria, Kopfschmerzen, Schlaflosigkeit, Akkomodationsstrg., Engwinkelglaukom, Palpitationen, Tachykardie, Husten, lokale Irritationen, Mundtrockenheit, Bauchschmerzen, Obstipation, Diarrhoe, Erbrechen
KI (Ipratpriumbr.): bek. Überempf. (Atropinderivate)

Ipratropiumbromid Rp	HWZ 4h, PRC B, Lact ?
Atrovent DA 20µg/Hub; Fert.Inhal.Lsg 0.25mg/2ml; 0.5mg/2ml **Atrovent Ls** Inhal.Lsg. (1ml = 0.25mg) **Atrovent Inhaletten** Inhal.Kps. 0.2mg	**Asthma bronch.** →321, **COPD** →325: DA: 3-6 × 20-40µg, max. 240µg/d; **Ki.** s. Erw.; Inhal.Kps.: 3 × 0.2mg; Inhal.Lsg: 3-4 × 0.5mg; **6-12J.:** 3-4 × 0.25mg; < **6J.:** 3-4 × 0.1-0.25mg

Ipratropiumbromid + Fenoterol Rp	
Berodual N DA 0.02mg+0.05mg/Hub **Berodual Inhaletten** Inhal.Kps.0.04+0.1mg **Berodual Ls** Inhal.Lsg (1ml = 0.25+0.5mg)	**Asthma bronch.** →321, **COPD** →325: **Erw., Ki. ab 6J.:** DA: 3-4 × 0.02-0.04 + 0.05-0.1mg; Inhal.Kps.: 3 × 1 Kps, max. 8 Kps./d

Tiotropiumbromid Rp	HWZ 5-6d
Spiriva Inhal.Kps. 18µg	**COPD** →325: 1 × 18µg, max. 18µg/d

Kortikoide

A 4.2.6 Kombinierte Bronchialtherapeutika

Ambroxol + Clenbuterol Rp

Spasmo-Mucosolvan *Tbl.* 30+0.02mg; *Gtt.* (40Gtt.=15+0.01mg); *Saft* (10ml=15+0.01mg)	**Asthma bronch.** →321, **COPD** →325: 2-3 × 30 + 0.02mg p.o., max. 120 + 0.08mg/d

Ambroxol + Doxycyclin Rp

Ambrodoxy *Kps.* 75+100mg **Ambroxol Com Rat** *Kps.* 75+100mg **Doxam** *Kps. (ret.)* 75+100mg **Doxy plus Stada** *Kps. (ret.)* 75+100mg **Sigamuc** *Kps. (ret.)* 75+100mg	**Atemwegserkrankungen mit erregerbed. Schleimeindickung:** ini 150 + 200mg, dann 1 × 75 + 100mg p.o.; **DANI** nicht erforderl.

A 4.3 Kortikoide

A 4.3.1 Inhalative Kortikoide

Wi: Entzündungsreaktion ↓, Empfindlichkeit von Beta-Rezeptoren ↑
UW: Heiserkeit, Candida-Befall der Mund- und Rachenschleimhaut
KI: Lungentuberkulose, mykotische bzw. bakterielle Infekt. der Atemwege

Beclometason Rp

Aerobec N *DA* 0.05, 0.1mg/Hub; *Autohaler* 0.05, 0.1mg/Hub **Beclohexal** *Easyhaler* 0.1, 0.2, 0.4mg/Hub **Becloturmant HFA** *DA* 0.05, 0.25mg/Hub **Bronchocort Novo** *DA* 0.1mg/Hub **Junik** *DA* 0.05, 0.1mg/Hub, *Autohaler* 0.05mg/Hub, 0.1mg/Hub **Sanasthmax** *DA* 0.25mg/Hub; *Inh.Lsg.* 0.4mg/1ml **Sanasthmyl** *Rotadisk* 0.2mg/Hub **Ventolair** *DA* 0.05, 0.1mg/Hub	**Asthma bronch.** →321, **COPD** →325: 2 × 0.2-0.5mg, max. 1.5-2mg/d; Ki. 6-12J.: 2 × 0.25mg, max. 0.5mg/d; **Rauchgasinhalation:** unmittelbar nach Exposition 0.4mg; noch amb. Aufnahme erneut 0.4mg, nach weiteren 2h 0.4mg, bei persistierenden Symptomen alle 2h 0.4mg bis zum Abklingen

Budesonid Rp   HWZ 2-3h, PRC C, Lact ?

Budecort *Novolizer* 0.2, 0.4mg/Hub **Budes** *Easyhaler* 0.1, 0.2, 0.4mg/Hub; *DA* 0.2mg/Hub **Budesonid ratioph.** *Jethaler* 0.2mg/Hub **Budiair** *DA* 0.2mg/Hub **Miflonide** *Inh.Kps.* 0.2, 0.4mg **Novopulmon** *Novolizer* 0.2, 0.4mg/Hub **Pulmax** *DA* 0.2mg/Hub **Pulmicort** *Turbohaler* 0.2, 0.4mg/Hub; *Inhal.Lsg.* 0.5mg/2ml, 1mg/2ml	**Asthma bronch.** →321, **COPD** →325: 2 × 0.2-0.4mg, max. 1.6mg/d; **Ki.** < **12J.:** 1-2 × 0.1-0.2mg, max. 0.8mg/d; Inhal.Lsg.: 2 × 0.5-1mg über Vernebler; **Ki.** < **12J.:** 2 × 0.25-0.5mg über Vernebler

Ciclesonid Rp

Alvesco *DA* 80, 160µg/Hub	**Asthma bron.:** ini 1 × 160µg, ggfs. red. auf 1 × 80 µg

Fluticason Rp   HWZ 7.8h, PRC C, Lact ?

Atemur *DA* 0.05, 0.125, 0.25mg; *Diskus* 0.05, 0.1, 0.25, 0.5mg; *Rotadisk* 0.05, 0.25mg/Hub **Flutide** *DA* 0.05, 0.125, 0.25mg; *Diskus* 0.05, 0.1, 0.25, 0.5mg; *Rotadisk* 0.05, 0.25mg/Hub; *Fert.Inh.Lsg.* 0.5mg/2ml; 2mg/2ml	**Asthma bronch.** →321, **COPD** →325: 2 × 0.25-0.5mg; **Ki.** > **4J.:** 2 × 0.05-0.1mg

Mometason Rp   HWZ 4.5 h

Asmanex *Twisthaler* 200, 400µg/Hub	**Asthma bron.:** 1-2 ×200µg, 1 × 400µg, max. 2×400µg

A 4 Atmung, Allergie - Arzneimittel

A 4.3.2 Kombinierte inhalative Bronchialtherapeutika

Formoterol + Budesonid Rp

Symbicort *Turbohaler 4.5+80µg, 4.5+160µg, 9+320µg/Hub*	Asthma bronch. →321: 2 × 4.5-9 + 80-320µg

Salmeterol + Fluticason Rp

Atmadisc *DA 25+50, 25+125, 25+250mg; Diskus 50+100, 50+250, 50+500µg/Hub* Seretide *DA 25+50, 25+125, 25+250µg; Diskus 50+250, 50+500µg* Viani *DA 25+50, 25+125, 25+250µg; Diskus 50+100, 50+250, 50+500µg/Hub*	Asthma bronch. →321: 2 × 50 + 100-500µg; Ki. 4-12J.: 2 × 50 + 100µg

A 4.4 Antitussiva

Wm (Levodropropizin): v.a. periphere Wi auf das Bronchialsystem
Wm/Wi: Hemmung des Hustenzentrums im Stammhirn und Blockade sensibler Rezeptoren im Bronchialsystem ⇒ Unterdrückung des Hustenreflexes
UW (Codein und Hydrocodon): Atemdepression, Toleranzentwicklung, Pruritus, Somnolenz, Euphorie, Schlafstrg., Übelkeit, Erbrechen, Obstipation, Miosis
UW (Dropropizin, Levodropr.): Übelkeit, Erbrechen, Sodbrennen, Diarrhoe, Bewusstseinsstrg., Schwindel, Herzklopfen
KI (Codein/Hydrocodon): Ateminsuff., Koma, Cave in SS/SZ
KI (Codein): akuter Asthmaanfall
KI (Dropropizin): eingeschränkte Leber-/Nierenfkt., Ki. <12J., schwere Herz- u. Kreislaufbeschwerden, SS/SZ
KI (Hydrocodon): Ki. < 14J., Atemregulationsstrg., z.B. Schlafapnoe
KI (Levodropropizin): produkt. Husten, mukoziliäre Fkt.↓, stark eingeschränkte Leberfkt., Ki. < 2J., SS/SZ;
Ink (Dextromethorphan): Sibutramin, Secalealkaloide

Codein Rp   HWZ 3-5h, PRC C, Lact +

Bronchicum Mono Codein *Gtt. (1ml = 32.5mg)* Codicaps *Kps. 30mg; Saft (5ml = 10mg)* Codicompren *Tbl. 50 (ret.)mg* Codipront mono *Gtt. (1g = 25mg)* Optipect Kodein *Gtt. (30Gtt. = 20mg)* Tryasol *Tbl. 30, 50mg; Gtt. (30Gtt. = 30mg), Lsg. (10ml = 25mg)*	Reizhusten: 2-4 × 30-50mg p.o.; 2 × 30-50mg (ret.), max. 200mg/d; Ki. 2-6J.: 2-4 × 2.5-5mg, max. 30mg/d; 6-14J.: 2-4 × 5-15mg, max. 60mg/d

Dextromethorphan OTC   HWZ 1.2-2.2h

Hustenstiller ratioph. *Kps. 30mg* NeoTussan *Saft (10ml = 12.3mg)* Wick Husten *Tbl. 7.3mg; Saft (15ml = 20mg)*	Reizhusten: 4 × 30mg p.o., max. 120mg/d; Ki. 1-6J.: Saft: 3 × 5ml; 7-12: 3 × 7.5ml; > 13J.: 3 × 15ml

Dihydrocodein Rp   HWZ 3.3-5.8h

DHC *Tbl. 60 (ret.), 90 (ret.), 120 (ret.)mg* Paracodin *Tbl. 6.7mg; Saft (4ml = 6.5mg); Gtt. (20Gtt. = 8.3g)* Tiamon *Tbl. 6.675mg; Kps. 23.363 (ret.)mg*	Reizhusten: 1-3 × 10-30mg p.o.; 1-2 × 40-80mg (ret.); Ki. s. Pck.Beil.; mäßig starke bis starke Schmerzen: 2 × 60-120mg (ret.) p.o.

Dropropizin OTC   HWZ 2h

Larylin Husten-Stiller *Pastil. 20mg*	Reizhusten: 1-3 × 20-60mg p.o., max. 180mg/d

Allergie

Clobutinol OTC	HWZ 1.5-3.5 (7)h
Hustenstiller ratioph. *Kps. 80mg; Gtt. (16Gtt. = 80mg); Saft (10ml = 40mg)* **Rofatuss** *Kps. 40, 80mg; Saft 10ml = 40mg* **Silomat** *Tbl. 40mg; Gtt. (20Gtt. = 40mg); Saft (10ml = 40mg)* **Tussed** *Tbl. 40mg; Gtt. (20Gtt. = 40mg); Saft (10ml = 40mg)*	**Reizhusten:** 3 x 40-80mg, max. 240mg/d p.o.; 1-3 x 20mg, max. 60mg/d i.v.; **Ki. bis 1J.:** 3 x 10-20mg p.o.; **2-3J.:** 3 x 20mg; **4-6J.:** 3 x 20-30mg; 3 x 30-40mg
Hydrocodon Rp	HWZ 3.8h (Btm)
Dicodid *Tbl. 10mg; Amp. 15mg/1ml*	**Reizhusten:** 2-3 x 5-10mg p.o.; 2-3 x 7.5-15mg s.c.
Noscapin Rp	HWZ 4.5h
Capval *Tbl. 25mg; Gtt. (30Gtt. = 25mg); Saft (5ml = 25mg)*	**Reizhusten:** 1-3 x 50mg p.o.; **Ki. > 6Mo.:** 2 x 12.5mg p.o.; 3-12J.: 3 x 25mg
Pentoxyverin OTC	HWZ 2-6h
Sedotussin *Saft (5ml = 6.76mg); Gtt. (1ml = 19mg); Supp. 8, 20mg*	**Reizhusten:** 4-6 x 20-30mg, max. 120mg/d p.o.; 2 x 50mg p.o.; **Ki. 2-5J.:** 0.5-1mg/kg/d p.o. in 3 Einzeldosen; **6-14J.:** 1-2mg/kg/d p.o. in 3 Einzeldosen; **ab 4J.:** 1 x 20mg rect.; **2-3 J.:** 1-2 x 8mg rect.;

A 4.5 Allergie

A 4.5.1 Antihistaminika

Wm/Wi: Kompetitive Blockade von H_1-Rezeptoren
UW: Sedierung, Exzitationserscheinungen (Kleinkinder), Mundtrockenheit, Glaukomauslösung, Miktionsstrg.
KI: Blasenentleerungsstrg., Glaukom
Ink (Terfenadin): Azole, Fluoxetin, Grapefruitsaft, Makrolide

Azelastin Rp	HWZ 20h, PRC C, Lact -
Allergodil *Tbl. 2mg*	**Allerg. Rhinitis** →480: **Erw., Ki. ab 6J.:** 2 x 2mg p.o.
Cetirizin OTC	HWZ 7.4 h, Q0 0.3, PRC B, Lact ?
Cetalerg *Tbl. 10mg* **Cetiderm** *Tbl. 10mg* **Cetirizin 1A** *Tbl. 10mg* **Cetirizin Hexal** *Tbl. 10mg; Gtt. (20Gtt. = 10mg); Saft (10ml = 10mg)* **Reactine** *Tbl. 10mg; Brausetbl. 10mg* **Zetir** *Tbl. 10mg; Gtt. (20Gtt. = 10mg); Saft (10ml = 10mg)* **Zyrtec** *Tbl. 10mg; Gtt. (20Gtt. = 10mg); Saft (10ml = 10mg)*	**Allerg. Haut- u. Schleimhautprozesse** →459: 1 x 10mg p.o.; **Ki. 2-12J.: < 30kg:** 1 x 5mg p.o.; **> 30kg:** 1 x 10mg p.o.; **DANI** 50%
Clemastin OTC	HWZ 8h, Q0 1.0, PRC B, Lact -
Tavegil *Tbl. 1mg; Saft (10ml = 0.5mg); Amp. 2mg/5ml*	**Allerg. Haut-, Schleimhautprozesse** →459: 2 x 1mg, max. 6mg/d p.o.; 2 x 2mg i.v./i.m. **Ki. 1-3J.:** 2 x 0.25-0.5mg p.o.; **4-6J.:** 2 x 0.5mg; **7-12J.:** 2 x 0.5-1mg; 0.024mg/kg/d i.m.

A 4 Atmung, Allergie - Arzneimittel

Desloratadin Rp — HWZ 27h, PRC C, Lact -
Aerius Tbl. 5mg; Saft (1ml = 0.5mg) | **Allerg. Rhinitis** →480, **chron. Urticaria** →460: 1 x 5mg p.o.

Dexchlorpheniramin OTC — HWZ 20h, PRC B, Lact -
Polaronil Tbl. 2mg | **Allerg. Haut-, Schleimhautprozesse** →459: 3-4 x 1-2mg p.o.; **Ki.** < 6J.: 3-4 x 0.5mg; < 12J.: 3-4 x 0.5mg

Dimetinden OTC — HWZ 5-7h, Q0 0.9, PRC B
Fenistil Tbl. 1mg; Kps. 4 (ret.)mg; Gtt. (20Gtt. = 1mg); Saft (10ml = 1.2mg); Amp. 4mg/4ml | **Allerg. Haut-, Schleimhautprozesse** →459: 3 x 1-2mg (ret.) p.o.; 1-2 x 4mg i.v.; **Ki. 1-8J.:** 3 x 0.5-0.75mg p.o.; **> 9J.:** 3 x 1mg p.o.

Ebastin Rp — HWZ (15-19h)
Ebastel Tbl. 10, 20mg | **Allerg. Rhinitis** →480, **Urticaria** →459: 1 x 10-20mg p.o.

Fexofenadin Rp — HWZ 11-15h, PRC C, Lact -
Telfast Tbl. 30, 120, 180mg | **Allerg. Rhinitis** →480: 1 x 120-180mg p.o.; **Ki. 6-11J.:** 2 x 30mg

Hydroxyzin Rp — HWZ 5-24h, PRC C, Lact -
AH 3 N Tbl. 25mg
Atarax Tbl. 25mg; Saft (10ml = 20mg)
Elroquil N Tbl. 25mg
| **Allerg. Haut-, Schleimhautprozesse** →459, **Angst-, Spannungszustände** →435: 2-3 x 12.5-25mg p.o.; **Ki. 6-10J.:** 25-50mg/d; **Schlafstrg.:** 37.5-75mg z.N.

Levocetirizin Rp — HWZ 6-10h
Xusal Tbl. 5mg, Gtt. (20Gtt. = 1mg), Saft (10ml = 5mg)
Xyzall Tbl. 5mg
| **Allerg. Haut-, Schleimhautprozesse** →459: **Erw., Ki. > 30kg:** 1 x 5mg p.o.; **DANI** GFR 30-49: 5mg alle 2d; < 30: 5mg alle 3d; Dialyse: 5mg alle 3-4d

Loratadin OTC — HWZ 12-15h, Q0 1.0 (0.5), PRC B, Lact -
Lisino Tbl. 10mg; Brausetbl. 10mg
Loralerg Tbl. 10mg
Lorano Tbl. 10mg
Loratadura Tbl. 10mg
Loravis Tbl. 10mg
| **Allerg. Haut-, Schleimhautprozesse** →459: 1 x 10mg p.o.; **Ki. 2-12J.:** < 30kg: 1 x 5mg p.o.; > 30kg: 1 x 10mg

Mizolastin Rp — HWZ 13h, Q0 1.0
Mizollen Tbl. 10mg
Zolim Tbl. 10mg
| **Allerg. Haut-, Schleimhautprozesse** →459: 1 x 10mg p.o.

Terfenadin Rp — HWZ (20h), PRC C
Terfenadin AL Tbl. 60mg | **Allerg. Haut-, Schleimhautprozesse** →459: **Erw. u. Ki. > 12J.:** 1-2 x 60mg p.o.; 1 x 120mg; **DANI** GFR < 40: 50%

s. auch Rhinologika - Antiallergika (→235)

Allergie

A 4.5.2 Mastzellstabilisatoren und Kombinationen

Wm/Wi (Cromoglicinsäure, Nedocromil): Stabilisierung der Mastzellmembran
⇒ Mediatorfreisetzung ↓;
Wm/Wi (Ketotifen): Stabilisierung d. Mastzellmembran

Cromoglicinsäure OTC — HWZ 1.4h, Q0 0.6

Allergoval *Kps. 100mg*
Colimune *Gran. 100, 200mg*
Cromohexal *DA 1mg/Hub;*
Inhal.Lsg. (2ml = 20mg)
Cromo ratioph. *Inhal.Lsg. (2ml = 20mg)*
DNCG Stada *Inhal.Lsg. (2ml = 20mg)*
Intal *DA 1mg/Hub; Inhal.Kps.20mg;*
Inhal.Lsg (2ml = 20mg)
Isocrom *Inhal.Lsg (2ml = 20mg)*

Asthma bronch. →321: **Erw. u. Ki. ab 5J.:**
DA: 4 x 2mg; Inhal.Kps: 4 x 1 Kps.; Inhal.Lsg.:
4 x 20mg über Vernebler;
Nahrungsmittelallergien:
4 x 200mg p.o. vor den Mahlzeiten, max. 2g/d;
Ki. 2–14J.: 4 x 100mg p.o., max. 40mg/kg/d;
Säugl., Ki. bis 2J.: 20–40mg/kg/d in 4 Einzeldosen;

Cromoglicinsäure + Reproterol Rp

Aarane N *DA 1mg+0.5mg/Hub*
Allergospasmin N *DA 1mg+0.5mg/Hub*

Asthma bronch. →321, **COPD** →325:
4 x 2 Hub, max. 16 Hub/d

Ketotifen Rp — HWZ 21h, Q0 1.0

Ketof *Kps. 1mg; Saft (5ml = 1mg)*
Ketofex *Kps. 1mg; Saft (5ml = 1mg)*
Ketotifen Stada *Kps. 1mg; Saft (5ml = 1mg)*
Zaditen *Kps. 1mg; Saft (5ml = 1mg)*

Allerg. Haut-, Schleimhautprozesse →459;
Asthma-Pro. →321: **Erw., Ki. ab 3J.:** d1-4: 1mg p.o.
z.N., dann 2 x 1mg;
Ki. 6Mon.–3J.: 2 x 0.5mg p.o.

A 4.5.3 Leukotrienrezeptorantagonisten

Wm: Blockade d. Leukotrienrezeptoren; **Wi:** Bronchodilatation, bronch. Hyperreagibilität ↓
UW: Kopfschmerzen, Fieber, Diarrhoe, Nausea, Sinusitis; **KI:** Cave in SS/SZ

Montelukast Rp — HWZ 2.7–5h, PRC B, Lact -

Singulair *Tbl. 10mg; Kautbl. 4, 5mg; Granulat 4mg*

Asthma bronch. →321: 1 x 10mg p.o. z. N.
Ki. 6-14 J.: 1 x 5mg p.o. z. N.;
6Mon.–5J.: 1 x 4mg; DANI nicht erforderl.

A 4.5.4 Andere Mittel bei obstruktiven Atemwegserkrankungen

Wm: Rekombinanter monoklonaler Antikörper, der an IgE bindet
Wi: freies IgE ↓, Hemmung der allergischen Kaskade
UW: Kopfschmerzen, Reaktionen a.d. Einstichstelle, allerg. Reaktionen, Schwindel, Müdigkeit, Parästhesie, Synkope, Orthostasesyndrom, Flush, parasitäre Infektion, Pharyngitis, Husten, allerg. Bronchospasmus, Übelkeit, Diarrhoe, Dyspepsie, Gewicht ↑, Anschwellen der Arme, Grippe-ähnliche Sympt.
KI: bek. Überempfindlichkeit

Omalizumab Rp — HWZ 26d

Xolair *Inj.Lsg 150mg*

Sschweres persist. allerg. Asthma bronch. →321:
je n. Gewicht und IgE-Serumspiegel 75-375mg i.m.,
siehe FachInfo;
Ki. >12J.: s. Erw.

A 5 Schmerz, Entzündung – Arzneimittel

A 5.1 Opioid-Analgetika

A 5.1.1 Äquianalgetische Dosierungen

Opioid	parent. (mg)	oral (mg)	Wi-dauer (h)	Btm
Alfentanil	0,5	–	0,2	X
Buprenorphin	0,3	–	6–8	X
Buprenorphin s.l.	–	0,4	6–8	X
Codein	–	200	3–5	–
Dihydrocodein	–	90	3–4	–
Fentanyl	0,1	–	0,4	X
Hydrocodon	7	–	4–8	–
Hydromorphon	2	4	4	X
Hydromorph. Oros	–	6	24	X
L-Methadon	4	7,5	6	X
Meptazinol	100	–	1–3	–
Morphin	10	30	2–4	X
Oxycodon	–	15	4	X
Pethidin	75	–	2–4	X
Piritramid	15	–	4–6	X
Remifentanil	0,05	–	0,2	X
Sufentanil	0,02	–	0,5	X
Tilidin/Naloxon	–	300	3–4	–
Tramadol	–	450	3–4	–

A 5.1.2 Opioid-Umstellung auf Pflaster

Morphin → Fentanyl

Morphin mg/24h		Fentanyl µg/h	Dosisbereiche gelten als Orientierung, die Dosisstärke des Pflasters muss individuell auf den Patienten abgestimmt werden.
p.o.	parent.	TTS	
0–45		12	
46–90	0–22	25	
91–150	23–37	50	
151–210	38–52	75	
211–270	53–67	100	
271–330	68–82	125	
331–390	83–97	150	
391–450	98–112	175	

Morphin → Buprenorphin

Morphin mg/24h		Buprenorphin mg/24h		Bupr. µg/h
p.o.	parent.	s.l.	parent.	TTS
30–60	10–20	0,4–0,8	0,3–0,6	35
61–90	21–30	bis 1,2	bis 0,9	52,5
91–120	31–40	bis 1,6	bis 1,2	70
121–240	41–80	bis 3,2	bis 2,4	140

Maximale Pflastergröße: Fentanyl 100µg/h, Buprenorphin 70µg/h. Bei höherer Dosierung verschiedene Pflastergrößen für die korrekte Dosis kombinieren.

A 5.1.3 Opioid-Umstellung

1. Errechnung der Tagesdosis des bisherigen Opioids
2. Errechnung der äquianalgetischen Tagesdosis des neuen Opioids (bezogen auf Applikationsart)
3. **50%-Regel:** Beginn mit 30–50% der rechnerisch ermittelten Äquivalenzdosis (Ausnahme: L-Methadon individuelle Titration)
4. Aufteilung der Tages- in Einzeldosen entsprechend der Wirkdauer der Substanz
5. Titration gegen den Schmerz mittels schnell freisetzender Bedarfsmedikation
6. Festlegen der neuen Basis- ggf. auch Bedarfsmedikation

Opioid-Analgetika 97

A 5.1.4 Opioid-Agonisten

Wm: Stimulation zentraler Opioid-Rezeptoren
Wm: (Hydromorphon Oros): Osmotisch aktives System (oral), Freisetzungs-Mechanismus über 24h
Wi: analgetisch, sedativ, atemdepressiv, antitussiv, emetisch u. antiemetisch; vgl. auch UW
UW: Atemdepression, Sedierung, HF↓, hypotensive Kreislaufstrg., Pruritus, Bronchospasmus, Schwitzen, Spasmen der Gallen- und Pankreaswege, Obstipation, Krampfanfälle, Miosis, Toleranzentwicklung, Blasenentleerungsstrg.
KI: Anw.Beschr. bei Kinder < 1J., Opioidabhängigkeit, Pankreatitis, Atemstrg.; Cave in SS/SZ
Ink (Opioide): Cimetidin
Ink (Fentanyl) Amiodaron
Ink (Methadon): Diazepam, Erythromycin, Fluvoxamin
Ink (Pethidin): Barbiturate, Chlorpromazin, Phenytoin, Tranylcypromin, Selegilin

---

Alfentanil, s. Anästhesie, Opioid-Analgetika →180

Codein, s. Antitussiva →92

Dihydrocodein, s. Antitussiva →92

Fentanyl Rp (Btm) — HWZ 3–12h i.v., 13–22h TTS, Q0 0.9, PPB 85%, PRC C, Lact ?

Actiq *Lutschtbl.* 200, 400, 600, 800, 1200, 1600µg
Durogesic Smat *TTS* 12, 25, 50, 75, 100µg/h
Fentanyl Hexal *Amp.* 0.1mg/2ml, 0.5mg/10ml; *TTS* 12, 25, 50, 75, 100µg/h
Fentanyl-Janssen *Amp.* 0.1mg/2ml, 0.5mg/10ml
Ionsys *iontophoretisches transdermales System 40µg/Dosis, 80 Dosen/System*
Matrifen *TTS* 12, 25, 50, 75, 100µg/h
Ribofentanyl *TTS* 25, 50, 75, 100µg/h

Neuroleptanalgesie: 50–100µg i.v. in Komb. m. Neuroleptikum, evtl. Wdh. in 30–45min.;
Intubationsnarkose: ini 2–50µg/kg i.v., dann 25–250µg je n. OP-Verlauf;
Ki. 2–12J.: 2–3µg/kg i.v.;
chron. Schmerzen →424: Lutschtbl.: ini 200µg p.o., Steigerung n. Bed. bis 1600µg; TTS: alle 3d 1 Pflaster, Dosis je n. Vor-Th: →96;
postoperative Schmerzen →424: Ionsys: 40µg/Dosis n. Bed., max. 6x/h bzw. 80x/d; Anwendung nur im Krankenhaus;
DANI, DALI sorgfältige Dosiseinstellung

Hydrocodon, s. Antitussiva →93

Hydromorphon Rp (Btm) — HWZ 2.5h, Q0 1.0, PPB 8%, PRC C, Lact ?

Dilaudid *Amp.* 2mg/1ml
Palladon *Kps.* 1.3, 2.6mg;
Kps. 4 (ret.), 8 (ret.), 16 (ret.), 24 (ret.)mg;
Amp. 2mg/1ml, 10mg/1ml, 100mg/10ml

(Sehr) starke Schmerzen →342:
ini 1.3–2.6mg alle 4h p.o.; 2 x 4–24mg (ret.) p.o.; 1–2mg i.m./s.c.; 1–1.5mg i.v.;
Ki. < 6J.: 0.015mg/kg i.m./s.c.;
6–12J.: 0.5–1mg i.m./s.c.
DANI, DALI sorgfältige Dosiseinstellung

Hydromorphon Oros Rp (Btm) — HWZ 12.5–14.7h, Q0 1.0, PPB <30%, PRC C, Lact ?

Jurnista *Tbl.* 8 (ret.), 16 (ret.), 32 (ret.), 64 (ret.)mg

Starke chron. Schmerzen →424: 1 x 8–64mg p.o.
DANI, DALI sorgfältige Dosiseinstellung

Levomethadon Rp (Btm) — HWZ 15–60h, Q0 0.25, PPB 85%

L-Polamidon *Amp.* 2.5mg/1ml, 5mg/20ml;
Gtt. (1ml = 20Gtt. = 5mg)
L-Polamidon Lösung z. Substitution
Lösung (1ml = 5mg)

(Sehr) starke Schmerzen →342:
2.5mg i.v.; bis 7.5mg i.m./s.c.,
evtl. Wdh. alle 4–6h; 4–6 x 2.5–7.5mg p.o.,
bei Tumorschmerz ggf. weitere Dosissteigerung;
Substitutionstherapie b. Opiatabhäng.:
ini morgens 15–20mg p.o., abends 10–25mg, nach 1–6d Tagesdos. 1x/d
DANI Dosisreduktion

A 5 Schmerz, Entzündung – Arzneimittel

Morphin Rp (Btm) — HWZ 2.5h, Q0 0.9 (0.3), PPB 20–35%, PRC C, Lact ?

Capros *Kps. 5, 10, 10 (ret.), 20, 20 (ret.), 30, 30 (ret.), 60 (ret.), 100 (ret.), 120 (ret.), 200 (ret.)mg*
Kapanol *Kps. 20 (ret.), 50 (ret.), 100 (ret.)mg*
M-long *Kps. 10 (ret.), 30 (ret.), 60 (ret.), 100 (ret.)mg*
Morphin Merck *Tbl. 10 (ret.), 30 (ret.), 60 (ret.), 100 (ret.)mg; Gtt. (1ml = 5, 20mg); Amp.10mg/1ml, 20mg/1ml, 100mg/10ml*
MSI *Amp. 10mg/1ml, 20mg/1ml,100mg/5ml, 200mg/10ml*
MSR *Supp. 10, 20, 30mg*
MST *Tbl. 10 (ret.), 30 (ret.), 60 (ret.), 100 (ret.), 200 (ret.)mg; Gran. 20 (ret.), 30 (ret.), 60 (ret.), 100 (ret.), 200 (ret.)mg*
Painbreak *Brausetbl. 15mg*
Sevredol *Tbl. 10, 20mg*

(Sehr) starke Schmerzen →342: 2–6 x 10–60mg p.o.; 1–2 x 30–200mg (ret.) p.o.; 4–6 x 5–10mg i.v./s.c./i.m.;
Ki. 0–1J.: 4–6 x 0.2mg/kg p.o.;
2–5J.: 4–6 x 2.5–5mg p.o.;
6–12J.: 4–6 x 5–10mg p.o.;
13–16J.: 4–6 x 5–10–20mg;
Ki. bis 6Mo.: 0.01mg/kg/h i.v. Dauerinf.
> 6Mo.: 4–6 x 0.05–0.1mg i.v.;
DANI sorgfältige Dosiseinstellung

Oxycodon Rp (Btm) — HWZ 3.2–8h, PPB 38–45%, PRC C, Lact ?

Oxycodon Beta *Tbl. 20 (ret.), 40 (ret.), 80 (ret.)mg*
Oxycodon Hexal *Tbl. 20 (ret.), 40 (ret.), 80 (ret.)mg*
Oxycodon Stada *Tbl. 20 (ret.), 40 (ret.), 80 (ret.)mg*
Oxycodon ratioph. *Tbl. 20 (ret.), 40 (ret.), 80(ret.)mg*
Oxygesic *Tbl. 5 (ret.),10 (ret.), 20 (ret.), 40 (ret.), 80 (ret.)mg*

(Sehr) starke Schmerzen: ini 2 x 10mg p.o. (nicht opioidgewöhnte Pat.), n. Bed. steigern;
Nicht-Tumorschmerz: bis 40mg/d;
Tumorschmerz: 80–120mg/d., max. 400mg/d;
DANI, DALI vorsichtige Dosiseinstellung

Oxycodon + Naloxon Rp (Btm)

Targin *Tbl. (ret.) 10 + 5, 20 + 10mg*

(Sehr) starke Schmerzen: ini 2 x 10+5mg p.o., max. 2 x 20+10mg; **DANI, DALI** vorsichtige Dosiseinstellg.

Pethidin Rp (Btm) — HWZ 3.5–4h, Q0 0.9, PPB 60%,

Dolantin *Supp. 100mg; Gtt. (21 Gtt. = 50mg); Amp. 50mg/1ml, 100mg/2ml*
Dolcontral *Supp. 100mg*
Pethidin Hameln *Amp. 50mg/1ml, 100mg/2ml*

Starke Schmerzen ini 1–5 x 100mg rect.; 25–150mg p.o./s.c./i.m.; 50mg i.v. Wh. nach Bedarf, max. 500mg/d p.o./rect./i.v.; **Ki.** 0.6–1.2mg/kg/ Einzeldosis p.o.;**DANI** Dosisintervall verlängern

Piritramid Rp (Btm) — HWZ 4–10h, Q0 1.0, PRC C

Dipidolor *Amp. 15mg/2ml*

(Sehr) starke Schmerzen →342: bis 4 x 7.5–22.5mg i.v.; bis 4 x 15–30mg i.m./s.c.; **Ki.** 0.05–0.2mg/kg i.m., s.c.; 0.05–0.1mg/kg i.v.; **DANI** nicht erforderl.

Remifentanil s. Anästhesie, Opioid-Analgetika →180

Sufentanil s. Anästhesie, Opioid-Analgetika →180

A 5.1.5 Opioid-Agonisten – Antagonisten

siehe →97

Buprenorphin Rp (Btm) — HWZ 5h, TTS 30h, Q0 1.0, PPB 96%, PRC C, Lact ?

Buprenorphin Delta *Amp. 0.3mg/1ml*
Norspan *TTS 5, 10, 20µg/h*
Subutex *Tbl. 0.4, 2, 8mg*
Temgesic *Tbl. 0.2, 0.4mg; Amp. 0.3mg/1ml*
Transtec Pro *TTS 35, 52.5, 70µg/h*

(Sehr) starke Schmerzen →342: 3–4 x 0.2–0.4mg subl., 3–4 x 0.15–0.3mg i.v./i.m.; max. 1.2mg/d;
TTS: 35–70µg/h, Wechsel alle 4d; **Ki.** 3–4 x 3–6µg/kg i.v./i.m.; > 35kg: 3–4 x 0.2mg p.o.;
> 45kg: 3–4 x 0.4mg p.o.; **Substitutionstherapie bei Opiatabhängigkeit:** ini 1 x 2–4mg p.o., dann langs. Dosisredukt.; **DANI** nicht erforderl.

Opioid-Analgetika

Buprenorphin + Naloxon Rp (Btm)	
Suboxone *Lingualtbl.* 2 + 0.5mg, 8 + 2mg	**Substitutionsth. bei Opiatabhängigkeit:** ini 2-4+0.5-1mg p.o., an d1 ggfs. erneut 1-2 x 2+0.5mg, Dosisanpassung n. klin. Wi., max. 24mg Buprenorphin/d, s. auch FachInfo; **DANI** nicht erforderl.

Meptazinol Rp	HWZ 3h, Q0 0.95
Meptid *Amp.* 100mg/1ml	**Mittelstarke-starke Schmerzen** →342: 50-100mg i.v., 75-100mg i.m., ggfs. Wh alle 2-4h

A 5.1.6 Opioidantagonisten

Wm: kompetitiver Antagonismus am Opioidrezeptor
UW: Übelkeit, Erbrechen, RR ↑, akutes Entzugssyndrom, Schwindel, Schwitzen, Tachykardie, epileptische Anfälle, allerg. Reaktionen; **KI:** bek. Überempf.; Cave in der SS

Naloxon Rp	HWZ 3-4h, Q0 1.0, PPB 32-45%, PRC B, Lact ?
Naloxon Deltaselect *Amp.* 0.4mg/1ml **Naloxon ratioph.** *Amp.* 0.4mg/1ml **Naloxon Inresa** *Amp.* 0.4mg/1ml	**Opioid-Intoxikation** →538: ini 0.4-2mg i.v./i.m./s.c., dann je n. Wi. alle 2min. 0.4-2mg; **Ki.** 0.01mg/kg i.v., je n. Wi Wh. n. 3-5min.; **post-OP Atemdämpfung:** 0.1-0.2mg i.v., Wdh. alle 2-3min. bis Spontanatmung einsetzt; **Ki.** 0.005-0.01mg/kg

Naltrexon Rp	HWZ 2.7 (9)h, Q0 0.2, PPB 21%, PRC C, Lact ?
Naltrexon Hcl *Tbl.* 50mg **Nemexin** *Tbl.* 50mg	**Unterstützung einer Entwöhnungsth. nach erfolgter Opiatentgiftung:** nach neg. Naloxon-Test 1 x 50mg p.o.

A 5.1.7 Sonstige Opioid Analgetika

siehe →97

UW (Tramadol): Schwindel, Unruhe, Verstopfung, Kopfschmerzen, Übelkeit, Erbrechen
KI (Tramadol): Überempfindlichkeit; Intoxikation v.a. bei gleichzeitigem Alkoholkonsum

Tilidin + Naloxon Rp	HWZ 3h, Q0 0.95
Andolor *Gtt.* (20Gtt. = 50+4mg) **Nalidin** *Gtt.* (20Gtt. = 50+4mg) **Tilicomp Beta** *Kps.* 50+4mg; *Tbl.* (ret.) 50+4, 100+8, 150+12, 200+16mg; *Gtt.* (20Gtt. = 50+4mg) **Tilidin Hexal Comp.** *Kps.* (ret.) 50+4, 100+8, 150+12, 200+16mg; *Gtt.* (20Gtt. = 50+4mg) **Tilnalox CT** *Tbl.* (ret.) 50 + 4, 100 + 8, 150 + 12, 200 + 16mg; *Gtt.* (20 Gtt. = 50+4mg) **Valoron N** *Tbl.* (ret.) 50 + 4, 100 + 8, 150+12, 200 + 16mg; *Gtt.* (20 Gtt. = 50+4mg)	**(Sehr) starke Schmerzen** →342: bis 4 x 50-100 + 4-8mg p.o., max. 600 + 48mg/d; 2 x 50-200 + 4-16mg (ret.) p.o.; **Ki. 2-13J.:** bis 4 x 1Gtt./Lebensjahr, minimal 3Gtt./Einzeldosis; **DANI** nicht erforderl.

100 A 5 Schmerz, Entzündung – Arzneimittel

Tramadol Rp	HWZ 6 (5–10)h, Q0 0.6, PPB 20%, PRC C, Lact -
Amadol Kps. 50, 50 (ret.), 100 (ret.), 150 (ret.), 200 (ret.); Gtt. (20Gtt. = 50mg) **Tial** Tbl. 50, 100, 150 (ret.), 200 (ret.)mg **Tramadolor** Kps. 50mg; Tbl. 50 (ret.), 100 (ret.), 150 (ret.), 200 (ret.)mg; Brausetbl. 50, 100mg; Gtt. (20Gtt. = 50mg); Supp. 100mg; Amp. 50mg/1ml, 100mg/2ml **Tramadol ratioph.** Tbl. 50; Kps. 50, 50 (ret.), 100 (ret.), 150 (ret.), 200 (ret.); Brausetbl. 50, 100mg; Gtt. (20Gtt. = 50mg); Supp. 100mg; Amp. 50mg/1ml, 100mg/2ml **Tramal** Kps. 50mg; Tbl. (ret.) 50, 100, 150, 200 mg; Supp. 100mg; Gtt. (20 Gtt.=50mg); Amp. 50mg/1ml, 100mg/2ml **Travex** Tbl. 50mg; Tbl. (ret.) 150, 200, 300, 400mg	**Mäßige, starke Schmerzen** →342: bis 4 x 50–100mg p.o./i.v./i.m./s.c.; 1–2 x 50–200mg ret. p.o.; max. 400mg/d; **Ki. 1–13J.:** 1–2mg/kg/Einzeldosis **DANI** bei kurzfristiger Gabe keine Dosisanpassung erforderlich; bei schwerer NI Dauerth. nicht empfohlen

A 5.2 Andere Analgetika

Wm/Wi (Ziconotid) inhibiert spannungsabhängigen Calciumeinstrom in die primären nozizeptiven afferenten Nerven, die im Rückenmarkshinterhorn enden
UW (Ziconotid): Schwindel, Übelkeit, Nystagmus, Verwirrung, Gangabnormalitäten, Beeinträchtigung des Gedächtnisses, Verschwommensehen, Kopfschmerz, Asthenie, Erbrechen, Somnolenz,
KI Ziconotid): bek. Überempfindlichkeit, Komb. mit intrathekalen Chemoth.

Ziconotid	HWZ 4.5h, (intrathekal)
Prialt Inf.Lsg. 100µg/1ml, 500µg/5ml	**Starke chron. Schmerzen:** ini 2.4µg/d intrathekal, n. Bed. um max. 2.4µJ/d steigern, max. 21,6µg/d; **DANI, DALI** keine Daten

A 5.3 Non-Steroidale Antirheumatika (NSAR)

A 5.3.1 Salicylsäurederivate (Salizylate)

Wm: Hemmung der Cyclooxygenase ⇒ Prostaglandinsynthese ↓
Wi: analgetisch, antiphlogistisch, antipyretisch, thrombozytenaggregationshemmend (ASS)
UW (NSAR - Säuren): allerg. Hautreaktion, Schwindel, Nausea, Tinnitus, Magen-Darm-Ulzera, Bronchospasmus, Blutbildungsstrg., Nierenfunktionsstrg., Abszesse bei i.m.-Anwendung
UW (ASS): zusätzlich Panzytopenie, Strg. des Säure-Basen-Haushalts, Blutungszeit ↑
KI (NSAR - Säuren): Magen-Darm-Ulzera, Blutdruckanstieg, SS/SZ (nicht alle Ws)
KI (ASS): SS (nach 36. SSW, vorher strenge Ind.Stell.); Anw.Beschr. bei Kindern und Jugendlichen mit fieberhaften Erkrankungen (Cave: Reye-Syndrom)
Ink: Aminoglykoside, Azetazolamid, Methotrexat, Probenecid, Sulfonylharnstoffe, Valproinsäure

Acetylsalicylsäure (ASS) OTC/Rp	HWZ (2–4)h, Q0 1.0, PPB 70–90%, PRC D, Lact ?
Acesal Tbl. 250, 500mg **Aspirin** Tbl. 100, 300, 500mg; Kautbl. 500mg; Brausetbl. 500mg **Aspirin i.v.** Inj.Lsg. 500mg/5ml **ASS Hexal** Tbl. 100, 500mg **ASS ratioph.** Tbl. 100, 300, 500mg **Delgesic** Pulver 100, 500, 1000mg **Godamed** Tbl. 50, 100, 300mg	**Leichte, mäßig starke Schmerzen, Fieber:** →342 2–3 x 0.5–1g p.o., max. 3g/d; 1–2 x 0.5–1g i.v., max. 5g/d; **Ki. 6–14J.:** 1–3 x 250–500mg p.o.; max. 13mg/kg/Einzeldosis; 10–25mg/kg/d i.v Th und Pro. kardiovask. Erkrankungen: →291, →292, →295, →301

Non-Steroidale Antirheumatika (NSAR)

A 5.3.2 Propionsäurederivate

Wm, Wi, UW, KI, Ink →100

Dexibuprofen Rp
HWZ 1.8–3.5 h, Q0 1.0, PPB 99%

Deltaran Tbl. 200, 300, 400mg
Dolomagon Tbl. 400mg

Schmerzen bei degen. Gelenkkrkr., Dysmenorrhoe: 2–3 x 200–300mg p.o., max. 1200mg/d; **DANI** GFR < 30: KI

Dexketoprofen Rp
HWZ 0.35–1.65h, PPB 99%

Sympal Tbl. 25mg; Inj.Lsg. 50mg/2ml

Leichte, mäßig starke Schmerzen →342: 4–6 x 12.5mg p.o.; 3 x 25mg p.o., max. 75mg/d;
DANI GFR > 30: max. 50mg/d; < 30: KI

Ibuprofen OTC/Rp
HWZ 1.8–3.5h, Q0 1.0, PPB 99%, PRC D, Lact +

Aktren Tbl. 200, 400mg; Kps. 400mg
Analgin Akut _Tbl. 200, 400mg_
Anco Tbl. 600mg
Dolgit Tbl. 200, 400, 600, 800mg; Gel (1g enth. 50mg)
Ibuhexal Tbl. _200_, 400, 600, 800, 800 (ret.)mg; Supp. 542mg, _Saft (5ml = 100mg)_
Ibu ratioph. Tbl. 200, 400, 600, 800, 800 (ret.) mg
Imbun Tbl. 800 (ret.), 1000mg; Supp. 500mg
Urem Tbl. 200, 400mg

Leichte, mäßig starke Schmerzen. →342
Dysmenorrhoe, Fieber, rheum. Erkr.: 2–3 x 200–600mg p.o.; 1–2 x 800mg (ret.) p.o.; 2–3 x 500mg rect.; max. 2400mg/d; 1 x 400mg i.m.;
Ki. > 6J.: 10–15mg/kg/d in 2–3 Einzeldosen;
DANI sorgfältige Dosisanpassung

Ketoprofen Rp
HWZ 1.5–2.5h, Q0 0.9, PPB 99%, PRC B, Lact ?

Alrheuman Kps. 50, 100mg
Gabrilen Tbl. 50mg; Kps. 50, 100, 200 (ret.)mg; Amp. 100mg/2ml
Orudis Tbl. 150mg; Kps. 50, 100mg
Spondylon Kps. 100mg

Arthritiden →342, rheuma. Erkrankungen →343, schmerzhafte Schwellung, Dysmenorrhoe: 1–2 x 50–150mg p.o.; 1 x 200mg (ret.) p.o.; 2–3 x 100mg rect.; 1 x 100mg i.m.;
DANI sorgfältige Dosiseinstellung

Naproxen OTC/Rp
HWZ 12–15h, Q0 0.9, PPB 100%

Aleve Tbl. 200mg
Dysmenalgit Tbl. 250mg
Mobilat _Tbl. 250mg_
Naprocutan Tbl. 250, 500mg
Naproxen ct Tbl. 200, 250, 500mg; Supp. 500mg
Proxen Tbl. 250, 500mg

Arthritiden →343, rheumatische Erkrankungen →343, schmerzhafte Schwellung, Dysmenorrhoe: 500–1250mg p.o./d p.o./rect. in 2–3 Einzeldosen;
Ki. 10–15mg/kg/d;
leichte, mäßig starke Schmerzen, Fieber: ini 200–500mg p.o., max. 750mg/d;
DANI GFR < 20: keine Langzeitanwendung

Tiaprofensäure Rp
HWZ 1.5–3h, Q0 0.55, PPB 98–99%

Surgam Tbl. 300mg

Arthritiden →343, rheum. Erkrankung →343, schmerzhafte Schwellung: 2 x 300mg p.o., max. 600mg/d;
Ki. > 6J.: 5–10mg/kg/d in 2–3 Einzeldosen

A 5 Schmerz, Entzündung – Arzneimittel

A 5.3.3 Essigsäurederivate

Wm, Wi, UW, KI, Ink →100

Acceclofenac Rp
HWZ 4-4.3h, PPB 99%

Beofenac *Tbl. 100mg*
Aktivierte Arthrose →342, chron. Polyarthritis →343, M. Bechterew →344: 1-2 x 100mg p.o.; **DANI** schwere Nierenfunktionsstrg.: KI

Acemetacin Rp
HWZ 4.5 (6)h, Q0 0.6 (0.85), hohe PPB

Acemetacin Stada *Kps. 30, 60mg*
Azeat *Kps. 30, 60mg*
Rantudil *Kps. 30, 60, 90 (ret.)mg*
Arthrose →342, chron. Polyarthritis →343, M. Bechterew →344: 1-3 x 30-60mg p.o.; 1-2 x 90mg (ret.) p.o.

Diclofenac OTC/Rp
HWZ 1-2(1-3)h, Q0 1.0, PPB 99%, PRC B, Lact ?

Allvoran *Tbl. 25, 50, 100 (ret.)mg; Supp. 50, 100mg; Amp. 75mg/3ml*
Diclac *Tbl. 25, 50, 75 (ret.), 100 (ret.), 150 (ret.)mg; Supp. 50, 100mg; Amp. 75mg/3ml; Gel (1g enth. 10, 50mg)*
Diclofenac ratioph. *Tbl. 12.5, 25, 50, 75 (ret.), 100 (ret.), 150 (ret.)mg; Supp. 25, 50, 100mg; Amp. 75mg/2ml; Gel (1g enth. 10mg); Gtt. (20Gtt. = 50mg)*
Effekton *Tbl. 25, 50, 100 (ret.)mg; Supp. 50, 100mg; Amp. 75mg/3ml*
Rewodina *Tbl. 25, 50, 75 (ret.), 100 (ret.)mg; Supp. 50, 100mg; Gel (1g enth. 10mg)*
Voltaren *Tbl. 12.5, 25, 50, 100 (ret.)mg; Kps. 75mg; Supp. 25, 50, 100mg; Amp. 75mg/3ml; Gel (1g enth. 9.3mg)*
Arthritiden →343, rheum. Erkr. →343, schmerzhafte Schwellungen: 1-3 x 25-50mg p.o., rect.; 2 x 75mg p.o.; 1 x 100mg rect.; **ret.**:1 x 100mg p.o.; 1 x 75mg i.m.; max. 150mg/d p.o/rect./i.m.; **Ki. > 6J.**: 2mg/kg/d p.o./rect.; **Jugendl.**: 1-2mg/kg/d; **DANI** sorgfältige Dosiseinstellung
<u>Äußerliche Therapie von Schmerzen, Entzündungen, Schwellungen bei rheumatischen →343 und degenerativen Erkrankungen, Sportverletzungen:</u> 3-4 x tgl. auftragen

Indometacin Rp
HWZ 4-11h, Q0 0.85, PPB >90%, PRC D

Indo ct *Kps. 25, 50, 75 (ret.)mg; Supp. 50, 100mg*
Indometacin AL *Brausetbl. 25, 50mg; Tbl. 50mg*
Indomet ratioph. *Kps. 25, 50, 75 (ret.)mg; Supp. 50, 100mg; Gel (1g enth. 10mg)*
Indo-paed *Susp. (1ml = 5mg)*
Arthritiden →343, rheumatische Erkrankungen →343, schmerzhafte Schwellungen: 2-3 x 25-50mg p.o.; 1-2 x 75mg p.o.; 1 x 50mg, 1 x 100mg rect.; max. 200mg/d kurzfristig; Gel: 2-4 x lokal; **Ki. 6-14J.**: 1-3mg/kg/d p.o. in 2-3 Einzeldosen; **DANI** sorgfältige Dosiseinstellung

A 5.3.4 Oxicame

Wm, Wi, UW, KI, Ink →100; **Ink** (Piroxicam): Ritonavir

Lornoxicam Rp
HWZ 4h, Q0 1.0, PPB 99%

Telos *Tbl. 4, 8mg*
Xefo *Tbl. 8mg*
aktivierte Arthrose →342, chronische Polyarthritis →343: 2-3 x 4mg p.o. max. 16mg/d p.o.; **DANI** max. 12mg/d

Meloxicam Rp
HWZ 15-20h, Q0 1.0, PPB 99%, PRC N, Lact ?

Melox Gry *Tbl. 7.5, 15mg*
Meloxicam ratioph. *Tbl. 7.5, 15mg*
Mobec *Tbl. 7.5, 15mg; Supp 7.5, 15mg; Amp. 15mg/1.5ml*
Mobic *Tbl. 7.5, 15mg*
Movalis *Tbl. 7.5, 15mg*
Arthrose →342, chronische Polyarthritis →343, M. Bechterew →344: 1 x 7.5-15mg p.o./rect., max. 15mg/d; 1 x 15mg i.m.; **DANI** Dialyse max. 7.5mg/d

Non-Steroidale Antirheumatika (NSAR)

Piroxicam OTC/Rp
HWZ 50h, Q0 0.9, PPB 98%, PRC C, Lact +

Brexidol *Tbl. 20mg*
Fasax *Tbl. 10, 20mg*
Felden *Kps. 10, 20mg; Tbl. 20mg; Amp. 20mg/1ml;*
Flexase *Tbl. 10, 20mg; Amp. 20mg/1ml;*
Pirocutan *Tbl. 10, 20mg; Amp. 20mg/1ml; Creme, Gel (1g enth. 5mg)*
Pirorheum *Tbl. 10, 20mg; Brausetbl. 20mg; Supp. 20mg; Amp. 20mg/1ml*
Piroxicam ratioph. *Tbl. 10, 20mg; Brausetbl. 20mg; Supp. 20mg; Amp. 20mg/1ml*

Arthritiden →343, rheum. Erkr. →343, schmerzhafte Schwellungen:
d 1–2: 2 x 20mg p.o.; rect.; d 1–2: 1 x 20–40mg i.m., dann: 1 x 20mg p.o.; rect.
Entzündungen von Sehnen und Sehnenscheiden, schmerzhafte Schultersteife, Prellungen, Zerrungen, Verstauchungen:
Creme, Gel: 3–4 x lokal

A 5.3.5 Coxibe

Wm: selektive Hemmung der Cyclooxygenase-2 ⇒ Prostaglandinsynthese ↓
Wi: analgetisch, antiphlogistisch
UW: Ödeme, Bauchschmerzen, Benommenheit, Hypertonie, Oberbauchbeschwerden, Schwindel, Übelkeit, Kopfschmerzen, Pruritus, Transaminasen ↑, allerg. Reaktionen
KI: aktives Ulkus, Leberfunktionsstrg. (Child-Pugh: >10), entzündliche Darmerkr., Herzinsuff. (NYHA II–IV), KHK, Zerebrovaskuläre Erkr., bek. Überempf., SS/SZ

Celecoxib Rp
HWZ 8–12h, Q0 >0.7, PPB 97%, PRC C, Lact ?

Celebrex *Tbl. 100, 200mg*
Onsenal *Kps. 400mg*

**Aktivierte Arthrose →342,
chron. Polyarthritis →343:** 1–2 x 100–200mg p.o.;
Fam. adenomatöse Polyposis: 2 x 400mg p.o.;
DANI vorsichtige Dosiseinstellung; **DALI** 50%

Etoricoxib Rp
HWZ 22 h, PPB 92%

Arcoxia *Tbl. 60, 90, 120mg*

Arthrose →342: 1 x 60mg p.o.;
rheumatoide Arthritis →343: 1 x 90mg;
akute Gichtarthritis: 1 x 120mg;
DANI GFR >30: 100%; <30: KI;
DALI Child-Pugh 5–6: max. 60mg/d;
7–9: 60mg alle 2d; >10: KI

Lumiracoxib Rp
HWZ 4h, PPB 98%

Prexige *Tbl. 100mg*

aktivierte Arthrose: 1 x 100mg p.o.;
DANI GFR >50: 100%; <50: KI;
DALI Child-Pugh bis 8: 100%; schwere Leberfunktionsstrg. KI

Parecoxib Rp
HWZ (8h) Q0 0.95 (>0.7), PRC C, Lact ?

Dynastat *Inj.Lsg 40mg/2ml*

Post-OP Schmerzen, Kurzzeittherapie:
40mg i.v./i.m., n. 6–12h evtl. 20–40mg für 2d, max. 80mg/d, < 50kg: max. 40mg/d;
DANI nicht erforderl.

A 5 Schmerz, Entzündung – Arzneimittel

A 5.3.6 Anilinderivate

Wm: Hemmung der zerebralen Prostaglandinsynthese, Hemmung des Effekts endogener Pyrogene auf die hypothalamische Temperaturregulation
Wi: antipyretisch, analgetisch, nur sehr gering antiphlogistisch
UW: allergische Hautreaktionen, Kopfschmerzen, Bronchospasmus, Nieren-, Leberschäden
KI: Anw.Beschr. bei Leberfunktionsstrg., Gilbert-Meulengracht-Synd., vorgeschädigter Niere; Cave in SS/SZ
Ink: Alkohol, Phenytoin

Paracetamol (Acetaminophen) OTC/Rp
HWZ 1–4h, Q0 >0.9, PPB 10%, PRC B, Lact+

Ben-u-ron *Tbl.* 500mg; *Kps.* 500mg; *Supp.* 75, 125, 250, 500, 1000mg; *Saft* (5ml = 200mg)
Captin *Tbl.* 500mg; *Supp.* 125, 250, 500mg; *Saft* (5ml = 120mg)
Enelfa *Tbl.* 500mg; *Supp.* 125, 250, 500mg; *Saft* (5ml = 120mg)
Fensum *Supp.* 125, 500, 1000mg
Paedialgon *Tbl.* 500mg; *Saft* (5ml = 200mg); *Supp.* 125, 250, 500mg
Paracetamol Hexal *Tbl.* 500mg; *Supp.* 125, 250, 500, 1000mg; *Saft* (5ml = 200mg)
Paracetamol ratioph. *Brausetbl.* 500mg; *Tbl.* 500mg; *Supp.* 125, 250, 500, 1000mg; *Saft* (5ml = 200mg)
Perfalgan *Inf.Lsg.* 500mg/50ml, 1000mg/100ml
Rubiemol *Supp.* 125, 250, 500mg; *Saft* (5ml = 250mg)

Leichte bis mäßig starke Schmerzen →342, Fieber:
3–4 x 10–15mg/kg, max. 50mg/kg/d p.o./rect.; 1g i.v., ggfs. Wdh. n. 4h, max. 4g/d i.v.
Ki. p.o/rect.: s. Erw.; i.v.: >33kg: 15mg/kg i.v., ggfs. Wdh. n. 4h, max. 60mg/kg/d bzw. max. 4g/d i.v.;
DANI GFR < 30: (i.v.) Dosisintervall 6h;
DALI Dosisintervall verlängern

A 5.3.7 Pyrazolonderivate

Wm/Wi: Hemmung d. Cyclooxygenase ⇒ Prostaglandine ↓; analgetisch, antipyretisch
Wi (Phenylbutazon): zusätzlich antiphlogistisch
UW (Metamizol): allergische Reaktionen, Bronchospasmus, RR ↓, Stevens-Johnson-/Lyell-Syndrom, Leukopenie, Agranulozytose, Verschlechterung d. Nierenfunktion, akute interstitielle Nephritis
KI (Metamizol): bek. Allergie gg. M. oder Pyrazolone/Pyrazolidine, bek. Analgetika-Asthma-Syndrom, bek. Analgetika-Intoleranz (Urtikaria-Angioödemtyp), akute intermitt. hepatische Porphyrie, G-6-PDH-Mangel, KM-Insuffizienz, Säugl. <3Mon. od. <5 kg; letztes SS-Trim, keine i.v.-Gabe bei Hypotonie und instabiler Kreislaufsituation oder bei Säuglingen (3 bis 11 Mon.)
Ink (Phenylbutazon): Cumarine, Phenytoin, Sulfonylharnstoffe

Metamizol Rp
HWZ 2.5 (4)h, Q0 >0.8 (0.6), PRC D

Analgin *Tbl.* 500mg; *Amp.* 1g/2ml
Berlosin *Tbl.* 500mg; *Supp.* 300, 1000mg; *Amp.* 1g/2ml
Metamizol Hexal *Tbl.* 500mg; *Brausetbl.* 500mg; *Gtt.* (20Gtt. = 500mg); *Supp.* 300, 1000mg; *Amp.* 2.5g/5ml
Novalgin *Tbl.* 500mg; *Brausetbl.* 500mg; *Gtt.* (20Gtt. = 500mg); *Supp.* 300, 1000mg; *Amp.* 1g/2ml, 2.5g/5ml
Novaminsulfon ratioph. *Tbl.* 500mg; *Gtt.* (20Gtt. = 500mg); *Amp.* 1g/2ml, 2.5g/5ml

Starke Schmerzen →342, Koliken, Fieber:
1–4 x 500mg p.o./rect./i.v.;
Säugl. (> 3Mo. bzw. > 5kg):
1–4 x 8–16mg/kg p.o./i.m.;
Ki. s. Erw.;
DANI; DALI mehrfache höhere Dosen vermeiden

Spasmolytika

Phenazon OTC	HWZ 11-12h, Q0 0.95, geringe PPB
Eu-Med Tbl. 500mg **Migräne-Kranit** Tbl. 500mg; Supp. 500mg **Mono Migränin** Tbl. 500mg	**Leichte, mäßig starke Schmerzen** →342, **Fieber:** 1-4 x 0.5-1g p.o./rect., max. 4g/d; **Ki. 7-15J.:** 3-4 x 250mg p.o., max. 1250mg/d; **DANI** max. 500mg/Einzeldosis, max. 2g/d
Phenylbutazon Rp	HWZ 70 (48)h, Q0 1.0 (1.0), PPB 99%
Ambene Tbl. 200mg; Amp. 400mg/2ml **Exrheudon Opt** Tbl. 200mg	**M. Bechterew** →344, **chron. Polyarthritis** →343: d 1-2: 2-3 x 200mg p.o.; 2 x 300mg rect.; dann: 1-2 x 200mg; 1 x 300mg rect.; 1 x 400mg i.m; Dauer max. 7d **akuter Gichtanfall:** ini 400mg p.o.; 600mg rect., dann 2 x 200mg p.o; 2 x 300mg rect. f. 3d; **DANI** KI
Propyphenazon OTC	HWZ 1.5h, Q0 0.9
Demex Tbl. 500mg	**Leichte, mäßig starke Schmerzen** →342, **Fieber:** 1-3 x 0.5-1g p.o., max. 4g/d; 1-3 x 300-600mg p.o. **Ki. 7-15J.:** 1-3 x 250mg p.o.; 1-3 x 300mg rect., max. 1200mg/d

A 5.4 Spasmolytika

Wm/Wi: Antagonismus am Muscarinrezeptor (Parasympatholyse);
Wm/Wi (Mebeverin): + papaverinartige Wi (direkte Wi auf glatte Muskulatur);
Wm/Wi (Hymecromon): + choleretisch;
UW: Schweißdrüsensekretion ↓, Mundtrockenheit, HF↑, Miktionsbeschwerden
KI: Glaukom, Blasenentleerungsstrg., mechanischer Ileus, Tachyarrhythmie, Myastenia gravis; Cave in SS

Atropin Rp	HWZ 2-3h, Q0 0.45, PPB 2-40% ,PRC C,Lact?
Dysurgal Tbl. 0.5mg	**Magen-Darm-Harnwegs-Spasmen** →389: 1-3x 0.5-1mg p.o.; **Ki. 2-5J.:** 1-3 x 0.25mg; **6-14J.:** 1-3 x 0.5mg;
Butylscopolamin OTC	HWZ 5h, Q0 0.55, PPB 3-11%, PRC C
BS ratioph. Amp. 20mg/1ml **Buscopan** Tbl. 10mg; Supp. 10mg; Amp. 20mg/1ml; Inf.Lsg. 200mg/10ml **Spasman Scop** Amp. 20mg/1ml	**Magen-Darm-Spasmen** →389: 3-5 x 10-20mg p.o./rect.; 20-40mg i.v./i.m./s.c., max. 100mg/d; **Ki., Jugendl.:** 0.3-0.6mg/kg i.v./i.m./s.c., max. 1.5mg/kg/d
Mebeverin Rp	HWZ 2h, PPB 76%
Duspatal Tbl. 135mg; Kps. 200 (ret.) mg **Duspatalin** Tbl. 135mg **Mebemerck** Tbl. 135mg	**Reizdarmsyndrom:** 2x 200mg(ret.) p.o.; 3x 135mg, evtl. Dosisred. n. einigen W.; **Ki. 3J.:** 3 x 25mg p.o.; **4-8J.:** 3 x 50mg **9-10J.:** 3 x 100mg; > **10J.:** s. Erw.
Hymecromon OTC	HWZ 1h
Chol Spasmoletten Tbl. 400mg **Cholspasmin** Tbl. 400mg	**Gallenwegsspasmus** →389, **Cholestase:** 2-3 x 400mg p.o.

A 5 Schmerz, Entzündung – Arzneimittel

A 5.5 Analgetika-Kombinationen

ASS + Codein Rp

Dolviran N *Tbl. 500+30mg*	**Mäßig starke und starke Schmerzen** →342: 1–3 x 500–1000 + 30–60mg p.o.

Diclofenac + Codein Rp

Combaren *Tbl. 50+50mg*	**Starke und sehr starke Schmerzen** →342: 3 x 50 + 50mg p.o.; **DANI** sorgfält. Dosiseinstellung

Paracetamol + Codein Rp   PRC C, Lact ?

Gelonida Schmerztbl. *Tbl. 500+30mg* **Nedolon P** *Tbl. 500+30mg* **talvosilen** *Tbl. 500+20, 30mg, Kps. 500+20, 500+30mg; Supp. 250, 500, 1000+5, 10, 20mg; Supp. 1000+60mg; Saft (5ml = 200+5mg)* **Titretta** *Tbl. 500+30mg; Supp. 1g+60mg*	**Mäßig starke und starke Schmerzen** →342: 1–4 x 500–1000 + 20–60mg p.o./rect.; **Ki. 1–6J.:** 1–3 x 250 + 5mg rect.; **6–12J.:** 1–3 x 500 + 10mg rect.

Paracetamol + Coffein + Codein Rp

Azur compositum *Tbl. 350+50+30mg;* *Supp. 600+50+40mg*	**Starke Schmerzen** →342: 1–4 x 350–700 + 50–100 + 30–60mg p.o.; 1–4 x 600 + 50 + 40mg rect.

Paracetamol + Metoclopramid Rp

Migraeflux Mcp *Tbl. 500+5mg* **Migränerton** *Kps. 500+5mg* **Migralave+Mcp** *Tbl. 500+5mg*	**Migräneanfall** →415: ini 1000 + 10mg p.o., ggf. alle 4h 500 + 5mg, max. 3000 + 30mg/d

ASS + Paracetamol + Coffein OTC

Boxonal *Tbl. 250+200+50mg* **Herbin Stodin** *Tbl. 250+200+50mg* **Neuralgin** *Tbl. 250+200+50mg* **Thomapyrin** *Tbl. 250+200+50mg* **Titralgan** *Tbl. 250+200+50mg*	**Leichte, mäßig starke Schmerzen:** 1–3 x 250–500 + 200–400 + 50–100mg p.o.

ASS + Paracetamol + Codein/Coffein Rp

Dolomo TN *Kombipackung Tbl.-T: 250+250+50mg Coffein; Tbl.-N: 250+250+50mg Codein*	**Mäßig starke Schmerzen:** tagsüber: 1–2 x 1–2 Tbl.-T p.o.; nachts: 1 x 1–2 Tbl.-N p.o.

Paracetamol + N-Butylscopolamin OTC

Buscopan plus *Tbl. 500+10mg;* *Supp. 800+10mg*	**Krampfartige Magen-Darm-Schmerzen,** **Dysmenorrhoe:** 3 x 500–1000 + 10–20mg p.o.; 3–4 x 800 + 10mg rect.

Propyphenazon + Coffein OTC

Optalidon N *Tbl. 125+25mg,* *Supp. 375+75mg*	**Leichte, mäßig starke Schmerzen:** 1–4 x 125–280 + 25–50mg p.o.; 1–3 x 375 + 75mg rect.; **Ki. > 7J.:** 1–3 x 125 + 25mg; 1 x 375 + 75mg rect.

Propyphenazon + Codein Rp

Titretta Schmerztabletten *Tbl. 500+30mg* **Titretta** *Supp. 300+20, 1000+60mg*	**Mäßig starke Schmerzen:** 1–3 x 250–500 + 20–40mg p.o.; 1–3 x 300–1000 + 20–60mg rect.; **Ki. 7–15J.:** 1–3 x 300 + 20mg rect.

s. auch ZNS – Migränemittel (→194)

Analgetika + Schleimhautprotektiva

A 5.6 Analgetika + Schleimhautprotektiva

Diclofenac + Misoprostol Rp

Arthotec Tbl. 50+0.2mg, 75+0.2mg	**Aktivierte Arthrose** →342: 2-3 x 50 + 0.2mg p.o.; 2 x 75 + 0.2mg p.o.; **DANI** sorgfältige Dosiseinstellung

A 5.7 Rheuma-Basistherapeutika
DMARD (disease modifying antirheumatic drugs)

Wm (Chloroquin): Stabilisierung der Lysosomenmembran, Beeinflussung des Bindegewebsstoffwechsels;
Wm (Cyclophosphamid): Alkylans ⇒ Strangbrüche und Vernetzungen der DNS
Wm (Gold: Auranofin, Na-Aurothiomalat): Hemmung d. Leukozytenauswanderung in d. Synovia
Wm (Leflunomid): Hemmung der Dihydroorotatdehydrogenase ⇒ Hemmung der Pyrimidinsynthese ⇒ Lymphozytenproliferation ↓
Wm (Methotrexat): immunsupressiv, Zytokinsynthese ↓
Wm (Penicillamin): Spaltung von Rheumafaktoren, mesenchym-suppressiv
Wm (Sulfasalazin): Prostaglandinsynthese
Wi: Beeinflussung des rheumatischen Grundprozesses
UW (Chloroquin): Hornhauttrübung, Retinopathia pigmentosa, Exantheme
UW (Cyclophosphamid): Myelosupression, Übelkeit, Erbrechen, hämorrhag. Zystitis, Haarausfall, Leberfunktionsstrg., Mucositis, Venoocclusive disease
UW (Gold): Haarausfall, Dermatitis, Stomatitis, Panzytopenie, Nierenschäden
UW (Penicillamin): Nierenschäden, BB-Veränderungen, Geschmackstrg., Muskellähmungen
UW (Leflunomid): Diarrhoe, Transaminasen ↑, Hypertonie, Exanthem, Haarausfall, Knochenmarksdepression, Infektionsanfälligkeit ↑
UW (Methotrexat): Exanthem, Haarausfall, Magen-Darm-Ulzera, Übelkeit, Erbrechen, Strg. der Hämatopoese, Lungenfibrose.
KI (Chloroquin): Retinopathie, G-6-PDH-Mangel, SS/SZ
KI (Cyclophosphamid): floride Infektionen, schwere KM-Suppression, Harnabflussstrg
KI (Gold und Penicillamin): Niereninsuff., Blutbildungsstrg., Leberschäden, SS/SZ
KI (Leflunomid): schwere Immundefekte, eingeschränkte Knochenmarksfkt., schwere Infektionen, eingeschränkte Leberfunktion, mittlere bis schwere Niereninsuff., SS/SZ, Kinder u. Jugendliche < 18 J.
KI (Methotrexat): akute Infektionen, schwere Knochenmarkdepression, Leberfunktionsstrg., Magen-Darm-Ulzera, Niereninsuff., SS/SZ
Ink (Methotrexat): Cisplatin, NSARs, Penicilline, Probenecid, Salizylate, Sulfonamide;
Ink (Penicillamin): Eisensalze

Auranofin Rp	HWZ 15-31d, Q0 0.9, PPB 60%, PRC C, Lact ?
Ridaura Tbl. 3mg	**Chr. Polyarthritis** →343: 1 x 6mg oder 2 x 3mg p.o.; nach 4-6 Mo. evtl. 3 x 3mg; **DANI** nicht erforderl.

Chloroquin Rp	HWZ 30-60d, Q0 0.3, PPB 50-60%, PRC C, Lact +
Resochin Tbl. 50, 155mg; Amp. 155mg/5ml **Weimerquin** Tbl. 155, 310mg	**Chron. Polyarthritis** →343, **Lupus eryth.** →346: **Erw. + Ki.** 2.5mg/kg/d; max. Kumulativdosis 100g

Cyclophosphamid Rp	HWZ 7 (9)h, Q0 0.5, PPB 13%
Cyclostin Tbl. 50mg **Endoxan** Tbl. 50mg; Inf.Lsg. 100, 200, 500, 1000mg	**Autoimmunerkrank., Dauer-Th.**: 1-2 mg/kg/d i.v.; 50-200mg/d oral; **Intervall-Th.**: 10-15mg/kg i.v. alle 2-5d; 20-40mg/kg i.v. alle 21-28d; **DANI** GFR <10: 50% →260

A 5 Schmerz, Entzündung – Arzneimittel

Hydroxychloroquinsulfat Rp	HWZ 30–60d, PRC C, Lact ?
Quensyl *Tbl. 200mg*	**Chron. Polyarthritis** →343, **Lupus eryth.** →346: ini 2–3 x 200mg p.o., Erh.Dos. 1–2 x 200mg; 7 **Ki.** 5–6.6mg/kg/d

Leflunomid Rp	HWZ 4–28d, PPB 99%, PRC X, Lact –
Arava *Tbl. 10, 20, 100mg*	**Chron. Polyarthritis** →343, **Psoriasis-Arthr.** →346: d1–3: 1 x 100mg p.o., dann: 1 x 10–20mg p.o.; **DANI** KI b. mittlerer bis schwerer Niereninsuff.

Methotrexat Rp	HWZ 5.1–9.3h, Q0 0.06, PPB 60%, PRC X, Lact– (→263)
Lantarel *Tbl. 2.5, 7.5, 10mg; Fertigspr. 7.5mg/1ml, 10mg/1.34ml, 15mg/2ml, 20mg/2.67ml, 25mg/1ml* Metex *Tbl. 2.5, 7.5, 10mg; Inj.Lsg., Fertigspr. 7.5mg/1ml, 10mg/1.34ml, 15mg/2ml, 20mg/2.67ml, 25mg/3.34ml* MTX Hexal *Tbl. 2.5, 5, 7.5 10, 15mg; Inj.Lsg. 5mg/2ml, 7.5mg/1ml, 10mg/4ml, 15mg/2ml, 25mg/1ml, 50mg/2ml, 500mg/20ml, 1g/40ml, 5g/200ml*	**Chron. Polyarthritis** →343, **Psoriasis-Arthr.** →346: ini 1 x/W. 7.5mg p.o./i.v., bei guter Verträglichkeit evtl. 1 x/W. 10–15mg, max. 20mg p.o./i.v.; **DANI** GFR < 60 oder Krea > 2mg/dl: KI →263

Natriumaurothiomalat Rp	HWZ 225–250 d, Q0 0.3, PPB >95%
Tauredon *Amp. 10mg/0.5ml, 20mg/0.5ml, 50mg/0.5ml*	**Chron. Polyarthritis** →343, **Psoriasis-Arthr.** →346: ini 2 x/Wo i.m.: 1.–3. Inj.: 10mg; 4.–6. Inj. 20mg, dann 2 x/W. 50mg oder 1 x /W. 100mg; Erh.Dos. 1 x/Mo. 100mg; **Ki.** ini 0.2–1mg/kg/W., Erh.Dos. 1–2 x/Mo. 1mg/kg; **DANI** KI

Penicillamin Rp	HWZ 1–7.5 h, Q0 0.85, PPB 90%, PRC D, Lact –
Metalcaptase *Tbl. 150, 300mg*	**Chron. Polyarthritis** →343: W. 1–2: 150mg/d p.o., dann alle 2 W. um 150mg steigern, max. 1200mg, n. Wi-Eintritt reduz. auf Erh.-Dos. 300–600mg/d; **Ki.** ini 3–5mg/kg, max. 15–20mg/kg, n. Wi-Eintritt reduz. auf Erh.Dos. 5–10mg/kg/d; **M. Wilson:** 1 x 1–20mg/kg p.o.

Sulfasalazin Rp	HWZ 7.6 h, PPB >95%, PRC B, Lact ?
Azulfidine RA *Tbl. 500mg* Pleon RA *Tbl. 500mg* Salazopyrine RA *Tbl. 500mg* Sulfasalazin Hexal *Tbl. 500mg*	**Chron. Polyarthritis** →343: W. 1: 1 x 500mg/d p.o.; W. 2: 2 x 500mg/d; W. 3: 1500mg/d; W. 4: 2x1g/d

A 5.8 Glukokortikoide

Wi: Gluconeogenese ↑, Proteinkatabol. ↑, Lipolyse, Hemmung mesenchymaler Reaktionen (Entzündung, Exsudation, Proliferation), immunsuppressiv, antiallergisch (Lympho-/Eosinopenie, lymphat. Gewebe ↓, B-/T-Zellaktivität ↓)
UW Kortikoide): diabetogen: Gluc ↑, Glukosurie, Steroiddiabetes
katabol: neg. Stickstoffbilanz, Wachstums ↓, Osteoporose
Fettstoffwechsel: Stammfettsucht, Vollmondgesicht, Fettsäurespiegel ↑
BB: Thrombos ↑, Erys ↑, Neutroph. ↑, Eosinoph. ↓, Basoph. ↓, Lymphos ↓
ulzerogen: Produktion von Magensäure ↑, Magenschleim ↓
Augen: Hornhautulkus, Glaukom, Katarakt
Haut: Atrophie, Striae rubrae, Akne
Kapillarbrüchigkeit ↑: Petechien, Ekchymosen, Purpura
mineralokort. Wi: H_2O-, Na-Retention, K^+ ↓, RR ↑, Alkalose
Immunschwäche: Infektgefährdung, TBC-Aktivierung
endokr. Psychosyndr.: Euphorie, Depression, Verwirrung, Halluzination
Muskeln: Schwäche, Atrophie
NNR-Atrophie: Kortison-Entzugssyndrom (Schwäche, Schwindel, Schock)
KI (Kortikoide, bei chron. Anw.): GI-Ulzera, schwere Osteoporose, akute virale/bakt. Infekt., Systemmykosen, Glaukom, psychiatr. Anamnese
Ink: Barbiturate, Didanosin, Rifabutin, Rifampicin
Ink (Methylprednisolon): Kontrazeptiva, Ketoconazol
Glu: rel. glukokortikoide Potenz
Min: rel. mineralo-kortikoide Potenz; die Dosierung richtet sich nach der Aktualität u. Schwere der jeweiligen Erkrankung

		Glu	Min
Betamethason Rp	HWZ 6h, Q0 0.95, PPB 58–70%, PRC C, Lact -	25	0
Celestamine N *Tbl. 0.5mg; Gtt. (1ml = 0.5mg)*			
Celestan *Amp. 4mg/1ml, 20mg/5ml*			
Celestone *Tbl. 0.5mg*			
Cloprednol Rp	HWZ 2h, Q0 1.0, PPB 67–84%	8	0
Syntestan *Tbl. 2.5, 5mg*			
Cortisonacetat	R HWZ 1.2 h, Q0 0.34	0,8	0,8
Cortison CIBA *Tbl. 25mg*			
Deflazacort Rp	HWZ 1.5h, Q0 0.8	3	3
Calcort *Tbl. 6mg*			
Dexamethason Rp	HWZ 2–5h, Q0 0.9, PPB gering, PRC C, Lact -	30	0
Dexa-Allvoran *Amp. 4mg/1ml*			
Dexaflam N *Amp. 4mg/1ml*			
Dexahexal *Amp. 4mg/1ml, 8mg/2ml*			
Dexa ratioph. *Amp. 4mg/1ml, 8mg/2ml, 40mg/5ml, 100mg/10ml*			
Fortecortin *Tbl. 0.5, 2, 4, 8mg; A. 4mg/1ml, 8mg/2ml, 40mg/5ml,100mg/10ml*			
Lipotalon *Amp. 4mg/1ml*			
Fludrocortison Rp	HWZ 3.5–4.8h, PRC C, Lact ?	10	125
Astonin H *Tbl. 0.1mg*			
Fluocortolon Rp	HWZ 0.5–3.5h, Q0 1.0, PPB 95%, PRC C,	5	0
Ultralan *Tbl. 5, 20, 50mg*			

A 5 Schmerz, Entzündung – Arzneimittel

Hydrocortison (=Cortisol) Rp	HWZ 1–2h, Q0 1.0, PPB 75–95%, PRC C, Lact -	Glu	Min
Hydrocortison Hoechst *Tbl. 10mg* **Hydrocortison** *Amp. 100mg/2ml, 250mg/2ml, 500mg/4ml, 1g/8m*		1	2

Methylprednisolon Rp	HWZ 2–3h, Q0 0.9, PPB 77%, PRC C, Lact ?	5	0
Medrate *Tbl. 2, 4, 100mg; Amp. 125mg/2ml, 500mg/8ml, 1g/16ml* **Metypred** *Tbl. 4, 8, 16mg; Amp. 125mg/2ml, 250mg/4ml, 1g/16ml* **M Prednihexal** *Tbl. 4, 8, 16mg* **Urbason** *Tbl. 4, 8, 16, 40mg; Amp. 16mg/1ml, 32mg1ml, 250mg/5ml, 1g/10ml*			

Prednisolon Rp	HWZ 2.6–3h, Q0 0.75, PPB 95%, PRC C, Lact -	4	1
Decortin H *Tbl. 1, 5, 10, 20, 50mg* **Klismacort** *Rektalkps. 100mg* **Prectal** *Supp. 100mg* **Prednihexal** *Tbl. 5, 10, 20, 50mg* **Prednisolon Jenaph.** *Tbl. 1, 5, 10, 20, 50mg* **Prednisolon ratioph.** *Tbl. 5, 50mg* **Prednisolut** *Amp. 10mg/2ml, 25mg/5ml, 50mg/2ml, 100mg/5ml, 250mg/5ml, 500mg/5ml, 1g/10ml* **Solu-Decortin** *Amp. 10mg/1ml, 25mg/1ml, 50mg/1ml, 100mg/1ml, 250mg/5ml, 500mg/, 1g/10ml*			

Prednison Rp	HWZ 1.7–3 h, Q0 1.0, PPB 75% , PRC C, Lact +	3.5	1
Cutason *Tbl. 5, 20, 50mg* **Decortin** *Tbl. 1, 5, 20, 50mg* **Prednison Hexal** *Tbl. 5, 20, 50mg* **Rectodelt** *Supp. 100mg*			

Triamcinolon Rp	HWZ 2–3h, Q0 1.0, PPB 80%, PRC C, Lact ?	5	0
Delphicort *Tbl. 2, 4, 8mg; Amp. 25 (KS)mg/1ml, 40 (KS)mg/1ml* **Triamhexal** *10 (KS)mg/1ml, 40 (KS)mg/1ml* **Volon** *Tbl. 4, 8, 16mg* **Volon A** *Amp. 40mg; 10 (KS)mg/1ml, 40 (KS)mg/1ml; Inj.Lsg. 50mg/5ml, 200mg/5ml*			

A 6 Stoffwechsel, Endokrinologie – AM

A 6.1 Gichtmittel
A 6.1.1 Urikosurika

Wm/Wi (Benzbromaron, Probenecid): Hemmung der tubulären Harnsäurerückresorption
UW (Benzbromaron, Probenecid): initialer Gichtanfall, Nausea, Erbrechen, Uratsteine
KI (Benzbromaron, Probenecid): Nierensteindiathese, Niereninsuff., Überempf. gg. Bromid; Cave in SS/SZ
Ink (Probenecid): Methotrexat, Ketorolac, Salizylate

Benzbromaron Rp	HWZ 3 (17-20)h, Q0 1.0 (1.0), PPB 99%
Benzbromaron AL *Tbl. 100mg* Narcaricin *Tbl. 50, 100mg*	**Hyperurikämie** → 362: ini 1 × 20mg p.o., Erh.Dos. 1 × 100mg

Probenecid Rp	HWZ 3-17h, Q0 0.9, PPB 90%, PRC B, Lact ?
Probenecid *Tbl. 500mg*	**Hyperurikämie** → 362: 1. W.: 2 × 250mg p.o., dann 2 × 500mg; > **2J.**: ini 25mg/kg, dann 40mg/kg

A 6.1.2 Xanthin-Oxidase-Inhibitoren

Wm/Wi: Hemmung der Xanthinoxidase ⇒ Harnsäureprod. ↓ (Urikostatikum)
UW: Nausea, Erbrechen, allerg. Reaktionen, Leukopenie, Xanthinsteine
KI: Cave in SS/SZ
Ink: Ampicillin, Amoxicillin

Allopurinol Rp	HWZ 1.5 (19)h, Q0 0.8 (0.1), PPB <1%, PRC C, Lact ?
Allopurinol-ratioph. *Tbl. 100, 300mg* Bleminol *Tbl. 100, 200, 300mg* Cellidrin *Tbl. 100, 300mg* Foligan *Tbl. 100, 300mg* Jenapurinol *Tbl. 100, 300mg* Remid *Tbl. 100, 300mg* Uribenz *Tbl. 100, 300mg* Zyloric *Tbl. 100, 300mg*	**Hyperurikämie**, Urat-Nephropathie → 496, **Pro. von Ca-Oxalatsteinen** → 497: 1 × 100-300mg p.o., max. 900mg/d; **Ki.** < **15J.**: 10-20mg/kg/d in 3 Einzeldosen; **DANI** GFR 10-20: 100-200mg/d; < 10: 100mg/d; HD: 2-3 x/W. 300-400mg

A 6.1.3 Kombinationen

Allopurinol + Benzbromaron Rp	
Allo comp. ratioph. *Tbl. 100+20mg* Harpagin *Tbl. 100+20mg*	**Hyperurikämie** → 362: 1 × 100 + 20mg p.o., evtl. vorübergehend 300 + 60mg/d; **DANI** KI

A 6.1.4 Andere

Wm/Wi (Colchizin): verhindert Phagozytose abgelagerter Uratkristalle durch Leukos, die Entzündungsmediatoren freisetzen = Mitosehemmstoff; **Wm/Wi** (Rasburicase): Katalyse der enzym. Oxidation von Harnsäure in Allantoin, welches leichter über d. Niere ausgeschieden wird
UW (Colchizin): Durchfälle, Nausea, Erbrechen, Leukopenie, Alopezie
UW (Rasburicase): Fieber, Erbrechen, Übelkeit, Diarrhoe, Kopfschmerzen, allerg. Reaktionen
KI (Colchizin): SS/SZ; **KI** (Rasburicase): G-6-PDH-Mangel, SS/SZ

Colchicin Rp	HWZ 4.4h, Q0 1.0, PRC D, Lact +
Colchicum-Dispert *Tbl. 0.5mg* Colchysat *Gtt. (25Gtt. = 0.5mg)*	**Akuter Gichtanfall** → 363: ini 1mg p.o., dann alle 1-2h 0.5-1.5mg bis Besser., max. 8mg/d bzw.12mg/Anfall

Rasburicase Rp	HWZ 19h, keine PPB
Fasturtec *Inj.Lsg. 1.5mg/1ml, 7.5mg/5ml*	**Akute Hyperurikämie → 363, Tumorlyse bei Th. hämatolog. Malignome:** 1 x 0.2mg/kg über 30min. i.v. über 5-7d; **DANI** nicht erforderl.

A 6.2 Lipidsenker
A 6.2.1 Risikostratifizierung und LDL-Zielwerte

Risikostratifizierung	LDL-Zielwert	medikamentöse Th. ab LDL
KHK, Atherosklerose, Diabetes	< 100 mg/dl	≥ 130 mg/dl[2]
≥ 2 Risikofaktoren[1] 10-Jahres-Risiko 10-20% 10-Jahres-Risiko <10%	<130 mg/dl <130 mg/dl	≥ 130 mg/dl ≥ 160 mg/dl
<2 Risikofaktoren	<160 mg/dl	≥ 190 mg/dl[3]

1: Rauchen, Hypertonie, HDL<40, KHK-Familienanamnese
2: medikament. Th.-Option 100-129 mg/dl; 3: medikament. Th.-Option 160-189 mg/dl

Expert panel on detection, evaluation and treatment of high blood cholesterol in adults; JAMA 2001; 285: 2486-2497

A 6.2.2 Clofibrinsäurederivate

Wm: Lipoproteinlipase-Aktivität ↑
Wi: Triglyceride ↓, LDL ↓, HDL ↑
UW: Myalgien, Rhabdomyolyse, Nausea, Erbrechen, Transaminasen ↑, Cholelithiasis, ventrikuläre HRST, BB-Veränderungen;
KI: SS/SZ, primäre biliäre Zirrhose; Anw.Beschr. bei Kindern;
Ink: Cumarine; **Ink:** (Gemfibrozil): CSE-Hemmer

Bezafibrat Rp	HWZ 2.5h, Q0 0.15, PPB 95%
Befibrat *Tbl. 200, 400 (ret.)mg* **Beza** *Tbl. 200, 400 (ret.)mg* **Bezafibrat ratiopharm** *Tbl. 200, 400 (ret.)mg* **Cedur** *Tbl. 200, 400 (ret.)mg* **Lipox Bezafibrat** *Tbl. 400 (ret.)mg*	**Prim., sek. Hyperlipoproteinämien → 361:** 3 x 200mg p.o.; 1 x 400mg (ret.); **DANI** GFR: > 60: 100%; 40-60: 2 x 200mg; 15-40: 200mg alle 1-2d; < 15: KI; HD: 200mg alle 3d

Etofyllinclofibrat Rp	HWZ 4-7h, Q0 0.8
Duolip *Tbl. 500mg*	**Prim., sek. Hyperlipoproteinämien → 361:** 1 x 500mg abends p.o.; **DANI** Krea (mg/dl) 1.6-5: 250mg/d; > 6: KI

Etofibrat Rp	HWZ 13-16h, PPB 73%
Lipo-Merz *Tbl. 500 (ret.)mg*	**Prim., sek. Hyperlipoproteinämien → 361:** 1 x 500mg, max. 1000mg (ret.) p.o.; **DANI** Krea (mg/dl): 1.6-2.5: max. 500mg/d; 2.5-6: 500mg alle 2d; > 6: KI

Lipidsenker 113

Fenofibrat Rp	HWZ 21h, Q0 0.2, PPB 99%, PRC C, Lact -
Cil Kps. 160, 200mg **Durafenat** Kps. 100, 200, 250 (ret.)mg **Fenofibrat ratioph.** Kps. 100, 250 (ret.)mg **Lipidil** Kps. 200mg **Lipidil 145 ONE** Tbl. 145 mg als Nanopartikel **Lipidil Ter** Tbl. 160mg **Normalip Pro** Kps. 200mg	**Prim., sek. Hyperlipoproteinämien → 361:** 3 x 100mg p.o.; 1 x 160-200mg; 1 x 250mg (ret.); **DANI** Krea (mg/dl) > 2: 1 x 100mg/d; HD: 100mg alle 2d

Gemfibrozil Rp	HWZ 1.5h, Q0 1.0, PPB >97%, PRC C, Lact -
Gemfi Tbl. 450, 600mg **Gevilon** Tbl. 600, 900mg	**Prim., sek. Hyperlipoproteinämie → 361:** 1 x 900mg p.o.; 2 x 600mg; **DANI** KI bei schwerer Niereninsuff.

A 6.2.3 CSE-Hemmer

Wm: kompetitive Hemmung d. HMG-CoA-Reduktase (= Cholesterol-Synthese-Enzym=CSE)
Wi: intrazelluläre Cholesterinsynthese ↓, LDL ↓, HDL ↑
UW: Hautreaktionen, Myopathie, Vaskulitis, Kopfschmerzen, Bauchschmerzen, Transaminasen ↑, Schlafstrg.
KI: SS/SZ, Lebererkr., Cholestase, Myopathie
Ink: Azole, Ciclosporin, Diltiazem, Gemfibrozil, Grapefruitsaft, Makrolide, Nikotinsäure, Rifabutin, Rifamycin, Verapamil

Atorvastatin Rp	HWZ 14h, Q0 >0.7, PPB 98%, PRC X, Lact -
Sortis Tbl. 10, 20, 40, 80mg	**Hypercholesterin-, komb. Hyperlipidämie → 361:** ini 1 x 10mg p.o., je n. Wi steigern auf 1 x 20-40mg, max. 80mg/d; **DANI** nicht erforderl.

Fluvastatin Rp	HWZ 1-3h, Q0 1.0, PPB 98%, PRC X, Lact -
Cranoc Kps. 20, 40mg; Tbl. 80 (ret.)mg **Locol** Kps. 20, 40mg; Tbl. 80 (ret.)mg	**Hypercholesterin-, komb. Hyperlipidämie → 361:** 1 x 20-40mg p.o., max. 2 x 40mg od. 1 x 80mg (ret.); **DANI** nicht erforderl.

Lovastatin Rp	HWZ 1.4h, Q0 1.0, PPB 95%, PRC X, Lact -
Lovabeta Tbl. 10, 20, 40mg **Lovahexal** Tbl. 10, 20, 40mg **Lovastatin ratioph.** Tbl. 10, 20, 40mg **Mevacor** Tbl. 20mg **Mevinacor** Tbl. 10, 20, 40mg	**Hypercholesterin-, komb. Hyperlipidämie → 361:** 1 x 20-40mg p.o.; max. 80mg/d; **DANI** GFR: > 30: 100%; < 30: 20mg/d

Pravastatin Rp	HWZ 1.5-2 h, Q0 0.55, PPB 45%, PRC X, Lact -
Mevalotin protect Tbl. 10, 20, 40mg **Prava-Q** Tbl. 10, 20, 40mg **Pravasin protect** Tbl. 10, 20, 40mg **Pravastatin ct** Tbl. 10, 20, 40mg **Pravastatin Hexal** Tbl. 10, 20, 30, 40mg **Sigaprava** Tbl. 10, 20, 40mg	**Hypercholesterin-, komb. Hyperlipidämie → 361:** 1 x 10-40mg p.o.; **DANI** nicht erforderl.

Simvastatin Rp	HWZ 1.9h, Q0 1.0, PPB 95%, PRC X, Lact -
Sigalip Tbl. 10, 20, 40mg **Simvabeta** Tbl. 5, 10, 20, 30, 40, 80mg **Simvahexal** Tbl. 5, 10, 20, 30, 40, 60, 80mg **Simvastatin ratioph.** Tbl. 5, 10, 20, 40mg **Zocor** Tbl. 5, 10, 20, 40, 80mg	**Hypercholesterin-, komb. Hyperlipidämie → 361:** ini 1 x 10-20mg, je n. Wi alle 4 W. steigern bis max. 80mg/d; **DANI** GFR > 30: 100% < 30: 10mg/d

A 6 Stoffwechsel, Endokrinologie – AM

A 6.2.4 Anionenaustauscher

Wm/Wi: Bindung v. Gallensäuren im Darm ⇒ Unterbrechung des enterohep. Kreislaufs der Gallensäuren ⇒ Gallensäureprod. aus Cholesterin ↑ ⇒ Cholesterin i.S. ↓; LDL-Rezeptoraktivität ↑ ⇒ LDL-Aufnahme der Leber ↑ ⇒ Cholesterin i.S. ↓
UW: Obstipation, Völlegefühl, Nausea, Diarrhoe, Resorptionsstrg. (Med., lipoph. Vit.)
KI: Gallengangsverschl.

Colestyramin Rp

Colestyramin Hexal *Btl. 4g* Colestyramin-ratioph. *Btl. 4g* Lipocol *Kautbl. 2g* Quantalan *Btl. 4g* Questran *Btl. 4g* Vasosan *Btl. 4g; Granulat (2Messl. enth. 4g)*	**Hypercholesterinämie** → 361, **Pruritus b. Ikterus:** 3 x 4-8g p.o.; **chologene Diarrhoe:** 3 x 4g p.o.; **Ki.** kg x Erw.-Dosis/70

A 6.2.5 Nikotinsäurederivate, Cholesterinsenker, Omega-3-Fettsäuren

Wm/Wi (Ezetimib): selektive Hemmung der intestinalen Cholesterinresorption
Wm/Wi (Nicotinat): Blockade der Triglyceridlipase, Lipoproteinlipaseaktivität ↑ ⇒ Triglyceride ↓, Cholesterin ↓
UW (Ezetimib): Kopfschmerzen, Bauchschmerzen, Diarrhoe; bei Komb. mit CSE-Hemmer auch Transaminasen ↑, Myalgie
UW (Nicotinat): Flush, GI-Strg., Glucosetoleranz ↓, Nüchternblutzucker ↑
KI (Ezetimib): SS/SZ
KI (Nicotinat): akute Herz-Kreislauf-Insuffizienz, Cave in SS/SZ

Ezetimib Rp
HWZ 22h, PPB 99%

Ezetrol *Tbl. 10mg*	**Prim. Hypercholesterinämie, homozygote familiäre H.** → 361, **homozygote Sitosterinämie:** 1 x 10mg p.o. allein oder in Komb. mit CSE-Hemmer; **DANI** nicht erforderl.

Ezetimib + Simvastatin Rp

Inegy *Tbl. 10+10mg, 10+20mg, 10+40mg, 10+80mg*	**Prim. Hypercholesterinämie** → 361: 1 x 10+10 – 10+80mg p.o.; **homozygote familiäre H** → 361.: 1 x 10+40 – 10+80mg; **DANI** GFR < 30: >10+10mg: sorgfältige Dosisanpass.

Inositolnicotinat OTC
HWZ 8-10h

Nicolip *Tbl. 800mg*	**Prim., sek. Hyperlipoproteinämien** → 361: 3 x 800mg p.o.

Nicotinsäure Rp
HWZ 0.5 h, Q0 0.1

Niaspan *Tbl. 375(ret.), 500(ret.), 750(ret.), 1000(ret.)mg*	**Prim. Hypercholesterinämie, komb. Hyperlipidämie** → 361; W.1: 375mg p.o.; W. 2: 500mg; W. 3: 750mg; W. 4-7: 1g, Erh.Dos. 1-2g/d, Komb. mit CSE-Hemmern; **DANI** sorgfältige Dosisanpassung

Omega-3-Säureethylester Rp

Omacor *Kps. 1g* Zodin *Kps. 1g*	**Pro. nach Herzinfarkt:** 1g/d; **Hypertriglyceridämie** → 362: 2g/d p.o., ggfs. steigern bis 4g/d

Antidiabetika, orale

A 6.3 Antidiabetika, orale
A 6.3.1 Sulfonylharnstoffe

Wm: Blockade von ATP-abhängigen K$^+$-Kanälen
Wi: Insulinfreisetzung aus Pankreas-β-Zellen ↑
UW: Hypoglykämie, Nausea, Erbrechen, cholestatischer Ikterus, Panzytopenie
KI: Typ-I D.m., Ketose, Niereninsuff., SS/SZ
Ink: Alkohol, Antazida, H2-Blocker, Omeprazol, Ciprofloxacin, Phenylbutazon, Salizylate, Sulfonamide

---

Glibenclamid Rp · HWZ 2-5h, Q0 1.0, PPB 99%

Duraglucon N *Tbl. 3.5mg* **Euglucon N** *Tbl. 1.75, 3.5mg* **Glib ratioph.** *Tbl. 1.75, 3.5mg* **Glukovital** *Tbl. 1.75, 3.5mg* **Glibenhexal** *Tbl. 3.5mg* **Glimistada** *Tbl. 1.75, 3.5mg* **Maninil** *Tbl. 1, 1.75, 3.5, 5mg*	**D.m. Typ 2** → 358: 3.5-7mg/d p.o., max. 10.5mg/d; **DANI** GFR < 30: KI

Gliclazid Rp · HWZ 12h, Q0 0.8, PPB 95%

Diamicron Uno *Tbl. 30mg*	**D.m. Typ 2** → 358: ini 1 x 30mg p.o., ggfs steigern auf 1 x 60-120mg; **DANI** GFR < 30: KI

Glimepirid Rp · HWZ 5-8h, Q0 1.0, PPB 99%, PRC C, Lact -

Amaryl *Tbl. 1, 2, 3, 4, 6mg* **Glimedoc** *Tbl. 2, 4mg* **Glimepirid Hexal** *Tbl. 1, 2, 3, 4, 6mg* **Glimepirid Stada** *1, 2, 3, 4mg* **Glimerid** *Tbl. 1, 2, 3mg* **Magna** *Tbl. 1, 2, 3, 4, 6mg*	**D.m. Typ 2** → 358: 1 x 1-4mg p.o. morgens, max. 6mg/d; **DANI** GFR < 30: KI

Gliquidon Rp · HWZ 1.5h

Glurenorm *Tbl. 30mg*	**D.m. Typ 2** → 358: 15-120mg p.o., in 1-3 Gaben

---

A 6.3.2 Glinide

Wm: Blockade von ATP-abh. K$^+$-Kanälen;
Wi: Insulinfreisetzung aus Pankreas-β-Zellen ↑
UW: Hypoglykämie, Nausea, Erbrechen, cholestatischer Ikterus, Panzytopenie
KI: Typ-I D.m., Ketose, Niereninsuff., SS/SZ

Nateglinid Rp · HWZ 1,5h, Q0 >0.8, PPB 98%

Starlix *Tbl. 60, 120mg*	**D.m. Typ 2** → 358: 60-120mg vor den Hauptmahlzeiten p.o., max. 3 x 180mg; **DANI** nicht erforderl.

Repaglinid Rp · HWZ < 1h, PPB 98%, PRC C, Lact ?

Novonorm *Tbl. 0.5, 1, 2mg*	**D.m. Typ 2** → 358: 0.25-4mg vor den Hauptmahlzeiten p.o., max. 16mg/d; **DANI** sorgfältige Dosiseinstellung

6.3.3 Gliptide

Wm/Wi (Sitagliptin): Dipeptidylpeptidase-4-Inhibitor, steigert Spiegel aktiver Inkretinhormone (GLP-1, GIP) e Insulinfreisetzung aus Pankreas-b-Zellenm
UW (Sitagliptin): Hypoglykämie, Nausea, Flatulenz, Ödeme
KI (Sitagliptin): bek. Überempf., SS/SZ

Sitagliptin Rp	HWZ 12,4h, PPB 38% PRC B Lact?
Januvia *Tbl. 100mg*	**D.m. Typ 2** in Komb. m. Metformin oder Thiazolidindion: 1 x 100mg p.o.; **DANI** GFR <50: Anw. nicht empfohlen; **DALI** leichte bis mäßige LI: 100%; schwere LI: keine Daten

A 6.3.4 Insulinsensitizer (Thiazolidindione)

Wm/WI: spezifische Bindung an Peroxysome Proliferator Activated(PPA)-Rezeptor in Insulinzielgeweben ⇒ verbesserte Insulinwirkung ⇒ zelluläre Glucoseaufnahme ↑, hepatische Gluconeogenese ↓
UW: Komb. mit Metformin: Anämie, Hypoglykämie, Hyperglykämie, Kopfschmerz, Durchfall, Übelkeit, Bauchschmerzen, Müdigkeit, Ödeme; Komb. m. Sulfonylharnst.: Anämie, Thrombopenie, Hypoglykämie, Hyperglykämie, Gewicht ↑, Ödeme
KI: Herzinsuff.; Leberfunktionsstrg., SS/SZ;
Ink: Insulin

Pioglitazon Rp	HWZ 3-7h, Q0 >0,8, PPB 99%, PRC C, Lact ?
Actos *Tabl. 15, 30, 45mg*	**D.m. Typ 2** → 358: 1 x 15-30mg p.o.; Komb. mit Metformin od. Sulfonylharnstoff; **DANI** GFR > 4: 100%; HD: KI

Pioglitazon + Metformin Rp	
Competact *Tabl. 15 + 850mg*	**D.m. Typ 2:** 2 x 15+850mg p.o.; **DANI** GFR <60: KI; **DALI** KI

Rosiglitazon Rp	HWZ 3-4h, Q0 >0,8, PPB 99%, PRC C, Lact -
Avandia *Tbl. 4, 8mg*	**D.m. Typ 2:** 1 x 4-8mg p.o.; Komb. mit Metformin od. Sulfonylharnstoff; **DANI** GFR <30: vorsichtige Anw.; **DALI** KI

Rosiglitazon + Metformin Rp	
Avandamet *Tbl. 2+500mg, 2+1000mg, 4+1000mg*	**D.m. Typ 2** → 358: 2 x 2-4+1000mg p.o., max. 8+2000mg/d; DANI GFR <70: KI; **DALI** KI

Rosiglitazon + Glimepirid Rp	
Avaglim *Tbl. 4+4mg, 8+4mg*	**D.m. Typ 2:** ini 4+4mg p.o., ggfs. n. 8W. steigern auf 1 x 8+4mg DANI GFR <30: KI; **DALI** KI

Antidiabetika, Insuline

A 6.3.5 Biguanide

Wm (Metformin): Glucoseaufnahme in die Zelle ↑, nichtoxidativer Glucosemetabolismus ↑
UW (Metformin): Laktatazidose, Nausea, Bauchschmerzen, Diarrhoe, Geschmacksveränderungen, BB-Veränderungen; **KI** (Metformin): Typ-I D.m., Leber-/Niereninsuff., respir./kard. Insuff., fieberhafte Erk., SS/SZ

Metformin Rp	HWZ 1.5-6.2 h, Q0 <0.1, PPB 0%, PRC B, Lact ?
Biocos *Tbl. 500, 850, 1000mg* Diabesin *Tbl. 500, 850, 1000mg* Diabetase *Tbl. 850, 1000mg* Glucobon *Tbl. 500, 850, 1000mg* Glucophage *Tbl. 500, 850, 1000mg* Juformin *Tbl. 500, 850, 1000mg* Mediabet *Tbl. 500, 850, 1000mg* Meglucon *Tbl. 500, 850mg* Mescorit *Tbl. 500, 850mg* Metformin-ratioph. *Tbl. 500, 850, 1000mg* Metformin Dura *Tbl. 500, 850, 1000mg* Siofor *Tbl. 500, 850, 1000mg*	**D.m. Typ 2** → 358: 2-3 x 500-850mg p.o., max. 3 x 1g; **DANI** KI bei Niereninsuff., **DALI** KI

A 6.3.6 Alpha-Glukosidase-Inhibitoren

Wm/Wi (Acarbose, Miglitol): Glucosidase-Hemmung ⇒ intestinale Glucosefreisetzung ↓
UW (Acarbose, Miglitol): Meteorismus, Bauchschmerzen, Diarrhoe
KI (Acarbose, Miglitol): entzündliche Darmerkr., SS/SZ

Acarbose Rp	HWZ 2 h, PRC B, Lact ?
Glucobay *Tbl. 50, 100mg*	**Zusatzth. b. D.m.** → 356: ini 3 x 50mg p.o. vor den Hauptmahlzeiten, ggf. steigern bis 3 x 100mg p.o.; **DANI** GFR < 25: KI

Miglitol Rp	HWZ 2 h, PPB <4%, PRC B, Lact -
Diastabol *Tbl. 50, 100mg*	**Zusatzth. bei D.m.:** → 356 ini 3 x 50mg p.o., nach 4 W. ggf. 3 x 100mg; **DANI** GFR > 25: 100%; < 25: KI

A 6.4 Antidiabetika, Insuline
A 6.4.1 Insuline – Übersicht

Wm/Wi (Insuline): Glucoseaufnahme in Muskel- u. Fettzellen ↑, anaboler Stoffwechsel ↑ (Glykogen-, Lipid- und Proteinsynthese ↑), kataboler Stoffwechsel ↓ (Glykogenolyse, Lipolyse und Proteolyse ↓);

Insulingruppe	Wirkstoff	Wi-Eintritt (Onset)	Wi-Max. (Peak)	Wi-Dauer (Duration)
Schnellwirksame Insuline	Insulin Aspart Insulinglulisin Insulin lispro	10-20 min 10-20 min 15 min	1-3 h 1 h 0.5-1.5 h	3-5 h 4-5 h 2-5 h
Kurzwirksame Insuline	Insulin normal	15-30 min	1.5-3.5 h	6-8 h
Inhalatives Insulin	Insulin normal	10-20 min	2 h	6 h
Intermediärwirksame Insuline	NPH-Insulin	30-90 min	4-12 h	18-24 h
Insulin-Kombinationen	Normal/NPH	30 min	2-8 h	14-24 h
Langwirksame Insuline	Insulindetemir Insulin Glargin Insulin-Zink-KS	90 min 150 min	6-8 h 5 h 4-15 h	20 h 24 h 24 h

118 A 6 Stoffwechsel, Endokrinologie – AM

A 6.4.2 Schnellwirksame Insulin-Analoga

Wm/Wi (Insulin Aspart, Insulinglulisin, Insulin lispro): schnellere Resorption durch Veränderung der Aminosäuresequenz ⇒ Verkürzung des Spritz-Ess-Abstandes

Insulin Aspart Rp	HWZ 81 min, PRC ?, Lact ?
NovoRapid	D.m. Typ 1/2 → 356: nach Bedarf
Insulinglulisin Rp	HWZ 42 min, PRC C, Lact ?
Apidra	D.m. Typ 1/2 → 356: nach Bedarf
Insulin lispro Rp	HWZ 26-52 min, PRC B, Lact ?
Humalog, Liprolog	D.m. Typ 1/2 → 356: nach Bedarf

A 6.4.3 Kurzwirksame Insuline

Wm/Wi (s. Insuline - Übersicht)

Insulin normal (Altinsulin) human Rp	HWZ 0.1-0.25 h (i.v.), 2 h (i.m.), PPB gering, PRC B
Actrapid HM, Berlinsulin H Normal, Huminsulin Normal, Insulin B. Braun ratioph. Rapid, insuman RAPID, Velosulin	D.m. Typ 1/2 → 356: nach Bedarf

A 6.4.4 Inhalative Insuline

Wm/Wi (s. Insuline - Übersicht)
UW (Insulin normal inhalativ): Hypoglykämie, Husten, Dyspnoe, vermehrtes Sputum, Irritationen im Hals, trockener Hals, Pharyngitis, Bronchospasmus, Brustschmerzen
KI (Insulin normal inhalativ): bek. Überempf., Hypoglykämie, Rauchen
(auch Ex-Raucher innerhalb der ersten 6 Mo.), schweres Asthma/COPD

Insulin normal (Altinsulin) human Rp	PRC C, Lact ?
Exubera *Pulver z. Inhal. 1, 3mg/Einzeldosis*	D.m. Typ (1)/2 → 356: nach Bedarf; 1mg Einzeldosis entspricht ca. 3 IE; 3mg Einzeldosis entspricht ca. 8 IE; s.a. FachInfo

A 6.4.5 Intermediärwirksame Insuline

Wm/Wi: Zusatz von Protamin als Depotstoff ⇒ Wi-Dauer ↑ ; NPH = *n*eutrales *P*rotamin *H*agedorn

Intermediärinsulin (NPH-Insulin) human Rp	
Berlinsulin H Basal, Huminsulin Basal, Protaphane, insuman BASAL	D.m. Typ 1/2 → 356: nach Bedarf
Intermediärinsulin v. Schwein Rp	
Insulin Novo semilente	D.m. Typ 1/2 → 356: nach Bedarf

Antidiabetika, sonstige

A 6.4.6 Insulin-Kombinationen

Insulin normal/Intermediärinsulin Rp

Actraphane 10, 20, 30, 40, 50 *10/90, 20/80, 30/70, 40/60, 50/50%* **Berlinsulin H 30/70** *30/70%* **Huminsulin Profil III** *30/70%* **Insulin B. Braun ratioph.. Comb 30/70** *30/70%* **insuman COMB 15, 25, 50** *15/85, 25/75, 50/50%*	D.m. Typ 1/2 → 356: nach Bedarf

Insulin lispro/Intermediärinsulin Rp

Humalog Mix 25, 50 *25/75, 50/50%* **Liprolog Mix 25, 50** *25/75, 50/50%*	D.m. Typ 1/2 → 356: nach Bedarf

Insulin Aspart/Intermediärinsulin Rp

Novomix 30 *30/70%*	D.m. Typ 1/2 → 356: nach Bedarf

A 6.4.7 Langwirksame Insuline

Wm/Wi (Insulindetemir): gentechnisch verändertes Insulinmolekül, starke Selbstassoziation an der Injektionsstelle, Bindung an Albumin ⇒ langsamere Abgabe in periph. Zielgewebe
Wm/Wi (Insulin Glargin): gentechnisch verändertes Insulinmolekül, im physiologischen pH-Bereich schwer löslich ⇒ langsame Resorption ⇒ Wirkdauer ↑

Insulindetemir Rp

Levemir	D.m. Typ 1/2 → 356: nach Bedarf

Insulin Glargin Rp PRC C, Lact ?

Lantus	D.m. Typ 1/2 → 356: nach Bedarf

Insulin-Zink-Kristallsuspension Rp PRC C, Lact ?

Monotard	D.m. Typ 1/2 → 356: nach Bedarf

A 6.5 Antidiabetika, sonstige

A 6.5.1 Inkretin-Mimetika

Wm/Wi (Exenatid): Inkretin-Mimetikum mit verschiedenen antihyperglykämischen Wirkungen des Glucagon-like-Peptide (GLP-1)
UW (Exenatid): Übelkeit, Erbrechen, Diarrhoe, Hypoglykämie, verminderter Appetit, Kopfschmerzen, Schwindel, Bauchschmerzen, Reflux, vermehrtes Schwitzen, innere Unruhe
KI (Exenatid): bek. Überempf.; Typ-1-Diabetes, Typ-2-Diabetes m. Betazellversagen

Exenatid Rp HWZ 2.4h PRC C Lact?

Byetta *Pen 5µg/Dosis, 10µg/Dosis*	D.m. Typ 2 in Komb. m. Metformin und/oder Sulfonylharnst.: 2 x 5µg s.c. f. 1M., dann ggfs. 2 x 10mg, jeweils innerhalb 1h vor Mahlzeit; **DANI** GFR <30: Anw. nicht empfohlen; **DALI** nicht erforderl.

A 6.6 Antihypoglykämika

Wm/Wi (Diazoxid): reversible Hemmung der Insulinausschüttung an Pankreasbetazellen
Wm/Wi (Glucagon): cAMP-vermittelte Glykogenolyse in der Leber ⇒ Gluconeogenese ↑
⇒ Blutglucose ↑
UW (Diazoxid): Übelkeit, Erbrechen, Ödeme, Kaliumverlust, Tachykardie, Hypotonie, Hautausschlag, Hypertrichose, BB-Veränderungen, IgG ↓
UW (Glucagon): Übelkeit, Erbrechen, Bauchschmerzen, Hypotonie, Tachykardie, sekundäre Hypoglykämie
KI (Diazoxid): bek. Überempf., Cave in SS
KI (Glucagon): bek. Überempf., Phäochromozytom; vorsichtige Anw. bei Glucagonom, Insulinom
Ink (Diazoxid): Phenytoin

Diazoxid Rp	HWZ 24-36h, Q0 0.8, PPB 90%, PRC C, Lact ?
Proglicem *Kps. 25, 100mg*	**Hypoglykämie versch. Genese:** ini 5mg/kg p.o. in 2-3 Einzeldosen, ggfs. steigern; **Ki.:** u.U. 15-20mg/kg; **DANI** "Dosisreduktion"

Glucagon Rp	HWZ 8-18min, PRC B, Lact ?
GlucaGen *Inj.Lsg. 1mg/1ml*	**Hypoglykämie:** 0.5-1mg s.c.; i.m.; i.v.; **Relaxation Magen-Darm-Trakt:** 0.2-0.5mg i.v.; 1mg i.m.

Glucose 40% OTC	
Glucose 40 Miniplasco *Amp. 4g/10ml* Glucosteril 40% *Amp. 4g/10ml, 8g/20ml*	**Hypoglykämie:** 20-100ml i.v.

A 6.7 Abmagerungsmittel
A 6.7.1 Cannabinoidrezeptorantagonisten

Wm (Rimonabant): selektive Hemmung von Cannabinoid-1-Rezeptoren im ZNS und peripherem Gewebe ⇒ günstige Beeinflussung von Energiebilanz, Glukose-/Lipidstoffwechsel und Körpergewicht
UW (Rimonabant): Infektionen d. oberen Respirationstrakts, Nausea/Übelkeit, Kopfschmerzen, Rücken- und Gelenkschmerzen, Schwindel, Stimmungsveränderungen mit depressiven Symptomen, Ängstlichkeit, Nervosität, Gedächtnisverlust
KI (Rimonabant): bek. Überempf., SZ; Anw. in SS nicht empfohlen

Rimonabant Rp-L!	HWZ 9-16d, PPB 99%
Acomplia *Tbl. 20mg*	**Übergewicht, Adipositas** (BMI > 27kg/m²) + **mind. 1 Risikofakt.:** 1 x 20mg p.o.; **DANI** Anw. bei schwerer NI nicht empfohlen; **DALI** Anw. bei schwerer LI nicht empfohlen

A 6.7.2 Abmagerungsmittel – Zentral wirksame Mittel

Wm/Wi (Amfepramon): indir. Sympathomimetikum durch präsynaptische Freisetzung adrenerger Amine ⇒ Appetithemmung durch Erregung d. Neuronen im lat. Hypothalamus
Wm/Wi (Sibutramin): Hemmung des neuronalen Re-uptakes von Serotonin und Noradrenalin ⇒ Sättigungsgefühl ↑, Körpertemperatur ↑
UW (Amfepramon): Psychosen, Depression, Nervosität, Schwindel, Tachykardie, Herzklopfen, präkardiale Schmerzen, Mundtrockenheit, Abhängigkeit, pulmon. Hypertonie
UW (Phenylpropanolamin): Persönlichkeitsveränderungen, Hypertonie, Tachykardie, HRST, Kopfschmerzen, Reizbarkeit, Benommenheit, Unruhezustäande, Miktionsstrg., Schwindel, Schlafstrg.
UW (Sibutramin): Appetitlosigkeit, Obstipation, Mundtrockenheit, Schlaflosigkeit, Tachykardie, Hypertonie, Übelkeit, Schwindel, Kopfschmerzen, Parästhesien, Angstgefühl, Vasodilatation;
KI (Amfepramon): tachykarde Arrhythmien, Phäochromozytom, Hyperthyreose, schwere AP, Engwinkelglaukom, pulmon. Hypertonie, schwere art. Hypertonie, Psychosen, Anorexia nervosa, SS/SZ
KI (Phenylpropanolamin): Hypertonie, Schwindel, Herzerkr., Herzklopfen, D.m., Nierenerkr., Schilddrüsenerkr., Prostataadenom mit Restharn, Engwinkelglaukom, Phäochromozytom, Kinder <12J
KI (Sibutramin): Anorexia bzw. Bulimia nervosa, psychiatr. Erkr., Gilles-de-la-Tourette-Syndr., KHK, dekomp. Herzinsuff., HRST, AVK, Hypertonie, schwere Hyperthyreose, SS/SZ
Ink (Sibutramin): Dextromethorphan, Lithium, MAO-Hemmer, SSRI, Tryptophan

Amfepramon Rp-L!

Regenon Kps. 25, 60(ret.)mg **Tenuate** Tbl. 75 (ret.)mg	**Adipositas** (BMI > 30kg/m²): bis 3 x 25mg p.o.; 1 x 60-75mg (ret.); Th-Dauer max. 12 W.

Phenylpropanolamin Rp-L!

Boxogetten S Tbl. 20mg **Recatol Mono** Kps. 40 (ret.) mg	**Adipositas**: 2 x 20mg oder 1 x 40mg (ret.) p.o. für 4W.

Sibutramin Rp-L!   HWZ 1.1 (14-16)h, PPB 90%, PRC C, Lact -

Reductil Kps. 10, 15mg	**Adipositas** (BMI > 30kg/m²): ini 1 x 10mg p.o., bei Gewichtsverlust < 2kg in 4 Wo 1 x 15mg; **DANI** KI b. schwerer Niereninsuff.

A 6.7.3 Abmagerungsmittel – Lipasehemmer

Wm: Hemmung der gastrischen und der pankreatischen Lipase
Wi: Triglyceride können nicht mehr in freie Fettsäuren und Monoglyceride hydrolysiert werden und somit nicht resorbiert werden
UW: Bauchschmerzen, Stuhlfett, Flatulenz mit Stuhlabgang, Stuhldrang, Kopfschmerzen, Abgeschlagenheit, Resorption fettlösl. Vitamine ↓
KI: chron. Malabsorbtionssyndrom, Cholestase, SS/SZ

Orlistat Rp-L!   HWZ 1-2h, PPB 99%, PRC B, Lact ?

Xenical Kps. 120mg	**Adipositas**: 120mg zur oder bis 1h nach Hauptmahlzeit

A 6.8 Kalziumstoffwechselregulatoren
A 6.8.1 Bisphosphonate

Wm/Wi: Osteoklastentätigkeit ↓ ⇒ ossäre Calciumfreisetzung ↓, Knochenabbau ↓
UW: allergische Hautreaktionen, Hypokalzämie, GIStrg.
KI: Niereninsuff., akute Entzündungen des GI-Traktes, SS/SZ, Kinder;
Ink (Bisphosphonate): Calciumpräparate

A 6 Stoffwechsel, Endokrinologie – AM

Alendronsäure Rp	HWZ bis zu 10a (im Knochen), Q0 0, PPB 78%, PRC C, Lact
Alendron Beta Tbl. 10, 70mg **Alendron Hexal.** Tbl. 10, 70mg **Alendronsäure ratioph.** Tbl. 10, 70mg **Fosamax, Tevanate.** Tbl. 10, 70mg	**Osteoporose** → 364: 1 x 10mg p.o.; 1 x 70mg/Wo; **DANI** GFR 35-60: 100%; < 35: KI

Alendronsäure + Colecalciferol Rp	
Fosavance Tbl. 70mg+70µg	**Osteoporose** → 364: 1 x 70mg + 70µg/Wo p.o.; **DANI** GFR 35-60: 100%; < 35: KI

Clodronsäure Rp	HWZ 2h, geringe PP
Bonefos Kps 400mg; Tbl. 400, 800mg; Amp. 300mg/5ml, 1.5g/25ml **Clodron Hexal** Tbl. 400, 800mg; Amp. 300mg/5ml **Ostac** Tbl. 520mg	**Tumorinduzierte Hyperkalzämie** → 354, **Osteolyse** ini 2400-3200mg/d p.o., langsam reduzieren auf 1600mg/d; 1500mg i.v. od. 300mg i.v. für 10d; **DANI** KI b. Niereninsuff.

Etidronsäure Rp	HWZ 1-6h, PRC C, Lact
Didronel Tbl. 200mg **Diphos** Tbl. 200mg **Etidronat Jenaph.** Tbl. 200mg **Etidron Hexal** Tbl. 200, 400mg	**Osteoporose** → 364: 400mg p.o.f. 14d, dann 500mg Kalzium f. 76d; **M. Paget** → 367: 5mg/kg für max. 6 Mo., Wdh. evtl. nach 3 Mo.; **DANI** KI bei schwerer Niereninsuff.

Ibandronsäure Rp	HWZ 10-16
Bondronat Tbl. 50mg; Amp. 2mg/2ml, 6mg/6ml **Bonviva** Tbl. 150mg; Fertigspr. 3mg/3ml	**Tumorind. Hyperkalzämie** → 354: 2-4mg, max. 6mg i.v. als Einzeldosis; **Pro. skelettbezogene Ereignisse b. Knochenmetastasen:** 1 x 50mg p.o.; 6mg i.v. alle 3-4W.; **Osteoporose** → 364: 150mg p.o. 1x/M.; 3mg i.v. alle 3 M.; **DANI** GFR > 30: 100%; <30: 2mg i.v. alle 3-4W. bzw. 50mg p.o. 1x/M.

Pamidronsäure Rp	HWZ 1.6-27h, Q0 0.5, PPB 54%, PRC C, Lact
Aredia Inj.Lsg. 15mg/5ml, 30mg/10ml, 60mg/10ml, 90mg/10ml **Pamidronat Mayne.** Inj.Lsg. 15mg/5ml, 30mg/10ml, 60mg/10ml, 90mg/10ml **Pamidron Hexal.** Inj.Lsg. 15mg/1ml, 30mg/2ml, 60mg/4ml, 90mg/6ml **Pamifos.** Inj.Lsg. 15mg/5ml, 30mg/10ml, 60mg/20ml, 90mg/6ml **Ribodronat** Inj.Lsg. 30mg/10ml, 60mg/20ml, 90mg/30ml	**Tumorind. Hyperkalzämie** → 354, **osteolytische Metastasen, Plasmozytom** → 320: 90mg i.v. alle 4 W.; **M. Paget** → 367: 1 x 30mg/W. über 6 W. i.v.; **DANI** nicht erforderl.

Risedronsäure Rp	HWZ 1.5 (24)h, PPB 24%, PRC C, Lact
Actonel Tbl. 5, 30, 35mg	**Osteoporose** → 364: 1 x 5mg p.o.; 1 x/W. 35mg; **M. Paget** → 367: 1 x 30mg p.o. f. 2 Mo., evtl. Wdh. n. 2 Mo.; **DANI** GFR < 30: KI

Tiludronsäure Rp	HWZ 43-150h, PPB 91%, PRC C, Lact
Skelid Tbl. 200mg	**M. Paget** → 367: 1 x 400mg p.o. f. 3 Mo., evtl. Wdh. n. mindestens 6 M.; **DANI** GFR < 30: KI

Zoledronsäure Rp	HWZ 167h, Q0 0.1, PPB 56%
Aclasta Inf. Lsg. 5mg/100ml **Zometa** Inf.Lsg. 4mg/5ml	**Tumorind. Hyperkalzämie:** 4mg in 50ml NaCl 0.9% über 15min 50-60: 3.5mg; 40-49: 3,3mg; 30-39: 3mg; <30: Anw. nicht empfohlen; **M. Paget** → 367: einmalig 5mg i.v.; **DANI** GFR >30: 100%; <30: Anw. nicht empfohlen

Orphan drugs

A 6.8.2 Calcitonin

Wm/Wi: vermehrter ossärer Calcium- und Phosphateinbau, vermehrte renale Calcium- und Phosphatausscheidung
UW: Hitzegefühl, Flush, Übelkeit, Erbrechen, Diarrhoe
KI: Hypokalzämie, SS/SZ

Calcitonin (vom Lachs) Rp   HWZ 5h, Q0 0.95, PRC C, Lact ?

Calcichexal *Amp. 50 IE/1ml, 100 IE/1ml*
Calcitonin ct *Amp. 50 IE/1ml, 100 IE/1ml*
Calcitonin ratiopharm *Amp. 50 IE/1ml, 100 IE/1ml; Nasenspray (1 Hub = 100 IE)*
Karil *Amp. 100 IE/1ml; Nasenspray (1 Hub = 200 IE)*
Miacalcic *Nasenspray (1 Hub = 200 IE)*
Ostostabil *Amp. 50 IE/1ml, 100 IE/1ml*

Postmenopausale Osteoporose → 365: Intervallth. 6-8 W?.: 1 x 50 IE oder 100 IE alle 2d s.c./i.m.; tgl. 100 IE in jd. Nasenloch as 5d/W.
Knochenschmerz b. Osteoporose: 5-10 IE/kg s.c./i.m.
hyperkalzäm. Krise → 354: ini 5-10 IE/kg über 6h i.v.; **Sudeck-Syndrom:** 1 x 100 IE s.c./i.m., 2-4 W. 3 x/W. 100 IE f. insges. 6 W.; **M. Paget → 367:** 100 IE s.c./i.m., Erh.Dos. 100 IE alle 2d

A 6.8.3 Knochenmorphogene Proteine u. Sonstige

Wm/Wi (Dibotermin alfa): = osteoinduktives Protein, bindet an Oberflächenrezeptoren v. Mesenchymzellen ⇒ Bildung von trabekulärem Knochen
Wm/Wi (Strontiumranelat): Knochenaufbau ↑ u. Replikation der Präosteoblasten ↑, Hemmung der Osteoklastendifferenzierung und deren Resorptionsaktivität
UW (Dibotermin alfa): Amylase ↑, Kopfschmerzen, Tachykardie, Hypomagnesiämie
UW (Strontiumranelat): Übelkeit, Diarrhoe, Kopfschmerzen, Dermatitis, Ekzem, Bewußtseinsstrg., Gedächtnisschwund, Krampfanfälle, CK ↑
KI (Dibotermin alfa): bek. Überempf. gg. D. bzw. Rinderkollagen Typ I, noch nicht ausgewachsener Knochenbau, akute Infektion an der Frakturstelle, Kompartmentsyndrom, pathol. Frakturen, M. Paget, Malignome, SS; **KI** (Strontiumranelat): bek. Überempf.

Dibotermin alfa Rp

InductOs *Implantationskit 12mg/8ml*

Tibiafraktur: Lösung auf Matrix auftragen und Frakturoberfläche damit bedecken

Strontiumranelat Rp   HWZ 60 h

Protelos *Btl. 2g*

postmenop. Osteoporose → 365: 1 x 2g p.o.; **DANI** GFR 30-70: 100%; <30: nicht empfohlen

A 6.9 Orphan drugs

Orphan drugs: Medikamente zur Th seltener Erkr.
Wm (Agalsidase, Galsulfase, Imiglucerase, Laronidase): Enzymsubstitution der entsprechenden Mangelerkrankung
Wm/Wi (Hämin): Ausgleich des bei Porphyrien auftretenden Häminmangels, Verhinderung einer erhöhten δ-Aminolaevulinsäure-Synthase-Aktivität, Reduktion der Porphyriensynthese bzw. der Bildung toxischer Zwischenprodukte
Wm (Miglustat): Hemmung der Glucosylceramidsynthase
UW, KI (alle): s. Pck.Beil.

Agalsidase alfa Rp   keine PPB zu erwarten

Replagal *Inf.Lsg. 1mg/1ml, 3.5ml/3.5ml*

M. Fabry (α-Galactosidase A-Mangel): alle 2 W. 0.2mg/kg über 40 min. i.v.; **DANI** nicht erforderl.

Agalsidase beta Rp   HWZ 45-102min. PRC B, Lact ?

Fabrazyme *Inf. Lsg. 35mg*

M. Fabry (α-Galactosidase A-Mangel): alle 2 W. 1mg/kg über 2h i.v.; **DANI** nicht erforderl.

124 A 6 Stoffwechsel, Endokrinologie – AM

Alglucosidase alfa Rp	HWZ 2-3h PRC B, Lact ?
Myozyme *Inf. Lsg. 50mg*	**M. Pompe (a-Glucosidase-Mangel):** alle 2 W. 20mg/kg i.v.; **DANI; DALI** keine Daten

Galsulfase Rp	PRC B, Lact ?
Naglazyme *Inj.Lsg. 5mg/5ml*	**Mukopolysaccharidose VI:** 1 x/W. 1mg/kg über 4h i.v.

Hämin Rp	HWZ 11h
Normosang *Amp 250mg/10ml*	**akute Schübe der akuten intermitt. Porphyrie, P. variegata, hered. Koproporphyrie:** 1 x 3mg/kg i.v. f. 4d

Idursulfase Rp	HWZ 45min
Elaprase *Inj.Lsg. 6mg/3ml*	**Hunter-Syndr. (Mukopolysaccharidose II):** 0.5mg/kg über 3h i.v.

Imiglucerase Rp	
Cerezyme *Inf.Lsg. 400 U*	**M. Gaucher Typ I:** alle 2 W. 60 U/kg über 3h i.v.; **DANI** nicht erforderl.

Laronidase Rp	HWZ 1.5-3.6h PRC B, Lact ?
Aldurazyme *Inf.Lsg. 500 U/5ml*	**Mukopolysaccharidose I:** 1 x/W. 100 U/kg i.v.

Miglustat Rp	HWZ 6-7h, keine PPB
Zavesca *Kps. 100mg*	**M. Gaucher Typ I:** 3 x 100mg p.o.; **DANI:** GFR 50-70: 2 x 100mg; 30-50: 1 x 100mg; <30: KI

Nitisinon Rp	
Orfadin *Kps. 2, 5, 10mg*	**Tyrosinämie Typ I:** ini 1mg/kg/d p.o. in 2 Einzeldosen, ggfs. 1.5-2mg/kg/d

A 6.10 Ionen, Salze, E'lyte, Mineralien, Vitamine Siehe Blut → 69

A 6.11 Schilddrüse
A 6.11.1 Schilddrüsenhormone

Wm/Wi: Stimulierung von Wachstum, körperlicher/geistiger Entwicklung, Proteinsynthese ↑, oxidativer Abbau von Fetten/Kohlenhydraten ↑ (Grundumsatz ↑)
UW: Tachykardie, Extrasystolie, AP, Gewichtsabnahme, Hyperthermie, Schwitzen, Durchfall, Nervosität, Schlaflosigkeit, Tremor, Muskelschwäche
KI: Hyperthyreose; **Ink:** Ketamin

Levothyroxin (T4) Rp	HWZ 7d (22h), Q0 1.0 (1.0), PPB 99%, PRC A, Lact ?
Berlthyrox *Tbl. 50, 100, 150µg* **Eferox** *Tbl. 25, 50, 75, 100, 125, 150µg* **Euthyrox** *Tbl. 25, 50, 75, 100, 125, 150, 175, 200, 300µg* **L-Thyrox** *Tbl. 25, 50, 75, 100, 125, 150, 175, 200µg; Inj.Lsg. 0.5mg* **L-Thyroxin ratioph.** *Tbl. 50, 100µg* **Thevier** *Tbl. 50, 100µg*	**Hormonsubstitution bei Hypothyrose → 370:** ini 1 x 25-50µg p.o., alle 2-4 W. um 25-50µg steigern bis 100-200µg/d; **Ki.** ini 12.5-50µg/m² KOF, dann 100-150µg/m² KOF; **euthyreote Struma, Pro. Rezidivstruma → 368:** 75-200µg/d; **hypothyreotes Koma:** 0.3-0.5mg i.v.

Schilddrüse

Liothyronin (T3) Rp HWZ 22h, QO 1.0, PPB 99%, PRC A, Lact ?

Thybon Tbl. 20, 100µg
Thyrotardin-inject Inf.Lsg. 100µg
Trijodthyronin Tbl. 50µg

Hormonsubstitution bei Hypothyreose → 370:
ini 20µg/d p.o., Erh.Dos. 50–75µg/d in 3 Einzeldosen;
hypothyreotes Koma: 0.1mg i.v.

T4 + T3 Rp PRC A, Lact ?

Novothyral Tbl. 75+15, 100+20µg
Prothyrid Tbl. 100+10µg

Hormonsubstitution bei Hypothyreose → 370,
euthyreote Struma, Pro. Rezidivstruma → 368: ini
50µg T_4/d, nach 2W. evtl. 75µg T_4/d, Erh.Dos. 50–100µg T_4/d

T4 + Kaliumiodid Rp PRC A

Eferox-Jod Tbl. 50+150, 75+150, 100+100, 100+150, 125+150, 150+150µg
Jodthyrox Tbl. 100+131µg
Thyronajod Tbl. 50, 75, 100, 125µg + je 196µg

Euthyreote Struma, Pro. Rezidivstruma:
1 × 50–125µg T_4 p.o.

A 6.11.2 Thyreostatika

Wm/Wi: Hemmung thyreoidaler Peroxidase ($J^- → J$) u. Hormonsynthese. Inkretion bereits fertiger Hormone nicht gehemmt. Propylthiouracil: zusätzl. partielle Hemmung d. Konversion v. T_4 zu T_3;
Perchlorat: kompetitive Hemmung thyr. Iodidaufnahme
UW: Agranulozytose, Leuko ↓, allerg. Hautreak, Strumaentw., GIT-Beschwerden, Hepatitis, transiente Cholestase
KI: schwere vorausgegangene Überempf.reaktion (z.B. Agranulozytose)

Carbimazol Rp HWZ 0.5 (4)h, QO 1.0 (0.9), PPB 0%, PRC C

Car Tbl. 5, 10mg
Carbimazol Henning Tbl. 5, 10mg
Carbimazol Hexal Tbl. 5, 10mg
Neo-Thyreostat Tbl. 10mg

Hyperthyreose → 369: ini 3 × 5–10mg p.o.
Erh.Dos.: 1 × 5–20mg

Propylthiouracil Rp HWZ 0.9–4.3h, QO 0.9, PPB 80%, PRC D, Lact ?

Propycil Tbl. 50mg

Hyperthyreose → 369: ini 3 × 75–100mg p.o.,
Erh.Dos.: 25–150mg/d;
Ki. 6–10J.: ini 50–150mg/d, Erh.Dos. 25–50mg/d;
DANI nicht erforderl.

Thiamazol Rp HWZ 3h, QO 0.9, PPB 0%, PRC C

Favistan Tbl. 20mg; Amp. 40mg/1ml
Methizol Tbl. 5, 20mg
Thiamazol Henning Tbl. 5, 20mg; Amp. 40mg/1ml
Thiamazol Hexal Tbl. 5, 10, 20mg
Thyrozol Tbl. 5, 10, 20mg

Hyperthyreose → 369: ini 20–40mg/d p.o. in
2–4 Einzeldosen, Erh.Dos.: 1 × 2.5–10mg;
thyreotoxische Krise → 369: ini 80mg i.v.,
dann Dauerinf. 120–240mg/d

Natriumperchlorat Rp

Irenat Gtt. (15Gtt. = 300mg)

Hyperthyreose → 369:
ini 4–5 × 10Gtt., n. 1–2 W. 4 × 5Gtt.;
Schilddrüsenblock. vor szintigraph. Untersuch.:
10–20Gtt.;
Pro. jodin-duz. Hyperthyr. → 370: 600–900mg p.o.
2h vor Jodexposition, dann 200mg/d f. 1W.

A 6.11.3 Parathormon

Wm/Wi (Teriparatid): rekombinantes Parathormon ⇒ Knochenbildung ↑ d. Osteoblasten-stimul., intest. Calciumresorption ↑, tubuläre Calciumreabsorption ↑, renale Phosphat-ausscheidung ↑
UW (Teriparatid): Gliederschmerzen, Kopfschmerzen, Schwindel, Nausea, Emesis, Depression, Anämie, Hypercholesterinämie, Müdigkeit, Thoraxschmerzen, Schwitzen
KI (Teriparatid): bek. Überempf., Ca^{++} ↑, schwere Niereninsuff., M. Paget, Hyperparathyreoidismus, ungeklärte aP ↑, Z.n. Strahlentherapie d. Skeletts

Teriparatid Rp f 1h, PRC C, Lact -

Forsteo *Injector 750µg/3ml (20µg/Dosis)*	**Manifeste postmenopausale Osteoporose** → 365: 1 x 20µg s.c. f. max. 18 Monate; **DANI** KI b. schwerer Niereninsuff.

Parathyroidhormon Rp HWZ 1.5h, Lact -

Preotact *Preotact Pen f. 14 Injektionen (100µg/Dosis)*	**Osteoporose mit hohem Risiko für Frakturen:** 100µg/d s.c. f. max. 24 Monate

A 6.12 Sexualhormone
A 6.12.1 Östrogene
Siehe Kap. Gynäkologie, Geburtshilfe → 241

A 6.12.2 Gestagene
Siehe Kap. Gynäkologie, Geburtshilfe → 242

A 6.12.3 Kombinationspräparate (Östrogene/Gestagene), synthetische Steroide
Siehe Kap. Gynäkologie, Geburtshilfe → 243

A 6.12.4 Selektive Östrogenrezeptor-Modulatoren
Siehe Kap. Gynäkologie, Geburtshilfe → 244

A 6.12.5 Antiöstrogene
Siehe Kap. Gynäkologie, Geburtshilfe → 244

A 6.12.6 Antigestagene
Siehe Kap. Gynäkologie, Geburtshilfe → 245

Sexualhormone

A 6.12.7 Androgene

Wm/Wi: Entwicklungsförderung der sekundären männlichen Geschlechtsmerkmale, Regulation der Spermienproduktion, Libido ↑, Potentia coeundi ↑, Eiweißaufbau ↑, Talgproduktion ↑
UW: Cholestase, Spermatogeneshemmung, Priapismus, beschleunigte Knochenreifung, Virilisierung bei Frauen, Ödeme, Gewichtszunahme, Alopezie, Libido ↑, Prostataschmerzen, Kopfschmerzen, Nausea, Polyzythämie
KI: Prostatakarzinom, Mammakarzinom, SS; **Ink** (Androgene): Cumarine

Testosteron Rp	HWZ 10-100min (i.m.), PRC X, Lact ?
Andriol Kps. 40mg **Androtop** Gel-Btl. 25, 50mg **Intrinsa** TTS 0.3mg/d **Striant** Buccal-Tbl. 30mg **Testim** Gel 10mg/1g **Testogel** Gel-Btl. 25, 50mg **Testosteron-Depot** Amp. 250mg/1ml **Testoviron-Depot** Amp. 50mg/1ml, 100mg/1ml, 250mg/1ml	**Hodenunterfkt., Hypogonadismus:** ini 120-160mg/d p.o., n. 2-3W. 40-120mg/d; 50-100mg alle 1-3W. i.m.; 250mg alle 2-4W. i.m.; Striant: 2 x 30mg, Tbl. in Zahnfleischregion einlegen; TTS: Wechsel alle 3-4d; Gel: 1 x 50mg auftragen, max. 100mg/d; **Mamma-Ca:** 250mg alle 2W. i.m.; **aplast., renale Anämie b. Mann → 311:** 250mg 2-3 x/W. i.m.

Testosteronundecanoat Rp	HWZ 10-100min (i.m.), PRC X, Lact ?
Nebido Inj.Lsg. 1g/4ml	**Hodenunterfkt., Hypogonadismus:** 1g alle 10-14W. i.m

A 6.12.8 Antiandrogene

Wm/Wi (Cyproteronacetat): kompetitiver Antagonismus am Androgenrezeptor, starke gestagene Wi ⇒ LH ↓ ⇒ Testosteron ↓
Wm/Wi (Bicalutamid, Flutamid): reines Antiandrogen ohne gestagene Wi
UW (Cyproteronacetat): Übelkeit, Erbrechen, Gynäkomastie, Libido- und Potenzverlust, Leberfunktionsstrg.
KI (Cyproteronacetat): Leberkrkr., idiopathischer SS-Ikterus, SS-Pruritus bzw. Herpes gestationes in Anamnese, konsumierende Ekr. (außer Prostata-Ca), schwere Depressionen, Thromboembolien, Sichelzellenanämie, D.m. mit Gefäßveränderungen, Jugendl. vor Abschluss der Pubertät, Kinder, SS/SZ

Bicalutamid Rp	HWZ 5.8d, PPB 96%, PRC X, Lact ?
Casodex Tbl. 50mg	**Prostata-Ca → 526:** 1 x 50mg p.o.; **DANI** nicht erforderl.

Cyproteronacetat Rp	HWZ 38-58h, Q0 1.0, PRC X, Lact -
Androcur Tbl. 10, 50mg; Amp. 300mg/3ml **Cyproteronacetat Gry** Tbl. 50mg **Virilit** Tbl. 50mg	**Prostata-Ca → 526:** nach Orchiektomie 1-2 x 100mg p.o.; 300mg i.m. alle 14d; ohne Orchiekt. 2-3 x 100mg p.o.; 300mg i.m. alle 7d; **Triebdämpfung bei Sexualdeviation:** ini 2 x 50mg p.o., evtl. nach 4 W. 2-3 x 100mg, bei Th-Erfolg langs. Dosisreduktion je n. Wi bis 2 x 25mg; 300mg i.m. alle 10-14d; **Androgenisierungserscheinungen bei Frauen:** Zyklustag 1-15: 10mg p.o., Komb. m. Estrogen, s. FachInfo

Flutamid Rp	HWZ 9.6 (5-6)h, Q0 1.0, PRC D, Lact ?
Flumid Tbl. 250mg **Flutamid-ratioph.** Tbl. 250mg **Fugerel** Tbl. 250mg **Prostica** Tbl. 250mg	**Prostata-Ca → 526:** 3 x 250mg p.o.

A 6 Stoffwechsel, Endokrinologie – AM

A 6.12.9 LH-RH-Agonisten
Siehe Kap. Gynäkologie, Geburtshilfe → 245

A 6.13 Hormonelle Kontraseptiva
Siehe Kap. Gynäkologie, Geburtshilfe → 246

A 6.14 Hypophysenhinterlappenhormone

Wm/Wi (Argipressin, Desmopressin, Lypressin): renale H_2O-Rückresorp. ↑; vasokonstriktiv
Wm/Wi (Oxytocin): Kontraktion d. Uterusmuskulatur, Förderung d. Milchejektion durch Kontrak. der glatten Muskulatur der Milchdrüse; **UW** (Terlipressin): Bronchospasmus,
RR-Schwankungen, Kopfschmerzen, Diarrhoe; **KI** (Terlipressin): schwere Hypertonie, Arteriosklerose, AP, Epilepsie, SS; **Anw.Beschr.** bei Asthma bronchiale, Herzinsuff.

Desmopressin Rp	HWZ 75min i.v; 90-150min p.o. QO 1.0, PRC B, Lact ?
Desmogalen Spray (10µg/Hub); **Desmopressin** Spray (10µg/Hub); **Desmotabs** Tbl. 0.1, 0.2mg; **Minirin** Tbl. 0.1, 0.2mg; Spray (10µg/Hub); **Rhinyle** (0.1ml = 10µg); Amp. 4µg/1ml; **Nocutil** Tbl. 0.1, 0.2mg; Spray (10µg/Hub); **Octostim** Spray (150µg/Hub)	**Zentr. Diab. insipidus** → 378: 2-3 x 10-40µg p.o.; 2 x 10-20µg nasal; 1-2 x 0.5-2µg i.v./i.m./s.c.; **Ki.** 2-3 x 10-40µg p.o.; 5-20µg/d nasal; 1-2 x 0.2-0.5µg i.v.; i.m.; s.c.; **diagn.**: 1 x 40µg nasal; 4µg i.m./s.c.; **Ki.** < 1J.: 1 x 10µg nasal; 0.4µg i.m./s.c.; > 1J.: 1 x 20µg nasal; 1-2µg i.m./s.c.; **Enuresis nocturna**: ini 20µg p.o./nasal z.N., evtl. 40µg; **Steigerung der Faktor VIII-Gerinnungsaktivität, Thrombozytendysfunktion**: 0.3-0.4µg/kg über 30min. i.v. prä-OP; 300µg nasal 1-2h prä-OP

Oxytocin	HWZ 15min, PRC X, Lact -, Nasenspray +
siehe → 249, → 41	

Terlipressin Rp	HWZ 24min
Glycylpressin Inj.Lsg. 1mg/5ml; **Haemopressin** Inj.Lsg. 1mg/5ml	**Ösophagusvarizenblutung**: ini 1-2mg i.v., Erh.Dos. 1mg alle 4-6h f. 2-3d; max. 6 x 20µg/kg/d

Vasopressin Rp	HWZ 10-20min
Pitressin Inj.Lsg. 20 IE/1ml	**Zentr. Diabetes insipidus** → 378: 2-3 x 2-20 IE s.c.; **diagn.**: 1 x 5-10 IE i.m.; **Ki.** 3-6 IE/m² KOF; **Ösophagusvarizenblutung**: 0.4 IE/min. i.v. bis zum Sistieren d. Blutung, evtl. ini 10-20 IE über 10min. i.v.

A 6.15 Wachstumshormon-Rezeptorantagonisten

Wm/Wi: selektive Bindung an Wachstumshormonrezeptoren ⇒ Hemmung der Wachstumshormonwirkung ⇒ IGF-1 ↓, IGF-Bindungsproteine ↓
UW: Diarrhoe, Übelkeit, Erbrechen, grippeähnliche Sympt., Müdigkeit, Arthralgie, Myalgie, Kopfschmerzen, Schwindel, Somnolenz, Tremor, Schwitzen, Pruritus, Exanthem
KI: bek. Überempf.

Pegvisomant Rp	6d, PRC B, Lact. ?
Somavert Inj.Lsg. 10mg/1ml, 15mg/1ml, 20mg/1ml	**Akromegalie**: ini 80mg s.c., dann 10-20mg/d s.c., Dosisanpassung alle 4-6W. in 5-mg-Schritten je n. IGF-1 Serumspiegel, max. 30mg/d

A 6.16 Prolactinhemmer
Siehe Kap. Gynäkologie, Geburtshilfe → 249

A 6.17 Wehenhemmer
Siehe Kap. Gynäkologie, Geburtshilfe → 250

A 6.18 Anabolika

Wm/Wi: Eiweißaufbau ↑, Mucopolysaccharidbildung ↑, Retention von Creatinin, K^+, Ca^{2+}, PO_4^{3-}
UW: Virilisierung bei Frauen, Spermatogenese ↓, vorzeitige Pubertätszeichen bei Knaben, Knochenreifung ↑
KI: Prostata-Ca., Mamma-Ca. beim Mann, Hyperkalzämie, Hyperkalzurie, Leberfunktionsstrg., Lebertumoren, SS/SZ

Nandrolon Rp · HWZ 6-8d, PRC X, Lact ?

Deca-Durabolin *Fertigspr. 25mg/1ml, 50mg/1ml*	Osteoporose → 364, metastasiertes Mamma-Ca: 25-50mg i.m. alle 3-4 W.

A 6.19 Endokrinologische Diagnostik

Corticorelin (CRH) Rp

Cortirel *Inj.Lsg. 0.1mg/1ml* CRH Ferring *Inj.Lsg. 0.1mg/1ml*	**Test der corticotropen Partialfkt. d. HVL:** 0.1mg i.v., bei übergewichtigen Pat. 2µg/kg; ACTH- u. Cortisolbestimmung zuvor u. nach 15, 30, 60, 90min.

Gonadorelin (LHRH) Rp · PPB <15%

LHRH Ferring *Amp. 0.1mg/1ml* Relefact LHRH *Amp. 0.1mg/1ml*	**Diagnostik hypothalamischer, hypophysärer und gonadaler Funktionsstrg.:** 0.1mg i.v.; **Ki.** 60µg/m² KOF, mindestens 25µg i.v.; LH- u. FSH-Bestimmung zuvor u. n. 30min.

Protirelin (TRH) Rp

Antepan *Spray (1Hub = 1mg); Amp. 0.2mg/1ml, 0.4mg/1ml* Thyroliberin *Amp. 0.2mg/2ml, 0.4mg/2ml* TRH Ferring *Amp. 0.2mg/1ml*	**Diagnostik von Hypophysen- und Schilddrüsenfunktionsstrg.:** 40mg p.o.; 2mg nasal: 0.2-0.4mg i.v.; **Ki.** 1mg nasal; 1µg/kg oder 50-100µg i.v.; TSH-Bestimmung zuvor u. nach 3h (Tbl.); nach 30-45min. (Spray); n. 30min. (Amp.)

Somatorelin (GHRH) Rp

GHRH Ferring *Inj.Lsg. 0.05mg/1ml*	**Test der somatotropen Partialfunktion des Hypophysenvorderlappens:** 0.05mg i.v. **Ki.** 1µg/kg i.v.; Wachstumshormonbestimmung zuvor u. nach 30, 60, 90, 120min.

Tetracosactid (ACTH) Rp

Synacthen *Amp. 0.25mg/1ml (= 25 IE)*	**Test der Nebennierenrindenfunktion:** 0.25mg i.v., i.m.; Cortisolbestimmung zuvor u. nach 30min.

7 A Magen, Darm – Arzneimittel

A 7.1 Ulkustherapeutika

A 7.1.1 H$_2$-Blocker

Wm: kompet. Antagonismus an H$_2$-Rezeptor der Belegzellen
Wi: basale und Histamin-stimulierte Säuresekretion ↓
UW: Exantheme, Kopfschmerzen, Schwindel, Verwirrtheit, Agranulozytose, Gynäkomastie, Cholestase, Transaminasen ↑
KI: Kinder; Cave in SS/SZ
Ink: Ketoconazol, Sulfonylharnstoff
Ink (Cimetidin): Betablocker, Carbamazepin, Carmustin, Chinin, Cumarine, Opioide, Propafenon, Theophyllin

Cimetidin Rp	HWZ 2h, Q0 0.3, PPB 20%, PRC B, Lact +
Cimebeta *Tbl.* 200, 400, 800mg **Cimehexal** *Tbl.* 400, 800mg; *Amp.* 200mg/2ml **Cimetidin Stada** *Tbl.* 200, 400, 800mg; *Amp.* 200mg/2ml **Gastroprotect** *Tbl.* 400, 800mg **H2-Blocker ratioph.** *Tbl.* 200, 400, 800mg, *Br.tbl.* 400, 800mg; *Amp.* 0.2mg/2ml, 1g/10ml	**Gastroduodenale Ulzera** →381: 800-1000mg/d p.o. in 1-2 Einzeldosen; **Stressulkus-Pro.** →381: 1-2g/d i.v. in 3-5 Einzeldosen od. Dauerinf., max. 80mg/h; **Refluxösophagitis** →380: 2 x 400-800mg p.o.; **Zollinger-Ellison-Syndrom** →379: 1-2g/d p.o. in 2-3 Einzeldosen; **Ki.** 15-30mg/kg/d p.o., max. 1600mg/d in 4 Einzeldos.; **DANI** GFR 0-15: 400mg/d; 15-30: 600mg/d; 30-50: 800mg/d

Famotidin OTC/Rp,	HWZ 2.6-4h, Q0 0.2, PPB 20% PRC B, Lact ?
Fadul *Tbl.* 20, 40mg **Famobeta** *Tbl.* 20, 40mg **Famonerton** *Tbl.* 20, 40mg **Famotidin-ratioph.** *Tbl.* 10, 20, 40mg **Pepdul** *Tbl.* 20, 40mg	**Gastroduodenale Ulzera** →381: 1 x 40mg p.o. z.N., Rezidiv-Pro. 1 x 20mg; **Zollinger-Ellison-Syndrom** →379: 4 x 20mg, je n. Wi steigern bis 800mg/d; <u>Sodbrennen</u>: 1-2 x 10mg p.o.; **DANI** GFR < 30: 20mg/d

Ranitidin OTC/Rp	HWZ 2.5h, Q0 0.25, PPB 15%, PRC B, Lact +
Junizac *Tbl.* 150, 300mg **Ranibeta** *Tbl.* 150, 300mg **Ranitic** *Tbl.* 75, 150, 300mg; *Amp.* 50mg/5ml **Ranitidin-ratioph.** *Tbl.* 75, 150, 300mg; *Brausetbl.* 75, 150, 300mg; *Amp.* 50mg/5ml **Sostril** *Tbl.* 150, 300mg; *Brausetbl.* 150, 300mg; *Amp.* 50mg/5ml **Zantic** *Tbl.* 75, 150, 300mg; *Brause* 150, 300mg; *Amp.* 50mg/5ml	**Gastroduodenale Ulzera** →381, **Refluxösophagitis** →380: 1 x 300mg oder 2 x 150mg p.o.; **Stressulkus-Pro.** →381: 3-4 x 50mg i.v.; **Zollinger-Ellison-Syndrom** →379: 3 x 150mg, je nach Wi steigern bis 900mg/d; **Ki.** > **10J.:** 2 x 2mg/kg p.o.; <u>Sodbrennen</u>: 1-2 x 75mg p.o., max. 300mg/d **DANI** GFR < 30: 150mg/d p.o.; 3-4 x 25mg i.v.; > 30: 300mg/d; 3-4 x 50mg i.v

Ulkustherapeutika 131

A 7.1.2 Protonenpumpenblocker

Wm/Wi: Blockade der H$^+$/K$^+$-ATPase ⇒ stärkste Suppression der Säurebildung
UW: Schwindel, Kopfschmerzen, Durchfall, Obstipation, Blähungen, Exanthem, Leberenzyme ↑
KI: Cave in SS/SZ
Ink: Itroconazol; **Ink** (Omeprazol): Sulfonylharnstoffe

Esomeprazol Rp	HWZ 1.5h, Q0 >0.9, PPB 97%, PRC B, Lact ?
Nexium Mups Tbl. 20, 40mg **Nexium** Inf.Lsg. 40mg	**Refluxösophagitis** →380, Erw. u. Ki. ab 12J.: ini 1 x 40mg p.o. f. 4–8W., dann 1 x 20mg; 1 x 20–40mg i.v.; **H.P.-Eradikation** →382: 2 x 20mg p.o. + Antibiotika **Pro. gastroduod. Ulzera b. NSAR-Th.** →381: 1 x 20mg; Zollinger-Ellison-Syndr.: 2 x 40mg p.o., ggfs. bis 2 x 80mg; **DANI** nicht erforderl.; **DALI** bei schwerer LI max. 20mg/d

Lansoprazol Rp	HWZ 0.9-1.5h, Q0 1.0 (0.7), PPB 97%, PRC B, Lact ?
Agopton Kps. 15, 30mg **Lanso-Q** Kps. 15, 30mg **Lansoprazol Hexal** Kps. 15, 30mg **Lansoprazol Sandoz** Kps. 15, 30mg **Lansox** Kps. 15, 30mg	**Gastroduodenale Ulzera** →381, **Refluxösophagitis** →380: 1 x 30mg p.o.; Rezidiv-Pro. 1 x 15mg; **H.P.-Eradikation** →382: 2 x 30mg + Antibiotika; **Pro. gastroduod. Ulzera b. NSAR-Th.** →381: **Zollinger-Ellison-Syndrom:** ini 1 x 60mg, je n. Wi bis 180mg/d; **DANI** max. 30mg/d; **DALI** leicht bis mäßige LI: 30 bzw. 15mg/d; schwere LI: Anw. nicht empfohlen

Omeprazol Rp	HWZ 0.5-1.5h, Q0 1.0, PPB >90%, PRC C, Lact ?
Antra Tbl. 10, 20mg; Inf.Lsg. 40mg **Gastracid** Tbl. 20mg **Omedoc** Tbl. 20mg **Omep** Tbl. 20mg; Kps. 10, 20, 40mg **Omeprazol ratiopharm. NT** Kps. 10, 20, 40mg **Omeprazol Dura** Kps. 10, 20, 40mg **Ulnor** Kps. 20mg	**Gastroduod. Ulzera** →381: 1 x 20–40mg p.o.; 1 x 10–20mg i.v **Refluxösophagitis** →380: 1 x 20–40mg p.o.;**Ki.>2J.:** <20kg: 1 x 10mg; >20kg 1 x 20mg; **H.P.-Eradikation** →382: 2 x 20mg; **Pro. gastroduod. Ulzera b. NSAR-Th.:** 1 x 20mg; **Zoll.-Ellison-Syndrom** →379: ini 1 x 60mg p.o., je n. Wi steigern bis 2 x 40–60mg, max. 200mg/d i.v.; **DANI** nicht erforderl.; **DALI** max. 20mg/d

Pantoprazol Rp	HWZ 1h, Q0 0.7, PPB 98%, PRC B, Lact ?
Pantorc Tbl. 20mg **Pantozol** Tbl. 20, 40mg; Inj.Lsg. 40mg **Rifun** Tbl. 20, 40mg	**Gastroduod. Ulzera**→381, **Refluxösophagitis**→380: 1 x 40mg p.o.; 1 x 40mg i.v.; **LZ-Th u. Rezidiv-Pro. Refluxösophag.** →380, **Pro. gastro-duod. Ulzera b. NSAR-Th.** →381: 1 x 20mg; **Zoll.-Ellis.-Syndr.:** 1 x 80mg p.o./i.v., ggfs. zeitweil. 2 x 80mg; **H.P.-Eradikation** →382: 2 x 40mg p.o. +Antibiotika; **DANI** max. 40mg/d

Rabeprazol Rp	HWZ 1-2h, Q0 0.8, PPB 97%, PRC B, Lact ?
Pariet Tbl. 10, 20mg	**Gastroduod. Ulzera** →381, **Refluxösophagitis** →380: 1 x 20mg p.o., Rezidiv-Pro. 1 x 10mg; **H.P.-Eradikation** →382: 2 x 20mg p.o. + Antibiose; **Zoll.-Ellis.-Syndr.:** 1 x 60mg, ggfs. bis 2 x 60mg; **DANI, DALI** nicht erforderl.

7 A Magen, Darm – Arzneimittel

A 7.1.3 Protonenpumpenblocker + Antibiotika

Pantoprazol + Amoxicillin + Clarithromycin Rp

ZacPac *Packung enth. 14 Tbl. Pantozol 40mg, 14 Tbl. Amoxicillin 1g, 14 Tbl. Clarithromycin 500mg*	**H.P.-Eradikation** →382: 2 x je 1 Tbl. p.o. für 7d

A 7.1.4 Antazida

Wm/Wi: Neutralisierung der Magensäure
UW (Aluminium): Obstipation, Ileus, Phosphatverarmung
UW (Magnesium): Diarrhoe
Ink: ASS, Fluorochinolone, Sulfonylharnstoffe

Almasilat OTC

Megalac Almasilat *Btl. 1g* **Simagel** *Tbl. 430mg*	**Säurebedingte Magenbeschwerden:** 4 x 430-1000mg p.o.; **DANI** GFR < 30: Ktr. Al- und Mg-Spiegel erforderl.

Hydrotalcit OTC

Ancid *Kautbl. 500, 1000mg* **Hydrotalcit-ratioph.** *Kautbl. 500, 1000mg* **Talcid** *Kautbl. 500, 100mg; Btl. 1000mg*	**Säurebedingte Magenbeschwerden:** 3-4 x 500-1000mg p.o., max. 6g/d; **DANI** GFR < 30: Ktr. Al- und Mg-Spiegel erforderl.

Magaldrat OTC PRC B, Lact ?

Glysan *Tbl. 800mg; Btl. 800mg;* *Susp. (1 Messl. = 800mg)* **Magaldrat-ratioph.** *Tbl. 800mg; Btl. 800mg* **Magastron** *Tbl. 400, 800mg; Btl. 800mg* **Marax** *Tbl. 800mg; Btl. 800mg* **Riopan** *Tbl. 800mg; Btl. 1600mg* **Simagel** *Lutschtbl. 800mg; Btl. 80, 800mg*	**Säurebedingte Magenbeschwerden:** 3-4 x 400-1600mg p.o.; **DANI** GFR < 30: Ktr. Al- und Mg-Spiegel erforderl.

Al-Na-Carbonat-dihydroxid OTC

Kompensan *Tbl. 300mg; Btl. 300mg*	**Säurebedingte Magenbeschwerden:** 3-4 x 300-600mg p.o.; **DANI** GFR < 30: KI

Al-oxid + Calciumcarbonat OTC

Solugastril *Tbl. 100+300mg;* *Btl. 435+600mg*	**Säurebedingte Magenbeschwerden:** 3x 200-435 + 600mg p.o.; **DANI** GFR < 30: KI

Mg-hydroxid + Al-oxid OTC PRC B, Lact ?

Maalox 70 *Tbl. 200+400mg; Btl. 600+900mg;* *Susp. (4 Messl. = 600+900mg)* **Maaloxan** *Tbl. 400+200mg; Btl. 400+230mg;* *Susp. (10ml = 400+230mg)* **Progastrit** *Btl. 600+900mg*	**Säurebedingte Magenbeschwerden:** 3-4 x 400-800 + 200-900mg p.o.; **DANI** GFR < 30: Ktr. Al- und Mg-Spiegel erforderl.

Al-Mg-Silicat OTC

Gelusil Lac *Tbl. 500mg;* *Pulver (1g = 0.156g)* **Gelusil Liquid** *Susp. (1ml = 0.172g)*	**Säurebedingte Magenbeschwerden:** 3-4 x 1-2g p.o.; **DANI** GFR < 30: Ktr. Al- u. Mg-Spiegel erforderl.

Motilitätssteigernde Mittel

A 7.1.5 Bismut, Anticholinergika, Schleimhautprotektiva

Wm/Wi (Bismut): Schutzfilmbildung an der Schleimhaut; bakterizid gg. Helicobact. pylori
Wm/Wi (Pirenzepin): Parasympatholyse durch kompetitive Blockade der Muscarin-Rezeptoren ⇒ Säure- u. Pepsinogensekretion ↓
Wm/Wi (Misoprostol): Prostaglandin-vermittelte Hemmung der Säuresekretion, Aktivierung der Bikarbonat- und Schleimsekretion
UW (Bismut): Schwarzfärbung von Zunge, Zähnen u. Stuhl; neurolog. u. psychische Strg.
UW (Pirenzepin): Kopfschmerzen, Akkommodationsstrg., Mundtrockenheit, Diarrhoe, Obstipation
UW (Misoprostol): Diarrhoe, Schwindel, Kopfschmerzen, Metrorrhagien, Übelkeit, Erbrechen
UW (Sucralfat): Obstipation, Aluminiumspiegel ↑ bei Niereninsuffizienz
KI (Bismut): Niereninsuff., Kinder < 14J., SS/SZ; **KI** (Pirenzepin): SS (1. Trim.), SZ
KI (Misoprostol): entzündl. Darmerkr., SS/SZ; **Ink** (Sucralfat): Fluorochinolone

Bismut-Nitrat-Oxid OTC	
Angass *Tbl. 150mg*	Gastroduodenale Ulzera →381, Gastritis →381: 2 x 300mg p.o.; Th-Dauer 4-6 W., dann mind. 3 Mo. Pause; **DANI** KI b. schwerer Niereninsuff.
Pirenzepin Rp	HWZ 10-14h, Q0 0.6, PPB 12%
Gastrozepin *Tbl. 50mg* Pirenzepin ratiopharm. *Amp. 10mg/2ml*	Gastritis →381, Duodenitis, Stressulkus-Pro. →381: 2 x 25-50mg p.o.; 2 x 10mg i.v.; **DANI** nicht erfoderl.
Misoprostol Rp	HWZ 0.5 h, Q0 1.0, PPB 85%, PRC X, Lact -
Cytotec *Tbl. 200µg*	Ulkus-Pro. bei NSAR-Therapie: 2-4 x 200µg p.o.
Sucralfat Rp	PRC B, Lact +
Sucrabest *Tbl. 1g; Gran. 1g* Sucralfat ratiopharm. *Tbl. 1g* Ulcogant *Tbl. 1g; Btl. 1g; Susp. (5ml = 1g), Gran. 1g*	Gastroduodenale Ulzera →381, Refluxösophagitis →380: 4 x 1g p.o.; Rezidiv-Pro. 2 x 1g; **DANI** KI bei dialysepfl. Niereninsuff.

A 7.2 Motilitätssteigernde Mittel

Wm/Wi (Domperidon, MCP): Antagonismus an zentralen u. peripheren Dopaminrezeptoren ⇒ Acetylcholinfreisetzung ↑ ;
Wm/Wi (Ceruletid): Cholezystokininartiger Effekt
UW: Durchfall, Müdigkeit, akute Dyskinesien, Dystonien, Parkinsonismus, Kopfschmerzen, Schwindel, Angst, Ruhelosigkeit, Exanthem; HRST, Prolaktin ↑
KI: bek. Überempf., Phäochromozytom, prolaktinabh. Tumore, mechan. Darmverschluß, Darmdurchbruch, Epilepsie, extrapyramidalmot. Strg., Säuglinge/ Kleinkinder bis zu 2 J.; SZ; Cave in SS

Ceruletid Rp	HWZ 3-5min
Takus *Amp. 5µg/1ml, 40µg/2ml*	Rö-Diag. Gallenwege: 0.3µg/kg i.m.; post-op. Darmatonie, paralyt. Ileus: 2ng/kg/min für 4h i.v.; **DANI** KI b. schwerer Niereninsuff.
Domperidon Rp	HWZ 7h, Q0 1.0, PPB 80-90%
Domidon *Tbl. 10mg* Domperidon Hexal *Tbl. 10mg* Domperidon Teva *Tbl. 10mg* Motilium *Tbl. 10mg; Gtt. (1ml = 10mg)*	Erbrechen, fkt. Oberbauchbeschwerden, diabet. Gastroparese: 3 x 10-40mg p.o.; **DANI** 1-2 x 10-40mg

7 A Magen, Darm – Arzneimittel

Metoclopramid Rp
HWZ 2.5-5h, Q0 0.7, PPB 40%, PRC B, Lact ?

Cerucal Tbl. 10mg; Kps. 30 (ret.)mg;
Gtt. (15Gtt. = 5mg);
Gastronerton Tbl. 10 mg Kps. 11.6mg;
Gtt.(1ml=3.6mg)
Gastrosil Tbl. 8.9mg; 13.4, 26.7 (ret.)mg;
Supp. 20mg; Gtt. (1ml = 5.1mg);
Amp. 10mg/2ml, 50mg/10ml
MCP Hexal Tbl. 10mg; Gtt. (15Gtt. = 4mg);
Amp. 10mg/2ml
MCP ratioph. Tbl. 10mg; Kps. 30 (ret.) mg;
Supp. 20mg; Gtt (18Gtt. = 4mg);
Amp. 10mg/2ml, 50mg/10ml
Paspertin Tbl. 10mg; Gtt. (30Gtt. = 10mg);
Amp. 10mg/2ml, 50mg/10ml

Übelkeit, Erbrechen, diabetische Gastroparese:
3-4 x 10mg p.o.; 2 x 13.4-30mg (ret.) p.o.;
3-4 x 10mg rect.; 2 x 20mg rect.; 1-3 x 10mg i.v.;
Ki. 2-14J.: 0.1mg/kg/Einzeldosis p.o./i.v.,
max. 0.5mg/kg/d;
DANI GFR 0-10: 1 x 10mg; 11-60: 1 x 10 + 1 x 5mg;
Übelkeit, Erbrechen bei Chemoth. →513:
30min vor Chemoth. 2mg/kg über 15min i.v., Wdh.
nach 2, 4, 6 u. 9h, max. 10mg/kg/d; 2h vor Chemoth.
1mg/kg/h i.v., während Chemoth. 0.5mg/kg/h über
24h i.v
DANI GFR 0-10: 1 x 10mg; 11-60: 1 x 10 + 1 x 5mg;
DALI schwere LI m. Aszites: 50%

A 7.3 Laxantien

Wm/Wi (Bisacodyl, Natriumpicosulfat): nach Resorption u. Metabolisierung i.d. Leber biliäre Exkretion, im Darm als freies Diphenol wirksam ⇒ antiresorptiv, hydragog
Wm/Wi (Lactulose): osmotische Wirkung, Vergärung durch Bakterien zu Säuren ⇒ Anregung der Peristaltik
Wm/Wi (Macrogol) = Polyethylenglycol: nicht resobierbar, keine Metabolisierung, Wasserbindung ⇒ Auslösung von Diarrhoe
Wm/Wi (Plantago ovata): Stuhlvolumen ↑ ⇒ Darmpassage ↑ (Gleit- u. Füllmittel)
Wm/Wi (Senna): Spaltung der enthaltenen Anthraglykoside durch Colibakterien zu Anthronen bzw. Anthranolen ⇒ antiresorptive u. hydragoge Wi
UW (Laxantien): Elektrolytverlust (v.a K^+), Melanosis coli, Albuminurie, Hämaturie
UW (Platago ovata): Blähungen, Völlegefühl, allerg. Reaktionen
KI (Laxantien): Ileus, SS/SZ

Bisacodyl OTC
PRC B, Lact ?

Dulcolax Tbl. 5mg; Supp. 10mg
Hemolax Tbl. 5mg
Laxans ratioph. Tbl. 5mg; Supp. 10mg
Pyrilax Tbl. 5mg; Supp. 10mg
Tirgon Tbl. 5mg

Obstipation: 5-10mg p.o.; 10mg rect.;
Ki. > 2J.: 5mg p.o./rect.

Lactulose OTC
PRC B, Lact ?

Bifinorma Saft (10ml = 6.67g)
Bifiteral Saft (10ml = 6.67g); Btl. 10g;
Pulverdose 200, 500g
Lactulose ratioph. Saft (10ml = 6.67g)
Tulotract Saft (5ml = 3.335g)

Obstipation: 1-2 x 5-10g p.o.;
Ki. 1-2 x 3-6g p.o.;
hep. Enzephalopathie →388: ini 3 x 5-10g p.o.,
langs. steigern bis 3 x 20-30g bis 2-3 weiche
Stühle/d entleert werden

Macrogol OTC

Laxofalk Btl. 10g

Obstipation: 1-2 x 10g p.o.

Macrogol + NaCl + NaHCO3 + KCl OTC/Rp

Macrogol Stada Btl. 13.1g+350mg+179mg
+46mg
Movicol Btl. 13,1g+351mg+179+47mg
Movicol Junior Btl. 6,56g+175mg+89+23mg

Obstipation: 1-3 x 1 Btl. p.o.
Koprostase: 8 Btl./d p.o.;
Ki. 5-11J.: Movicol Junior: 4-12 Btl./d

Natriumpicosulfat OTC

Agiolax Pico *Tbl. 5mg* **Liquidepur** *Tbl. 5mg; Lsg. 1mg/1ml* **Laxoberal** *Tbl. 5mg; Perlen 2.5mg;* *Gtt. (14Gtt. = 7.5mg)*	**Obstipation:** 1 x 5-10mg p.o.; **Ki. > 4J.:** 1 x 2.5-5mg p.o.

Paraffin OTC

Obstinol M *Emulsion (1ml = 332mg)*	**Obstipation:** 10-45ml/d **Ki. 2-6J.:** 10-20ml/d; **6-12J.:** 10-30ml

Plantago ovata (Flohsamen) OTC

Agiocur, Mucofalk *5g Gran. = 3,25g* **Flosine Balance** *1g Gran. = 600mg*	**Obstipation:** 1-3 x 5-10g Gran.
Flosa *Btl. 3,25g*	**Obstipation:** 1-3 x 1 Btl.
Metamucil *10g Pulver = 5,3g*	**Obstipation:** 1-3 x 7,5g Pulv. (1 Teel.)

Plantago ovata (Flohsamen) + Sennoside OTC

Agiolax *Gran. (5g = 2.6g+15mg)*	**Obstipation:** 1-2 x 1 Teel. Granulat

A 7.4 Darmlavage-Lösungen

Wm/Wi: Macrogol = Polyethylenglycol: nicht resorbierbar, keine Metabolisierung, Wasserbindung ⇒ Auslösung von Diarrhoe; Na_2SO_4 = Natriumsulfat: verhindert Resorption von Na-Ionen ⇒ osmot. Diarrhoe
UW: Übelkeit, Völlegefühl, Erbrechen, Magenkrämpfe, Reizung des Darmausgangs;
KI: Ileus, V.a. Ileus, GI-Obstruktion oder Perforation, hochfloride Kolitis, tox. Megacolon, Entleerungsstrg. d. Magens, Bewußtseinsstrg. mit Aspirationsneigung

Macrogol + Na_2SO_4 + $NaHCO_3$ + NaCl + KCl OTC

Delcoprep *Lsg. 1l enth. 59+12.88+1.68+1.46+0.75g* **Klean Prep** *1Btl. 59+5.68+1.68+1.46+0.74g*	**Koloskopie-Vorbereitung** →389: 1 Btl. in 1l Wasser lösen; 3-4l über 4-6h trinken

Macrogol + Na_2SO_4 + NaCl + KCl + Ascorbinsäure OTC

Moviprep *Lsg. 1l enth.* *100g+7.5g+1.68+2.69+1.01g+4.7g*	**Koloskopie-Vorbereitung:** Btl. A u. B in 1l Wasser lösen; 2l über 2-4h trinken, zusätzl. 1l klare Flüssigkeit trinken

Macrogol + $NaHCO_3$ + NaCl + KCl OTC

Endofalk *Btl. 52.5+0.71+1.4+0.18g* **Isomol** *Btl. 13+0.18+0.35+0.05g* **Macrogol AL** *Btl. 13+0.18+0.35+0.05g*	**Koloskopie-Vorbereitung** →389: 2 Btl. in 1l Wasser lösen; 3-4l über 4-6h trinken

A 7.5 Karminativa

Wm/Wi: Senkung der Oberflächenspannung ⇒ entschäumend, antimeteoristisch
UW/KI: keine

Simeticon OTC

Espumisan *Kautbl. 40mg; Kps. 40mg;* *Emulsion (1ml = 40mg)* **Lefax** *Kautbl. 41, 100mg; Gtt. (1ml = 40mg);* *Susp. (5ml = 40mg)* **sab simplex** *Kautbl. 80mg;* *Gtt. (25 Gtt. = 69mg)* **Simethicon ratioph.** *Kautbl. 80mg*	**Meteorismus:** 3-4 x 40-160mg p.o.; **Säugl.:** 15Gtt. zu jd. Flaschennahrung; **Kleinki.** 3-4 x 15 Gtt. p.o.; **Schulki.** 4-6 x 20-30 Gtt.; **Spülmittelvergiftung** →540: 5-20ml Susp. p.o.; **Ki.** 2.5-10ml Susp. **DANI** nicht erforderl.;

7 A Magen, Darm – Arzneimittel

A 7.6 Antidiarrhoika

Wm/Wi (Loperamid): Stimul. periph. Opiatrezep. ⇒ Hemmung d. Peristaltik
Wm/Wi (Kaolin/Pectin): = Quellstoff ⇒ Hemmung d. Peristaltik
Wm/Wi (Carbo medicinalis): Adsorp. v. Bakterientox.
Wm/Wi (Racecadotril): Hemmung d. Enkephalinase ⇒ Enkephalinabbau ↓ ⇒ antisekretor.
UW (Loperamid): Kopfschmerz., Müdigk., Schwindel, Mundtrockenheit, Nausea
UW (Racecadotril): Erbrechen, Fieber, K^+ ↓, Ileus, Bronchospas.
KI (Loperamid): Ileus, Kinder < 2J., SS/SZ
KI (Racecadotril): Säugl. < 3Mon., eingeschränkte Nieren-/Leberfunk., Fruct.-Intol., Gluc.-Galac.-Malabsorp., Saccharase-Isomaltase-Mangel

Loperamid OTC/Rp
HWZ 7-15h, Q0 1.0, PRC B, Lact +

Imodium *Lingualtbl. 2mg; Kps. 2mg; Lsg. (1ml = 0.2mg)* **Lopalind** *Tbl. 2mg* **Lopedium** *Tbl. 2mg; Brausetbl. 2mg; Kps. 2mg; Gtt.(30Gtt. = 2mg)* **Loperamid ratioph.** *Tbl. 2mg; Lsg. (10ml = 2mg)*	**Akute Diarrhoe:** ini 4mg p.o., n. jedem Durchfall 2mg, max. 16mg/d; **Ki. 2-8J.:** 0.04mg/kg/d p.o.; **> 8J.:** ini 2mg p.o.; max. 8mg/d; **chron. Diarrhoe:** 4mg/d p.o. **DANI** nicht erforderl.; **DALI** vorsichtige Anw.

Carbo medicinalis OTC

Kohle Hevert *Tbl. 250mg* **Kohle Pulvis** *Pulver 10, 50g* **Ultracarbon** *Granulat 50g*	**Diarrhoe:** 3-4 x 500-1000mg p.o., **Ki.** 3-4 x 250-500mg p.o., **Vergiftungen** →528: 50g in 400ml H_2O suspendieren ⇒ p.o./MS

Racecadotril Rp
HWZ 3h, PPB 90%

Tiorfan *Granulat 10, 30mg*	**Akute Diarrhoe, Ki. > 3M.:** 3 x 1,5mg/kg p.o. (5-7d)

Saccharomyces boulardii OTC

Hamadin N *Kps. 250mg* **Perenterol** *Kps. 50, 250mg; Btl. 250mg* **Perocur** *Kps. 250mg* **Santax S** *Tbl. 250mg*	**Akute Diarrhoe, Reisediarrhoe-Pro.:** 3 x 100-200mg p.o.; 1-2 x 250mg p.o.; **Ki. > 2J.:** s. Erw.

Smektit OTC

Colina *Btl. 3g*	**Diarrhoe, funkt. Magen-Darm-Strg.:** 3-4 x 3-6g p.o.; **Ki. bis 6Mo.:** 1-2 x 1.5g p.o.; **6Mo.-5J.:** 3 x 1.5g; **> 5J.:** 2-3 x 3g

A 7.7 Stoffe zur Auflösung von Gallensteinen

Wm: Hemmung d. biliären Cholesterinsekret. und d. intestinalen Cholesterinresorption; Hemmung d. HMG-CoA-Reduktase ⇒ Cholesterinsynth. ↓
Wi: Auflösung v. Cholesterinsteinen;
UW: Durchfall, Transaminasen ↑
KI: Entzündungen d. Gallenblase/-wege, Choledochus- od. Zystikusverschluss, gestörte Kontraktionsfähigkeit der Gallenblase, kalzifizierte Gallensteine, SS

Chenodeoxycholsäure Rp
HWZ 45h

Chenofalk *Kps. 250mg*	**Cholesterin-Gallensteine (bis 15mm), Auflsg.** →389: 15mg/kg p.o.

Verdauungsenzyme

Ursodeoxycholsäure Rp	HWZ 3.5-5.8 d
Cholit-Ursan *Kps. 250mg* Cholofalk *Kps. 250mg* UDC *Tbl. 250, 400mg* Urso *Tbl. 250, 400mg* Urosochol *Tbl. 150, 300mg* Ursofalk *Tbl. 500mg; Kps. 250mg;* *Susp. (5ml = 250mg)*	**Cholesterin-Gallensteine (bis 15mm), Auflösung** →389: 10mg/kg p.o.; **Gallenrefluxgastritis:** 1 x 250mg p.o.; **prim. biliäre Zirrhose:** 10-15mg/kg p.o

Cheno- + Ursodeoxycholsäure Rp	
Lithofalk *Tbl. 250+250mg*	**Cholesterin-Gallensteine (bis 15mm), Auflösung.:** 1 x 2-3 Tbl. p.o.

A 7.8 Verdauungsenzyme

Pankreatin OTC	
Cotazym *Kps. 10000, 20000, 30000, 40000 E** Kreon *Kps. 10000, 25000, 40000 E*; Btl. 20800 E** Kreon für Kinder *(1 Messl. = 5000 E*)* Ozym *Kps. 10000, 20000, 40000 E** Pangrol *Kps. 10000, 25000, 40000 E*; Tbl. 20000 E** Pankreatin Mikro ratioph. *Kps. 20000 E** Panzytrat *Kps. 10000, 25000, 40000 E*;* *Pellets (1 Messl. = 20000 E*)*	**Bei exokriner Pankreasinsuffizienz:** mind. 25000–40000 E zu den Hauptmahlzeiten, mind. 10000–25000 E zu den Nebenmahlzeiten; Faustregel: pro Gramm Nahrungsfett ca. 2000 E Lipase; **Ki.** 5000 E zu jeder Mahlzeit; Dosierung richtet sich nach Fettgehalt der Nahrung und Schwere der Erkrankung

Pankreatin + Dimeticon (Simethicon) OTC	
Enzym Lefax *Kautbl. 2100 E*+41.2mg;* *Kps. 10500 E*+40mg*	**Verdauungsstrg., Meteorismus bei exokr.** **Pankreasinsuff.:** 3 x 1-2 Kautbl. p.o.; 2-4 Kps. zu jeder Mahlzeit
Meteozym *Tbl. 15000 E* + 100mg*	**Verdauungsstrg., Meteorismus bei exokr.** **Pankreasinsuf.:** 1-2 Tbl. zu jd. Mahlzeit p.o

* Gehalt an Triacylglycerollipase

A 7.9 Schwer resorbierbare Antiphlogistika

Wm: Beeinflussung der Prostaglandinbiosynthese, Hemm. der Leukotrien-Bildung
Wi: lokal antiphlogistisch
UW: Kopfschmerzen, Schwindel, Nausea, Agranulozytose, Panzytopenie, allergische Reaktionen, Nierenfunktionsstrg.
KI: schwere Leber-/Nierenfunktionsstrg.; SZ; Cave in SS (absolute **KI** in letzten 2 W.)

Mesalazin (=5-ASA) Rp	HWZ 0.5-2.4 (6-9)h, Q0 0.75, PPB 43%
Asacolitin *Tbl. 400mg* Claversal *Tbl. 250, 500mg; Pellets 1.5g; Supp. 250,* *500mg; Klysma 4g; Rektalschaum (5g enth. 1g)* Pentasa *Tbl. 500 (ret.)mg; Granulat 1g (ret.),* *Supp. 1g; Klysma 1g* Salofalk *Tbl. 250, 500mg; Granulat 0.5,1g;* *Supp. 250, 500mg; Klysma 2, 4g;* *Rektalschaum (5g enth. 1g)*	**Chronische entzündliche Darmerkrankungen** →383, →384: 3 x 400-1000mg p.o.; 3 x 250-500mg rect.; 1 x 1g rect.; Klysma: 1 x 1-4g rect. z.N.; Rektalschaum: 1 x 2g rect.

138 | 7 A Magen, Darm – Arzneimittel

Olsalazin Rp	HWZ 0.9h, PRC C, Lact ?
Dipentum *Kps. 250mg; Tbl. 500mg*	**Colitis ulcerosa**→384 **Akutth:** 3 x 500-1000mg p.o.; Rezidiv-Pro.: 2 x 500mg

Sulfasalazin Rp	HWZ 7.6h, PPB >95%, PRC B, Lact ?
Azulfidine *Tbl. 500mg; Supp. 500mg* Colo-Pleon *Tbl. 500mg* Sulfasalazin Hexal *Tbl. 500mg* Sulfasalazin Heyl *Tbl. 500mg*	**Chron. entzündliche Darmerkrankungen**→383, →384, **Strahlen-, kollag. Colitis:** Akut: 3-4 x 1g p.o.; Rez.-Pro.: 2 x 1-1.5g p.o.; 2 x 500-1000mg rect.; **Ki.** ini 40-60mg/kg, Erh.Dos. 30-40mg/kg p.o. in 3-4 Einzeldosen

A 7.10 Glukokortikoide (zur lokalen Anwendung)

KI: Abszessbildungen und Perforationen im Dickdarmbereich, Peritonitis, ausgedehnte Fistelbildungen, lokale Superinfektionen

Betamethason Rp		Q0 0.95
Betnesol *Lsg. 100ml = 5mg*	**Colitis ulcerosa** →384: 1 x 5mg rect. f. 2-4 W.	

Budesonid Rp	HWZ 2-3h, Q0 1.0, PPB 90%, PRC C, Lact ?
Budenofalk *Kps. 3mg; Rektalschaum (2mg/Hub)* Entocort Kapseln *Kps. 3 (ret.) mg* Entocort rektal *Klysma 2.3mg*	**M. Crohn** →383: 1 x 9mg oder 3 x 3mg p.o.; **Colitis ulcerosa** →384: 1 x 2.3mg rect.

Hydrocortison Rp	HWZ 1-2h, Q0 1.0, PRC C, Lact -
Colifoam *Schaum (1g enth. 90mg)*	**Proctosigmoiditis b. M. Crohn, Colitis ulcerosa** →383, →384: 1-2 x 90mg rect., nach 2W. 1 x 90mg

A 7.11 Antiemetika, Antivertiginosa

Wm/Wi (Alizaprid): Antagonismus an zentralen + peripheren Dopaminrezeptoren ⇒ stark antiemetisch u. gastroprokinetisch;
Wm/Wi (Aprepitant): selekt. Antagonis. am Human-Substanz-P-Neurokinin(NK1)-Rezeptor ⇒ antiemetisch
Wm/Wi (Dimenhydrinat, Meclozin): kompet. Hemmung zentraler Histaminrez ⇒ antiemetisch
Wm/Wi (Scopolamin): Antagonist am Muscarinrezeptor ⇒ Parasympatholyse, zentrale antiemetische Wi durch Hemmung d. cholinergen Reizübertragung
UW (Alizaprid): s. MCP (→133)
UW (Aprepitant): Kopfschmerzen, Schluckauf, Appetitlosigkeit, Obstipation, Diarrhoe, Müdigkeit, Transaminasen ↑
UW (Betahistin): Magen-Darm-Unverträglichkeit, Übelkeit, Augenbrennen, Herzklopfen, Brustbeklemmungen, Kopfdruck, Hitzegefühl, Benommenheit, Nervosität, flüchtiger Hautausschlag
UW (Dimenhydrinat): Sedierung, Glaukomauslösung, Miktionsstrg.
UW (Scopolamin): Mundtrockenheit, Mydriasis, Verschwommensehen, Glaukom
KI (Alizaprid): s. MCP (→133);
KI (Betahistin): Asthma bronch., Phäochromozytom, SS; **KI** (Dimenhydrinat, Meclozin): Eklampsie, Epilepsie, Prostataadenom, Glaukom, Alkoholabusus, zerebrovask. Insuff., Früh- und Neugeborene, SS/SZ
KI (Scopolamin): Kinder bis 10J, Engwinkelglaukom; **Ink** (Aprepitant): Pimozid, Terfenadin

Alizaprid Rp	HWZ 3h, PPB 75%
Vergentan *Tbl. 50mg; Amp. 50mg/2ml*	**Übelkeit, Erbrechen bei Chemotherapie, Bestrahlung** →513: 30min vor + nach Chemoth. jeweils 150mg p.o., dann 3 x 150mg; jeweils 100mg vor + 4h n. Chemoth. i.v./i.m.; **DANI** GFR < 10: 25%; < 50: 50%

Serotoninantagonisten 139

Aprepitant Rp	HWZ 9-13h, PPB 97%
Emend *Kps. 80, 125mg*	**Übelkeit, Erbrechen bei Chemotherapie** →513: 1h vor Chemoth. 125mg p.o., d2+3 jeweils 1 x 80mg p.o.; Komb. mit Dexamethason u. 5-HT3-Antagonisten; **DANI** nicht erforderl.

Betahistin Rp	PPB 1-5%
Aequamen *Tbl. 6, 12mg* Betahistin ratioph. *Tbl. 6, 12mg* Betavert *Tbl. 6, 12mg* Vasomotal *Tbl. 16, 24mg; Gtt. (1ml = 8mg)*	**Schwindelanfälle, M. Menière:** 3 x 6-16mg p.o.; 1-2 x 24mg;

Dimenhydrinat OTC	HWZ 5-10h, Q0 >0,7, PPB 99%, PRC B, Lact +
Hemovert, Reisegold *Tbl. 50mg* Reisetabletten ratioph. *Tbl. 50mg* Rodavan S, Rubiemen *Tbl. 50mg* Superpep *Tbl. 50mg; Kautbl. 10, 20mg* Vertigo-Vomex *Kps. 120 (ret.)mg; Supp. 80mg* Vomacur *Tbl. 50mg; Supp. 40, 70mg* Vomex A *Tbl. 50, 200 (ret.)mg; Kps. 150 (ret.)mg; Supp. 40, 70mg; Saft (10ml = 33mg); Amp. 62 (i.v.)mg/10ml, 100 (i.m.)mg/2ml*	**Reisekrankheit:** Pro.: 3 x 20-50mg p.o.; 2 x 200mg (ret.) p.o.; Th.: 50-100mg alle 4h, max. 300mg/d; **Ki. 6-12J.:** 5mg/kg p.o. in 4 ED, max. 150mg/d; **Übelkeit, Erbrechen, zentrales vestibuläres Reizsynd.:** 3-4 x 50-100mg p.o.; 2x120-200mg (ret.) p.o.; 3-4 x 80-150mg rect.; 100-200mg i.m.; 62-124mg i.v.; **Ki.** 1-2mg/kg i.v./i.m.; **6-15kg:** 1-2 x 40mg rect.; **15-25kg:** 2-3 x 40mg rect.; > **25kg:** 2-4 x 40mg rect.; **6-14J.:** 3 x 50mg p.o.

Dimenhydrinat + Cinnarizin Rp	PPB (Cinnarizin) 80%
Arlevert *Tbl. 40+20mg*	**Schwindel verschied. Genese:** 3 x 1 Tbl. p.o., max. 5 Tbl./d

Meclozin Rp	HWZ 2-3h, PRC B
Postadoxin N *Tbl. 25mg*	**Reisekrankheit:** 25mg 1h vor Reiseantritt; **Übelkeit, Erbrechen:** 25-50mg/d p.o.; 50mg rect.; **Ki.** 25-50

Scopolamin Rp	HWZ 1 (4,5) h, Q0 0.9
Scopoderm TTS *TTS 1mg/72h*	**Reisekrankheit:** 1 Pflaster 5-6h oder am Abend vor Reiseantritt auf unbehaarte Haut hinter d. Ohr aufkleben; Wi-Dauer: bis 72h

A 7.12 Serotoninantagonisten

Wm: selektive Blockade zentraler 5-HT$_3$-Rezeptoren; **Wi:** antiemetisch
UW: Kopfschmerzen, Obstipation, Müdigkeit, Fieber, Schlafstrg., Appetitlosigkeit; **KI:** SS/SZ

Dolasetron Rp	HWZ <10min (7-9h), PPB 73%, PRC B, Lact?
Anemet *Tbl. 50, 200mg;* *Amp. 12.5mg/0.625ml, 100mg/5ml* Anzemet *Tbl. 50, 200mg*	**Übelkeit, Erbrechen (Chemoth.)** →513: 1h vor Chemoth. 200mg p.o.; 30min vor Chemoth. 100mg i.v.; **postop. Übelkeit, Erbrechen:** 50mg 1-2h präop.; 12.5mg i.v. am Ende der Narkose bzw. n Bed.; **DANI** nicht erforderl.

Granisetron Rp	HWZ 10-11h, Q0 0.85, PPB 65%, PRC B, Lact ?
Granisetron Hexal *Tbl. 1, 2mg* Granisetron ratioph. *Tbl. 1, 2mg* Kevatril *Tbl. 2mg; Amp. 1mg/1ml, 3mg/3ml*	**Übelkeit, Erbrechen (Chemoth.)** →513: 1h vor Chemoth. 2mg p.o.; vor Chemoth. 1-3mg i.v., max. 3 x 3µg/kg; **Ki.** > **1J.:** 20µg/kg p.o. 1h vor Chemoth., bis 2 x 20µg/kg p.o. f. 5d; > **2J.:** 40µg/kg i.v. vor Chemoth., ggf. zusätzlich 2 x 20µg/kg i.v.; **DANI** nicht erforderl.

7 A Magen, Darm – Arzneimittel

Ondansetron Rp — HWZ 3h, Q0 >0.8, PPB 70-76%, PRC B, Lact ?

Axisetron Tbl. 4, 8mg; Lingualtbl. 4, 8mg; Amp. 4, 8mg
Cellondan Tbl. 4, 8mg; Lingualtbl. 4, 8mg; Amp. 4, 8mg
Ondansetron Hexal Tbl. 4, 8mg; Amp. 4, 8mg
Ondansetron ratioph. Tbl. 4, 8mg; Lingualtbl. 4, 8mg; Amp. 4, 8mg
Zofran Tbl. 4, 8mg; Lingualtbl. 4, 8mg;
Saft (5ml = 4mg); Amp. 4mg/2ml, 8mg/4ml; Fertigspr. 4mg

Übelkeit, Erbrechen (Chemoth.) →513:
1-2 h vor Chemoth. 8mg p.o., dann 2 × 8mg; 8mg vor Chemoth. i.v., ggf. zusätzlich 2 × 8mg i.v.;
Ki. > 5J.: 5mg/m² KOF vor Chemoth. i.v., dann 2 × 4mg p.o.;
postop. Übelkeit, Erbr.:
16mg p.o. 1h präop oder 4mg i.v. b. Narkosebeginn
Ki. 0.1mg/kg i.v.;
DANI nicht erforderl.

Palonosetron Rp — HWZ 40h, PPB 62%

Aloxi Inj.Lsg. 250µg/5ml

Übelkeit, Erbrechen (Chemoth.) →513:
30min vor Chemoth. 250µg i.v., Wh. innerhalb v. 7d nicht empfohlen; **DANI** nicht erforderl.

Tropisetron Rp — HWZ 8h, Q0 0.9, PPB 71%

Navoban Kps. 5mg; Amp. 2mg/2ml, 5mg/5ml

Übelkeit, Erbrechen (Chemoth.):
vor Chemoth. 5mg i.v., dann 1 × 5mg p.o.;
Ki. 0.2mg/kg i.v.; **DANI** nicht erforderl.

A 7.13 Regulatorische Peptide

Wm/Wi (Lanreotid): Octapeptidanalogon des natürlichen Somatostatins, Hemmung der Wachstumshormonsekretion durch Bindung an Somatostatinrezeptoren, v.a. SSTR 2 u. 5
Wm/Wi (Octreotid, Somatostatin): Hemmung der Freisetzung von Wachstumshormon, Gastrin, Insulin und Glucagon. Vasokonstriktion im Splanchnikusbereich
UW (Lanreotid): Diarrhoe, Bauchschmerzen, Nausea, Erbrechen, Dyspepsie, Flatulenz, Cholelithiasis, Kopfschmerzen, Müdigkeit, Sinusbradykardie, Hypo- u. Hyperglykämie
UW (Octreotid): Übelkeit, Erbrechen, Diarrhoe, Bauchschmerzen, Hepatitis
UW (Somatostatin): initial Blutzucker ↓, Brechreiz, Hitzegefühl
KI (Lanreotid): bek. Überempf.; Anw. in SS/SZ nicht empf.
KI (Octreotid): Cave in SS/SZ
KI (Somatostatin): peri- u. postnatal, SS/SZ

Lanreotid Rp — HWZ 23-33d (s.c.)

Somatuline Autogel Fertigspr. 60, 90, 120mg

Akromegalie: ini 60mg s.c., Wh. alle 4W.; n. 3 Monaten Dosisanpassung je n. Wi bzw. GH- u. IGF-1-Spiegel; **DANI** nicht erforderl.

Octreotid Rp — HWZ 1.5h, Q0 0.8, PPB 65%, PRC B, Lact ?

Sandostatin Inj.Lsg. 0.05mg/1ml, 0.1mg/1ml, 0.5mg/1ml, 1mg/5ml; Pen 1500µg/3ml
Sandostatin LAR Monatsdepot Inj.Lsg.10 (ret.)mg/2ml, 20 (ret.)mg/2ml, 30 (ret.)mg/2ml

Hormonaktive Tum. des GI-Trakts:
ini 1-2 × 0.05mg s.c., dann steigern bis 3 × 0.1-0.2mg, max. 3 × 0.5mg/d; 10-30mg (ret.) alle 4 W. i.m.;
Akromegalie: ini 2-3 × 0.05-0.1mg s.c., Erh.Dos. 0.3mg/d, max. 1.5mg/d;
Pro. postop. pankreat. Komplikationen:
3 × 0.1mg s.c. f. 7d

Somatostatin Rp — HWZ 1.1-3min

Somatostatin Curamed Inj.Lsg. 3mg
Somatostatin Ferring Inj.Lsg. 3mg
Somatostatin Hexal Inj. Lsg. 3mg

Schwere gastrointestinale Blutung, stark sezernierende postoperative Pankreasfisteln: ini 3.5µg/kg über 1min. i.v., dann 3.5µg/kg/h i.v

A 7.14 Hämorrhoidalmittel

Wm/Wi (Benzocain, Cinchocain, Lidocain): Lokalanästhetika ⇒ schmerzstillend;
Wm/Wi (Bismut): Adstringentium ⇒ blutstillend, austrocknend, antiphlogistisch;
Wm/Wi (Bufexamac): antiphlogistisch
Wm/Wi (Glukokortikoide): antiphlog., antiinflammatorisch
UW (Glukokortikoide): Hautatrophie, Sekundärinfek., **KI** (Glukokortikoide): vorhandene lokale Infek.

Benzocain OTC	
Anaesthesin N Supp. 100mg	Hämorrhoiden, Pruritus, Fissuren: 1-3 x 1 Supp. rect.

Cinchocain	Rp, PPB 65%
Dolo Posterine N Salbe (1g enth. 5mg); Supp. 6mg; Kombipckg (Supp.+Salbe)	Hämorrhoiden, Pruritus, Fissuren: 2 x tgl. auftragen bzw. 1 Supp. rectal

Hydrocortison Rp	
Posterisan Corte Salbe (1g enth. 2.96mg); Supp. 2.96mg	Hämorrhoiden, Analekzem: 2 x tgl. auftragen bzw. 1 Supp. rect.

Lidocain OTC	
Lidoposterine Salbe (1g enth. 50mg); Supp. 60mg **Posterisan Akut** Salbe (1g enth. 50mg); Supp. 60mg	Hämorrhoiden, Fissuren, Proktitis: 2-3 x tgl. auftragen bzw. 1 Supp. rect.; max. 4g Salbe/Einzelanwendung

Fluocinonid + Lidocain Rp	
Jelliproct Salbe (1g enth. 0.25+50mg); Supp. 0.25+60mg; Kombipckg (Supp.+Salbe)	Hämorrhoiden, Analekzem: 2 x tgl. auftragen bzw. 1 Supp. rect.

Fluocortolon + Lidocain Rp	
Doloproct Creme (1g enth. 1+20mg); Supp. 1+40mg	Hämorrhoiden, Proktitis: ini bis 3 x tgl. auftragen bzw. 1 Supp. rect., dann 1-2 x/d

Policresulen + Cinchocain Rp	
Faktu Salbe (1g enth. 50+10mg); Supp. 100+2.5mg); Kombipckg (Supp.+Salbe)	Hämorrhoiden, Pruritus, Fissuren: 2-3 x tgl. auftragen bzw. 1 Supp rect.

Prednisolon + Bismut + Zinkoxid Rp	
Bismolan H Corti Salbe (1g enth. 1+22+33mg); Supp. 2+44+66mg	Hämorr., Entz. i. Analbereich, Fissuren: mehrmals tgl. auftragen bzw. 1 Supp.

Bufexamac + Bismut + Titan + Lidocain OTC	
Blancoproct Salbe (1g enth. 50+50+50+5mg); Supp. 250+100+100+10mg **Faktu akut** Salbe (1g enth. 50+50+50+5mg); Supp. 250+100+100+10mg **Haemo Exhirud Bufexamac** Supp. 250+100+100+10mg **Haemo ratioph.** Salbe (1g enth. 50+50+50+5mg); Supp. 250+100+100+10mg **Mastu S** Salbe (1g enth. 50+50+50+5mg); Supp. 250+100+100+10mg **Rectosellan Haemo** Salbe (1g enth. 50+50+50+5mg); Supp. 250+100+100+10mg	Hämorrhoiden, Fissuren, Analekzem, Proktitis: 2 x tgl. auftragen bzw. 1 Supp. rectal

A 8 Infektionen – Arzneimittel

A 8.1 Keimempfindlichkeit: Keim - Antibiotika

Keim / Antibiotikum	Penicillin G	Penicillin V	Amoxicillin	Flucloxacillin	Piperac.+Tazob.	Amox.+Clav.	Cefadroxil	Cefotaxim	Imipenem	Doxycyclin	Tigecyclin	Clarithromycin	Gentamicin	Moxifloxacin	Levofloxacin	Ciprofloxacin	Cotrimoxazol	Metronidazol	Vancomycin	Linezolid
Streptokokken A, B, C, G																				
Streptococcus viridans																				
Pneumokokken (Str. pn.)																				
Enterokokken																				
Vanco. res. Enterokok.(VRE)																				
Staph. aureus (MSSA)																				
Staph. aureus (MRSA)																				
Corynebact. diphtheriae																				
Meningokokken (Nei. m.)																				
Haemophilus influenzae																				
Escherichia coli																				
Klebsiella																				
Salmonella																				
Proteus mirabilis																				
Proteus vulgaris																				
Enterobacter																				
Serratia																				
Pseudomonas aeruginosa																				
Stenotrophomonas																				
Borrelia (systemisch)																				
Legionella																				
Actinomyces																				
Clostridium (ohne Cl.diff.)																				
Bacteroides fragilis																				
Treponema																				
Chlamydien																				
Mykoplasmen																				
Rickettsien																				

Legende:
- Therapie 1. Wahl
- Alternativtherapie
- gut wirksam
- gering wirksam
- nicht anzuraten

grampositiv (1. Spalte)

Quelle: Antibiotika pocketcard 2007; Hof, Börm Bruckmeier Verlag

Penicilline

A 8.2 Penicilline
A 8.2.1 Benzylpenicilline

empf.: Pneumo-, Strepto-, Meningo-, Staphylokokken, Aktinomyceten, Leptospiren, C. diphteriae, Treponemen, Borrelien, Past.multocida, Fusobakterien, Peptokokken, Clostridien;
resist.: Enterobakterien, Pseudomonas, B.fragilis, E.faecium, Nocardia, Mycoplasmen, Chlamydien, Beta-Lactamasebildner, V.cholerae
UW: allerg. Hautreaktionen, Lyell-Syndrom, Anaphylaxie, Vaskulitis, Myoklonien, Krampfanfälle, Mundtrockenheit, Nausea, Erbrechen, Diarrhoe, Herxheimer-Reaktion, BB-Veränderungen, hämolytische Anämie, interstitielle Nephritis, Superinfektion durch resistente Bakterien oder Sprosspilze
KI: PenicillinÜberempf.; Cave in SZ
Ink (Penicillin): Methotrexat, Tetracycline

Penicillin G (Benzylpenicillin) Rp	HWZ 20–50min, Q0 0.4, PPB 45–65%, PRC B, Lact +
Penicillin G Inf.Lsg. 0.5, 1, 5, 10 Mio IE Penicill. Grünenthal Inf.Lsg. 1, 5, 10 Mio IE	Normal empfindl. Keime: 1–5 Mio IE/d i.v. in 4–6 Einzelgaben; Meningitis → 417, Endokarditis → 305: 20–60 Mio IE/d; K.. 1–12M.: 0.05–1Mio IE/kg/d i.v. in 3–4 ED; 1–12J.: 0.05–0.5Mio IE/kg/d i.v. in 4–6 Einzelgaben; DANI GFR 46–120: 4 x 5Mio IE; 19–45: 3 x 5Mio IE; 9–18: 3 x 4Mio IE; 3–8: 2 x 5Mio IE; < 2: 2 x 2Mio IE

Benzylpenicillin-Benzathin Rp	HWZ Tage bis Wochen
Pendysin Inj.Lsg. 1.2 Mio IE Tardocillin Inj.Lsg. 1.2 Mio IE	Rezidiv-Pro. rheumat. Fieber → 305: 1–2 x/Mo. 1.2Mio IE i.m.; Lues I u. II: 2.4Mio IE i.m. (verteilt auf 2 verschied. Inj. Stellen)

A 8.2.2 Oralpenicilline (Phenoxypenicilline)

empf. u. resist.: s. Benzylpenicilline (→ 143);
UW/KI: s. Benzylpenicilline (→ 143)

Azidocillin Rp	HWZ 1h
Infectobicillin H Tbl. 750mg	HNO-, Atemwegs-, Hautinf., Scharlach → 401: 2 x 750mg p.o.; Ki. > 6J.: s. Erw.

Penicillin V (Phenoxymethylpenicillin) Rp	HWZ 35min Q0 0.6 PPB 71–89% PRC B Lact+
Arcasin Tbl. 1, 1.5Mio IE; Saft (5ml = 0.3 Mio IE); Trockensaft (5ml = 0.3Mio IE) Infectocillin Tbl. 1, 1.5 Mio IE; Saft (5ml = 0.25, 0.3, 0.4, 0.5Mio IE) Isocillin Tbl. 1.2Mio IE; Trockensaft (5ml = 0.3Mio IE) Ispenoral Tbl. 1, 1.5 Mio. IE Megacillin oral Tbl. 0.6, 1, 1.5Mio IE; Trockensaft (5ml = 0.3Mio IE) Penhexal Tbl. 1, 1.5Mio IE; Trockensaft (4ml = 0.32Mio IE) Penicillin V ratioph. Tbl. 1, 1.5Mio IE; Trockensaft (5ml=0.4Mio IE)	HNO-, Atemwegs-, Haut-, Mund-Kiefer-Zahn-Inf., Endokarditis → 305, Rezidiv-Pro. des rheumat. Fiebers → 305, Scharlach → 401, Erysipel → 438, Lymphadenitis: 3 x 0.6–1.5 Mio IE p.o.; Ki. 4.Mo.–12J.: 40000–60000 IE/kg/d p.o. in 3–4 Einzeldosen; DANI GFR > 15: 100%; < 15: 2 x 0.6–1.5 Mio IE

Propicillin Rp	HWZ 0.5–1h, Q0 0.7, PPB 80–85%
Baycillin Tbl. 1Mio IE	IND s. Penicillin V: 3 x 1 Mio IE p.o.

A 8.2.3 Beta-Lactamase-resistente Penicilline (Isoxazolylpenicilline)

empf. u. resist.: gute Aktivität gg. β-lactamasebildende Staphylokokken; bei den übrigen grampositiven Bakterien jedoch schwächere Aktivität als Penicillin G
UW/KI: s. Benzylpenicilline (→ 143)

Dicloxacillin Rp — HWZ 0.7h, Q0 0.6, PPB 97%, PRC B, Lact ?

Infectostaph *Kps. 250mg*

Staph.-Inf. → 395: 4 x 0.5–1g p.o.; **Ki. bis 3Mo.:** 3 x 30–50mg/kg; **3Mo.–1J.:** 4 x 125–250mg; **1–6J.:** 4 x 250–500mg; > 6J. s. Erw.;
DANI term. NI: 3 x 1g

Flucloxacillin Rp — HWZ 0.7–1h, Q0 0.3, PPB 92–96%

Fluclox *Inf.Lsg. 1, 2g*
Flucloxacillin Curasan *Inf.Lsg. 1, 2g*
Staphylex *Tbl. 250, 500mg; Trockensaft (20ml = 1g); Inf.Lsg. 0.25, 0.5, 1, 2g*

Staph.-Inf. → 395: 3 x 1g p.o.; 3 x 1–2g i.v., max. 12g/d p.o./i.v.; **Ki. < 6J.:** 40–50mg/kg/d p.o./i.v. in 3 Einzeldosen; **6–10J.:** 3 x 250–500mg p.o./i.v.; **10–14J.:** 3–4 x 500mg p.o./i.v.;
DANI GFR 18: 4 x 1.5g; 8: 3 x 1.5g; 2: 3 x 1g; 0.5: 1 x 2g

Methicillin — wegen Toxizität nicht mehr im Handel

Verwendung nur noch zur Resistenzprüfung bei Staphylokokken; **MRSA** = Methicillin-resistant-Staphylococcus-aureus; **MSSA** = Methicillin-sensitive-Staphylococcus-aureus

Oxacillin Rp — HWZ 23–45min, Q0 0.6, PPB 97%, PRC B, Lact +

Infectostaph *Inf.Lsg. 0.5, 1g*

Staph.-Inf. → 395: 4 x 0.5–1g i.v.; **Ki. bis 3Mo.:** 2 x 20mg/kg i.v.; bis 1J.: 4 x 20mg/kg i.v.; **1–6J.:** 4 x 250–500mg i.v.; > 6J.: s. Erw.

A 8.2.4 Breitbandpenicilline (Aminobenzylpenicilline)

empf.: i. Vergleich zu Penicillin G zusätzlich Enterokokken, H.influenzae, E.coli, Listerien, P.mirabilis, Salmonellen, Shigellen
resist.: B.fragilis, Pseudomonas, E.faecium, Nocardia, Mykoplasmen, Chlamydien, Beta-Lactamasebildner, Klebsiellen, Yersinien
UW/KI: s. Benzylpenicilline (→ 143);
KI (Ampicillin, Amoxicillin): infektiöse Mononukleose
Ink (Ampicillin, Amoxicillin): Allopurinol

Amoxicillin Rp — HWZ 1–2h, Q0 0.12, PPB 17–20%, PRC B, Lact +

Amoxicillin ratioph. *Tbl. 500, 750, 1000mg; Brausetbl. 1000mg; Granulat 1g; Trockensaft (1Messl.=250, 500mg)*
Amoxihexal *Tbl. 500, 750, 1000mg; Brausetbl. 500, 750, 1000mg; Saft (1 Messl. = 250, 500mg)*
Amoxypen *Tbl. 500, 750, 1000mg; Brausetbl. 1g; Trockensaft (1 Messl. = 250, 500mg)*
Easymox *Kautbl. 1g; Trinktbl. 250, 500mg*
Infectomox *Tbl. 1g; Brausetbl. 1g; Trockensaft (1 Messl. = 250, 500, 750mg)*
Jutamox *Tbl. 500, 750, 1000mg; Trockensaft (1 Messl. = 200mg)*
Ospamox *Tbl. 750, 1000mg*

HNO-, Atemwegs-, Harnwegs-, Magen-Darm-Trakt-, Haut-, Weichteilinfektionen, Listeriose: 3 x 750–1000mg p.o.;
Ki. < 6J.: 50mg/kg/d in 3–4 Einzeldosen;
6–12J.: 900–2000mg/d in 3–4 Einzeldosen;
Endokarditis-Pro. → 306: 3g p.o. 3h vor Eingriff; **Ki.** 50mg/kg;
H.p.-Eradikation → 382: 2 x 1g p.o. + 2 x 500mg Clarithromycin + 2 x 20mg Omeprazol;
DANI GFR: 20–30: 66%; < 20: 33%

Betalactamaseinhibitoren 145

Ampicillin Rp	HWZ 0.9h, Q0 0.06, PPB 20%, PRC B, Lact +
Ampicillin ratioph. *Tbl. 1g; Inf.Lsg 0.5, 1, 2, 5g* Binotal *Inf.Lsg. 1, 2, 5g*	HNO-, Atemwegs-, Harnwegs-, Magen-Darm-Trakt-, Haut-, Weichteilinf., Listeriose, Osteomyelitis, Typhus, →417, Endokarditis →305: 2-6g/d p.o. in 3-4 Einzeldos.; 1.5-6g/d i.v. in 2-4 Einzeldosen, max. 15g/d; **Ki. > 6J.**: s. Erw.; < 6J.: 100 (-150-200) mg/kg/d p.o., i.v. in 3-4 ED; **Meningitis < 6J.**: 200-400mg/kg/d i.v.; **DANI** GFR 20-30: 66%; < 20: 33%

A 8.2.5 Breitbandpenicilline mit Pseudomonaswirkung (Acylaminopenicilline)

empf. u. resist.: weitgehend identisch mit Breitbandpenicillinen; Piperacillin: zusätzlich gute Aktivität bei Pseudomonas aeruginosa
UW/KI: s. Benzylpenicilline (→143)

Mezlocillin Rp	HWZ 0.7-1.1h, Q0 0.4, PPB 30-40%, PRC B, Lact ?
Baypen *Inf.Lsg. 0.5, 1, 2, 4g*	Sepsis, Endokarditis →305, Meningitis →417, Peritonitis, Pneumonie →329, abdom., gynäkol., Knochen-, Weichteilinf.:3 x 2-5g i.v., bis 2 x 10g i.v.; **Ki** <3kg: 2 x 75mg/kg; >3kg -14J.: 3 x 75mg/kg; **DANI** GFR > 10: 100%; < 10: Interv. 12h, max. 2 x 5g

Piperacillin Rp	HWZ 1h, Q0 0.3, PPB 16-21%, PRC B, Lact +
Piperacillin Curasan *Inf.Lsg. 1, 2, 4g* Piperacillin Eberth *Inf.Lsg. 2, 4g* Piperacillin Fresenius *Inf.Lsg. 2, 4g* Piperacillin Hexal *Inf.Lsg. 1, 2, 3, 4g* Piperacillin Hikma *Inf.Lsg. 2, 4g* Piperacillin ratioph. *Inf.Lsg. 1, 2, 4g*	**Ind** s. Mezlocillin: 6-12g/d i.v. in 2-4 Einzeldosen, max. 24g/d; **Ki.** < 2kg: 150mg/kg/d i.v. in 3 ED; > 2kg: 300mg/kg/d i.v. in 3-4 Einzeldos.; **1 Mo.–12J**: 100-200mg/kg/d i.v. in 2-4 Einzeldos.; **DANI** GFR 40-80: max. 4x4g; 20-40: 3x4g; < 20: 2 x 4g; HD: 3x2g

A 8.3 Betalactamaseinhibitoren

empf.: Erweiterung des Spektrums von Penicillinen um β-Lactamasebildende Stämme von Staphylokokken, M.catarrhalis, E.coli, H.influenzae, Klebsiellen, Proteus, Gonokokken, B.fragilis; nur zusammen mit Betalaktamantibiotika wirksam!

Clavulansäure nur in Kombination s.u. (→146)	HWZ 60-75min

Sulbactam	HWZ 1-2h, Q0 0.13, PPB 38%
Combactam *Inf.Lsg. 0.5, 1g*	3-4 x 0.5-1g i.v. ; **DANI** GFR 15-30: max. 2g/d; <15: max. 1g/d; HD: 1g alle 48h

Tazobactam nur in Kombination s.u. (→146)	

A 8.3.1 Breitbandpenicilline + Betalactamaseinhibitoren

Ampicillin + Sulbactam Rp	PRC B, Lact +
Ampicillin/Sul Kabi *Inf.Lsg. 1+0.5g, 2+1g* Ampicillin + Sulbactam Deltaselect *Inf.Lsg 1+0.5g; 2+1g* Ampicillin Hexal comp. *Inf.Lsg 1+0.5g; 2+1g* Ampicillin ratioph. comp. *Inf.Lsg 0.5+0.25g; 1+0.5g; 2+1g*	Atemwegs-, Harnwegs-, Haut-, Weichteil-, abd. **Inf.**: 3-4 x 1.5-3g i.v.; **Ki.** <1. W.: 75mg/kg/d i.v. in 2 Einzeldos.; > 1. W.: 150mg/kg/d in 3-4 Einzeldos.; **DANI** > 30: 100%; 15-30: Dos.Intervall 12h; 5-14: 24h; < 5: 48h

146 A 8 Infektionen – Arzneimittel

Amoxicillin + Clavulansäure Rp — PRC B, Lact +

Amoclav plus *Tbl. 500+125mg, 875+125mg; Trockensaft (5ml = 125+31.25, 250+62.5, 400+57mg); Inf.Lsg. 500+100, 1000+200, 2000+200mg*
Amoxidura plus *Tbl. 500+125mg, 875+125mg; Trockensaft (10ml = 250+62.5, 500 +125mg)*
Augmentan *Tbl. 500+125mg, 875+125mg; Trockensaft (10ml = 250+62.5, 500+125mg, 800+114mg); Gtt. (10ml = 500+125mg); Inf.Lsg. 625, 500+100, 1000+200, 2000+200mg*

Atemwegs-, Harnwegs-, Haut-, Weichteil-, abd. Inf.: 3 × 500 + 125mg p.o.; 2 × 875 + 125mg p.o.; 3 × 1000-2000 + 200mg i.v.;
Ki. < 2J.: 30 + 7.5mg/kg/d p.o. in 2 Einzeldosen; **2–12J.:** 70 + 10mg/kg/d p.o. in 2 Einzeldosen; **DANI** GFR 10-30: 2 × 500 + 125mg p.o.; ini 1000 + 200mg, dann 2 × 500 + 100mg i.v.; < 10: 1 × 500 + 125mg p.o.; ini 1000 + 200mg, dann 1 × 500 + 100mg

Piperacillin + Tazobactam Rp — PRC B, Lact +

Tazobac *Inf.Lsg 2+0.5g; 4+0.5g*

Abd. Inf., Atemwegs-, Haut-, Weichteilinfektion: 3 × 4 + 0.5g i.v. **Ki. 2–12J:** 3 × 100 + 12.5mg/kg i.v.; **DANI** GFR: > 20: 100%; 2–19, HD: 2 × 4 + 0.5g

Sultamicillin Rp

Unacid PD *Tbl. 375mg; Trockensaft (1 Messl. = 375mg)*

Atemwegs-, Harnwegs-, Haut-, Weichteilinfektion: 2 × 375-750mg p.o.; **Ki.:** 50mg/kg/d p.o. in 2 Einzeldosen; **DANI** GFR 5-14: 1 × 375-750mg; < 5: 375-750mg alle 2d

A 8.4 Cephalosporine

A 8.4.1 Parenterale Cephalosporine Gruppe 1 (Cefazolin-Gruppe)

empf.: Staphylo-, Strepto-, Meningo-, u. Pneumokokken; E. coli, Klebsiella, Prot. mirabilis, H. influenzae
resist.: Enterokokken, Pseudomonas, Acinetobact., Listerien, Chlamydien, Mykoplasmen, gramneg. Beta-Lactamasebildner; **UW:** allergische Hautreaktionen, Lyell-Syndrom, Anaphylaxie, Nausea, Erbrechen, Diarrhoe, Transaminasen ↑ , Cholestase, interstitielle Pneumonie, BB-Veränderungen, hämolytische Anämie, Kreatinin ↑ , interstitielle Nephritis, Superinfektion durch Bakterien oder Sprosspilze
KI: Überempf.; Cave in SS/SZ; **Ink:** Alkohol

Cefazolin Rp — HWZ 2h, Q0 0.06, PPB 65–92%, PRC B, Lact +

Basocef *Inf.Lsg. 1, 2g*
Cefazolin Hexal *Inf.Lsg. 2g*
Cefazolin Saar *Inf.Lsg. 2g*
Cephazolin Fresenius *Inf.Lsg. 1, 2g*

Atem-, Harn-, Gallenwegs-, Haut-, Weichteil-, Knocheninf., Sepsis, Endokarditis →305:
gram⊕ Err.: 1.5-2g/d; **gram⊖ Err.:** 3-4g/d i.v. in 2-3 Einzeldos., max. 12g/d; **Ki.:** 50mg/kg/d i.v. in 3-4 Einzeldosen, max. 100mg/kg/d; **DANI** GFR > 35: 100%; 10-34: 50% alle 12h; < 10: 50% alle 18-24h

A 8.4.2 Parenterale Cephalosporine Gruppe 2 (Cefuroxim-Gruppe)

empf.: vergl. Cefazolin-Gruppe; deutlich besser bei E.coli, Klebsiella, Prot. mirabilis, H.influenzae, β-Lactamasebildnern; **resist.:** Enterokokken, Pseudom., Acinetobact., Listerien, Chlamydien, Mykoplasmen; **UW/KI:** s. Cephalosporine Gruppe 1 (→146)

Cefotiam Rp — HWZ 0.7–1h, Q0 0.35, PPB 40%, PRC B

Spizef *Inf.Lsg. 0.5, 1, 2g*

Atem-, Harnwegs-, HNO-, Haut-, Weichteil-, Knochen-, abd. Inf., Sepsis: 2–3 × 1-2g i.v., max. 6g/d ; **Gonorrhoe** →457, →506: 1 × 1g i.m.; **Ki. 3Mo.–12J.:** 50mg/kg/d i.v. in 2 Einzeldos., max. 100mg/kg/d; **DANI** GFR 45: 3 × 1g; 18: 3 × 0.75g; 8: 3 × 0.5g; 2: 1 × 1g

Cephalosporine 147

Cefuroxim Rp	HWZ 80min, Q0 0.1, PPB 30%, PRC B, Lact +
Cefuroxim Fresenius *Inf.Lsg.* 0.25, 0.75, 1.5g **Cefuroxim Hexal** *Inf.Lsg.* 0.75, 1.5g **Cefuroxim ratioph.** *Inf.Lsg.* 0.25, 0.75, 1.5g **Zinacef** *Inf.Lsg.* 0.25, 0.75, 1.5g	Atem-, Harnwegs-, Haut-, HNO, Knochen, abd. Inf., Sepsis: unkompl.: 1.5 – 2.25g/d; schwer: 3-4.5g/d i.v. in 2-3 Einzeldos., max. 6g/d; Gonorrhoe →457, →506: 1 x 1.5g i.m.; **Ki. 1M.–12J:** 30–100mg/kg/d in 3 Einzeldos. **DANI** GFR > 30: 100%; 10-30: ini 750–1500 mg, dann 2 x 500–750mg; < 5: 500–750mg alle 48h

Orales Cefuroxim s. Oralcephalosporine Gruppe 2 →149

A 8.4.3 Parenterale Cephalosporine Gruppe 3a (Cefotaxim-Gruppe)

Cefotaxim	HWZ 1h, Q0 0.35, PPB 25–40%, PRC B, Lact +
Cefotaxim Fresenius *Inf.Lsg.* 0.5, 1, 2g **Cefotaxim Hexal** *Inf.Lsg.* 0.5, 1, 2g **Cefotaxim ratioph.** *Inf.Lsg.* 0.5, 1, 2g **Claforan** *Inf.Lsg.* 0.5, 1, 2g	Atemwegs-, Harnwegs-, Haut-, Weichteil-, Knochen-, abd. Inf., Sepsis, Endokarditis →305, Meningitis →417: 2 x 1-2g i.v.; schwere Inf.: 3-4 x 2-3g; **Ki. bis 12J:** 50–100mg/kg/d i.v. in 2 Einzeldos.; **DANI** GFR<10: 50%; < 5: 2 x 1g

Ceftriaxon	HWZ 8h, Q0 0.5, PPB 85–95%, PRC B, Lact +
Cefotrix *Inf.Lsg.* 0.5, 1, 2g **Ceftriaxon Curamed** *Inf.Lsg.* 0.5, 1g **Ceftriaxon Hexal** *Inf.Lsg.* 0.5, 1, 2g **Ceftriaxon ratioph.** *Inf.Lsg.* 0.5, 1, 2g **Rocephin** *Inf.Lsg.* 0.5, 1, 2g	Atemwegs-, Harnwegs-, Haut-, Weichteil-, Knochen-, abd. Inf., Meningitis →417, Borreliose II–III→391: 1 x 1-2g i.v.; schwere Inf.: 1 x 4g; **Ki bis 12J:** 1 x 20–80mg/kg, Menigitis 100mg/kg i.v.; **DANI** GFR: < 10: max. 2g/d

A 8.4.4 Parenterale Cephalosporine Gruppe 3b (Ceftazidim-Gruppe)

empf. u. resist.: weitgehend identisch mit Cefotaxim-Gruppe, jedoch erheblich stärkere Pseudomonas-Aktivität; **UW/KI:** s. Cephalosporine Gruppe 1 (→146)

Cefepim Rp	HWZ 2h, Q0 0.07, PPB <19%, PRC B, Lact ?
Maxipime *Inf.Lsg.* 0.5, 1, 2g	Sepsis, schwere Pneumonie →329, Harnwegs-, Gallenwegsinf.: 2 x 2g i.v.; **DANI** GFR 11–30: 1 x 1-2g;<10: 1 x 0.5-1g

Ceftazidim Rp	HWZ 1.7h, Q0 0.05, PPB 10%, PRC B, Lact +
Ceftazidim Hexal *Inf.Lsg.* 0.5, 1, 2g **Ceftazidim Pharmore** *Inf.Lsg.* 0.5, 1, 2g **Ceftazidim ratioph.** *Inf.Lsg.* 0.5, 1, 2g **Ceftazidim Sandoz** *Inf.Lsg.* 0.5, 1, 2g **Fortum** *Inf.Lsg.* 0.5, 1, 2g **Infectozidim** *Inf.Lsg.* 0.5, 1, 2g	Atemwegs-, Harnwegs-, Haut-, Weichteil-, Knochen-, abd. Inf., Sepsis, Meningitis →417: 2-3 x 1-2g i.v.; **Ki. 0–8W.:** 2 x 12.5–30mg/kg i.v.; **2M.–1J.:** 2 x 25–50mg/kg; **1–14J.:** 2 x 15–50mg/kg od. 3 x 10–33mg/kg; max. 3 x 50mg/kg bzw. 6g/d; **DANI** GFR 31–50: 2 x 1g; 16–30: 1 x 1g; 6–15: 1 x 0.5g; < 5: 0.5g alle 48h

A 8.4.5 Parenterale Cephalosporine Gruppe 4

kein Präparat im Handel

148 A 8 Infektionen – Arzneimittel

A 8.4.6 Parenterale Cephalosporine Gruppe 5 (Cefoxitin-Gruppe)

empf. u. resist.: weitgehend identisch mit Cefuroxim-Gruppe, gute Wirksamkeit gegen β-Lactamase-bildende Anaerobier (z.B. Bacteroides)
UW/KI: s. →146

Cefoxitin Rp	HWZ 1(3)h, Q0 0.3 (0.1), PPB 73%, PRC B, Lact +
Mefoxitin *Inf.Lsg. 1, 2g*	Atemwegs-, Harnwegs-, Haut-, Weichteil-, Knochen-, abd. Inf., Sepsis, Endokarditis →305: 3 x 1–2g i.v.; **Gonorrhoe** →457, →506: 1 x 2g i.m. + 1g Probenecid p.o.; **Ki.** 20–40mg/kg alle 6–8h i.v.; **DANI** GFR 30–50: 2–3 x 1–2g; 10–29: 1–2 x 1–2g; 9–5: 1–2 x 0.5–1g; < 5: 0.5–1g alle 24–48h

A 8.4.7 Oralcephalosporine Gruppe 1

empf.: ähnliches Spektrum wie Cefazolin-Gruppe; gute Aktivität gegen grampos., geringe gegen gramneg. Keime
resist.: Pseudomonas, Enterokokken, Prot. vulgaris, Morganella, Citrobacter, Serratia, Enterobacter, Acinetobacter, B.fragilis, Listerien, Mykoplasmen, Chlamydien
UW/KI: s. Cephalosporine Gruppe 1 (→146)

Cefaclor Rp	HWZ 30–60min, Q0 0.25, PPB 25%, PRC B, Lact +
CEC *Tbl. 250, 500mg; Brausetbl. 250, 500, 1000mg; Trockensaft (5ml = 125, 250mg)* **Cefaclor ratioph.** *Kps. 250, 500mg; Brausetbl. 500, 1000mg; Trockensaft/Saft (5ml = 125, 250mg)* **Infectocef** *Kps. 500mg; Trockensaft (5ml = 125, 250, 500mg)* **Panoral** *Kps. 500mg; Saft/Trockensaft (5ml = 125, 250mg)*	Atemwegs-, HNO-, Harnwegs-, Haut-, Weichteilinf.: 3 x 500mg p.o., max. 4g/d; **unkompl. Infekt.:** 3 x 250mg; **Gonorrhoe** →457,→506: 1 x 3g + 1g Probenecid p.o. **Ki.** < 6J.: 3 x 10mg/kg p.o., max. 1g/d; **6–10J.:** 3 x 250mg p.o.; > 10J.: s. Erw.; **DANI** nicht erforderl.

Cefadroxil Rp	HWZ 1.2–1.7h, Q0 0.1, PPB 20%, PRC B, Lact +
Cefadroxil Beta *Tbl. 1g* **Cefadroxil Hexal** *Tbl. 500, 1000mg* **Grüncef** *1g; Trockensaft (5ml = 250, 500mg)*	Atemwegs-, HNO-, Harnwegs-, Haut-, Weichteil-, Knochen-, gyn. Inf.: 2 x 1g p.o., max. 4g/d; **Ki.** bis 40kg: 25–100mg/kg/d p.o. in 2–4 ED; **DANI** GFR 25–50: ini 1g, dann 2 x 500mg; 10–24: ini 1g, dann 1 x 500mg; < 10: ini 1g, dann 500mg alle 36h

Cefalexin Rp	HWZ 1h, Q0 0.04, PPB 6–15%, PRC B, Lact +
Cephalex ct *Tbl. 500, 1000mg* **Cephalexin ratioph.** *Tbl. 500, 1000mg; Trockensaft (5ml = 250mg)*	Atemwegs-, HNO-, Harnwegs-, Haut-, Weichteil-, Knocheninf.: 3–4 x 0.5–1g p.o., **unkompl. Inf.** 2 x 500mg; **Ki.** bis12J.: 25–50mg/kg/d in 2–4 Einzeldosen, max. 100mg/d; **DANI** GFR 15–30: Dos.Intervall 8–12h; 5–14: 24h; < 5: 48h

Cephalosporine

A 8.4.8 Oralcephalosporine Gruppe 2

empf. u. resist.: weitgehend identisch mit Cefuroxim-Gruppe →146
UW/KI: s. Cephalosporine Gruppe 1 (→146)

Cefuroxim-Axetil Rp — HWZ 1.1-1.3h, Q0 0.1, PPB 20-50%, PRC B, Lact +

Cefudura *Tbl. 250, 500mg*
Cefuhexal *Tbl. 250, 500mg*
Cefuroxim ratioph. *Tbl. 250, 500mg; Trockensaft (5ml = 125mg)*
Elobact *Tbl. 125, 250, 500mg; Gran. 125, 250mg; Trockensaft (5ml = 125mg)*
Zinnat *Tbl. 125, 250, 500mg; Trockensaft (5ml = 125mg)*

Atemwegs-, HNO-, Haut-, Weichteilinfektion:
2 x 250-500mg p.o.;
Harnwegsinfektion →498: 2 x 125-250mg;
Gonorrhoe →457, →506: 1 x 1g p.o.;
Erythema migrans: 2 x 500mg p.o. f. 20d;
Ki. 3Mo.-5J.: 2 x 10mg/kg p.o.;
>5J.: 2 x 125-250mg;
DANI max. 1g/d

Loracarbef Rp — HWZ 1h, Q0 0.05, PPB 25%, PRC B, Lact ?

Lorafem *Tbl. 200, 400mg; Saft/Trockensaft (5ml = 100, 200mg)*

Atemwegs-, HNO-, Haut-, Weichteilinfektion:
2 x 200-400mg p.o.;
Ki. 6Mo.-12J.: 15-30mg/kg/d p.o. in 2 Einzeldosen;
DANI GFR > 50: 100%;
10-49: Dos.Intervall 24h; < 10: alle 3-5d

A 8.4.9 Oralcephalosporine Gruppe 3

empf. u. resist.: höhere Aktivität und breiteres Spektrum als Gruppe 2 gg. gramnegative Keime; etwas geringere Aktivität gg. grampositive Keime
UW/KI: s. Cephalosporine Gruppe 1 (→146)

Cefixim Rp — HWZ 3-4h, Q0 0.5, PPB 65%, PRC B, Lact ?

Cefixdura *Tbl. 200, 400mg; Trockensaft (5ml = 100mg)*
Cefixim ratioph. *Tbl. 200, 400mg; Trinktbl. 400mg; Trockensaft (5ml = 100mg)*
Ceftoral *Trockensaft (5ml = 100mg)*
Cephoral *Tbl. 200, 400mg; Trockensaft (5ml = 100mg)*
Infectoopticef *Trockensaft (5ml = 100mg)*
Suprax *Tbl. 200, 400mg; Trockensaft (5ml = 100mg)*

Atemwegs-, HNO-, Harnwegs-, Gallenwegs-infektion: 2 x 200mg p.o.; 1 x 400mg p.o.;
Ki. bis 12J.: 8mg/kg/d p.o.;
DANI GFR < 20: 50%

Cefpodoxim-Proxetil Rp — HWZ 2.4h, Q0 0.2, PPB 40%

Cefpo Basics *Tbl. 100, 200mg*
Cefpodoxim ratioph. *Tbl. 100, 200mg*
Orelox *Tbl. 100, 200mg; Trockensaft (5ml = 40mg)*
Podomexef *Tbl. 100, 200mg; Trockensaft (5ml = 40mg)*

Atemwegs-, HNO-, Harnwegsinfektion:
2 x 200mg p.o.;
Gonorrhoe →457, →506: 1 x 200mg p.o.;
Ki. 5-12mg/d in 2 Einzeldosen;
DANI GFR < 40: 100%; 10-40: Dosisintervall 24h;
< 10: 48h; HD: 100-200mg n. Dialyse

Ceftibuten Rp — HWZ 1.53-2.5h, Q0 0.14, PPB 63%, PRC B, Lact ?

Cedax *Kps. 400mg*
Keimax *Kps. 200, 400mg; Trockensaft (5ml = 90, 180mg)*

Atemwegs-, HNO-, Harnwegsinfektion:
1 x 400mg p.o.; **Ki. 3 M.-12J.:** 1 x 9mg/kg p.o.;
DANI GFR > 50: 100%; 30-49: ini 400mg,
dann 1 x 200mg; 5-29: ini 200mg, dann 1 x 100mg;
HD: 400mg nach jeder Dialyse

A 8.5 Cycline

A 8.5.1 Tetracycline

empf.: zahlreiche grampos. u. gramneg. Bakterien, u.a. Chlamydien, Mykoplasmen, Rickettsien, Yersinien, Borrelien, Leptospiren, Treponemen, Aktinomyceten;
resist.: P. aeruginosa, Providencia, Serratia, Proteus, Morganella
UW: allerg. Hautreaktionen, phototox. Reaktionen, rev. Knochenwachstumsverzögerung (Kinder < 8J.), irreversible Zahnverfärbung und Zahnschmelzschädigung (Kinder < 8J.), intrakranielle Druck↑, BB-Veränderungen, Superinfektion durch Bakterien bzw. Sprosspilze
KI: bek. Überempf., schwere Leberfunktionsstrg., Niereninsuff., Ki. < 8J., SS/SZ
Ink (Tetracyclin): Penicilline
Ink (Doxycyclin): Barbiturate, Carbamazepin, Phenytoin, Rifampicin

Doxycyclin Rp	HWZ 12–24h, Q0 0.7, PPB 80–90%, PRC D, Lact ?
Antodox Kps. 100, 200mg **Doxycyclin ratioph.** Kps. 100mg; Amp. 100mg/5ml **Doxyhexal** Tbl. 100, 200mg; Amp. 100mg/5ml	HNO-, Atemwegs-, Harnwegsinfektion, diverse Infektionen mit o.g. Erregern: d 1: 1 × 200mg p.o./i.v.; dann: 1 × 100mg p.o./i.v.; **Borreliose** →391: 1 × 200mg f. 14–21d; **Syphilis** b. Penicillinallergie →456: 1 × 300mg f. 15d; **Acne vulgaris** →441, **Rosacea:** →443 **DANI** nicht erforderl.

Minocyclin Rp	HWZ 11–22h, Q0 0.85, PPB 70–75%, PRC D, Lact +
Minakne Tbl. 50mg **Minoclir** Kps. 50mg **Minocyclin ratioph.** Kps. 50, 100mg **Skid** Tbl. 50, 100mg **Udima** Kps. 50, 100mg	HNO-, Atemwegs-, Harnwegsinfektion, div. Infektionen mit o.g. Err.: ini 200mg, dann 2 × 100mg p.o.; **Akne vulgaris:** →441 **Ki. > 8J.:** ini 4mg/kg, dann 2 × 2mg/kg; **DANI** nicht erforderl.

Tetracyclin Rp	HWZ 8–10h, Q0 0.12, PPB 36–64%, PRC D, Lact +
Achromycin Tbl. 500mg **Tefilin** Kps. 250mg **Tetracyclin Heyl** Tbl. 500mg **Tetracyclin Wolff** Kps. 250, 500mg	HNO-, Atemwegs-, Urogenitaltrakt-, GIT-Infektion, div. Infektionen mit o.g. Err: 2–4 × 500mg p.o., max. 2.5g/d; 1–3 × 500mg i.v.; **Ki. > 8J.:** 25–50mg/kg/d p.o. in 2–4 Einzeldosen; **malig. Pleuraerguss:** 1 × 500mg in 50ml NaCl intrapleural bis Ergussbildung < 50ml/d

A 8.5.2 Glycylcycline

empf.: bakteriostatisch gegen zahlreiche grampositive u. gramnegative Bakterien u.a. auch MRSA, vancomycinresistenten E. faecalis (VRE); **resist.:** P. aeruginosa
UW: Übelkeit, Erbrechen, Diarrhoe, Abszeß, Infektionen, verlängerte aPTT u. Prothrombinzeit, Schwindel, Phlebitis, Bauchschmerzen, Dyspepsie, Anorexie, Transaminasen↑, Bilirubinämie, Pruritus, Exanthem, Kopfschmerzen, Amylase- u. Harnstoff↑
KI: bek. Überempf., SS

Tigecyclin Rp	HWZ 42h, PPB 71–89%, PRC D, Lact ?
Tygacil Inf.Lsg. 50mg	**Kompliz. Haut-, Weichteil- u. intraabdominelle Inf.:** ini 100mg i.v., dann 2 × 50mg i.v. f. 5–14d; **DALI** Child-Pugh C: ini 100mg, dann 2 × 25mg; **DANI** nicht erforderl.

A 8.6 Makrolide, Ketolide

empf.: Streptok., Pneumok., Chlamydien, Legionellen, Mycoplasma pneumoniae, Listerien, Aktinomyceten, Campylobacter, Helicobacter, M. avium intracell. (MAC); **resist.:** Brucellen, Enterobakterien, Nocardia, Mycoplasma hominis, B.fragilis, Fusobakterien, Pseudomonas
UW: allerg. Hautreaktionen, Nausea, Erbrechen, Cholestase; **KI:** SZ
Ink: Carbamazepin, CSE-Hemmer, Ergotamin, Terfenadin, Theophyllin; **Ink** (Erythromycin): Alfentanil, Grapefruitsaft, Methadon, Moxofloxacin; **Ink** (Clarithromycin): Rifabutin

Azithromycin Rp — HWZ 40h, Q0 0.8, PPB 12–52%, PRC B, Lact ?

Azibact Tbl. 250, 500mg
Azithrobeta Tbl. 250, 500mg
Azithromycin Hexal Tbl. 250, 500mg; Trockensaft (5ml = 200mg)
Ultreon Tbl. 600mg
Zithromax Tbl. 250, 500mg; Trockensaft (5ml = 200mg)

HNO-, Atemwegs-, Haut-, Weichteilinfektion:
1 x 500mg f. 3d p.o.; **Ki.** 1 x 10mg/kg f. 3d;
Gonorrhoe →457, →506, **Genitalinfektion mit Chlam. trach.** →458: 1 x 1g p.o.; **MAC-Pro.:** 1x/W. 1200mg p.o.;
DANI GFR > 40: 100%

Clarithromycin Rp — HWZ 3–7h, Q0 0.6, PPB 72%, PRC C, Lact ?

Biaxin HP Tbl.
Clarilind Tbl. 250, 500mg
Clarithromycin 1A Tbl. 250, 500mg; Trockensaft (5ml = 125, 250mg)
Clarithromycin ratiopf. Tbl. 250, 500mg; Trockensaft (5ml = 125, 250mg)
Clarosip Gran. (1 Btl.=125, 187.5, 250mg)
Cyllind Tbl. 250mg
Klacid Tbl. 250, 500, 500 (ret.)mg; Trockensaft (5ml = 125, 250mg); Inf.Lsg. 500mg
Mavid Tbl. 500mg

HNO-, Atemwegs-, Hautinfektion:
2 x 250–500mg p.o.; 2 x 500mg i.v.;
Ki. 6M.–12J.: 15mg/kg/d p.o. in 2 Einzeldosen;
H.P.-Eradikation →382: 2 x 500mg p.o. + 2 x 1g Amoxycillin + 2 x 20mg Omeprazol;
DANI GFR < 30: (p.o.): 50%; (i.v.) d1: 100%, ab d2: 50%(i.v.)

Erythromycin Rp — HWZ 2–3h, Q0 >0.8, PPB 60–70%, PRC B, Lact +

Eryhexal Tbl. 500mg; Gran. 500, 1000mg
Erythrocin Tbl. 500mg; Gran. 1g; Inf.Lsg. 500, 1000mg
Erythromycin ratiopf. Tbl. 500mg; Trockensaft (5ml = 200, 400mg); Gran. 250, 500, 1000mg
Infectomycin Trockensaft (5ml = 100, 200, 400, 600mg)
Paediathrocin Gtt.(2.5ml = 100mg); Trockensaft (5ml = 200, 400mg)

HNO-, Haut-, Atemwegsinfektion, atypische Pneumonie →329:
3–4 x 500mg p.o., 4 x 0.5–1g i.v., max. 4g/d;
Ki. < 8J.: 30–50mg/kg/d in 3–4 Einzeldosen;
8–14J.: 1200–1600mg/d p.o. in 4 Einzeldosen;
Gonorrhoe →457, →506: 3 x 1g p.o. f. 7d;
Lues Primärstadium →456: 3 x 1g p.o. f. 15d;
Urethritis (verursacht d. Chlam. trach., Ureaplasma uralyt.) →498: 3 x 1g p.o. f. 7d;
DANI Krea (mg/dl) > 2: max. 2g/d

Roxithromycin Rp — HWZ 12h, Q0 0.7, PPB 95%

Infectoroxit Tbl. 50, 150, 300mg
Roxibeta Tbl. 50, 150, 300mg
Roxigrün Tbl. 150, 300mg
Roxihexal Tbl. 50, 150, 300mg
Rulid Tbl. 50, 150, 300mg

HNO-, Atemwegs-, Haut-, Urogenitaltraktinfektion: 2 x 150mg, 1 x 300mg p.o.;
Ki. bis 40kg: 5–7.5mg/kg/d p.o. in 2 Einzeldosen;
> 40kg: s. Erw.;
DANI nicht erforderl.

Telithromycin Rp — HWZ 10h, PPB 60–70%

Ketek Tbl. 400mg

HNO-, Atemwegsinfektion: 1 x 800mg p.o.;
DANI GFR < 30: 50%

A 8 Infektionen – Arzneimittel

A 8.7 Lincosamide

empf.: Pneumokokken, Staphylokokken, Streptokokken, C. diphteriae, Anaerobier, B. fragilis, Cl. perfringens
resist.: Enterobakterien, P.aeruginosa, Enterokokken, Gonokokken, Meningokokken, H. influenzae, Mycoplasmen, Listerien
UW: Übelkeit, Erbrechen, Diarrhoe, pseudomembranöse Kolitis, allergische Hautreaktionen, Erythema exsudativum, Thrombophlebitis (i.v.-Anw.)
KI: SS/SZ; Anw.Beschr. bei Myasthenia gravis; **Ink** (Clindamycin): Aminoglykoside

Clindamycin Rp HWZ 1.5–5h, Q0 >0.8, PPB 90%, PRC B, Lact ?

Clindabeta *Kps. 300mg* Clindahexal *Kps. 150, 300mg; Tbl. 450, 600mg* Clindamycin ratioph. *Kps. 150, 300mg; Tbl. 600mg; Amp. 300mg/2ml, 600mg/4ml, 900mg/6ml* Clin Sanorania *Kps. 150, 300mg* Dentomycin *Kps. 150, 300mg* Sobelin *Kps. 75, 150, 300mg;* *Trockensaft (5ml = 75mg);* *Amp. 300/2ml, 600mg/4ml, 900mg/6ml* Turimycin *Kps. 150, 300mg*	**HNO-, Zahn-, Kiefer-, Atemwegs-, abd., Haut-, Knochen-, Weichteilinfektion:** 4 x 150–450mg p.o.; 2–4 x 200–600mg i.v./i.m., max. 4.8g/d i.v.; **Ki. 4W.–5J.:** 8–25mg/kg/d p.o. in 3–4 Einzeldos.; **6–14J.:** 4 x 75–150mg p.o.; **4W.–14J:** 20–40mg/kg/d i.v./i.m. in 3–4 Einzeldosen; **DANI** nicht erforderl.

A 8.8 Aminoglykoside

empf.: Enterobakterien, Pseudomonas, Staphylokokken, Serratia, Yersinien, Pasteurellen, Brucellen;
resist.: Streptokokken, Pneumokokken, Enterokokken, Anaerobier
UW: Schädigung des N. vestibulocochlearis, neuromuskuläre Blockade, Parästhesien, Nierenschäden, Blutbildveränderungen, allerg. Reaktionen
KI: Vorschädigung d. N. vestibulocochlearis, terminale Niereninsuff., Gravidität, Stillzeit

Amikacin Rp HWZ 2,3h, Q0 0.02, PPB 10%, th. Serumspiegel (mg/l): min: < 10, max: 25

Amikacin Fresenius *Inf.Lsg. 250, 500mg* Biklin *Inf.Lsg. 100, 250, 500mg*	**Atemwegs-, abd., Urogenital-, Haut-, Weichteil-, Knocheninfektion, Sepsis, Endokarditis →305:** 10-15mg/kg i.v./i.m. in 2-3 Einzeldosen; **Ki. < 6J:** ini 10mg/kg, dann 2 x 7.5mg/kg i.v./i.m.; > 6J: s. Erw.; **DANI** ini 7.5mg/kg, dann Krea (mg/dl) x 9 = Dosisintervall (h); Ktr. Serumspiegel!

Gentamicin Rp HWZ 2h, Q0 0.02, PPB <10%, th. Serumspiegel (mg/l): min:< 2, max: 10-12

Genta ct *Amp. 40mg/1ml, 80mg/2ml* Gentamicin Hexal *Amp. 40mg/1ml, 80mg/2ml, 160mg/2ml* Gentamicin ratioph. *Amp. 40mg/1ml, 80mg/2ml, 160mg/2ml* Refobacin *Amp. 40mg/2ml, 80mg/2ml, 120mg/2ml*	**Abd., Urogenital-, Knocheninfektion, nosok. Pneumonie, Sepsis, Endokarditis →305, gram$^\ominus$ Meningitis →417:** 1 x 3–6mg/kg i.v./i.m.; **Ki. bis 3W.:** 4–7mg/kg/d i.v./i.m. in 1–2 Einzeldosen; **> 4W.:** 3 x 1.5-2.5mg/kg; **DANI** s. Fachinfo

Netilmicin Rp HWZ 2,6h, Q0 0.01, PPB <10%, th.Serumspiegel (mg/l) min: 2, max: 12

Certomycin *Amp. 15mg/1.5ml, 50mg/1ml, 100mg/1ml, 150mg/1.5ml, 200mg/2ml*	**Atemwegs-, Urogen.-, Knochen-, Weich-teil-, Magen-Darminfektion, Sepsis, Peritonitis:** 1 x 4-6mg/kg, max. 7.5mg/kg/d i.v./i.m: **Ki. < 1W.:** 2 x 3mg/kg i.v./i.m.; > 1W.: 3 x 2–3mg/kg; **DANI** GFR 70: 100%; 40–54: 50%; 20–29: 25%; 10–12: 10%; HD: n. Dialyse 2mg/kg i.v

Chinolone 153

Paromomycin Rp	HWZ 2.6h
Humatin *Kps. 250mg; Pulver (1Fl. = 1g)*	**Leberkoma:** 1-2g/d p.o., max. 3g/d; **Darmdekontamination prä-OP:** 4g/d p.o. f. 2d; **nichtinvasive Amöbenenteritis:** 15-25mg/kg/d p.o. f. 5d

Tobramycin Rp	HWZ 2h, Q0 0.02, keine PPB, th. Serumspiegel (mg/l): min < 2, max: 12
Brulamycin *Inj.Lsg. 40mg/1ml, 80mg/2ml* Gernebcin *Inj.Lsg. 20mg/2ml, 40mg/2ml, 80mg/2ml* Tobi *Inhal.Amp. 300mg/5ml* Tobra-cell *Inj.Lsg. 20mg/2ml, 40mg/1ml, 80mg/2ml* Tobramycin Mp *Inj.Lsg. 40mg/1ml, 80mg/2ml*	**Atemwegs-, Harnwegs-, abd., Knochen-, Haut-, Weichteilinfektion, Sepsis, Endokarditis** →305, **gram**⊖ **Meningitis** →417: 3 x 1-2mg/kg i.v./ i.m.; **Ki.** 3x2-2.5mg/kg i.v./i.m.; **DANI** s. Fachinfo; **chron. Lungeninfektion mit P. aeruginosa bei Mukoviszidose Ki.** >6J. →340: 2 x 300mg inhalieren f. 28d, dann 28d Pause

A 8.9 Chinolone

A 8.9.1 Nicht-fluorierte Chinolone (Gyrasehemmer)

empf.: praktisch nur Enterobakterien
UW: allerg. Hautreaktionen, Photosensibilisierung, Muskelschwäche, Muskelschmerzen, Tachykardie, RR↓, ZNS-Strg., Cholestase, Hepatitis
KI: Kinder in der Wachstumsphase, SS/SZ
Ink (Chinolone): Eisensalze

Pipemidsäure Rp	HWZ 3-4h, Q0 0.1
Deblaston *Kps. 200mg*	**Harnwegsinfektion:** 2 x 400mg p.o.

A 8.9.2 Fluorierte Chinolone (Gyrasehemmer) - Gruppe I

empf.: Enterobakterien, Campylobacter, Salmonellen, Shigellen, Gonokokken
resist.: Anaerobier, Chlamydien, Mykoplasmen, E. faecium, Ureaplasmen
UW/KI s. Nicht-fluorierte Gyrasehemmer →153
Ink (Fluorochinolone): Antazida, Calciumsalze, Didanosin, Sucralfat, Theophyllin
Ink (Norfloxacin): Milch

Norfloxacin Rp	HWZ 2-4h, Q0 0.7, PPB <15%, PRC C, Lact ?
Bactracid *Tbl. 400mg* Barazan *Tbl. 400mg* Firin *Tbl. 400mg* Norflohexal *Tbl. 400mg* Norflosal *Tbl. 400mg* Norfloxacin ratioph., *Tbl. 400mg* Norfluxx *Tbl. 400mg*	**Harnwegsinfektion, Prostatitis** →499, **bakt. Enteritis:** 2 x 400mg p.o.; **DANI** GFR < 30: 1 x 400mg

A 8 Infektionen – Arzneimittel

A 8.9.3 Fluorierte Chinolone (Gyrasehemmer) - Gruppe II

Gruppe II: hohe Aktivität gg. Enterobakterien, H. influenzae, Legionella; unterschiedl. Aktivität gegen P. aeruginosa; schwache Aktivität gegen Staphylokokken, Pneumokokken, Enterokokken, Mycoplasmen, Chlamydien; **UW/KI** s. Nicht-fluorierte Gyrasehemmer →153
Ink →153; **Ink** (Ciprofloxacin): Milch, Sulfonylharnstoffe

Ciprofloxacin Rp — HWZ 3–6h, Q0 0.5, PPB 20–30%, PRC C, Lact –

Baycip Tbl. 250mg
Ciprobay Tbl. 100, 250, 500, 750mg;
Trockensaft (5ml = 250, 500mg);
Inf.Lsg. 100mg/50ml, 200mg/100ml, 400mg/200ml
Ciprobeta Tbl. 100, 250, 500, 750mg
Ciprohexal Tbl. 250, 500, 750mg; Inf.Lsg. 100mg/50ml, 200mg/100ml, 400mg/200ml
Ciprofloxacin ratioph. Tbl. 100, 250, 500, 750mg
Gyracip Tbl. 250, 500, 750mg
Infectocipro 5%, 10% Trockensaft (5ml = 250, 500mg)
Keciflox Tbl. 250, 500, 750mg

HNO-, Atemwegs-, Urogenital-, abd., Haut-, Weichteil-, Knocheninfektion, Sepsis, Neutropenie: 2 x 250–750mg p.o.; 2 x 200–400mg i.v.;
unkompl. Harnwegsinfektion: 2 x 100mg p.o./i.v.;
DANI GFR < 30: max. 500mg/d p.o., max. 400mg/d i.v

Enoxacin Rp — HWZ 4.3–6.4h, Q0 0.2, PPB 30%, PRC C, Lact ?

Enoxor Tbl. 200mg

HNO-, Atemwegs-, Hautinfektion: 2 x 400mg p.o.;
unkompl. HWI: 2 x 200mg f. 3d;
DANI GFR < 30: max. 2 x 200mg

Ofloxacin Rp — HWZ 5–7.5h, Q0 0.1, PPB 25%, PRC C, Lact –

Gyroflox Tbl. 200, 400mg
Oflohexal Tbl. 100, 200, 400mg
Oflox ct Tbl. 100, 200, 400mg
Ofloxacin ratioph. Tbl. 100, 200, 400mg
Tarivid Tbl. 100, 200, 400mg; Inf.Lsg. 200mg/100ml, 400mg/200ml

HNO-, Atemwegs-, urogen., abd., Haut-, Weichteil-, Knocheninfektion, Enteritis, Neutropenie: 2 x 200mg p.o./i.v.; unkompl. Harnwegsinfektion: 2 x 100mg p.o./i.v. f. 3d;
Gonorrhoe →457, →506: 1 x 400mg p.o.;
DANI GFR 20–50: 100–200mg/d; < 20, HD: 100mg/d

A 8.9.4 Fluorierte Chinolone (Gyrasehemmer) - Gruppe III

Gruppe III: zusätzlich Aktivität gg. Staphylokokken, Pneumokokken, Streptokokken, Chlamydien, Mykoplasmen; **UW/KI/INK** s. Nicht-fluorierte Gyrasehemmer →153

Levofloxacin Rp — HWZ 7h, Q0 0.23, PPB 30–40%, PRC C, Lact –

Tavanic Tbl. 250, 500mg;
Inf.Lsg. 250mg/50ml 500mg/100ml

Atemwegs-, Haut-, Weichteil-, kompl. Harnwegsinfektion, Sinusitis: 1–2 x 250–500mg p.o./i.v.; **DANI** GFR 20–50: max. 2 x 250mg; 10–19: max. 2 x 125mg; < 10, HD: max. 1 x 125mg

A 8.9.5 Fluorierte Chinolone (Gyrasehemmer) - Gruppe IV

Gruppe IV: zusätzlich verbesserte Aktivität gg. Anaerobier;
UW/KI s. Nicht-fluorierte Gyrasehemmer →153;
Ink →153; **Ink** (Moxifloxacin): Amiodaron, Chinin, Disopyramid, Erythromycin, Sotalol

Moxifloxacin Rp — HWZ 12h, Q0 0.8, PPB 41%, PRC C

Actimax Tbl. 400mg
Avalox Tbl. 400mg; Inf.Lsg. 400mg/250ml
Avelox Tbl. 400mg

Atemwegsinfektionen, amb. erworb. Pneumonie →330, Sinusitis, kompl. Haut- u. Weichteilinfektionen: 1 x 400mg p.o./i.v.;
DANI nicht erforderl.; **DALI** Child-Pugh C: KI

A 8.10 Folsäureantagonisten
A 8.10.1 Sulfonamide

empf. (Sulfadiazin): Toxoplasmen in Komb. mit Pyrimethamin
empf. (Sulfalen): Plasmodium falciparum in Komb. mit Pyrimethamin
UW: Übelkeit, Erbrechen, allergische Reaktionen, Erythema exsudativum multiforme, Photosensibilisierung, Nierenschädigung, Blutbildveränderungen
KI: Sulfonamidüberempfindlichkeit, Erythema exsudativum i.d. Anamnese, schwere Leber- u. Nierenfunktionsstörungen, Gravidität (1. + 3. Trim.), strenge Ind.Stell. i.d. Stillzeit

Sulfadiazin Rp	HWZ 7–16h, Q0 0.45, PPB 55%, PRC C, Lact –
Sulfadiazin-Heyl *Tbl. 500mg*	**Toxoplasmose:** 2–4g/d p.o. in 3–6 Einzeldos. **Ki. >2M.:** 65–150mg/kg/d. max. 1,5g/d in 3–6 Einzeldosen; Komb. m. Pyrimethamin →159

A 8.10.2 Trimethoprim u. Sulfonamid-Kombinationen

empf. (Cotrimoxazol): fast alle aeroben Bakterien; Pneumocystis jiroveci (carinii)
resist. (Cotrimoxazol): P.aeruginosa, Treponemen, Clostridien, Leptospiren, Rickettsien, Chlamydia psittaci, Mykoplasme
UW (Cotrimoxazol): Exantheme, Photodermatosen, Lyell-Syndrom, BB-Veränderungen, hämolytische Anämie
KI (Cotrimoxazol): Sulfonamidüberempf., G-6-PDH-Mangel, schwere BB-Veränderungen, schwere Niereninsuff., SS/SZ
Ink (Cotrimoxazol): Didanosin

Trimethoprim Rp	HWZ 5–17h, Q0 0.5, PRC C, Lact +
Infectotrimet *Tbl. 50, 100, 150, 200mg; Saft (5ml = 50, 100mg)*	**Unkompl. Harnwegsinfektion:** 2 × 150–200mg p.o.; **Ki. < 12J:** 2 × 3mg/kg; **DANI** GFR: 15–25: 2 × 200mg f. 3d, dann 2 × 100mg; 10–15: 2 × 100mg; **Pro. rez. Harnwegsinfektion:** 1 × 100mg; **Ki. < 12J:** 1 × 2mg/kg

Trimethoprim + Sulfamethoxazol Rp (Cotrimoxazol)	Q0 (T/S) 0.5/0.8, PPB 65%/40%, PRC C, Lact ?
Berlocid *Tbl. 80+400mg, 160+800mg* Cotrimhexal *Tbl.160+800mg* Cotrim ratioph. *Tbl. 80+400, 160+800mg; Saft (5ml = 40+200, 80+400mg); Amp. 80+400mg/5ml* Drylin *Tbl. 80+400, 160+800mg* Eusaprim *Tbl. 160+800mg; Saft (5ml = 40+200, 80+400mg)* Kepinol *Tbl. 20+100mg, 80+400, 160+ 800mg; Saft (5ml = 40+200, 80+400mg)* Sigaprim *Tbl. 160+800mg; Saft (5ml = 40+200mg)*	**Atemwegs-, HNO-, Harnwegs-, Genitaltraktinfektion, bakt. Enteritis, Salmonellose →401, Shigellose, Nocardiose:** 2 × 160 + 800mg p.o.; i.v.; **Ki. 6W.–5Mo.:** 2 × 20 + 100mg; **6 M.–5 J.:** 2 × 40 + 200mg; **6–12J.:** 2 × 80 + 400mg; **DANI** GFR > 30: 100%; 15–30: 50%; < 15: KI; **Pneumocystis-carinii-Pneumonie:** 20 + 100mg/kg/d i.v. in 4 Einzeldosen f. 21d; **Pro.:** 3 x/W. 160 + 800mg p.o.

A 8 Infektionen – Arzneimittel

A 8.11 Nitroimidazole

empf.: obligat anaerobe Bakterien (u.a. Bacteroides, Clostridium), Campylobacter, Helicobacter, Gardnerella vaginalis; Protozoen: Trichomonas vaginalis, Giardia lamblia, Entamoeba histolytica
resist.: alle aeroben und fakultativ anaeroben Bakterien, Aktinomyzeten, Propionibakterien
UW: GI-Strg., bitterer Geschmack, ZNS-Strg., allerg. Hautreaktionen, Alkoholunverträglichkeit
KI: SS (1. Trim.), SZ
Ink (Metronidazol): Alkohol, Disulfiram, Fluoruracil

Metronidazol Rp	HWZ 7 (10)h, Qo 0.85 (0.3), PPB <20%, PRC B, Lact ?
Arilin *Tbl.* 250, 500mg; *Vaginalsupp.* 100, 500mg, 1000mg **Clont** *Tbl.* 250, 400mg; *Vaginaltbl.* 100mg **Flagyl** *Tbl.* 400mg **Metronidazol Deltaselect** *Inf.Lsg.* 500mg **Metronidazol Fresenius** *Inf.Lsg.* 500mg **Metronidazol ratioph.** *Tbl.* 400mg **Metronour** *Tbl.* 400mg **Vagimid** *Tbl.* 250, 500mg; *Vaginaltbl.* 100mg	**Abd., Genital-, Atemwegs-, Knochen, Zahn-Mund-Kieferinfektion, Sepsis, Endokarditis** →305, **Hirnabszess, Amöbiasis** →390, **Lambliasis** →396: 0.8-1g/d p.o., max. 2g/d in 2-3 Einzeldosen; 2-3 x 500mg i.v., Th-Dauer max. 10d; **Ki.:** 20-30mg/kg/d p.o./i.v.; **Trichomoniasis** →403: 1 x 100mg vaginal f. 6d, Mitbehandlung d. Partners: 1 x 2g p.o.; **DANI** GFR < 10: max. 1g/d

A 8.12 Carbapeneme

empf.: fast alle grampos. u. gramneg. Bakterien
resist.: Mykoplasmen, Chlamydien, Legionellen, Burkholderia cepacia, Xanthonomas maltophilia, E. faecium
UW: Erbrechen, Diarrhoe, Transaminasen ↑, allerg. Reaktionen, BB-Veränderungen, ZNS-Strg.
KI: SS/SZ, Kinder < 3 M.; **Ink** (Imipenem/Cilastatin): Ganciclovir

Ertapenem Rp	HWZ 4h, PPB 92-95%, PRC B, Lact ?
Invanz *Inf.Lsg.* 1g	**Abdominelle, akute gynäkologische Infektion, ambulant erworbene Pneumonie** →330: 1 x 1g i.v.; **DANI** GFR > 30: 100%; < 30, HD: M

Imipenem + Cilastatin Rp	HWZ 0.9/1h, Qo 0.3/0.1, PPB 20/35%, PRC C, Lact ?
Zienam *Inf.Lsg.* 500+ 500mg/100ml	**Atemwegs-, Harnwegs-, abd., Genital-, Haut-, Knochen-, Weichteilinf., Sepsis:** 3-4 x 500 + 500-1000 + 1000mg i.v., max. 50 + 50mg/kg/d bzw.max. 4 + 4g/d; **Ki. > 3Mo.:** 60 + 60mg/kg/d i.v. in 4 Einzeldosen; **DANI** GFR 41-70: max. 3 x 750 + 500mg; 21-40: max. 4 x 500 + 500mg; 6-20: max. 2 x 500 + 500mg

Meropenem Rp	HWZ 1h, Qo 0.12, PPB 2%, PRC B, Lact ?
Meronem *Inf.Lsg.* 500, 1000mg	**Atemwegs-, Harnwegs-, abd., Genital-, Haut-, Weichteilinf., Sepsis, neutropenisches Fieber:** 3 x 0.5-1g i.v.; **Ki. > 3Mo.:** 3 x 10-20mg/kg i.v.; **Meningitis** →417: 3 x 2g i.v. **Ki.:** 3 x 40mg/kg i.v.; **DANI** GFR > 50: 100%; 26-50: 2 x 0.5-1g; 10-25: 2 x 250-500mg; < 10: 1 x 250-500mg

Glykopeptide

A 8.13 Glykopeptide

empf.: an-/aerobe grampos. Bakt., MRSA →144
resist.: alle gramneg. Bakt., Mykoplasmen, Chlamydien, Enterobakt.
UW: allerg. Reaktionen, Thrombophlebitis, oto-/nephrotoxisch, BB-Veränder.
KI: SS/SZ;
Ink (Vancomycin): Aminoglykoside, stabil. Muskelrelax.

Teicoplanin Rp	HWZ 70–100h, Q0 0.3, PPB 90%
Targocid *Amp. 100/1.8ml, 200mg/3.2ml, 400mg/3.2ml*	Atemwegs-, Harnwegs-, Magen-Darm-Trakt-, Haut-, Knochen-, Weichteilinf., Sepsis, Endokarditis →305: d 1: 1 x 400mg, max. 800mg, dann: 1 x 200–400mg i.v./i.m.; **Ki.** < 2Mo.: d1: 16mg/kg i.v./i.m., dann 1 x 8mg/kg; **2Mo.–12J.:** d1: 10mg/kg alle 12h, dann 1 x 6–10mg/kg i.v./i.m.) **DANI** GFR 40-60: ab d4 50%; < 40: GFR/100 x normale Dosis; HD: ini 800mg, dann 1 x 400mg/W.

Vancomycin Rp	HWZ 4–6(15)h, Q0 0.05, PPB 55%, th.Serumsp.(mg/l) min5–10 max30–40
Vanco Cell *Inf.Lsg. 0.5, 1g* Vancomycin Deltasect *Inf.Lsg. 0.5, 1g* Vancomycin Enterocaps *Kps. 250mg* Vancomycin Hikma *Inf.Lsg. 0.5, 1g* Vancomycin ratioph. *Inf.Lsg. 0.5, 1g*	Knochen-, Weichteilinf., Pneum. →329, Sepsis, Endokarditis →305: 4 x 500mg od. 2 x 1g i.v.; **Ki.:** < 12J.: 4 x 10mg/kg i.v.; **DANI** GFR: 100: 100%; 70: 70%; 30: 30%; 10: 10%; HD: ini 1g dann 1g alle 7–10d; **pseudomem. Enterocolitis:** 0.5–2g/d p.o. in 3–4 Einzeldosen; **Ki.:** 40mg/kg/d

A 8.14 Streptogramine

empf.: alle grampos. Kokken incl. MRSA, E. faecium, Penicillin-G-resistente Pneumok., M. catarrhalis, Legionellen, Mycopl. pneumoniae, Chlamydien, Prevotella, Fusobakterien, Peptostreptok., Clostridien
resist.: H. influenzae, E. faecalis, B. fragilis
UW: Juckreiz, Venenreizungen, Erythem u. Brennen i. Gesicht u. Oberkörper, Übelkeit, Arthralgien, Myalgien, Transamin. ↑, Bilirubin ↑, aP ↑
KI: SS, schwere Leberinsuff.; **Ink:** QT- ↑ - Medik.

Quinupristin + Dalfopristin Rp	PRC B, Lact ?
Synercid *Inf.Lsg. 150+350mg*	Nosok. Pneum. →333, Haut-, Weichteilinf., Inf. durch E. faecium: 3 x 7.5mg/kg i.v. (ZVK)

A 8.15 Oxazolidinone

empf.: alle grampositiven Keime; **resist.:** alle gramnegativen Keime
UW: Kopfschmerzen, Venenreizungen, Juckreiz, Übelkeit, Erbrechen, Diarrhoe, Candidiasis, metallischer Geschmack, BB-Veränderungen, Transaminasen ↑, Bilirubin, aP, LDH
KI: unkontrollierbare Hypertonie; **Ink:** MAO-A-Hemmer, Sympathomimetika, Serotoninreuptakehemmer, trizyklische Antidepressiva, 5HT$_1$-Rezeptorantagonisten

Linezolid Rp	HWZ 5h, PPB 31%, PRC C, Lact ?
Zyvoxid *Tbl. 600mg;* *Granulat (5ml = 100mg);* *Inf.Lsg. 600mg/300ml*	Nosok., amb. erworbene Pneumonie →329, schwere Haut-, Weichteilinf.: 2 x 600mg p.o./i.v.; **DANI** nicht erforderl.

A 8 Infektionen – Arzneimittel

A 8.16 Lipopeptide

empf.: Staph. aureus, Staph. haemolyticus, koagulaseneg. Staphylokokken, S. agalactiae, S. dysgalactiae subsp equisimilis, S. pyogenes, Streptokokken der Gruppe G, C. perfringens, Peptostreptococcus spp.
resist.: alle gramnegativen Keime
UW: Pilzinfektionen, Kopfschmerzen, Übelkeit, Erbrechen, Durchfall, Exanthem,
Reaktionen an Infusionsstelle, Leberenzyme ↑ (GOT, GPT, AP), CK ↑ , Geschmacksstr., SV-Tachykardie, Extrasystolie, Flush, RR ↑ /RR ↓ , Obstipation, Bauchschmerzen, Dyspepsie, Glossitis, Ikterus, Pruritis, Urtikaria, Myositis, Muskelschwäche/-schmerzen, Arthralgie, Vaginitis, Pyrexie, Schwäche, Erschöpfung, Schmerzen, Ely-Strg., Kreatinin ↑ , Myoglobin ↑ , LDH ↑
KI: bek. Überempf., SS/SZ

Daptomycin Rp	HWZ 8–9h, PPB 90% PRC B, Lact ?
Cubicin *Inf.Lsg. 350, 500mg*	**Kompliz. Haut- u. Weichteilinf.:** 1 x 4mg/kg i.v. f. 10–14d; **DALI** Child-Pugh A, B: 100%; C: keine Daten; **DANI** GFR >30: 100%; <30, HD: strenge Ind. Stell., 4mg/kg alle 48h

A 8.17 Sonstige Antiinfektiva

empf. (Aztreonam): gramneg. aerobe Bakterien; **resist.** (Aztreonam): grampos. u. anaerobe Bakterien
empf. (Fosfomycin): Staphylokokken, Streptokokken, E. coli, Enterobacter, Proteus, P. aeruginosa, Neisseria, H. influenzae, Citrobacter, Serratia;
resist. (Fosfomycin): Morganella, Bacteroides;
Ink (Pentamidin): Didanosin, Foscarnet

Atovaquon Rp	HWZ 50–84h, PPB 99%, PRC C, Lact ?
Wellvone *Susp. (5ml = 750mg)*	**Pneumocystis car. Pneum.:** 3 x 750mg p.o.

Aztreonam Rp	HWZ 1.6h, Qo 0.2, PPB 56%, PRC B, Lact +
Azactam *Inf.Lsg. 0.5, 1, 2g*	**Atemwegs-, Harnwegs-, Knochen-, Haut-, Weichteil-, abd., gyn. Inf., Sepsis, Meningitis** → 417: 2–3 x 0.5–2g i.v./i.m., max. 8g/d; **Ki.** 1W.–2J.: 3–4 x 30mg/kg; >2J.: 3–4 x 50mg/kg; **DANI** GFR > 30: 100%; 10–30: 50%; < 10: 25%

Fosfomycin Rp	HWZ 2 h, Qo 0.1, keine PPB, PRC B, Lact ?
Infectofos *Inf.Lsg. 2, 3, 5g* **Monuril** *Btl. 3g*	**Atemwegs-, HNO-, Harnwegs-, Gallenwegs-, Haut-, Weichteil-, Knocheninfektion, Meningitis,** → 417 **Sepsis, Endokarditis** → 305: 2–3 x 3–5g i.v., max. 20g/d; **Ki** < 4W.: 2 x 50mg/kg i.v.; 5W.–1J.: 200–250mg/kg/d in 3 Einzeldosen; 1–12J.: 100–200, max. 300mg/kg in 3 Einzeldosen; **DANI** GFR 45: 80%; 8: 40%; 2: 20%, 0.5: 10% **unkompl. Harnwegsinfektion:** 1 x 3g p.o.

Nitrofurantoin Rp	HWZ 20min–1h, Qo 0.7, PPB 50–60%, PRC B, Lact
Furadantin *Kps. 50, 100 (ret.)mg* **Nifurantin** *Tbl. 100mg* **Nifuretten** *Tbl. 100mg* **Nitrofurantoin retard ratioph.** *Tbl. 100 (ret.)mg* **Uro-Tablinen** *Tbl. 50mg*	**Harnwegsinfektion:** 2–3 x 100mg p.o.,; **Ki.:** 5mg/kg/d; **Langzeitth.:** 2–3 x 50mg; 1–2 x 100mg **Ki.:** 2–3mg/kg/d **DANI KI**

Tuberkulostatika

Pentamidin Rp	HWZ 6–9h, Q0 0.95, PPB 70%, PRC C, Lact –
Pentacarinat *Inf.Lsg. 300mg*	**Pneumocystis carinii-Pneumonie:** Th.: für 14d 4mg/kg i.v. od. 300–600mg/d inhal.; **Pro.:** 200mg über 4d, dann 300mg alle 4 W. inhal.; **Leishmaniasis:** 3–4mg/kg alle 2d i.m., 10x; **Trypanosomiasis:** 4mg/kg alle 2d i.v./i.m., 7–10x; **DANI** s. Fachinfo

Pyrimethamin Rp	HWZ 80–96h, Q0 1.0, PPB 80%, PRC C, Lact +
Daraprim *Tbl. 25mg*	**Toxoplasmose:** d1 100mg p.o., dann 1 × 25–50mg; **Ki.** < 3M.: 6.25mg alle 2d; **3–9M.:** 1 × 6.25mg; **10M.–2J.:** 1 × 1mg/kg/d, max. 25mg; **3–6J.:** d1 2mg/kg, dann 1mg/kg; Kombination mit Sulfadiazin! →155

A 8.18 Tuberkulostatika

A 8.18.1 Monopräparate

empf. (EMB): M.tuberculosis, M.kansasii, M.avium-intacellulare; **empf.** (INH): M.tuberculosis, M.kansasii
empf. (PTH): M.tuberculosis, M.kansasii, M.leprae; **empf.** (PZA): M.tuberculosis
empf. (RMP): M.tuberculosis, grampos. Kokken, Legionellen, Chlamydien, M.leprae, Meningokokken, Gonokokken, H.influenzae, Bacteroides; **empf.** (SM): M.tuberculosis, Brucellen, Yersinia pestis, Francisella tularensis; **UW** (EMB): N. opticus-Schädigung, Transaminasen ↑, allerg. Reaktionen
UW (INH): periph. Neurop., Transaminasen ↑, Akne, Leukopenie, Mikrohämaturie
UW (PTH): GI-Strg., Transaminasen ↑, allerg. Reaktionen
UW (PZA): Hyperurikämie, Transaminasen ↑, Erbrechen, Strg. d. Hämatopoese
UW (RMP): Transaminasen ↑, Cholestase, Rotfärbung des Urins, Neutro- und Thrombopenie, Nierenversagen; **UW** (SM): Schädigung des N. vestibularis, Nephrotoxizität
KI (EMB): Vorschädigung des N. opticus; **KI** (INH): akute Lebererkr., periphere Neuropathien
KI (PTH, PZA): schwere Leberfunktionsstrg., SS (PTH) | **KI** (RMP): schwere Leberfunktionsstrg., SZ; Cave in SS
KI (SM): schwere Niereninsuff., Innenohrschädigung, SS/SZ
Ink (RMP): Azole, Calciumantagonisten, CSE-Hemmer, Dapson, Doxycyclin, Propafenon

Ethambutol (EMB) Rp	HWZ 2.5–4h, Q0 0.8, PPB 10–20%, PRC B, Lact +
EMB-Fatol *Tbl. 100, 250, 400, 500mg* Myambutol *Tbl. 400mg; Amp. 400mg/4ml, 1000mg/10ml*	**TBC** →404: 1 × 25mg/kg p.o./i.v./i.m., n. 2–3 Mon. 1 × 20mg/kg; **DANI** GFR 40–75: 1 × 15mg/kg; 30–39: 15mg/kg alle 2d; < 30: n. Serumspiegel

Isoniazid (INH) Rp	HWZ 0.7–4h, Q0 0.6, PPB 30%, PRC C, Lact +
Isozid *Tbl. 50, 100, 200mg; Inf.Lsg. 0.5g* Tebesium-s *Tbl. 100, 250mg*	**TBC** →404: 1 × 5mg/kg p.o./i.v.; 15mg 2–3 x/W.; **Ki.:** 1 × 200mg/m² KOF; **DANI** nicht erforderl., evtl. 1–2d/W. Pause

Protionamid (PTH) Rp	HWZ 1–2h, keine PPB
Ektebin *Tbl. 250mg* Peteha *Tbl. 250mg*	**TBC** →404: 10–15mg/kg p.o. in 1–3 Einzelgaben; **Ki.:** < 4J.: 25mg/kg p.o.; **5–8J.:** 20mg/kg; > 9J.: 15mg/kg; **DANI** 2–3 x/W. 1g p.o.

Pyrazinamid (PZA) Rp	HWZ 9–23h, Q0 1.0, PPB 50%, PRC C, Lact ?
Pyrafat *Tbl. 100, 500mg* Pyrazinamid *Tbl. 500mg*	**TBC** →404: 1 × 30–40mg/kg p.o., max. 2.5g/d f. 2–3 M.; **Ki.** 1 × 30–35mg/kg p.o.; **DANI** 2 x/W. 3g

160 A 8 Infektionen – Arzneimittel

Rifampicin (RMP) Rp	HWZ 2–3h; Qo 0.85, PPB 90%, PRC C, Lact –
Eremfat Tbl. 150, 300, 450, 600mg; Saft (5ml = 100mg); Inf.Lsg. 300, 600mg **Rifa** Tbl. 150, 300, 450, 600mg; Inf.Lsg. 300, 600mg **Rifampicin Hefa** Kps. 150, 300mg; Tbl. 450, 600mg; Inf.Lsg. 600mg	**TBC** →404: 1 x 10mg/kg p.o./i.v., max. 750mg/d; **Ki.** < 2M.: 10mg/kg, **2M.–6J.:** 15mg/kg; > **6J.:** 10mg/kg, max. 450mg/d; **andere Inf.:** 600–1200mg/d p.o./i.v. in 2–3 ED; **Meningokokken-Pro.:** 2 x 600mg p.o. f. 2d; **Ki. 3–11M.:** 2 x 5mg/kg f. 2d; **1–12J.:** 2 x 10mg/kg f. 2d; **DANI** nicht erforderl.
Streptomycin (SM) Rp	HWZ 2.5h, Qo 0.04, PPB 32–35%, PRC D, Lact +
Strepto-Fatol Inj.Lsg 1g **Strepto-Hefa** Inj.Lsg 1g	**TBC** →404, **Brucell., Tuläram.:** 1 x 15mg/kg i.m. > **50 J.:** 1 x 0.5g; **Ki.** < 3M.: 1 x 10mg/kg, max. 50mg/d; **3–6 M.:** 1 x 15–25mg/kg; **0,5–12J.:** 1 x 20–30mg/kg, max. 1g/d; **Enterokok.-Endokard.:** 1 x 2g f. 10–14d; **DANI** GFR 50–60: 1 g alle 40h; 40–50: 1 g alle 60h; 30–40: 1 g alle 72h; HD: zusätzl. 3.5–5mg b. Dialy. End.

A 8.18.2 Kombinationspräparate

Rifampicin + Isoniazid Rp	
Iso-Eremfat Tbl. 150+100mg, 300+ 150mg **Rifinah** Tbl. 300+150mg **Tebesium Duo** Tbl. 300+150mg	**TBC** →404: 1 x 10 + 5mg/kg p.o.
Isoniazid + Pyridoxin Rp	
Isozid compositum Tbl. 100+20mg, 200+40mg, 300+60mg, 400+80mg **Tebesium** Tbl. 200+20mg, 300+30mg, 400+40mg	**TBC** →404: 1 x 5mg/kg INH p.o.
Rifampicin + Isoniazid + Pyrazinamid Rp	
Rifater Tbl. 120+50+300mg **Tebesium Trio** Tbl. 120+50+300mg	**TBC** →404: < 40kg: 1 x 3 Tbl. p.o.; 40–49kg: 1 x 4 Tbl.; 50–65kg: 1 x 5 Tbl.; > 65kg: 1 x 6 Tbl.

A 8.18.3 Tuberkulostatika - Reservemittel

empf. (Capreomycin): M.tuberculosis, auch streptomycinresistente Stämme
empf. (Dapson): M.tuberculosis, M.leprae, Pneumocystis carinii
empf. (Rifabutin): M.tuberculosis, M.marinum, M.kansasii, M.leprae, M.avium intracellulare, grampos. Kokken, Legionellen, Chlamydien, Gonokokken
UW (Rifabutin): rot-orange Färbung des Urins, Übelkeit, Erbrechen, Leberenzyme ↑, Gelbsucht, Leukopenie, Eosinophilie, Thrombopenie, Anämie, Fieber, Hautrötung, Bronchospasmen, Schock, reversible Uveitis, Wi hormoneller Kontrazeptiva u.a. ↓
KI (Rifabutin): Überempf. gg. andere Rifamycine, Verschlussikterus, Leberzirrhose, akute Hepatitis, Cave in SS/SZ
Ink (Dapson): Rifampicin; **Ink** (Rifabutin): Azole, Clarithromycin, CSE-Hemmer, Proteaseinhibitoren

Capreomycin	
Ogostal (Int. Apotheke) Inj.Lsg 1g	**TBC** →404: 1 x 1g i.m. für 1–2 Mo., dann: 1g 2–3 x/W.
Dapson Rp	HWZ 10–50h, PPB 70–90%, PRC C, Lact –
Dapson-Fatol Tbl. 50mg	**TBC** →404: 50–200mg p.o.; **Lepra:** 1 x 50–100mg p.o.

Paraaminosalicylsäure	HWZ 1h, PPB 50-70%
PAS *(Int. Apotheke) Tbl. 0.5g; Granulat 4g*	**TBC** →404: 150mg/kg p.o. in 2 Einzeldosen

Rifabutin Rp	HWZ 45h, Q0 0.9, PPB 91-94%, PRC B, Lact ?
Alfacid *Kps. 150mg* **Mycobutin** *Kps. 150mg*	**TBC** →404: 1 x 150mg f. 6-9 Mo.; vorbehandelte u. immunsupprimierte Pat.: 1 x 300-450mg p.o.; **Mycob. avium-Inf.:** Th: 1 x 450-600mg p.o.; **Pro.:** 1 x 300mg; **DANI** GFR < 30: 50%

A 8.19 Virustatika

A 8.19.1 Herpes-Präparate

Wm (Aciclovir): Hemmung der viralen DNA-Polymerase;
Wm (Brivudin): Nukleosidanalogon, Replikationshemmung des Varizella-Zoster-Virus;
Wm (Famciclovir): Hemmung der viralen DNA-Polymerase;
Wm (Valaciclovir): bessere Resorption als Aciclovir
UW (Aciclovir): Nierenfunktionsstrg., Exanthem, BB-Veränderungen
UW (Brivudin): Übelkeit, Kopfschmerzen, Erbrechen, Diarrhoe, Schwindel, Pruritus
KI (Aciclovir): SS/SZ
KI (Brivudin): bereits voll ausgeprägte Hautmanifestation, SS/SZ;
Ink (Brivudin): 5-Fluoropyrimidine (z.B. 5-FU

Aciclovir Rp	HWZ 3h, Q0 0.25, PPB 9-33%, PRC B, Lact ?
Acerpes *Tbl. 800mg* **Acic** *Tbl. 200, 400, 800mg* **Aciclostad** *Tbl. 200, 400, 800mg* **Aciclovir ratioph.** *Tbl. 200, 400, 800mg;* *Inf.Lsg. 250, 500mg* **Mapox** *Tbl. 200, 400, 800mg* **Supraviran** *Inf.Lsg. 250mg* **Virzin** *Tbl. 200, 400, 800mg* **Zovirax** *Tbl. 200, 400, 800mg* *Susp. 5ml = 200mg; Inf.Lsg. 250, 500mg*	**Herpes zoster** →462: 5 x 800mg p.o.; 3 x 5mg/kg i.v. (5-7d) immunsuppr. Pat.: 3 x 10mg/kg i.v.; **Herpes genitalis** →459: 5 x 200mg p.o.; 3 x 5mg/kg i.v. (5d); **Herpes-Enzeph.** →418: 3 x 10mg/kg i.v. f. 10d; **Ki.** < 3Mo., – 12J.: s. Erw. (mg/kg); > 3Mo.–12J.: 3 x 250–500mg/m² KOF i.v.; **DANI** GFR: > 50: 100%; 25–50: Dos.Intervall 2 x i.v.; 10–25: Dos.Intervall 1 x i.v.; < 10, HD: 50% 1 x i.v., n. Dialyse

Brivudin Rp	HWZ 16h, PPB >95%
Zostex *Tbl. 125mg*	**Herpes zoster** (immunkompetente Pat.) →462: 1 x 125mg p.o. f. 7d; **DANI** nicht erforderl.

Famciclovir Rp	HWZ 2.2h, Q0 0.14, PPB <20%, PRC B, Lact ?
Famvir *Tbl. 125, 250mg*	**Herpes genitalis** →459: Ersterkr.: 3 x 250mg p.o. f. 5d, immunsuppr. Pat.: 2 x 500mg; Frührezidiv: 2 x 125mg; **Herpes zoster** →462: 3 x 250mg für 7-10d; immunsuppr. Pat., Z. ophthalm.: 3 x 500mg; **DANI** GFR > 40: 100%, 10–39: max. 1 x 500mg

Valaciclovir Rp	HWZ 3h, Q0 0.25
Valtrex *Tbl. 500mg*	**Herpes zoster** →462: 3 x 1g p.o. f. 7d; **Herpes genitalis** →459: 2 x 500mg p.o. f. 10d; **DANI** GFR 15–30: max. 2 x 1g; < 15, HD: max. 1 x 1g n. Dialyse

A 8.19.2 CMV-Präparate

Wm (Cidofovir): Nukleosidanalogon, Hemm. der DNS-Polymerase; **Wm** (Foscarnet): Hemmung viraler Polymerasen; **Wm** (Ganciclovir): Nukleosidanalogon, Hemmung der DNA-Synthese
Wm (Valganciclovir): Prodrug v. Ganciclovir
Wm (Zanamivir): Hemmung der viralen Neuraminidase, Hemmung der Freisetzung neu gebildeter Influenza-A u. B-Viren
UW (Cidofovir): Proteinurie, Kreatinin ↑, Neutropenie, Fieber, Dyspnoe, Übelkeit, Diarrhoe, Alopezie, Hautausschlag
UW (Ganciclovir): Neutropenie, Thrombopenie, Fieber, Kopfschmerzen, Nausea
KI (Aciclovir): SS/SZ; **KI** (Cidofovir): Krea > 1.5mg/dl bzw. Krea-Clearance < 55ml/min., Proteinurie > 100mg/dl, SS/SZ; **KI** (Ganciclovir): schwere Leuko- bzw. Thrombopenie, SS/SZ, Kinder < 18J.;
Ink (Foscarnet): Aminoglykoside, Ciclosporin, Radiokontrastmittel, Pentamidin
Ink (Ribavirin): Imipenem, Zidovudin

Cidofovir Rp	HWZ 2.2h, Q0 0.13, PPB bis 10%, PRC C, Lact?
Vistide *Inf.Lsg.* 375mg	**CMV-Retinitis:** 5mg/kg i.v. d 1 u. 8, dann alle 14d; **DANI** KI

Foscarnet Rp	HWZ 3–6h, Q0 0.1, PPB <20%, PRC C, Lact ?
Foscavir *Inf.Lsg.* 6g	**CMV-Infektion:** W. 1–3: 3 x 60mg/kg i.v., dann: 1 x 90–120mg/kg; **Herpesinfektion (Aciclovirresist.)** →461: 3 x 40mg/kg i.v.; **DANI** s. Fachinfo

Ganciclovir Rp	HWZ 2.5–5h, Q0 0.05, PPB 2%, PRC C, Lact ?
Cymeven *Inf.Lsg.* 500mg	**CMV-Infektion:** W. 1–2: 2 x 5mg/kg i.v., dann: 1 x 5mg/kg i.v.; **DANI** GFR 50–69: 2 x 2.5mg/kg i.v.; 25–49: 1 x 2.5mg/kg; 10–24: 1 x 1.25mg/kg; < 10: 1.25mg 3 x/W.

Valganciclovir Rp	HWZ 3 h
Valcyte *Tbl.* 450mg	**CMV-Retinitis:** 2 x 900mg p.o. f. 21d; **DANI** GFR < 60: ini 2 x 900mg, dann 1 x 900mg; 40–59: ini 2 x 450mg, dann 1 x 450mg; 25–39: ini 1 x 450mg, dann 450mg alle 2d; 10–24: ini 450mg alle 2d, dann 450mg 2x/W.; < 10, HD: KI

A 8.19.3 Sonstiges

Wm (Amantadin): verhindert Uncoating und Reifung v. Influenza-Viren
Wm (Ribavirin): Guanosinanalogon, Hemmung der RNA-Polymerase
Wm (Oseltamivir, Zanamivir): Hemmung der viralen Neuraminidase, Hemmung der Freisetzung neu gebildeter Influenza-A- u. B-Viren
UW (Amantadin): Schlafstrg., motor. u. psych. Unruhe, Ataxie, Angstzustände, Livedo reticularis, Gedächtnis- u. Konzentrationsstrg.
KI (Amantadin): HF ↓, Hypokaliämie, Hypomagnesiämie, long-QT-Synd.
Ink (Amantadin): KI. IA u. III-Antiarrhythmika sowie zahlreiche andere Wirkstoffe (s. FachInfo)
Ink (Ribavirin): Zidovudin

Amantadin Rp	HWZ 10–14h, Q0 0.1, keine PPB, PRC C, Lact -
Amantadin Hexal *Tbl.* 100, 200mg Amantadin ratioph. *Tbl.* 100mg Infectoflu *Saft (5ml = 50mg)*	**Influenza-A Virusgrippe:** 2 x 100mg p.o. für 10d, > 65J.: 1 x 100mg; **Ki. 5–9J.:** 1 x 100mg; > 10J. 2 x 100mg; **DANI** GFR 50–60: 1 x 150mg; 30–49: 1 x 100mg; 20–29: 200mg 2x/W.; 10–19: 100mg 3x/W.; < 10, HD: 100mg 1 x/W.

Virustatika

Oseltamivir Rp
HWZ 6-10h, Q0 0.01, PPB 3%

Tamiflu *Trockensaft(1ml = 12mg); Kps. 75mg*

Influenza: Th: 2 x 75mg p.o. (5d); Pro.: 1 x 75mg(7d);
Ki.>1J., Th: <15kg: 2 x 30mg; 15–23kg: 2 x 45mg;
23–40kg: 2 x 60mg; >40kg: 2 x 75mg;
DANI GFR >30: 1 x 75mg; 10-30: 75mg alle 2d oder tgl. 30mg; <10, Dialyse: nicht empfohlen

Ribavirin Rp
HWZ 9.5h (Inhal.), 79h (p.o.), Q0 0.6, PRC X, Lact ‑

Copegus *Tbl. 200, 400mg*
Rebetol *Kps. 200mg; Saft (5ml = 200mg)*
Virazole *Inhal.Lsg. 6g*

Chron. Hepatitis C (in Komb. m. Interferon →175)
→385: bis 75kg: 400–600mg p.o.;
> 75kg: 2 x 600mg; **DANI** GFR < 50: KI;
Respiratory Syncytial V.-Inf.: kontin. Inhal. 3–7d

Zanamivir Rp
HWZ 1.6–5.1h, PRC B, Lact ‑

Relenza *Diskhaler, Einzeldosis = 5mg*

Influenza A, B: 2 x 10mg inhalieren f. 5d;
DANI nicht erforderl.

A 8.19.4 Nukleosidische u. Nukleotidische Reverse-Transkriptase-Inhibitoren (NRTI)

Wm/Ind (Nukleosidanaloga): Block. d. Umwandl. von RNA in DNA durch chem. verändertes Nukleosid
UW (Abacavir): Übelkeit, Müdigkeit, Fieber, Kopfschmerzen, Anorexie
UW (Adefovir): Asthenie, Bauch-/Kopfschmerzen, Übelkeit, Diarrhoe, Krea ↑
UW (Didanosin, Stavudin): Polyneuropathie, Pankreatitis, Diarrhoe, Exanthem
UW (Emtricitabin): Kopfschmerzen, Übelkeit, Diarrhoe, Ck ↑, Exanthem
UW (Lamivudin): Kopfschmerzen, Übelkeit, Pankreatitis
UW (Tenofovir): Diarrhoe, Übelkeit, Erbrechen, Hypophosphatämie, Flatulenz
UW (Zidovudin): Anämie, Leuko ↓, Myopathie, Übelkeit, Kopfschmerzen
KI (Abacavir): schwere Leberfunktionsstrg., SS/SZ; **KI** (Adefovir): bek. Überempfindlichkeit
KI (Didanosin): akute Pankreatitis, SS/SZ; **KI** (Emtricitabin): bek. Überempfindlichk.
KI (Lamivudin, Stavudin): SS/SZ; (Tenofovir): schwere Nierenfunktionsstrg.;
KI (Zidovudin): Leuko ↓ < 750/µl, Hb< 7.5g/dl, SS/SZ
Ink (Didanosin): Cotrimoxazol, Fluorochinolone, Kortikosteroide, Pentamidin, Rifampicin
Ink (Zidovudin): Ribavirin

Abacavir (ABC) Rp
HWZ 1–2h, Q0 0.95, PPB 50%, PRC C, Lact ‑

Ziagen *Tbl. 300mg; Saft (1ml = 20mg)*

HIV-Inf.: 2 x 300mg p.o.; **Ki.** 3Mo.–12J.: 2x 8mg/kg, max. 600mg/d; **DANI** nicht erford.

Abacavir + Lamivudin Rp
PRC C, Lact ‑

Kivexa *Tbl. 600+300mg*

HIV-Inf.: 1 x 600 + 300mg p.o.;
DANI GFR <50: Anw. nicht empf.

Adefovir Rp
HWZ 1–2h, PPB <4%, PRC C, Lact ‑

Hepsera *Tbl. 10mg*

Chron. Hepatitis B →386: 1 x 10mg p.o.;
DANI GFR > 50: 100%; 20-49: 10mg alle 48h;
10-19: 10mg alle 72h; HD: 10mg alle 7d

Didanosin (DDI) Rp
HWZ 1.3–1.5h, Q0 0.5, PPB <5%, PRC B, Lact ‑

Videx *Kps. 125, 200, 250, 400mg; Trockensaft (10ml = 200mg)*

HIV-Inf.: < 60kg: 250mg/d p.o.; > 60kg: 400mg/d in 1–2 Einzeldos.; **Ki.** > 3Mo.: 240mg/m² KOF p.o. in 1–2 Einzeldosen, 180mg/m² b. Komb. m. Zidovudin;
DANI GFR > 60: 100%; 30-59: < 60kg 200mg/d; 10-29: 100mg/d;
< 60kg > 200mg/d; 10-29: 100mg/d;
< 60kg > 150mg/d; < 10: 75mg/d < 60kg >100mg/d

164 A 8 Infektionen – Arzneimittel

Emtricitabin (FTC) Rp	HWZ 10h, PPB <4%, PRC B, Lact –
Emtriva Kps. 200mg; Saft (1ml = 10mg)	**HIV-Inf.:** 1 x 200mg p.o.; **Ki.** > **33kg.**: s. Erw.; **DANI** GFR >50: 100%; 30–49: 200mg alle 48h; 15–29: 200mg alle 72h; <15, HD: 200mg alle 96h

Emtricitabin + Tenofovir Rp	PRC B, Lact –
Truvada Kps. 200+136mg	**HIV-Inf.:** 1 x 200 + 136mg p.o.; **DANI** GFR >50: 100%; 30–49: 1 Kps. alle 48h; <30, HD: Anw. nicht empfohlen

Entecavir Rp	HWZ 128–149h, PPB 13%, PRC C, Lact –
Baraclude Tbl. 0.5, 1mg; Saft (1ml = 0.05mg)	**Chron. Hepatitis B:** nukleosid-naive Pat./Lamivudin-refraktäre Pat.: 1 x 0.5/1mg p.o.; **DANI** GFR 30–49: 0.25/0.5mg/d; 10–29: 0.15/0.3mg/d; <10, HD: 0.05/0.1mg/d; **DALI** nicht erforderl.

Lamivudin (3TC) Rp	HWZ 3–7h, Q0 0.03, PPB 16–36%, PRC C, Lact?
Epivir Tbl. 150, 300mg; Saft (1ml = 10mg) Zeffix Tbl. 100mg; Saft (1ml = 5mg)	**HIV-Inf.:** 300mg/d p.o. in 1–2 Einzeldosen; **Ki.** > 3Mo.: 2 x 4mg/kg; **DANI** GFR > 50: 100%; 30–50: 1 x 150mg; 15–29: 1 x 100mg; 5–14: 1 x 50mg; < 5: 1 x 25mg; **chron. Hepatitis B →386:** 1 x 100mg p.o.; **DANI** GFR 30–49: ini 100mg, dann 50mg/d; 15–29: ini 100mg, dann 25mg/d; 5–14: ini 35mg, dann 15mg/d; < 5: ini 35mg, dann 10mg/d

Lamivudin + Zidovudin (CBV) Rp	PRC C, Lact ?
Combivir Tbl. 150+300mg	**HIV-Inf.:** 2 x 1 Tbl. p.o.; **DANI** GFR < 50: Monopräparate empfohlen

Lamivudin + Zidovudin + Abacavir Rp	PRC C, Lact –
Trizivir Tbl. 150+300+300mg	**HIV-Inf.:** 2 x 1 Tbl. p.o.; **DANI** GFR < 50: Monopräparate empfohlen

Stavudin (D4T) Rp	HWZ 1–1.5h, Q0 0.6, PPB unerheblich, PRC C, Lact ?
Zerit Kps. 15, 20, 30, 40mg; Trockensaft (1ml = 1mg)	**HIV-Inf.:** < 60kg: 2 x 30mg p.o.; > **60kg**: 2 x 40mg; **Ki.** > 3Mo., <30kg: 2 x 1mg/kg; >**30kg**: s. Erw.; **DANI** GFR 26–50: 2 x 15–20mg; < 26, HD: 1 x 15–20mg

Telbivudin Rp	HWZ 42h, PPB 3%, PRC B Lact –
Sebivo Tbl. 600mg	**Chron. Hepatitis B:** 1 x 600mg p.o.; **DANI** GFR 30–49: 600mg alle 2d; <30: 600mg alle 72h; terminale NI: 600mg alle 96h; **DALI** nicht erforderl.

Tenofovir (TDF) Rp	HWZ 12–18h, PPB <0,7%
Viread Tbl. 245mg	**HIV-Inf.:** 1 x 245mg p.o.; **DANI** GFR 30–49: 245mg alle 48h; 10–29: 245mg alle 72–96h; HD: 1 x 245mg/W.

Zidovudin (AZT) Rp	HWZ 1h, Q0 0.85, PPB 35%, PRC C, Lact ?
Retrovir Kps. 100, 250mg; Tbl. 300mg; Saft (5ml = 50mg); Inf.Lsg. 200mg	**HIV-Inf.:** 500–600mg/d p.o. in 2–3 ED; 6 x 1–2mg/kg i.v.; **Ki.** 3Mo.–12J.: 360–480mg/m² KOF p.o. in 3–4 ED; 4 x 80–160mg/m² KOF i.v.; **DANI** GFR < 10: 300–400mg/d p.o.; 3–4 x 1mg/kg i.v.

Virustatika

A 8.19.5 Non-Nukleotidische Reverse-Transkriptase-Inhibitoren (NNRTI)

Wm/Ind (Efavirenz, Nevirapin): direkte Bindung an Reverse Transkriptase ⇒ Blockade der DNA-Polymerase von HIV-1
UW (Efavirenz): Schwindel, Benommenheit, Konzentrationsstrg., Schlaflosigkeit, Exanthem, Leberenzyme ↑
UW (Nevirapin): Hautausschlag, Übelkeit, Fieber, Kopfschmerzen, Leberwerte ↑
KI (Efavirenz): SS/SZ, Kinder < 3 J
KI (Nevirapin): SS/SZ
Ink (Efavirenz): Midazolam, Triazolam, Terfenadin, Ergotaminderivate

Efavirenz (EFV) Rp — HWZ 40–55h, Q0 >0.9, PPB 99%, PRC C, Lact –

Sustiva Kps. 50, 100, 200mg; Tbl. 600mg; Saft(1ml = 30mg)
HIV-Inf.: 1 x 600mg p.o.;
Ki. 3–17J.: < **15kg:** 200mg; **15–19kg:** 250mg; **20–24kg:** 300mg; **25–32kg:** 350mg; **32.5–39kg:** 400mg; > **40kg:** 600mg;
DANI nicht erforderl.

Nevirapin (NVP) Rp — HWZ 22–84h, Q0 0.95, PPB 60%, PRC C, Lact ?

Viramune Tbl. 200mg; Saft (5ml = 50mg)
HIV-Inf.: 1 x 200mg p.o., n. 14d 2 x 200mg;
Ki. 2Mo.–8J.: 1 x 4mg/kg p.o., nach 14d 2 x 7mg/kg;
8–16J.: 1 x 4mg/kg, nach 14d 2 x 4mg/kg

A 8.19.6 Proteaseinhibitoren (PI)

Wm/Ind (PI): spezif. Hemmung der HIV-Protease ⇒ Produktion wichtiger Virusproteine ↓ (z.B. reverse Transkriptase)
UW (Amprenavir): GI-Symptome, Hautausschläge, periorale Paraesthesien
UW (Indinavir, Ritonavir): Übelkeit, Kopfschmerzen, Diarrhoe, Müdigkeit, Exanthem
UW (Nelfinavir, Saquinavir): Diarrhoe, Übelkeit, Exanthem
UW (Atazanavir): Ikterus, Lipodystrophie, Kopfschmerzen, Schlaflosigkeit, Sklerenikterus, Bauchschmerzen, Diarrhoe, Dyspepsie, Übelkeit, Erbrechen, Ausschlag, Asthenie
UW (Fosamprenavir): Diarrhoe, Triglyzeride ↑, Kopfschmerzen, Schwindel, weiche Stühle, Übelkeit, Erbrechen, Unterleibsschmerzen, Müdigkeit, erythematöse/makulopapuläre Hauteruptionen, Transaminasen ↑, Lipase ↑
UW (Tipranavir): Hautausschlag, Pruritus, Photosensibilität, Lebertoxizität, Hypertriglyceridämie, Anorexie, Kopfschmerzen, Diarrhoe, Übelkeit, Erbrechen, Flatulenz, Bauchschmerzen, Dyspepsie; Erschöpfung
KI (Amprenavir): Kinder < 4J., Leber- u. Nierenversagen, SS
KI (Atazanivir): bek. Überempf, mäßige bis schwere Leberinsuff.
KI (Fosamprenavir): bek. Überempf., schwere Leberinsuff.
KI (Indinavir): SS/SZ; **KI** (Nelfinavir): SS/SZ
KI (Ritonavir): schwere Leberinsuff, Cave in SS/SZ
KI (Saquinavir): SS/SZ; **KI** (Tipranavir): bek. Überempf., Leberinsuff. (Child B–C)
Ink (Amprenavir): Disulfiram, Metronidazol
Ink (Atazanivir): Rifampicin, Johanniskraut, CYP3A4-Substrate wie Terfenadin, Pimozid, Chinidin, Mutterkorn-Alkaloide
Ink (Fosamprenavir): Rifampicin, Johanniskrautpräparate, Propafenon, Flecainid, CYP3A4-Substrate wie Terfenadin, Pimozid, Chinidin, Mutterkorn-Alkaloide;
Ink (Indinanvir): Benzodiazepine, Amiodaron, Rifabutin, Rifampicin;
Ink (Nelfinavir): Rifabutin, Rifampicin, Terfenadin;
Ink (Ritonavir): Amiodaron, Benzodiazepine, Chinin, Flecainid, Propafenon, Rifabutin, Rifampicin, Zolpidem
Ink (Saquinavir): Benzodiazepine, Grapefruitsaft, Rifampicin;
Ink (Tipranavir): Rifampicin, Johanniskraut, Amiodaron, Chinidin, Ergotaminderivate, Terfenadin, Pimozid, Sertindol, Triazolam, Simvastatin, Lovastatin, Flecainid, Propafenon

A 8 Infektionen – Arzneimittel

Amprenavir (APV) Rp	HWZ 7–10h, PPB 90%, PRC C, Lact –
Agenerase *Kps. 50, 150mg; Saft (15mg/ml)*	**HIV-Inf.:** Tbl.: 2 x 1200mg p.o., Komb. mit Ritonavir 2 x 600mg; Saft: 3 x 17mg/kg p.o.; **Ki. 4–12J., Pat. < 50kg:** Tbl.: 2 x 20mg/kg, max. 2.4g/d; Saft: 3 x 17mg/kg, max. 2.8g/d; **DANI** nicht erforderl.
Atazanavir (AZV) Rp	HWZ 8,6 h, PPB 86%, RCB, Lact –
Reyataz *Kps. 150, 200mg*	**HIV-Inf.:** 1 x 300mg p.o., Komb. m. 1 x 100mg Ritonavir; **DANI** nicht erforderl.
Darunavir Rp	HWZ 15h, PPB 95%, PRC B, Lact –
Prezista *Tbl. 300mg*	**HIV-Inf.:** 2 x 600mg p.o., Komb. m. 2 x 100mg Ritonavir; **DANI** nicht erforderl.; **DALI** Child C: KI
Fosamprenavir (FPV) Rp	HWZ 15–23h (b. Komb. m. RTV), PPB 90%, PRC C, Lact –
Telzir *Tbl. 700mg; Susp. (5ml = 250mg)*	**HIV-Inf.:** 2 x 700mg p.o., Komb. m. 2 x 100mg Ritonavir; **DANI** nicht erforderl.
Indinavir (IDV) Rp	HWZ 1.5–2h, Q0 0.8, PPB 40%, PRC C, Lact –
Crixivan *Kps. 200, 333, 400mg*	**HIV-Inf.:** 3 x 800mg p.o.; **Ki. 4–17J.:** 3 x 500mg/m² KOF
Lopinavir + Ritonavir Rp	
Kaletra *Tbl. 200+50mg; Kps. 133+33mg; Saft (5ml = 400+100mg)*	**HIV-Inf.:** 2 x 3 Kps. p.o.; 2 x 5ml p.o.; **Ki. > 2J.:** 2 x 230 + 57mg/m² KOF; **DANI** nicht erforderl.
Nelfinavir (NFV) Rp	HWZ 3.5–5h, Q0 1.0, PRC B, Lact ?
Viracept vorerst außer Handel!	**HIV-Inf.:** 3 x 750mg p.o.; **Ki. 3–13J.:** 3 x 25–30mg/kg
Ritonavir (RTV) Rp	HWZ 3–3.5h, Q0 0.7, PPB 99%, PRC B, Lact –
Norvir *Kps. 100mg; Saft (7.5ml = 600mg)*	**HIV-Inf.:** 2 x 600mg p.o.; **Ki. > 2J.:** 2 x 250–350mg/m² KOF
Saquinavir (SQV) Rp	HWZ 13h, Q0 >0.95, PPB 97%, PRC B Lact ?
Invirase *Kps. 200mg; Tbl. 500mg*	**HIV-Inf.:** 2 x 1g p.o., Komb. mit 2 x 100mg Ritonavir; **DANI** nicht erforderl.
Tipranavir (TPV) Rp	HWZ 5–6h, PPB 99%, PRC C Lact –
Aptivus *Kps. 250mg*	**HIV-Inf.:** 2 x 500mg p.o., Komb. mit Ritonavir 2 x 200mg; **DANI** nicht erforderl.

A 8.19.7 Fusionsinhibitoren

Wm/Wi (Enfuvirtid): Hemmung viraler u. zellulärer Membranen-Fusion ⇒ Hemmung des Eintritts von HIV-1 in menschl. Zellen
UW (Enfuvirtid): Diarrhoe, Übelkeit, Müdigkeit, Pneumonie, Pankreatitis, Hautreaktion Einstichstelle
KI (Enfuvirtid): bek. Überempfindlichkeit

Enfuvirtid (T20) Rp	HWZ 3.8h, PPB 92%, PRC B, Lact –
Fuzeon *Inj.Lsg. 90mg/1ml*	**HIV-1-Inf.:** 2 x 90mg s.c.; **Ki. 6–16J.:** 2 x 6mg/kg s.c., max. 2 x 90mg

Antimykotika

A 8.20 Antimykotika
A 8.20.1 Azole

empf. (Fluconazol): Candida-Arten (außer C. krusei, C. glabrata), Cryptococcus, Histoplasma, Trichosporon, Dermatophyten, Blastomyces; keine Aktivität gg. Schimmelpilze
empf. (Posaconazol): Aspergillus speziess, Coccidioides immitis, Fonsecaea pedrosoi, Fusarium spezies
UW (Fluconazol): Nausea, Bauchschmerzen, Diarrhoe, Exantheme, Kopfschmerzen, periphere Neuropathie, Veränderung von Leberfunktionswerten
UW (Itraconazol): Bauchschmerzen, Übelkeit, Dyspepsie
UW (Posaconazol): Neutropenie, Anorexie, Schlaflosigkeit, Schwindel, Kopfschmerzen, Parästhesien, Somnolenz, Hitzewallungen, Bauchschmerzen, Diarrhoe, Übelkeit, Erbrechen, Exanthem, Pruritus, Rückenschmerzen, Asthenie, Müdigkeit, Fieber
UW (Voriconazol): Fieber, Kopf-, Bauchschmerzen, Hypotonie, Thrombophlebitis, Übelkeit, Erbrechen, Durchfall, Panzytopenie, Ödeme, Exanthem, Sehstrg., akutes Nierenversagen
KI (Fluconazol): schwere Leberfunktionsstrg., SS/SZ; Anw.Beschr. bei Kindern
KI (Itraconazol): Niereninsuff. GFR <30, SS/SZ
KI (Posaconazol): bek. Überempf
Ink (Fluconazol): Carbamazepin, CSE-Inhib., Grapefruitsaft, Phenobarbital, Primidon, Rifabutin, Rifampicin, Terfenadin;
Ink (Itraconazol): Chinidin, Dofetilid, orales Midazolam, Mizolastin, Triazolam, Phenytoin, Pimozid, Protonenpumpenblocker
Ink (Ketoconazol): Methylprednisolon, H2-Blocker, Phenytoin, Protonenpumpenblocker
Ink (Posaconazol): Mutterkornalkaloide, Pimozid, Chinidin
Ink (Voriconazol): Barbiturate, Chinin, Pimozid

Fluconazol Rp	HWZ 30h, Q0 0.2, PPB 11%, PRC C, Lact -
Diflucan Kps. 50, 100, 200mg; Saft (10ml = 50mg); Trockensaft (5ml = 50mg); Inf.Lsg. 100, 200, 400mg **Fluconazol Deltaselect** Inf. Lsg. 100mg/50ml, 200mg/100ml, 400mg/200ml **Fluconazol Hexal** Kps. 50, 100, 150, 200mg **Flucobeta** Kps. 50, 100, 150, 200mg **Fluconazol ratioph.** Kps. 50, 100, 150, 200mg; Inf. Lsg. 100mg/50ml, 200mg/100ml, 400mg/200ml **Flunazul** Kps. 50, 100, 150, 200mg **Fungata** Kps. 150mg	Schleimhautkandidosen →391: 1 x 50–100mg p.o.; **Ki.** > **1J.:** 1 x 1–2mg/kg p.o.; Systemkandidosen →391, Kryptokokkenmeningitis: d1: 1 x 400mg, dann 1 x 200–400mg p.o/i.v., max. 800mg/d; **Ki.** > **1J.:** 1 x 3–6mg/kg p.o/i.v.; **DANI** GFR: > 50: 100%; 11–50: 50%; HD: 100% n. jd. Dialyse

Itraconazol Rp	HWZ 24–36h, Q0 1.0, PPB >95%, PRC C, Lact ?
Itracol Kps. 100mg **Itraconazol ratioph.** Kps. 100mg **Sempera** Kps. 100mg; Saft (1ml = 10mg); **Siros** Kps. 100mg	Dermatomykosen →451, Systemmykosen, Aspergillose: 1–2 x 100–200mg p.o.; **DANI** GFR <30: KI

Ketoconazol Rp	HWZ 8h, Q0 1.0, PPB 85–100%, PRC C, Lact ?
Nizoral Tbl. 200mg	Dermatomykosen →451, Systemmykosen: 1 x 200mg p.o.; **Ki.** > **2J.:** 1 x 2.5–5mg/kg

Posaconazol Rp	HWZ 35h, PPB 98%
Noxafil Saft (5ml = 200mg)	Aspergillose, Fusariose, Myzetom, Chromoblastom-, Kokzidioidomykose: 2 x 400mg p.o, bei Pat. ohne enterale Ernährung 4 x 200mg; **DANI** nicht erforderl.

Voriconazol Rp

HWZ 6h, PPB ca. 58%, PRC D, Lact −

VFEND *Tbl. 50, 200mg; Trockensaft (1ml = 40mg); Inf.Lsg. 200mg*

Invasive Aspergillose, schwere Candida-Inf. (Fluconazol-resistent), **Pilzinf.** (Scedosporium, Fusarium spp.): d1: 2 x 6mg/kg i.v.; 2 x 400mg p.o.; ab d2: 2 x 4mg/kg i.v.; 2 x 200mg p.o.;
Pat. < 40kg: d1: 2 x 200mg p.o., ab d2: 2 x 100mg;
Ki.2−12J.: d1 2 x 6mg/kg i.v./p.o., ab d2: 2 x 4mg/kg;
DANI möglichst orale Anw.

A 8.20.2 Sonstige Antimykotika

empf. (Amphotericin B): Candida-Arten, Aspergillus, Histoplasma, Sporothrix, Blastomyces, Cryptococcus, Coccidioides
empf. (Caspofungin): Aspergillus;
empf. (Flucytosin): Candida, Cryptococcus, Aspergillus;
empf. (Natamycin): Candida;
empf. (Nystatin): Candida, Blastomyces, Coccidioides, Histoplasma, Aspergillus
UW (Amphotericin B): Fieber, Schüttelfrost, Nausea, Erbrechen, Diarrhoe, generalisierte Schmerzzustände, Anämie, Nierenfunktionsstrg., Hypokaliämie;
UW (Caspofungin): Fieber, lokale Phlebitis, Übelkeit, Erbrechen, Flush, Exanthem, Kopfschmerzen, Anämie, Thrombopenie, Leukopenie, Leberenzyme ↑ ;
UW (Flucytosin): BB-Veränderungen, Leberenzyme ↑, Schwindel;
UW (Nystatin): bei hoher Dos. Brechreiz;
KI (Amphotericin B): schwere Leber-, Nierenfunktionsstörung; Cave in SS/SZ;
KI (Caspofungin): bek. Überempf.;
KI (Flucytosin): SS, Anw.Beschr. b. Niereninsuff., Leberschädigung, KM-Depression;
KI (Nystatin): keine;
Ink (Amphotericin B): Aminoglykoside, Ciclosporin

Amphotericin B Rp

HWZ 24h (15d), Q0 0.95, PPB 90−95%, PRC B Lact ?

Ampho-Moronal *Tbl. 100mg; Lutschtbl. 10mg; Susp. (1ml = 100mg)*
Amphotericin B *Inf.Lsg. 50mg*

Soor →391: Susp., Lutschtbl.: 4 x 100mg p.o.;
generalisierte Mykosen: ini 0.1mg/kg i.v.,
dann: 1 x 0.5−0.7mg/kg i.v., max. 1mg/kg; **Ki.** 1−2g/d, max. 0.25mg/kg/d i.v.;
DANI nicht erforderl.

Amphotericin B liposomal Rp

HWZ 7−153h, Q0 0.95, PRC B Lact ?

AmBisome *Inf.Lsg. 50mg*

Schwere syst. Mykosen: ini 1 x 1mg/kg i.v., steigern bis 3mg/kg; **Ki.** s. Erw.;
DANI nicht erforderl.

Caspofungin Rp

HWZ 9−11h, PPB 93−96%, PRC C, Lact ?

Cancidas *Inf.Lsg. 50, 70mg*

Invasive Aspergillose/Candidiasis: d1 1 x 70mg i.v., dann 1 x 50mg, >80kg 1 x 70mg;
DANI nicht erforderl.

Flucytosin Rp

HWZ 3−8h, Q0 0.03, PPB 5%, PRC C, Lact ?

Ancotil *Inf.Lsg. 2.5g/250ml*

Schwere Systemkandidose, Chromoblastomykose, Kryptokokkose: 150−200mg/kg i.v. in 4 Einzeldosen;
Candida-Endokarditis →392: 300mg/d i.v.;
DANI GFR 20−40: Dos.Intervall 12h;
10−19: Dos.Intervall 24h; HD: 50mg/kg n. jd. Dialyse

Anthelminthika

Griseofulvin Rp	HWZ 22h, Q0 1.0, PPB 80%, PRC C
Griseo ct *Tbl. 125, 500mg* Likuden M *Tbl. 500mg*	**Dermatophyteninf. d. Haut:** 1-4 x 125-500mg p.o.; **Ki. 2-14J.:** 10-15mg/kg/d p.o. in 1-4 Einzeldosen; **DANI** nicht erforderl.

Natamycin Rp	
Pimafucin *Lutschtbl. 10mg*	**Mundsoor** →391: 4-6 x 10mg p.o.

Nystatin OTC	PRC C, Lact ?
Adiclair *Tbl. 500000 IE; Susp. (1ml = 100.000 I.E.);* *Mundgel (1g = 100000 IE)* Biofanal *Tbl. 500000 IE; Susp. (1ml = 100.000 I.E.);* *Mundgel (1g = 100000 IE)* Mykundex *Tbl. 500000 I.E.;* *Susp. (1ml = 100.000 I.E.)* Nystatin Stada *Tbl. 500000 IE*	**Candida-Inf.:** Mundhöhle: 4-6 x 100000 IE p.o.; Magen-Darm-Trakt: 3-4 x 1 Mio IE p.o., nach 8d 3-4 x 500000 IE; **Ki.** s. Erw.; **DANI** nicht erforderl.

Terbinafin Rp	HWZ 17h, Q0 1.0, PPB 99%, PRC B, Lact -
Amiada *Tbl. 250mg* Dermatin *Tbl. 250mg* Lamisil *Tbl. 250mg* Myconormin *Tbl. 250mg* Octosan *Tbl. 250mg* Onymax *Tbl. 250mg* Terbinafin Hexal *Tbl. 125, 250mg* Terbinafin Sandoz *Tbl. 125, 250mg*	**Schwere Dermatophyteninf. der Haut:** 1 x 250mg p.o.; **DANI** GFR < 50: 50%

A 8.21 Anthelminthika

Albendazol Rp	HWZ 8h, PRC C, Lact ?
Eskazole *Tbl. 400mg*	**Echinokokkose** →394: 2 x 400mg p.o. f. 28d, dann 14d Pause, 2-3 Zyklen; **Trichinose:** 2x400mg f. 6d; **Strongyloidiasis:** 400-800mg/d f. 3d; Pat. < 60kg: 15mg/kg/d in 2 Einzeldosen

Mebendazol Rp	HWZ 2-8h, Q0 0.95, PRC C, Lact ?
Surfont *Tbl. 100mg* Vermox *Tbl. 100, 500mg*	**Enterobiasis:** 1 x 100mg p.o. f. 3d, Wh. n. 2 u. 4W.; **Askariasis, Ankylostomiasis:** 2 x 100mg f. 3d; **Trichuriasis:** 2 x 100mg f. 4d; **Taeniasis** →403, **Strongyloidiasis:** 2 x 300mg f. 3d; **Ki.** s. Erw., max. 2 x 100mg; **Trichinose:** d1: 3 x 250mg, d2: 4 x 250mg, d3-14: 3 x 500mg; **Echinokok.** →394: d1-3: 2 x 500mg, d4-6: 3 x 500mg, dann 3 x 500-1500mg

Niclosamid OTC	
Yomesan *Tbl. 500mg*	**Taeniasis** →403, Fischbandwurm: 1 x 2g p.o.; **Ki. 2-6J.:** 1 x 1g; **< 2J.:** 1 x 0.5g; **Zwergbandwurm:** d1: 1 x 2g, d2-7: 1 x 1g; **Ki. 2-6J.:** d1: 1 x 1g, d2-7: 1 x 0.5g; **< 2J.:** d1: 1 x 0.5g, d2-7: 1 x 250mg; **DANI** n. erforderl.

A 8 Infektionen – Arzneimittel

Praziquantel Rp	HWZ 1–2.5 (4) h, Q0 0.8, PPB 85%, PRC B
Biltricide Tbl. 600mg; Cesol Tbl. 150mg; Cysticide Tbl. 500mg	**Schistosomiasis:** 40–60mg/kg p.o. in 2–3 ED f. 1d; **Leber- u. Lungenegel:** 75mg/kg in 3 ED f. 2–3d; **Neurozystizerkose:** 50mg/kg in 3 Einzeldosen f. 15d; **Taeniasis:** 1 × 5–10mg/kg; **Fischbandwurm:** 1 × 10mg/kg; **Zwergbandwurm:** 15–25mg/kg, evtl. Wh. n. 10d
Pyrantel OTC	HWZ 26h PRC C, Lact ?
Helmex Kautbl. 250mg; Saft (5ml = 250mg)	**Enterobiasis, Ascariasis, Ancylostomiasis:** 1 × 10mg/kg p.o., max. 1g; **Hakenwurm:** 20mg/kg f. 2d
Pyrvinium OTC	PRC B
Molevac Tbl. 50mg; Saft (5ml = 50mg); Pyrcon Saft (5ml = 50mg)	**Enterobiasis:** 1 × 5mg/kg p.o., max. 400mg; **DANI** nicht erforderl.

A 8.22 Antimalariamittel

UW (Artemether + Lumef.): abdomin. Schmerzen, Anorexie, Diarrhoe, Übelkeit, Kopfschmerzen, Schwindel, Pruritus, Exanthem, Husten, Palpitationen, Arthralgie, Myalgie, Asthenie, Müdigkeit
UW (Chinin): Kopfschmerz, Schwindel, Tinnitus, BB-Veränderungen, Hämolyse, Erregungsleitungsstrg.
UW (Chloroquin): Hornhauttrübung, Retinopathia pigmentosa, Exantheme
UW (Mefloquin): GI-, ZNS-, Rhythmus-Strg., Psychosen, Leuko- und Thrombopenie
UW (Proguanil): GI-Strg., Mund-Ulzera, Haarausfall
KI (Artemether + Lumef.): komplizierte Malaria, Herzerkrankung, QT-Verlängerung, SZ;
KI (Chinin): G-6-PDH-Mangel, Myasthenia gravis
KI (Chloroquin): Retinopathie, G-6-PDH-Mangel, SS/SZ;
KI (Mefloquin): SS/SZ, Psychosen, Kardiomyopathie, Epilepsie
KI (Proguanil): schwere Nierenfunktionsstörrung
Ink: Amiodaron, Flecainid, Chinidin, Sotalol, Terfenadin
Ink (Artemether + Lumef.): zahlreiche Medikamente (s. Pck.Beil.)
Ink (Chinin): Amilorid, Cimetidin, Moxifloxacin, Ritonavir, Verapamil, Voriconazol

Artemether + Lumefantrin Rp	HWZ (A/L) 2 h/2–6 d
Riamet Tbl. 20+120mg	**Unkompl. Malaria tropica Th** →394.: ini 4 Tbl., Wdh. nach 8, 24, 36, 48, 60h
Chinin Rp	HWZ 8–12h, Q0 0.85, PPB ca. 70%
Chininum dihydrochloricum Int. Apotheke; Chininum hydrochloricum Tbl. 250mg	**Kompl. Malaria tropica Th.:** ini 20mg/kg über 4h i.v., dann: 3 × 10mg/kg; dann 1.25g/d p.o.
Chloroquinphosphat Rp	HWZ 30–60 d, Q0 0.3, PPB 50–60%, PRC C, Lact +
Resochin Tbl. 81, 250mg; Amp. 250mg; Weimerquin Tbl. 250, 500mg	**Malaria Pro.:** 1x/W. 8mg/kg p.o., 1W. vor bis 4W. nach Exposition; **Malaria Th.:** ini 16mg/kg p.o., nach 6h 8mg/kg, dann 1 × 8mg/kg f. 2–3d; ini 16mg/kg über 4h i.v., dann 8mg/kg über 4h alle 12h bis Ges.Dos. von 40–50mg/kg; **Ki.** s. Erw.

Antimalariamittel

Mefloquin Rp Lariam *Tbl. 250mg*	HWZ 13–30 d, Q0 0.9, PPB 98%, PRC C, Lact ? **Malaria tropica Pro.:** 1x/W. 250mg p.o., 1W. vor bis 4W. n. Exposition; **Ki. > 5kg:** 1 x/W. 5mg/kg; **Malaria Th.:** ini 750mg p.o., n. 6h 500mg, nach 12h 250mg; **Ki. >5kg:** 20–25mg/kg Ges.Dos. in 2–3 Einzeldosen
Primaquin *Int. Apotheke*	HWZ 4–7h, PRC C, Lact ? **Malaria tertiana Nachbehandlung:** 1 x 15mg p.o. für 14d
Proguanil Rp Paludrine *Tbl. 100mg*	HWZ 20h, Q0 0.7, PPB 75%, PRC B **Malaria Pro.:** 1 x 200mg p.o. (Komb. mit Chloroquin); **Ki. < 1J.:** 1 x 25mg; **1–4J.:** 1 x 50mg; **5–8J.:** 1 x 100mg; **9–14J.:** 1 x 150mg; **DANI** GFR: > 60: 100%; 20–59: 1 x 100mg; 10–19: 50mg alle 2d; < 10: 1x/W. 50mg
Proguanil + Atovaquon Rp Malarone *100+250mg* Malarone junior *Tbl. 25+62.5mg,*	**Malaria Pro.:** 1–2d vor bis 7d n. **Exposition:** 1 x 100+250mg p.o.; **Ki.** 11–20kg: 1 x 25+62.5mg p.o.; 21–30kg: 1 x 50+125mg; 31–40kg: 1 x 75+187.5mg; **unkompl. Malaria tropica Th.:** 1 x 400+1000mg. p.o. f. 3d; **Ki.** 11–20kg: 1 x 100+250mg f. 3d; 21–30kg: 1 x 200+500mg f. 3d.; 31–40kg: 1 x 300+750mg f. 3d.; **DANI** GFR > 30: 100%; < 30: KI

A 9 Immunsystem – Arzneimittel

A 9.1 Immunsuppressiva

Wm/Wi (Azathioprin): Umwandlung in 6-Mercaptopurin = Purinantimetabolit
Wm/Wi (Ciclosporin): Blockade ruhender Lymphos in der G0- oder G1-Phase, Hemmung von Produktion und Freisetzung von Lymphokinen und T-Zell-Wachstumsfaktor;
Wm/Wi (Glatirameracetat): Polymer aus 4 Aminosäuren mit spezifischen immunmodulatorischen Eigenschaften ⇒ Erhöhung der Zahl spezifischer Supressorzellen, die antiinflammatorische Zytokine sezernieren
Wm/Wi (Muromonab): muriner monoklonaler Antikörper gg. das CD3-Antigen der menschlichen T-Zellen ⇒ Blockade aller T-Zell-Funktionen
Wm/Wi (Mycophenolat): Hemmung der Inosinmonophosphatdehydrogenase ⇒ Hemmung der Synthese von Guanosin-Nukleotiden ⇒ zytostatischer Effekt auf Lymphozyten
Wm/Wi (Tacrolimus): hemmt Bildung zytotox. T-Zellen; hemmt Lymphokin-Bildung sowie Expression des Interleukin-2-Rezeptors
UW (Azathioprin): Nausea, Erbrechen, Diarrhoe, Panzytopenie, Fieber, Infektionsrisiko ↑, Cholestase, Pankreatitis, Alopezie
UW (Ciclosporin): Nierenschädigung, Strg. der Leberfunktion, Kardiotoxizität, Tremor, Hirsutismus, Gingivahypertrophie, Ödeme
UW (Everolimus): Infekt., Knochenmarksdepression, Hyper-lipidämie, Hypertonie, Thromboembolie, Bauchschmerzen, Diarrhoe, Erbrechen, Nausea, Akne, Ödeme, Schmerzen
UW (Glatirameracetat): Reaktionen a.d. Injektionsstelle, Schmerzen, Herzklopfen, Übelkeit, Obstipation, Diarrhoe, Arthralgie, Dyspnoe, Schwindel, Depression
KI (Azathioprin): Überempf. gg. 6-Mercaptopurin, schwere Leber-, Nieren- und Knochenmarksschäden, schwere Inf; **KI** (Ciclosporin): Nierenfunktionsstrg., unkontrollierte art. Hypertonie, unkontrollierte Infektionen, Tumoren, schwere Lebererkr., SZ; Cave in SS; **KI** (Glatirameracetat): bek. Überempf., SS
KI (Everolimus): Überempf. gg. Everolimus oder Sirolimus; **Ink** (Ciclosporin): Amphotericin B, Etoposid

Azathioprin Rp
HWZ 4.5h, Q0 1.0, PPB 30%, PRC D, Lact -

Azafalk *Tbl. 25, 50mg* Aza Q *Tbl. 50mg* Azaimun *Tbl. 50mg* Azathioprin ratioph. *Tbl. 25, 50mg* Colinsan *Tbl. 50mg* Imurek *Tbl. 25, 50mg; Inj.Lsg. 50mg* Zytrim *Tbl. 25, 50mg*	**Nach Organ-Transplantation (Organ-Tx):** d1: 5mg/kg p.o./i.v., dann 1–4mg/kg/d; **MS, Myasthenia gravis:** 2–3mg/kg/d; **Autoimmunhepatitis:** ini 1–1.5mg/kg, Erh.Dos. bis 2mg/kg; **andere Autoimmunerkr.:** 1–3mg/kg/d; Ki. s. Erw.; **DANI**, **DALI** sorgfältige Dosiseinstellung

Basiliximab Rp
HWZ 173h, PRC B, Lact ?

Simulect *Amp. 10, 20mg*	**Pro. d. akuten Transplantatabstoßung:** 20mg i.v. 2h vor Tx., 20mg 4d n. Tx.; **Ki.** < 35kg: 10mg i.v. 2h vor Tx., 10mg 4d n. Tx.; Komb. m. Ciclosporin und Steroiden

Ciclosporin Rp
HWZ 7-8 (16-19)h, Q0 1.0, PPB 90%, th. Serumspiegel (µg/l): 100-300

Cicloral *Kps. 25, 50, 100mg; Lsg. (1ml = 100mg)* Ciclosporin 1A *Kps. 25, 50, 100mg; Lsg. (1ml = 100mg)* Immunosporin *Kps. 25, 50, 100mg* Sandimmun *Kps. 10, 25, 50, 100mg; Susp.(1ml = 100mg); Amp. 50mg/1ml, 250mg/5ml*	**N. Organ-Tx:** ini 10-14mg/kg p.o. (3-5mg/kg i.v.) 4-12h vor Tx, dann 1 x 10-14mg/kg/d f. 1-2W., dann 2-6mg/kg/d p.o. in 1-2 Einzeldosen; **nach Knochenmark-Tx:** 12.5-15mg/kg p.o. 1d vor Tx, dann 12.5-15mg/kg f. 5d, dann 12.5mg/kg für 3-6 M.; **nephrot. Syndr.:** 5mg/kg p.o.; **Ki.** 6mg/kg p.o.; **schwere Psoriasis** →454: 2.5mg/kg p.o. in 2 Einzeldosen, max. 5mg/kg **DANI** KI, Ausnahme nephrot. Syndr.

Immunsuppressiva

Daclizumab Rp	HWZ 44-360h, PRC C, Lact ?
Zenapax *Amp. 25mg/5ml*	**Pro. d. akuten Transplantatabstoßung:** 1mg/kg i.v., Wh. alle 14d bis max. 5 Dosen; **DANI** nicht erforderl.
Everolimus Rp	HWZ 21-35 h, PPB ca. 74%, th. Serumspiegel (ng/ml): 3-8
Certican *Tbl. 0.25, 0.5, 0.75mg; Susp. 0.1, 0.25mg*	**Pro. Transplantatabstoßung b. Nieren- u. Herz-Tx:** 2 x 0.75mg p.o., Dosisanpassung n. Serumspiegel; Komb. m. Ciclosporin; **DANI** nicht erforderl.
Glatirameracetat Rp	
Copaxone *Fertigspr. 20mg/1ml*	**Schubförmig remittierende MS** →418: 1 x 20mg s.c.
Muromonab-CD3 Rp	
Orthoclone OKT 3 *Amp. 5mg/5ml*	**Steroidresistente akute Transplantatabstoßung:** 1 x 5mg i.v f. 10-14d; **DANI** nicht erforderl.
Mycophenolatmofetil Rp	HWZ 6h, Q0 >0.7, PPB 97%
CellCept *Kps. 250mg; Tbl. 500mg; Trockensaft (5ml = 1g)* *Inj.Lsg. 500mg*	**N. Nieren-Tx:** 2 x 1g p.o./i.v.; **n. Herz-Tx:** 2 x 1.5g p.o.; **n. Leber-Tx:** d1-4: 2 x 1g i.v., dann 2 x 1.5g p.o.; Pat. > 65J.: 2 x 1g p.o./i.v.; **Ki. 2-18J.:** 2 x 600mg/m² KOF p.o., max. 2g/d; **DANI** GFR < 25: max. 2 x 1g
Mycophenolatnatrium Rp	HWZ 12h, Q0 >0.7
Myfortic *Tbl. 180, 360mg*	**N. Nieren-Tx:** 2 x 720mg p.o.
Sirolimus Rp	HWZ 57-63h, Q0 1.0, th. Serumsp. (ng/ml): 4-12 (12-20 n. Absetzen v. Ciclosporin)
Rapamune *Tbl. 1, 2mg; Lsg. (1mg/ml)*	**N. Nieren-Tx:** ini 6mg, dann 1 x 2mg p.o., bzw. n. Serumspiegel ; Komb. in ersten 2-3 Mo mit Ciclosporin u. Steroiden; **DANI** nicht erforderl.
Tacrolimus Rp	HWZ 11-15h, Q0 1.0, PPB 99%, PRC C, Lact -
Prograf *Kps. 0.5, 1, 5mg; Amp. 5mg/1ml*	**N. Nieren-Tx:** 0.2-0.3mg/kg/d p.o. in 2 Einzeldos.; **n. Leber-Tx:** ini 0.02-0.05mg/kg i.v., n. 2-4d 0.1-0.2mg/kg/d p.o. in 2 Einzeldosen; **Ki < 12J.:** 0.3mg/kg p.o. in 2 Einzeldosen; **DANI** nicht erforderl.

174 A 9 Immunsystem – Arzneimittel

A 9.2 Selektive Immunsuppressiva

Wm/Wi (Adalimumab): spezif. Bindung an Tumornekrosefaktor-Alpha (TNF-α)
Wm/Wi (Anakinra): kompetitiver Antagon. am Interleukin-1 Typ-I-Rezep. ⇒ Neutralisierung der proinflammatorischen Interleukin-1-Aktivität
Wm/Wi (Etanercept): rekombinantes, dimeres Protein: bindet Tumornekrosefaktor und hemmt kompetitiv
Wm/Wi (Infliximab): chimärer, monoklonaler, human-muriner Antikörper von Tumornekrosefaktor-Alpha (TNF-α) ⇒ Hemmung der Entzündungsakt. b. M. Crohn u. rheumatoider Arthritis
UW (Adalimumab): BB-Veränderungen, Kopfschmerzen, Atemwegs- u. Harnwegsinfekt., Übelkeit, Diarrhoe, Hautausschlag, Herpes simplex, Grippesyndr.
UW (Anakinra): Kopfschmerzen, Reaktion a.d. Einstichstelle, Infekt., Neutro ↓
UW (Etanercept): Kopfschmerzen, Reaktion a.d. Einstichstelle, Infektionen, Rhinitis
UW (Infliximab): virale Infekt., Bronchitis, Pneumonie, Sinusitis, Kopfschmerzen, Schwindel, Benommenheit, RR ↑, Nausea, Diarrhoe, Hautausschlag, Harnwegsinfekt., Brustschmerz, Ermüdung
KI (Adalimumab): aktive Tuberkulose, schwere bzw. opportunistische Infekt., Herzinsuff. NYHA III-IV
KI (Anakinra): bekannte Überempf., schwere Nierenfunktionsstörung
KI (Etanercept): bekannte Überempf., akute Infektionen
KI (Infliximab): Sepsis, manifeste Inf., Abszesse, Tuberkulose, SS/SZ, Kinder < 17J., wiederholte Verabreichung nach arzneimittelfreiem Intervall von 15 Wo bis 2 J.

Adalimumab Rp	HWZ 10-20d, PRC B, Lact ?
Humira *Fertigspr. 40mg/0.8ml*	**Chron. Polyarthritis** →343: 40mg alle 2W. s.c. bei Komb. mit MTX; bei Monoth. bis 40mg 1x/W **Psoriasis-Arthritis, M. Bechterew:** 40mg s.c. alle 2W.; **DANI** keine Daten.

Anakinra Rp	HWZ 4-6 h, PRC B, Lact ?
Kineret *Fertigspr. 100mg/0.67ml*	**Chron. Polyarthritis** →343: 1 x 100mg s.c.; Komb. mit Methotrexat →108 **DANI** GFR < 30: KI

Etanercept Rp	HWZ 90-300h, PRC B, Lact ?
Enbrel *Fertigspr. 25, 50mg; Inj.Lsg. 25mg/1ml, 50mg/1ml*	**Chron. Polyarthritis** →343: 2 x 25mg/W. s.c.; **Ki.>4J:** 2 x 0.4mg/kg/W. s.c.; **Psoriasis-Arthritis, M. Bechterew:** 2 x 25mg/W. oder 1 x 50mg/W. s.c.; **Plaque-Psoriasis:** 2 x 25mg/Wo., ggfs. 2 x 50mg/W. bis zu 12W., dann 2 x 25mg/W., max. f. 24W. **DANI, DALI** nicht erforderl.

Infliximab Rp	HWZ 9.5d, PRC C, Lact ?
Remicade *Inf.Lsg. 100mg*	**Chron. Polyarthritis** →343: 3mg/kg über 2h i.v., Wh. n. 2 u. 6W., dann alle 8W.; Komb. mit Methotrexat **M. Crohn** →383, **Colitis ulcerosa** →384, **M.Bechterew** →344, **Psoriasis** →454, **Psoriasis-Arthritis** →346: 5mg/kg über 2h i.v., Wdh. in W. 2 u. 6, bei gutem Ansprechen Wdh. alle 6-8W. (s. FachInfo) **DANI** keine Angaben

Natalizumab Rp	HWZ 16d, PRC C, Lact ?
Tysabri *Inf.Lsg. 300mg/15ml*	**Hochaktive, remittierende MS:** 300mg über 1h i.v. alle 4W.; **DANI, DALI** keine Daten, wohl nicht erford..

Wachstumsfaktoren

A 9.3 Wachstumsfaktoren

Wm/Wi (Filgrastim; Lenograstim): humaner Granulozyten-Koloniestimulierender Faktor (G-CSF) reguliert Entstehung u. Freisetzung funktionsfähiger neutrophiler Granulozyten aus dem Knochenmark
Wm/Wi (Palifermin): Protein, stimuliert über spezifische Rezeptoren der Epithelzellen Proliferation, Differenzierung und Hochregulierung zytoprotektiver Mechanismen
UW (Filgrastim): Knochenschmerzen, Miktionsbeschwerden, LDH ↑, AP ↑, gGT ↑, Harnsäure ↑, Übelkeit, Erbrechen, Kopfschmerzen
UW (Palifermin): Geschmacksirritationen, Anschwellen von Mund/Zunge, Exanthem, Pruritus, Erythem, Arthralgien, Ödeme, Schmerzen, Fieber, Lipase ↑, Amylase ↑
KI (Filgrastim): Überempf. gg. F., Kostmann-Syndrom (kongenitale Neutropenie)
KI (Palifermin): Überempf. gg. P. bzw. gg. aus E. coli hergestellten Proteinen

Filgrastim (G-CSF) Rp	HWZ 2-7h, PRC C, Lact ?
Neupogen 30 *Inj.Lsg. 300µg; Fertigspr. 300µg* **Neupogen 48** *Fertigspr. 480µg*	**Neutropenie n. Chemoth.:** 5µg/kg/d s.c.; **Mobilisierung periph. Blutstammzellen:** 10µg/kg/d als s.c.-Dauerinfusion über 24h f. 5-7d

Lenograstim (G-CSF) Rp	HWZ 3-4h
Granocyte 13 *Inj.Lsg. 105µg (13.4Mio IE)* **Granocyte 34** *Inj.Lsg. 263µg (33.6Mio IE)*	**Neutropenie n. Chemoth., Mobilisierung peripherer Blutstammzellen:** 150µg/m² KOF/d s.c.

Palifermin Rp	HWZ 4.5h
Kepivance *Inj.Lsg 6.25mg*	**Pro. Mukositis bei myeloablativer Chemoth.:** 60µg/kg/d i.v. 3d vor und 3d nach Chemoth. **DANI** nicht erforderl.

Pegfilgrastim (G-CSF) Rp	
Neulasta *Fertigspr. 6mg/0.6ml*	**Neutropenie n. Chemoth.:** 6mg s.c. einmalig pro Chemo-Zyklus

A 9.4 Interferone

Wm/Wi (Interferone): antiviral, wachstumshemmend und immunregulatorisch
UW: Fieber, Schwitzen, Schüttelfrost, Müdigkeit, Gelenk- u. Weichteilschmerzen, BB-Veränderungen, HRST, Depression, Tremor, Krampfanfälle, Parästhesien, GI Strg., Haarausfall, Exantheme, Pruritus
KI: Herzerkr., ZNS-Erkr., schwere Leberfunktionsstrg., Niereninsuff., schwere KM-Schäden, Cave in SS/SZ
Ink (Interferon alpha): Theophyllin

Interferon alfa-2a Rp	HWZ 3.7-8.5h, Q0 1.0,
Roferon A *Fertigspr. 3, 4.5, 6, 9, 18 Mio IE; Pen 18 Mio IE*	**Chron. Hepatitis B** →386: 3x/W. 2.5-5 Mio IE/m² KOF s.c.; **chron. Hepatitis C** →386: 3x/W. 3-4.5 Mio IE s.c.; Komb. m. Ribavirin →163; andere Ind s. Pck.Beil.

Interferon alfa-2b Rp	HWZ 2-3h, Q0 1.0,
Intron A *Inj.Lsg. 18, 25 Mio IE; Pen 18, 25, 30, 60 Mio IE*	**Chron. Hepatitis B:** →386 3x/W. 5-10 Mio s.c.; andere Ind s. Pck.Beil.; **chron. Hepatitis C:** →386; 3x/W. 3 Mio IE s.c.; Komb. m. Ribavirin →386; andere Ind s. Pck.Beil.

Interferon alfacon-1 Rp	HWZ 0.5-7h, PRC C, Lact ?
Inferax *Inj.Lsg. 9µg*	**Chron. Hepatitis C** →386: 3x/W. 9µg s.c

A 9 Immunsystem – Arzneimittel

Interferon beta Rp

HWZ 1.5h, Q0 1.0,

Fiblaferon *Inj.Lsg 3, 5 Mio IE*	**Schwere Virusinf.:** 0.5 Mio IE/kg f. 3-6d, max. 25 Mio IE/d; **Nasopharynx-Ca:** 3x/W. 0.1 Mio IE/kg

Interferon beta-1a Rp

HWZ 10h, Q0 1.0,

Avonex *Inj.Lsg. 6 Mio IE; Fertigspr. 6Mio IE* Rebif *Fertigspr. 6, 12 Mio IE*	**Multiple Sklerose** →418: Avonex 1x/W. 6 Mio IE i.m.; Rebif 3 x 6-12 Mio IE s.c.

Interferon beta-1b Rp

HWZ 5h, Q0 1.0,

Betaferon *Inj.Lsg. 9.6 Mio IE*	**Multiple Sklerose** →418: alle 2d 8 Mio IE (1ml) s.c.

Interferon gamma Rp

HWZ 7h, Q0 1.0,

Imukin *Inj.Lsg. 2 Mio IE*	**Chron. Granulomatose:** Pat. < 0.5m² KOF: 3x/W. 1.5µg/kg s.c.; Pat. > 0.5m² KOF: 3x/W. 50µg/m² KOF s.c.

Peginterferon alfa-2a Rp

HWZ 50-130h

Pegasys *Fertigspr. 135µg,180µg*	**Chron. Hepatitis B:** 180µg s.c. 1 x/W. f. 48W.; **Chron. Hepatitis C** →386: 180µg s.c. 1 x/W.; Komb. mit Ribavirin →386 **DANI** ini 135µg 1 x/W.

Peginterferon alfa-2b Rp

HWZ 27-33h

PegIntron *Inj. Lsg. 50, 80, 100, 120, 150µg*	**Chron. Hepatitis C** →386: 1 x/W. 1.5µg/kg s.c.; Komb. mit Ribavirin →163; **DANI** GFR > 50: sorgfältige Dosiseinstellung; < 50: KI

A 9.5 Immunglobuline

Wm/Wi (Immunglobuline): antiviral, wachstumshemmend und immunregulatorisch;
UW: Schüttelfrost, Kopfschmerzen, Fieber, Übelkeit, Erbrechen, allergische Reaktionen, Hypotonie, Anaphylaxie, Gelenkschmerzen, Rückenschmerzen; **KI:** bek. Überempfindlichkeit

Immunglobuline Rp

HWZ 11-17d

Venimmun N *Inf.Lsg. 2.5g/50ml, 5g/100ml, 10g/100ml (84% IgG, 11% IgA, 5% IgM)*	**Primäre Immunmangelsyndrome:** ini 0.4-0.8g/kg i.v. alle 2-4W. bis IgG-Spiegel 4-6g/l, dann 0.2-0.8g/kg; **Sekundäre Immunmangelsyndr.:** 0.3-0.4g/dl alle 3-4W.; **Ki. mit AIDS:** 0.2-0.4g/kg alle 3-4W.; **ITP:** 0.8-1g/kg an d1, ggfs Wdh. innerhalb v. 3d oder 0.4g/kg über 2-5d;

Immunglobuline Rp

HWZ ca. 20d

Endobulin S/D *Inf.Lsg. 2.5g/50ml, 5g/100ml, 10g/200ml (95% IgG; max. 0.05mg/l IgA)* Flebogamma 5% *Inf.Lsg. 0.5g/10ml, 2.5g/50ml, 5g/100ml, 10g/200ml (97% IgG; max. 0.05mg/l IgA)* Gammagard S/D *Inf.Lsg. 0.5g/10ml, 2.5g/50ml, 5g/100ml, 10g/200ml(92% IgG; max. 0.003mg/l IgA)* Gamunex 10% *Inf.Lsg. 1g/10ml, 5g/50ml, 10g/100ml, 20g/200ml (98% IgG; max. 0.084mg/l IgA* Octagam *Inf.Lsg. 1g/20ml, 2.5g/50ml, 5g/100ml, 10g/200ml (95% IgG; max. 0.2mg/l IgA)* Sandoglobulin *Inf.Lsg. 1g/33ml, 3g/100ml, 6g/200ml, 10g/167ml* Sandoglobulin Liquid *Inf.Lsg. 6g/50ml, 12g/100ml*	**Primäre Immunmangelsyndr.:** ini 0.4-0.8g/kg i.v. alle 2-4W. bis IgG-Spiegel 4-6g/l, dann 0.2-0.8g/kg; **Sekundäre Immunmangelsyndr. (CLL, Myelom):** 0.2-0.4g/dl alle 3-4W.; **Ki. mit AIDS:** 0.2-0.4g/kg alle 3-4W.; **Idiopath. thrombozytopenische Purpura (ITP):** 0.8-1g/kg an d1, ggfs Wdh. innerhalb v. 3d oder 0.4g/kg über 2-5d; **Guillain-Barré-Syndr.:** 0.4g/kg d1-5; **Kawasaki-Syndr.:** 1.6-2g/kg über 2-5d; allogene KM-Tx: 0.5g/kg wöchentl., s. auch FachInfo; **Masern-PRO:** Sandoglobulin: 0.05g/kg

Impfstoffe

A 9.6 Impfstoffe
A 9.6.1 Bakterielle Impfstoffe

Wm/Wi: Bildung von Antikörpern durch das Immunsystem nach Applikation von attenuierten, abgetöteten oder fragmentierten Krankheitserregern oder deren Toxine
UW (TD-Impfstoff): Rötung, Schwellung, Schmerzen a.d. Injektionsstelle; Abszeß, Granulombildung, Kopfschmerzen, Übelkeit, Fieber, Schweißausbruch, allerg. Reaktionen
KI (TD-Impfstoff): bek. Überempfindlichkeit/Allergie, Infektion, fieberhafte Erkrankung

Tetanus- + Diphterie-Toxoid Rp	PRC C Lact+
Td-Impfstoff Mérieux *Amp. 20 IE + 2 IE/0.5ml* **Td-pur** *Fertigspr. 20 IE + 2 IE/0.5ml* **TD Rix** *Fertigspr. 20 IE + 2 IE/0.5ml*	**Tetanus/Diphterie-Grundimmunisierung:** ab 6.J.: 0.5ml i.m., Wh n. 4-8Wo. und n. 6-12Mon.; **Auffrischimpfung:** routinemäßig 0.5ml ab Beginn 6.LJ.; 0.5ml 11.-15.LJ., dann alle 10J. 0.5ml; **Immunisierung bei Verletzung:** 0.5ml, wenn letzte Impfung 5-10J. zurückliegt

Tetanus- + Diphterie- + Pertussis-Toxoid Rp	PRC C Lact+
Boostrix *Fertigspr. 20 IE + 2 IE + 8µg/0.5ml* **Covaxis** *Amp. 20 IE + 2 IE + 8µg/0.5ml* **Infanrix** *Fertigspr. 40 IE + 30 IE + 25µg/0.5ml*	**Tetanus/Diphterie/Pertussis-Grundimmunisierung:** Infanrix: je 0.5ml i.m. 2., 3. u. 4. Lebensmon. und 1x 0.5ml im 2. LJ.; **Auffrischimpfung:** Boostrix, Covaxis: ab 4. LJ.: 0.5ml

Pneumokokkenpolysaccharid Rp	PRC C Lact+
Prevenar *Fertigspr. 0.5ml* **Pneumovax 23** *Amp. 0.5ml*	**Pneumokokken-Immunisierung:** Prevenar: 0.5ml i.m. 2., 3. u. 4. Lebensmon. und 1x 0.5ml im 2. LJ.; **Impfung bei erhöhtem Risiko:** Pneumovax: ab 2.LJ.: 0.5ml i.m.

Meningokokken C-Oligosaccharid Rp	PRC Lact+
Meningitec *Amp. 10µg/0.5ml* **Menjugate** *Amp. 10µg/0.5ml* **Neisvac C** *Amp. 10µg/0.5ml*	**Meningokokken-Immunisierung:** Säuglinge bis 12 Mon.: 2 x 0.5ml i. Abstand v. 8Wo.; Ki.>1J., Erw.: 1 x 0.5ml

A 9.6.2 Virale Impfstoffe

Wm/Wi: Bildung von Antikörpern durch das Immunsystem nach Applikation von attenuierten, abgetöteten oder fragmentierten Krankheitserregern oder deren Toxine
UW (Hepatitis B-Impfstoff): Rötung, Schwellung, Schmerzen a.d. Injektionsstelle; Kopfschmerzen, Übelkeit, Erbrechen, Bauchschmerzen, Fieber, Schweißausbruch, allerg. Reaktionen, Leberfunktionsstörungen, Arthralgie, Myalgie
UW (MMR-Impfstoff): Fieber Schweißausbruch, Schüttelfrost, Abgeschlagenheit, Kreislaufreaktionen, Kopfschmerzen, Katarrh, GI-Störungen
KI (Hepatitis B-Impfstoff): bek. Überempfindlichkeit/Allergie, Infektion, fieberhafte Erkrankung
KI (MMR-Impfstoff): bek. Überempfindlichkeit/Allergie, akute Erkrankung, angeborene, erworbene oder therapiebedingte Immundefizienz, Schwangerschaft

Hepatitis B-Impfstoff Rp	PRC C Lact ?
Engerix B Erwachsene *Fertigspr. 20µg/1ml* **Engerix B Kinder** *Fertigspr. 10µg/1ml* **Hbvaxpro** *Amp. 5µg/0.5ml, 10µg/1ml, 40µg/1ml; Fertigspr. 5µg/0.5ml, 10µg/1ml*	**Hepatitis-B-Immunisierung:** Erw.: 20µg i.m. Mon 0, 1 u. 6; Neugeb., Ki. bis 16J.: 10µg im. Mon. 0, 1, 2 u. 12, alternativ Mon. 0, 1, 6

178 A 9 Immunsystem – Arzneimittel

Poliomyelitis-Impfstoff (Typ I, II, III) Rp	PRC C Lact +
IPV Mericux Fertigspr. 40+8+32 E/0.5ml IPV Virelon Amp. 40+8+32 E/1ml	**Poliomyelitis-Immunisierung:** Erw. u. Ki.: 40+8+32 E i.m. Mon. 0, 2 u.12,; Auffrischung n. 10J.
Varicellen-Impfstoff Rp	PRC C Lact ?
Varilrix Fertigspr. 2000 E/0.5ml Varivax Fertigspr. 1350 E/0.5ml	**Varicellen-Immunisierung:** Ki 12 Mon. - 13J. 1 x 0.5ml i.m.; Erw., Ki. >13J.: 0.5ml Wo. 0 u. 6
Masern-Mumps-Röteln-Impfstoff Rp	PRC C Lact +
MMR Triplovax Fertigspr. 0.5ml Priorix MMR Fertigspr. 0.5ml	**Masern-Mumps-Röteln-Immunisierung:** Ki. ab 12. Lebensmon.: 0.5ml i.m. Mon. 0 u. 4 (möglichst bis Ende 2.LJ)
Masern-Mumps-Röteln-Varicellen-Impfstoff Rp	PRC C Lact +
Priorix Tetra Fertigspr. 0.5ml	**Masern-Mumps-Röteln-Varicellen-Immunisierung:** Ki. ab 9. Lebensmon. - 12.LJ.: 0.5ml s.c. Wo. 0 u. 6
Influenza-Impfstoff Rp	PRC C Lact +
Addigrip 2007/2008 Fertigspr. 0.5ml Begrivac 2007/2008 Fertigspr. 0.5ml Fluad 2007/2008 Fertigspr. 0.5ml Grippeimpfstoff Stada 2007/2008 Fertigspr. 0.5ml Influsplit 2007/2008 Fertigspr. 0.5ml Influvac 2007/2008 Fertigspr. 0.5ml Mutagrip 2007/2008 Fertigspr. 0.5ml	**PRO Influenza:** Erw., Ki ab 3J.: 0.5ml i.m./s.c.; Ki. 6Mon.-3J.: 0.25ml i.m/s.c.; Wh. bei Kindern n. 4Wo.
Papillomvirusimpfstoff Rp	
Gardasil Fertigspr. 0.5ml	**PRO HPV-assoz. Cervix-Ca, Dysplasien von Cervix u. Vulva, Condylomata acuminata:** Erw. Frauen, Mädchen >9J.: 0.5ml i.m. Mon. 0, 2 u. 6

A 9.6.3 Bakt. u. virale Impfstoffe kombiniert

UW (Infanrix Hexa): Reaktionen Injektionsstelle, ungewöhnliches Schreien, Ruhelosigkeit, virale Infekte, Infekte der oberen Atemwege, Bronchitis, Konjunctivitis, Husten, Schnupfen, Diarrhoe, Erbrechen, Dermatitis, Bauchschmerzen, Otitis media, Ekzem, Schläfrigkeit
KI (Infanrix Hexa): bek. Überempfndlichkeit gg. die enthaltenen Impfstoffe bzw. gegen Neomycin, Polymyxin; führe Encephalopathie innerhalb 7d n. Pertussis-Impfung

Diphterie-Tetanus-Pertussis-Poliomyelitis-Haemophilus influenzae-Hepatitis B-Impfstoff Rp	
Infanrix Hexa Fertigspr. 0.5ml	**Immunisierung o.g. Erreger:** 0.5ml i.m. z.B. 2. 3. 4. u. 12 Lebensmon.

A 9.7 Impfkalender

Impfung	Monate			Jahre					
	2	3	4	11–14	15–23	5–6	9–17	> 18	≥ 60
Diphtherie (D)[a] Tetanus (T) Pertussis (aP)	DTaP	DTaP	DTaP	DTaP		DTaP (A)	DTaP (A)		
H. infl. B (Hib)	Hib	Hib[c]	Hib	Hib					
Polio (IPV)	IPV	IPV[c]	IPV	IPV			IPV (A)		
Hepatitis B (HB)[b]	HB	HB[c]	HB	HB			HB (G)		
Pneumokokken (P)	P	P	P	P					P (S)
Meningokokken (M)				M (ab vollend. 12. Monat)					
Masern, Mumps, Röteln (MMR)				MMR	MMR				
Varizellen (V)				V	V[d]				
Human Papilloma Virus (HPV)[e]							Mädchen 12–17 J. HPV		
Influenza (I)[f]									I (S)

Zeitpunkt empfohlener Impfungen mit Impfstoff; (A) = Auffrischimpfung

Grundimmunisierung für alle Kinder und Jugendliche, die bisher nicht geimpft wurden, bzw. Komplettierung eines unvollständigen Impfschutzes (G)

Standardimpfungen mit allgemeiner Anwendung = Regelimpfung (S)

a Ab 5 oder 6 Jahren wird zur Auffrischung ein Impfstoff mit reduziertem Diphterietoxoid-Gehalt (d) verwendet
b Postexpositionelle Hepatitis-B-Prophylaxe bei Neugeborenen von HBsAg-positiven Müttern bzw. von Müttern mit unbekanntem HBsAg-Status: post partum innerhalb von 12h mit der Immunisierung gg. Hepatitis B beginnen
c Bei monoval. Anwendung bzw. bei Kombinationsimpfstoffen ohne Pertussiskomponente kann diese Dosis entfallen
d Siehe Fachinfo: Bei Anwendung des Kombi-Impfstoffes MMRV bitte Angaben des Herstellers beachten
e Grundimmunisierung mit 3 Dosen für alle Mädchen im Alter von 12–17 Jahren
f jährlich mit dem von der WHO empfohlenen aktuellen Impfstoff
Impftabelle nach STIKO (Ständige Impfkommission am Robert-Koch-Institut, Berlin, Stand März 2007, http://www.rki.de)

A 10 Anästhesie – Arzneimittel

A 10.1 Opioid-Analgetika

Wm: Stimulation zentraler Opioid-Rezeptoren
Wi: analgetisch, sedativ, atemdepressiv, antitussiv, emetisch u. antiemetisch; vgl. auch UW
UW: Atemdepression, Sedierung, HF ↓, hypotensive Kreislaufstrg., Pruritus, Bronchospasmus, Schwitzen, Spasmen der Gallen- und Pankreaswege, Obstipation, Krampfanfälle, Miosis, Toleranzentwicklung, Blasenentleerungsstrg.
KI: Anw.Beschr. bei Kinder < 1J., Opioidabhängigkeit, Pankreatitis, Atemstrg., Cave in SS/SZ
Ink (Opioide): Cimetidin
Ink (Alfentanil): Erythromycin

Alfentanil Rp (Btm)	HWZ 1,5h, QO 1.0, PPB 92%, PRC C, Lact?
Rapifen *Amp. 1mg/2ml, 5mg/10ml*	**Anästhesie:** Erw. u. Ki. n. OP-Dauer als Bolus: bis 10min: 15-20µg/kg i.v.; 10-30min: 20-40µg/kg; 0.5-1h: 40-80µg/kg; > 1h: 80-150µg/kg; Dauerinf.: 1µg/kg/min

Fentanyl Rp (Btm)	HWZ 3-12h, QO 0.9, PPB 80-85%, PRC C, Lact ?
Fentanyl Curasan *Amp. 0.1mg/2ml, 0.5mg/10ml, 2.5mg/50ml* Fentanyl Hexal *Amp. 0.1mg/2ml, 0.5mg/10ml* Fentanyl-Janssen *Amp. 0.1mg/2ml, 0.5mg/10ml*	**Neuroleptanalgesie:** 50-100µg i.v. in Komb. m. Neuroleptikum, evtl. Wh. n. 30-45min.; **Intubationsnarkose:** ini 2-50µg/kg i.v., d ann 25-250µg je n. OP-Verlauf; **Ki. 2-12J.:** 2-3µg/kg i.v.; **Schmerzth.:** →96, →342, →424

Remifentanil Rp (Btm)	HWZ 3-10min, QO >0.9, PPB 70%, PRC C, Lact?
Ultiva *Inj.Lsg. 1mg/3ml, 2mg/5ml, 5mg/10ml*	**Anästhesie bei Spontanatmung:** 0.04µg/kg/min i.v.; **Anästhesie mit Beatmung:** ini 0.5-1µg/kg/min i.v., d. je n. Narkoseverfahren; **Ki. 1-12J.:** ini 0.25µg/kg/min i.v., dann je n. Narkoseverfahren 0.05-1.3µg/kg/min

Sufentanil Rp (Btm)	HWZ 158-164min, QO 1.0, PPB 92%, PRC C, Lact?
Sufentanil Hexal *Amp. 0.01mg/2ml, 0.05mg/1ml, 0.05mg/10ml, 0.25mg/5ml, 1mg/20ml* Sufentanil ratioph. *Amp. 0.01mg/2ml, 0.05mg/1ml, 0.05mg/10ml, 0.25mg/5ml, 1mg/20ml*	**Anästh. b. Kombinationsnarkose:** ini 0.7-2µg/kg i.v., dann 0.15-0.7µg/kg; **Monoanästhesie:** in 15-20µg/kg i.v., dann 25-50µg n. Bed.; **epidural:** intra-OP 10-15ml Bupivacain 0.25% + 1µg Sufentanil/ml; post-OP kontinuerl. Bupivacain 0.175% + 1µg Sufentanil/ml; 4-14ml/h

(Siehe auch Opioid-Analgetika →97)

Sedativa, Hypnotika

A 10.2 Sedativa, Hypnotika

A 10.2.1 Injektionsnarkotika – Barbiturate

Wm/Wi (Methohexital): kurzwirksames Barbiturat; hypnotisch, keine Analgesie;
Wm/Wi (Thiopental): Barbiturat; hypnotisch, antikonvulsiv, hirndrucksenkend
UW (Methohexital): RR-Senkung, Atemdepression, Bronchospasmus;
UW (Thiopental): Atemdepression, euphorische Stimmungslagen, Traumerlebnisse z. T. unangenehmer Art, Übelkeit, Erbrechen, Singultus, Husten, Niesen, allergische und pseudoallergische Reaktionen, Broncho- und Laryngospasmus, Hautrötung
KI (Methohexital): Cave in SS/SZ
KI (Thiopental): bek. Überempf. gg. Barbiturate, akute Vergiftungen mit Alkohol, Schlafmitteln, Schmerzmitteln und Psychopharmaka, akute hepatische Porphyrie, maligne Hypertonie, Schock, Status asthmaticus, SZ; Cave in SS
Ink (Barbiturate): Pethidin

Methohexital Rp	HWZ 70-125min, Q0 1.0, PPB 73%, PRC B, Lact ?
Brevimytal *Inj.Lsg.* 500mg	Narkoseeinleitung: 50-120mg oder 1-1.5mg/kg i.v.

Thiopental Rp	HWZ 3-18h, Q0 1.0, PPB 50-80%
Thiopental Rotexmedica *Inj.Lsg.* 0.5g/20ml, 1g/20ml	Narkoseeinleitung: 5mg/kg i.v.
Thiopental Inresa *Inj.Lsg.* 0.5g/20ml, 1g/20ml	

A 10.2.2 Injektionsnarkotika – Benzodiazepine

Siehe Psychiatrie →210

A 10.2.3 Injektionsnarkotika – Nichtbarbiturate

Wm/Wi (Etomidat): Hypnotikum z. Narkoseeinleitung; keine Analgesie;
Wm/Wi (4-Hydroxybutters.): Hypnotikum, keine Analgesie;
Wm/Wi (Ketamin): analgetisch, hypnotisch ohne wesentliche Atemdepression
Wm/Wi (Propofol): Hypnotikum zur Narkoseeinleitung/-aufrechterhaltung; keine Analgesie;
UW (Etomidat): Atemdepression, Myoklonien
UW (4-Hydroxybutters.): Myoklonien; **UW** (Ketamin): RR↑, Tachykardie, Hirndruck↑, Hypersalivation, unangenehme Träume; **UW** (Propofol): RR↓, Apnoe, Exzitationssymptome, Husten, Übelkeit, Erbrechen, Kopfschmerzen, Euphorie, Hypertonie, Flush, Singultus, Brady-/Tachykardie, Arrhythmien, Kältegefühl, Hyperventilation, Überempf.reaktionen, Fieber, sexuelle Hemmschwelle↓
KI (Etomidat): Kinder < 6J.; SZ; Cave in SS; **KI** (4-Hydroxybutters.): Nephropathie, Hypertonie, Epilepsie, Alkoholismus; **KI** (Ketamin): schwere Hypertonie, Präklampsie, Hirndruck↑ ohne adäquate Beatmung, SZ, SS (1. Trim.); **KI** (Propofol): bek. Überempf., auch gg. Soja, Erdnuss; Kinder < 1Mon. zur Narkose, Kinder < 16J. zur Sedierung; Propofol 2%: Kinder < 3J.; **Ink** (Ketamin): Schilddrüsenhormone

Esketamin Rp	HWZ 2-4h, PPB 47%
Ketanest-S *Amp.* 25mg/5ml, 50mg/2ml, 250mg/10ml; *Inj.Lsg.* 100mg/20ml	Narkose: ini 0.5-1mg/kg i.v.; 2-4mg/kg i.m., dann 50% der Ini.-Dosis alle 10-15min. oder 0.5-3mg/kg/h; Analgesie Notfallmed.: 0.125-0.25mg/kg i.v.; 0.25-0.5mg/kg i.m.; **Analgesie bei Beatmung**: ini 0.25mg/kg i.v., dann 0.2-0.5mg/kg/h

Etomidat Rp	HWZ 3-5h, Q0 1.0, PPB 76%, PRC C, Lact ?
Etomidat lipuro *Amp.* 20mg/10ml	Narkoseeinleitung: 0.15-0.3mg/kg i.v, max. 60mg Gesamtdosis; **Ki. bis 15J.**: 0.15-0.2mg/kg i.v.
Hypnomidate *Amp.* 20mg/10ml	

A 10 Anästhesie – Arzneimittel

4-Hydroxybuttersäure Rp

| Somsanit Amp. 2g/10ml | Narkose: 60-90mg/kg i.v. |

Ketamin Rp — HWZ 2-3h, Q0 1.0, PPB 47%, PRC D, Lact -

| Ketamin Deltaselect Amp. 50mg/5ml, 100mg/2ml, 500mg/10ml
Ketamin Inresa Amp. 100mg/2ml, 500mg/10ml
Ketamin ratioph. Amp. 50mg/5ml, 100mg/2ml, 500mg/10ml | **Narkose:** ini 1-2mg/kg i.v.; 4-8mg/kg i.m., dann 50% der Ini.-Dosis alle 10-15 min; **Analgesie Notfallmed.:** 0.25-0.5mg/kg i.v.; 0.5-1mg/kg i.m.; **Analgesie bei Beatmung:** ini 0.5mg/kg i.v., dann 0.4-1mg/kg/h; **Status asthmaticus:** 1-2mg/kg i.v., b. Bed. bis 5mg/kg/min. |

Propofol Rp — HWZ 40-200min, Q0 1.0, PPB 98%, PRC B, Lact ?

| Disoprivan Amp. 200mg/20ml; Inj.Lsg. 500mg/50ml, 1g/50ml
Propofol lipuro Amp. 200mg/20ml; Inj.Lsg. 500mg/50ml, 1g/50ml, 1g/100ml
Propofol ratioph. Amp. 200mg/20ml, 500mg/50ml, 1g/50ml, 1g/100ml | **Narkoseeinleitung:** 1.5-2.5mg/kg langs. i.v.; Pat. > 55J. oder Risikopat. 1mg/kg; **Narkoseaufrechterhaltung:** 4-12mg/kg/h i.v.; **Sedierung bei chir. oder diagnost. Eingriffen:** ini 0.5-1mg/kg über 1-5min i.v., dann 1.5-4.5mg/kg/h; **Sedierung bei Intensivbehandl.:** 0.3-4mg/kg/h i.v. |

A 10.2.4 Inhalationsnarkotika

Wm: unbekannt, u.a. Hemmung spannungsabhängiger Ionenkanäle; **Wi:** narkotisch, analgetisch
UW (Desfluran): Hypotonnie, Atemdepression, Hirndurchblutungm, Hirndruckm, Herzrhythmusstörungen, Myokardischämie, verstärkter Speichelfluß, Laryngo- u. Bronchospasmus, Husten, Übelkeit, Erbrechen
UW (Isofluran): Hypotonie, neg. inotrope effekte, Arrhthmien, Atemdepression, Husten, Laryngospasmus, Erhöhung der Leberenzyme, Fröstein, Übelkeit, Erbrechen, Ileus, passagere Leukozytose, maligne Hyperthermie
UW (Sevofluran): Hypotonie, Hypertonie, Übelkeit, Erbrechen, Husten, Fieber, Frösteln, Bradykardie, Tachykardie, Laryngospasmus, Bronchospasmus, verstärkter Speichelfluß, Agitiertheit, Schwindel
KI (alle): bek. Überempfindlichkeit, maligne Hyperthermie (Vorgeschichte bzw. genet. Disposition), Patienten mit Leberfunktionsstörungen, Leukozytose, unklarem Fieber nach Inhalationsnarkose i.d. Vorgeschichte;
KI (Isofluran): Komb. mit nicht selektiven MAO-Hemmer

Desfluran Rp — Blut/Gas Verteilungskoeffizient 0.42;

| Suprane Inh.Lsg | **Narkoseeinleitung:** 4-11 Vol.% (nicht bei Kindern!)
Narkoseaufrechterhaltung: 2-6 Vol.% bei Komb. mit Lachgas; 2.5-8.5% bei alleiniger Anw. + O2;
DANI, DALI nicht erforderl. |

Isofluran Rp — Blut/Gas Verteilungskoeffizient 1.4

| Forene Inh.Lsg
Isofluran Baxter Inh.Lsg
Isofluran Curamed Inh.Lsg | **Narkoseeinleitung:** 1.5-3.0 Vol.%;
Narkoseaufrechterhaltung: 1.0-2.5 Vol.%, bei Komb. mit Opioiden 0.5-1.5 Vol.%
DANI, DALI nicht erforderl. |

Sevofluran Rp — Blut/Gas Verteilungskoeffizient 0.65

| Sevorane Inh.Lsg | **Narkoseeinleitung:** bis zu 8 Vol.%;
Narkoseaufrechterhaltung: 0.5-3 Vol.%
DANI, DALI nicht erforderl. |

Muskelrelaxantien

A 10.3 Muskelrelaxantien

A 10.3.1 Stabilisierende Muskelrelaxantien

Wm/Wi: kompetitive Verdrängung von Acetylcholin an Nikotinrezeptoren der motorischen Endplatte ⇒ Verhinderung der Depolarisation
UW: Bronchospasmus, Tachykardie, Urtikaria, RR ↓
KI: Unmöglichkeit der künstl. Beatmung; Anw.-Beschr. bei Myasthenia gravis und Eaton-Lambert-Syndrom
Ink: Verapamil, Vancomycin

Alcuronium Rp — HWZ 2-4.6h, Wi 30min, Q0 0.2,
Alloferin Amp. 5mg/5ml, 10mg/10ml
Muskelrelax i.R. einer Narkose: ini 150µg/kg i.v., dann 30µg/kg alle 15-25min.

Atracurium Rp — HWZ 20-30min, Wi 25min, Q0 1.0, PPB 82%
Atracurium Deltaselect Amp. 25mg/2.5ml, 50mg/5ml
Atracurium Hexal Amp. 25mg/2.5ml, 50mg/5ml
Tracrium Amp. 25mg/2.5ml, 50mg/5ml
Muskelrelax i.R. einer Narkose: ini 0.3-0.6mg/kg i.v., dann 0.1-0.2mg/kg alle 15-20min oder 0.3-0.6mg/kg/h Dauerinf.;
DANI nicht erforderl.

Cisatracurium Rp — HWZ 22-29min, Wi 35min, Q0 0.85, PRC B, Lact ?
Nimbex Amp. 5mg/2.5ml, 10mg/5ml
Muskelrelax i.R. einer Narkose: ini 0.15mg/kg i.v., dann 0.03mg/kg alle 20min.;
DANI nicht erforderl.

Mivacurium Rp — HWZ 1.8-2min, Wi 15min, PRC C, Lact ?
Mivacron Amp. 10mg/5ml, 20mg/10ml
Muskelrelax. i.R. einer Narkose: ini 0.2mg/kg i.v., dann 0.1mg/kg alle 15min. oder 0.5-0.6mg/kg/h;
DANI ini 0.15mg/kg i.v.

Pancuronium Rp — HWZ 110-160min, Wi 50min, Q0 0.33, PPB 30%, PRC C, Lact ?
Pancuronium Deltaselect Amp. 4mg/2ml, 8mg/4ml
Pancuconium Inresa Amp. 4mg/2ml
Pancuronium ratioph. Amp. 4mg/2ml
Muskelrelax i.R. einer Narkose: ini 0.08-0.1mg/kg i.v., dann 0.01-0.02mg/kg

Rocuronium Rp — HWZ 84-131min, Wi 35min, Q0 0.8, PRC B, Lact ?
Esmeron 50mg/5ml, 100mg/10ml
Muskelrelax i.R. einer Narkose: ini 0.6mg/kg i.v., dann 0.15mg/kg

Vecuronium Rp — HWZ 65-80min, Wi 25min, Q0 0.8, PPB 30%, PRCC, Lact?
Norcuron Inj.Lsg. 10mg
Vecuronium Inresa Inj.Lsg. 10mg
Muskelrelax i.R. einer Narkose: ini 0.08-0.1mg/kg i.v., dann 0.02-0.03mg/kg oder 0.8-1.4µg/kg/min

A 10.3.2 Depolarisierende Muskelrelaxantien

Wm/Wi: Dauerdepolarisation der motorischen Endplatte, Verhinderung der sofortigen Repolaristion
UW: allerg. Hautreaktionen, Faszikulationen, Muskelschmerzen, HRST, maligne Hyperthermie
KI: Unmöglichkeit d. künstl. Beatmung, maligne Hyperthermie i.d. Anamnese
Ink: Digoxin

Suxamethonium Rp — HWZ 2-10min, Q0 1.0, PPB 30%
Lysthenon Amp. 50mg/5ml, 100mg/2ml, 100mg/5ml, 500mg/25ml
Pantolax Amp. 100mg/5ml
Muskelrelax i.R. einer Narkose: 1-1.5mg/kg i.v.;
Ki. 1-1.5mg i.v.; 2-3mg/kg i.m.

A 10 Anästhesie – Arzneimittel

A 10.4 Lokalanästhetika

Wm: Membranpermeabilität für Kationen ↓, v.a. Na⁺
Wi: verminderte bis aufgehobene Erregbarkeit von Nervenfasern
UW: Schwindel, Erbrechen, Benommenheit, Krämpfe, HF↓, HRST, Schock
KI: schwere Überleitungsstrg., akut dekomp. Herzinsuff., Schock, Infektionen im Injektionsbereich, bekannte Allergie

Bupivacain Rp — HWZ 3.5h, Q0 >0.9, PPB 92-96%, PRC B

Bucain *0.25%, 0.5%, 0.5% (hyperbar), 0.75%; Amp. 2, 4, 5, 10, 20, 50ml*	**Leitungsanästhesie:** z.B. N. ischiadicus-Blockade: 10-20ml 0.25-0.5%; max. 2mg/kg;
Carbostesin *0.5%, 0.5% (hyperbar), 0.25%, 0.75%; Amp. 4, 5, 20ml*	**Spinalanästhesie:** 0.5-4ml 0.5% hyperbar subarachnoidal

Levobupivacain Rp — HWZ 80min, PPB>97%

Chirocain *Inj.Lsg. 25mg/10ml, 50mg/10ml, 75mg/10ml*	**Chir. Anästhesie:** Epiduralbolus 50-150mg; ilioinguinale /iliohypogastr. Block.; **Ki. <12:**1.25-2.5mg/kg; **Geburtsanalg.:** Epiduralbolus 15-25mg, Epiduralinfusion (1.25mg/ml) 5-12.5mg/h; Postop. Sz. 12.5-18.75mg/h

Lidocain Rp — HWZ 1.5-2 (3.5)h, Q0 0.9, PPB 60%, PRC B, Lact+

Licain *Amp. 0.5%: 50, 100ml;* Amp. 1%: 2, 5, 10, 50, 100ml Xylocain *Amp. 1%: 50ml; Amp. 2%: 5, 50ml; Gel 2% (1g enth. 20mg); Spray (1 Sprühstoß = 10mg)*	**Infiltrationsanästhesie:** bis max. 300mg 0.5-2%; **Periduralanästhesie:** lumbal:1.5-1.5ml/Segment 0.5-1%

Mepivacain Rp — HWZ 1.9-3.2h, Q0 0.95, PPB 65-78%, PRC C, Lact ?

Meaverin *Amp. 0.5%, 1%, 2%, 3%, 4% (hyperbar): 1.8, 2, 5, 50ml* Mepihexal *Amp. 1%: 5, 50ml* Scandicain *0.5%, 1%, 2%, 3%, 4% (hyperbar); Amp. 1.8, 2, 5, 50ml*	**Infiltrationsanästhesie:** bis max. 300mg (30ml 1%), max. 200mg i. HNO-Bereich; **Spinalanästhesie:** 0.5-2ml 4% (hyperbar); **Leitungsanästh.:** z.B. Intercostalblockade: 2-4ml 1%

Prilocain Rp — HWZ 1.5h, PPB 55%

Xylonest *Amp. 0.5%, 1%, 2%: 10, 50ml*	**Infiltrationsanästhesie:** bis max.. 400mg (40ml 1%); **Oberst-Leitungsanästhesie:** 2ml 2%

Procain OTC — HWZ 0.5-1h

Pasconeural Injectopas *Amp.1%,2%: 2, 5ml* Procain Deltaselect *Amp. 0.5%, 1%, 2%: 2, 5, 50ml*	**Schmerzen:** 4mg/kg als 1promillige Lsg. über 20min. i.v.; **Neuralgie, Neuritis:** 5-30ml 1% perineural

Ropivacain Rp — HWZ 1.8h, Q0 1.0, PPB 94%

Naropin *Amp. 20mg/10ml 40mg/20ml, 75mg/10ml, 100mg/10ml, 150mg/20ml, 200mg/20ml, Inf.Lsg. 200mg/100ml, 400mg/200ml*	**Postop. Analgesie:** 12-28mg/h epidural = Lsg. 2mg/ml: 6-14ml/h; **Plexusblockaden:** 225-300mg = Lsg. 7.5mg/ml: 30-40ml

Antiepileptika

A 11 Neurologie – Arzneimittel

A 11.1 Antiepileptika

A 11.1.1 Antiepileptika (Antikonvulsiva) – Übersicht zur Wirksamkeit

Klasse	Typ	Standard-Antiepileptika							Neue Antiepileptika							Sonst.	
		Nicht-Barbitur.					Barb.										
		Carbamazepin	Ethosuximid	Mesuximid	Phenytoin	Valproinsäure	Phenobarbital	Primidon	Gabapentin	Lamotrigin	Levetiracetam	Oxcarbazepin	Pregabalin	Tiagabin	Topiramat	Sultiam	Vigabatrin
Fokale Epilepsien	Fokale Anfälle																
	Sek. generalisierte Anfälle																
Generalisierte Epilepsien	Prim. gen. ton.-klon. Anfälle																
	Myoklonische Anfälle																
	Absencen																

Legende:
- Mittel 1. Wahl
- Mittel 2. Wahl
- Mittel weiterer Wahl

Quelle: v. Stuckrad, modif. n. Stodieck, Püst 2002

A 11.1.2 Standardantiepileptika – Nichtbarbiturate

Wm/Wi (Carb.): Dämpfung der verstärkten Reizantwort nach wiederholter Reizung der Afferenzen
Wm/Wi (Ethos.): im Detail unbekannt, GABA-Abbau ↓
Wm/Wi (Mes.): unbekannt
Wm/Wi (Phen.): Ionenperm. Membranstabilis.
Wm/Wi (Valpr.): enzym. Abbau von GABA ↓
UW (Carb.): Kopfschmerzen, Schwindel, Ataxie, Sehstrg., cholestat. Hepatitis, Hämatopoesestrg., bradyk. HRST., allerg. Reakt.
UW (Ethos.): Übelkeit, Erbrechen, Singultus, Leibschmerzen, Schlaf- /Appetitstrg., Gewicht ↓, Diarrhoe, Verstopfung, Ataxie, Lethargie, Kopfschmerzen
UW (Mes.): Appetit ↓, Magenbeschwerden, Singultus, Übelkeit, Erbrechen, Gewicht ↓, Durchfall, Kopfschmerzen, Schwindel, Sehstrg., Euphorie, Reizbarkeit, Sedierung, Schlaflosigkeit, Bewegungsdrang, Gangstrg.
UW (Phen.): Gingivahyperplasie, Hypertrichose, Schwindel, Ataxie, BB-Veränderung, Hyperpigmentierung, allerg. Exantheme, HRST., Kopfschmerzen, Doppelbilder, Dupytren-Kontraktur
UW (Valpr.): Müdigkeit, Tremor, Haarausfall, Leberschäden, Gerinnungsstrg.
KI (Carb.): AV-Block, schwere Leberfunktionsstrg., SS (1. Trim.)
KI (Ethos.): bek. Überempf., SZ
KI (Mes.): bek. Überempf., hepat. Porphyrie, hämatol. Erkr., SZ
KI (Phen.): AV-Block II° – III°, Sick-sinus, Herzinsuff., Cave in SS/SZ
KI (Valpr.): familiäre Lebererkr., SS (1. Trim.); s. Sedativa/Barbiturate (→187), Sedat./Benzos (→210)
Ink (Carb.): Cimetidin, Danazol, Doxycyclin, Grapefruitsaft, Makrolide, MAO-Hemmer, Nefazodon, Voriconazol; **Ink** (Phen.): Cimetidin, Diazoxid, Doxycyclin, Etoposid, Fluoxetin, Fluvoxamin, Itraconazol, Levodopa, Pethidin, Phenylbutazon, Sulfonamide; **Ink** (Valpr.): Salizylate

A 11 Neurologie – Arzneimittel

Carbamazepin Rp HWZ 15h (mult. Dosis), 36h (1xDosis), Q0 1.0, PPB 70-80%, th. Serumspiegel: 3-8mg/l

Carbamazepin ratioph. *Tbl.* 200, 200 (ret.), 400 (ret.)mg
Carbamazepin Hexal *Tbl.* 150 (ret.), 200, 300 (ret.), 400, 400 (ret.), 600 (ret.)mg
Finlepsin *Tbl.* 200, 200 (ret.), 400 (ret.), 600 (ret.)mg
Sirtal *Tbl.* 200, 400 (ret.)mg
Tegretal *Tbl.* 200, 200 (ret.), 400 (ret.), 600 (ret.)mg; *Saft* (5ml = 100mg)
Timonil *Tbl.*150 (ret.), 200, 300 (ret.), 400, 400 (ret.) 600 (ret.)mg; *Saft* (5ml = 100mg)

Alle Ind: ini 200-400mg/d p.o., in 2-4 (un-ret.) bzw. 1-2 (ret.) Einzeldosen; langs. steigern bis Erh.Dos.; **Epilepsien** →411: Erh.Dos. 600-1200mg p.o., **Ki.** 10-20mg/kg/d; **Trigeminusneuralgie** →417: Erh.Dos. 400-800mg/d; **diabetische PNP**: Erh.Dos. 600mg/d, max. 1200mg/d; **Pro. manisch depr. Phasen**→431: Erh.Dos. 200-400mg/d, max. 800mg/d; **Anfalls-Pro. bei C₂-Entzug** →429: 600mg/d, in schweren Fällen 1200mg/d in den ersten Tagen; **DANI** nicht erforderl.

Clonazepam Rp HWZ 30-40h, Q0 1.0, PPB 83-87%

Antelepsin *Tbl.* 0.5, 2mg
Rivotril *Tbl.* 0.5, 2mg; *Gtt.* (25Gtt. = 2.5mg); *Amp.* 2mg/1ml;

Epilepsien →411: ini 2 x 0.5mg p.o., über 2-4W. steigern bis Erh.Dos. 4-8mg/d in 3-4 Einzeldosen; Erh.Dos. **Säugl.**: 0.5-1mg/d; **Kleinki.**: 1.5-3mg/d; **Schulki.**: 3-6mg/d; **Status epilept.** →413: 1mg langs. i.v., Wdh. n. Bed., max. 13mg/d; **Säugl., Ki.**: 0.5mg i.v. **DANI** nicht erforderl.

Ethosuximid Rp HWZ 33-55h, Q0 0.8, keine PPB, Serumspiegel: 40-100mg/l

Petnidan *Kps.* 250mg; *Saft* (5ml = 250mg)
Suxilep *Kps.* 250mg; *Gtt.* (30Gtt. = 500mg)

Absencen, myokln. Anfälle →411: ini 5-10mg/kg p.o., alle 4-7d um 5mg/kg steigern; Erh.Dos.: 15mg/kg, max. 30mg/kg; Erh.Dos. **Ki.** 20mg/kg, max. 40mg/kg in 1-3 Einzeldosen; **DANI** nicht erforderl.

Mesuximid Rp HWZ 2.5 (40)h, Q0 1.0, PPB unerheblich

Petinutin *Kps.* 150, 300mg

Epilepsien, Absencen →411: d1-7 1 x 150mg p.o., dann über 7W. um 150mg/W. steigern, Erh.Dos. 9.5-11mg/kg/d, max. 15mg/kg/d

Phenytoin Rp HWZ 22h, Q0 1.0, PPB 83-94%, th. Serumspiegel 10-20mg/l

Phenhydan *Tbl.* 100mg; *Amp.* 250mg/5ml; *Inf.Lsg.* 750mg/50ml
Phenytoin AWD *Tbl.* 100mg
Zentropil *Tbl.* 100mg

Epilepsien →411: ini 3 x 100mg p.o., dann n. Wi bzw. Serumspiegel; **Ki.** <12J: ini 5-8mg/kg/d; **Stat. epilept.**: 250mg über 10min i.v., ggf. Wdh. n. 20min, dann Wdh. alle 1,5-6h; 750mg über 20-30min i.v., max. 17mg/kg/d; **Ki.**<12J: d1: 30mg/kg i.v.; d2: 20mg/kg; d3: 10mg/kg, max. 1mg/kg/min i.v.; **DANI** nicht erforderl.

Valproinsäure Rp HWZ 6-16h, Q0 0.95, PPB 90-95%, th. Serumspiegel: 50-100mg/l

Convulex *Kps.* 150, 300, 500mg; *Tbl.* 300(ret.), 500(ret.)mg; *Gtt.* (1ml = 300mg)
Ergenyl *Tbl.* 150, 300, 500mg; *Tbl. (ret.)* 100, 150, 300, 500, 700, 750, 1000mg; *Gtt.* (1ml = 300mg); *Amp.* 400mg/4ml
Espa-Valept *Tbl.* 150, 300, 600mg; *Tbl. (ret.)* 300, 500mg
Leptilan *Tbl.* 150, 300, 600mg
Orfiril *Tbl.* 150, 300, 600mg; *Tbl. (ret.)* 500, 1000mg; *Kps. (ret.)* 150, 300mg; *Saft* (5ml = 300mg); *Amp.* 300mg/3ml, 1g/10ml
Valproat Hexal *Tbl.* 150, 300, 600mg; *Tbl. (ret.)* 300, 500mg; *Lsg.* (1ml = 300mg)

Epilepsien →411: ini 5-10mg/kg/d p.o., alle 4-7d um 5mg/kg steigern, Erh.Dos. 20mg/kg/d, **Jugendl.** 25mg/kg/d. **Ki.** 30mg/kg/d; 5-10mg/kg i.v., dann 1mg/kg/h; max. 2.5g/d i.v.; **DANI** nicht erforderl.

Antiepileptika

A 11.1.3 Standardantiepileptika - Barbiturate u. Derivate

Wm: Verstärkung der GABA-ergen Hemmwirkung im ZNS
Wi: sedierend, schlafinduz., anxiolytisch, antiaggressiv, antikonvulsiv, muskelrelaxierend
UW: Müdigkeit, Benommen-heit, antegrade Amnesie, Schwindel, Ataxie, Sehstrg., Porphyrie, Nausea, Erbrechen, Leberfunktionsstrg., HF↓, Atemdepression, Hautreaktionen, BB-Veränderungen, Enzyminduktion, Abhängigkeit;
KI: Porphyrie, schwere Leber- u. Nierenfunktionsstrg., Status asthmaticus, respiratorische Insuff., SS/SZ;
Ink: Alkohol, Azole, Chloram7phenicol, Cumarine, Doxycyclin; **Ink** (Phenobarbital): Etoposid, Pethidin

Phenobarbital Rp
HWZ 60-150h, Q0 0.7, PPB 40-60%, PRC D, Lact -

Luminal *Tbl. 100mg; Amp. 200mg/1ml*
Luminaletten *Tbl. 15mg*
Phenobarbital 100 *Tbl. 100mg*

Epilepsien →411: 1-3mg/kg/d p.o. in 2 ED; 200-400mg i.v., max. 800mg/d i.v.;
Ki.: 3-4mg/kg p.o. in 2 ED; 2-3 x 20-75mg i.v.

Primidon Rp
HWZ 8 (80)h, Q0 0.6 (0.2), geringe PPB, th. Serumspiegel 5-10mg/l

Liskantin *Tbl. 250mg; Saft (5ml =125mg)*
Mylepsinum *Tbl. 250mg*
Primidon Holsten *Tbl. 250mg*

Epilepsien, Absencen →411: ini 60-125mg/d p.o., alle 3d um 125mg steigern, Erh.Dos. 15mg/kg/d;
Ki. Erh.Dos. 20mg/kg/d;
DANI Krea (mg/dl) > 8: max. 250mg/d

A 11.1.4 Neue Antiepileptika

Wm/Wi (Gabapentin): GABA-Analogon, bindet an Bindungsstellen, die mit alpha$_2$delta-Untereinheiten von spannungsabh. Ca-Kanälen assoziiert sind ⇒ Freisetzung verschiedener Monoamin-Neurotransmitter↓
Wm/Wi (Lamotrigin): Hemmung spannungsabh. Na$^+$-Kanäle; Glutamatfreisetzung↓;
Wm/Wi (Levetiracetam): unbekannt
Wm/Wi (Pregabalin): GABA-Analogon, bindet an spannungsabhängige Ca-Kanäle im ZNS ⇒ Verdrängung von Gabapentin
Wm/Wi (Oxcarbazepin, Topiramat): Membranstabilisierung durch Block. von Na$^+$-Kanälen, Antagonisierung der excitator. Glutamatwirkung, GABA-Hemm-Wi↑
Wm/Wi (Tiagabin): Hemmung der Wiederaufnahme von GABA in Neuronen
Wm/Wi (Zonisamid): Hemmung spannungsabh. Na$^+$- u. Ca^{2+}-Kanäle, Modulation der GABA-Inhib.
UW (Gabapentin): Müdigkeit, Schwindel, Kopfschmerzen, Übelkeit, Erbrechen, Gewichtszunahme, Nervosität, Schlaflosigkeit, Ataxie, Nystagmus, Kribbelparästhesien, Anorexie, Schwächegefühl, Sehstrg., Tremor, Dysarthrie, Denkstrg., Amnesie, Mundtrockenheit, Depression, emotionale Labilität
UW (Lamotrigin): sexuelle Erregbarkeit u. Aktivität↑, Hautausschläge, Fieber, Lymphadenopathie, Gesichtsödeme, Veränderungen der Blut-/Leberwerte, Stevens-Johnson-Syndr., Lyell-Syndr., Quinke-Ödem, aplastische Anämie, Agranulozytose, Leberfunktionsstrg., Leberversagen, Kopfschmerzen, Müdigkeit, Schwindel
UW (Levetiracetam): Somnolenz, Asthenie, Benommenheit, Kopfschmerzen, Nausea, Diarrhoe, Depression, Schwindel, Exanthem
UW (Oxcarbazepin): Müdigkeit, Schwindel, Kopfschmerz, Übelkeit, Doppelbilder, Na$^+$↓, Akne, Alopezie, Exanthem
UW (Pregabalin): Benommenheit, Schläfrigkeit, Appetit↑, Euphorie, Verwirrung, Libido↓, Reizbarkeit, Ataxie, Aufmerksamkeits-, Koordinations-, Gedächtnisstrg., Tremor, Dysarthrie, Parästhesie, Verschwommensehen, Diplopie, Schwindel, Mundtrockenheit, Verstopfung, Erbrechen, Flatulenzen, erektile Dysfunktion, Müdigkeit, periphere Ödeme, Trunkenheitsgefühl, Ödeme, Gangstrg., Gewichts↑
UW (Tiagabin): Schwindel, Asthenie, Somnolenz, nonkolvusiver Status epilepticus, Verwirrung, Halluzination, Agitiertheit, Wahnvorstellungen, Gesichtsfeldeinschränkungen
UW (Topiramat): Müdigkeit, Schwindel, Ataxie, Sprachstrg., Nystagmus, Parästhesie, Tremor, Ängstlichkeit, Übelkeit, Gewichts↓, Benommenheit, psychomotorische Verlangsamung, Nervosität, Gedächtnisstrg., Verwirrtheit, Depressionen, Konzentrationsstrg., Doppelbilder, Sehstrg., Appetitlosigkeit, Leukopenie
UW (Zonisamid): Schläfrigkeit, Schwindel, Anorexie, Diplopie, Verwirrtheit, Depression, Agitiertheit, Ataxie, Gedächtnisstrg., Fieber, Diarrhoe

A 11 Neurologie – Arzneimittel

KI: bek. Überempf.
KI (Gabapentin): akute Pankreatitis
KI (Lamotrigin): Kinder < 2J.
KI (Levetiracetam, Oxcarbazepin, Pregabalin): SS/SZ
KI (Tiagabin): schwere Leberfunktions-strg., Ki. < 12 J., SS/SZ
KI (Topiramat): Ki. < 2J.
Ink (Zonisamid): Sulfonamide

Gabapentin Rp
HWZ 5-7h, Q0 0.08, PPB <3%, PRC C, Lact ?

Gabapentin Hexal Kps. 100, 300, 400mg; Tbl. 600, 800mg
Gabapentin Ratioph. Kps. 100, 300, 400, 600, 800mg
Gabapentin Stada Kps. 100, 300, 400mg; Tbl. 600, 800mg
Gabax Kps. 100, 300, 400mg; Tbl. 600, 800mg
Neurontin Kps. 100, 300, 400mg; Tbl. 600, 800, 800mg

Epilepsien →411, neuropathische Schmerzen: d1 300mg/d, d2 600mg/d, d3 900mg/d in 1-3 Einzeldosen p.o., dann 1200-2400mg/d in 3 Einzeldosen, max. 3600mg/d;
DANI GFR > 80: 900-2400mg/d;
50-79: 600-1800mg/d; 30-49: 300-900mg/d;
< 30: 3 x 100mg alle 2d; HD: ini 300-400mg, n. 4h HD jeweils 300-400mg

Lamotrigin Rp
HWZ 29h, Q0 0.9, PPB 55%, PRC C, Lact ?

Espa Trigin Tbl. 5, 25, 50, 100, 200mg
Lamictal Tbl. 2, 5, 25, 50, 100, 200mg
Lamo-Q Tbl. 25, 50, 100, 200mg
Lamo Tad Tbl. 25, 50, 100, 200mg
Lamotriax Tbl. 25, 50, 100, 200mg
Lamotrigin Hexal Tbl. 2, 5, 25, 50, 100, 200mg
Lamotrigin ratioph. Tbl. 5, 25, 50, 100, 200mg

Epilepsien →411: d1-14: 1 x 25mg p.o., d15-29: 1 x 50mg, dann alle 1-2W. um 50-100mg steigern, Erh.Dos.: 100-200mg/d in 1-2 Einzeldosen;
Ki. 4-11J.: d1-14: 0.6mg/kg, d15-29: 1.2mg/kg, dann alle 1-2Wo um 1.2mg/kg steigern, Erh.Dos. 5-15mg/kg/d, max. 400mg/d;
b. Komb.-Th. s. Fachinfo →204

Levetiracetam Rp
HWZ 6-8h, PPB <10%, PRC C, Lact ?

Keppra Tbl. 250, 500, 750, 1000mg; Lsg. (1ml = 100mg); Inf.Lsg. 500mg/5ml

Epilepsien →411: ini 2 x 500mg p.o./i.v., n. Bed. alle 2-4W. um 2 x 500mg/d steigern bis 2 x 1500mg;
DANI GFR: > 80: 100%; 50-79: max. 2 x 1g;
30-49: max. 2 x 750mg; < 30: max. 2 x 500mg; HD: 1 x 0.5-1g, n. HD zusätzlich 250-500mg

Oxcarbazepin Rp
HWZ 1-2.5 (9) h, Q0 1.0 (0.7), PPB 40%, PRC C, Lact ?

Oxcarbazepin Dura Tbl. 150, 300, 600mg
Timox Tbl. 150, 300, 600mg; Saft (5ml = 300mg)
Trileptal Tbl. 150, 300, 600mg; Saft (5ml = 300mg)

Epilepsien →411: ini 2 x 300mg p.o., um 600mg/W. steigern, Erh.Dos. 600-2400mg/d;
DANI GFR < 30: ini 1 x 300mg

Pregabalin Rp
HWZ 6.3 h, keine PPB

Lyrica Kps. 25, 50, 75, 100, 150, 200, 225, 300mg

Neuropathische Schmerzen, Epilepsie →411: ini 150mg p.o. in 2-3 Einzeldosen, n. Bed. n. 3-7d steigern auf 300mg/d, max. 600mg/d; **General. Angststörung:** ini 150mg/d, n. Bed. n. 1W. steigern auf 300mg/d, n. 2W. ggfs 450mg/d, max. 600mg/d;
DANI GFR 30-60: ini 75mg/d, max. 300mg/d;
15-29: ini 25-50mg/d, max. 150mg/d;
<15: ini 25mg/d, max. 75mg/d

Antiepileptika 189

Tiagabin Rp	HWZ 7-9h, Q0 1.0, PPB 96%, PRC C, Lact ?
Gabitril *Tbl. 5, 10, 15mg*	**Epilepsien** →411: ini 7.5-15mg p.o. in 3 Einzeldos., wöchentl. um 5-15mg steigern, Erh.Dos.30-50mg/d; **DANI** nicht erforderl.

Topiramat Rp	HWZ 18-24h, Q0 <0.5, PPB 13-17%, PRC C, Lact ?
Topamax *Tbl. 25, 50, 100, 200mg; Kps. 25, 50mg*	**Epilepsie** →411: ini 1-2 x 25mg p.o., alle 1-2W. um 25-50mg steigern, Erh.Dos. 200-400mg/d; **Ki. > 2J.:** ini 0.5-1mg/kg/d p.o., alle 1-2W. um 1mg/kg steigern, Erh.Dos. 5-9mg/kg/d; **DANI** GFR < 60: sorgfältige Dosiseinstellung

Zonisamid Rp	HWZ 60h, PPB 40-50%
Zonegran *Kps. 25, 50, 100mg*	**Epilepsie** →411: ini 2 x 25mg p.o., n. 1W. 2 x 50mg, dann wöchentl. um 100mg steigern, Erh.Dos. 300-500mg/d; **DANI** sorgfältige Dosiseinstellung

A 11.1.5 Sonstige Antiepileptika

Wm/Wi (4-Hydroxybutters.): exakter Wm unbek., dämpfend auf ZNS, antikataplektisch
Wm (Sultiam): Hemmung der Carboanhydrase
Wm/Wi (Vigabatrin): Hemmung des enzymatischen Abbaus von GABA;
UW (4-Hydroxybutters.): Schlafstrg., Schwindel, Kopfschmerzen, Nausea, Appetitlosigkeit, abnormes Denken, Verwirrtheit, Müdigkeit, Muskelkrämpfe, Atemdepression, Tremor, Hypertonie, Depression,
UW (Sultiam): Magenbeschwerden, Parästhesien in den Extremitäten und im Gesicht, Tachypnoe, Hyperpnoe, Dyspnoe, Schwindel, Kopfschmerzen, Stenokardien, Tachykardien, Doppelbilder, Singultus, Gewichtsverlust, Appetitlosigkeit, Hypersensitivität, Schwitzen
UW (Vigabatrin): Gesichtsfelddefekte, Sedierung, Benommenheit, Müdigkeit, Konzen-trationsschwäche, leichte Magen-Darm-Beschwerden, Kopfschmerzen, Tremor, Ödeme,
Schwindel, Parästhesien, Konzentrations- und Gedächtnisstrg., Agitation, Aggression, Nervosität, Erregbarkeit, Depression, Denkstrg., paranoide Reaktionen, Verschwommensehen, Diplopie, Nystagmus; Kinder: Erregung, Agitiertheit
KI (4-Hydroxybutters.): Überempf. gg. 4-H., Succinatsemialdehyddehydrogenase-Mangel
KI (Sultiam): Überempf. gg. S., akute Porphyrie, Hyperthyreose, art. Hypertonie, SS/SZ
KI (Vigabatrin): bek. Überempfindlich-keit, Gesichtsfeldstrg., SZ;
Ink (4-Hydroxybutters.): Opioide, Barbiturate
Ink (Sultiam): Sulfonamide

4-Hydroxybuttersäure (Natriumoxybat) Rp	PPB <1% (Btm)
Xyrem *Saft (1ml = 500mg)*	**Kataplexie mit Narkolepsie:** ini 2 x 2.25g p.o., ggfs. um 1.5g/d steigern bzw. reduzieren, max. 9g/d; **DANI** nicht erforderl.

Sultiam Rp	HWZ 3-30h, PPB 29%
Ospolot *Tbl. 50, 200mg*	**Rolando-Epilepsie** →411: Erh.Dos. 5-10mg/kg p.o.

Vigabatrin Rp	HWZ 5-8h, Q0 0.01, keine PPB
Sabril *Tbl. 500mg; Granulat 500mg*	**Fokale Anfälle** →411: ini 1g p.o., wöchentlich steigern um 0.5g, Erh.Dos. 2-3g/d; **Ki.** ini 40mg/kg/d, Erh.Dos. 50-100mg/kg/d; **infantile Spasmen:** ini 50mg/kg/d p.o., Erh.Dos. bis 150mg/kg/d; **DANI** GFR < 60: sorgfältige Dosiseinstellung

A 11 Neurologie – Arzneimittel

A 11.2 Antiparkinsonmittel

A 11.2.1 L-Dopa (Dopaminergikum)

Wm/Wi: Levodopa passiert Blut-Hirn-Schranke, Aufnahme in dopaminerge Zellen, Decarboxylierung zu Dopamin; Beeinflussung aller Parkinsonsymptome, v.a. Akinesie und psychische Strg.
Decarboxylase-Hemmstoffe (Benserazid, Carbidopa; DDI = Dopamin-Decarboxylase-Inhibitoren) passieren Blut-Hirn-Schranke nicht, verhindern Decarboxylierung von L-Dopa in der Peripherie;
UW: Nausea, Appetitlosigkeit, Arrhythmien, orthostatische Regulationsstrg., Unruhe, Ängstlichkeit, Schlafstrg., später Halluzinationen, Wahnideen
Spätkomplikationen: biphasische Dystonien (On-off-Phänomen) mit abruptem Beginn einer Akinesie („off", schmerzhafte Verkrampfung der Muskulatur) gefolgt von plötzlicher Rückkehr der Med.-Wi („on", evtl. mit sog. Peak-Dose-Hyperkinesien)
KI: Glaukom, schwere Psychosen, SS/SZ;
Ink (Levodopa): Phenytoin, Pyridoxin, Tiaprid, Tranylcypromin

L-Dopa + Benserazid Rp	HWZ (L-D) 1.5 h, Qo (L-D/B) 1.0/1.0
Levopar Kps. 50+12.5, 100+25, 200+50mg **Madopar** Kps. 50+12.5, 100+25, 100 (ret.)+25mg; Tbl. 100+25, 200+50mg **Restex** Tbl. 100+25mg; Kps.100 (ret.)+25mg	M. Parkinson →421, **Parkinson-Syndrom** →421: ini 100-200 + 25-50mg/d p.o. in 3 Einzeldosen, je n. Wi. alle 3-7d um 50-100 + 12.5-25mg steigern, max. 800 + 200mg/d; **Restless-legs-Syndrom:** 100 + 25mg p.o z.N., evtl. zusätzl. 100 (ret.) + 25 mg

L-Dopa + Carbidopa Rp	HWZ L/C 1.5/10h Qo L/C 1.0/>0.7, PRC C, Lact ?
Isicom Tbl. 100+25, 250+25mg **Levodopa ratioph. comp** Tbl. 100+25, 100 (ret.)+25mg, 200+50mg, 200 (ret.)+50mg **Nacom** Tbl. 100+25, 100 (ret.)+25, 200 (ret.)+50, 250+25mg **Sinemet** Tbl. 100+25, 100 (ret.)+25, 200 (ret.)+50, 250+25mg **Striaton** Tbl. 200+50mg **Toniform** Tbl. 100+25mg, 200+50mg	M. Parkinson →421, **Parkinson-Syndrom** →421: ini 50-150 + 12.5-37.5mg/d p.o., je n. Wi. alle 3-7d um 50-125 + 12.5-25mg steigern, max. 2000 +200mg/d in 3-4 Einzeldosen

L-Dopa + Carbidopa + Entacapon Rp	
Stalevo Tbl. 50+12.5+200mg, 100+25 + 200mg, 150+37.5 + 200mg	**M. Parkinson** →421: Einstellung entsprechend L-Dopa-Vormedikation; s. Pck.Beil.

A 11.2.2 Dopaminagonisten (Dopaminergika)

Wm/Wi: direkter dopaminerger Agonismus; Beeinflussung aller Parkinsonsymptome, v.a. Akinesie und psychische Strg.
UW (Bromocriptin): Übelkeit, Erbrechen, Magen-Darm-Beschwerden, Appetitlosigkeit, Verstopfung, Kopfschmerzen, Schwindel, Müdigkeit, depressive Verstimmung, psychomotorische Unruhe, Schlafstrg., Sehstrg., visuelle Halluzinationen, Psychosen, Verwirrtheit, Benommenheit, Angst, Nervosität, Dyskinesie, Ataxien, orthostat. Hypotonie, Synkope, Miktionsbeschwerden, allerg. Hautreaktionen, Muskelkrämpfe, Mundtrockenheit, Haarausfall, Gefühl d. verstopften Nase
UW (Rotigotin): Somnolenz, Schwindel, Übelkeit, Erbrechen, Reaktionen an Appl.Stelle, Appetitlosigkeit, Schlafattacken, Halluzinationen, Ängstlichkeit, Schlaflosigkeit, Kopfschmerzen, Dyskinesie, Lethargie, orthostat. Hypotonie, Husten, Singultus, Obstipation, Mundtrockenheit, Diarrhoe, Dyspepsie, Hyperhidrosis, Erythem, Juckreiz, Schwächezustände
KI (Bromocriptin): bek. Überempf., Schwangeschaftstoxikose, unkontrollierte Hypertonie, KHK, art. Verschlusskrankheiten, schwere psychische Strg.
KI (Rotigotin): bek. Überempf., MRT, elektr. Kardioversion

Antiparkinsonmittel 191

Bromocriptin Rp	HWZ 1 (38)h, Q0 1.0, PPB 95%, PRC B, Lact -
Bromocriptin Beta *Tbl. 2.5mg; Kps. 5mg* Bromocriptin ratioph. *Tbl. 2.5mg;* *Kps. 5, 10mg* Kirim *Tbl. 2.5, 5mg* Parlodel *Tbl. 2.5mg; Kps. 5, 10mg* Pravidel *Tbl. 2.5mg; Kps. 5, 10mg*	M. Parkinson →421: ini 1 x 1,25mg p.o. z.N., um 1.25mg/W. steigern bis 3 x 2.5mg, max. 30mg/d; DANI nicht erforderl.

Cabergolin Rp	HWZ 63-68h, PPB 41-42%, PRC B, Lact ?
Cabaseril *Tbl. 1, 2, 4mg* Cabergolin Hexal *Tbl. 1, 2, 4mg* Cabergolin ratioph. *Tbl. 1, 2, 4mg* Cabergo Teva *Tbl. 1, 2, 4mg*	M. Parkinson →421: ini 1 x 1mg p.o., alle 1-2W. um 0.5-1mg steigern, Erh.Dos. 1 x 2-6mg; DANI nicht erforderl.

Dihydroergocriptin Rp	HWZ 10-15h, PPB 45-64%
Almirid *Kps. 5mg; Tbl. 20, 40mg* Cripar *Kps. 5mg; Tbl. 20, 40mg*	M. Parkinson →421: d1-14: 2 x 5mg p.o., d15-28: 2 x 10mg, d29-43: 2 x 15-20mg, Erh.Dos. 3 x 20mg, max. 120mg/d

Lisurid Rp	HWZ 24h, Q0 1.0, PPB 66%
Dopergin *Tbl. 0.2, 0.5mg*	Parkinson-Syndrom →421: ini 0.1mg p.o., dann um 0.1mg/W. steigern, Erh.Dos. 0.6-2mg/d in 3 Einzeldosen

Pergolid Rp	HWZ 7-16h, PPB 90%, PRC B, Lact ?
Parkotil *Tbl. 0.05, 0.25, 1mg* Pergolid Hexal *Tbl. 0.05, 0.25, 1mg* Pergolid-Neuraxph. *Tbl. 0.05, 0.25, 1mg*	M. Parkinson →421: d1-2: 1 x 0.05mg p.o., dann alle 3d um 0.1-0.15mg steigern, ab d17 alle 3d um 0.25mg steigern, Erh.Dos.: 3 x 1mg p.o.

Pramipexol Rp	HWZ 8-12h, PPB <20%, PRC C, Lact ?
Mirapexin *Tbl. 0.7, 0.18mg* Sifrol *Tbl. 0.088, 0.18, 0.35, 0.7mg*	M. Parkinson →421: W. 1: 3 x 0.088mg p.o., W. 2: 3 x 0.18mg, W. 3: 3 x 0.36mg, n. Bed. weiter um 0.54mg/W. steigern, max. 3.3mg/d; Restless-legs-Syndr.: ini 1x 0.088mg, ggfs. alle 4-7d steigern: 0.18, 0.35, 0.54mg, max. 0.54mg; DANI GFR > 50: 100%; 20-49: 100% in 2 Einzeldosen; < 20: 100% in 1 Einzeldosis; DALI: keine Daten, vermutlich nicht erforderl.

Ropinirol Rp	HWZ 6h, Q0 0.9, PPB 10-40%, PRC C, Lact ?
Adartrel *Tbl. 0.25, 0.5, 1, 2mg* ReQuip *Tbl. 0.25, 0.5, 1, 2, 5mg*	M. Parkinson →421: W. 1: 3 x 0.25mg p.o., W. 2: 3 x 0.5mg, W. 3: 3 x 0.75mg, W. 4: 3 x 1mg, dann um 0.5-1mg/W. steigern, Erh.Dos. 3-9mg/d, max. 24mg/d; Restless-legs-Syndr. →423: d1+2: 1 x 0.25mg p.o., d3-7: 1 x 0.5mg p.o., d8-14: bis 1mg/d, dann n. Bed. um 0.5mg/W. bis 1 x 2mg steigern, max. 4mg/d; DANI GFR > 30: 100%; < 30: KI

Rotigotin Rp	HWZ 5-7h, PPB 92%
Neupro *TTS 2mg/24h, 4mg/24/h, 6mg/24h, 8mg/24h*	M. Parkinson →421: ini 1 x 2mg/24h, dann wöchentl. um 2mg/24h erhöhen auf 4-8mg/24h, max. 8mg/24h; DANI nicht erforderl.

A 11 Neurologie – Arzneimittel

A 11.2.3 MAO-B-Hemmer (Dopaminergika)

Wm: irrevers. Hemmung der dopaminabbauenden Monoaminoxidase B (MAO-B)
⇒ Dopamingehalt im Striatum ↑, Verstärkung der Wi und UW von L-Dopa
Wi: Beeinflussung aller Parkinsonsymptome, v.a. Akinesie und psychische Strg.
UW (Rasagilin): Kopfschmerzen, Nackenschmerzen, allerg. Reaktion, Fieber, AP, Dyspepsie, Depression, Dyskinesie, Konjunctivitis, Melanom, Hypotonie
UW (Selegilin): Mundtrockenheit, Schwindel, Schlafstrg., Arrhythmien, Verwirrtheit, Psychose
KI (Rasagilin): bek. Überempf.
KI (Selegilin): SS/SZ;
Ink (Rasagilin): MAO-Hemmer, Pethidin, Fluoxetin, Fluvoxamin, Sympathomimetika, Dextrometorphan
Ink (Selegilin): SSRIs, MAO-Hemmer, Opioide, Pethidin, Serotoninagonisten (Triptane)

Rasagilin Rp	HWZ 0.6-2h, PPB 60-70%
Azilect *Tbl. 1mg*	M. Parkinson →421: 1 x 1mg p.o.; **DANI** nicht erforderl.

Selegilin Rp	HWZ 1.5h, Qo 1.0, PPB 94%
Antiparkin *Tbl. 5mg* Maotil *Tbl. 5mg* Movergan *Tbl. 5, 10mg* Selegelin Neuraxph. *Tbl. 5, 10mg* Selegilin ratioph. *Tbl. 5, 10mg* Xilopar *Lingualtbl. 1.25mg*	M. Parkinson →421: 5-10mg/d p.o. in 1-2 Einzeldosen (morgens u. mittags); max. 10mg/d; Lingualtbl.: 1 x 1.25mg **DANI** KI

A 11.2.4 COMT-Hemmer (Dopaminergika)

Wm: Hemm. der Catechol-O-Methyltransferase ⇒ L-Dopa-Plasmaspiegel ↑ (Anw. nur komb. mit L-Dopa)
Wi: Beeinflussung aller Parkinsonsymptome, v.a. Akinesie und psychische Strg.
UW: Urinverfärbung, Dyskinesien, Übelkeit, Diarrhoe, Abdominalschmerzen
KI: Leberinsuff., Phäochromozytom, malignes neuroleptisches Syndrom bzw. atraumatische Rhabdomyolyse i.d. Anamnese; SS/SZ; **Ink:** nicht-selektive MAO-Hemmer

Entacapon Rp	HWZ 2.4h, Qo 1.0, PPB 98%, PRC C, Lact ?
Comtess *Tbl. 200mg*	M. Parkinson →421: 200mg p.o. zu jeder L-Dopa-Dosis, max. 2g/d; **DANI** nicht erforderl.

A 11.2.5 Zentral wirksame Anticholinergika

Wm: Hemmung zentraler cholinerger Neurone
Wi: Reduktion v.a. der Plus-Symptome Rigor und Tremor
UW: Verwirrtheit bis Psychose, Mydriasis, Akkommodationsstrg., Glaukom, Mundtrockenheit, Miktionsstrg., Müdigkeit, Tachykardie, Wärmestau
KI: Glaukom, Miktionsstrg., Tachyarrhythmie, kognitive Defizite; strenge Ind. > 65 J.

Biperiden Rp	HWZ 24h, Qo 1.0, PPB 94%, PRC C, Lact ?
Akineton *Tbl. 2, 4 (ret.)mg; Amp. 5mg/1ml* Biperiden Neuraxph. *Tbl. 2, 4mg;* *Amp. 5mg/1ml*	**Parkinson-Syndrom** →421: ini 2 x 1mg p.o., um 2mg/d steigern, Erh.Dos. 3-4 x 1-4mg, max. 16mg/d; 10-20mg i.m./langs. i.v.; **medikamentös bedingte extrapyramidale Symptomatik:** 1-4 x 1-4mg p.o.; 2.5-5mg i.m./langs. i.v., ggf. Wh. n. 30min; **Ki. 3-15J.:** 1-3 x 1-2mg p.o.;< **1J.:** 1mg i.v.; **1-6J.:** 2mg i.v.; < **10J.:** 3mg i.v.; **Nikotinvergiftung:** 5-10mg i.m.

Antiparkinsonmittel

Bornaprin Rp	HWZ 5.2h, PPB 72%
Sormodren Tbl. 4mg	**Parkinson-Syndrom** →421, **medikamentös bedingte extrapyramidale Symptomatik:** ini 1 x 2mg p.o., Erh.Dos. 6-12mg/d in 2-3 Einzeldosen; **Hyperhidrosis:** 4-8mg/d

Metixen OTC	HWZ 14h
Tremaril Tbl. 5mg Tremarit Tbl. 5, 15mg	**Parkinson-Syndr.** →421, **medikamentös bedingte extrapyramidale Symptomatik:** ini 3 x 2.5mg p.o., um 2.5mg/W. steigern, Erh. Dos. 15-45mg/d

Procyclidin Rp	HWZ 12h
Osnervan Tbl. 5mg	**Parkinson-Syndrom** →421, **medikamentös bedingte extrapyramidale Symptomatik:** ini 3 x 2.5mg p.o., alle 2-3d um 2.5-5mg steigern, Erh.Dos. 3 x 5-10mg

Trihexyphenidyl Rp	HWZ 8.6h
Artane Tbl. 2, 5mg Parkopan Tbl. 2, 5mg	**Parkinson-Syndr.** →421, d1: 1mg p.o., d2: 2mg, dann tgl. um 2mg steigern, Erh.Dos. 6-10mg/d p.o. in 3-4 Einzeldosen; **medikamentös bedingte extrapyram. Symptomatik:** 2-15mg/d in 1-4 Einzeldosen

A 11.2.6 Glutamatrezeptorantagonisten

Wm: Blockade striataler Glutamatrezeptoren ⇒ Acetylcholinfreisetzung ↓
Wi: Beeinflussung v.a. von Akinesie und Rigor (s. auch Virustatika →222)
UW: GI-Strg., Übelkeit, Übererregbarkeit, paranoid gefärbte Psychose mit optischen Halluzinationen
KI: Verwirrtheitszustände, Anfallsleiden, schwere Leberfunktionsstrg., Niereninsuff., SS/SZ

Amantadin Rp	HWZ 10-30h, Q0 0.1, PPB 67%, PRC C, Lact -
Adekin Tbl. 100mg Amantadin Hexal Tbl. 100, 200mg Amantadin ratioph. Tbl. 100mg; Inf.Lsg. 200mg/500ml Amixx Tbl. 100mg PK-Merz Tbl. 100, 150mg; Brausetbl. 100mg; Inf.Lsg. 200mg/500ml Tregor Tbl. 100, 200mg	**M. Parkinson** →421, **medikamentös bedingte extrapyramidale Symptomatik:** ini 1 x 100mg p.o., wöchentl. um 100mg steigern, Erh.Dos. 200-600mg/d in 2-3 Einzeldos.; 1-3 x 200mg i.v. **DANI** GFR 60-80: 2 x 100mg p.o.; 50-59: 100/200mg i. Wechsel; 30-49: 1 x 100mg; 20-29: 200mg 2x/W.; 10-19: 100mg 3x/W.; < 10, HD: 100mg 1x/W.

A 11.2.7 Sonstige Antiparkinsonmittel

Wm/Wi (Budipin): NMDA-antagonistische Eigenschaften, indirekte dopaminerge Wi, günstige Beeinflussung des Tremors
UW (Budipin): Benommenheit, Mundtrockenheit, Übelkeit, Albträume, Agitation, Verwirrtheit, Sehstrg., HRST, QT-Zeitverlängerung; Hitzewallungen
KI (Budipin): Myasthenia gravis, Herzinsuff. NYHA IV, Kardiomyopathie, Myokarditis, AV-Block II-III°, HF ↓ <55/min, Hypokaliämie, Hypomagnesiämie, QT-Zeitverlängerung, schwerwiegende ventr. HRST, SS/SZ
Ink (Budipin): Amantadin

Budipin Rp	HWZ 31(59)h, Q0 0.3, PPB 96%
Parkinsan Tbl. 10, 20, 30mg	**M. Parkinson** →421: ini 3 x 10mg p.o., n. 1W. 3 x 20 oder 2 x 30mg; **DANI** max. 30mg/d

A 11.3 Migränemittel

A 11.3.1 Secalealkaloide (Ergotamine)

Wm/Wi (Dihydroergotamin): Konstriktion der venösen Kapazitätsgefäße v.a. durch Stimulation von Serotoninrezeptoren; Intervalltherapie
Wm/Wi (Ergotamin): Vasokonstriktion v.a. durch α-adrenergen Agonismus; Th. des Migräne-Anfalls
UW (Dihydro-, Ergotamin): Nausea, Erbrechen, periphere Mangeldurchblutung
KI (Dihydro-, Ergotamin): Überempf. gg. Secalealkaloide, schwere KHK, Gefäßerkr, schwere Leberfunktionsstsrg., SS/SZ; **Ink**: Adrenalin, Betablocker, Dopamin, Makrolide, NNRT-Inhibitoren, Proteaseinhibitoren, Sumatriptan, Voriconazol

Dihydroergotamin Rp HWZ 7-9h, Q0 0.95, PPB 93%, PRC X, Lact -

Agit Depot Kps. 5 (ret.)mg **Angionorm** Kps. 2.5 (ret.), 5 (ret.)mg; Gtt. (20Gtt. = 2mg) **DET MS** Tbl. 1mg; Kps 2.5 (ret.), 5 (ret.)mg; Gtt. (20Gtt. = 2mg) **DHE ratioph.** Kps. 2.5 (ret.), 5 (ret.)mg **Ergotam ct** Kps. 2.5 (ret.), 5 (ret.) mg	**Migräne-Pro.** →415: 3 x 20mg p.o.; 1 x 2.5-5mg (ret.) p.o.; **Migräneanfall** →415: 1mg i.v./i.m./s.c., ggf. Wdh. n. 30-60min, max. 3mg; **vask. Kopfschmerzen**: 3 x 2-3mg p.o.; 1-3 x 2.5-5mg (ret.) p.o. **Hypotonie**: 3 x 1-3mg p.o.; 1-2 x 2.5-5mg (ret.); **DANI** nicht erforderl.

Ergotamin Rp HWZ 20-34h, Q0 0.5, PPB >90%

Ergo-Kranit Migräne Tbl. 2mg	**Migräneanfall** →415, vaskuläre Kopfschmerzen: 1-2mg p.o., ggf. erneut 1mg in 30min;

Ergotamin + Coffein Rp

Cafergot N Supp. 2+100mg	**Initial-Th vaskulärer Kopfschmerzen, echte u. atyp. Migräne** →415: 2+100mg rect., ggf. Wdh. n. 30min, max. 6mg Ergotamin/d; **Ki.**: 1+50mg rect., ggf. Wdh. n. 30min, max. 3mg Ergotamin/d

A 11.3.2 Triptane

Wm/Wi: Vasokonstriktion durch Serotoninagonismus (5-HT1D- Rezeptor)
UW: Schwere-, Druckgefühl, Müdigkeit, Schwindel, Flush
KI: bekannte Überempfidlichkeit, KHK, MI, Prinzmetal-Angina, M. Raynaud, Hypertonie; **Ink**: Ergotamine

Almotriptan Rp HWZ 3.5h

Almogran Tbl. 12.5mg	**Migräneanfall** →415: 12.5mg p.o. n. Einsetzen der Kopfschmerzen, Wdh. n. frühest. 12h mögl., wenn innerhalb von 24h neuer Anfall auftritt; **DANI** b. schwerer NI max. 12.5mg/d

Eletriptan Rp HWZ 4h, PPB 85%

Relpax Tbl. 20, 40mg	**Migräneanfall** →415: 1 x 40mg p.o., ggf. Wdh. nach 2h, max. 80mg/d; **DANI** 20mg, max. 40mg/d; KI b. schwerer NI

Frovatriptan Rp HWZ 26 h, PPB ca. 15%

Allegro Tbl. 2.5mg	**Migräneanfall** →415: 2.5mg p.o., ggf. Wdh. n. 2h, max. 5mg/d; **DANI** nicht erforderl.

Naratriptan Rp/OTC HWZ 6h, Q0 0.5, PPB 30%, PRC C, Lact ?

Formigran Tbl. 2.5mg **Naramig** Tbl. 2.5mg	**Migräneanfall** →415: 1 x 2.5mg p.o., ggf. Wdh. n. 4h; **DANI** GFR < 15: KI

Muskelrelaxantien

Rizatriptan Rp	HWZ 2-3h, Q0 >0.8, PPB 14%, PRC C, Lact ?
Maxalt *Tbl. 5, 10mg* *Lingualtbl. 5, 10mg*	**Migräneanf.** →415: 1 x 10mg p.o., ggf. Wdh. n. 2h, max.20mg/d; Komb.m.Propranolol; **DANI** 5mg

Sumatriptan Rp	HWZ 2h, Q0 0.8, PPB 14-21%, PRC C, Lact -
Imigran *Tbl. 50, 100mg; Supp. 25mg;* *Pen 6mg/0.5ml; Nasenspray (1 Hub = 10, 20mg)* **Sumatriptan 1A** *Tbl. 50, 100mg* **Sumatriptan CT** *Tbl. 50, 100mg* **Sumatriptan Hexal** *Tbl. 50, 100mg* **Sumatriptan ratioph.** *Tbl. 50, 100mg*	**Migräneanfall** →415, **Horton-Syndr.:** 1 x 50-100mg p.o., ggf. Wh. n. 4h, max. 300mg/d; 6mg s.ct., ggf. Wdh. n. 2h, max. 12mg/d; 25mg rect., ggf. Wdh. n. 2h, max. 50mg/d; 20mg nasal, ggf. Wdh. n. 2h, max. 40mg/d; **DANI** nicht erforderl.

Zolmitriptan Rp	HWZ 2.5-3h, Q0 0.7, PPB 25%, PRC C, Lact ?
AscoTop *Tbl. 2.5, 5mg; Lingualtbl. 2.5, 5mg;* *Nasenspray (5mg/Einzeldosis)* **Zomig** *Tbl. 2.5mg; Lingualtbl. 2.5mg*	**Migräneanfall** →415: 1 x 2.5mg p.o., 1 x 5mg nasal, bei erneutem Anfall 5mg p.o./nasal, max. 10mg/d; **DANI** GFR < 15: KI

s. auch Analgetika (→96)

A 11.3.3 Sonstige Migränemittel

Topiramat Rp	HWZ 18-24h, Q0 <0.5, PPB 13-17%, PRC C, Lact ?
Topamax Migräne *Tbl. 25, 50, 100 mg* (s. auch Antiepileptika→185)	**Migräne-Pro.** →415: ini 1 x 25mg p.o., alle 1-2W. um 25mg steigern, Erh.Dos. 50-100mg/d;

A 11.4 Muskelrelaxantien

A 11.4.1 Stabilisierende Muskelrelaxantien

Siehe Anästhesie →S. 183

A 11.4.2 Depolarisierende Muskelrelaxantien

Siehe Anästhesie →S. 183

A 11.4.3 Sonstige peripher wirksame Muskelrelaxantien

Wm/Wi (Clostridium Toxine): spezifische Bindung an den präsynaptischen Akzeptor cholinerger Nervenenden, Blockierung der Acetylcholinfreisetzung
UW (Clostrdium Toxine): Mundtrockenheit, Dysphagie, lokale Schmerzen, Torticollis, Blepharoptosis, vertikale Diplopie, Lagophthalmus, Verdauungsstrg., Myasthenie, Geschmacksveränderungen
UW (Dantrolen): Müdigkeit, Schwindel, Schwächegefühl, Hepatitis, Ikterus
KI (Clostridium Toxine): neuromuskuläre Erkr., SS/SZ
KI (Dantrolen): Lebererkr., SS/SZ
Ink (Dantrolen): Verapamil

Chininsulfat OTC	
Limptar N *Tbl. 200mg*	**Nächtliche Wadenkrämpfe**: 1-2 x 200mg p.o.; **DANI** nicht erforderl.

Clostridium-botulinum-Toxin Typ A Rp	
Botox *Inj.Lsg. 100 E* **Dysport** *Inj.Lsg. 500 E* **Xeomin** *Inj.Lsg. 100 E*	s. Pck.Beil.

A 11 Neurologie – Arzneimittel

Clostridium-botulinum-Toxin Typ B Rp	Wirkdauer: 4-16 W.
NeuroBloc *Inj.Lsg. 2500 E/0.5ml, 5000 E/1ml, 10000 E/2ml*	**Cervikale Dystonie:** 10000 IE i.m.

Dantrolen Rp	HWZ 8.7h, Q0 0.95, PPB 90%, PRC C, Lact ?
Dantamacrin *Kps. 25, 50mg* **Dantrolen IV** *Inj.Lsg. 20mg/60ml*	**Spastik der Skelettmuskulatur:** W. 1: 2 x 25mg p.o., W.2: 4 x 25mg, W. 3: 3 x 50mg, W.4: 4 x 50mg; **maligne Hyperthermie:** 2.5mg/kg i.v., Infusion fortsetzen, solange Hyperthermie anhält; Gesamtdosis: ca. 10mg/kg i.v.

A 11.4.4 Zentral wirksame Muskelrelaxantien (Myotonolytika)

UW: Müdigkeit, Schwindel, Nausea, Mundtrockenheit, Leberenzyme ↑
KI: Myasthenia gravis; SS/SZ

Baclofen Rp	HWZ 3.5h, Q0 0.3, PPB 20-41%, PRC C, Lact +
Baclofen AWD *Tbl. 10, 25mg* **Baclofen ratioph.** *Tbl. 10, 25mg* **Lebic** *Tbl. 10, 25mg* **Lioresal** *Tbl. 5, 10, 25mg;* *Amp. 10mg/5ml, 10mg/20ml,*	**Spastische Syndrom:** ini 3 x 5mg p.o., um 5mg/ED steigern je n. Wdh., Erh.Dos. 30-75mg/d, max. 120mg/d; **Ki.** ini 4 x 2.5mg p.o., langs. steigern, < **10J:** max. 0.75-2mg/kg/p.o.; >**10J:** 2.5mg/kg/d; intrathekal: Erh.Dos. 300-800µg/ d; **DANI** KI bei terminaler NI

Flupirtin Rp	HWZ 10h, Q0 >0.7, PPB 80%
Dolokadin *Tbl. 400 (ret.) mg* **Katadolon** *Kps. 100mg; Tbl. 400 (ret.) mg; Supp. 75, 150mg; Amp. 100mg/3ml* **Trancopal Dolo** *Kps. 100mg, Supp. 150mg* **Trancolong** *Tbl. 400 (ret.) mg*	**Schmerzen, Neuritis, Dysmenorrhoe:** 3-4 x 100mg; 1 x 400mg (ret.) p.o.; max. 600mg/d p.o.; 3-4 x 150mg, max. 900mg rect.; 1 x 100mg i.m.; **Ki.** > **6J.:** 3-4 x 75mg rect.; **DANI** max. 300mg p.o. bzw. 450mg rect.

Mephenesin Rp	HWZ 1.5h
DoloVisano M *Tbl. 250mg*	**Muskelverspannungen, Lumbago, Zervikalsyndrom:** 3-4 x 500mg p.o.

Methocarbamol Rp	HWZ 0.9-2h, PRC C, Lact +
Ortoton *Tbl. 750mg; Amp. 1g/10ml*	**Verspannungen u.Spasmen d. Skelett-muskulatur:** ini 4 x 1.5g p.o., dann 3 x 1.5g; 1-3g langs. i.v.

Orphenadrin Rp	HWZ 14h, Q0 0.9, PPB 90%
Norflex *Tbl. 100 (ret.)mg; Amp. 60mg/2ml*	**Skelettmuskelspasmen verschiedener Ursachen:** 2 x 100mg (ret.) p.o., max. 400mg/d p.o.; 60mg langs. i.v./i.m, ggfs. Wh. n. 8-12h

Pridinol Rp	HWZ 4h
Myoson *Tbl. 4mg; Amp. 2mg/1ml*	**Muskelspasmen, Torticollis, nächtl. Beinkrämpfe:** ini 3 x 2-8mg p.o., Dauerth. 4-8mg/d; 1-3 x 2-4mg i.m.; **Ki.** > **12J.:** 3 x 2mg p.o.; 3 x 1mg i.m.; **Parkinson-Syndrom** →421, **ess. Tremor** →426, **M. Little:** ini 5mg p.o., Erh.Dos 3x 5mg, max. 30mg/d

Cholinergika

Tetrazepam Rp	HWZ 13-44h, Q0 1.0, PPB 70%
Musapam *Tbl. 50mg* Musaril *Tbl. 25, 50mg* Myospasmal *Tbl. 50mg* Rilex *Tbl. 50mg* Tetramdura *Tbl. 50mg* Tetrazepam Neuraxph. *Tbl. 50, 100mg* Tetrazepam ratioph. *Tbl. 50mg*	**Schmerzhafte Muskelverspannungen, spastische Syndrome:** ini 50mg/d p.o., je n. Wi. tgl. um 25mg steigern bis zu 200mg, max. 400mg/d; **Ki.** > 1J.: 4mg/kg/d p.o. in 3 Einzeldosen

Tizanidin Rp	HWZ 2.5h, Q0 1.0, PPB 30%, PRC C, Lact ?
Sirdalud *Tbl. 2, 4, 6mg*	**Spasmen, schmerzh. Muskelverspannung:** ini 3 x 2mg p.o., alle 4-7d um 2-4mg/d steigern, Erh.Dos. 12-24mg/d in 3-4 Einzeldosen, max.36mg/d; **DANI** sorgfältige Dosiseinstellung

Tolperison Rp	HWZ 2.5 h, Q0 1.0
Mydocalm *Tbl. 50mg*	**Schmerzhafte Muskelverspannunen:** 3 x 50-100mg p.o., max. 3 x 150mg; **Ki. 3M.-6J.:** 5mg/kg/d **6-14J.:** 4-2mg/kg/d

A 11.5 Cholinergika

Wm/Wi: Hemmung der Cholinesterase ⇒ Acetylcholinkonzentration ↑ im synaptischen Spalt ⇒ Parasympathikustonus ↑, Tonus d. quergestreiften Muskulatur ↑
UW: Faszikulationen, Spasmen, Krämpfe, Speichelfluss, Diarrhoe, HF ↓
KI: Asthma bronchiale, Iritis, Thyreotoxikose, Obstruktionsileus, Stenosen oder Spasmen des Darmtraktes, der Gallen- o. Harnwege, Myotonie, Parkinsonismus; postoperative Schock- u.Kreislaufkrisen; SZ; Cave in SS

Distigmin Rp	HWZ 65-69h
Ubretid *Tbl. 5mg; Amp. 0.5mg/1ml*	**Post-OP Darm/Blasenatonie** →498: 1-2 x 5mg p.o.; 0.5mg i.m., ggf. steigern auf 0.01mg/kg; **neurogene Blasenstörung:** 1 x 5mg p.o., Erh.Dos. 5mg alle 2-3d; **Myasthenia gravis W:1:** 1x5mg p.o., W:2: 1x7.5mg, ab W:3: 1 x 10mg

Neostigmin Rp	HWZ 24-80min, Q0 0.45, PRC C, Lact +
Neostigmin *Amp. 0.5mg/1ml*	**Antagonisierung nicht-depolarisierender Muskelrelaxantien:** 0.5-2mg i.v., ggf. bis 5mg; **Ki.** < 20kg: 50µg/kg i.v.; **Myasthenia gravis:** mehrmals tgl. 0.5mg i.m.

Pyridostigmin Rp	HWZ 1.7 h, Q0 0.2, PRC C, Lact +
Kalymin *Tbl. 10, 60mg; Amp. 1mg/1ml, 5mg/1ml* Mestinon *Tbl.10, 60, 180 (ret.)mg;* *Amp. 25mg/5ml*	**Darm-/Blasenatonie:** 60mg p.o. alle 4h; **paralytischer Ileus:** Säugl.: 10mg p.o. alle 4h f. 2d; **Klein/Schulki.:** 20-30mg p.o. alle 4h f. 2d; **Myasthenia gravis** →420: 2-4 x 60-180mg p.o.; 2 x 180-540mg ret. p.o.

A 11 Neurologie – Arzneimittel

A 11.6 Antidementiva

Cyclandelat OTC — HWZ 13-15h
Natil Kps. 400mg
Zerebrale Durchblutungsstörungen, Migräne-Intervalltherapie →415: ini 3-4 x 400mg p.o., Erh.Dos. 3-4 x 200mg

Dihydroergotoxin Rp — HWZ 13-15h
DCCK Kps. 2,5 (ret.), 4,5 (ret.)mg; Gtt. (1ml = 1mg)
Ergodesit Tbl. 2, 5 (ret.)mg; Gtt. (1ml = 2mg)
Hydro Cebral ratioph. Kps. 2,5 (ret.)mg, 5 (ret.)mg; Gtt. (1ml = 1mg)
Orphol Tbl. 1,5, 4,5mg; Brausetbl. 4,5mg; Gtt. (1ml = 1mg)
Hirnleistungsstrg. im Alter: 4-8mg/d p.o. in 1-3 Einzeldosen

Donepezil Rp — HWZ 70h, Q0 0.95, PPB 95%, PRC C, Lact ?
Aricept Tbl. 5, 10mg; Lingualtbl. 5, 10mg
Alzheimer-Demenz →411: 1 x 5mg p.o. zur Nacht, nach 4W. evtl. 1 x 10mg; **DANI** nicht erforderl.

Galantamin Rp — HWZ 7-8h, PPB 18%
Reminyl Tbl. 4mg; Kps. 8 (ret.), 16 (ret.), 24 (ret.)mg; Lösung (1ml = 4mg)
Alzheimer-Demenz →411: 2 x 4mg p.o., nach 4W. 2 x 8mg, evtl. n. 8 W. 2 x 12mg;
ret.: ini 1 x 8mg, nach 4 W. 1 x 16mg, evtl. n. 8W. 1 x 24mg; **DANI** GFR > 9: 100%; < 9: KI

Memantin Rp — HWZ (60-100)h, PPB 45%
Axura Tbl. 10mg; Gtt. (20Gtt. = 10mg)
Ebixa Tbl. 10mg; Gtt. (20Gtt. = 10mg)
Alzheimer-Demenz →411: W.1: 1 x 5mg p.o., W.2: 2 x 5mg, W.3: 10-0-5-0mg, ab W.4: 2 x 10mg;
DANI GFR 40-60: 10mg/d

Nicergolin Rp — HWZ 7.3h, PPB 82-87%
Ergobel Tbl. 30mg
Nicergolin neuraxph. Tbl. 10, 30mg
Nicerium Tbl. 10mg; Kps. 15, 30mg
Sermion Tbl. 30mg; Brausetbl.
Hirnleistungsstörungen im Alter: 2-3 x 10mg p.o.; 2 x 15-30mg p.o.; 1-2 x 2-4mg i.m.; 4-8mg in 250-500ml NaCl i.v.

Nimodipin Rp — HWZ 8-9h, Q0 1.0, PPB 98%, PRC C, Lact ?
Nimodipin Carino Inf.Lsg. 10mg/50ml
Nimodipin Hexal Tbl. 30mg
Nimotop Tbl. 30mg; Inf.Lsg. 10mg/50ml
Hirnleistungsstörungen im Alter: 3 x 30mg p.o.;
Vasospasmen nach Subarachnoidalblutung: ini 15µg/kg/h i.v., n. 2h 30µg/kg/h

Piracetam Rp — HWZ 4.5-5.5h, Q0 0.02, PPB 15%
Cerepar N Tbl. 1200mg
Nootrop Tbl. 800, 1200mg; Gtt. (1ml = 333mg); Granulat 1.2, 1.6, 2.4g; Trinkamp. 1.2g/3.6ml; Amp. 1g/5ml 3g/15ml; Inf.Lsg. 12g/60ml
Normabrain Tbl. 800, 1200mg; Gtt. (1ml = 333mg); Trinkamp. 1.2g/3.6ml; Inf.Lsg. 12g/60ml
Piracebral Tbl. 800, 1200mg; Gtt. (1ml = 333mg)
Piracetam ratioph. Kps. 400mg; Tbl. 800, 1200mg; Gtt. (2.5ml = 832mg); Amp. 1g/5ml
Sinapsan Tbl. 1200mg; Inf.Lsg. 12g/60ml
Dementielles Syndrom →411: 2.4g/d p.o. in 2-3 Einzeldosen, max. 4.8g/d; 3-12g i.v.;
post-kommotionelle Syndr.: 3 x 800-1600mg p.o.
postanoxisches Myoklonus-Syndrom: ini bis 12g/d i.v., n. 1-2 W. Dosisreduktion u. Umstellung auf orale Th.;
DANI Krea (mg/dl) bis 3: 50%; 3-8: 12.5%; HD: 100%

Rivastigmin Rp   HWZ 1h, Q0 1.0, PPB 40%, PRC B, Lact ?

Exelon *Kps. 1.5, 3, 4.5, 6mg;*
Lsg. (1ml = 2mg)

Alzheimer-Demenz →411: ini 2 x 1.5mg/d p.o., n. 2W. 2 x 3mg, je n. Verträgl. alle 2W. um 2 x 1.5 mg steigern bis 2 x 6mg;
DANI nicht erforderl.

A 11.7 Sonstige ZNS-Medikamente

Wm (Tiaprid): Blockade von Dopamin-2-Rezeptoren in Nucleus caudatus, Putamen und Corpus striatum
UW (Tiaprid): Schwäche, Müdigkeit, Agitation, Schwindel, Kopfschmerzen, Gleichgültigkeit, Schlaflosigkeit; Muskelrigidität, Amenorrhoe, Galaktorrhoe
KI (Tiaprid): Prolaktinom, Mamma-Ca, Phäochromozytom
Ink (Tiaprid): Haloperidol, L-Dopa, Phenothiazine

Flunarizin Rp   HWZ 18d, Q0 1.0, PPB >90%

Flunarizin CT *Kps. 5, 10mg*
Flunavert *Kps. 5, 10mg*
Natil N *Kps. 5, 10mg*
Sibelium *Kps. 5mg*

Vestibulärer Schwindel →424,
Migräne-Intervalltherapie →415:
ini 10mg z.N.;
Pat. > 65J.: 5mg; Erh.Dos. 5-10mg alle 2d

α-Liponsäure OTC   HWZ 1h

Liponsäure ratioph. *Tbl. 600mg; Inj.Lsg. 150mg/6ml, 300mg/12ml; 600mg/24ml*
Neurium *Tbl. 600mg; Amp. 600mg/24ml*
Thioctacid *Tbl. 200, 600mg;*
Amp. 600mg/24ml; Inf.Lsg. 600mg/50ml

Diabetische Polyneuropathie:
600mg/d p.o. in 1-3 Einzeldosen; 300-600mg/d i.v.

Tetrabenazin Rp   HWZ 5h, PPB 0%

Nitoman *Tbl. 25mg*

Hyperkinet. Bewegungsstrg. b. Chorea Huntington: ini 3 x 25mg p.o., n. Bed. alle 3-4d um 25mg/d steigern, max. 200mg/d; Spätdyskinesien: ini 12,5mg, ggfs. steigern; **DANI, DALI** sorgfältige Dosiseinstellung

Tiaprid Rp   HWZ 3h, Q0 0.25, PPB 0%

Tiaprid Neuraxph. *Tbl. 100, 200mg*
Tiaprid Hexal *Tbl. 100, 200mg*
Tiapridal *Tbl. 100mg*
Tiapridex *Tbl. 100mg; Amp. 100mg/2ml; Gtt. (1ml = 137.9mg)*

Dyskinesien: 3 x 100-200mg p.o./i.m./i.v.;
Chorea: 300-1000mg/d in 3-5 Einzeldosen;
DANI GFR 50-80: 75%; 10-49: 50%; < 10: 25%

Uridin + Cytidin Rp/OTC

Keltican N *Kps. 0.63+2.5mg;*
Amp. 1.25+5mg/2ml

Neuritis, Myopathie: 2 x 1-2 Kps. p.o.,
1-2 x 1 Amp. i.m./W.

A 12 Psychiatrie – Arzneimittel

A 12.1 Antidepressiva

A 12.1.1 Nicht selektive Monoamin-Reuptake-Inhibitoren (NSMRI), tricyclische Antidepressiva

Wm (NSMRI): Wiederaufnahmehemmung der Monoamine Noradrenalin und Serotonin in die präsynaptischen Vesikel ⇒ Stimmungsaufhellung durch Verstärkung der noradrenergen und serotoninergen Übertragung im ZNS
Wi (Amitryptilin): ausgeprägte sedierende Komponente, antinozizeptiv
Wi (Clomipramin): gering sedierend, antinozizeptiv, leicht antriebsfördernd
Wi (Desipramin): gering sedierend, ausgeprägt antriebsfördernd
Wi (Dibenzepin): geringe bis fehlende sedierende Komponente
Wi (Dosulepin): psychomotorisch dämpfend; (Doxepin): stark sedierend, anxiolytisch
Wi (Imipramin): gering sedierend, antinozizeptiv; (Lofepramin): gering sedierend
Wi (Nortriptylin): gering sedierend; (Trimipramin): stark sedierend, anxiolytisch
UW (NSMRI): Mundtrockenheit, Glaukomanfall, Obstipation, Miktionsstrg., Hypotonie, HRST, Kardiomyopathie, Schwindel, Kopfschmerz, Unruhe, Schlafstrg, Verwirrtheit
KI (NSMRI): Glaukom, AV-Block III°, strenge Ind. Stell. in SS/SZ
Ink (NSMRI): Clonidin, MAO-Hemmer

Amitriptylin Rp   HWZ 15h, Q0 1.0, PPB 95%, PRC D/C, Lact ?

Amineurin Tbl. 10, 25, 25 (ret.), 50, 50 (ret.), 75 (ret.), 100 (ret.)mg
Novoprotect Tbl. 10, 25, 25 (ret.), 75 (ret.)mg
Saroten Tbl. 50, 75 (ret.)mg; Amp. 50mg/2ml
Syneudon Tbl. 50mg

Depression →431: ini 3 x 20-25mg p.o.,
je n. Wi steigern bis 3 x 50 oder 2 x 75mg,
ältere Pat. 50%; bis 300mg/d b. stat. Beh.;
ini 25mg i.v./i.m. über 3-7d auf 150mg/d steigern;
chron. Schmerzen →424: 50-150mg/d;
DANI nicht erforderl.

Amitriptylinoxid Rp   HWZ 10-20 (31)h, PPB 95%

Amioxid Tbl. 30, 60, 90, 120mg
Equilibrin Tbl. 30, 60, 90, 120mg

Depression →431: ini 60mg/d p.o.,
n. Bed. steigern auf 90-120mg/d, max. 150mg/d p.o.

Clomipramin Rp   HWZ 21 (36)h, Q0 1.0, PPB 98%, PRC C, Lact +

Anafranil Tbl. 10, 25, 75 (ret.)mg; Amp. 25mg/2ml
Clomipramin ratioph. Tbl. 10, 25, 75 (ret.) mg
Hydiphen Tbl. 25mg

Depression →431, **Zwangsstörung**,
→435 **Phobien** →435: ini 50-75mg/d p.o./i.v./i.m.,
über 7d steigern auf 100-150mg/d,
bis 300mg/d b. stat. Beh.;
Narkolepsie: 25-75mg/d;
chron. Schmerzen →424: 25-150mg/d;
DANI nicht erforderl.

Desipramin Rp   HWZ 20h, Q0 1.0, PPB 73-92%, PRC C, Lact ?

Petylyl Tbl. 25mg

Depression →431: ini 2-3 x 25mg p.o., Erh.Dos. 100-150mg/d

Dosulepin Rp   HWZ 18-22 (23-46)h

Idom Kps. 25mg; Tbl. 75mg

Depression →431:
1 x 75-150mg p.o., max. 225mg/d;
DANI Krea (mg/dl) > 1.5: 50-75mg/d

Antidepressiva

Doxepin Rp	HWZ 17 (51)h, Q0 1.0, PPB 80%, PRC C, Lact -
Aponal *Tbl. 5, 10, 25, 50, 100mg;* *Gtt. (20Gtt. = 10mg); Amp. 25mg/2ml* **Doneurin** *Tbl. 10, 25, 50, 75, 100mg;* *Kps. 10, 25, 50, 75, 100mg* **Doxepin ratioph.** *Tbl. 10, 25, 50, 100mg;* **Espadox** *Tbl. 50, 100mg* **Mareen** *Tbl. 25, 50, 100mg* **Sinquan** *Kps. 10, 25, 50mg*	**Depression** →431**, Angstsyndrom** →435: ini 1 x 50mg p.o. z.N., nach 3-4d 75mg, nach 7-8d 100-150mg/d; bis 300mg/d b. stat. Beh.; 25-75mg i.m./i.v.; **Entzugssyndrome** →430: ini 3 x 50mg p.o., nach 4d langs. Dosisreduktion; **DANI** nicht erforderl.

Imipramin Rp	HWZ 12 (15)h, Q0 1.0 (1.0), PPB 90%, PRC D, Lact ?
Imipramin Neuraxph. *Tbl. 10, 25, 100mg* **Pryleugan** *Tbl. 25mg* **Tofranil** *Tbl. 10, 25mg*	**Depression** →431**, Panik- u. Angststörung** →435**, chronische Schmerzen** →424: ini 2-3 x 25mg p.o., nach 3d 3 x 50-75mg, max. 300mg/d p.o.; **Enuresis Ki. 5-7J.:** ini 10mg p.o., dann 20mg; **8-14J.:** ini 10mg, dann 50mg; **DANI** nicht erforderl.

Nortriptylin Rp	HWZ 18-56h, Q0 1.0, PPB 94%, PRC D, Lact ?
Nortrilen *Tbl. 10, 25mg*	**Depression** →431: 2-3 x 10-50mg p.o.; max. 3 x 75mg b. stat. Th; **DANI** nicht erforderl.

Trimipramin Rp	HWZ 24h, Q0 0.9, PPB 95%, PRC C, Lact ?
Herphonal *Tbl. 25, 100mg* **Stangyl** *Tbl. 25, 100mg; Gtt. (40 Gtt. = 40mg)* **Surmontil** *Tbl. 25, 100mg; Gtt. (40 Gtt. = 40mg)* **Trimidura** *Tbl. 100mg* **Trimineurin** *Tbl. 25, 50, 100mg; Gtt. (40 Gtt. = 40mg)* **Trimipramin Neuraxph.** *Tbl. 25, 50, 75, 100mg; Gtt. (40Gtt. = 40mg)*	**Depression** →431**, chron. Schmerzen** →424: ini 25-50mg p.o., langsam steigern Erh.Dos. 100-150mg/d, max. 400mg/d b. stat. Beh.; **DANI** sorgfältige Dosiseinstellung

A 12.1.2 Alpha-2-Rezeptor-Antagonisten, tetrazyklische Antidepressiva

Wm (Maprotilin): v.a. Hemmung des Noradrenalin-Reuptakes, daneben antihistaminerge und alpha-1-antagonistische Wirkung
Wi (Maprotilin): stimmungsaufhellend, sediered
Wm (Mianserin): starke antiserotonerge und antihistaminerge Wirkung
daneben alpha-1 und 2-Antagonismus u. Hemmung des Noradrenalin-Reuptakes
Wi (Mianserin): stimmungsaufhellend, sediered, anxiolytisch
Wi (Maprotilin, Mianserin): antidepressiv, psychomotorisch dämpfend, angstdämpfend
UW (Maprotilin, Mianserin): Müdigkeit, Schläfrigkeit, Schwindel, Hypotonie, s. auch UW NSMRI (→200)
KI (Maprotilin, Mianserin): Manie, Alkohol-, Schlafmittel- u. Psychpharmaka-Intox., s. a. KI NSMRI (→200)

Maprotilin Rp	HWZ 27-58h (43h), Q0 1.0, PPB 88%, PRC B, Lact ?
Deprilept *Tbl. 25, 50, 75mg* **Maprolu** *Tbl. 25, 50, 75mg; Amp.25mg/2ml* **Maprotilin ratioph.** *Tbl. 25, 50, 75mg* **Maprotilin ct** *Tbl. 25, 50, 75mg*	**Depression** →431: ini 25-75mg p.o., n. 2W. um 25mg/d steigern bis 150mg/d, max. 225mg/d b. stat. Beh.; ini 25-75mg i.v., ggfs. steigern bis 150mg/d, max. 225mg/d b. stat. Beh.; **DANI** nicht erforderl.

Mianserin Rp	HWZ 21-61h, Q0 0.95, PPB 90%
Mianeurin *Tbl. 10, 30mg* **Mianserin Neuraxph.** *Tbl. 10, 30, 60mg* **Mianserin ratioph.** *Tbl. 10, 30mg* **Tolvin** *Tbl. 10, 30, 60mg*	**Depression** →431: ini 30mg p.o., Erh.Dos. 30-90mg/d; **DANI** nicht erforderl.

A 12 Psychiatrie – Arzneimittel

A 12.1.3 MAO-Hemmer

Wm (Moclobemid): selektive reversible Hemmung der MAO-A
Wm (Tranylcypromin): irreversible Hemmung der MAO-A u. der MAO-B; ⇒ Hemmung des oxidativen Abbaus und dadurch Konzentrations↑ von Adrenalin, Noradrenalin, Serotonin an der Synapse
Wi (MAO-Hemmer): zunächst stark antriebssteigernd, nach ca. 2 W. stimmungsaufhellend
UW (MAO-Hemmer): RR-Schwankungen, Schlafstörung, Unruhe, Schwindel, Kopfschmerzen, Potenzstörung
KI (MAO-Hemmer): schwere Leberschäden, schwere Hypertonie, akute Delirien; Cave in SS/SZ
Ink (MAO-Hemmer): andere Antidepressiva, Carbamazepin, Pethidin, L-Dop
Ink (Tranylcypromin): Alkohol, Levodopa, Pethidin

Moclobemid Rp   HWZ 2-4h, Q0 1.0, PPB 50%

Aurorix *Tbl. 150, 300mg* **Deprenorm** *Tbl. 150, 300mg* **Moclobemid Hexal** *Tbl. 150, 300mg* **Moclobeta** *Tbl. 150, 300mg* **Moclodura** *Tbl. 150, 300mg* **Rimoc** *Tbl. 150, 300mg*	**Depression** →431: ini 300mg p.o., Erh.Dos. 300-600mg/d; **soziale Phobie** →435: ini 2 x 150mg, nach 4d 2 x 300mg; **DANI** nicht erforderl.

Tranylcypromin Rp   HWZ 2h, Q0 0.95, PRC C, Lact ?

Jatrosom N *Tbl. 10mg*	**Depression**: 10-30mg/d p.o. in 1-3 Einzeldos.

A 12.1.4 Selektive Serotonin-Reuptake-Inhibitoren (SSRI)

Wm: selektive Hemmung der Serotoninwiederaufnahme ⇒ Serotoninanreicherung im synaptischen Spalt
Wi: antidepressiv, psychomotorisch aktivierend
UW: Schlaflosigkeit, Agitiertheit, Somnolenz, Kopfschmerzen, Übelkeit, Erbrechen, Durchfall, HRST, Ejakulationsstörung; **KI**: SS/SZ, Kinder u. Jugendliche < 18J
Ink: MAO-Hemmer, Oxitriptan, Sibutramin, Sympathomimetika, Tryptophan; **Ink** (Fluoxetin): Cumarine, Haloperidol, Phenothiazine, Terfenadin; **Ink** (Fluvoxamin): Cumarine, Lithium, Methadon, Theophyllin

Citalopram Rp   HWZ 33-37h, Q0 >0.7, PPB 80%, PRC C, Lact ?

Cipramil *Tbl. 20, 40mg* **Citadura** *Tbl. 10, 20, 40mg* **Citalich** *Tbl. 10, 20, 40mg* **Citalon** *Tbl. 20, 40mg* **Citalopram Hexal** *Tbl. 10, 20, 30, 40, 60mg* **Citalopram ratioph.** *Tbl. 10, 20, 30, 40mg* **Futuril** *Tbl. 10, 20, 40mg* **Serital** *Tbl. 20, 40mg*	**Depression** →431: 1 x 20mg p.o., max. 60mg/d; **Panikstörung** →435: ini 1 x 10mg p.o., nach 1W. 1 x 20mg, je n. Ansprechen steigern bis max. 60mg/d; **DALI** max. 30mg/d **DANI** nicht erforderl.

Escitalopram Rp   HWZ 30h, PPB 80%

Cipralex *Tbl. 10, 20mg; Gtt. (20Gtt. = 10mg)*	**Depression** →431: 1 x 10mg p.o., ggfs. 1 x 20mg; **Panikstörung** →435: ini 1 x 5mg, nach 7d 1 x 10mg, ggfs. 1 x 20mg; **DANI** GFR <30: sorgfältige Dosisanpassung

Fluoxetin Rp   HWZ 4 (7)d, Q0 0.85, PPB 95%, PRC C, Lact -

Fluctin *Tbl. 20mg; Kps. 20mg; Saft (5ml = 20mg)* **Fluoxetin Hexal** *Tbl. 10, 20, 40mg; Kps. 10, 20mg;* *Saft (5ml = 20mg)* **Fluoxetin ratioph.** *Tbl. 20mg; Kps. 20mg;* *Saft (5ml = 20mg)* **Fluxet** *Tbl. 20mg; Kps. 20mg* **Prozac** *Kps. 20mg*	**Depression** →431: 1 x 20mg p.o.; **Zwangsstrg.** →435: 1 x 20mg, ggf. 60mg/d; **Bulimie**: 60mg/d; **DANI** nicht erforderl.

Antidepressiva 203

Fluvoxamin Rp　　　　　　　　　　　　　　　　　　　HWZ 17-22h, Q0 1.0, PPB 80%, PRC C, Lact ?

Fevarin *Tbl. 50, 100mg*
Fluvohexal *Tbl. 50, 100mg*
Fluvoxamin Neuraxph. *Tbl. 25, 50, 100mg*
Fluvoxamin ratioph. *Tbl. 50, 100mg*
Fluvoxamin Stada *Tbl. 50, 100mg*

Depression →431: ini 50mg p.o., Erh.Dos.
1 x 100-200mg, max. 300mg/d;
Zwangsstrg. →435: ini 50mg/d, Erh.Dos.
200-300mg/d; **Ki.** > 8J.: in 25-50mg p.o.,
um 25-50mg/W. steigern, max. 200mg/d;
DANI nicht erforderl.

Paroxetin Rp　　　　　　　　　　　　　　　　　　　HWZ 17-24h, Q0 0.95, PPB 95%, PRC C, Lact ?

Aroxat *Tbl. 20mg*
Euplix *Tbl. 20mg*
Paroxalon *Tbl. 20mg*
Paroxat *Tbl. 10, 20, 40mg*
Paroxetin ratioph. *Tbl. 20, 30mg*
Seroxat *Tbl. 20mg; Saft (1ml = 2mg)*
Tagonis *Tbl. 20mg*

Depression →431, **Angststrg.** →435, **soziale Phobie**
→435: 1 x 20mg p.o., ggf. steigern, max. 50mg/d;
Panik-, Zwangsstrg. →435: ini 10mg, wöchentl. um
10mg steigern, Erh.Dos. 40mg, max. 60mg/d;
DANI GFR < 30: reduzierte Dosis

Sertralin Rp　　　　　　　　　　　　　　　　　　　HWZ 24h, Q0 1.0, PPB 98%, PRC C, Lact ?

Gladem *Tbl. 50, 100mg*
Sertra Isis *Tbl. 50, 100mg*
Sertalin Hexal *Tbl. 50, 100mg*
Sertalin Neuraxph. *Tbl. 50, 100mg*
Zoloft *Tbl. 50, 100mg; Lsg. (1ml = 20mg)*

Depression →431: 1 x 50mg p.o., je n. Wi steigern
auf 1 x 100mg, max. 200mg/d;
DANI nicht erforderl.

A 12.1.5 Sonstige Antidepressiva

Wm (Bupropion): Dopamin- u. Noradrenalin-Reuptake-Hemmer
Wm (Duloxetin): kombinierter Serotonin- u. Noradrenalin-Reuptake-Hemmer
Wm (Mirtazapin): Blockade von α2-Rezeptoren, noradrenerge/serotonerge Übertragung ↑
Wm (Opipramol): Antagonismus an H1, D2, 5-HT$_{2A}$, α1-Rezeptoren, hohe Affinität für Sigmarezeptoren
Beeinflussung von NMDA-Rezeptoren
Wm (Reboxetin): selektiver Noradrenalin-Reuptake-Inhibitor (SNRI)
Wm (Trazodon): präsynaptische Hemmung d. Serotonin-Reuptakes, postsynaptische Blockade von
5-HT$_1$-Rezeptoren, Blockade von α1-Rezeptoren
Wm (Venlafaxin): selektiver Serotonin-Noradrenalin-Reuptake-Inhibitor (SSNRI)
UW (Bupropion): Urtikaria, Appetitlosigkeit, Schlaflosigkeit, Agitiertheit, Angst, Kopfschmerzen,
Mundtrockenheit, Übelkeit, Erbrechen, Hypertonie, Schwindel, Tinnitus
UW (Duloxetin): Schlaflosigkeit, trockener Mund, Durst, Übelkeit, Erbrechen, Obstipation, Diarrhoe,
Müdigkeit, Angst, Libido ↓, Anorgasmie, Kopfschmerzen, Schwindel, Tremor, Verschwommensehen,
Nervosität, Schwitzen ↑, Lethargie, Pruritus, Schwäche
UW (Mirtazapin): Agranulozytose, Neutropenien, Müdigkeit, Benommenheit, Ikterus, RR ↓, Tremor, HRST,
epilept. Anfälle, Ödeme, Exantheme, Transaminasen ↑, Parästhesien, Verschlechterung psychot. Symptome
UW (Opipramol): Benommenheit, Müdigkeit, Schwindel, Mundtrockenheit, Durstgefühl, verstopfte Nase,
RR ↓, Unruhe, Tremor, Obstipation, paralyt. Ileus, Schwitzen, Akkomodations-, Miktionsstörung,
Verwirrtheit, Ödeme, Exanthem, sexuelle Störung, Ödeme, Übelkeit, Tachykardie, Geschmacksstörung
UW (Reboxetin): Schlaflosigkeit, Mundtrockenheit, Verstopfung, Schwitzen, Schwindel, Tachykardie,
Gefäßerweiterung, RR ↓, Akkomodations- Appetitstörung, Harnverhalt, Erektionsstörung,
Hodenschmerzen, Kältegefühl
UW (Trazodon): Müdigkeit, Schwindel, GI-Beschwerden, Mundtrockenheit, Schlafstrg., Kopfschmerzen,
RR ↓, Unruhe, HRST
UW (Venlafaxin): Somnolenz, Mundtrockenheit, Obstipation, Nervosität, vermehrtes Schwitzen,
Schwächegefühl, sexuelle Störung, Schlafstörung, Kopfschmerzen, Asthenie, Schwindel, Müdigkeit,
Bauchschmerzen, RR ↓, Akkomodationsstörung

A 12 Psychiatrie – Arzneimittel

KI (Bupropion): bek. Überempf., Epilepsie, ZNS-Tumor, Alkoholentzug, schwere Leberzirrhose, Anorexia nervosa, Bulimie, SZ; **KI** (Duloxetin): Leberfunktionsstrg., SS/SZ
KI (Mirtazapin): bek. Überempfindl.keit
KI (Opipramol): bek. Überempfindlk., akuter Harnverhalt, akute Delirien, unbehandeltes Engwinkelglaukom, Prostatahypertrophie mit Restharn, paralytischer Ileus, höhergradige AV-Blockierungen, diffuse VES bzw. SVES
KI (Reboxetin): bekannte Überempfindlichkeit
KI (Trazodon): bekannte Überempfindlichkeit, akute Intoxikation mit zentral dämpfenden Pharmaka bzw. Alkohol, Carcinoid-Syndrom
KI (Venlafaxin): bek. Überempfindlk.
Ink (Bupropion): MAO-Hemmer; **Ink** (Duloxetin): nicht-selekt. MAO-Hemmer, Fluvoxamin, Ciprofloxacin, Enoxacin; **Ink** (Opipramol, Venlafaxin): MAO-Hemmer; **Ink** (Tryptophan): Sibutramin, SSRI's

Bupropion Rp	HWZ 20h, Q0 > 0.8, PPB 84%, PRC C Lact-
Elontril Tbl. 150, 300mg	**Depression:** ini 1 x 150mg p.o., ggfs. in 4W. auf 1 x 300mg steigern; **DANI** max. 150mg/d; , **DALI** max. 150mg/d; KI b. schwerer Leberzirrhose

Duloxetin Rp	HWZ 8-17h, PPB 96%
Cymbalta Kps. 30, 60mg	**Depression, Schmerzen b. diabet. PNP:** 1 x 60mg p.o.; max. 2 x 60mg; **DANI:** GFR 30-80: 100%; <30: KI; **DALI:** KI

Lamotrigin Rp	HWZ 29h, Q0 0.9, PPB 55%, PRC C, Lact ?
Elmendos Tbl. 25, 50, 100, 200mg Lamotrigin ratioph. Tbl. 5, 25, 50, 100, 200mg	**Pro. depressiver Episoden b. bipolaren Störungen** →431: W. 1-2: 1 x 25mg p.o., W. 3-4: 50mg in 1-2 Einzeldosen, ab W. 5: 100mg/d in 1-2 Einzeldosen, Zieldosis 200mg/d, max. 400mg/d; b. Komb.-Th. s. Fachinfo; →188

Mirtazapin Rp	HWZ 20-40h, PPB 85%, PRC C, Lact ?
Mirtazapin Stada Tbl. 15, 30, 45mg Mirtazelon Tbl. 15, 30, 45mg Mirtazza Tbl. 15, 30, 45mg Remergil Lingualtbl. 15, 30, 45mg; Lsg. (1ml = 15mg); Amp. 6mg/2ml, 15mg/5ml Remeron Tbl. 15, 30, 45mg; Lsg. (1ml = 15mg)	**Depression** →431: ini 15mg p.o., Erh.Dos. 1 x 15-45mg; d1-2: 6mg i.v., d3-4: 9mg, d5-6: 15mg, d7-15: 18-21mg, Anw. als Infusion in 500ml Gluc. 5%; **DANI** GFR 11-40: 66%; < 10: 50%

Opipramol Rp	HWZ 6-9h, PPB 91%
Insidon Tbl. 50, 100mg; Gtt. (24Gtt. = 100mg) Opimol Tbl. 50mg Opipram Tbl. 50, 100mg Opipramol Neuraxph. Tbl. 50, 100, 150mg Opipramol ratioph. Tbl. 50, 100mg Opipra Tad Tbl. 50, 100mg	**Generalisierte Angststörung, somatoforme Störungen:** 50-50-100mg p.o., ggfs. Dosisanpassung auf 150mg/d, max. 300mg/d; **Ki. >6J.:** 3mg/kg/d **DANI** sorgfältige Dosiseinstellung, evtl. Dosisreduktion erforderlich

Reboxetin Rp	HWZ 13h, Q0 > 0.8, PPB 92-97%
Edronax Tbl. 4mg Solvex Tbl. 4mg	**Depression** →431: 2 x 4mg p.o., max. 12mg/d; **DANI** ini 2 x 2mg, dann n. Wi steigern

Trazodon Rp	HWZ 7 (10-12)h, Q0 1.0 (0.7), PPB 89-95%, PRC C, Lact ?
Thombran Kps. 25, 50mg; Tbl. 100mg Trazodon Hexal Tbl. 100mg Trazodon Neuraxph. Tbl. 100mg	**Depression** →431: ini 100mg/d p.o., nach 1W. 200-400mg/d; **DANI** nicht erforderl.

Antimanika, Phasenprophylaktika

Tryptophan OTC/Rp	HWZ 2.5h, Q0 1.0, PPB 85%
Ardeydorm Tbl. 500mg Ardeytropin Tbl. 500mg Kalma Tbl. 500mg L-Tryptophan ratioph. Tbl. 500mg	**Depression** →431: 3 x 500-1000mg p.o.; **Schlafstrg.:** 1-2g p.o. z.N.

Venlafaxin Rp	HWZ 5 (12)h, Q0 0.45 (0.5), PPB 27%, PRC C, Lact ?
Trevilor Tbl. 37.5, 75mg; Kps. 75 (ret.), 150 (ret.)mg	**Depression** →431: ini 2 x 37.5-75mg p.o., Erh.Dos.: 150-375mg

Viloxazin Rp	HWZ 3h, Q0 0.9, PPB 80-90%
Vivalan Tbl. 100mg	**Depression** →431: 200-300mg/d p.o., nach 10d ggf. 500mg/d in 3 Einzeldosen

A 12.2 Antimanika, Phasenprophylaktika

Wm: Beeinflussung des Phosphatidylinositolstoffwechsels
Wi: Phasenverschiebung biologischer Rhythmen
UW: Durst, Polyurie, GI-Störungen, Tremor, Struma, Hypothyreose, Nierenschäden
KI: schwere Herzfunktionsstörungen, M. Addison, Niereninsuffizienz, SS/SZ;
Ink: Diltiazem, Fluvoxamin, Haloperidol, Jodsalze, Methyldopa, Sibutramin, Urinalkalisierer (Zitrate, Bikarbonate), Verapamil

Lithiumacetat Rp	HWZ 18-36h, Q0 0.02, keine PPB, th. Serumspiegel: 0.6-1.2mmol/l
Quilonum Tbl. 536mg (= 8.1mmol Li+)	**Th./Pro. manisch-depressiver Erkr.** →431: ini 1 x 8mmol p.o., Erh.Dos. 18-36mmol/d in 1-3 Einzeldosen; **DANI** KI b. schwerer NI

Lithiumcarbonat Rp	HWZ 14-24h, Q0 0.02, keine PPB, th. Serumspiegel: 0.6-1.2mmol/l
Hypnorex retard Tbl. 400 (ret.)mg (= 10.8mmol Li+) Lithium Apogepha Tbl. 295mg (= 8mmol Li+) Quilonum retard Tbl. 450 (ret.)mg (= 12.2mmol Li+)	**Th./Pro. manisch-depressiver Erkr.** →431: d1-3: 12mmol/d p.o., d4-7: 24mmol/d, weitere Dosisanpassung n. Serumspiegel; **DANI** KI b. schwerer NI

Lithiumsulfat Rp	HWZ 14-24h, Q0 0.02, th. Serumspiegel: 0.6-1.2mmol/l
Lithiofor Tbl. 660 (ret.)mg (= 12mmol Li+)	**Th./Pro. manisch-depressiver Erkr.** →431: d1-3: 12mmol/d p.o., d4-7: 24mmol/d, weitere Dosisanpassung n. Serumspiegel; **DANI** KI b. schwerer NI

A 12.3 Neuroleptika

A 12.3.1 Schwach potente Neuroleptika

Wm: Antagonismus an Dopamin-Rezeptoren im ZN
Wi: antipsychotisch, sedierend (je höher die antipsychotische Wirkung, desto geringer die sedierende und umgekehrt); sympatholytisch, anticholinerg, antihistaminerg, antiserotoninerg
UW: Früh- und Spätdyskinesien, Parkinsonoid, Akathisie, Unruhe, Erregung, depressive Stimmung, Lethargie, Hyperprolaktinämie, Amenorrhoe, Mydriasis, Akkommodationsstörungen, Miktionsstörungen, Obstipation, Glaukomanfall, Krampfbereitschaft ↑, Hypotonie, Tachykardie, Erregungsleitungsstörungen, allergische Reaktionen, BB-Veränderungen, Cholestase
KI: M. Parkinson, schwere Leberfunktionsstörungen, Blasenentleerungsstörungen, Glaukom, akute Intoxikationen mit zentraldämpfenden Pharmaka;
Ink (Neuroleptika): Noradrenalin; **Ink** (Phenothiazine): Fluoxetin, Tiaprid

A 12 Psychiatrie – Arzneimittel

Chlorprothixen Rp	HWZ 8-12h, Q0 1.0, PPB 99%
Chlorprothixen Neuraxph. *Tbl. 15, 50, 100mg* Truxal *Tbl. 15, 50mg; Saft (1ml = 20mg)*	Unruhe-, Erregungszust. →428, Schizophrenie →433, Psychose: 2-4 x 15-100mg p.o.; Ki. > 3J.: 0.5-1mg/kg/d p.o. in 2 Einzeldosen; DANI sorgfältige Dosiseinstell.

Levomepromazin Rp	HWZ 17h, Q0 1.0, PPB 98%
Levium *Tbl. 25, 100mg* Levomepromazin Neuraxph. *Tbl. 10, 25, 50, 100mg; Gtt. (20Gtt. = 40mg); Amp. 25mg/1ml* Neurocil *Tbl. 25, 100mg; Gtt. (20 Gtt. = 20mg); Amp. 25mg/1ml*	Unruhe-, Erregungszust. →428, Psychose →433: ini 15-30mg p.o., Erh.Dos. 75-150mg p.o.; b. stat. Beh. ini 75-100mg/d p.o., auf 150-300mg/d steigern, max. 600mg/d; 25-50mg i.m., ggf. Wdh., bis 150mg/d i.m.; Ki. 1mg/kg/d; chron. Schmerzen →424: ini 25-75mg/d p.o., langs. steigern bis 300mg/d; DANI sorgfältige Dosiseinstellung

Perazin Rp	HWZ 8-16h, Q0 >0.7, PPB 94-97%
Perazin Neuraxph. *Tbl. 25, 100, 200mg* Taxilan *Tbl. 25, 100mg*	Akute psychot. Syndr., psychomotor. Erregungszust. →428: ini 50-150mg p.o., Erh.Dos. 300mg/d, b. stat. Behandlung 200-600mg/d, max. 1g/d; chron. Psychose: 75-600mg/d p.o.; DANI nicht erforderl.

Promethazin Rp	HWZ 7-15h, Q0 1.0, PPB >90%, PRC C, Lact ?
Atosil *Tbl. 25mg; Gtt. (20Gtt. = 20mg); Amp. 50mg/2ml* Closin *Tbl. 25mg* Promethazin Neuraxph. *Tbl. 10, 25, 50, 75, 100mg; Gtt. (20Gtt. = 20mg); Amp. 50mg/2ml* Proneurin *Tbl. 25mg* Prothazin *Tbl. 25mg; Lsg. (1g = 20mg)*	Unruhe-, Erregungszust., →428, allerg. Reaktion, Schlafstrg.: ini 1 x 25mg p.o. z.N., ggf. steigern auf 1 x 50mg, bis 4 x 25mg, max. 200mg/d; 25-50mg i.v./i.m.; DANI nicht erforderl.

Prothipendyl Rp	HWZ 2.5h
Dominal *Tbl. 40, 80mg; Gtt. (10Gtt. = 25mg)*	Unruhe-, Erregungszust. →428, Psychosen: 2-4 x 40-80mg p.o.; Ki. > 6J.: 2-3 x 40mg p.o.

Sulpirid Rp	HWZ 8h, Q0 0.3, kaum PPB
Arminol *Kps. 50; Tbl. 200mg* Dogmatil *Kps. 50; Tbl. 200mg; Saft (1ml = 5mg); Amp. 100mg/2ml* Intrasil *Tbl. 50, 200mg* Meresa *Kps. 50mg; Tbl. 200mg* Neogama *Kps. 50mg; Tbl. 200mg* Sulpirid *Tbl. 50, 200mg* Sulpirid et *Tbl. 50, 200mg* Sulpirid ratioph. *Tbl. 50, 200mg*	Akute/chron. Psychose: ini 3 x 100mg p.o., Erh.Dos. 400-800mg/d in 2-4 Einzeldosen, max. 1600mg/d; 200-1000mg/d i.m. in 2-4 Einzeldosen; Ki. > 6J.: ini 1-2mg/kg/d p.o., Erh.Dos. 5mg/kg/d in 2-3 Einzeldosen; Depression →431, Schwindel: ini 1-3 x 50mg p.o., Erh.Dos. 150-300mg/d; DANI GFR 30-60: 50%; 10-29: 30%; < 10: 20%

Thioridazin Rp	HWZ 10h, Q0 1.0, PPB >95%, PRC C, Lact ?
Melleril *Tbl. 25, 30 (ret.), 100, 200 (ret.)mg; Gtt. (10Gtt. = 10mg)* Thioridazin Neuraxph. *Tbl. 25, 50, 100, 200mg*	Chron. Psychose, Unruhe-, Erregungszustände →428: ini 25-50mg/d, Erh.Dos. 200-300mg/d, b. stat. Beh. bis 600mg/d; Ki. 1-2mg/kg/d p.o.

Neuroleptika

A 12.3.2 Mittelstark potente Neuroleptika

UW/KI: s. schwach potente Neuroleptika (→205), **Ink** (Chlorpromazin): Pethidin

Chlorpromazin Rp	HWZ 6h, Q0 1.0, PPB 95-98%, PRC C, Lact ?
Propafenin *Tbl. 25mg; Amp. 50mg/2ml*	**Unruhe-, Erregungszust.** →428, **Psychosen, Schlafstrg.:** 3 x 25-50mg p.o.; 3 x 25-50mg i.m.; i.v. (n. 1:5 Verd. mit NaCl); **Ki. 5-10J.:** 1-3 x 25mg p.o.; 0.5-1.5mg/kg i.m./i.v. in 2-3 Einzeldosen

Zuclopenthixol Rp	HWZ 15-25h, PPB 98%
Ciatyl-Z *Tbl. 2, 10, 25mg; Gtt. (20Gtt. = 20mg); Amp. 50mg/1ml, 200(Dep.)mg/1ml* Clopixol *Tbl. 25mg; Amp. 200mg/1ml*	**Unruhe-** →430, **Verwirrtheitszust. bei Demenz** →428: 2-6mg/d p.o. in 2-3 Einzeldosen; **akute, chron. Psychosen:** ini 25-50mg/d p.o. in 2-3 Einzeldosen, ggf. in. 2-3d steigern auf 75mg/d, bis 150mg/d b. stat. Beh.; ini 50-100mg i.m. evtl. Wh. n. 2-3d; 200-400mg Dep. i.m. alle 2-4 Wo

A 12.3.3 Stark potente Neuroleptika

UW/KI: s. schwach potente Neuroleptika (→205)

Perphenazin Rp	HWZ 8-12h, Q0 1.0, PPB 90%, PRC C, Lact -
Decentan *Tbl. 4, 8mg; Gtt. (20Gtt. = 4mg); Amp. 100 (Dep.)mg/1ml* Perphenazin Neuraxph. *Tbl. 8mg*	**Psychosen, katatone, delirante Syndr.** →428, **psychomotor. Erregungszust.** →428: 3 x 4-8mg p.o.; 50-200mg Dep. i.m. alle 14d; **DANI** sorgfältige Dosiseinstellung

A 12.3.4 Sehr stark potente Neuroleptika

UW/KI: s. schwach potente Neuroleptika (→205)
Ink (Haloperidol): Fluoxetin, Lithium, Tiaprid; **Ink** (Pimozid): Voriconazol

Benperidol Rp	HWZ 7-8h
Benperidol Neuraxph. *Tbl. 2, 4, 10mg; Gtt. (20Gtt. = 2mg); Amp. 2mg/2ml* Glianimon *Tbl. 2, 5, 10mg; Gtt. (20Gtt. = 2mg); Amp. 2mg/1ml*	**Akute, chron. Psychose** →428: ini 2-6mg/d p.o./i.m./i.v. in 1-3 Einzeldosen, max. 40mg/d, Erh.Dos. 1-6mg/d; **psychomot. Erregungszust.** →428: ini 1-3mg/d p.o./i.m./i.v.

Bromperidol Rp	HWZ 36h, PPB >90%
Impromen *Tbl. 5mg; Gtt. (20Gtt. = 2mg)* Tesoprel *Gtt. (20Gtt. = 2mg)*	**Akute Psychosen** →428: 1 x 10-50mg p.o.; **subakute, chron. Psychosen:** 1 x 5mg

Fluphenazin Rp	HWZ 20h, Q0 1.0, PPB >95%, PRC C, Lact ?
Dapotum *Tbl. 5mg; Amp. (Dep.) 2.5mg/1ml, 12.5mg/0.5ml, 25mg/1ml, 50mg/0.5ml, 100mg/1ml, 250mg/10ml* Lyogen *Tbl. 1, 3 (ret.), 4, 6 (ret.)mg; Gtt. (10Gtt. = 1mg); Amp (Dep) 50mg/0.5ml, 100mg/1ml* Lyorodin *Tbl. 1, 4mg; Amp. (Dep.) 25mg*	**Akute, chron. Psychose,** →428 **psychomot. Erregungszust.** →428: ini 2 x 0.25mg/d p.o.; Erh.Dos. 2-10mg/d, b. stat. Beh. 10-20mg/d; 10-20mg i.m./i.v., ggf. Wdh. n. 30min., max. 40mg/d; 12.5-100mg (Dep.) i.m. alle 2-4 W.

A 12 Psychiatrie – Arzneimittel

Fluspirilen Rp	HWZ 7-14 d, PPB 81-95%
Fluspi *Amp. 1.5mg/0.75ml* **Fluspirilen Beta** *Amp. 1.5mg/0.75ml; 12mg/6ml* **Imap** *Amp. 1.5mg/0.75ml, 12mg/6ml*	**Akute, chron. Psychose** →428: ini 2-10mg i.m. alle 7d, Erh.Dos. 4-8mg alle 7d
Haloperidol Rp	HWZ 24h, i.m.: ~3Wo; Q0 1.0, PPB 92%, PRC C, Lact?
Haldol Janssen *Tbl. 1, 2, 5, 10, 20mg; Gtt. (20 Gtt.=2, 10mg); Amp. 5mg/1ml;* *Amp. (Dep.) 50mg/1ml, 150mg/3ml, 500mg/10ml* **Haloper** *Tbl. 1, 2, 5, 10mg; Gtt. (20Gtt.=2mg)* **Haloperidol Hexal** *Tbl. 2, 5, 10mg;* *Gtt. (20 Gtt. = 2mg); Amp. 5mg/1ml* **Haloperidol ratioph.** *Tbl. 1, 2, 5, 10mg;* *Gtt. (20 Gtt. = 2mg); Amp. 5mg/1ml*	**Akute psychotische u. katatone Syndr.** →428, **psychomot. Erregungszust.** →428: ini 5-10mg p.o./i.v./i.m., max. 100mg/d p.o., max. 60mg i.m./i.v.; Erh.Dos.; **chron. Psychose:** ini 1.5-4.5mg/d, Erh.Dos. 3-15mg/d; 25-150mg (Dep.) i.m. alle 4 W.; **Ki.** > 3J.: 0.025-0.05mg/kg/d p.o./i.m./i.v, max. 0.2mg/kg/d; **DANI** sorgfältige Dosiseinstellg.
Pimozid Rp	HWZ 5h, Q0 1.0, PPB 99%, PRC C, Lact ?
Orap *Tbl. 1, 4mg*	**Chron. Psychosen:** ini 1 x 2-4mg p.o., je n. Wi. um 2-4mg/W. steigern, max. 16mg/d; **psychisch bed. Versagenszustände:** 1x 1mg p.o.

A 12.3.5 Sonstige Neuroleptika

Wm/Wi (Risperidon): selektive Hemmung von serotonergen 5-HAT2-Rezeptoren, D2-Rezeptoren und alpha-1-Rezeptoren
Wm/Wi (Sertindol): selektive Hemmung mesolimbischer u. dopaminerger Neuronen;
inhibitorische Effekte auf zentrale Dopamin D2- und Serotonin-5HT2-Rezeptoren sowie auf alpha1-Rezeptoren
UW (Risperidon): Kopfschmerzen, Angstzustände, Schlaflosigkeit, Agitation, Sedierung
UW (Sertindol): Rhinitis, Ejakulationsstörungen, Schwindel, Mundtrockenheit, orthostat. Hypotonus, Gewichtszunahme, Ödeme, Dyspnoe, Parästhesien, QT-Verlängerungen
KI (Risperidon): bek. Überempfindlichkeit, nicht-medikamentös bed. Hyperprolaktinämie
KI (Sertindol): bek. Überempfindlichkeit, angeborenes oder erworbenes long QT-Syndrom, unbehandelte Hypokaliämie bzw. Hypomagnesiämie, dekomp. Herzinsuffizienz, Arrhythmien, Bradykardie, schwere Leberinsuffizienz
Ink (Clozapin): Ritonavir

Amisulprid Rp	HWZ 12h, Q0 0.5, PPB 16%
Amisulid *Tbl. 50, 100, 200, 400mg* **Amisulprid Hexal** *Tbl. 50, 100, 200, 400mg* **AmisulpridLich** *Tbl. 50, 100, 200, 400mg* **Solian** *Tbl. 50, 100, 200, 400mg; Lsg. (1ml = 100mg)*	**Schizophr. Psychosen** →433: produktive Zustände: 400-800mg/d p.o., max. 1200mg/d; prim. neg. Zustände: 50-300mg/d; Einzeldosis max 300mg; **DANI** GFR 30-60: 50%; 10-29: 33%; **DALI** nicht erforderl.
Aripiprazol Rp	HWZ 75h, PPB >99%, PRC C, Lact -
Abilify *Tbl. 5, 10, 15, 30mg; Lingualtbl. 10mg, 15mg*	**Schizophrenie** →433: 1 x 15mg p.o., max. 30mg/d max. 60mg/d; **DANI** nicht erforder.; **DALI** schwere LI: vorsichtige Dosiseinstellung
Buspiron Rp	HWZ 4h, Q0 1.0, PPB >95%, PRC B, Lact ?
Anxut *Tbl. 5, 10mg* **Bespar** *Tbl. 5, 10mg* **Busp** *Tbl. 5, 10mg* **Buspar** *Tbl. 10mg*	**Angstzustände** →435: ini 3 x 5-10mg p.o., max. 60mg/d

Neuroleptika

Clozapin Rp
HWZ 8-12h, Q0 1.0, PPB 95%, PRC B, Lact -

Clozapin Neuraxph. *Tbl. 25, 50, 100, 200mg*
Clozapin ratioph. *Tbl. 25, 50, 100, 200mg*
Elcrit *Tbl. 25, 50, 100mg*
Leponex *Tbl. 25, 50, 100mg*

Akute, chronische schizophrene Psychose →433:
d1: 1-2 x 12.5mg p.o., dann um 25-50mg/d p.o.
steigern, Erh.Dos. 200-450mg/d p.o.,
max. 600mg/d p.o.; Pck.Beil. beachten!!

Flupentixol Rp
HWZ 22-36h, 70-190h (Dep.), PPB 99%

Fluanxol *Tbl.0.5, 2, 5mg; Gtt. (1ml = 50mg);*
Amp. (Dep.) 10mg/0.5ml, 20mg/1ml, 60mg/3ml,
100mg/1ml, 200mg/10ml
Flupendura *Amp. (Dep.) 20mg/1ml; 100mg/1ml;*
40mg/2ml
Flupentixol Neuraxph. *Amp. (Dep.) 20mg/1ml;*
100mg/1ml; 40mg/2ml; 200mg/10ml

Angst- →435 und depressive Verstimmungs-
zustände →431.: 1-2mg/d p.o.;
akute u. chronische Schizophrenien →433:
5-60mg/d p.o. in 2-3 Einzeldosen; 20-100mg i.m. alle
2-4W.

Melperon Rp
HWZ 4-8h, Q0 0.9, PPB 50%

Eunerpan *Tbl. 10, 25, 50, 100mg;*
Saft (1ml = 5mg); Amp. 50mg/2ml
Harmosin *Tbl. 25, 100mg; Saft (1ml = 5mg)*
Melneurin *Tbl. 10, 25, 50, 100mg;*
Saft (1ml = 5mg)
Melperon ratioph. *Tbl. 25, 50, 100mg;*
Saft (1ml = 5mg)

Schlafstörungen, Unruhe-, Erregungs-,
Verwirrtheitszustände, Psychosen:
3 x 25-100mg p.o., höhere Dosis abends,
max. 375mg/d; 50-100mg i.m., max. 200mg/d;
DANI sorgfältige Dosiseinstellung

Olanzapin Rp
HWZ 34-52h, Q0 >0.7, PPB 93%, PRC C, Lact ?

Zyprexa *Tbl. 2.5, 5, 7.5, 10, 15, 20mg;*
Lingualtbl. 5, 10, 15, 20mg; Lösung 5mg/ml

Schizophrenie →433, PhasenPro bipol. Strg.: ini
1 x 10mg p.o.; Manische Episoden: ini 15mg/d b.
Monoth., 10mg b. Komb.Th.; Erh.Dos 5-20mg; DANI
nicht erforderl.; DALI: ini 5mg/d, dann vorsichtig

Pipamperon Rp
HWZ 4h

Dipiperon *Tbl. 40mg; Saft (5ml = 20mg)*
Pipamperon Neuraxph. *Tbl. 40, 120mg;*
Saft (5ml = 20mg)

Schlafstörung, Dysphorie, Verwirrtheit →430,
psychomotorische Erregung →428:
ini 3 x 40mg p.o., ggf. steigern bis 3 x 120mg;
Ki. < 14J.: ini 1mg/kg/d p.o., je n. Wi um 1mg/kg/d
steigern, Erh.Dos. 2-6mg/kg/d in 3 Einzeldos.

Quetiapin Rp
HWZ 7h, PPB 83%, PRC C, Lact ?

Seroquel *Tbl. 25, 100, 200, 300mg*

Schizophrenie →433: d1 50mg, d2 100mg,
d3 200mg, d4 300mg; Erh.Dos.: 150-750mg;
DANI nicht erforderl., DALI ini 25mg, um 25-50mg/d
steigern

Risperidon Rp
HWZ 3 (24)h, Q0 0.95 (0.1), PPB 88%, PRC C, Lact ?

Risperdal *Tbl. 0.5, 1, 2, 3, 4mg; Lingualtbl. 1, 2, 3,*
4mg; Gtt. (1ml = 1mg)
Risperdal Consta *Inj.Lsg. 25mg/2ml, 37.5mg/2ml,*
50mg/2ml

Chron. Schizophrenie →433: d1 2mg, d2 4mg, dann
4-6mg p.o. in 1-2 Einzeldosen; 25mg alle 2W. i.m.,
ggf. alle 2W. auf 37.5-50mg alle 2W.;
Schwere chron. Aggressivität mit Eigen- oder
Fremdgefährdung, psychotische Symptome bei
Demenz m. erheblicher Beeinträchtigung →430:
ini 2 x 0.25mg p.o., je n. Wi alle 2d um
2 x 0.25mg steigern, Erh.Dos. 2 x 0.5-1mg;
DANI, DALI sorgfältige Dosiseinstellung

Sertindol Rp	HWZ 3d, PPB >99%
Serdolect Tbl. 4, 12, 16, 20mg	**Schizophrenie:** ini 1 x 4mg p.o., alle 4-5d um 4mg steigern, Erh.Dos. 12-20mg, max. 24mg/d; **DANI** nicht erforderl.; **DALI** langsame Dosistitration, niedrigere Erh.Dos.; Kl b. schwerer LI

Ziprasidon Rp	HWZ 6.6h, PPB >99%
Zeldox Kps. 20, 40, 60, 80mg; Susp. (2ml = 20mg); Inj.Lsg. 20mg/1ml	**Schizophrenie** →433: ini 2 x 40mg p.o., max. 2 x 80mg, Erh.Dos. 2 x 20mg; 10-20mg i.m., ggf. n. 2-4 h erneut 10mg, max. 40mg/d; **DANI** nicht erforderl.; **DALI** sorgfältige Dosiseinstellung

Zotepin Rp	HWZ 12h, PPB 97%
Nipolept Tbl. 25, 50, 100mg	**Schizophrenie** →433: 75-150mg p.o. in mehreren Einzeldosen, b. stat. Beh. max. 450mg/d; **DANI** sorgfältige Dosiseinstellung

A 12.4 Sedativa, Hypnotika
A 12.4.1 Benzodiazepine

Wm: Öffnung von Chloridkanälen ⇒ Verstärkung der hemmenden Funktion GABA-erger Neuronen v.a. am limbischen System
Wi: sedierend, schlafinduzierend, anxiolytisch, antiaggressiv, antikonvulsiv, muskelrelaxierend
UW: Müdigkeit, Schläfrigkeit, Benommenheit, Verwirrtheit, paradoxe Reaktionen, antegrade Amnesie, Atemdepression, psychische und physische Abhängigkeit
KI: Myasthenia gravis, schwere Leberschäden, respir. Insuff., Ataxie, SZ; Cave in SS
Ink: Alkohol, Azole, Grapefruitsaft, Methadon, Proteaseinhibitoren

Alprazolam Rp	HWZ 13h, Q0 >0.7, PPB 80%, PRC D, Lact ?
Alprazolam ratioph. Tbl. 0.25, 0.5, 1mg Cassadan Tbl. 0.25, 0.5, 1mg Tafil Tbl. 0.5, 1mg Xanax Tbl. 0.5, 1mg	**Spannungs-, Erregungs-** →428, **Angstzustände** →435: 3 x 0.25-0.5mg p.o., max. 4mg/d, für max. 8-12W.

Bromazepam Rp	HWZ 16h, Q0 1.0, PPB 70%
Bromazanil Tbl. 3, 6mg Bromazepam ratioph. Tbl. 6mg Durazanil Tbl. 6mg Gityl Tbl. 6mg Lexotanil Tbl. 6mg Lexostad Tbl. 6mg Normoc Tbl. 6mg Neo Opt Tbl. 6mg	**Spannungs-, Erregungs-** →428, **Angstzustände** →435: ini 1 x 1.5-3mg p.o. z.N., ggf. steigern bis 1 x 6mg; bis 3 x 6mg b. stat. Beh.

Brotizolam Rp	HWZ 5h, Q0 1.0, PPB 89-95%
Lendormin Tbl. 0.25mg Lendorm Tbl. 0.25mg	**Ein-, Durchschlafstörung:** 0.125-0.25mg p.o. z.N., max. 0.25mg/d

Chlordiazepoxid Rp	HWZ 15 (10-80)h, Q0 1.0 (1.0), PPB 94-97%, PRC D, Lact ?
Librium Tbl. 25mg Multum Tbl. 10mg Radepur Tbl. 10mg	**Spannungs-, Erregungs-** →428, **Angstzustände** →435: 2-3 x 5-10mg p.o., max. 60mg/d, max. 30mg Einzeldosis

Sedativa, Hypnotika 211

Clobazam Rp	HWZ 18 (50)h, Q0 1.0, PPB 85-91%
Frisium *Tbl. 10, 20mg*	**Spannungs-, Erregungs- →428, Angstzustände:** 20-30mg/d p.o. in 1-2 Einzeldosen; Ki. 3-15J.: 5-10mg/d; **Epilepsie:** ini 5-15mg/d, langsam Dosis steigern, max. 80mg/d; **Ki. 3-15J.:** ini 5mg, Erh.Dos. 0.3-1mg/kg

Diazepam Rp	HWZ 24-48 (100)h, Q0 1.0 (1.0), PPB 95-99%, PRC D, Lact?
Diazepam ratioph. *Tbl. 2, 5, 10mg; Supp. 10mg; Gtt. (20Gtt. = 10mg); Amp. 10mg/2ml* **Faustan** *Tbl. 5mg; Supp. 10mg; Amp. 10mg/2ml* **Lamra** *Tbl. 10mg* **Neurolytril** *Tbl. 10mg* **Stesolid** *Rect. Tube 5, 10mg; Amp.10mg/2ml* **Valiquid** *Gtt. (30Gtt. = 10mg)* **Valium** *Tbl. 5, 10mg* **Valocordin-diazepam** *Gtt. (28Gtt. = 10mg)*	**Spannungs-, Erregungs- →428, Angstzustände →435:** 5-20mg/d p.o./rect. in 1-2 Einzeldosen, 30-60mg/d b. stat. Beh.; **erhöhter Muskeltonus:** ini 10-20mg/d p.o./rect. in 2-4 Einzeldosen, Erh.Dos. 1-2 x 5mg; **Prämed. vor OP:** 10-20mg p.o./rect. am Vorabend; **Status epilepticus →413:** 5-10mg i.v./i.m., Wdh. bei Bed. alle 10min bis 30mg; **Ki. bis 3J.:** 2-5mg i.v., 5-10mg i.m.; >**3J.:** 5-10mg i.v.

Dikaliumclorazepat Rp	HWZ 2-2.5 (25-82)h, Q0 1.0 (1.0), PPB 95%
Tranxilium *Kps. 5, 10, 20mg; Tbl. 20, 50mg; Inj.Lsg. 50mg/2.5ml, 100mg/5ml*	**Spannungs-, Erregungs- →428, Angstzust. →435:** 10-20mg p.o. in 1-3 Einzeldosen; max. 150mg/d, bei stat. Beh. max. 300mg/d; 50-100mg i.v., evtl. Wdh. nach 2h, max. 300mg/d; **Prämed. vor OP:** 20-100mg p.o./i.v.; **Ki.** 0.3-1.25mg/kg

Flunitrazepam Rp	HWZ 16-35 (28)h, Q0 1.0, PPB 78%, (Btm: Amp. 2mg)
Flunibeta *Tbl. 1mg* **Fluninoc** *Tbl. 1mg* **Flunitrazepam ratioph.** *Tbl. 1mg* **Rohypnol** *Tbl. 1mg; Amp. 2mg/2ml*	**Schlafstrg.:** 0.5-1mg, max. 2mg p.o. z.N. **Prämed. vor OP:** 1-2mg i.m. 30-60min vor Narkosebeginn; **Narkoseeinleitung:** 1-2mg i.v.; **Ki.** > 6J.: 0.015-0.03mg/kg i.m./i.v.

Flurazepam Rp	HWZ 2 (10-100)h, Q0 1.0 (0.7), PPB 95%, PRC X, Lact?
Dalmadorm *Tbl. 30mg* **Flurazepam Real** *Tbl. 30mg* **Staurodorm Neu** *Tbl. 30mg*	**Schlafstörungen:** 15-30mg p.o. z.N.

Lorazepam Rp	HWZ 12-16h, Q0 1.0, PPB 80-93%, PRC D, Lact ?
Duralozam *Tbl. 1, 2.5mg* **Laubeel** *Tbl. 1, 2.5mg* **Lorazepam neuraxph.** *Tbl. 1, 2.5mg* **Somagerol** *Tbl. 1, 2.5mg* **Tavor** *Tbl. 0.5, 1, 2, 2.5mg; Lingualtbl. 1, 2.5mg; Amp. 2mg/1ml* **Tolid** *Tbl. 1, 2.5mg*	**Spannungs-, Erregungs- →428, Angstzustände →435:** 0.5-2.5mg/d p.o. in 2-3 Einzeldosen, bei 7.5mg/d bei stat. Beh.; **akute Angstzustände →435:** 0.05mg/kg i.v., evtl. Wdh. n. 2h; **Schlafstrg.:** 0.5-2.5mg p.o. z.N.; **Prämedikation vor OP:** 1-2.5mg p.o. am Vorabend und/oder 2-4mg p.o. 1-2h prä-OP; **Status epilepticus →413:** 4mg langs. i.v., ggf. Wdh. nach 10-15min., max. 8mg in 12h; **Ki.** 0.05mg/kg i.v., ggf.Wdh.n. 10-15min

Lormetazepam Rp	HWZ 10 (15)h, Q0 0.85 (1.0), PPB 88%
Ergocalm *Tbl. 1, 2mg* **Loretam** *Kps. 1, 2mg* **Lormetazepam ratioph.** *Tbl. 0.5, 1, 2mg* **Noctamid** *Tbl. 0.5, 1, 2mg*	**Ein- und Durchschlafstrg.:** 1-2mg p.o. z.N.; **Prämed. vor OP:** 2mg p.o. am Vorabend und/oder 2mg bis 1h prä-OP

212 A 12 Psychiatrie – Arzneimittel

Medazepam Rp	HWZ 2 (100)h, Qo 1.0
Rudotel *Tbl. 10mg* Rusedal *Tbl. 10mg*	**Spannungs-, Erregungs-** →428, **Angstzustände:** 10-30mg/d p.o. in 2-3 Einzeldosen, max. 60mg/d

Midazolam Rp	HWZ 1.5-2.2h, Qo 1.0, PPB 95%, PRC D, Lact ? (Btm: Amp > 50mg)
Dormicum *Tbl. 7.5mg; Amp. 5mg/1ml,* *5mg/5ml, 15mg/3ml* **Midazolam Deltaselect** *Amp. 5mg/5ml,* *50mg/10ml, 50mg/25ml, 100mg/50ml* **Midazolam Hexal** *Amp. 5mg/1ml, 5mg/3ml* **Midazolam ratioph.** *Amp. 5mg/1ml, 5mg/5ml,* *15mg/3ml, 50mg/10ml, 50/50ml, 90mg/18ml,* *100mg/50ml*	**Prämed. vor OP:** 7.5-15mg p.o. 30-60min. prä-OP, 3.5-7mg i.m. 20-30min. prä-OP; **Sedierung:** initial 2-2.5mg i.v., je n. Wi in 1mg-Schritten bis max. 7.5mg; Pat. >60J.: 50%; **Ki. 6M.-5J.:** 0.05-0.1mg/kg iv., max. 6mg; **6-12J.:** 0.025-0.05mg/kg i.v., max. 10mg; **Narkoseeinleitung:** 0.1-0.2mg/kg i.v.; **Sedierung Intensivth.:** ini 0.03-0.3mg/kg i.v., dann 0.03-0.2mg/kg/h

Nitrazepam Rp	HWZ 25-30h, Qo 1.0, PPB 87%
Dormo Puren *Tbl. 5mg* Eatan N *Tbl. 10mg* Imeson *Tbl. 5mg* Mogadan *Tbl. 5mg* Novanox *Tbl. 5, 10mg* Radedorm *Tbl. 5mg*	**Schlafstrg.:** 2.5-5mg, max. 10mg p.o. z.N.; **BNS-Krämpfe:** Säugl., Kleinki.:2.5-5mg p.o.

Oxazepam Rp	HWZ 6-25h, Qo 1.0, PPB 97%, PRC D, Lact ?
Adumbran *Tbl. 10, 50mg* Durazepam *Tbl. 10, 50mg* Oxazepam ratioph. *Tbl. 10, 50mg; Kps. 30 (ret.)mg* Praxiten *Tbl. 10, 15, 50mg* Sigacalm *Tbl. 10, 50mg* Uskan *Tbl. 10mg*	**Spannungs-, Erregungs-** →428, **Angstzustände** →435: 1-2 x 10-20mg p.o., max. 3 x 20mg; b. stat. Beh. 50-150mg/d in 2-4 Einzeldosen; **Ki.** 0.5-1mg/kg/d in 3-4 Einzeldosen; **Durchschlafstrg.:** 10-20mg, max. 30mg p.o. z.N.

Prazepam Rp	HWZ 1-3 h, Qo 1.0, PPB 88%
Demetrin *Tbl. 10mg* Mono Demetrin *Tbl. 20mg*	**Spannungs-, Erregungs-** →428, **Angstzustände** →435: 1-2 x 5-10mg p.o., 20mg p.o. z.N.; max. 60mg/d

Temazepam Rp	HWZ 3.5-18.4h, Qo 1.0, PPB 96%, PRC X, Lact ?
Norkotral Tema *Kps. 20mg* Planum *Kps. 10, 20mg* Pronervon T *Kps. 10, 20mg* Remestan *Kps. 10, 20mg* Temazep ct *Kps. 10, 20mg*	**Schlafstörungen:** 10-20mg p.o. z.N. max. 40mg/d

Triazolam Rp	HWZ 1.4-4.6h, Qo 1.0, PPB 75-90%, PRC X, Lact ?
Halcion *Tbl. 0.25mg*	**Schlafstörungen:** 0.125-0.25mg p.o. z.N.

Sedativa, Hypnotika

A 12.4.2 Sonstige Hypnotika und Sedativa

Wm/Wi (Chloralhydrat): hypnotisch ohne Beeinflussung des REM-Schlafes
Wm/Wi (Clomethiazol): hypnotisch, sedativ, antikonvulsiv
Wm/Wi (Diphenhydramin, Doxylamin): sedierende und hypotische Antihistaminika
Wm/Wi (Zaleplon, Zolpidem, Zopiclon): benzodiazepinähnliche Wi
UW (Clomethiazol): Atemdepression, RR↓, vermehrte Bronchialsekretion, Abhängigkeitsentwicklung, Sodbrennen
UW (Diphenhydramin, Doxylamin): Schwindel, Kopfschmerzen, Krampfanfälle, HRST, Mundtrockenheit, Miktionsstörungen, paralytischer Ileus
UW (Zaleplon, Zolpidem, Zopiclon): allergische Reaktionen, Müdigkeit, Kopfschmerzen, Schwindel, Nausea, Abhängigkeitsentwicklung
KI (Clomethiazol): schwere Obstruktion mit drohender respiratorischer Insuffizienz
KI (Diphenhydramin, Doxylamin): Glaukom, Prostatahypertrophie mit Restharn, akuter Asthma-Anfall, Phäochromozytom, Epilepsie, SS/SZ
KI (Zaleplon, Zolpidem, Zopiclon): Myasthenia gravis, SS/SZ
Ink (Zolpidem): Ritonavir

Chloralhydrat Rp	HWZ 4min (7h), Q0 1.0, PPB 40%, PRC C, Lact ?
Chloraldurat *Kps. 250, 500mg* **Chloralhydrat** *Rectiole 600mg*	**Schlafstrg., Erregungszustände** →428: 250-1000mg p.o. z.N., max. 2g/d; **Sedierung von Kindern, Krampfanfall:** > 6kg: 300mg rect.; > 12kg: 600mg rect.; > 24kg: max. 1200mg rect.

Clomethiazol Rp	HWZ 2.3-5h, Q0 0.95, PPB 60-70%
Distraneurin *Kps. 192mg;* *Mixtur (1ml = 31.5mg)*	**Akute Entzugssympt.** →429, **Delirium tremens (stat. Beh.!)** →430: ini 384-768mg p.o., max. 1152-1536mg in den ersten 2h, dann max. 384mg alle 2h; **Verwirrtheit, Unruhe älterer Pat.** →430: 3 x 192-384mg p.o.; **Schlafstrg. älterer Pat.**: 384mg z.N., evtl. Wdh. nach 30-60min.

Diphenhydramin OTC/Rp	HWZ 4-8h, Q0 0.9, PPB 85-99%, PRC B, Lact -
Betadorm D *Tbl. 50mg* **Dolestan** *Tbl. 25, 50mg* **Dormutil N** *Tbl. 50mg* **Emesan** *Tbl. 50mg; Supp.10, 20, 50mg* **Halbmond** *Tbl. 50mg* <u>**Sedativum Hevert**</u> *Amp. 20mg/2ml* **Sodormwell** *Kps. 50mg* **Vivinox Sleep** *Tbl. 25, 50mg*	**Schlafstrg.:** 25-50mg p.o. z.N.; 20-40mg i.v./i.m.; **vestibulärer Schwindel** →424, **Übelkeit, Erbrechen, Kinetose** →425: 1-3 x 50mg p.o./rect., bis max. 3 x 40mg i.v./i.m.; **Ki. < 1J.:** 1-2 x 10mg rect; **1-5J.:** 1-2 x 20mg rect.; **6-12J.:** 1-2 x 25mg p.o.

Doxylamin OTC	HWZ 10h
Gittalun *Brausetbl. 25mg* **Hoggar N** *Tbl. 25mg* **Schlafsterne** *Tbl. 30mg* **SchlafTabs ratioph.** *Tbl. 25mg* **Sedaplus** *Tbl. 25mg; Saft 12.5ml/5mg*	**Schlafstörungen:** 25-50mg p.o.z.N.

Zaleplon Rp	HWZ 1h, Q0 1.0, PPB 60%, PRC C, Lact -
Sonata *Kps. 5, 10mg*	**Einschlafstörungen:** 1 x 10mg p.o. z.N., ältere Pat. 1 x 5mg; **DANI** nicht erforderl.

214 A 12 Psychiatrie – Arzneimittel

Zolpidem Rp	HWZ 2-2.6h, Q0 1.0, PPB 92%, PRC B, Lact ?
Bikalm *Tbl. 10mg* Stilnox *Tbl. 10mg* Zoldem *Tbl. 10mg* Zolpidem ratioph. *Tbl. 5, 10mg* Zolpinox *Tbl. 10mg*	**Schlafstrg.:** 10mg p.o. z.N., ältere Pat. 5mg; **DANI:** nicht erforderl.

Zopiclon Rp	HWZ 5h, Q0 0.95, PPB 45%
Espa-Dorm *Tbl. 7.5mg* Imovane *Tbl. 7.5mg* Optidorm *Tbl. 3.75, 7.5mg* Somnosan *Tbl. 3.75, 7.5mg* Ximovan *Tbl. 7.5mg* Zop 7.5 *Tbl. 7.5mg* Zopiclon ratioph. *Tbl. 3,75, 7.5mg*	**Schlafstrg.:** 7.5mg p.o. z.N., ältere Pat. 3.75mg; **DANI:** ini 3.57mg

A 12.5 Psychoanaleptika

Wm/Wi (Atomoxetin): selektive Hemmung des präsynaptischen Noradrenalintransporters
Wm/Wi (Methylphenidat): Amphetaminderivat: zentral erregend durch Katecholaminfreisetzung
Wm/Wi (Modafinil): Potenzierung der zerebralen alpha$_1$-adrenergen Aktivität ⇒ Verbesserung der Vigilanz, Verringerung der Zahl plötzlicher Schlafepisoden
UW (Atomoxetin): u.a.: Influenza, Appetitlosigkeit, frühmorgendl. Erwachen, Reizbarkeit, Stimmungsschwankungen, Schwindel, Somnolenz, Mydriasis, Palpitationen, Sinustachykardie, abdominelle Beschwerden, Erbrechen, Dermatitis, Pruritus, Müdigkeit, Gewichtsverlust; Erwachsene: s. FachInfo
UW (Methylphenidat): Schwitzen, Hautausschläge, Krampfanfälle, Schlaflosigkeit, Erregungszustände, Psychosen, Abhängigkeit
UW (Modafinil): Kopfschmerzen, Übelkeit, Nervosität, Appetitlosigkeit, Schlafstörungen
KI (Atomoxetin): Engwinkelglaukom;
KI (Methylphenidat): Hyperthyreose, Glaukom, Prostatahypertrophie, Depression, Psychose, Suchtkrank. Phäochromozytom, SS/SZ; **KI** (Modafinil): Abhängigkeit in der Anamnese, SZ; Anw.Beschr. in der SS
Ink (Atomoxetin): MAO-Hemmer; **Ink** (Modafinil): Prazosin

Atomoxetin Rp	HWZ 3.6h, PPB 98%
Strattera *Kps. 10, 18, 25, 40, 60mg*	**Aufmerksamkeitsdefizit-Hyperakt.-Strg.: Ki. > 6J.:** ini 0.5mg/kg/d p.o., n. 7d je n. Wi steigern auf 1.2mg/kg/d; >70kg: ini 1 x 40mg, dann 80mg, max. 100mg/d; **DANI** nicht erforderl.

Methylphenidat Rp	HWZ 2-4h, Q0 0.95, PPB 10-33%, PRC C, Lact ? (Btm)
Concerta *Tbl. 18(ret.), 36(ret.), 54(ret.)mg* Equasym *Tbl. 5, 10, 20mg; Kps. 10(ret.), 20(ret.), 30(ret.)mg* Medikinet *Tbl. 5, 10, 20mg; Kps. 10(ret.), 20(ret.), 30(ret.), 40(ret.)mg* Methylphenidat Hexal *Tbl. 10mg* Ritalin *Tbl. 10mg*	**Aufmerksamkeitsdefizit-, Hyperaktivitätsstörung:** ini 5mg p.o., wöchentl. um 5-10mg steigern, max. 60mg/d in 2-3 Einzeldosen; 1 x 18-36mg (ret.), max. 54mg/d (ret.); **Narkolepsie:** 10-60mg/d in 2-3 Einzeldosen

Modafinil Rp	HWZ 10-12h, PPB 62%, PRC C, Lact ? (Btm)
Vigil *Tbl. 100mg*	**Narkolepsie:** 200-400mg/d p.o. in 2 Einzeldosen (morgens, mittags); **DANI** schwere NI: 50%

Alkoholentwöhnungsmittel

A 12.6 Alkoholentwöhnungsmittel

Ink (Disulfiram): Metronidazol

Acamprosat Rp
HWZ 20.7h, keine PPB

Campral *Tbl. 333mg*

Aufrechterhaltung der Abstinenz bei Alkoholabhängigkeit →430: 3 x 666mg p.o.; Pat. < 60kg: 2-1-1 Tbl.

Clonidin Rp
HWZ 12-16h, Q0 0.4, PPB 30-40%, PRC C, Lact ?

Paracefan *Amp. 0.15mg/1ml, 0.75mg/5ml*

Alkoholentzugssyndrom →430:
ini 0.15-0.6mg, max 0.9mg i.v. dann 0.3-4mg/d, max. 10mg/d;
Perf. (0.75mg) = 15µg/ml ⇒ 2-8ml/h

Disulfiram Rp
HWZ 12h, Q0 0.5, PRC C, Lact ?

Antabus *Tbl. 100, 500mg*

Alkoholabusus, -abhängigkeit →430:
d1: 500-1500mg p.o., d2: 500-1000mg d3: 500mg, Erh.Dos 200-400mg/d, max. 500mg/d

A 12.7 Rauchentwöhnungsmittel

Wm/Wi (Bupropion): Hemmung des Katecholamin-Reuptakes im Gehirn e Noradrenalinm, Dopaminm in bestimmten Hirnregionen e Milderung von Nikotinent-zugssymptomen, Rauchdrango
Wm/Wi (Vareniclin): bindet an neuronale nikotinerge Acetylcholinrezeptoren e lindert Symptome des Rauchverlangens und des Rauchentzugs
UW (Amfebutamon): Fieber, Mundtrockenheit, Übelkeit, Erbrechen, Bauchschmerzen, Obstipation, Schlaflosigkeit, Konzentrationssttrg., Kopfschmerzen, Tachykardie, RRm, Depression, Ruhelosigkeit, Angst
UW (Vareniclin): Übelkeit, Erbrechen, Obstipation, Diarrhoe, Magenbeschwerden, Dyspepsie, Flatulenz, Mundtrockenheit, gesteigerter Appetit, abnorme Träume, Schlaflosigkeit, Somnolenz, Schwindel, Dysgeusie
Kinder u. Jugendliche < 18J., SS/SZ;
KI (Bupropion): Epilepsie, Bulimie, Anorexie, bipolare Psychose, schwere Leberzirrhose,
KI (Vareniclin): bek. Überempfindlichkeit
Ink (Amfebutamon): MAO-Hemmer

Bupropion (Amfebutamon) Rp-L!
HWZ 20h, Q0 >0.8, PPB 84%, PRC C Lact-

Zyban *Tbl. 150(ret.)mg*

Raucherentwöhnung: d1-3: 1 x 150mg p.o., dann 2 x 150mg;
DANI 150mg/d

Vareniclin Rp-L!
HWZ 24h, PPB <20%

Champix *Tbl. 0.5, 1mg*

Raucherentwöhnung: d1-3: 1 x 0.5mg p.o.; d4-7: 2 x 0.5mg; ab d8: 2 x 1mg, Th-Dauer 12W.; **DANI** GFR > 30: 100%; <30: max. 1mg/d; bei term. NI Anw. nicht empfohlen; **DALI** nicht erforderl.

A 13 Haut – Arzneimittel

A 13.1 Antipruriginosa, Antiphlogistika

Ammoniumbituminsulfonat OTC

Ichtholan 10, 20, 50% *Salbe 100g enth. 10, 20, 50g* **Ichtholan spezial** *Salbe 100g enth. 85g* **Ichthyol** *Hochviskose Flüssigkeit 100g enth. 100g* **Schwarze Salbe Lichtenstein** *Salbe 100g enth. 20, 50g* **Thiobitum 20%** *Salbe 100 g enth. 20g*	**Unspezifisch entzündl. Hauterkrankungen (Furunkel →436, Schweißdrüsenabszeß):** Salbe dick auftragen u. mit Verband abdecken, Verbandswechsel alle 2d

Benzocain OTC

Anaesthesin Creme *Creme 100g enth. 10g* **Anaesthesin Salbe 5, 10, 20%** *Salbe 100g enth. 5, 10, 20g* **Anaesthesin Puder** *Puder 100g enth. 6g* **Labocane** *Salbe 1g enth. 100mg*	**Juckreiz, Gürtelrose →462, Brandwunden, Sonnenbrand →448, Insektenstiche, Anästhesie v. Schmerzpunkten b. Lumbago u. Ischialgie:** ein- bis mehrmals tgl. n. Bed. auftragen →141

Bufexamac OTC

Bufexamac ratioph. *Creme, Salbe 100g enth. 5g* **Duradermal** *Creme, Salbe, Fettsalbe, Lotio 100g enth. 5g* **Jomax** *Creme, Salbe 100g enth. 5g* **Parfenac** *Creme, Salbe, Fettsalbe, Emulsion 100g enth. 5g* **Windol** *Creme, Salbe Fettsalbe, Milch 1g enth. 50mg*	**Milderung von Entzüngssymptomen d. Haut bei enogenem Ekzem, chron. Ekzem →446:** 1-3 x tgl. auftragen

Phenolsulfonsäure (Gerbstoff) OTC

Tannolact *Creme 100 g enth. 400, 1000mg; Puder 100g enth. 1.2g; Pulver 100g enth. 40g; Lotio 100 g enth. 1g;* **Tannosynt** *Creme, Lotio 100g enth. 1g Konzentrat 100g enth. 40g*	**Hauterkrankungen mit Entzündung, Juckreiz oder Nässen;** Creme: 1-2 x tgl. dünn auftragen; Lotio: 1-2 x tgl. dünn auftragen; Puder: 1-2 x tgl. dünn auftragen; Pulver: in warmem Wasser auflösen für Bäder und Umschläge

A 13.2 Kortikosteroide

A 13.2.1 Schwach wirksame topische Kortikosteroide

Hydrocortison Rp

Ebenol *Creme 1g enth. 2.5, 5, 10mg; Lsg. (1ml=5mg)* **Fenistil Hydrocort** *Creme 1g enth. 2.5, 5mg; Lsg. (1ml=5mg)* **Hydrocortison Hexal** *Salbe 100g enth. 250, 500, 1000mg)* **Hydrocutan** *Creme, Salbe 100g enth. 1g*	**Entzündliche, allergische →459, pruriginöse Hauterkrankungen, chem. u. physikal. induzierte Dermatitiden:** 1-3 x tgl. auftragen

Prednisolon Rp

Linola-H N, Linola-H Fett N *Creme 100g enth. 400mg* **Prednisolon LAW** *Creme, Salbe 100g enth. 250mg*	**Akute Ekzeme →446 u. Dermatitiden:** 1-3 x tgl. auftragen

Kortikosteroide

A 13.2.2 Mittelstark wirksame topische Kortikosteroide

Alclometason Rp	
Delonal *Creme, Salbe 100g enth. 50mg*	Ekzeme →446, Dermatitiden: 1-2 x tgl. auftragen
Clobetason Rp	
Emovate *Creme, Salbe 100g enth. 50mg*	Leichtere Formen v. Ekzemen →446, seborrh. Dermatitis →447 u. steoridempfindl. Dermatosen: 2 x tgl. auftragen
Clocortolon Rp	
Kaban *Creme, Salbe 100g enth. 200mg* Kabanimat *Creme, Salbe 100g enth. 60mg*	Ekzeme →446, Neurodermitis →446, Psoriasis →454, Intertrigo: 1-2 x tgl. auftragen
Dexamethason Rp	
Dexa Loscon Mono *Lsg. 100g enth. 25mg* Dexamethason LAW *Creme, Salbe 100g enth. 50mg* Solutio Cordes Dexa N *Lsg. 100g enth. 20mg*	Ekzeme →446, Psoriasis capitis →454, auf Corticoide ansprechende akute Dermatitiden: 1-2 x tgl. auftragen
Flumetason Rp	
Cerson *Creme, Salbe, Lsg. 100g enth. 20mg* Locacorten *Creme, Salbe, Lotio 100g enth. 20mg*	Ekzeme →446, Neurodermitis →446, Psoriasis →454, Intertrigo, Lichen ruber →450, Lichen sclerosus, kut. Lupus erythemat.: 1 x tgl. auftragen
Fluprednideen Rp	
Decoderm *Creme, Paste 100g enth. 100mg; Salbe 100g enth. 50mg; Tinktur 100g enth.150mg*	Ekzeme →446, auf Corticoide ansprechende Dermatitiden: 1-3 x tgl. auftragen
Hydrocortisonbutyrat Rp	PRC C, Lactb
Alfason *Creme, Salbe, Emulsion, Lsg.(Crinale) 100g enth. 100mg* Laticort *Creme, Salbe 100g enth. 10mg*	Ekzeme →446, auf Corticoide ansprechende Dermatitiden: 2 x tgl. auftragen
Prednicarbat Rp	PRC C, Lact ?
Dermatop *Creme, Salbe, Fettsalbe, Lösung 100g enth. 250mg* Prednicarbat Acis *Creme, Salbe, Fettsalbe 100g enth. 250mg* Prednitop *Creme, Salbe, Fettsalbe 100g enth. 250mg*	Ekzeme →446, auf Corticoide ansprechende Dermatitiden: 1-2 x tgl. auftragen
Triamcinolonacetonid Rp	PRC C, PPB 80% (bei syst. Anwendung), Lact ?
Delphicort *Creme, Salbe 100g enth. 100mg* Kortikoid ratioph. *Creme, Salbe 100g enth. 100mg* Linalocort Triam *Creme 1g enth. 100mg* Triamgalen *Creme, Salbe, Lotion 100g enth. 100mg; Lsg. 100g enth. 200mg* Volon A *Creme, Salbe, Haftsalbe, Lotio 100g enth. 100mg* Volonimat *Creme, Salbe 100g enth. 25mg*	Ekzeme →446, auf Corticoide ansprechende Dermatitiden: 1-2 x tgl. auftragen

A 13 Haut – Arzneimittel

A 13.2.3 Stark wirksame topische Kortikosteroide

Amcinonid Rp
PRC C, Lact –

| Amciderm *Creme, Salbe, Fettsalbe, Lotio 100g enth. 100mg* | Ekzeme →446, Lichen ruber →450, steroidempfindliche Dermatosen: 1–2 x tgl. auftragen |

Betamethason Rp
PRC C, Lact –

Bemon *Creme, Salbe, 100g enth. 122mg*
Betnesol V *Creme, Salbe, Lotio, Lsg.(Crinale) 100g enth. 100mg*
Celestan V *Creme, Salbe, 100g enth. 100mg*
Diprosis *Salbe, Gel 100g enth. 50mg*
Diprosone *Creme, Salbe, Lsg. 100g enth. 50mg*

Ekzeme →446, steroidempfindliche Dermatosen: 1–2 x tgl. auftragen

Desoximetason Rp
PRC C, Lact ?

Topisolon *Salbe, Fettsalbe 100g enth. 250mg* — Ekzeme →446, steroidempfindliche Dermatosen: 1–2 x tgl. auftragen

Diflucortolon Rp

Nerisona *Creme, Salbe, Fettsalbe 100g enth. 100mg* — Ekzeme →446, steroidempfindliche Dermatosen: 1–2 x tgl. auftragen

Fluocinolon Rp

Flucinar *Creme, Salbe 100g enth. 25mg*
Jellin *Creme, Salbe 100g enth. 25mg*
Jellisoft *Creme 100g enth. 10mg*

Entzündliche, entzündllich-juckende u. allerg. Dermatosen →459: 1–2 x tgl. auftragen

Fluocinonid Rp
PRC C, Lact ?

Topsym *Creme, Salbe, Fettsalbe, Lösung 100g enth. 50mg* — Entzündliche, entzündllich-juckende u. allerg. Dermatosen →459: 1–2 x tgl. auftragen

Methylprednisolon Rp
HWZ 2–3h, PRC C, Lact ?

Advantan *Creme, Salbe, Lsg., Milch 100g enth. 100mg* — Endogene und exogene Ekzeme →446, Neurodermitis →446: 1 x tgl. auftragen

Mometason Rp
PRC C, Lact ?

Ecural *Fettcreme, Salbe, Lösung 100g enth. 100mg* — Entzündliche und juckende steroid-empfindliche Dermatosen: 1 x tgl. auftragen

A 13.2.4 Sehr stark wirksame topische Kortikosteroide

Clobetasol Rp

Clobegalen *Creme, Salbe, Lsg., Lotion 50mg*
Clobetasol Acis *Creme, Salbe, Fettsalbe, Lsg. (Crinale) 100g enth. 50mg*
Dermoxin *Creme, Salbe 100g enth. 50mg*
Dermoxinale *Lsg.(Crinale) 100g enth. 50mg*
Karison *Creme, Salbe, Fettsalbe, Lsg.(Crinale) 100g enth. 50mg*

Psoriasis →454, akutes und chron. Ekzem →446, Lichen ruber planus →450, Lichen sclerosus et atrophicans, Pustulosis palmaris et plantaris: 1 x tgl. auftragen, max. 20% der KOF, max. 50g Salbe/Creme pro W.

A 13.3 Antipsoriatika
A 13.3.1 Antipsoriatika – Externa

Calcipotriol Rp

Calcipotriol Hexal Salbe 100g enth. 5mg **Daivonex** Creme, Salbe, Lsg. 100g enth. 5mg **Psorcutan** Creme, Salbe, Lsg. 100g enth. 5mg	Leichte bis mittelschwere Psoriasis →454: 2 x tgl. auftragen

Dithranol Rp

Micanol 1%, 3% Creme 100g enth. 1, 3mg	Subakute/chron. Psoriasis →454: 2 x tgl. auftragen

Dithranol + Harnstoff Rp

Psoradexan Creme 1g enth. 0.5, 1, 2mg + je 170mg Harnstoff	Subakute/chron. Psoriasis →454: 2 x tgl. auftragen

Dithranol + Salicylsäure Rp

Psoralon MT Salbe 100g enth. 0.5, 1, 2, 3g + je 2g Salicylsäure	Psoriasis →454: 1 x tgl. auftragen, n. 10–20min. wieder gründlich abwaschen

Steinkohlenteer Rp

Lorinden Teersalbe Salbe 1g enth. 15mg **Tarmed** Shampoo 100g enth. 4g	Seborrhoische Dermatitis →447, Seborrhoe oleosa, Pityriasis simplex capitis, Psoriasis d. Kopfhaut →454: 1-2 x/W. auftragen/anwenden

A 13.3.2 Antipsoriatika – Interna

Wm/Wi (Acitretin): Vitamin A-Derivat, normalisiert Wachstum/Differenzierung v. Haut- u. Schleimhautzellen
Wm/Wi (Ammoidin): = Psoralen, Proliferation von Epidermiszellen und Lymphozyten ↓ unter Lichteinfluss;
Wm/Wi (Ciclosporin, Methotrexat): Hemmung aktivierter T-Zellen, deren Zytokine zur Hyperproliferation der Keratinozyten beitragen
Wm/Wi (Efalizumab): monoklonaler AK, bindet an Oberfläche von T-Lymphozyten, die nicht mehr aus der Blutbahn ins Gewebe einwandern können ⇒ Unterdrückung des Entzündungsprozesses
UW (Acitretin): Trockenheit von Haut u. Schleimhäuten, Lippenentzündung, Haarausfall, Transaminasen ↑, BB-Veränderungen, Lipide ↑
UW (Ammoidin): Pruritus, Erythem, Verbrennungen, Nausea, Kopfschmerzen, Pigmentstrg., Hypertrichose
UW (Ciclosporin): Nierenschädigung, Leberfunktionsstörung, Kardiotoxizität, Tremor, Hirsutismus, Gingivahypertrophie, Ödeme
UW (Efalizumab): Fieber, Kopfschmerzen, Schüttelfrost, Übelkeit, Muskelschmerzen, Rückenschmerzen, Asthenie, Leukozytose, Lymphozytose, Thrombopenie, Urticaria, Arthritis
UW (Methotrexat): Exanthem, Haarausfall, GI-Ulzera, Übelkeit, Hämatopoesestörung
KI (Acitretin): Leber-, Niereninsuffizienz, Diabetes mellitus, Frauen im gebärfähigen Alter, SS/SZ
KI (Ammoidin): lichtprovozierbare Dermatosen, Ki.< 12J., Katarakt, Tuberkulose, Leber-/Niereninsuff., SS/SZ
KI (Ciclosporin): Nierenfunktionsstrg., unkontrollierte art. Hypertonie, unkontrollierte Infektionen, Tumoren, schwere Lebererkr., SZ; Cave in SS
KI (Efalizumab): Malignome, aktive Tuberkulose, schwere Infektionen, Immunschwächen, Psoriasis guttata, Ps. erythrodermatica, Ps. pustulosa
KI (Methotrexat): akute Infektionen, schwere Knochenmarkdepression, Leberfunktionsstrg., GI-Ulzera, Niereninsuff., SS/SZ
Ink (Methotrexat): Cisplatin, NSARs, Penicilline, Probenecid, Salizylate, Sulfonamide

A 13 Haut – Arzneimittel

Acitretin Rp	HWZ 50 (60)h, Q0 1.0, PPB 99%, PRC X, Lact ?
Neotigason Kps. 10, 25mg	**Psoriasis, Hyperkeratosis palmoplantaris, M. Darier, Pustulosis palmoplant., Ichthyosis** →449, **Pityriasis rubra pilaris, Lichen ruber planus** →450: ini 30mg/d p.o. f. 2–4 W., dann ggfs. bis max. 75mg/d; **Ki.:** ini 0.5mg/kg/d, ggfs. bis 1mg/kg/d, max. 35mg/d, Erh.Dos. 0.1mg/kg/d, max. 0.2mg/kg/d
Ciclosporin Rp	HWZ 7–8 (16–19)h, Q0 1.0, PPB 90%, th. Serumspiegel (µg/l): 100–300
Cicloral Kps. 25, 50, 100mg; Lsg. (1ml = 100mg) **Immunosporin** Kps. 25, 50, 100mg **Sandimmun** Kps. 10, 25, 50, 100mg; Susp.(1ml = 100mg); Amp. 50mg/1ml, 250mg/5ml	**Schwerste Formen d. Psoriasis** →454: 2,5mg/kg/d p.o., max. 5mg/kg/d; Kreatinin-Ktr.!; **DANI:** KI →172
Efalizumab Rp	HWZ 5,5–10,5 d
Raptiva Inj.Lsg 125mg/1.25ml	**Mittelschwere bis schwere Psoriasis** →454: ini 0.7mg/kg, dann 1x/W. 1mg/kg s.c. f. 12W., Fortsetzung bei Ansprechen
Methoxsalen Rp	HWZ 5h, Q0 1
Meladinine Tbl. 10mg	**Schwere Psoriasis** →454, **Mycosis fungoides, Vitiligo:** 0.6mg/kg 2h vor UV-A-Bestrahlung
Methotrexat Rp	HWZ 5–9h, Q0 0.06, PPB 50%, PRC X, Lact –
Lantarel Tbl. 2.5, 7.5, 10mg; Fertigspr. 7.5mg/1ml, 10mg/1.34ml, 15mg/2ml, 20mg/2.67ml, 25mg/1ml **Metex** Tbl. 2.5, 7.5, 10mg; Inj.Lsg., Fertigspr. 7.5mg/1ml, 10mg/1.34ml, 15mg/2ml, 20mg/2.67ml, 25mg/3.34ml **MTX Hexal** Tbl. 2.5, 7.5, 10mg; Inj.Lsg. 5mg/2ml, 10mg/4ml, 25mg/1ml, 50mg/2ml, 500mg/20ml, 1g/40ml, 5g/200ml	**Schwerste Formen d. Psoriasis** →454: 7.5–25mg 1x/W. p.o./s.c./i.m./i.v., max. 30mg/W.; →108

A 13.4 Aknemittel

A 13.4.1 Aknemittel – antibiotikahaltige Externa

Clindamycin Rp	
Basocin Gel 100g enth. 1g; Lsg. 100ml enth. 1g **Zindaclin** Gel 100g enth. 1g	**Akne vulgaris** →441: 1–2 x tgl. auftragen
Erythromycin Rp	
Aknefug EL Lsg. 100ml enth. 1g **Aknemycin** Salbe, Lsg. 100g enth. 2g **Eryaknen, Erydermec** Gel 100g enth. 2, 4g **Inderm** Lsg. 100g enth. 1g; Gel 100g enth. 2, 4g **Sanasepton** Gel 100g enth. 2, 4g **Skid Gel** 100g enth. 2, 4g	**Akne vulgaris** →441: 2 x tgl. auftragen
Nadifloxacin Rp	
Nadixa Creme 1g enth. 10mg	**Akne vulgaris** →441: 2 x tgl. auftragen für 8 W., max. f. 12W.
Tetracyclin Rp	
Imex Salbe 100g enth. 3g	**Akne vulgaris** →441: 1–2 x tgl. auftragen

Aknemittel

A 13.4.2 Aknemittel – sonstige Externa

Adapalen Rp — PRC C, Lact ?

Differin *Creme, Gel 100g enth. 100mg*	Akne vulgaris →441: 1 x tgl. auftragen

Azelainsäure — PPB 43%

Skinoren *Creme 100g enth. 20g; Gel 100g enth. 15g*	Akne vulgaris →441, papulopustulöse Rosacea →443: 2 x tgl. auftragen

Benzoylperoxid OTC — PRC C, Lact ?

Aknefug-oxid *Gel 100g enth. 3, 5, 10g; Susp. 100g enth. 4g* **Akneroxid** *Gel 100g enth. 5, 10g; Susp. 100g enth. 4g* **Benzoyt** *Creme 100g enth. 5, 10g* **Benzaknen** *Gel 100g enth. 5, 10g; Susp. 100ml enth. 5g* **Klinoxid** *Gel 100g enth. 5g; Creme 100g enth. 5, 10g* **Panoxyl** *Gel 100g = 5, 10g; Creme 100g = 2.5, 5g; Emuls. 100g = 10g; Lotio 100g = 5g*	Akne vulgaris →441: 1-2 x tgl. auftragen

Isotretinoin Rp — PRC X, Lact -

Isotrex *Gel 100g enth. 50mg; Creme 100g enth. 50, 100mg*	Akne vulgaris →441: 1-2 x tgl. auftragen

Tretinoin Rp — PRC C (top)/D (syst.), Lact ? (top)/– (syst.)

Airol *Creme, Lsg. 100g enthh. 50mg* Cordes VAS *Creme 100g enth. 50mg*	Akne vulgaris →441, Halogenakne, Akne medicamentosa: 1-2 x tgl. auftragen

A 13.4.3 Aknemittel – Interna

Wm/Wi (Isotretinoin): Mitoserate von Epidermiszellen ↑, Auflockerung der Hornschicht, Talgproduktion ↓
Wm/Wi (Minocyclin): = Tetracyclin-Antibiotikum; hemmt Lipase der Propionibakterien
UW (Isotretinoin): Trockenheit von Haut u. Schleimhäuten, Lippenentzündung, Haarausfall, Transaminasen ↑, BB-Veränderungen, Lipide ↑
UW (Minocyclin): Schwindel, Kopfschmerzen, Übelkeit, allerg. Hautreaktionen, phototoxische Reaktionen, revers. Knochenwachstumsverzögerung (Ki. < 8J.), irreversible Zahnverfärbung und Zahnschmelzschädigung (Ki. < 8J.), intrakranieller Druck ↑, BB-Veränderungen, Superinfekt. durch Bakterien bzw. Sprosspilze
KI (Isotretinoin): Leber- u. Niereninsuffizienz, Diabetes mellitus, SS/SZ, Frauen im gebärfähigen Alter
KI (Minocyclin): Tetracyclin-Überempfindlichkeit, schwere Leberfunktionsstrg., Niereninsuff., Ki. < 8J., SS/SZ

Isotretinoin Rp — HWZ 10-20h, Qo 1.0, PPB 99%, PRC X, Lact -

Aknefug Iso *Kps. 10, 20mg* **Aknenormin** *Kps. 10, 20mg* **Isoderm** *Kps. 10, 20mg* **Isotretinoin Isis** *Kps. 10, 20mg* **Isotretinoin ratioph.** *Kps. 10, 20mg*	Schwere therapieresistente Formen der Akne →441: ini 0.5mg/kg/d p.o., Erh.Dos. 0.5-1mg/kg/d, in schweren Fällen bis 2mg/kg/d; Gesamtdosis pro Behandlung 120mg/kg

Minocyclin Rp — HWZ 11-22h, Qo 0.85, PPB 70-75%, PRC D, Lact +

Aknefug Mino *Kps. 50mg* **Aknosan** *Tbl. 50mg* **Minakne** *Tbl. 50mg* **Minocyclin ratioph.** *Kps. 50, 100mg* **Skid** *Tbl. 50, 100mg* **Udima** *Kps. 50, 100mg*	Akne vulgaris →441: 2 x 50mg p.o.; →150

222 A 13 Haut – Arzneimittel

Doxycyclin Rp	HWZ 12–24h, Q0 0.7, PPB 80–90%, PRC D, Lact ?
Aknefug Doxy *Tbl. 50mg* **Doxakne** *Tbl. 50mg* **Doxyderma** *Tbl. 50, 100mg*	Acne vulgaris →441, Rosacea →443: 1 x 100mg p.o. f. 7–21d, dann 1 x 50mg f. 2–12W.; **DANI** nicht erforderl. →150

A 13.5 Antiinfektiva
A 13.5.1 Antibiotika

Chloramphenicol + Natriumbituminosulfonat Rp	
Ichthoseptal *Creme 100g enth. 1g+2g,* *Lsg. 100g enth. 1g+0.5g*	Impetiginisierte Dermatosen u. Ekzeme, Pyodermien, Impetigo: 2–3 x tgl. auftragen

Chlortetracyclin Rp	
Aureomycin *Salbe 100g enth. 3g*	Bakt. infizierte Wunden, Verbrennungen, Pyodermien, Furunkulose, Ulcus cruris: 1–2 x tgl. auftragen

Framycetin Rp	
Leukase N *Salbe 100g enth. 2g;* *Puder 100g enth. 2g* **Sofra-Tüll** *imprägnierter Gittertüll*	Pyodermien, Ulcus cruris, Dekubitus, infizierte Wunden, Impetigo, Verbrennungen, bakt. bedingte Ekzeme: 1 x tgl. auftragen

Fusidinsäure Rp	
Fucidine *Creme, Salbe 100g enth. 2g; Wundgaze* **Fusicutan** *Creme, Salbe 100g enth. 2g*	Infizierte Hauterkrankungen: 2–3 x tgl. auftragen; Gaze: 2–3d belassen

Gentamicin Rp	PRC C, Lact ?
Refobacin *Creme 100g enth. 100mg* **Sulmycin** *Creme, Salbe 100g enth. 100mg*	Ulcus cruris, Dekubitus: 2–3 x tgl. auftragen

Neomycin + Bacitracin Rp	
Nebacetin *Salbe, Lösung 1g enth. 3250+250 IE;* *Puderspray 1ml enth. 1083+83 IE* **Neobac** *Salbe 1g enth. 5mg+500 IE*	Infektionen d. Haut, Ulcus cruris, Mastitis nach Inzision, Pro. v. Nabelinfektionen: mehrmals tgl. auftragen

A 13.5.2 Virustatika

Aciclovir OTC/Rp	PRC B, Lact ?
Acerpes, Acic, Aciclovir ratioph., Aciclostad, Zovirax *Creme 100g enth. 5g*	Herpes labialis →461, Herpes genitalis →504: 5 x tgl. auftragen

Foscarnet Rp	
Triapten *Creme 100g enth. 2g*	Herpes labialis →461, Herpes genitalis →504, Herpes integumentalis: 6 x tgl. auftragen

Idoxuridin + Dimethylsulfoxid Rp	
Virunguent *Salbe 1g enth. .2+18mg* **Zostrum** *Lösung 1ml enth. 50mg+1.07g*	Herpes labialis →461, Herpes zoster →462: 4–5 x tgl. auftragen

Penciclovir OTC	PRC B, Lact –
Fenistil Pencivir *Creme 100g enth. 1g*	Rezidiv. Herpes labialis →461: 6–8 x tgl. auftragen

Antiinfektiva

A 13.5.3 Antimykotika

Amorolfin OTC

Loceryl Creme 100g enth. 250mg; Nagellack 1ml enth. 50mg	Hautmykosen d. Dermatophyten, kutane Candidose →452: 1 x tgl. auftragen; Nagelmykosen→451: Nagellack 1-2 x/W. auftragen

Bifonazol OTC

Bifomyk Creme, Gel 100g enth. 1g; Lösung 1ml enth. 10mg; Spray 1 Hub = 1.4mg Bifon Creme, Gel 100g enth. 1g; Lösung 1ml enth. 10mg; Spray 1 Hub = 1.4mg Bifonazol Hexal Creme, Lsg., Spray 100g enth. 1g Canesten extra Creme, Gel, Spray 100g enth. 1g Mycospor Creme, Gel, Lsg., Spray 100g enth. 1g	Hautmykosen durch Dermatophyten, Hefen, Schimmelpilze, Mallassezia furfur, Inf. d. Corynebakt. minutissimum: 1 x tgl. auftragen

Ciclopirox OTC/Rp

Batrafen Creme, Vaginalcreme, Gel, Puder, Lösung, Shampoo 100g enth. 1g Ciclopirox ratioph. Creme, Lösung 100g enth. 1g Ciclopirox Winthrop Nagellösung 100g enth. 8g Inimur Myko Vaginalcreme 100g enth. 1g; Vaginalsupp. 100mg Nagel Batrafen Nagellösung 100g enth. 8g Sebiprox Lsg. 100g enth. 1.5g	Alle Dermatomykosen →451: 2 x tgl. auftragen; Nagelmykosen →451: Nagellösung W. 1-4: alle 2d auftragen, W. 5-8: 2 x/W., ab W. 9: 1 x/W.; vaginale Candidose →505: 1 x tgl. 100mg vag.; seborrhoische Dermatitis d. Kopfhaut: 1-3 x/W. auf die Kopfhaut auftragen, einmassieren und ausspülen

Clotrimazol OTC/Rp   HWZ 3.5-5h, PRC B, Lact ?

Antifungol Creme, Lsg., Spray, Vaginalcreme 100g enth. 1, 2g; Vaginaltbl. 100, 200, 500mg Canifug Creme, Lsg. 100g enth. 1g; Vaginalcreme 100g enth. 1, 2g; Vaginalsupp. 100, 200, 500mg Canesten Creme, Lsg., Spray 100g enth. 1g; Canesten Gyn Vaginalcreme 100g enth. 1, 2, 10g; Vaginaltbl. 100, 200, 500mg Fungizid ratioph. Creme, Vaginalcreme, Spray 100g enth. 1g; Vaginaltbl. 100, 200mg Mykofug Creme, Lsg. 100g enth. 1g	Hautmykosen durch Dermatophyten, Hefen, Schimmelpilze, Mallassezia furfur, Inf. d. Corynebakt. minutissimum: 2-3 x tgl. auftragen; vaginale Mykosen: einmalig 1Applikatorfüllung Creme 10% oder 1 Tbl. 500mg vag.; 1 x 1 Applikatorfüllung Creme 2% oder 1 Tbl./Supp. 200mg vag. f. 3d; 1 x 1 Applikatorfüll. Creme 1% oder 1 Tbl./Supp. 100mg vag. f. 6d;

Econazol OTC/Rp   PRC C, Lact ?

Epi-Pevaryl Creme, Lsg., Spray, Lotio 100g enth.1g Gyno-Pevaryl Ovulum 50, 150, 150(ret.)mg; Vaginalcreme 100g enth. 1g	Alle Dermatomykosen →451: 2-3 x tgl. auftragen; vaginale Mykosen: einmalig 150mg(ret.) vag.; 1 x 150mg f. 3d; 1 x 50mg f. 6d

Ketoconazol OTC   PRC C, Lact ?

Nizoral Creme 100g enth. 2g Terzolin Creme, Lösung 100g enth. 2g	Seborrhoische Dermatitis →447: 2 x tgl. auftragen Pityriasis versicolor: 1 x tgl. auftragen

Miconazol OTC/Rp   PRC C, Lact ?

Daktar Creme, Mundgel 100g enth. 2g Fungur M Creme, Vaginalcreme 100g enth. 2g; Ovulum 100mg Gyno Daktar Vaginalcreme 100g enth. 2g Micotar Creme, Lsg., Paste, Mundgel 100g enth. 2g	Dermatomykosen →451, miconazolempfindliche grampos. Hautinfekte: 2 x tgl. auftragen; Mundsoor: Erw. u. Ki.: 4 x 1/2 Meßl. p.o.; Säugl.: 4 x 1/4 Meßl.; vaginale Candidose: 1 x 1 Applikatorfüll. vag.; 1 x 1 Ovulum 100mg vag.

A 13 Haut – Arzneimittel

Naftifin OTC	PRC B, Lact ?
Exoderil *Creme, Gel, Lösung 100g enth. 1g*	**Dermatomykosen d. Dermatophyten, Hefen, Schimmelpilze:** 1 x tgl. auftragen

Nystatin OTC	PRC C, Lact ?
Adiclair *Creme, Salbe, Mundgel 100g enth. 10 Mio IE* Candio-Hermal *Creme, Salbe 100g enth. 10 Mio IE; Mundgel 100g enth. 25 Mio IE* Lederlind *Paste, Mundgel 100g enth. 10 Mio IE* Nystaderm *Creme, Paste Mundgel 100g enth. 10 Mio IE*	**Hautinfektionen durch nystatinempf. Hefepilze:** 2-3 x tgl. auftragen; **Mundsoor: Erw. u. Ki.:** 4 x 1g Gel p.o.; **Säugl.:** 4 x 0.5-1g;

Sertaconazol OTC	
Mykosert *Creme 100g enth. 2g* Zalain *Creme 100g enth. 2g; Nagelpflaster (S, M, XL,*	**Dermatomykosen d. Dermatophyten, Hefen:** 2 x tgl. auftragen; **Onychymkose:** Pflaster alle 7d wechseln, Th.-Dauer max. 24W.

Terbinafin OTC	
Lamisil *Creme, Gel, Spray 100g enth. 1g* Terbinafinhydrochlorid Al/Stada *Creme 100g enth. 1g*	**Dermatomykosen d. Dermatophyten u. Hefepilze, Pityriasis versicolor:** 1 x tgl. auftragen

Tioconazol OTC	PRC C, Lact -
Mykontrol *Creme, Lotio, Puder, Spray 100g enth. 1g*	**Dermatomykosen d. Dermatophyten, Hefen, Schimmelpilze, Pityriasis versicolor, Erthrasma:** 2 x tgl. auftragen

A 13.5.4 Antiparasitäre Mittel

UW (Benzylbenzoat): Kontaktdermatitis, Urtikaria
UW (Allethrin/Pipernoylbutoxid): Reizung von Haut und Schleimhäuten
KI (Benzylbenzoat): Anw.Beschr. bei Säugl./Kleinkindern
KI (Lindan): SS/SZ
KI (Malathion): Säugl.
KI (Allethrin/Pipernoylb.): SS (1. Trim.), SZ, Säugl.

Benzylbenzoat OTC	PRC B
Antiscabiosum 10%, 25% *Emuls. 100g enth. 10, 25g*	**Scabies** →449: An 3d gesamten Körper (ohne Kopf) einreiben; **Ki.:** 10% Emulsion verwenden

Lindan Rp	PRC B, Lact ?
Jacutin *Gel, Emuls. 100g enth. 300mg*	**Scabies** →449: An 3d gesamten Körper (ohne Kopf) abends einreiben, am nächsten Morgen abwaschen; **Ki. 3–10J.:** n. 3h abwaschen

Allethrin + Piperonylbutoxid OTC	
Jacutin N *Spray 1g enth. 6.6+26.4mg* Spregal *Spray 1g enth. 6.3+50.4mg*	**Befall mit Kopfläusen →451, Schildläusen, Kleiderläusen, Scabies** →449: einmalige Applikation auf die befallenen Areale, ggfs. Wdh. nach 8d

Pyrethrine + Piperonylbutoxid + Chlorocresol	PRC B
Goldgeist Forte *Lsg. (100g enth. 75+ 700+900mg)*	**Befall mit Kopf-, Filz-, Kleiderläusen** →451: 30–45min. einwirken lassen, dann ausspülen

Keratolytika

A 13.6 Keratolytika

Harnstoff OTC

Basodexan Creme, Fettcreme, Salbe 100g enth. 10g **Elacutan** Creme, Salbe 100g enth. 10g **Linola Urea** Creme 100g enth. 12g **Nubral** Creme, Salbe 100g enth. 10g **Ureotop** Creme, Salbe 100g enth. 12g	Trockene rauhe Haut, Ichthyosis, Intervall- und Nachbehandlung abgeklungener Dermatosen bei Corticoid- und Phototherapie: 1–2 x tgl. auftragen

Salicylsäure OTC

Guttaplast Pflaster enth. 1.39g **Salicylvaseline** Salbe 100g enth. 2, 5, 10g **Verrucid** Lösung 100g enth. 10g	Hyperkeratosen: Pflaster: 2d belassen Lösung: 2 x tgl. auftragen

Salicylsäure + Fluorouracil + Dimethylsulfoxid Rp

Verrumal Lsg. 100g enth. 10+0.5+8g	Vulgäre Warzen →461, plane juvenile Warzen →461, Dornwarzen: 2–3 x tgl. auftragen

Salicylsäure + Milchsäure OTC

Duofilm Lösung 100g enth. 16.7+16.7g	Warzen →461: 3–4 x tgl. auftragen

A 13.7 Sonstige Externa

Wm/Wi (Bamipin, Chlorphenoxamin, Clemastin, Tripellenamin): lokal wirks. Antihistaminika
Wm/Wi (Becaplermin) rekombinater humaner thrombozytärer Wachstumsfaktor ⇒ Proliferation von Zellen, die an der Wundheilung beteiligt sind
Wm/Wi (Eflornithin): Hemmung d. Ornithin-Decarboxylase ⇒ Putrescinsynthese ↓ ⇒ Zellwachstum im Haarfollikel ↓
Wm/Wi (Immiquimod): Immunmodulation durch Induktion von Zytokinen
Wm/Wi (Pimecrolimus, Tacrolimus): immunsuppressiv, Hemmung von Produktion und Freisetzung proinflammatorischer Zytokine

Bamipin OTC

Soventol Gel 1g enth. 20mg	Juckreiz, Insektenstiche, Sonnenbrand, Quallenerytheme, Kälteschäden, leichte Verbrennungen: mehrmals tgl. auftragen

Becaplermin Rp

PRC C, Lact ?

Regranex Gel 1g enth. 100µg	Chron. neuropath. diabet. Ulzera: 1 x tgl. auftragen; Gesamt-Th.-Dauer max. 20 W.

Chlorphenoxamin OTC

Systral Creme, Gel 1g enth. 15mg	Insektenstiche, Sonnenbrand, Quallenerytheme, Frostbeulen, leichte Verbrennungen, Urtikaria, Ekzeme: mehrmals tgl. auftragen

Clemastin OTC

Tavegil Gel 1g enth. 0.3mg	Juckende u. allerg. Hauterkrankungen, Sonnenbrand, Insektenstiche: mehrmals tgl. auftragen

A 13 Haut – Arzneimittel

Dimetinden OTC	
Fenistil Gel 1g enth. 1mg	Juckende u. allerg. Hauterkrankungen, Sonnenbrand, Insektenstiche: mehrmals tgl. auftragen
Eflornithin Rp	
Vaniqa Creme 1g enth. 115mg	Hirsutismus i. Gesicht b. Frauen: 2 x tgl. auftragen
Cl. histolyticum-Kollagenase + Proteasen Rp	
Iruxol N Salbe 1g enth. 1.2 E+0.24 E	Enzymat. Reinigung kutaner Ulzera v. nekrotischem Gewebe: 1–2 x tgl. auftragen
Imiquimod Rp	PRC B, Lact ?
Aldara Creme 100g enth. 5g	Condylomata acuminata →458: 3 x W. auftragen
Pimecrolimus Rp	
Elidel 1% Creme 1g enth. 10mg Douglan 1% Creme 1g enth. 10mg	Leichtes bis mittelschweres atop. Ekzem →446: 2 x tgl. auftragen bis Abheilung; Ki. s. Erw.
Tacrolimus Rp	
Protopic 0.03%, 0.1% Salbe 1g enth. 0.3, 1mg	Mittelschweres bis schweres atop. Ekzem →446: ini 0.1% 2 x tgl. auftragen, nach 2–3W. 0.03% bis Abheilung; Ki. >2J.: 0.03% 2 x tgl. auftragen, nach 2–3 W. 1 x tgl. bis Abheilung
Tripelennamin OTC	
Azaron Stick 5,75g enth. 115mg	Insektenstiche, n. Kontakt m. Quallen, Brennesseln: 1 x tgl. auftragen

A 13.8 Haarwuchsmittel

Wm/Wi (Finasterid): Hemmung der 5α-Reduktase ⇒ Umwandlungshemmung von Testosteron in Dihydrotestosteron ⇒ Haardichte ↑
Wm/Wi (Minoxidil): unbekannt
UW (Finasterid): Libido- u. Erektionsstrg., Gynäkomastie, Lippenschwellung, Hautausschlag; Tablettenbruch darf von schwangeren Frauen nicht berührt werden!
UW (Minoxidil): Pruritus, Hautabschuppung, Dermatitis, Salz- u. Wasserretention, Tachykardie, Schwindel, AP, Otitis externa, Hypertrichose, Haarausfall
KI (Finasterid): Frauen
KI (Minoxidil): Frauen, Männer < 18 bzw. > 49 J., Glatzenbildung im Schläfenbereich, Anw. anderer topischer Arzneimittel an der Kopfhaut, plötzlich auftretender oder unregelmäßiger Haarausfall

Finasterid Rp-L!	HWZ 6h, Qo 1.0, PPB 93%, PRC X, Lact -
Propecia Tbl. 1mg	Androgenetische Alopezie →444: 1 x 1mg p.o.
Minoxidil Rp-L!	PRC C, keine PPB, Lact ?
Regaine Frauen Lsg. 1ml enth. 20mg Regaine Männer Lsg. 1ml enth. 50mg	Androgenetische Alopezie →444: 2 x tgl. 1ml auf die Kopfhaut im Tonsurbereich auftragen

A 14 Auge – Arzneimittel

A 14.1 Oberflächenanästhetika

UW: allerg. Reaktionen, Hornhautschäden bei längerer Anwendung

Oxybuprocain Rp

Conjuncain-EDO *AT 1ml = 4mg* Novesine 0.4% *AT 1ml = 4mg*	1-2 Gtt. 30 Sek. vor **Tonometrie**; bei kleinen chir. Eingriffen: 3-6 x 1 Gtt. im Abstand von 30-60 Sek.

Oxybuprocain + Fluorescein Rp

Thilorbin *AT 1ml = 4+0.8mg*	1-2 Gtt. 30 Sek. vor **Tonometrie**; bei kleinen chir. Eingriffen: 3-6 x 1 Gtt. im Abstand von 30-60 Sek.

Proxymetacain Rp

Proparakain-POS 0,5% *AT 1ml = 5mg*	1-2 Gtt. 30 Sek. vor **Tonometrie**; bei kleinen chir. Eingriffen: 3-6 x 1 Gtt. im Abstand von 30-60 Sek.

A 14.2 Antiinfektiva
A 14.2.1 Aminoglykoside

Gentamicin Rp — PRC C, Lact ?

Refobacin, Gentamicin-POS, Gentamytrex *AT 1ml = 3mg; AS 1g = 3mg*	3-5 x 1 Gtt. bzw. Salbenstrang

Kanamycin Rp

Kanamycin-POS, Kanamytrex, Kana-Stulln, Kan-Ophtal *AT 1ml = 5mg; AS 1g = 5mg*	3-6 x tgl.

Tobramycin Rp — PRC B, Lact -

Tobramaxin *AT 1ml = 3mg; AS 1g = 3mg*	3-6 x tgl.

A 14.2.2 Breitspektrumantibiotika

Chloramphenicol Rp — PRC C, Lact -

Posifenicol C *AS 1g = 10mg*	3-5 x 1 Gtt. bzw. Salbenstrang

Chlortetracyclin Rp

Aureomycin *AS 1g = 10mg*	3-5 x 1 Gtt. bzw. Salbenstrang

Ciprofloxacin Rp — PRC C, Lact -

Ciloxan *AT 1ml = 3mg*	2-4stdl. 1 Gtt.

Erythromycin + Colistin Rp

Ecolicin *AS 1g = 5+5mg; AT 1ml = 5+5mg*	alle 2-3h 1 Salbenstrang bzw. 1-2 Gtt.

Fusidinsäure Rp

Fucithalmic *AT 1g = 10mg*	3-5 x 1 Gtt.

228 A 14 Auge – Arzneimittel

Levofloxacin Rp	
Oftaquix *AT 1ml = 5mg*	d1+2: bis 8 x 1-2 Gtt., d3-5: 4 x 1-2 Gtt.
Lomefloxacin Rp	PRC C, Lact ?
Okacin *AT 1ml = 3mg*	2-3 x 1 Gtt.
Ofloxacin Rp	PRC C, Lact -
Floxal *AT 1ml = 3mg; AS 1g = 3mg*	3-5 x 1 Gtt. bzw. Salbenstrang
Oxytetracyclin Rp	
Oxytetracyclin *AS 1g = 10mg*	3-5 x 1 Gtt. bzw. Salbenstrang
Polymyxin B + Neomycin + Gramicidin Rp	PRC C, Lact ?
Polyspectran *AT 1ml = 7.500 + 3.500 I.E. + 0.02mg*	3-5 x 1 Gtt.; in akuten Fällen alle 2h

A 14.2.3 Antimykotika

Natamycin Rp	
Pima Biciron N *AS 1g = 10mg*	6 x 1 Salbenstrang

A 14.2.4 Virustatika

Aciclovir Rp	PRC B, Lact ?
Acic Ophtal *AS 1g = 30mg* **Virupos** *AS 1g = 30mg* **Zoliparin** *AS 1g = 30mg* **Zovirax** *AS 1g = 30mg*	5 x 1 Salbenstrang
Trifluridin Rp	PRC C, Lact ?
Triflumann *AS 1g = 20mg*	4-6 x 1 Gtt. bzw. Salbenstrang

A 14.2.5 Antiseptika

Bibrocathol OTC	
Noviform *AS 1g = 20, 50mg* **Posiform** *AS 1g = 20mg*	3-5 x 1 Salbenstrang

A 14.3 Antiphlogistika

A 14.3.1 Kortikoide

UW: Glaukom, Katarakt, Hornhautulcus, Sekundärinfektion
KI: bakterielle, virale u. pilzbedingte Augenerkr., Verletzungen, Hornhautulzera

Dexamethason Rp	PRC C, Lact -
Dexapos, Dexa-sine, Isopto-Dex, Spersadex, Totocortin *AT 1ml = 1mg*	4-6 x 1 Gtt.
Fluorometholon Rp	PRC C, Lact ?
Efflumidex *AT 1ml = 1mg* **Fluoro Ophtal** *AT 1ml = 1mg* **Fluoropos** *AT 1ml = 1mg*	2-4 x 1-2 Gtt.

Antiphlogistika

Hydrocortison Rp		PRC C (top), Lact ?
Ficortril *AS 1g = 5mg* **Hydrocortison POS** *AS 1g = 10, 25mg*	2-3 x 1 Salbenstrang	
Loteprednol Rp		
Lotemax *AT 1ml = 5mg*	4 x 1-2 Gtt.	
Prednisolon Rp		PRC C, Lact -
Inflanefran *AT 1ml = 1.2, 10mg,* **Predni POS** *AT 1ml = 5, 10mg* **Ultracortenol** *AT 1ml = 5mg; AS 1g = 5mg*	2-6 x 1-2 Gtt.; 2-4 x 1 Salbenstrang	
Rimexolon Rp		PRC C, Lact ?
Vexol *AT 1ml = 10mg*	4 x 1 Gtt.	

A 14.3.2 Antibiotika-Kortikoid-Kombinationen

Chloramphenicol + Prednisolon Rp	
Aquapred N *AT 1ml = 1+1mg*	3-6 x 1-2 Gtt.
Gentamicin + Dexamethason Rp	
Dexa-Gentamicin, Dexamytrex *AT 1ml = 3+1mg;* *AS 1g = 3+0.3mg*	3-6 x 1-2 Gtt. bzw. 1 Salbenstrang
Gentamicin + Prednisolon Rp	
Inflanegent *AT 1ml = 5.5+10mg*	3-6 x 1 Gtt.
Gentamicin + Fluorometholon Rp	
Cibaflam *AT 1ml = 3+1mg;* *AS 1g = 3+1mg*	3-6 x 1 Gtt. bzw. 1 Salbenstrang

Neomycin + Polymyxin B + Dexamethason		
		PRC C, Lact ?
Isopto Max *AT, AS* **Dexa-Polyspectran N** *AT*	3-6 x 1-2 Gtt. bzw. 1 Salbenstrang	

A 14.3.3 Nichtsteroidale Antiphlogistika

Diclofenac Rp		PRC B, Lact ?
Voltaren ophtha *AT 1ml = 1mg* **Difen Stulln Ud** *AT 1ml = 1mg*	3-6 x 1-2 Gtt.	
Flurbiprofen Rp		PRC B, Lact ?
Ocuflur *AT 1ml = 0.3mg*	3-6 x 1-2 Gtt.	
Indometacin Rp		
Indocolir *AT 1ml = 1mg*	3-6 x 1-2 Gtt.	
Ketorolac Rp		PRC C, Lact ?
Acular *AT 1ml = 5mg*	3-6 x 1-2 Gtt.	

A 14 Auge – Arzneimittel

A 14.4 Glaukommittel

A 14.4.1 Betablocker

UW: Auge: Bindehautreizung, trockenes Auge, Verschlechterung der Papillenperfusion; systemisch: Bronchospasmus, HF↓, Hypotonie, Verstärkung einer Herzinsuffizienz
KI: Herzinsuff. (NYHA III u. IV), HF↓, Asthma bronchiale

Betaxolol Rp		PRC C, Lact ?
Betoptima *AT 1ml = 5.6mg*	2 x 1 Gtt.	

Carteolol Rp		PRC C, Lact ?
Arteoptic *AT 1ml = 10, 20mg*	2 x 1 Gtt.	

Levobunolol Rp		PRC C, Lact –
Vistagan *AT 1ml = 0.1, 2.5, 5mg*	2 x 1 Gtt.	

Metipranolol Rp		
Betamann *AT 1ml = 1, 3, 6mg*	2 x 1 Gtt.	

Timolol Rp		PRC C, Lact –
Arutimol, Chibro-Timoptol, Dispatim, Timo-Comod, Timo-Stulln, Timosine, Timohexal, Timolol Cv, Timolol ratioph., Tim-Ophtal *AT 1ml = 1, 2.5, 5mg*	2 x 1 Gtt.	

A 14.4.2 Cholinergika

UW: Bindehautrötung, Akkomodationsstörungen, transiente Myopie, Ziliarmuskelspasmen (Kopf- u. Augenschmerzen), Iriszysten, Netzhautablösung, Katarakt
KI: Malignes Glaukom, Sekundärglaukome, Iritis, Hornhautverletzung

Carbachol Rp		
Carbamann *AT 1ml = 10, 20, 30mg* **Isopto-Carbachol** *AT 1ml = 7.5, 15, 30mg*	3 x 1 Gtt.	

Pilocarpin Rp		PRC C, Lact ?
Pilopos, Pilomann, Pilocarpol *AT 1ml = 5, 10, 20, 30mg* **Spersacarpin** *AT 1ml = 5, 10, 20mg; AS 1g = 20mg*	3-4 x 1 Gtt.; ölige Substanzen bzw. Gel zur Nacht	

A 14.4.3 Sympathomimetika

Apraclonidin Rp		PRC C, Lact ?
Iopidine *AT 1 ml = 5mg*	3 x 1 Gtt.	

Brimonidin Rp		PRC B, Lact –
Alphagan *AT 1ml = 1.32mg*	2 x 1 Gtt.	

Clonidin Rp		PRC C, Lact ?
Clonid Ophtal *AT 1ml = 0.625, 1.25mg* **Isoglaucon** *AT 1ml = 0.625, 1.25, 2.5mg* **Dispaclonidin** *AT 1ml = 1.25mg*	2-3 x 1 Gtt.	

Dipivefrin Rp		PRC B, Lact ?
D Epifrin, Glaucothil *AT 1ml = 1mg*	2-3 x 1 Gtt.	

Glaukommittel

A 14.4.4 Carboanhydrasehemmer

Brinzolamid Rp		PRC C, Lact -
Azopt *AT 1ml = 10mg*	2 x 1 Gtt.	
Dorzolamid Rp		PRC C, Lact -
Trusopt *AT 1ml = 20mg*	2-3 x 1 Gtt.	

A 14.4.5 Prostaglandin-Derivate

Bimatoprost Rp		PRC C, Lact ?
Lumigan *AT 1ml = 0.3mg*	1 x 1 Gtt.	
Latanoprost Rp		PRC C, Lact ?
Xalatan *AT 1ml = 50µg*	1 x 1 Gtt.	
Travoprost Rp		PRC C, Lact ?
Travatan *AT 1ml = 40µg*	1 x 1 Gtt.	

A 14.4.6 Kombinationen

Dorzolamid + Timolol Rp	
Cosopt *AT 1ml = 20+5mg*	2 x 1 Gtt.
Guanethidin + Dipivefrin Rp	
Thilodigon *AT 1ml = 5+1mg*	2 x 1 Gtt.
Latanoprost + Timolol Rp	
Xalacom *AT 1ml = 0.05+5mg*	1 x 1 Gtt.
Pilocarpin + Metipranolol Rp	
Normoglaucon *AT 1ml = 20+1mg* Normoglaucon Mite *AT 1ml = 5+1mg*	4 x 1 Gtt.
Pilocarpin + Timolol Rp	
Fotil *AT 1ml = 20+5mg* Tp Ophtal *AT 1ml = 10+5mg*	2 x 1 Gtt.
Travoprost + Timolol Rp	
Duotrav *AT 1ml = 0.04+5mg*	1 x 1 Gtt.

A 14.4.7 Interna

Ink (Azetazolamid): Salizylate

Acetazolamid Rp	HWZ 4-8h, Q0 0.2, PPB 90%, PRC C, Lact -
Acemit *Tbl. 250mg* Diamox *Tbl. 250mg; Kps. 500 (ret.) mg;* *Inj.Lsg. 500mg* Glaupax *Tbl. 250mg*	500mg langs. i.v./i.m. 2 x 250-500mg p.o.
Mannitol OTC	HWZ 71-100min, PRC C, Lact ?
Mannitol 10%, 15%, 20% *Inf.Lsg. 100, 150, 200g*	1,5-2g über 30 min. i.v.

A 14 Auge – Arzneimittel

A 14.5 Mydriatika und Zykloplegika

Atropin Rp		PRC C, Lact ?
Atropin-POS AT 1ml = 5, 10mg **Okulog Atrop** AT 1g = 2,5mg	1-3 x 1 Gtt.	
Cyclopentolat Rp		PRC C, Lact ?
Cyclopentolat AT 1ml = 5, 10mg **Zyklolat** AT 1ml = 5, 10mg	1-3 x 1 Gtt.	
Phenylephrin Rp		PRC C, Lact +
Neosynephrin POS AT 1ml = 50, 100mg	1-2 x 1 Gtt.	
Scopolamin Rp		PRC C, Lact +
Boro-Scopol N AT 1g = 3mg	1-3 x 1 Gtt. bzw. 1 Salbenstrang	
Tropicamid Rp		PRC N, Lact ?
Mydriaticum AT 1ml = 5mg **Mydrum** AT 1ml = 5mg	1 Gtt. zur Pupillenerweiterung	

A 14.6 Antiallergika

Azelastin OTC	
Allergodil akut AT 1ml = 0.5mg **Loxin** AT 1ml = 0.5mg **Vividrin akut Azela** AT 1ml = 0.5mg	2 x 1 Gtt.
Cromoglicinsäure OTC	PRC B,
Allergo Comod, Allergocrom, Cromohexal, Cromo ratioph., Dispacromil, Dncg Stada, Opticrom, Vividrin AT 1ml = 20mg	4 x 1 Gtt.
Emedastin Rp	
Emadine AT 1ml = 0.5mg	2-4 x 1 Gtt.
Epinastin Rp	
Relestat AT 1ml = 0.5mg	2 x 1 Gtt.
Levocabastin OTC	PRC C, Lact ?
Livostin, Livocab AT 1ml = 0.5mg	2-4 x 1 Gtt.
Lodoxamid OTC	
Alomide AT 1ml = 1mg	4 x 1 Gtt.
Nedocromil OTC	
Irtan AT 1ml = 20mg	2-4 x 1 Gtt.
Olopatadin Rp	
Opatanol AT 1ml = 1mg	2 x 1 Gtt.

Vasokonstriktiva

A 14.7 Vasokonstriktiva

UW: Bindehautreizung, Bindehautverdickung, Glaukomanfall, Mydriasis, Akkomodationsstörung, Tachykardie, RR↑, AP
KI: Engwinkelglaukom, Kinder < 2J.

Naphazolin OTC		PRC C, Lact ?
Proculin *AT 1ml = 0.3mg* **Tele Stulln N** *AT 1ml = 0.1mg*	3 x 1 Gtt.	

Phenylephrin OTC		PRC C, Lact +
Visadron *AT 1ml = 1.25mg*	3 x 1 Gtt.	

Tetryzolin OTC	
Berberil N, Ophtalmin, Vasopos N, Visine Yxin *AT 1ml = 0.5mg*	3 x 1 Gtt.

Tramazolin OTC	
Biciron *AT 1ml = 0.632mg*	3 x 1 Gtt.

Xylometazolin OTC	
Otriven *AT 1ml = 1mg*	3 x 1 Gtt.

A 14.8 Hornhautpflegemittel

Filmbildner (Polyvidon u.a.) OTC	
Arufil, Artelac, Celluvisc, Dispatenol, Lacrimal, Lac-Ophtal, Lacrisic, Liquifilm, Liposic, Oculotect sine, Protagent, Siccaprotect, Thilo-Tears	4-6 x 1 Gtt.

Dexpanthenol OTC	
Bepanthen *AS 1g = 50mg* **Corneregel** *AT 1ml = 50mg* **Pan Ophtal** *AT 1ml = 50mg, AS 1g = 50mg*	2-4 x 1 Gtt. bzw. 1 Salbenstrang

Hyaluronsäure OTC	
Hylan *AT 0.0975mg/0.65ml* **Vismed** *AT 0.54mg/0.3ml; 1mg/1ml* **Xidan Edo** *AT 0.0975mg/0.65ml*	4-8 x 1 Gtt.

Retinolpalmitat + andere OTC	
Oculotect *AT, AS 1ml = 1000 IE* **Regepithel** *AS 1g = 10.000 IE*	3-5 x 1 Gtt. 3 x 1 Salbenstrang

Organpräparate OTC	
Actovegin Gel *AS* **Actihaemyl-Gel** *AS*	4-6 x 1 Gel-Gtt.

A 14.9 Antineovaskuläre Mittel

Wm/Wi (Pegabtanib, Ranibizumab): Antikörper, der an den humanen endothelialen Wachstumsfaktor (VEGF) bindet.
Wm/Wi (Verteporfin): Photosensibilisator, nach Lichtapplikation entsteht Singulett-Sauerstoff, der zu Zellschäden und vask. Verschlüssen führt
UW (Pegatanib): Endophthalmitis, Glaskörperblutungen, Netzhautblutungen, Netzhautablösungen, Augenschmerzen, Kopfschmerzen, erhöhter Augeninnendruck, Keratitis punctata, Mouches volantes, Glaskörpertrübungen, Konjunctivitis, Hornhautödem
UW (Ranibizumab): Übelkeit, Kopfschmerzen, Bindehautblutung, Augenschmerzen, Mouches volantes, retinale Einblutungen, Erhöhung des Augeninnendrucks, Glaskörperabhebung, intraokulare Entzündungen, Augenirritation, Katarakt, Fremdkörpergefühl, Blepharitis, subretinale Fibrose, okulare Hyperämie, Visusschlechterung, trockenes Auge, Vitritis, Konjunktivitis, retinale Exsudation, lokale Reaktionen an der Injektionsstelle,
verstärkter Tränenfluss, Pruritus des Auges, Konjunktivitis, Makulopathie, Abhebung des retinalen Pigmentepithels
UW (Verteporfin): Übelkeit, Photosensibiltätsreaktionen, Rückenschmerzen, Pruritus, Asthenie, Schmerzen a.d. Injektionsstelle, Sehstörungen, Visusverschlechterung, subretinale Hämorrhagie, Störungen der Tränenbildung,
KI (Pegatanib): bek. Überempfindlichkeit, okuläre bzw. Infektionen, Gravidität
KI (Ranibizumab): bek. Überempfindlichkeit, okuläre bzw. Infektionen, Gravidität
KI (Verteporfin): Porphyrie, bek. Überempfindlichkeit, schwere Leberfunktionsstörungen, Gravidität

Pegabtanib Rp

Macugen *Fertigspr. 0.3mg*	**Neovaskuläre altersabh. Makuladegeneration:** 0.3mg intravitreal alle 6W.; DANI, DALI nicht erforderl.

Ranibizumab Rp

Lucentis *Inj.Lsg. 3mg/0.3ml*	**Neovaskuläre altersabh. Makuladegeneration:** 0.5mg intravitreal alle 4W.; DANI, DALI nicht erforderl.

Verteporfin Rp   PPB 90%

Visudyne *Inf.Lsg. 15mg*	**Neovaskuläre altersabh. Makuladegeneration:** 6mg/m² über 10min i.v., dann Lichtaktivierung durch Laser auf die neovaskulären Läsionen; DALI KI bei schwerer Leberfunktionsstörung

A 14.10 Neutralisierungslösungen bei Verätzungen

Natriumdihydrogenphosphat OTC

Isogutt-Spüllösung, Isogutt-Tropfen	großzügige Spülung, danach stdl. tropfen

A 15 HNO – Arzneimittel

A 15.1 Rhinologika

A 15.1.1 Sympathomimetika

UW: reaktive Hyperämie, Schleimhautbrennen, -trockenheit, HF↑, RR↑,
bei längerer Anw.: Epithelschädigung, chronische Nasenverstopfung
KI: Rhinitis sicca, schwere Herzerkrankung

Naphazolin OTC	PRC C, Lact ?
Privin Lösung (1ml = 1mg) **Rhinex Nasenspray** Spray (1g = 0.5mg) **Siozwo** Salbe (1g = 0.5mg)	Entzündl. Schleimhautschwellungen der Nase u. Nebenhöhlen: 1-6 x 1-2 Gtt. bzw. Sprühstöße

Oxymetazolin OTC	HWZ 5-8h, PRC C, Lact ?
Nasivin NT 1ml = (0.1, 0.25, 0.5mg); Spray (1ml = 0.25, 0.5mg) **Wick Sinex** Spray (1ml = 0.5mg)	Entzündl. Schleimhautschwellungen der Nase u. Nebenhöhlen: 1-3 x 1-2 Gtt. bzw. Sprühstöße

Tramazolin OTC	
Ellatun NT, Spray (1ml = 0.5, 1.0mg) **Rhinospray** Spray (1ml = 1mg)	Entzündl. Schleimhautschw. der Nase/ Nebenhöhlen: 1-3 x 1-2 Gtt. bzw. Sprühstöße

Tetryzolin OTC	
Tetrilin Spray (1ml = 0.5, 1mg)	Entzündl. Schleimhautschwellungen der Nase u. Nebenhöhlen: 1-3 x 1 Sprühstoß

Xylometazolin OTC	
Nasengel/-spray ratioph. Gel (1g = 1mg); Spray (1Hub = 0.045, 0.09mg) **Nasentropfen ratioph.** NT (1ml = 0.5, 1mg); **Olynth** NT (1ml = 0.25, 0.5, 1mg); Gel (1g = 0.5mg) **Otriven** NT (1ml = 0.5, 1mg); Spray (1ml = 0.5, 1mg); Gel (1 = 1mg)	Entzündl. Schleimhautschwellungen der Nase u. Nebenhöhlen: 1-3 x 1-2 Gtt. bzw. Sprühstöße

A 15.1.2 Antiallergika

s. auch Atmung und Allergie - Antiallergika →93

Cromoglicinsäure OTC	PPB 63-76%
Cromohexal, Cromo ratioph., Vividrin Spray (1ml = 20mg)	Allergische Rhinitis: 4 x 1 Sprühstoß →480

Levocabastin OTC	HWZ 33-40h, PPB 55%, PRC C, Lact ?
Livocab Spray (1ml = 0.5mg)	Allergische Rhinitis: 2-4 x 2 Sprühstöße, →480

A 15.1.3 Kortikoide

Beclometason Rp — PPB 87%

Beclomet Nasal Spray (1 Hub = 0.1mg) Beclometason ratioph. nasal Spray (1Hub = 0.05, 0.1mg) Beclrohinol, Beconase, Rhinivict Spray (1Hub = 0.05mg)	Allergische Rhinitis →480, Nasenpolypen: 2-4 x 0.1mg

Budesonid Rp — HWZ 2-3h, PPB 86-90%, PRC C, Lact ?

Aquacort Spray (1Hub = 0.05mg) Budes Spray (1Hub = 0.05mg) Pulmicort Topinasal Spray (1Hub = 64μg)	Allergische Rhinitis →480, Nasenpolypen: 2 x 1 Sprühstoß

Flunisolid Rp — HWZ 1-2h, PRC C, Lact ?

Syntaris Spray (1ml = 0.25mg)	Allergische Rhinitis →480: 2-3 x 2 Sprühstöße

Fluticason Rp — HWZ 7.8h, PPB 81-95%, PRC C, Lact ?

Flutide Nasal Spray (1Hub = 0.05mg) Flutide Nasetten Lsg. 0.4mg/0.4ml	Allergische Rhinitis →480: 1-2 x 2 Sprühstöße; Nasenpolypen: 1-2 x 0.2ml in jed. Nasenloch

A 15.2 Otologika

Phenazon + Procain OTC

Otalgan OT (1g = 50+10mg)	Otitis externa →486, Otitis media, Ohrfurunkel: 3-4 x 5 Gtt. Ki.: 3-4 x 2-3 Gtt. →487

Dexamethason + Cinchocain Rp

Otobacid N OT (1ml = 0.22+5.6mg)	Entzündl. Erkr. v. Ohrmuschel/Gehörgang, Gehörgangsekzem: 3-4 x 2-4 Gtt.

Ciprofloxacin Rp

Ciloxan OT (1ml = 3mg) Panotile Cipro OT (0.5ml=1mg)	Otitis ext. /chron. eitrige Ot. media →487: 2x1mg →486

Ölsäure-Polypeptid-Kondensat OTC

Cerumenex OT (1g=87mg)	Ceruminalpfropf, Reinigung d. Gehörgangs vor Eingriffen: 3-5 Gtt i.d. äußeren Gehörgang, n. 20-30min ausspülen

Polymyxin B + Bacitracin + Hydrocortison Rp

Polyspectran HC Salbe (1g = 7500 IE+ 300 IE+10mg)	Chron. Otitis externa →486 u. media →487, Gehörgangsfurunkel: 1-2 x mit Salbe getränkten Gazestreifen i.d. Gehörgang

A 16 Urogenitalsystem – Arzneimittel

A 16.1 Urospasmolytika

Wm: Parasympatholyt. durch Blockade des Muscarinrezeptors; v.a. direkte Einwirkung auf die glatte Muskulatur (papaverinartig)
Wi: Tonussenkung der glatten Muskulatur von Magen-Darm- u. Urogenitaltrakt
UW: Schweißdrüsensekret. ↓, Mundtrockenheit, Tachykardie, Akkomodationsstrg., Glaukomanfall
KI: Glaukom, Blasenentleerungsstrg. mit Restharn, Tachyarrhythmie, Stenosen im GI-Trakt, tox. Megacolon, Myasthenia gravis, SS/SZ

Darifenacin Rp	PPB 98%
Emselex *Tbl. 7.5(ret.), 15(ret.)mg*	**Dranginkontinenz, Pollakisurie, imperativer Harndrang:** 1 x 7.5mg p.o., ggfs. n. 2W. steigern auf 1 x 15mg; **DANI** nicht erforderl. →501

Flavoxat OTC	HWZ 3h PRC B, Lact ?
Spasuret *Tbl. 200mg*	**Dranginkontinenz, Pollakisurie, imperativer Harndrang:** 3-4 x 200mg p.o. →501

Oxybutynin Rp	HWZ 1.1-2.3h, Qo 1.0, PRC B, Lact ?
Cystonorm *Tbl. 5mg* Dridase *Tbl. 5mg* Kentera *TTS 3.9mg/24h* Lyrinel Uno *Tbl. 5(ret.), 10(ret.), 15(ret.)mg* Oxybuton *Tbl. 5mg* Oxybutynin ratioph. *Tbl. 2.5, 5mg* Oxymedin *Tbl. 2.5, 5mg* Spasyt *Tbl. 5mg*	**Dranginkontinenz, Pollakisurie, imperativer Harndrang:** 3 x 2.5-5mg p.o.; ini 1 x 5mg (ret.), ggfs. steigern um 5mg/W., max. 20mg/d; **TTS:** alle 3-4d wechseln; **Ki. > 5J.:** ini 2 x 2.5mg p.o., max. 0.3-0.4mg/kg/d; **DANI** nicht erforderl. →501

Propiverin Rp	HWZ 20h, Qo 0.9, PPB 90%
Mictonetten *Tbl. 5mg* Mictonorm *Tbl. 15mg*	**Dranginkontinenz, Pollakisurie, imperativer Harndrang:** 2-3 x 15mg p.o.; **Ki.** 2 x 0.4mg/kg p.o. →501

Solifenacin Rp	HWZ 45-68h
Vesikur *Tbl. 5, 10mg*	**Dranginkontinenz, Pollakisurie, imperativer Harndrang:** 1 x 5mg p.o., ggfs. 1 x 10mg; **DANI:** GFR >30: 100%; <30: max. 5mg/d →501

Tolterodin Rp	HWZ 1.9-3.7h, PPB 96%, PRC C, Lact -
Detrusitol *Tbl. 1, 2mg; Kps. 4(ret.)mg*	**Dranginkontinenz, Pollakisurie, imperativer Harndrang:** 2 x 2mg p.o.; 1 x 4mg (ret.) p.o.; **DANI** GFR < 30: max. 2mg/d →501

Trospiumchlorid Rp	HWZ 5-21h
Spasmex *Tbl. 5, 15, 30mg; Amp. 1.2mg/2ml, 2mg/2ml* Spasmolyt *Tbl. 5, 10, 20, 30mg* Spasmo-Rhoival *Tbl. 20mg* Spasmo-Urgenin TC *Tbl. 5mg* Trospi *Tbl. 30mg*	**Dranginkontinenz, →501 Pollakisurie, imperativer Harndrang, Spasmen d. glatten Musk. →497:** 3 x 15mg p.o. oder 30-0-15mg; **Magen-Darm-Diag.:** 1.2-2mg i.v.; **DANI:** GFR 10-30: max. 20mg/d

A 16 Urogenitalsystem – Arzneimittel

A 16.2 Prostatamittel

Wm/Wi (Alfuzosin, Tamsulosin, Terazosin): selektive Blockade von α_1-Rezeptoren in der glatten Muskulatur von Prostata und Blasenhals ⇒ Urinflussrate ↑
Wm/Wi (Dutasterid, Finasterid): Hemmung der 5α-Reduktase ⇒ Umwandlungshemmung von Testosteron in Dihydrotestosteron ⇒ Rückbildung der Hyperplasie
UW (Alfuzosin, Tamsulosin, Terazosin): Schwindel, orthostat. Hypotension, Kopfschmerzen, Herzklopfen, retrograde Ejakulation; **UW** (Dutasterid, Finasterid): Potenzstrg., Libidoverlust, Gynäkomastie, Ejakulationsstrg.; **KI** (Alfuzosin, Tamsulosin, Terazosin): orthostat. Dysregulation, schwere Leberinsuffizienz
KI (Dutasterid, Finasterid): schwere Leberinsuffizienz, Anw. b. Frauen

Alfuzosin Rp	HWZ 4-6h, Q0 0.9, PPB 90%
Alfunar *10(ret.)mg* Alfusin *10(ret.)mg* Alfuzosin Hexal *Tbl. 10(ret.)mg* Urion *Tbl. 2.5, 10(ret.)mg* Uroxatral *Tbl. 2.5, 10(ret.)mg* Xatral *Tbl. 2.5, 5(ret.)mg*	**Benigne Prostatahyperplasie:** 2-3 x 2.5mg p.o.; 1-2 x 5mg ret.; 1 x 10mg ret. →500

Finasterid Rp	HWZ 6-8h, Q0 1.0, PPB 93%
Finamed *Tbl. 5mg* Finasterid Beta/Hexal/ratioph./Sandoz *Tbl. 5mg* Finural *Tbl. 5mg* Proscar *Tbl. 5mg*	**Benigne Prostatahyperplasie:** 1 x 5mg p.o.; **DANI** nicht erforderl. →500

Dutasterid Rp	HWZ 3-5 W., PPB >99,5%
Avodart *Kps. 0.5mg*	**Benigne Prostatahyperplasie:** 1 x 0.5mg p.o.; **DANI** nicht erforderl. →500

Tamsulosin Rp	HWZ 9-13h, Q0 0.9, PPB 99%, PRC B, Lact -
Alna Ocas *Kps. 0.4(ret.)mg* Omnic Ocas *Kps. 0.4(ret.)mg* Prostadil *Kps. 0.4(ret.)mg* Prostalitan *Kps. 0.4(ret.)mg* Prostazid *Kps. 0.4(ret.)mg* Tadin *Kps. 0.4(ret.)mg* Tamsu-Astellas *Kps. 0.4(ret.)mg* Tamsulosin Beta *Kps. 0.4(ret.)mg*	**Benigne Prostatahyperplasie:** 1 x 0.4mg p.o.; **DANI** nicht erforderl. →500

Terazosin Rp	HWZ 9-12h, Q0 0.95, PPB 92%, PRC C, Lact ?
Flotrin *Tbl. 2, 5, 10mg* Heitrin *Tbl. 1, 2, 5mg* Terablock *Tbl. 2, 5mg* Teranar *Tbl. 2, 5mg* Tera Tad *Tbl. 2, 5, 10mg* Terazosin Hexal *Tbl. 2, 5mg* Urozosin *Tbl. 2, 5, 10mg*	**Benigne Prostatahyperplasie:** ini 1 x 1mg p.o., n. 7d 1 x 2mg, Erh.Dos. 2-5mg/d **DANI** nicht erforderl. →500

Sitosterin (Phytosterol) OTC	
Azuprostat Sandoz *Kps. 65mg* Harzol *Kps. 10mg* Sitosterin Prostata *Kps. 10mg* Triastonal *Kps. 10mg*	**Benigne Prostatahyperplasie:** 3 x 20mg p.o.; 2 x 65mg →500

Erektile Dysfunktion

A 16.3 Erektile Dysfunktion

Wm (Alprostadil): Prostglandinvermittelte Vasodilatation des Corpus cavernosum
Wm (Sildenafil): selektive Hemmung der cGMP-spezifischen Phosphodiesterase (PDE5)
Wm/Wi (Yohimbin): Blockade zentr. Alpha-2-Rezept. ⇒ erektionsförd. Efferenzen ↑
Wi (Sildenafil, Tadalafil, Vardenafil): cGMP im Corpus cavernosum ↑ bei sexueller Erregung ⇒ Relax. der glatten Muskulatur ⇒ Bluteinstrom ↑ ⇒ Erektion
UW (Sildenafil, Tadalafil, Vardenafil): Kopfschmerz, Flush, Schwindel, AP, Synkope, Sehstrg., Priapismus;
UW (Yohimbin): Tremor, Erregungszustände
KI (Sildenafil, Tadalafil, Vardenafil): instabile AP., schwere Herz- od. Leberinsuff., Z.n. Schlaganfall/MI, Retinitis pigmentosa
KI (Yohimbin): Hypotonie
Ink (Sildenafil, Tadalafil, Vardenafil): Nitrate

Alprostadil Rp	HWZ 5-10 (0.5)min, PRC X, Lact -
Caverject *Inj.Lsg. 10, 20µg* **Viridal** *Inj.Lsg. 10, 20, 40µg*	**Erektile Dysfunktion:** ini 1.25-2.5µg intracavernös, je n. Wi steigern: 2.5-5-7.5-10µg, max. 40µg;
Muse *Stäbch. 250, 500, 1000µg*	ini 250µg intraurethral, je n. Wi steigern auf 500-1000µg

Sildenafil Rp-L!	HWZ 4h, Q0 >0.85, PPB 96%, PRC B, Lact -
Viagra *Tbl. 25, 50, 100mg*	**Erektile Dysfunktion:** ini 50mg p.o. 1hr vor Koitus, je n. Wi Dosisanpassung auf 25 bzw. 100mg, max. 100mg; max. 1x/d; **DANI** GFR < 30: ini 25mg

Tadalafil Rp-L!	HWZ 17.5h, PPB 94%
Cialis *Tbl. 10, 20mg*	**Erektile Dysfunktion:** ini 10mg p.o. 0.5-12h vor Koitus, je n. Wi Dosisanpassung auf 20 mg; **DANI** 10mg

Vardenafil Rp-L!	HWZ 4h, PPB 95%
Levitra *Tbl. 5, 10, 20mg*	**Erektile Dysfunktion:** ini 10mg p.o. 25-60min vor Koitus, je n. Wi Dosisanpassung auf 5 bzw. 20mg, max. 20mg; max. 1x/d; **DANI** GFR < 30: ini 5mg

Yohimbin Rp-L!	HWZ 0.6(6)h, PRC N, Lact -
Yocon-Glenwood *Tbl. 5mg* **Yohimbin-Spiegel** *Tbl. 5mg*	**Erektile Dysfunktion:** 3 x 5-10mg p.o.

A 16.4 Urolithiasismittel

Wm/Wi (Citrat): Urinalkalisierung; **Wm/Wi** (Methionin): Urinansäuerung

Citronensäure + Natriumcitrat OTC

Blemaren N Brausetbl. 1197+835.5mg	Harnalkalisierung, Harnsäure-, Harnsäureoxalat- →497, Zystinsteine: 3 x 1-2 Tbl. p.o. →496

Kalium-Natrium-Hydrogencitrat OTC

Uralyt-U Gran. 1 Messl. = 2.5g	Harnalkalisierung bei Zytostatika-Th., Harnsäure- →496, Harnsäureoxalat- →496, Zystin- →496-, Calciumsteine: 1-1-2 Messl. p.o. →497

Methionin OTC   HWZ 1-2h

Acimethin Tbl. 500mg **Acimol** Tbl. 500mg **Methionin Stada** Tbl. 500mg **Methio Tad** Tbl. 500mg **Methiotrans** Tbl. 500mg **Urol Methin** Tbl. 500mg	Harnansäuerung, Zusatz-Th. bei Harnwegsinf., Infekt-, Phosphatsteine →497: 3 x 500-1000mg p.o.

A 16.5 sonstige Urologika

Wm/Wi (Duloxetin): kombinierte Serotonin- u. Noradrenalin Reuptake-Hemmung ⇒ Neurotransmitter-Konzentration im sakralen Rückenmark ↑ ⇒ N. pudendus-Stimulation ↑ ⇒ Tonus des Harnröhrenschließmuskels ↑ ; **UW** (Duloxetin): Schlaflosigkeit, trockener Mund, Durst, Übelkeit, Erbrechen, Obstipation, Diarrhoe, Müdigkeit, Libido ↓, Anorgasmie, Kopfschmerzen, Schwindel, Tremor, Verschwommensehen, Nervosität, Schwitzen ↑, Lethargie, Pruritus, Schwäche; **KI** (Duloxetin): Leberfunktionsstrg., SS/SZ;
Ink (Duloxetin): Ciprofloxacin, Enoxacin, Fluvoxamin, irrevers. nicht-selekt. MAO-Hemmer

Duloxetin Rp   HWZ 8-17h

Yentreve Kps. 20, 40mg	Belastungsharninkontinenz bei Frauen: 2 x 40 mg p.o., ggfs. Dosisreduktion n. 4Wo auf 2 x 20mg, je n. UW; **DANI** GFR 30-80: 100% →501

# A 17 Gynäkologie, Geburtshilfe – Arzneimittel

A 17.1 Hormonpräparate

A 17.1.1 Östrogene

Wi: Entwicklung und Erhaltung sek. weibl. Geschlechtsmerkmale, Proliferation des Endometriums, Verflüssigung des Zervikalsekretes, Proteinanabolismus, mineralokortikoide Wi, Ca^{2+}-Resorption ↑, ossärer Ca^{2+}-Einbau ↑
UW: Thrombosen, Hautreaktionen, Ödeme, Glucosetoleranz ↓
KI: Lebererkr., hormonabh. Mamma- bzw. Uterustumoren, vorausgegangene Thromboembolien, Pankreatitis, schwere Hypertonie

Estradiol (oral) Rp	HWZ 1h, PRC X, Lact -
Estrifam *Tbl. 1, 2, 4mg* **Gynokadin** *Tbl. 2mg* **Merimono** *Tbl. 1, 2mg* **Progynova** *Tbl. 1, 2mg*	Klimakt. Beschwerden, Atrophie an Harn- u. Geschlechtsorganen, Pro. der postmenopausalen Osteoporose: 1 x 1-4mg p.o. →365

Estradiol (nasal) Rp	PRC X, Lact -
Aerodiol *Nasenspray 150µg/Hub*	Östrogenmangelsympt. postmenop.: ini 1x 300µg nasal, ggf. steigern auf 450-600µ/d

Estradiol (transdermal) Rp	HWZ 1h, PRC X, Lact -
Estraderm TTS *TTS 25, 50, 100µg/24h* **Estramon** *TTS 25, 50, 100µg/24h* **Fem 7** *TTS 50, 75µg/24h* **Gynokadin** *Gel (1g enth. 0.6mg)* **Sandrena** *Gel 0.5, 1mg* **Sisare** *Gel 0.5, 1mg* **Tradelia** *TTS 25, 50, 100µg/24h*	Klimakterische Beschwerden, Atrophie an Harn- u. Geschlechtsorganen, Pro. der postmenopausalen Osteoporose: TTS: 2 x/W. 25-100µg/24h; Gel: 1 x tgl. 0.5-1.5mg auf die Haut auftragen →365

Estriol Rp	HWZ 0.5-1h
Estriol Jenapharm *Tbl. 2mg* **OeKolp** *Tbl. 2mg* **Ovestin** *Tbl. 1mg*	Klimakt. Beschwerden, Atrophie an Harn- u. Geschlechtsorganen: ini 1 x 2-4mg p.o., nach einigen W. 1 x 1-2mg

Ethinylestradiol Rp	HWZ 24h
Ethinylestradiol Jenapharm *Tbl. 25µg*	Prim., sek. Amenorrhoe, dysfunkt. Blutungsanomalie, Östrogentest der Reaktionsfähigkeit des Endometriums: s. Pck.Beil.; Prostata-Ca.: 2 x/W.1-2mg p.o. →526

konj. Östrogene Rp	HWZ 4-18.5h, PRC X, Lact -
Climopax Mono *Tbl. 0.625, 1.25mg* **Presomen** *Tbl. 0.3, 0.6, 1.25mg*	klimakt. Beschwerden, Atrophie an Harn-, Geschlechtsorganen, Pro. d. postmenopausalen Osteoporose: 1 x 0.3-1.25mg p.o. kontin. oder zykl. Einnahme →365

A 17 Gynäkologie, Geburtshilfe

A 17.1.2 Gestagene

Wi: sekretorische Transformation des Endometriums, Erhaltung der SS, Hemmung der Ovulation, Verdickung des Zervixsekrets, Körpertemperatur ↑
UW: Akne, Leberfunktionsstörungen, Ödeme, Gewichtszunahme, Nausea, Kopfschmerzen, Dysmenorrhoe
KI: Lebererkrankung, Cholestase, verhaltener Abort, Blasenmole, SS, Cave in SZ

Chlormadinon Rp — HWZ 80h

Chlormadinon Jenapharm *Tbl. 2mg*	**Oligo-, Poly- u. Hypermenorrhoe:** 1 x 2-4mg p.o. vom 16.-25. Zyklustag; **funkt. Dysmenorrhoe:** 1 x 2mg für 10-14d bis zum 25. Zyklustag; **Endometriose** →503: 1x 4mg, max. 10mg f. 4-6 M.; **sek. Amenorrhoe:** 1 x 2mg vom 16.-25. Zyklustag + Östrogen

Dydrogesteron Rp — HWZ 7h

Duphaston *Tbl. 10mg*	**Zyklusanomalie bei Corpus luteum Insuffizienz:** 1 x 10-20mg p.o. v. 12.-26. Zyklustag; **klimakterische Beschwerden:** 1 x 10-20mg v. 14.-25. Zyklustag + Östrogen

Hydroxyprogesteroncaproat Rp — HWZ 6d

Progesteron Depot Jenaph. *Inj.Lsg. 250mg* Proluton Depot *Inj.Lsg. 250mg*	**Habitueller Abort:** 250-500mg 1x/W. i.m.; **drohender Abort:** ini 500mg 3 x/W. i.m. bis Blutung steht, dann 250mg 1x/W. f. einige W.; **prim. Amenorrhoe:** nach Östrogen-Th. am 16. Tag 250mg i.m.

Lynestrenol Rp — HWZ 16h

Orgametril *Tbl. 5mg*	**Funktionelle Menstruationsstrg., Meno-, Metrorrhagie:** d1-10: 1 x 10mg p.o, ab d11: 1 x 5mg; **Polymenorrhoe:** 1 x 5mg; **Amenorrhoe, Dysmeno-, Oligomenorrhoe:** 1 x 5mg v. 16.-25. Zyklustag; **Unterdrückung d. Menstruation:** 1 x 5mg v. 5.-25. Zyklustag; **Endometriose** →503, **Mastopathia fibrosa cystica:** 1 x 5mg ab 5. Zyklustag →502

Medrogeston Rp — HWZ 8-18h

Prothil *Tbl. 5mg*	**Hochdos. Gestagenth.:** 25-250mg/d p.o.; **gestagenmangelbedingte Menstruationsstörung:** 1 x 5-10mg v. 13.-25. Zyklustag; **klimakterische Beschwerden:** zusätzl. zur Östrogen-Th. 1 x 5mg v. 10.-25. Behandlungstag

Medroxyprogesteronacetat Rp — HWZ 24-50h; HWZ i.m.: 30-40d, Q0 0.55

Clinofem *Tbl. 2.5, 5, 10mg* Clinovir *Tbl. 500mg* Farlutal *Tbl. 500mg* MPA GYN 5 *Tbl. 5mg* MPA Hexal *Tbl. 250, 500mg*	**Testung d. Ovarialfunktion:** 1 x 5-10mg p.o. f-5-10d; **sek. Amenorrhoe:** zusätzl. z. Östrogen-Th. ab 16. Behandlungstag 1 x 5-10mg f. 5-10d; **Durchbruchsblutungen:** 1 x 5-10mg f. 5-10d; **Zyklusstrg.:** 1 x 5-10mg f. 5-10d ab 16.-25. Zyklustag; **Endometriose:** 3 x 10mg f. 90d; →503 **metast. Mamma-Ca:** 300-1000mg/d p.o. in 1-3 Einzelgaben; **Endometr.-Ca:** 300-600mg/d

Hormonpräparate

Megestrolacetat Rp	HWZ 15-20h
Megestat Tbl. 40, 160mg	**Mamma-Ca:** 1 x 160mg p.o. **Endometrium-Ca:** 1 x 40-320mg

Norethisteron Rp	HWZ 7-9h
Gestakadin Tbl. 1mg Norethisteron Jenapharm Tbl. 1, 5mg Primolut-Nor Tbl. 5mg	**Amenorrhoe, Mastopathia cystica:** 1 x 1-2mg p.o. für 12-14d; **Zwischenblutung, Menstruationsbeschwerden:** 1 x 1-2mg vom 19.-25. Zyklustag; **prämenstruelles Syndrom** →503: 1 x 2-5mg v. 19.-25. Zyklustag; **Endometriose:** 1 x 5-10mg ab 5. Zyklustag; **Endometriumhyperplasie:** 1 x 10-20mg in 3 von 4W. für mehrere M.

Div. andere Gestagene in Komb. mit Östrogenen, s. hormon. Kontrazeptiva (→246)

A 17.1.3 Kombinationspräparate (Östrogene + Gestagene), synthetische Steroide

Wm/Wi (Tibolon): synthetisches Steroid mit Norethisteron-ähnlicher Struktur; östrogene, gestagene und androgene Partialwirkung

Estradiol + Cyproteronacetat Rp	
Climen Tbl. 2+1mg	Klimakt. Beschwerden, Atrophie an Harn-, Geschlechtsorganen, Pro. d. postmenopausalen **Osteoporose:** 1 x 1 Tbl. (zyklusabhängig!) →365

Estradiol + Dydrogesteron Rp	
Femoston Tbl. 1+10mg, 2+10mg Femoston Conti Tbl. 1+5mg	Klimakt. Beschwerden, Atrophie an Harn-, Geschlechtsorganen, Pro. d. postmenopausalen **Osteoporose:** 1 x 1 Tbl. (zyklusabhängig!) →365

Estradiol + Medroxyprogesteron Rp	
Osmil Tbl. 2+5mg Procyclo Tbl. 2+10mg Sisare Tbl. 2+5mg	Klimakt. Beschwerden, Atrophie an Harn-, Geschlechtsorganen, Pro. d. postmenopausalen **Osteoporose:** 1 x 1 Tbl. (zyklusabhängig!) →365

Estradiol + Norethisteron Rp	
Activelle Tbl. 1+0.5mg Estragest TTS 25+125µg/24h Gynamon Tbl. 2+1mg Merigest Tbl. 2+0.7mg Kliogest N Tbl. 2+1mg Trisequens Tbl. 2, 4+1mg	Klimakt. Beschwerden, Atrophie an Harn-, Geschlechtsorganen, Pro. der postmenopausalen **Osteoporose:** 1 x 1 Tbl. (zyklusabhängig!); TTS: 2 x/W. 1 Pflaster →365

Estradiol + Norgestrel Rp	
Cyclo-Progynova Tbl. 2+0.5mg	Klimakt. Beschwerden, Atrophie an Harn-, Geschlechtsorganen, Pro. der postmenopausalen **Osteoporose:** 1 x 1 Tbl. (zyklusabhängig!) →365

Estradiol + Estriol + Levonorgestrel Rp	
Cyclo-Menorette Tbl. 1+2+0.25mg Cyclo Östrogynal Tbl. 1+2+0.25mg	Klimakt. Beschwerden, Atrophie an Harn-, Geschlechtsorganen, Pro. der postmenopausalen **Osteoporose:** 1 x 1 Tbl. (zyklusabhängig!) →365

A 17 Gynäkologie, Geburtshilfe

Estradiol + Prasteron Rp
Gynodian Depot *Amp. 4+200mg/1ml* | **Klimakt. Beschwerden, Atrophie an Harn-, Geschlechtsorganen, Pro. der postmenopausalen Osteoporose:** 1 Amp. alle 4 W. i.m. →365

konj. Östrogene + Medrogeston Rp
Presomen compositum *Tbl. 0.3+5mg, 0.6+5mg, 1.25+5mg* | **Klimakt. Beschwerden, Atrophie an Harn-, Geschlechtsorganen, Pro. der postmenopausalen Osteoporose:** 1 x 1 Tbl. (zyklusabhängig!) →365

konj. Östrogene + Medroxyprogesteron Rp
Climopax *Tbl. 0.625+2.5mg, 0.625+5mg* | **Klimakt. Beschwerden, Atrophie an Harn-, Geschlechtsorganen, Pro. der postmenopausalen Osteoporose:** 1 x 1 Tbl. (zyklusabhängig!) →365

Tibolon Rp | HWZ (6h)
Livial *Tbl. 2.5mg*
Liviella *Tbl. 2.5mg* | **Klimakt. Beschwerden:** 1 x 2.5mg p.o. abends

A 17.1.4 Selektive Östrogenrezeptor-Modulatoren

Wm/Wi: Bindung an Östrogenrezeptoren ⇒ selektive Expression östrogenregulierter Gene ⇒ Knochendichte ↑, Gesamt- u. LDL-Cholesterin ↓
UW: Wadenkrämpfe, erhöhtes Risiko thromboembol. Erkr., Ödeme
KI: thromboembol. Erkr. i.d. Anamnese, Frauen im gebärfähigem Alter, schwere Leber- u. Niereninsuffizienz, Endometrium-/Mamma-Ca.

Raloxifen Rp | HWZ 27.7h, Q0 0.9, PRC X, Lact ?
Evista *Tbl. 60mg*
Optruma *Tbl. 60mg* | **Th./Pro. der postmenopausalen Osteoporose:** 1 x 60mg p.o →365

A 17.1.5 Antiöstrogene

Wm (Anastrozol, Exemestan, Formestan, Letrozol): Hemmung der Aromatase ⇒ Östrogensynthese ↓
Wm (Fulvestrant): vollständige kompetitive Blockade v. Östrogenrezeptoren ohne partiellen Agonismus
Wm (Tamoxifen, Toremifen): Blockade peripherer Östrogenrezeptoren mit partiellem Agonismus
UW (Fulvestrant): Hitzewallungen, Übelkeit, Erbrechen, Durchfall, Anorexie, Hautausschlag, venöse Thromboembolien, Kopfschmerzen, Asthenie, Rückenschmerzen
UW (Tamoxifen): Alopezie, Knochenschmerzen, Hitzewallungen, Vaginalblutungen, Zyklusstörung, Endometriumhyperplasie, Nausea, Erbrechen, Hyperkalzämie
KI (Fulvestrant): bek. Überempfindlichkeit, schwere Leberfunktionsstörung, SS/SZ
KI (Tamoxifen): schwere Leuko-/Thrombopenie, schwere Hyperkalzämie, SS/SZ

Anastrozol Rp | HWZ 40-50h
Arimidex *Tbl. 1mg* | **Metast. Mamma-Ca postmenopausal:** 1 x 1mg p.o.; **DANI** GFR < 20: KI

Exemestan Rp | HWZ 24h, Q0 0.5
Aromasin *Tbl. 25mg* | **Metast. Mamma-Ca postmenopausal:** 1 x 25mg p.o.; **DANI** nicht erforderl.

Fulvestrant Rp
Faslodex *Fertigspr. 250mg/5ml* | **Metast. Mamma-Ca postmenopausal:** 1 x/Mon. 250mg i.m.

Hormonpräparate 245

Letrozol Rp	HWZ 48h, Q0 0.95
Femara Tbl. 2.5mg	**Mamma-Ca postmenopausal adjuvant und fortgeschritten:** 1 x 2.5mg p.o.; **DANI** GFR > 30: 100%; < 30: KI

Tamoxifen Rp	HWZ 7 d, Q0 1.0, PRC D, Lact ?
Jenoxifen Tbl. 10, 20, 30mg **Nolvadex** Tbl. 10, 20, 30, 40mg **Tamoxifen Hexal** Tbl. 10, 20, 30, 40mg **Tamoxifen ratioph.** Tbl. 10, 20, 30, 40m **Tamox Teva** Tbl. 10, 20, 30, 40mg	**Mamma-Ca adjuvant:** 1 x 20-40mg p.o. für 5 J.; **metastasiertes Mamma-Ca:** 1 x 20-40mg →523

Toremifen Rp	HWZ 2-10 (11)d, Q0 0.85
Fareston Tbl. 60mg	**Metast. Mamma-Ca postmenopausal:** 1 x 60mg p.o.; **DANI** nicht erforderl.

A 17.1.6 Antigestagene

Wm/Wi: Antagonismus am Progesteronrezeptor; Hemmung der Progesteronwirkungen am Endometrium, erhöhte Freisetzung von Prostaglandin F2a aus Deciduazellen ⇒ Ablösung des Embryos aus der Uterusschleimhaut
UW: Übelkeit, Erbrechen, Bauchschmerzen, Appetitlosigkeit, Kopfschmerzen, Mastodynie
KI (Mifepriston + Prostaglandine): Asthma bronchiale, Allergien, Epilepsie, Hypertonie, Lebererkr., starker Nikotinabusus

Mifepriston (RU 486)	HWZ 20h
Mifegyne Tbl. 200mg	s. Fachinfo

A 17.1.7 LH-RH-Agonisten

Wi/Wm: hochdosierte Gabe von Gonadotropin-releasing-Hormonen
⇒ vollständige Down-Regulation der hypophysären Rezeptoren
⇒ Bildung von Sexualhormonen sinkt auf Kastrationsniveau

Buserelin Rp	HWZ 50-80 min, PRC X, Lact -
Profact Depot 2 Implantat 6.3mg **Profact Depot 3** Implantat 9.45mg **Profact nasal** Spray (1Hub = 0.1mg) **Profact pro injectione** Inj.Lsg. 5.5mg/5.5ml **Suprecur** Spray (1Hub = 0.15mg)	**Prostata-Ca:** 6.3mg alle 2M. s.c.; 9.45mg alle 3M. s.c.; 6 x 0.2mg/d nasal; 3 x 0.5mg s.c.; bei Th-Beginn 5d zuvor, dann f. 3-4W. Komb. mit Antiandrogen →526; **Endometriose:** 3 x 0.3mg nasal, max. 1,8mg/d; **Vorbereitung der Ovulationsinduktion:** 4 x 0.15mg nasal, ggfs. 4 x 0.3mg →503

Goserelin Rp	HWZ 2.3-4.2h, Q0 0.4, PRC X, Lact -
Zoladex Implantat 3.6, 10.8mg	**Mamma-Ca prä- u. perimenopausal** →523, **Endometriose** →503, **Uterus myomatosus:** 3.6mg s.c. alle 28d; **Prostata-Ca** →526: 3.6mg 1 x/M. s.c.; 10.8mg alle 3M. s.c.; **DANI** nicht erforderl.

A 17 Gynäkologie, Geburtshilfe

Leuprorelin Rp	HWZ 2.9h
Eligard *Inj.Lsg. 7.5, 22.5mg* Enantone-Monatsdepot *Fertigspr. 3.75mg/1ml* Trenantone *Fertigspr. 11.25mg/1ml* Uno-Enantone *Inj.Lsg. 14mg/2.8ml*	**Mamma-Ca prä- u. perimenopausal** →523, **Endometriose** →503, **Uterus myomatosus:** 3.75mg s.c. alle 4W.; **Prostata-Ca:** 1 × 1mg s.c. täglich; 3.75mg s.c. alle 4W.; 11.25mg s.c. alle 3M.; **Eligard:** 7.5mg s.c. alle 4W.; 22.5mg s.c. alle 3M.; **DANI** nicht erforderl.

A 17.2 Hormonelle Kontrazeptiva

A 17.2.1 Depotpräparate

Wm/Wi: Ovulationshemmung durch reine Gestagengabe als Depotapplikation
UW (Depotpräparate), s. UW Gestagene (→242)

Etonogestrel Rp	HWZ 25h
Implanon *Implantat 68mg*	**Kontrazeption:** s.c.-Implantation f. 3 J. →510

Medroxyprogesteronacetat Rp	HWZ 30-40d (i.m.), Q0 0.55
Depo-Clinovir *Fertigspr. 150mg/1ml*	**Kontrazeption:** 150mg alle 3 M. i.m. →510

Norethisteronenantat Rp	HWZ 7-9h
Noristerat *Amp. 200mg/1ml*	**Kontrazeption:** 200mg i.m.; die nächsten 3 Inj. alle 8 W., danach alle 12 W. →510

A 17.2.2 Einphasenpräparate

Wi/Wm: Verabreichung einer fixen Östrogen-Gestagen-Kombination über 21 Tage ⇒ Unterdrückung der Ovulation durch antigonadotropen Effekt
UW/KI (Einphasenpräparate), s. UW Dreiphasenpräparate (→247)

Ethinylestradiol/Chlormadinon Rp	
Belara *Tbl. 0.03/2mg*	**Kontrazeption:** 1 × 1 Tbl. p.o. →510

Ethinylestradiol/Desogestrel Rp	
Desmin *Tbl. 0.02/0.15mg; 0.03/0.15mg* Marvelon *Tbl. 0.03/0.15mg* Lovelle *Tbl. 0.02/0.15mg*	**Kontrazeption:** 1 × 1 Tbl. p.o. →510

Ethinylestradiol/Dienogest Rp	
Valette *Tbl. 0.03/2mg*	**Kontrazeption:** 1 × 1 Tbl. p.o. →510

Ethinylestradiol/Drospirenon Rp	
Petibelle *Tbl. 0.03/3mg* Yasmin *Tbl. 0.03/3mg*	**Kontrazeption:** 1 × 1 Tbl. p.o. →510

Ethinylestradiol/Gestoden Rp	
Femovan *Tbl. 0.03/0.075mg* Minulet *Tbl. 0.03/0.075mg*	**Kontrazeption:** 1 × 1 Tbl. p.o. →510

Hormonelle Kontrazeptiva

Ethinylestradiol/Levonorgestrel Rp	PRC X, Lact -
Femigoa Tbl. 0.03/0.15mg **Femranette** Tbl. 0.03/0.15mg **Gravistat 125** Tbl. 0.05/0.125mg **Leios** Tbl. 0.02/0.1mg **Microgynon 21** Tbl. 0.03/0.15mg **Minisiston** Tbl. 0.03/0.125mg **Miranova** Tbl. 0.02/0.1mg **MonoStep** Tbl. 0.03/0.15mg **Stediril 30** Tbl. 0.03/0.15mg	**Kontrazeption:** 1 x 1 Tbl. p.o. →510

Ethinylestradiol/Lynestrenol Rp	
Ovoresta M Tbl. 0.0375/0.75mg	**Kontrazeption:** 1 x 1 Tbl. p.o. →510

Ethinylestradiol/Norethisteron Rp	
Conceplan M Tbl. 0.03/0.5mg **Eve 20** Tbl. 0.02/0.5mg	**Kontrazeption:** 1 x 1 Tbl. p.o. →510

Ethinylestradiol/Norgestimat Rp	PRC X, Lact -
Cilest Tbl. 0.035/0.25mg	**Kontrazeption:** 1 x 1 Tbl. p.o. →510

A 17.2.3 Zweiphasenpräparate

Wi/Wm: erste Zyklusphase: nur Östrogene oder kombiniert mit niedrig dosierten Gestagenen; zweite Zyklusphase: übliche Östrogen-Gestagen-Kombination ⇒ Ovulationshemmung
UW/KI (Einphasenpräparate), s. UW Dreiphasenpräparate (→247)

Ethinylestradiol/Chlormadinon Rp	
Neo-Eunomin Tbl. 0.05/1mg; 0.05/2mg	**Kontrazeption:** 1 x 1 Tbl. p.o. →510

Ethinylestradiol/Desogestrel Rp	PRC X, Lact -
Biviol Tbl. 0.04/0.025mg; 0.03/0.125mg **Oviol** Tbl. 0.05/0mg; 0.05/0.125mg	**Kontrazeption:** 1 x 1 Tbl. p.o. →510

A 17.2.4 Dreiphasenpräparate

Wi/Wm: d 1-6: niedrige Östrogen- und Gestagendosis; d 7-11: erhöhte Östrogen- und Gestagendosis d 12-21: niedrige Östrogen- u. deutlich höhere Gestagendosis ⇒ Ovulationshemmung
UW (Östrogen-Gestagen-Kombinationen): Seborrhoe, Akne, Schwindel, Kopfschmerzen, Übelkeit, Erbrechen, Brustspannungen, Depression, Vaginalcandidose, Thrombosen
KI (Östrogen-Gestagen-Kombinationen): Leberfunktionsstrg., Cholestase, Lebertumoren, hormonabhängige maligne Tumoren, Thrombosen, SS/SZ
Ink (Kontrazeptiva): Methylprednisolon

Ethinylestradiol/Desogestrel Rp	PRC X, Lact -
Novial Tbl. 0.035/0.05mg; 0.03/0.1mg; 0.03/0.15mg	**Kontrazeption:** 1 x 1 Tbl. p.o. →510

Ethinylestradiol/Levonorgestrel Rp	PRC X, Lact -
Novastep, Triette, Trigoa, Trinordiol, Triquilar, **Trisiston** Tbl. 0.03/0.05mg; 0.04/0.075mg; 0.03/0.125mg	**Kontrazeption:** 1 x 1 Tbl. p.o. →510

Ethinylestradiol/Norethisteron Rp	
Synphasec *Tbl. 0.035/0.5mg; 0.035/1mg; 0.035/0.5mg* **TriNovum** *Tbl. 0.035/0.5mg; 0.035/0.75mg; 0.035/1mg*	**Kontrazeption:** 1 x 1 Tbl. p.o. →510

Ethinylestradiol/Norgestimat Rp	PRC X, Lact -
Pramino *Tbl. 0.035/0.18mg; 0.035/0.215mg; 0.035/0.25mg*	**Kontrazeption:** 1 x 1 Tbl. p.o. →510

A 17.2.5 Minipille

Wi/Wm: niedrig dosierte reine Gestagengabe über 28d ⇒ Viskosität des Zervixschleims ↑, keine Ovulationshemmung; Desogestrel: zusätzlich Ovulationshemmung
UW: unregelmäßige Zyklen, Zwischenblutungen; **KI:** SS, schwere Leberfunktionsstrg.

Desogestrel Rp	HWZ 30h
Cerazette *Tbl. 0.075mg*	**Kontrazeption:** 1 x 1 Tbl. p.o. →510

Levonorgestrel Rp	HWZ 11-45h, PRC X, Lact ?
28-mini *Tbl. 0.03mg* **Microlut** *Tbl. 0.03mg* **Mikro-30** *Tbl. 0.03mg*	**Kontrazeption:** 1 x 1 Tbl. p.o. →510

A 17.2.6 Postkoitalpille

Wm/Wi: Hemmung der Ovulation; nach bereits erfolgter Ovulation Hemmung der Implantation
UW: Spannungsgefühl in den Brüsten, Übelkeit, Erbrechen, Durchfall, Kopfschmerzen, Unterbauchschmerzen; **KI:** bereits ungeschützter Koitus im gleichen Zyklus, ausgebliebene Menstruation im vorherigen Zyklus, Mehrfachanwendung im Zyklus, Mamma-Ca, Endometrium-Ca

Levonorgestrel Rp	
Duofem *Tbl. 0.75mg* **Levogynon** *Tbl. 0.75mg* **Unofem** *Tbl. 1.5mg*	**Interzeption:** bis max. 72h postkoital 1.5mg p.o. →510

A 17.2.7 Intrauterine u. sonstige Kontrazeptiva

Wm/Wi (Vaginalring/TTS): Resorption der enthaltenen Hormone über die Vaginal-schleimhaut/Haut ⇒ Ovulationshemmung
Wm/Wi (IUP + Cu): kontinuierliche Kupferfreisetzung ⇒ morphologische u. biochem. Veränderung des Endometriums ⇒ Verhinderung der Nidation
Wm/Wi (IUP + Gestagen): kontinuierliche Gestagenfreisetzung ⇒ Verhinderung der Endometriumproliferation, Viskosität des Zervixschleims ↑
UW (Vaginalring): Kopfschmerzen, Vaginitis, Leukorrhö, Bauchschmerzen, Übelkeit, Akne, Thromboembolie;
UW (IUP): Unterleibs- oder Kreuzschmerzen, stärkere oder länger anhaltende Menstruationen, Schmierblutungen, Unterleibsinfektionen, Hautreaktionen
KI (Vaginalring): Thromboembolie i.d. Vorgesch., diabet. Angiopathie, schwere Lebererkr., benigne/maligne Lebertumoren, sexualhormonabhängige Tumoren, nicht abgeklärte Vaginalblutungen
KI (IUP): SS, Malignome im Genitalbereich, chron. Unterleibsinfektionen, Endometriose, ExtrauterinSS, Gerinnungsstrg.; **KI** (IUP + Cu): M. Wilson; **KI** (IUP + Gestagen): akute Lebererkrankung, Lebertumore

Ethinylestradiol + Etonogestrel Rp	
Nuvaring *Vaginalring 2.7+11.7mg*	**Kontrazeption:** vaginale Einlage für 3W. →510

Ethinylestradiol + Norelgestromin Rp	
EVRA *TTS 20+150µg/24h*	**Kontrazeption:** 1. Pflaster an d1 des Zyklus, 2./3.Pflaster an d8 u. 15; d22-28 pflasterfrei →510

Intrauterinpessar mit Kupfer Rp	
Multiload Cu *250, 375 IUP* **Multisafe Cu, Nova T** *IUP*	**Kontrazeption:** intrauterine Einlage f. 3-5 J →510

Intrauterinpessar mit Levonorgestrel Rp	
Mirena *IUP 52mg (11-20µg/24h)*	**Kontrazeption, Hypermenorrhoe:** intrauterine Einlage f. 5J. →510

A 17.3 Weheninduktion, Geburtseinleitung

Wm/Wi (Carbetocin, Oxytocin): Stimulation von Kontraktionsfrequenz und kontraktiler Kraft der Uterusmuskulatur, Förderung der Milchejektion durch Kontraktion der glatten Muskulatur der Milchdrüse
UW (Carbetocin): Übelkeit, Bauchschmerzen, Wärmegefühl, Kopfschmerzen, Tremor, Pruritus, Hypotonie, metall. Geschmack, Schmerzen in Brustkorb u. Rücken
UW (Oxytocin): zu starke Wehentätigkeit, Tetanus uteri, Übelkeit, Erbrechen, HRST, allergische Reaktionen, Hypertonie, ausgeprägte Hypotonie mit Reflextachykardie, Wasserretention, Hyponaträmie
KI (Carbetocin): während der Schwangerschaft und der Wehen vor der Geburt des Kindes, Anw. z. Wehenauslösung, bek. Überempf., Nieren- oder Lebererkrankungen, Präklampsie, Eklampsie, schwerwiegende kardiovaskuläre Erkrankungen, Epilepsie; **KI** (Oxytocin): bek. Überempf., EPH-Gestose, Neigung zu Tetanus uteri, drohende Uterusruptur, vorzeitige Plazentalösung, Placenta praevia, unreife Cervix, drohende Asphyxia fetalis, Lageanomalien des Kindes z. B. Beckenendlage, mechan. Geburtshindernis

Carbetocin	HWZ 40min
Pabal *Amp. 0.1mg/1ml*	**PRO** Uterusatonie n. Sectio unter epiduraler oder spinaler Anästhesie: 1 x 0.1mg i.v.

Oxytocin OTC/Rp	HWZ 3-5min, PRC X, Lact –, Nas.spray +
Oxytocin Carino *Amp. 3 IE/1ml, 10 IE/1ml* **Oxytocin Hexal** *Amp. 3 IE/1ml,* *5 IE/1ml, 10 IE/1ml* **Syntocinon** *Spray (4 IE/Hub);* *Amp. 3 IE/1ml, 10 IE/1ml*	**Geburtseinleitung:** ini 1-2 milli-IE/min. Dauerinf. i.v., je n. Wehentätigkeit alle 15min steigern um 1-2 milli-IE/min., max. 20-30 milli-IE/min i.v.; **postpart. Blutung:** 5-6 IE langs. i.v.; 5-10 IE im; **Lactationsstrg., Mastitis-Pro.:** 4IE nasal 2-3min. vor Stillen →510

A 17.4 Prolactinhemmer

Wm/Wi: Stimulation hypophysärer Dopaminrezept. ⇒ Hemmung der Prolactinfreisetzung
UW: Übelkeit; Erbrechen, GI-Strg., psychomotorische u. extrapyramidal-motorische Störungen, RR ↓, Bradykadie, periphere Durchblutungsstörungen
KI: Anw.Beschr. bei psych. Strg., gastroduodenalen Ulzera, schwerem Herz-Kreislauf-Erkrankungen

Bromocriptin Rp	HWZ 50h, Qo 1.0, PRC B, Lact –
Bromocriptin Beta *Tbl. 2.5mg; Kps. 5mg* **Bromocriptin ratioph.** *Tbl. 2.5mg;* *Kps. 5, 10mg* **Kirim** *Tbl. 2.5, 5mg* **Parlodel** *Tbl. 2.5mg; Kps. 5, 10mg* **Pravidel** *Tbl. 2.5mg; Kps. 5, 10mg*	**Prim. u. sek. Abstillen:** d1: 2 x 1.25mg p.o., dann 2 x 2.5mg f. 14d; **postpartaler Milchstau:** 2.5mg p.o., evtl. Wh. n. 6-12h; **puerperale Mastitis:** d1-3: 3 x 2.5mg p.o.; d4-11: 2 x 2.5mg; **Galaktorrhoe-Amenorrhoe:** d1: 1.25mg p.o., ab d2: 3 x 1.25mg p.o., evtl. steigern bis 2-3 x 2.5mg; **Akromegalie:** ini 2.5mg p.o., über 1-2W. steigern bis 10-20mg/d in 4 Einzeldosen; **M. Parkinson** →191

250 A 17 Gynäkologie, Geburtshilfe

Cabergolin Rp	HWZ 63-69h, PRC B, Lact ?
Dostinex Tbl. 0.5mg	**Prim. Abstillen:** 1 x 1mg i. d. ersten 24h n. Geburt; **hyperprolaktinämische Strg.:** ini 2 x/W. 0.25mg p.o., monatl. steigern um 0.5mg/W. bis 1-2mg/W., max. 4mg/W.; **M. Parkinson** →191

Lisurid Rp	HWZ 2-3 (10-24)h, Q0 1.0
Dopergin Tbl. 0.2, 0.5mg	**Prim. Abstillen:** 2-3 x 0.2mg p.o. f. 14d; **sek. Abstillen:** d1: 0.2mg p.o. abends; d2: 2 x 0.2mg; d3-14: 3 x 0.2mg; **Galaktorrhoe-Amenorrhoe:** d1: 0.1mg p.o. abends; d2: 2 x 0.1mg; ab d3: 3 x 0.1mg, je nach Prolactinspiegel weiter steigern; **Akromegalie:** bis 2mg/d p.o.; **M. Parkinson** →191

Quinagolid Rp	HWZ 11.5h
Norprolac Tbl. 75, 150µg	**Hyperprolaktinämie:** d1-3: 1 x 25µg p.o. d4-6: 1 x 50µg, dann 1 x 75-150µg

A 17.5 Wehenhemmer

Wm/Wi (Atosiban): kompetitiver Antagonist am Oxytocinrezeptor ⇒ Senkung von Tonus und Kontraktionsfrequenz der Uterusmuskulatur ⇒ Wehenhemmung
Wm/Wi (Fenoterol): Stimulation von $β_2$-Rezeptoren ⇒ Erschlaffung des Myometriums
UW (Atosiban): Übelkeit, Kopfschmerzen, Schwindel, Hitzewallungen, Tachykardie, Hyperglykämie, Schlaflosigkeit, Juckreiz, Fieber
UW (Fenoterol): Tachykardie, Tremor, Kopfschmerzen, Unruhe- u. Angstzustände, RR-Dysregulation, metabolische Azidose, Verschlechterung einer Plazentainsuffizienz
KI (Atosiban): Dauer der SS < 24 bzw. > 33 W., vorzeit. Blasensprung, intrauterine Wachstumsretardierung, und gestörte HF des Fetus, Eklampsie, intrauteriner Fruchttod, intrauterine Infektion, Placenta praevia
KI (Fenoterol): Tachykarde Arrhythmien, Myokarditis, Mitralvitium, HOCM, V. cava-Kompressionssyndrom, frischer MI, pulmonale Hypertonie, schwere EPH-Gestose, Plazentainsuffizienz

Atosiban Rp	HWZ 2h
Tractocile Inf.Lsg. 6.75mg/0.9ml; Inf.Konz. 37.5mg/5ml	**Tokolyse:** ini 6.75mg i.v., dann 18mg/h f. 3h, dann 6mg/h für insges. max. 48h

Fenoterol Rp	HWZ 3.2h, Q0 >0.85, PPB 40-55%
Partusisten Tbl. 5mg; Amp. 0.02mg/1ml; 0.5mg/10ml	**Tokolyse:** 0.5-3µg/min i.v.; Perf. 0.5mg/50ml (10µg/ml): 3-18ml/h; 4-8 x 5mg p.o.

A 17.6 Antiinfektiva

siehe Infektionen →142 und Haut →216

Beratungsstellen für Arzneimittel

A 17.7 Beratungsstellen für Arzneimittel in der Schwangerschaft

Berlin	Beratungsstelle für Vergiftungserscheinungen u. Embryonaltoxikologie, Spandauer Damm 130, 14050 Berlin; **Tel.** 030-30 68-719 oder **Tel.** -39 86
Jena	Universitätsfrauenklinik, Bachstr. 18, 07740 Jena **Tel.** 03641-93-32 30, **Fax** 03641-93-39 86
Tübingen	Universitätsfrauenklinik, Schleichstr. 4, 72076 Tübingen **Tel.** 07071-29-80 770, **Fax** 07071-29-48 01
Ulm	Universitätsfrauenklinik, Prittwitzstr. 43, 89075 Ulm **Tel.** 0731-502 76 25, **Fax** 0731-502 66 80

A 17.8 Schwangerschaftsrisikoklassen nach FDA[a]

A 17.8.1 Pregnancy Risk Categories (PRC)

PRC A	Geeignete Studien bei schwangeren Frauen zeigten kein Risiko für den Fetus.
PRC B	Tierversuche zeigten kein Risiko für den Fetus, aber Studien an schwangeren Frauen fehlen **oder** Tierversuche zeigten Risiko, aber geeignete Studien an schwangeren Frauen zeigten kein Risiko für den Feten.
PRC C	Tierversuche zeigten Risiko für den Fetus, Studien an schwangeren Frauen fehlen. Die therapeutischen Vorteile sind u.U. dennoch höher zu bewerten.
PRC D	Risiko für den Fetus ist nachgewiesen, aber therapeutische Vorteile sind u.U. im Grenzfall (z.B. keine med. Alternative) dennoch höher zu bewerten.
PRC X	Risiko für den Fetus ist eindeutig nachgewiesen. Das Risiko übersteigt den erwarteten therapeutischen Nutzen.
PRC ED	Einzeldosis (wahrscheinlich) unbedenklich.

A 17.9 Laktation (Stillperiode)[a]

A	Geeignete Studien zeigen kein Risiko.
B	Geht in die Milch über, jedoch keine Beeinträchtigung des Säuglings bekannt.
C	Geht in die Milch über, jedoch keine Daten für den Menschen vorhanden (meist Tierversuchsdaten).
D	Geht in die Milch über, unerwünschte Effekte beim Säugling möglich.
E	Verhalten in der Milch nicht bekannt.
X	Drosselung der Milchproduktion und/oder ernsthafte Probleme beim Säugling.

[a] Spezifische Angaben zu den Arzneimitteln in den Tabellen rechts neben dem Wirkstoff!

A 17.10 Orientierungshilfe zur Arzneimittelauswahl

1: Mittel der 1. Wahl: Im Allgemeinen gut verträglich in der Schwangerschaft und Stillzeit. Auch diese Arzneimittel nur verordnen, wenn ihre Anwendung einer nicht medikamentösen Therapie überlegen ist.
2: Mittel der 2. Wahl: Nur indiziert, wenn andere Therapiemöglichkeiten versagen.
Oft unzureichende Erprobung während Schwangerschaft und Stillzeit.
E: Nur Einzeldosis oder niedrige Dosierung für maximal 1 bis 3 Tage.
KI: Kontraindiziert wegen embryo-/fetotoxischen Potenzials, wegen möglicher Unverträglichkeit in der Stillzeit oder weil keine rationale Indikation während der Schwangerschaft besteht. Bei Anwendung ggf. erweiterte Pränataldiagnostik.
tox: Potenziell toxisch; betrifft Embryo, Fetus, Neugeborenes oder gestillten Säugling.
Anwendung nur im begründeten Einzelfall. Bei Anwendung ggf. erweiterte Pränataldiagnostik.

Die Tabelle dient der groben Orientierung bei der Auswahl eines Medikaments. Sie ersetzt keinesfalls detaillierte Angaben im Text und darf niemals als Grundlage für den Abbruch einer Schwangerschaft verwendet werden.
Abstillen oder Stillpause sind extrem selten erforderlich. Fast immer lässt sich ein Medikament finden, das mit dem Stillen vereinbar ist.
Soweit nicht anders vermerkt, beziehen sich die Klassifizierungen auf die systemische Anwendung (Ausnahme: Arzneimittel, die nur äußerlich angewendet werden).

Quelle: Schäfer/Spielmann/Vetter: Arzneiverordnung in Schwangerschaft und Stillzeit,
7. Auflage 2006, © Elsevier GmbH, Urban & Fischer Verlag, mit freundlicher Genehmigung

Arzneimittel		SSW 1–12	ab SSW 13	peripartal	Stillzeit
ACE-Hemmer	→45	tox.	KI	KI	2
Acetylcystein	→87	1	1	1	1
ASS	→100	2/E	2/E	2/E	2/E
Aciclovir	→161	1	1	1	1
Acitretin	→220	KI	KI	KI	KI
Ambroxol	→87	1	1	1	1
Aminoglykoside	→152	tox.	tox.	tox.	2
Amitriptylin	→200	1	1	tox.	1
Amphotericin B	→168	2	2	2	2
Antidepressiva, SSRI	→200	2	2	2	2
Antidepressiva, trizyklische	→200	1	1	tox.	1
Artemisininderivate		2	1	1	2
AT-II-Rezeptor-Antagonisten (Sartane)	→49	tox.	KI	KI	tox.
Atropin	→45	1/E	1/E	1/E	1/E
Atypische Neuroleptika (erprobte)	→208	2	2	tox.	2
Azathioprin	→172	2	2	2	2

Orientierungshilfe zur Arzneimittelauswahl

Arzneimittel		SSW 1-12	ab SSW 13	peripartal	Stillzeit
Benzylbenzoat (äußerl.)	→224	1	1	1	1
β-Rezeptorenblocker	→50	1/2	1/2	tox.	1/2
β$_2$-Sympathomimetika (Inhalation)	→88	1	1	E	1
Biperiden	→192	2	2	2	2
Bromhexin	→87	1	1	1	1
Bromocriptin	→191	2	tox.	tox.	tox./E
Butylscopolamin	→105	2	2	2	2
Cabergolin	→105	2	tox.	tox.	tox./E
Carbamazepin	→191	tox.	2	tox.	tox.
Carbimazol	→125	2	2	2	2
Cephalosporine	→146	1	1	1	1
Cetirizin	→93	2	2	2	1
Chloroquin	→107	1	1	1	1
Ciprofloxacin	→154	2	2	2	2
Clarithromycin	→151	2	2	2	1
Clemastin	→93	1	1	1	2
Clonidin	→57	2	2	2	2
Clotrimazol	→223	2	1	1	1
Codein	→92	1	1	tox./E	1/E
Co-trimoxazol	→155	2	2	2	2
Cromoglicinsäure	→95	1	1	1	1
Cyproteronacetat	→127	KI	KI	KI	KI
Dextran	→73	2	2	2	2
Diazepam	→211	1	1/E	tox.	E
Diclofenac	→102	1	tox./E	tox./E	E
Digoxin/Digitoxin	→68	1	1	1	1
Dihydralazin	→59	1	1	1	1
Dihydroergotamin	→194	2	2	tox.	2
Dimenhydrinat	→139	2	1	2	1
Dimetinden	→94	1	1	1	1
Diphenhydramin	→213	1	1	tox.	1/E
Doxycyclin	→150	2	KI	KI	KI
Doxylamin	→213	1	1	1	1
Ergotamintartrat	→194	tox.	tox.	tox.	tox.
Erythromycin	→151	2	1	1	1

A 17 Gynäkologie, Geburtshilfe

Arzneimittel		SSW 1-12	ab SSW 13	peripartal	Stillzeit
Estrogene (in Stillzeit als Kontrazeptiva)	→241	KI	KI	KI	2
Ethambutol	→159	1	1	1	1
Etilefrin	→44	2	2	2	1
Fentanyl	→97	1	1	tox.	2
Fluconazol	→167	2	2	2	2
Furosemid	→60	2	2	2	2
Gestagene (in Stillzeit als Kontrazeptiva)	→242	tox.	KI	KI	1
Glibenclamid	→115	2	2	tox.	2
Glukokortikoide, lokal	→216	1	1	1	1
Glukokortikoide, systemisch	→109	2	2	2	2
Glyceroltrinitrat	→64	2	2	2	2
Goldverbindungen	→107	2	2	2	2
Griseofulvin	→169	2	2	2	2
Haloperidol	→208	2	2	tox.	2
Heparine	→79	1	1	tox.	1
Hydrochlorothiazid	→61	2	2	2	2
Hydroxyethylstärke	→74	1	1	1	1
Ibuprofen	→101	1	tox./E	tox./E	1
Imipramin	→201	1	1	tox.	1
Indometacin	→102	1	tox./E	tox./E	E
Insulin (Human-)	→117	1	1	1	1
Iodidsubstitution		1	1	1	1
Isoniazid + Vit. B$_6$	→159	1	1	1	1
Isotretinoin	→221	KI	KI	KI	KI
Itraconazol	→167	2	2	2	2
Ketoconazol	→167	2	2	2	2
Lamotrigin (als Antiepileptikum)	→188	1	1	1	1
Lindan (äußerlich)	→224	2	2	2	2
Lithiumsalze	→205	tox.	2	tox.	tox.
Lokalanästhetika	→184	1	1	1	1
Loratadin	→94	1	1	1	1
Mebendazol	→169	2	1	1	1
Meclozin	→139	1	1	1	1
Mefloquin	→171	2	2	2	2

Orientierungshilfe zur Arzneimittelauswahl 255

Arzneimittel		SSW 1-12	ab SSW 13	peripartal	Stillzeit
Mesalazin	→137	1	1	tox.	1
Metamizol	→104	2	tox.	tox.	tox.
Metformin	→117	2	2	2	2
Methimazol		2	2	2	2
α-Methyldopa	→57	1	1	1	1
Methylergometrin		KI	KI	tox.	tox./E
Metoclopramid	→134	2	2	2	2
Miconazol (lokal)	→223	2	2	2	2
Misoprostol	→133	KI	KI	1	tox.
Morphin	→98	2	2	tox.	2
Nifedipin	→55	2	1	1	1
Nitrendipin	→56	2	2	2	1
Nitrofurantoin	→158	2	2	2	2
Norfloxacin	→153	2	2	2	2
Nystatin	→169	1	1	1	1
Omeprazol	→131	1	1	1	1
Opiate/Opioide	→96	2	2	tox./E	2/E
Oxytocin	→249	KI	KI	1	1
Paracetamol	→104	1	1	1	1
Penicillamin	→108	tox.	tox.	tox.	2
Penicilline	→143	1	1	1	1
Pentazocin		2	2	tox.	2
Pethidin	→98	2	2	2	2
Phenobarbital (als Antikonvulsivum)	→187	tox.	2	tox.	tox.
Phenothiazin-Neuroleptika	→207	1	1	tox.	1
Phenprocoumon	→81	tox.	tox.	KI	2
Phenylbutazon	→105	2	tox.	tox.	2
Prazosin	→58	2	2	2	2
Primidon	→187	tox.	2	tox.	tox.
Probenecid	→111	1	1	1	1
Proguanil	→144	1	1	1	1
Propylthiouracil	→125	1	1	1	1
Prostaglandine	→85	KI	KI	E	tox.
Pyrethrum (äußerlich)	→224	1	1	1	1

PDA Version auf www.media4u.com

A 17 Gynäkologie, Geburtshilfe

Arzneimittel		SSW 1-12	ab SSW 13	peripartal	Stillzeit
Pyrimethamin	→159	2	2	tox.	1
Pyrviniumembonat	→170	1	1	1	1
Ranitidin	→130	1	1	1	1
Radiopharmaka		KI	KI	KI	KI
Rifampicin		1	1	1	1
Roxithromycin	→151	2	2	2	1
Sertralin	→203	1	1	tox.	1
Spironolacton	→62	2	2	2	2
Sulfasalazin	→108	1	1	tox.	1
Testosteron	→127	KI	KI	KI	KI
Tetracycline	→150	2	KI	KI	2
Theophyllin	→88	1	1	1	1
Thiamazol	→125	2	2	2	2
Thyroxin (L-)	→124	1	1	1	1
Tinidazol		2/E	2/E	2/E	2/E
Tramadol	→100	2	2	tox./E	2/E
Tretinoin (äußerlich)	→221	KI	KI	KI	2
Valproinsäure	→186	tox.	tox.	tox.	1
Verapamil	→54	2	1	1	1
Vitamin A (> 10.000 IE/Tag)		KI	KI	KI	KI
Warfarin	→81	tox.	tox.	KI	2

Arzneimittel in Schwangerschaft und Stillzeit

A 17.11 Arzneimittel der Wahl in Schwangerschaft und Stillzeit

Allergien
Loratadin
Bewährte ältere H_1-Blocker wie Dimetinden

Asthma
β_2-Sympathomimetika zur Inhalation
– kurz wirksame: z.B. Reproterol, Salbutamol
– lang wirksame: Formoterol, Salmeterol
Glukokortikoide
Theophyllin

Bakterielle Infektionen
Penicilline
Cephalosporine
(Reserve: Makrolide)

Chronisch-entzündliche Darmerkrankungen
Mesalazin, Olsalazin
Sulfasalazin
Glukokortikoide
(Reserve: Azathioprin)

Depression
Trizyklische Antidepressiva, z.B. Amitriptylin, Clomipramin
Selektive Serotonin-Wiederaufnahme-Hemmstoffe, z.B. Sertralin

Diabetes mellitus
Humaninsulin

Gastritis
Antazida, z.B. Magaldrat
bewährte H_2-Blocker wie Ranitidin
Omeprazol

Glaukom
β-Rezeptorenblocker
Carboanhydrasehemmstoffe
Cholinergika

Hustendämpfung
Dextromethorphan
Codein

Hypertonus
α-Methyldopa
Metoprolol
Dihydralazin
nach dem 1. Trimenon auch Urapidil u.a.

A 17 Gynäkologie, Geburtshilfe

Krätze (Skabies)

Benzylbenzoat
Crotamiton

Läuse

Kokosöl
Pyrethrumextrakt

Migräne

siehe Schmerzen und ggf. auch Sumatriptan

Mukolytika

Acetylcystein

Refluxösophagitis

Omeprazol

Schlafstörungen

Diphenhydramin
Diazepam, Lorazepam

Schmerzen

Paracetamol, ggf. mit Codein
Ibuprofen, Diclofenac (nur bis Woche 30)
ggf. Tramadol

Übelkeit/Hyperemesis

Meclozin
Dimenhydrinat
Metoclopramid

Wurmerkrankung

Pyrviniumembonat
Mebendazol
Niclosamid

A 18 Onkologie – Arzneimittel

A 18.1 Wichtiger Benutzerhinweis

Die Angaben zu Indikation und Dosierung sind den aktuellen Fachinformationen der entsprechenden Handelspräparate entnommen. Hierbei ist zu beachten, dass Chemotherapeutika bei einigen angegebenen Indikationen heute kaum mehr eingesetzt werden. Andererseits erfolgt der Einsatz zahlreicher Substanzen bei hier nicht aufgeführten Indikationen nach aktuellen Therapiestandards. Bei den Dosierungsangaben unterscheiden sich die hier abgebildeten Angaben aus den Fachinfos teils erheblich von der in Klinik und Praxis etablierten Vorgehensweise. Desweiteren kann nicht immer auf die in der Onkologie häufig durchgeführten Kombinationstherapien mit mehreren Substanzen eingegangen werden, hier sei auf aktuelle Therapieleitlinien von Fachgesellschaften und Tumorzentren verwiesen.
Am Anfang dieses Kapitels sind die unerwünschten Wirkungen (UW) aufgeführt, die bei nahezu allen Zytostatika auftreten können. Weitere substanzspezifische UW sind in den Tabellen der jeweiligen Wirkstoffgruppe aufgeführt.

A 18.2 Allgemeine unerwünschte Wirkungen von Zytostatika

Sofortreaktionen
Übelkeit, Erbrechen, Fieber, allergische Reaktionen, RR↓, HRST, Venenentzündungen

Verzögert einsetzende, reversible Nebenwirkungen
Knochenmarkdepression (Leuko- u. Thrombopenie, weniger häufig Anämie), Mucositis, Stomatitis, aregenerative Enteropathie mit Appetitlosigkeit u. Diarrhö, Haarausfall, Hautveränderungen (Pigmentierungen, Hyperkeratosen), Hautausschläge, Lungen-, Nieren-, Leberfunktionsstrg., Gerinnungsstrg., Amenorrhö, Azoospermie, Wachstumshemmung bei Kindern

Bleibende, chronische Toxizität
Kardiotoxizität, Nieren- u. Leberschädigung, Neurotoxizität (Lähmungen, Sensibilitätsstrg., Polyneuropathie), Mutagenität, Teratogenität, Karzinogenität (Zweittumor)

Indirekte Wirkungen, Paravasat
Immunsuppressive Wirkung als Folge der Leukopenie, Infektanfälligkeit, Hyperurikämie, akute Nephropathie und akutes Nierenversagen
Zytostatika-Paravasat: initial Ödem, Rötung, Schmerzen, Überwärmung; im weiteren Verlauf Gewebsnekrose, Superinfektion möglich

A 18 Onkologie – Arzneimittel

A 18.3 Alkylierende Mittel

A 18.3.1 Stickstofflost-Analoga

Wm/Wi (alkylierende Mittel): Quervernetzung von DNS-Einzel u. - Doppelsträngen durch Alkylierung, Störung von Matrixfunktion und Synthese der DNS
UW (alle) s. allgemeine UW von Zytostatika →S. 259
UW (Bendamustin): vereinzelt MI, Abgeschlagenheit, Müdigkeit, Schwäche, periphere Neuropathie
UW (Cyclophosphamid): transienter Transaminasen ↑, Cholestase, hämorrhagische Zystitis, Blasenfibrose, bei Hochdosistherapie akute Myo-/Perikarditis, Herzinsuff., hämorrhagische Myokardnekrosen, akute Enzephalopathie, Lungenfibrose, Pneumonitis
UW (Chloroambucil): Lungenfibrose vor allem bei kumulativer Dosis >2000mg, transienter Transaminasen ↑, Lebertoxizität, periphere/zentrale Neurotoxizität, Zystitis
UW (Melphalan): pulmonale Fibrose
UW (Ifosfamid): transienter Transaminasen ↑, Cholestase, hämorrhagische Zystitis, akute Enzephalopathie und zerebelläre Neurotoxizität, Verwirrtheit, Psychose, Ataxie, Krampfanfälle, Somnolenz, Koma
UW (Trofosfamid): transienter Transaminasen ↑, hämorrhagische Zystitis bei hochdosierter oder Langzeit-Th

Bendamustin Rp	HWZ 30min PPB 95%
Ribomustin *Inf.Lsg. 25, 100mg*	M. Hodgkin →319, Non-Hodgkin-Lymphome →316, **Plasmozytom** →320, CLL, Mamma-Ca →523: 50-60mg/m² d1-5; 70-150mg/m² d1+2; **DANI** GFR ≥10: 100%; HD: 50%

Cyclophosphamid Rp	HWZ (4-8h) PPB 15% Qo 0.5
Endoxan *Tbl. 50; Inf.Lsg. 100, 200, 500, 1000mg* Cyclostin *Tbl. 50mg*	ALL →316, AML →315, maligne Lymphome, Hoden- →518, Mamma- →523, Ovarial-Ca →526, Ewing-Sarkom, Neuroblastom, kleinzelliges Bronchial-Ca →515, Rhabdomyosarkom, Autoimmunerkrankungen, immunsuppresssive Therapie nach Organ-Tx; Dauerth. 120-240mg/m² i.v. tgl. oder 1 x 50-200mg p.o.; Intervallth. 400-600mg/m² i.v. in Abständen von 2-5d; 800-1600mg/m² und mehr i.v. alle 21-28d; **DANI** GFR<10:50%

Chlorambucil Rp	HWZ 1-1.5h (2.4h) PPB 98% Qo 1.0
Leukeran *Tbl. 2mg*	CLL, niedrig maligne Non-Hodgkin-Lymphome →316: 1 x 0.4mg/kg p.o. d1, Wdh. d15, ggfs. um 0.1mg/Zyklus steigern; bei Komb. mit Prednison 5mg/m² d1-3, Wdh. d15, ggfs. um 1.3mg/m² steigern; M. Waldenström: 0.1mg/kg tgl. oder 0.3mg/kg für 7d, Wdh. alle 6W.; **DANI** nicht erforderl.

Alkylierende Mittel 261

Melphalan Rp
HWZ (1.5-2h) PPB 90% Qo 0.9
Alkeran *Tbl. 2mg; Inf.Lsg. 50mg*
multiples Myelom →320: 0.25mg/kg p.o. d1-4, Wdh. n. 4-6 W., Komb. m. Prednison; 16mg/m² i.v. d1, Wdh. n. 4W.; Hochdosis-Th: 100-200mg/m²; **DANI** GFR 30-50: 50%

Ifosfamid Rp
HWZ 6-8h (4-7h) PPB gering Qo 0.5
Holoxan *Inf.Lsg. 0.5, 1, 2, 3g*
IFO-cell *Inf.Lsg. 1, 2, 5g*
Hoden- →518, **Ovarial-** →526, **Zervix-, Mamma-** →523, **Pankreas-Ca** →526, **nicht kleinzelliges Bronchial-Ca** →515, **kleinzelliges Bronchial-Ca** →515, **Weichteil-, Ewing-Sarkome, Non-Hodgkin-Lymphome** →316, **M. Hodgkin** →319: 1200-2400mg/m² i.v. d1-5 oder 5-8g/m² über 24h d1 **DANI** KI b. schwerer Niereninsuff.

Trofosfamid Rp
HWZ 1-1.5 (4-8)h
Ixoten *Tbl. 50mg*
Erhaltungstherapie bei lymphoretikulären Tumoren u. Hämoblastosen: ini 300-400mg p.o., Erh.Dos. 50-150mg/d; **DANI** k.A.

A 18.3.2 Alkylsulfonate

Wm/Wi (alkylierende Mittel): Quervernetzung von DNS-Einzel- u. -Doppelsträngen durch Alkylierung, Störungen von Matrixfunktion und Synthese der DNS
UW (alle) siehe allgemeine UW von Zytostatika →S. 259
UW (Busulfan): Lungenfibrose insbesondere bei kumulativer Dosis > 300mg, bei Hochdosistherapie Lebervenenverschlusssyndrom, Katarakt, Gynäkomastie, retroperitoneale Fibrose, Endokardfibrose, hämorrhagische Zystitis
UW (Treosulfan): Lungenfibrose, allergische Alveolitis, Pneumonie, Cholestase, Sklerodermie, Psoriasis, Parästhesien, hämorrhagische Zystitis

Busulfan Rp
HWZ 2.5h, Qo 1.0, PPB 32%
Busilvex *Inf.Lsg. 60mg/10ml*
Myleran *Tbl. 2mg*
Konditionierung vor konventl. Stammzell-Tx: 0.8mg/kg i.v. alle 6h über 4d; **CML** →313, **Polycythaemia vera:** Remissionseinleit. 0.06mg/kg p.o., Erh.Th. 0.5-2mg/d; **DANI** nicht erforderl.

Treosulfan Rp
HWZ 1.5-1.8h
Ovastat *Kps. 250mg; Inf.Lsg. 1, 5g*
Ovarial-Ca →526: 4 x 100-150mg/m² p.o. f. 28d, Wdh. d 56; 5-8g/m² i.v. d1, Wdh. d21-28; **DANI** k.A.

A 18.3.3 Nitrosoharnstoffe

Wm/Wi (alkylierende Mittel): Quervernetzung von DNS-Einzel- u. -Doppelsträngen durch Alkylierung, Störung von Matrixfunktion und DNA-Synthese
UW: s. allgemeine UW von Zytostatika →S. 259
UW (Carmustin): interstitielle Pneumonitis, pulmonale Infiltrate, Lungenfibrose, Ösophagitis, Ulzera, GI-Blutungen, transienter Transaminasen ↑, bei Hochdosis-Th Lebervenenverschlusssyndrom, periphere u. zentrale Neurotoxizität mit Verwirrtheit, hirnorganischem Psychosyndrom, Neuroretinitis, Optikusneuritis, Ataxie
UW (Lomustin): pulmonale Infiltrate, Lungenfibrose, transienter Transaminase ↑, periphere und zentrale Neurotoxizität
UW (Nimustin): transienter Transaminasen ↑, periphere u. zentrale Neurotoxizität
Ink (Carmustin): Cimetidin

Carmustin Rp	HWZ biphasisch 1-4min; 18-69min
Carmubris *Inf.Lsg.* 100mg	**Hirntumore** →526, **multiples Myelom** →320, **maligne Lymphome, GI-Tumore:** 100mg/m² i.v. d1+2, Wh. n. 6W.; **DANI** GFR<10: relative KI

Lomustin Rp	HWZ (72h) PPB 60%
Cecenu *Kps.* 40mg	**M. Hodgkin** →319, **Hirntumore** →526, **Hirnmetastasen, malignes Melanom** →320, **kleinzelliges Bronchial-Ca** →515: 70-100mg/m² p.o. d1, Wh. n. 6W.; **DANI** k.A.

Nimustin Rp	HWZ 0.6h
ACNU 50 *Inf.Lsg.* 50mg	**maligne Gliome** →526, **Hirnmetastasen, kleinzelliges Bronchial-Ca** →515, **Kolorektale-Ca** →519, **Magen-Ca** →521, **CML** →313, **M. Hodgkin** →319, **Non-Hodgkin-Lymphome** →316: 90-100mg/m² i.v. d1, Wh. n. 6W.; **DANI** k.A.

A 18.3.4 Platinhaltige Verbindungen

Wm/Wi (alkylierende Mittel): Quervernetzung von DNS-Einzel- u. -Doppelsträngen durch Alkylierung, Störung von Matrixfunktion und Synthese der DNS
UW (alle) s. allgemeine UW von Zytostatika →S. 259
UW (Carboplatin): transienter Transaminasen ↑, Nephrotoxizität, periphere Neurotoxizität, Hörstörung, Optikusneuritis
UW (Cisplatin): Herzinsuff., Enteritis, transienter Transaminasen ↑, Elektrolytveränderungen (Ca^{2+}↓, Mg^{2+}↓, K^+↓, Na^+↓), kumulative Nephrotoxizität mit Tubulusschädigung, Ototoxizität und periphere Neurotoxizität, Geschmacksstörung, fokale Enzephalopathie, Sehstrg., Optikusneuritis, Schwindel
UW (Oxaliplatin): meist transiente periphere Neuropathie mit Dysästhesien, Parästhesien der Extremitäten (ausgelöst/verstärkt durch Kälteexposition), akute laryngeale/pharyngeale Dysästhesie m. Erstickungsgefühl
Ink (Cisplatin): Aminoglykoside, Methotrexat

Carboplatin Rp	HWZ 2 (24)h PPB <25% Qo 0.25
Carboplat *Lösung* *Inf.Lsg.* 50, 150, 450mg Carboplatin-GRY *Inf.Lsg.* 10mg/ml, Ribocarbo-L *Inf.Lsg.* 50,150, 450mg CARBO-cell *Inf.Lsg.* 10mg/ml Carboplatin-HEXAL *Inf.Lsg.* 50, 150, 450, 600mg Neocarbo *Inf.Lsg.* 50, 150, 450mg	**Ovarial-** →526, **Zervix-Ca, kleinzelliges Bronchial-Ca** →515, **Plattenepithel-Ca des Kopf- Halsbereichs:** 300-400mg/m² i.v. Wdh n. 4 Wo; alternativ Dosierung nach AUC; **DANI** GFR<20: KI

Cisplatin Rp	HWZ 58-90h PPB >90% Qo 0.6
Cis-GRY *Inf.Lsg.* 10, 50, 100mg Cisplatin-Lösung-Ribosepharm *Inj.Lsg.* 10, 25, 50mg Cisplatin medac *Inf.Lsg.* 10, 25, 50, 100mg Cisplatin HEXAL Pl *Inf.Lsg.* 10, 50mg Cisplatin-GRY *Inf.Lsg.* 10, 25, 50mg Cisplatin NC *Inf.Lsg.* 10, 50; 100mg	**Hoden-** →518, **Ovarial-Ca** →526, **kleinzelliges und nicht-kleinzelliges Bronchial-Ca** →515, **Oesophagus-** →525, **Zervix-, Blasen-, Endometrium-Ca, Kopf-Hals-Ca, Osteosarkom:** 50-120mg/m² i.v. d1 oder 15-20mg/m² d1-5, Wdh. n. 3-4 W.; **DANI** KI bei Niereninsuff.

Oxaliplatin Rp	HWZ biphasisch 0.4h und 38h
Croxolat *Inf. Lsg.* 50mg/10ml; 100mg/20ml Eloxatin *Inf.Lsg.* 50, 100mg Medoxa *Inf.Lsg.* 50mg/10ml; 100mg/20ml Oxaliplatin Nc *Inf. Lsg.* 50mg/10ml; 100mg/20ml Riboxatin *Inf. Lsg.* 50mg/10ml; 100mg/20ml	**kolorektales Ca** →519: 85mg/m² i.v. d1, Wdh. d15, Kombination mit 5-FU; **DANI** GFR <30: KI

Antimetabolite 263

A 18.3.5 sonstige alkylierende Mittel

Wm/Wi (alkylierende Mittel): Quervernetzung von DNS-Einzel- u. -Doppelsträngen durch Alkylierung, Störung von Matrixfunktion und Synthese der DNS
UW (alle) s. allgemeine UW von Zytostatika →S. 259
UW (Dacarbazin): transienter Transaminasen ↑, Lebervenenverschlusssyndrom, Lebernekrose, Fotosensitivität, ZNS-Strg. (Kopfschmerzen, Sehstrg., Verwirrtheit, Lethargie, Krämpfe), Parästhesien, Thrombophlebitis, ausgeprägte Nausea
UW (Temozolomid): Obstipat. Kopfschmerzen, Schwindel, Geschmacksanomalien, Parästhesien

Dacarbazin Rp	HWZ 0.5-3.5h PPB 5% Qo 0.3
Detimedac Inf.Lsg. 100, 200, 500, 1000mg	**malignes Melanom** →522: 200-250mg/m² i.v. d1-5 oder 850mg/m² d1, Wdh. n. 3W.; **Weichteilsarkom:** 250mg/m² d1-5; **M. Hodgkin** →319: 375mg/m² d1, Wdh. d15; **DANI** k.Ä.

Temozolomid Rp	HWZ 1.8h PPB 10-20%
Temodal Kps. 5, 20, 100, 250mg	**rez. oder progrediente maligne Gliome:** 200mg/m² d1-5, Wdh. n. 4W.; vorbehandelte Pat. beim 1. Zyklus 150mg/m²; **DANI** nicht erforderl.

A 18.4 Antimetabolite

A 18.4.1 Folsäure-Analoga

Wm/Wi (Antimetabolite): Einbau als falsches Substrat in die DNS oder RNS, Hemmung der DNS- oder RNS-Polymerase
UW (alle) s. allgemeine UW von Zytostatika →S. 259;
UW (Methotrexat): GI-Blutungen, Transaminasen ↑, Tubulusschädigung, reversible akute Enzephalopathie nach i.v. oder intrathekaler Applikation, Leukenzephalopathie, Konjunktivitis
UW (Pemetrexed): Transaminasen ↑, Fieber, motor. u. sens. Neuropathie, Diarrhoe, Fatigue, Hautrötung, Appetitverlust, Stomatitis, AP, kardiovaskuläre Ereignisse
Ink (Methotrexat): Cisplatin, NSARs, Penicilline, Probenecid, Salizylate, Sulfonamide

Methotrexat →108 Rp	HWZ 12-24h PPB 50% Qo 0.06
Methotrexat Lederle Tbl. 2.5, 10mg Inf.Lsg. 25, 50, 500, 1000, 5000mg; Methotrexat-biosyn liquid Inf.Lsg. 25, 50mg Methotrexat-Gry Inf.Lsg. 5, 50, 500, 1000, 5000mg Methotrexat medac Tbl. 2.5, 10mg; Inj.Lsg. 5, 7.5, 15, 50mg; Fertigspr. 7.5, 15mg; Inf.Lsg. 250, 500, 1000, 5000mg MTX Hexal Tbl. 2.5, 7.5, 10mg; Inj.Lsg. 5, 10, 25, 50, 500, 1000mg Neotrexat nj.Lsg. 50mg/5ml, 1g/10ml, 5g/50ml	**Chorionepitheliom, Mamma-Ca** →523, **Zervix-Ca, Ovarial-Ca** →526, **Kopf-Hals-Ca, Non-Hodgkin-Lymphom** →316, **ALL** →316, **AML** →315, **kleinzelliges Bronchial-Ca** →515, **Osteosarkom, Meningeosis leucaemica + carcinomatosa, malig. Lymphome im Kindesalter, ZNS-Tumore** →526: ED i.v. je nach Th-Schema, niedrigdos. Th.: <100mg/m²; mittelhochdos. Th.: 100-1000mg/m²; hochdos. Th.: >1000mg/m²; intrathek.: 8-12mg/m², max. 15mg absolut in ialle 2-3d, später alle 4W.; **DANI** GFR >60: Dosisanpass. n. Mtx-Serumsp.; <60: KI

Pemetrexed Rp	HWZ 3.5h PPB 81%
Alimta Inf.Lsg. 500mg	**malignes Pleuramesotheliom:** 500mg/m² i.v. d1, Komb. m. Cisplatin 75mg/m² d1, Wdh d22; **NSCLC:** 500mg/m² d1, Wh. d22 **DANI** GFR ≥45: 100%; <45: Anw. nicht empfohlen

264 A 18 Onkologie – Arzneimittel

A 18.4.2 Purin-Analoga

Wm/Wi (Antimetabolite): Einbau als falsches Substrat in die DNS oder RNS, Hemmung der DNS- oder RNS-Polymerase
Wm/Wi (Cladribin): DNS Synthese und Reparatur wird blockiert
UW (alle) s. allgemeine UW von Zytostatika →S. 259
UW (Cladribin): transienter Transaminasen ↑, toxische Epidermiolyse, periphere od. zentrale Neurotoxizität, Immunsuppression mit T-Zell-Defizienz (CD4+ ↓↓, CD8+ ↓), Kopfschmerzen
UW (Clofarabin): febrile Neutropenie, Ängstlichkeit, Kopfschmerzen, Nausea, Erbrechen, Diarrhoe, Dermatitis, Pruritus, Schleimhautentzündung, Pyrexie, Erschöpfung
UW (Fludarabin): akute Kardiotoxizität mit Arrhythmien, Hypotonie, transiente Transaminasen ↑, periphere Neuropathie mit Parästhesien, ZNS-Strg., Immunsuppression mit T-Zell-Defizienz (CD4+ ↓↓, CD8+ ↓), Tumorlysesyndrom, Hämolyse
UW (Mercaptopurin): transiente Transaminasen ↑, Cholestase, Lebervenenverschlusssyndrom
UW (Tioguanin): transiente Transaminasen ↑, Cholestasen, Lebervenenverschlusssyndrom, Darmperforation

Cladribin Rp	HWZ 3-22h (kontinuierl. Infusion an 7d) 11h(s.c.-Bolus an 5d) PPB 20%
Leustatin *Inf.Lsg. 10mg/10ml* LITAK *Inj.Lsg. 10mg/5ml*	**Haarzell-Leukämie:** 0.14mg/kg s.c. d1-5 oder 0.09mg/kg i.v. über 24h d1-7; **DANI** vorsichtige Anwendung

Clofarabin Rp	HWZ 5.2h
Evoltra *Inf.Lsg. 20mg/20ml*	**ALL:** Ki >21kg: 52mg/m² über 2h i.v. d1-5; **DANI, DALI** KI b. schwerer NI, LI

Fludarabin Rp	HWZ 10-30h PPB nicht ausgeprägt
Fludara *Inf.Lsg. 50mg*	**CLL vom B-Zell-Typ:** 25mg/m² i.v. d1-5, Wdh. d29; **DANI** GFR 30-70: 50%; <30: KI

Mercaptopurin Rp	HWZ 1.5h PPB 20% Qo 0.8
Puri-Nethol *Tbl. 50mg*	**ALL** →316: 2.5mg/kg/d p.o., Th-Dauer je n. Schema; **DANI** Dosisreduktion zu erwägen

Tioguanin Rp	HWZ (0.5-6h)
Thioguanin-GSK *Tbl. 40mg*	**AML** →315: Induktion: 100mg/m² alle 12 h p.o.; **ALL** →316: 60mg/m² p.o., Th-Dauer je n. Schema; **DANI** "Dosisreduktion zu erwägen"

Antimetabolite 265

A 18.4.3 Pyrimidin-Analoga

Wm/Wi (Antimetabolite): Einbau als falsches Substrat in die DNS oder RNS, Hemmung der DNS- oder RNS-Polymerase
UW (alle) siehe allgemeine UW von Zytostatika →S. 259
UW (Capecitabin): Ödeme d. unteren Extremitäten, Hand-Fuß-Syndrom, Kopfschmerzen, Parästhesien, Geschmacksstörungen, Schwindel, Schlaflosigkeit, Lethargie, Dehydrierung
UW (Cytarabin): bei hochdosierter Therapie akute Pulmotoxizität, Lungenödem, ARDS, Pankreatitis, Ulzera, Darmnekrose, Ösophagitis; transienter Transaminasen ↑, Cholestase, Konjunktivitis, Keratitis, periphere u. zentrale Nerotoxizität, zerebrale u. zerebellare Störungen, bei intrathekaler Gabe akute Arachnoiditis, Leukenzephalopathie, Myalgien, Arthralgien, Knochenschmerzen
UW (Fluorouracil): akute Kardiotoxizität mit Arrhythmien, Ischämie, Myocardinfarkt, Konjunktivitis, hoher Tränenfluss, ZNS-Veränderungen (Somnolenz, Verwirrtheit), reversible zerebelläre Störungen (Ataxie, Müdigkeit, Sprachstrg.), Palmar- und Plantarveränderungen
UW (Gemcitabin): Fieber, Schüttelfrost, Kopfschmerzen, Rückenschmerzen, transienter Transaminasen ↑, mäßiggradige Proteinurie/Hämaturie, Lungenödem, periphere Ödeme
UW (Tegafur): Sepsis, Dehydratation, Kachexie, Geschmacksveränderungen, Hepatitis, Ikterus, Leberversagen, Rückenschmerzen, Harnverhaltung, Hämaturie; alkal. Phosphatase ↑, ALT, AST und Gesamtbilirubinwerte;
Ink (Fluorouracil): Metronidazol

Capecitabine Rp HWZ 0.25h, Qo 1.0, PPB 54%

Xeloda Tbl. 150, 500mg

kolorektales-Ca →519:
2 x 1250mg/m²/d p.o. d1–14, Wdh. d22;
Mamma-Ca →523: 2 x 1250mg/m²/d p.o. d1–14, Wdh. d22, Komb. m. Docetaxel.;
DANI GFR 30-50: 75%; <30: KI

Cytarabin Rp HWZ (1-3h), Qo 0.9, PPB 15%

DepoCyte Inj.Susp. 50mg
Udicil Inf.Lsg. 100mg, 1000+2000mg
UDICIL CS Inf.Lsg. 100, 500, 1000, 2000mg
ARA-cell Inj.Lsg. 40, 100mg;
Inf.Lsg. 1000+4000mg, 5g+10g(100mg/ml)
Alexan Inj.Lsg. 5ml; Inf.Lsg. 1000mg

akute Leukämien →315: Induktion 100-200mg/m² i.v. f. 5-10d; Remissionserhaltung: 70-200mg/m² i.v./s.c. d1-5, Wdh d29;
Non-Hodgkin-Lymphom →316: 300mg/m² i.v. je nach Schema z.B. d8;
Meningosis lymphomatosa:
DepoCyte: 50mg intrathecal W. 1+3,
dann W. 5, 7, 9, 13, 17, 21, 25, 29;
DANI GFR <10: 50-75%

Fluorouracil (5-FU) Rp HWZ 8-40min PPB 0% Qo 1.0

5-Fluorouracil-biosyn Inf.Lsg. 250, 500, 1000mg
5-FU Lederle 1000mg/20ml
Fluorouracil-GRY Inf.Lsg. 250mg/5ml, 500mg/10ml, 1000mg/20ml, 5000mg/100ml
5-FU HEXAL Inj.Lsg. 250, 500, 1000, 5000mg
5-FU medac Inf.Lsg. 500, 1000, 5000, 10000mg
Neoflour Inj.Lsg. 1g/20ml, 5g/100ml
Onkofluor Inj.Lsg. 250, 500, 1000, 5000mg
Ribofluor Inf.Lsg. 250mg/5ml, 500mg/10ml, 1000mg/20ml, 5000mg/100ml
Efudix Salbe (1g einh. 50mg)

kolorektales Ca →519: 370-600mg/m² als i.v.-Bolus; 200-750mg/m² als Dauerinf.;
Pankreas-Ca →526: 400-500mg/m² als i.v.-Bolus; 1000mg/m² als Dauerinf.;
Mamma-Ca →523, **Magen-Ca** →521: 500-600mg/m²;
DANI GFR<10:50-75%
solare und solide Keratosen, M. Bowen, Basaliome: Efudix: 1-2 x tgl. auftragen

A 18 Onkologie – Arzneimittel

Gemcitabin Rp	HWZ 42-94min (0.7-12h) Q0 >0.9
Gemzar *Inf.Lsg. 200mg, 1g*	**Blasen-Ca** →514: 1g/m² i.v. d1, 8, 15, Wdh. d29, Komb. mit Cisplatin 70mg/m² d2; **nicht-kleinzelliges Bronchial-Ca** →516: 1250mg/m² d1+8, Wdh. d22 o. 1000mg/m² d1, 8, 15, Wdh. d29; **Mamma-Ca** →523: 1250mg/m² d1+8, Wdh. d 22, Komb. mit Paclitaxel 175mg/m² d1; **Ovarial-Ca:** 1g/m² d1+8, Wdh. d22, Komb. mit Carboplatin AUC 4 d1; **Pankreas-Ca** →526: 1g/m² 1x/W. f. 7W., dann d1, 8, 15, Wh. d29 ; **DANI** vorsichtige Anw.

Tegafur Rp	HWZ 11h PPB 52%
UFT Hartkapseln *Kps. 100mg*	**kolorektales Ca** →519: 3 x 100mg/m²/d p.o. d1-28, Wdh. d 36; **DANI** vorsichtige Anw.

A 18.5 Alkaloide und andere natürliche Mittel

A 18.5.1 Vinca-Alkaloide u. Analoga

Wm/Wi (Vinca-Alkaloide u. Analoga): Bindung an mikrotubuläre Proteine mit Depolarisation. Die Bildung der mitotischen Spindel wird verhindert. Störung der Protein-, DNS- und RNS-Synthese
UW (alle) siehe allgemeine UW von Zytostatika →S. 259
UW (Vinca-Alkaloide u. Analoga): kardiovaskuläre Störung, RR ↑, RR ↓, akute interstitielle Pneumonitis/Bronchospasmus v.a. bei Gabe mit Mitomycin C, Obstipation, Ileus, Polyurie (ADH-Sekretion ↓), Dysurie, Harnverhalten (Blasenatonie), dosisabhängige periphere Neurotox., autonome Neurotoxität, Hirnnervenausfälle u. ZNS-Strg.: Hypästhesie, Parästhesien, motorische Strg., Areflexie, Paralyse, Ataxie, paralytischer Ileus, Optikusatrophie, Erblindung, Krampfanfälle, Muskelkrämpfe/Schmerzen in Unterkiefer/Hals/Rücken/Extremitäten nach Injekt., Pankreatitis, schwere Gewebenekrose bei Paravasat
Ink (Vincristin): Zalcitabin

Vinblastin Rp	HWZ 25h PPB 44-75% Q0 0.95
Vinblastinsulfat-GRY *Inf.Lsg. 10mg* Vinblastin 10 HEXAL *Inj.Lsg. 10mg/10ml*	**Hoden-Ca** →518, **Mamma-Ca** →523, **Kaposi-Sarkom, M. Hodgkin** →319, **Non-Hodgkin-Lymphom** →316, **Histiocytosis X, M. Werlhof:** 6mg/m² i.v. 1x/W.; **DANI** nicht erforderl.

Vincristin Rp	HWZ 85h PPB 44% Q0 0.95
Cellcristin *Inj.Lsg. 1mg/1ml, 2mg/2ml* Onkocristin *Inj.Lsg. 1mg/1ml, 2mg/2ml* Vincristin Medac *Inf. Lsg.1mg/1ml, 2mg/2ml* Vincristinsulfat-Gry *Inf. Lsg. 1mg/1ml, 2mg/2ml, 5mg/5ml* Vincristin-biosyn *Inf.Lsg. 1mg* Vincristin liq Lilly *Inj.Lsg. 1mg/1ml* Vincristinsulfat Hexal *Inj.Lsg. 1mg, 2mg*	**ALL** →316, **ANLL, M. Hodgkin** →319, **Non-Hodgkin-Lymphom** →316, **Mamma-Ca** →523, **kleinzelliges Bronchial-Ca** →515, **Sarkome, Wilms-Tumor, Neuroblastom, M. Werlhof:** 1,4mg/m² i.v. 1 x/W., max. 2mg/W.; **Ki.:** bis 10kg: 0.05mg/kg 1x/W.; >10kg: 2mg/m² 1 x/W. **DANI** k.A.

Alkaloide und andere natürliche Mittel

Vindesin Rp	HWZ 25h
Eldisine *Inj.Lsg.5mg*	akute Leukämien →315, Blastenschub der CML →313, maligne Lymphome, malignes Melanom →522, NSCLC und SCLC, Mamma- →523, Ösophagus- →525, Kopf-Hals-, Hoden-Ca: 3mg/m² i.v.; **Ki.:** 4mg/m²; **DANI** k.A.

Vinorelbin Rp	HWZ 38-40h PPB 14% Qo ≥0.7
Navelbine *Inf.Lsg. 10mg/1ml, 50mg/5ml; Kps. 20, 30mg*	fortgeschrittenes nicht-kleinzelliges Bronchial-Ca →516, anthrazyklinresistentes Mamma-Ca →523: 25-30mg/m² i.v. d1, Wh. d29; 60mg/m² p.o. 1 x/W., nach 3 Gaben 80mg/m²; **DANI** nicht erforderlich

A 18.5.2 Podophyllotoxin-Derivate

Wm/Wi (Podophyllotoxin-Derivate): Interaktion mit Topoisomerase II, DNS Einzel- und Doppelstrangbrüche
UW (alle): s. allgemeine UW von Zytostatika →S. 259
UW (Etoposid): Hypotonie bei i.v.-Gabe, Ischämie, Dysphagie, Obstipation, transiente; Transaminasen-↑, allergische Reaktionen bis zur Anaphylaxie, periphere Neuropathie od. ZNS-Störung
UW (Teniposid): transiente Transaminasen-↑, Lebervenenverschlusssyndrom, allergische Reaktionen bis zur Anaphylaxie, periphere Neuropathie oder ZNS-Störung
Ink: Phenobarbital, Phenytoin; **Ink** (Etoposid): Ciclosporin

Etoposid Rp	HWZ 6-8h PPB 98% Qo 0.65
ETO CS *Inf.Lsg. 100, 500mg* Eto-Gry *Inf.Lsg. 20mg/ml* Etomedac *Inf.Lsg. 100mg/5ml, 500mg/25ml* Etopophos *Inf.Lsg.100, 1000mg* Etoposid Hexal *Inf.Lsg. 50, 100, 200, 400, 1000mg* Exitop *Kps. 50, 100mg; Inf.Lsg. 100mg* Onkoposid *Inf.Lsg. 100mg/5ml, 200mg/10ml, 500mg/25ml* Riboposid *Inf.Lsg. 100mg/5ml, 200mg/10ml, 400mg/20ml* Vepesid *Kps. 50, 100mg, Inf.Lsg. 100, 500, 1000mg*	kleinzelliges Bronchial-Ca →515, nicht-kleinzelliges Bronchial-Ca →516, M. Hodgkin →319, Non-Hodgkin-Lymphom →316, AML →315, Hoden- →518, Chorion-, Ovarial-Ca →526: 50-100mg/m² i.v. d1-5 oder 120-150mg/m² d1, 3, 5; 100-200mg/m² p.o. d1-5, Wdh. n. 3-4W.; **DANI** k.A.

Teniposid Rp	HWZ 8h PPB 99% Qo 0.9
VM 26-Bristol *Inf.Lsg. 50mg/ml*	M. Hodgkin →319, Non-Hodgkin-Lymphom →316, Hirntumore, Harnblasen-Ca →514: 30mg/m² i.v. d1-5, Wh. d16; 40-50mg/m² 2-3 x/W.; 100-130mg/m² d1, Wdh. d15; **DANI** k.A.

A 18 Onkologie – Arzneimittel

A 18.5.3 Taxane

Wm/Wi (Taxane): Pathologische Bildung und Stabilisierung von Mikrotubuli und damit Störung der Mitose
UW (alle) s. allgemeine UW von Zytostatika →S. 259
UW (Docetaxel): Ischämiesymptomatik, Obstipation, transienter Transaminasen ↑, Dermatoxizität, Dysästhesien, Epidermolyse, periphere Neurotoxizität mit Parästhesien und motorischen Störungen, paralytischer Ileus, ZNS-Störung, Hypersensitivitätsreaktion, Flüssigkeitsretention (Kapillarpermeabilität ↑) mit Gewichtszunahme, Ödemen, Hypotonie, Pleuraerguss, Aszites
UW (Paclitaxel): Erregungsleitungsstörung (Herz), Ischämie, Obstipation, transienter Transaminasen ↑, periphere Neurotoxizität mit Parästhesien, paralytischer Illeus, ZNS-Störungen, Hypersensitivitätsreaktion

Docetaxel Rp	HWZ 11h PPB 95% Qo >0.9
Taxotere Inf.Lsg. 20, 80mg	**Mamma-Ca** →523: 75-100mg/m² i.v. d 1, Wh d22; **nicht-kleinzelliges Bronchial-Ca** →516, **Prostata-Ca** →526, **Magen-Ca** →521, **PE-Ca Kopf-Hals**: 75mg/m² i.v. d 1, Wdh. d22; **DANI** k.A.

Paclitaxel Rp	HWZ 6.4-12.7h PPB 89-98% Qo >0.8
Neotaxan Inf.Lsg. 30, 100, 150, 300mg *Paclitaxel Hexal* Inf.Lsg. 30, 100, 150, 300mg *Paxene* Inf.Lsg. 30, 100, 150, 300mg *Ribotax* Inf.Lsg. 30, 100, 150, 300mg *Taxol* Inf.Lsg. 30, 100, 150, 300mg	**Ovarial-Ca** →526: 175mg/m² über 3h i.v. d1; 135mg/m² über 24 h i.v. d1, Wh. d22; **Mamma-Ca** →523, **fortgeschrittenes nicht-kleinzelliges Bronchial-Ca** →516: 175mg/m² über 3h i.v. d1, Wh. d22; **Kaposi-Sarkom b. AIDS**: 100mg/m² über 3h i.v. d1, Wdh. d15; **DANI** k.A.; **DALI** auf verstärkte Myelosuppression achten

A 18.6 Zytotoxische Antibiotika

A 18.6.1 Anthracycline

Wm/Wi (Anthracycline): Interkalation in die Doppelhelix der DNS, Hemmung der Topoisomerase I und II
UW (alle) s. allgemeine UW von Zytostatika →S. 259
UW (Daunorubicin): akute Kardiotoxizität (EKG-Veränderungen, Arrhythmien, Ischämie, Infarkt) und chronische Kardiotoxizität (dilatative Kardiomyopathie mit Minderung der LVEF), Tubulusschädigung, Rezidiv früherer Strahlendermatitis
UW (Doxorubicin): akute Kardiotoxizität (EKG-Veränderungen, Arrhythmien, Ischämie, Infarkt) und chronische Kardiotoxizität (dilatative Kardiomyopathie mit Minderung der LVEF), Rezidiv früherer Strahlendermatitis
UW (Doxorubicin liposomal): im Vergleich zu Doxorubicin geringere chronische Kardiotoxizität
UW (Epirubicin): Kardiotoxizität geringer als bei Dauno-/Doxorubicin: akute Kardiotoxizität (EKG-Veränderungen, Arrhythmien, Ischämie, Infarkt) und chronische Kardiotoxizität (dilatative Kardiomyopathie mit Minderung der LVEF), Rezidiv früherer Strahlendermatitis
UW (Idarubicin): ist geringer als bei anderen Anthrazyklinen: akute Kardiotoxizität (EKG-Veränderungen, Arrhythmien, Ischämie, Infarkt) u. chronische Kardiotoxizität (dilat. Kardiomyopathie)
UW (Mitoxantron): chronische Kardiotoxizität: Kardiomyopathie, Herzinsuffizienz (im Vergleich zu Doxorubicin weniger ausgeprägt), GI-Blutungen, Transaminasen ↑ (transient), Cholestase, Pruritus, bläuliche Verfärbung von Sklere/Fingernägeln/Injektionsstelle und Urin

Daunorubicin Rp	HWZ 11-27h Qo 0.9
Daunoblastin Inf.Lsg. 20mg *DaunoXome* Inf.Lsg. 50mg/25ml	**AML**→315, **ALL** →316: 24-60mg/m²/d i.v.; Kumulativdosis max. 550mg/m²; **Ki.** > 2J. max. 300mg/m²; **AIDS-assoz. Kaposi-Sarkom**: DaunoXome: 40mg/m² d1, Wdh. d15; **DANI** Krea (mg/dl) >3: 50%;

Zytotoxische Antibiotika

Doxorubicin Rp — HWZ 30-50h PPB 75% Q0 0.95

Adriblastin *Inj.Lsg. 10, 20, 50mg*
Adrimedac *Inf.Lsg. 10, 20, 50, 200mg*
DOXO-cell *Inj.Lsg. 10, 50, 150mg, 50mg+BIS*
Doxorubicin Hexal *Inj.Lsg. 10, 50mg*
Doxorubicin NC *Inf.Lsg. 10, 50, 100mg*
Onkodox *Inj.Lsg. 10, 20, 50, 200mg*
Ribodoxo *Inf.Lsg.10, 50mg*

kleinzelliges Bronchial-Ca →515, Mamma-Ca →523, Ovarial-Ca →526, Harnblasen-Ca, Osteosarkom, Weichteilsarkom, Ewing-Sarkom, Hodgkin-Lymphom →319, Non-Hodgkin-Lymphom →316, ALL →315, AML →315, multiples Myelom, Endometrium-Ca, Wilms-Tumor, Schilddrüsen-Ca, Neuroblastom, Magen-Ca →521: Monoth.: 50-80mg/m² i.v. d1, Wh. d22; Polychemoth.: 30-60mg/m² d1; Wh d22/29; Kumulativdosis max. 450-550mg/m²
DANI GFR<10: 75%

Doxorubicin liposomal Rp — HWZ 74h

Caelyx *Inf.Lsg. 20mg/10ml, 50mg/25ml*
Myocet *Inf.Lsg. 50mg*

Mamma-CA →523, Ovarial-Ca →526: 50mg/m² i.v. d1, Wdh d29; AIDS-assoz.Kaposi-Sarkom: 20mg/m² d1, Wdh. n. 2-3W.; **DANI** nicht erforderl.

Epirubicin Rp — HWZ 30-40h Q0 1.0

EPI-cell *Inj.Lsg. 10, 20, 50, 200mg*
Epirubicin Hexal *Inj.Lsg. 10, 50, 100, 200mg*
Eracin *Inj.Lsg. 10, 20, 50, 200mg*
Farmorubicin *Inj.Lsg. 10, 20, 50, 200mg*
Riboepi *Inf.Lsg.10, 20, 50, 100, 200mg*

Mamma-Ca →523, Ovarial-Ca →526, kleinzelliges Bronchial-Ca →515, Magen-Ca →521, Weichteil-sarkom: konventionelle Dosierung: 75-90mg/m² i.v. d1, Wh. d22; intensivierte Dosierung : bis 135mg/m² d1, Wh. d 22/29; Kumulativdosis max. 1g/m²; Harnblasen-Ca, Rezidiv-Pro. →514: 50mg intravesical 1x/Wo, Wh. s Fachinfo.
DANI: GFR <10: 75%;

Idarubicin Rp — HWZ 11-35 (41-69) h

Zavedos *Inj.Lsg. 5mg/5ml+10mg/10ml + 20mg/20ml, 5mg*
Zavedos Oral *Kps. 5, 10, 25mg*

AML →315, ANLL: 15-30mg/m² p.o. d1-3; 12mg/m² i.v. d1-3 oder 8mg/m² d1-5; Kumulativdosis max. 120mg/m² i.v.; **DANI** Krea (mg/dl) > 2.5: KI

Mitoxantron Rp — HWZ 5-18 Tage PPB 90% Q0 0.95

Mitoxantron Hexal *Inj.Lsg. 10mg, 20mg*
Mitoxantron-GRY *Inj.Lsg. 2mg/ml*
Novantron *Inj.Lsg. 10mg/5ml, 20mg/10ml, 25mg/12,5ml, 30mg/15ml*
Onkotrone *Inf.Lsg. 10mg /5ml, 20mg/10ml, 25mg/12,5ml, 30mg/15ml*
Onkoxantron *Inf.Lsg. 2mg/ml*
Ralenova *Inf.Lsg. 2mg/ml*

Mamma-Ca →523, Non-Hodgkin-Lymphom →316: 12-14mg/m² i.v. d1, Wh. d22; intrapleural: 20-30mg;
AML →315: 10-12mg/m² d1-5;
Prostata-Ca →526: 12mg/m² d1, Wh. d22;
multiple Sklerose →418: Ralenova: 12mg/m² i.v. alle 3 Mon.;
DANI k.A.

A 18 Onkologie – Arzneimittel

A 18.6.2 Sonstige zytotoxische Antibiotika

Wm/Wi (Bleomycin): Einzel- und Doppelstrangbrüche der DNS als Folge einer Redoxreakion
Wm/Wi (Mitomycin): Alkylierung der DNS mit entsprechender Hemmung der Synthese; DNS Brüche
UW (alle) siehe allgemeine UW von Zytostatika →S. 259
UW (Bleomycin): interstitielle Pneumonitis u. Lungenfibrose, Nagelveränderungen, Pruritus, Striae, Ödeme, idiosynkratische Reaktionen bis zur Anaphylaxie
UW (Mitomycin): Herzinsuff., Ischämie, Pulmotoxizität (Pneumonitis, Fibrose), Transaminasen ↑ (transient), hämolytisch-urämisches Syndrom, Fotosensitivität, Neurotoxizität: Sehstörungen, Parästhesien

Bleomycin Rp — HWZ 3h Qo 0.45

BLEO-cell *Inj.Lsg. 15mg* **Bleomedac** *Inj.Lsg. 15, 30mg* **Bleomycin Hexal** *Inj.Lsg. 15mg*	**Hoden-Ca** →518: 30mg i.v. d1, 8, 15; , **M. Hodgkin** →319: 10mg/m² i.v.; **Non-Hodgkin-Lymphom** →316: 5mg/m² i.v.; **maligne Pleuraergüsse**: 60mg intrapleural; **DANI** k. A.

Mitomycin Rp — HWZ 30–70min

Ametycine *Inj.Lsg. 20mg* **Mitem** *Inj.Lsg. 5, 10, 20mg* **Mito-extra** *Inj.Lsg. 40mg* **Mito-medac** *Inj.Lsg.* **Mitomycin medac** *Inj.Lsg. 2, 10, 15mg* **Mitomycin Hexal** *Inj.Lsg. 10, 20mg*	**Blasentumoren** →514: 20-40mg intravesical 1x/W.; **Magen-** →521, **Bronchial-** →515, **Pankreas-** →526, **Kolon-** →519, **Rektum-** →519, **Mamma-** →523, **Leberzell-, Zervix-, Ösophagus-Ca** →525, **CML** →313, **Osteosarkom, Karzinome im Kopf-Hals- Bereich**: 10-20mg/m² i.v. d1, Wdh. n. 6-8W. oder 8-12mg/m², Wdh. n. 3-4W.; **DANI** k. A.

A 18.7 Sonstige antineoplastische Mittel

A 18.7.1 Topoisomerase-I-Hemmer

Wm/Wi (Topoisomerase-I-Hemmer): Hemmung der Topoisomerase I
UW (alle) siehe allgemeine UW von Zytostatika →S. 259
UW (Irinotecan): cholinerges Frühsyndrom (u.a. Diarrhoe, Bauchkrämpfe, Konjunktivitis, HF ↓, Miosis, Flush), verzögert einsetzende Diarrhoe, Fieber, Dyspnoe, Bauchschmerzen, Transaminasen ↑
UW (Topotecan): schwere Zytopenie, Hautausschläge, Dyspnoe

Irinotecan Rp — HWZ 14.2h PPB 65% Qo 0.8

Campto *Inf.Lsg. 40mg/2ml, 100mg/5ml*	**kolorekt.-Ca** →519: Monoth.: 350mg/m² i.v. d1, Wdh. d22; Komb.-Th. mit 5-FU: 180mg/m² d1, Wdh. d15; **DANI** Anw. nicht empfohlen

Topotecan Rp — HWZ 2-3h PPB 35% Qo 0.6

Hycamtin *Inf.Lsg. 1mg, 4mg*	**Ovarial-Ca** →526, **kleinzell. Bronchial-Ca** (2nd line) →515: 1.5mg/m² i.v. d1-5, Wh. d22; **DANI** GFR 20-40: 50%; <20: Anw. nicht empfohlen

Sonstige antineoplastische Mittel

A 18.7.2 Sonstige

Wm/Wi (Alitretnoin): Vitamin A verwandtes Hormon, steuert Prozess der Zelldifferenzierung und -Proliferation
Wm/Wi (Amsacrin): Interkalation in die DNS, dadurch Hemmung der DNS-Synthese, DNS- Brüche, Chromosomenaberrationen und falsche Chromosomenteilungen
Wm/Wi (Anagrelid): Hemmung der zyklischen AMP-Phosphodiesterase III, Verzögerung der Megakaryozytenreifung
Wm/Wi (Asparaginase): Senkung des Asparaginspiegels, dadurch Stillstand der Proteinsynthese
Wm/Wi (Erlotinib): Hemmung der Tyrosinkinase und dadurch Hemmung der Aktivierung des Wachstumsfaktors HER1/EGFR
Wm/Wi (Hydroxycarbamid): Blockade des Ribonukleotidreduktase-Systems, dadurch Hemmung der DNS-Synthese
Wm/Wi (Pentostatin): Hemmung der Adenosin Deaminase, direkte Hemmung der RNS-Synthese und erhöhte Schädigung der DNS;
Wm/Wi (Miltefosin): Hemmung membranständiger Enzymsysteme
Wm/Wi (Estramustin): Antimitotische und antimikrotubuläre Effekte durch Interaktion mit mikrotubuli-assoziierten- und tau-Proteinen; estrogene Komponente ⇒ LH ↓, FSH ↓ ⇒ Androgenproduktion ↓
Wm/Wi (Tretinoin): Induktion von Zelldifferenzierung und Hemmung der Zellproliferation
Wm/Wi (Mitotan): Bindet kovalent an die Makromoleküle der Mitochondrien, was zu Zerstörung der Mitochondrien, Zelltod und Nekrose führt. Wirkt selektiv zytotoxisch auf die Zonae fasciculata und retikularis. Hemmt die Produktion von Kortikosteroiden und beeinflusst den extra-adrenalen Metabolismus von endogenen und exogenen Steroiden
Wm/Wi (Bexaroten): Selektive Bindung und Aktivierung der drei RXR
Wm/Wi (Imatinib): Protein-Tyrosinkinase-Inhibitor, der die Tyrosinkinase-Aktivität von Bcr-Abl auf zellulärer Ebene sehr stark hemmt, Inhibition der Proliferation und Induktion von Apoptose
Wm/Wi (Bortezomib): Proteasom-Inhibitor
Wm/Wi (Folinsäure): Blockade der Thymidilatsynthetase, Hemmung der DNS-Synthese
Wm/Wi (Sorafenib): Multi-Kinase-Inhibitor u antiproliferativ, antiangiogen
UW (alle) s. allgemeine UW von Zytostatika →S. 259
UW (Alitretinoin): Erythem, Ödem, Pruritus, Krustenbildung, Nässen, exfoliative Dermatitis, Schmerzen
UW (Amsacrin): Herzinsuff., Herzstillstand, transienter Transaminasen ↑, Gelbfärbung, periphere u. zentrale Neurotoxizität mit Kopfschmerzen, Verwirrtheit, Krampfanfällen
UW (Anagrelid): Anämie, Flüssigkeitsretention, Kopfschmerzen, Schwindel, Palpitationen, Tachykardie, Müdigkeit, Exanthem, Übelkeit, Erbrechen, Diarrhoe, Bauchschmerzen
UW (Asparaginase): Transaminasen ↑, Hepatitis, Pankreatitis, Hyperglykämie, Störung der Gerinnungsfaktorsynthese, thromboembolische Ereignisse, Blutungen, akutes Nierenversagen, reversible Enzephalopathie: Antriebslosigkeit, Somnolenz, Verwirrtheit, hirnorganisches Psychosyndrom (chronisch), allergische Reaktionen bis zum anaphylaktischen Schock
UW (Hydroxycarbamid): akute Pulmotoxizität mit diffuser pulmonaler Infiltration/Lungenödem, Obstipation, transienter Transaminasen ↑, Proteinurie, Hyperurikämie, periphere/zentrale Neurotoxizität
UW (Pentostatin): EKG-Veränderungen, Herzinsuff., transienter Transaminasen ↑, Fotosensibilität, Pruritus, Keratokonjunktivitis, periorbitales Ödem
UW (Estramustin): Ischämie, Herzinsuff., Ödeme, transienter Transaminasen ↑, Gynäkomastie, Missempfindungen im Perineum bzw. Prostatabereich
UW (Tretinoin): Cheilitis, Konjunktivitis, Kopfschmerzen, intrakranieller Druck ↑, Pseudotumor-cerebri-Syndrom, Schwindelgefühl, Verwirrtheit, Depression, Parästhesien, Seh- und Hörstörungen, Pankreatitis, Kreatinin ↑, Transaminasen ↑, Hyperkalzämie, Dyspnoe, Ateminsuffizienz, Knochen-, Brust- und Muskelschmerzen, Triglyceride ↑, Cholesterol ↑, VLDL ↑ u. LDL ↑
UW (Mitotan): subjektive und objektive Symptome einer Hypervitaminose A, Retinoic Acid Syndrome, Lethargie, Ataxie, Schwäche, Schwindel, Anorexie, Hypertonie, Hämaturie, hämorrhagische Zystitis, Albuminurie, Leberveränderungen, bei hoher Dosierung Morbus Addison
UW (Bexaroten): Hyperlipämie, Hyperthyroidismus, Hypercholesterinämie, Kopfschmerzen, Schmerzen

A 18 Onkologie – Arzneimittel

UW (Imatinib): Hepatotoxizität mit reversibler Enzym ↑, Flüssigkeitsretention, Ödeme, Muskelkrämpfe, Arthralgie
UW (Bortezomib): Dehydratation, periphere Neuropathie, Kopfschmerzen, orthostatische Hypotonie, Dyspnoe, Myalgie, Anorexie, Obstipation
UW (Folinsäure): bei hoher Dosierung GI-Störungen
UW (Sorafenib): Lymphopenie, Hypophosphatämie, Blutungen, Hypertonie, Durchfall, Übelkeit, Erbrechen, Exanthem, Hand-Fuß-Syndrom, Müdigkeit, Pruritus, Schmerzen, Leukopenie, Anämie, Thrombopenie, Depression

Alitretinoin Rp

Panretin *Gel 0.1% (1g enth. 1mg)*	**Kaposi-Sarkom bei AIDS:** ini 2 x tgl auf die Hautläsionen auftragen, n.14d ggfs. steigern auf 3-4 x tgl. je n. Wi u. Verträglichkeit

Amsacrin Rp HWZ 6.3h PPB 95%

Amsidyl *Inf.Lsg. 75mg*	**AML** →315, **ALL** →316: Induktion, Monoth.: 90mg/m² i.v. d1-5; Erhaltungsth.: 50mg/m² d1-3, Wdh. nach 3-4 W.; **DANI** k.A.

Anagrelid Rp HWZ 1.3h

Xagrid *Kps. 0.5mg*	**essentielle Thrombozythämie:** ini 2 x 0.5mg p.o., nach 1W. je n. Thrombo-Zahl (Ziel: 150-400/nl) steigern um max. 0.5mg/W.; Erh.-Dosis 1-3mg/d; **DANI** GFR <30: KI

Asparaginase Rp HWZ 14-22h

Asparaginase medac *Inf.Lsg. 5000, 10.000 E*	**ALL** →315, **Non-Hodgkin-Lymphom** →316: 200 E/kg oder 6000 E/m² i.v. tgl.; 45000 E/m² und mehr 2x/Wo; **DANI** k.A.

Bexaroten Rp HWZ 1-3h PPB 99%

Targretin *Kps. 75mg*	**kutanes T-Zell-Lymphom:** 300mg/m²/d p.o.; **DANI** "sorgfältige Überwachung"

Bortezomib Rp HWZ 5-15h PPB 83%

Velcade *Inf.Lsg. 3.5mg*	**multiples Myelom** →320: 1.3mg/m² i.v. d1, 4, 8, 11, Wdh. d22; **DANI** sorgfältige Überwachung, evtl. Dosisreduktion

Estramustin Rp HWZ 20-24h PPB 99% Qo 1.0

Cellmustin *Kps. 140, 280mg* Estracyt *Kps. 140mg; Inf.Lsg. 300mg* Estramustin Hexal *Kps. 140, 280mg* Medactin *Kps. 140, 280mg* Multosin *Kps. 140, 280mg*	**Prostata-Ca** →526: 300-450mg i.v. f. 5-10d; ini 3 x 280mg p.o., n.4W. 2 x 280mg; **DANI** k.A.

Folinsäure Rp HWZ 0.5-2 (2.25-6)h

Calciumfolinat Hexal *Kps. 15mg; Amp. 30mg; Inf.Lsg. 100, 200, 300, 400, 500, 800, 1000mg* Degalin *Inf.Lsg. 100, 200, 500mg* Foli Cell *Inf.Lsg. 100, 200, 500, 1000mg* Leukovorin *Tbl. 15mg; Amp. 10, 30, 50mg; Inf.Lsg. 100, 200, 300, 500, 900, 1000mg* Oncofolic *Inf.Lsg. 50mg/ml* Vorina *Inf.Lsg. 100, 350, 500, 1000mg*	**kolorektales-Ca** →519: 20-500mg/m² i.v. + 5-FU **Pro. v. Intoxikationserscheinungen b. Methotrexat-Th.:** n. MTX-Serumspiegel, s. Fachinfo; **DANI** k.A.

Sonstige antineoplastische Mittel 273

Hydroxycarbamid Rp — HWZ 2-4.5h Qo 0.5

Hydrea Kps. 500mg
Litalir Kps. 500mg
Syrea Kps. 500mg

CML →313: ini 40mg/kg p.o., wenn Leuko < 20/nl 20mg/kg, Leuko-Ziel: 5-10/nl;
essentielle Thrombozythämie →313: ini 15mg/kg p.o., DosisanpassungThr sollten < 600/nl sein;
Polycythämia vera →312: ini 15-20mg/kg p.o., Dosisanpassung je n. Hkt, Leukos; **DANI** k.A.

Miltefosin Rp — HWZ 150-200h

Impavido Kps. 10, 50mg
Miltex Lsg. (1ml enth. 60mg)

Hautmetastasen bei Mamma-Ca: 1 x tgl. auftragen (1-2Gtt./10cm²), nach 1W. 2 x tgl.;
viszerale Leishmaniasis: 1.5-2.5mg/kg/d p.o. in 2-3 ED f. 28d; **DANI** (Impavido) KI b. schwerer NI

Mitotan Rp — HWZ 0.14h

Lysodren Tbl. 500mg

Nebennierenrinden-Ca: ini 2-3g/d p.o., nach 8W. 1-2g/d; **DANI** Anw. b. schwerer NI nicht empfohlen

Pentostatin Rp — HWZ 5.7h PPB 4%

Nipent Inf.Lsg. 10mg

Haarzell-Leukämie: 4mg/m² i.v. d1, Wdh. d15; **DANI** GFR < 60: KI

Tretinoin Rp — HWZ 0.7h

Vesanoid Kps. 10mg

akute Promyelozytenleukämie: 45mg/m² p.o. in 2 Einzeldosen bis Vollremission erreicht, max. 90d; **DANI** 25mg/m²

A 18 Onkologie – Arzneimittel

A 18.7.3 Proteinkinase Inhibitoren

Wm/Wi (Dasatinib): Hemmung der BCR-ABL-Kinase und anderer onkogener Kinasen
Wm/Wi (Erlotinib): Hemmung der Tyrosinkinase und dadurch Hemmung der Aktivierung des Wachstumsfaktors HER1/EGFR;
Wm/Wi (Imatinib): Protein-Tyrosinkinase-Inhibitor, starke Hemmung der Tyrosinkinase-Aktivität von BCR-ABL, Inhibition der Profliferation und Indukton von Apoptose;
Wm/Wi (Sorafenib): Multi-Kinase-Inhibitor u antiproliferativ, antiangiogen;
UW (Dasatinib): Flüssigkeitsretention, Diarrhoe, Hautausschlag, Kopfschmerzen, Blutungen, Erschöpfung, Übelkeit, Dyspnoe, febrile Neutropenie
UW (Erlotinib): Exanthem, Pruritus, Diarrhoe, Übelkeit, Erbrechen, Husten, Konjunctivitis, Stomatitis, Bauchschmerzen, Erschöpfung, Anorexie
UW (Imatinib): Hepatotoxizität mit reversibler Enzymm, Flüssigkeitsretention, Ödeme, Muskelkrämpfe, Arthralgie
UW (Sorafenib): Lymphopenie, Hypophosphatämie, Blutungen, Hypertonie, Durchfall, Übelkeit, Erbrechen, Exanthem, Hand-Fuß-Syndr., Müdigkeit, Pruritus, Schmerzen, Leukopenie, Anämie, Thrombopenie, Depression
UW (Sunitinib): Anämie, Kopfschmerzen, Geschmacksstörungen, Verfärbung der Haut, Übelkeit, Erbrechen, Diarrhoe, Bauchschmerzen, palmar-plantare Erythrodysästhesie

Dasatinib Rp	HWZ 5–6h PPB 96%
Sprycel *Tbl. 20, 50, 70mg*	**CLL, Ph+ALL:** 2 x 70mg p.o., ggfs. steigern auf 2 x 90-100mg; **DANI** nicht erforderl.; **DALI** vorsichtige Dosiseinstellung

Erlotinib Rp	HWZ 36h
Tarceva *Tbl. 25, 100, 150mg*	**NSCLC:** 1 x 150mg p.o.; **Pankreas-Ca:** 1 x 100mg p.o., Komb. m. Gemcitabin; **DANI, DALI:** Anw. b. schwerer NI/LI nicht empfohlen

Imatinib Rp	HWZ 18h PPB 95%
Glivec *Kps. 100mg; Tbl. 400mg*	**Ph+ CML:** chron. Phase: 1 x 400mg p.o., akzelerierte Phase, Blastenkrise: 600mg p.o.; Ki. > 2J.: 340mg/m² max. 570mg/m² bzw. 800mg/d; **Ph+ ALL:** 1 x 600mg **MDS:** 1 x 400mg; **hypereosinoph. Syndr., chron. eosinoph. Leukämie:** 1 x 100mg, ggfs. bis 400mg/d steigern; **CD 117+ GIST:** 1 x 400mg; **Dermatofibrosarcoma protub.:** 1 x 800mg; **DANI** vorsichtige Anw. bei schwerer NI; DALI: 400mg/d

Sorafenib Rp	HWZ 25–48h
Nexavar *Tbl. 200mg*	**fortgeschrittenes Nierenzell-Ca:** 2 x 400mg p.o.; **DANI** GFR > 30: 100%; <30: keine Daten

Sunitinib Rp	HWZ 40–60 (80–110)h PPB 95%
Sutent *Kps. 12.5, 25, 50mg*	**GIST, fortgeschrittenes Nierenzell-Ca:** 1 x 50mg p.o., ggfs. Dosisanpassung in 12.5mg-Schritten, min. 37.5mg/d, max. 87.5mg/; Th-Dauer 4W., dann 2W. Pause; **DANI, DALI** keine Daten

Sonstige antineoplastische Mittel

A 18.7.4 Antikörper

Wm/Wi (Antikörper): Bindung an spezifisches Antigen, durch Komplementfixierung kommt es zu einer antikörperabhänigen, zellvermittelten Zytotoxizität
Wm/Wi (Bevacizumab): Bindet an Gefäßwachstumsfaktor VEGF, Hemmung der Tumorvaskularisierung
Wm/Wi (Cetuximab): Blockierung von EGFR, dadurch Reduktion der Invasion von Tumorzellen ins Normalgewebe und Reduktion von Metastasenbildung
Wm/Wi (Rituximab): Bindet spezifisch an das Transmembran-Antigen CD 20, das auf > 95% aller Zellen von Non-Hodgkin-Lymphomen des B-Zell-Typs exprimiert wird
UW (alle) s. allgemeine UW von Zytostatika →S. 259
UW (Alemtuzumab): Rigor, Dyspnoe, Kopfschmerz, Anorexie, Infektionen, Störung des Elektrolyt- und Wasserhaushalt, Arthralgie, Myalgie, Konjunktivitis
UW (Bevacizumab): Asthenie, Diarrhoe, Übelkeit, Schmerzen, Magen-Darm-Perforationen, Blutungen, arterielle Thromboembolie
UW (Cetuximab): Atemnot, Paronychie, Konjunktivitis, akneartiges Exanthem
UW (Rituximab): Hypertonie, AP od. Herzinsuff. bei bekannter Herzerkrankung, Husten, Sinusitis, Bronchitis, Bronchitis obliterans, Dyspepsie, Transaminasen ↑, Kopfschmerz, Tumorschmerz, Parästhesien, Schwindel, Angstgefühl, allergische Reaktion (u.a. Dyspnoe, Bronchospasmus, Angioödem), Nachtschweiß, periphere Ödeme, Arthralgien, Myalgien, Knochenschmerz, Konjunktivitis, Hyperkalzämie, LDH ↑, Lymphadenopathie, Geschmacksveränderungen
UW (Trastuzumab): Vasodilatation, Tachykardie, Herzinsuff., Kardiomyopathie, Ischämie, Perikarderguss, Herzstillstand, Kopfschmerzen, Schwindel, Parästhesien, Neuropathie, Tremor, Depression, allergische Reaktionen (u.a. Dyspnoe, Bronchospasmus, Urtikaria, Angioödem, Anaphylaxie), Arthralgie, Myalgie, Mastitis, transienter Tumorschmerz, Ödeme, Antikörperbildung

---

Alemtuzumab Rp · HWZ 23-30h
MabCampath *Inf.Lsg. 10mg/ml*
CLL: 1.W.: 3mg i.v. d1, 10mg d2, 30mg d3, dann 3x/W. 30mg, Th-Dauer bis 12W.
DANI k.A.

Bevacizumab Rp · HWZ 20d
Avastin *Inf.Lsg. 100mg/4ml, 400mg/16ml*
kolorektales Ca →519: 5mg/kg i.v. d1, Wdh d15; Komb. m. 5-FU/Folins./Irinotecan; **DANI** k.A.

Cetuximab Rp · HWZ 70-100h
Erbitux *Inf.Lsg. 100mg/20ml, 100mg/50ml, 500mg/100ml*
kolorektales Ca →519: ini 400mg/m² i.v. d1, dann 1 x/W. 250mg/m².
DANI k.A.

Rituximab Rp · HWZ 76-206h
MabThera *Inf.Lsg. 100, 500mg*
follikuläres Lymphom:
Monoth.: 375mg/m² i.v. d1, Wdh d8, 15, 22;
Komb. mit CVP-Schema: 375mg/m² d1;
CD 20⁺ großzellig diffuses B-Zell-Lymphom:
375mg/m² d1, Komb. mit CHOP-Schema;
Rheumatoide Arthritis: 1g i.v. d1, Wdh. d15; **DANI** k.A.

Trastuzumab Rp · HWZ 28.5d
Herceptin *Inf.Lsg. 150mg*
Mamma-Ca mit HER2 Überexpression:
ini 4mg/kg i.v. d1, dann 2mg/kg 1 x/W.;
DANI k.A.

A 19 Toxikologie – Arzneimittel

A 19.1 Allgemeines

A 19.1.1 Erstanamnese

Welches Gift? Stoff? Produktname? Bestandteile? Hersteller? Verpackung? **Giftaufnahme?** oral? Inhalation? Haut? **Wann?** Einnahme? Erste Symptome? **Warum?** Suizid? Sucht? irrtümlich? **Wieviel?** Menge? Konzentration? **Klinik?** ansprechbar? bewusstlos? Alter? Geschlecht? Gewicht? AZ?

A 19.1.2 Vergiftungszentrale verständigen

A 19.1.3 Soforthilfe durch den Laien

- **Lagerung:** bewusstloser Patient → stabile Seitenlage/Bauchlage mit seitlicher Kopflagerung; bei mechanischer Atemwegsverlegung: Kopf in Seitenlage und Mundhöhle säubern
- **Ersthilfe bei: oraler Giftaufnahme** → Auslösen von Erbrechen durch den Laien unbedingt vermeiden
  Hautkontamination: Reinigung mit Wasser + Seife
  Augenkontamination: Augenspülung unter laufendem Wasser

A 19.2 Ärztliche Behandlung (5-Finger-Regel)

A 19.2.1 Elementarhilfe (Stabilisierung der Vitalparameter)

Entsprechend dem Schweregrad der Vergiftung (= Ausmaß der Bewusstseinsstörung):
Grad 0 - keine Bewegungsstörung ; G1 - Somnolenz; G2 - Sopor; G3 - motorisches reaktives Koma;
G4 - areaktives Koma + respiratorische Insuffizienz; G5 - Grad 4 + instabiler Kreislauf

	Überwachung	Lagerung	venöser Zugang	Atemweg sichern	Beatmung	Katecholamine
bei Grad	immer	≥1	≥ 2	≥3	≥4	5

A 19.2.2 Giftelimination

Primär (Giftentfernung vor Aufnahme)

- **Orale Giftaufnahme:**
  - **Aktivkohle** (Carbo medicinalis) **Cave:** Aspirationsrisiko ↑ bei bewusstlosen, nicht intubierten Pat. bei Appl. über Magensonde; **Dos.:** ca. 10facher Überschuss an Kohle gegenüber Gift, bei unbekannter Menge in allg. 1g/kg KG; **Komb. von Kohle u. Laxans** beschleunigt Giftelimination
    KI: fehlende Stabilisierung der Vitalparameter, Perforationsgefahr
  - **Induziertes Erbrechen** (meist erst in Klinik, wenn möglich binnen 1h Stunde):
    Ipecacuanha-Sirup: 1.Lj. (10ml), 2.Lj. (20ml), ab 3.Lj/Erw. (30ml)
    (**KI:** Bewusstseinsstrg., Verätzung, Vergiftung mit organischen Lsg.-Mitteln, Tenside, Antiemetika)
  - **Magenspülung** (Anm: bei Medikamenten-Intoxikation besteht meist keine Indikation):
    1. Pro. eines reflektorischen Laryngospasmus: 1mg Atropin i.m.
    2. Lagerung: bei wachem/bewusstseinseingetrübten Pat. mit erhaltenem Schluckreflex: keine Intubat. → stabile Seiten-, Bauchlage; bei bewusstlosem Pat: Intubation → Rückenlage
    3. Spülung: weicher Magenschlauch (Erw. ø18mm; Kleinkind ø11mm) → Lagekontrolle → Spülung: 10-20l lauw. H$_2$O (in Portionen von 10ml x kgKG) → abschließend 50g Carbo med. +15-20g Na-Sulfat in Wasser auflösen u. in Magenspülschlauch instillieren → Schlauch abklemmen, entfernen
- **Inhalative Giftaufnahme:** Pat. aus Gefahrenbereich (Eigenschutz beachten!), O$_2$, Frischluft
- **Kutane Giftaufnahme:** Kleidung entfernen, Haut abwaschen
- **Augenkontamination:** Augenspülung (10 Min unter fließendem Wasser) → Augenarzt

Sekundär (Giftentfernung nach Resorption)

Forcierte Diurese, Hämodialyse, Hämoperfusion, Plasmapherese → zuvor Giftnotrufzentrale konsultieren

A 19.3 Transport

Durch Notarzt/Rettungsmittel mit Rettungsassistenz in nächstes Kh; dort ggf. Sekundärverlegung, bei schweren/unklaren Vergiftungen Kontakt mit Giftnotrufzentrale durch Arzt

A 19.4 Asservierung

Immer: Urin, Blut in EDTA-Röhrchen, Blut nativ, u.U. bei Lebensmittel- od. Pilzvergiftungen Stuhl, bei Gasvergiftung Ausatemluft in Atemballon. Beschriftung der Probe (Entnahmezeit, Material, Pat.dat.); **sachgemäße Lagerung** (4°C Kühlschrank), vor jeder Antidotgabe, Asservierung von Blut und Urin

A 19.5 Antidota

Wm/Wi (ACC): Verstoffwechslung in Hepatozyten zu Glutathion, welches zur Entgiftung toxischer Paracetamolmetabolite benötigt wird
Wm/Wi (Atropin): parasympatholytisch durch kompetitiven Antagonismus an muscarinartigen Cholinozeptoren
Wm/Wi (Digitalisantitoxin): von Schafen gewonnene Immunglobulinfragmente, die freies und zellmembrangebundens Digitalisglykosid binden
Wm/Wi (4-DMAP): Bildung von Methämoglobin ⇒ Komplexbildung mit Cyanid ⇒ Entblockung der Cytochromoxidase
Wm/Wi (DMPS): Chelatbildner, bildet mit Schwermetallen stabile Komplexe, die renal ausgeschieden werden
Wm/Wi (Ethanol): E. hat höhere Bindungskonstante an der Alkoholdehydrogenase (ADH) als Methanol, durch Sättigung der ADH mit Ethanol wird die Methanoloxidation gehemmt, es entstehen weniger toxische Metabolite wie Formaldehyd und Ameisensäure.
Wm/Wi (Flumazenil): Antagonismus an Benzodiazepinrezeptoren
UW (ACC): Abfall des Prothrombinwertes, anaphylaktische Reaktionen
UW (Atropin): Abnahme der Schweißdrüsensekretion, Tachykardie, Miktionstörung, Mundtrockenheit, Glaukomanfall, Akkomodationsstörung, Unruhe, Halluzinationen, Krämpfe, Delirien
UW (Digitalisantitoxin): allergische Reaktionen, Anaphylaxie, Hypokaliämie
UW (4-DMAP): Methämoglobinämie, Brechreiz, Durchfall, Asthmaanfall, Bewußtseinsstörungen, Schock
UW (DMPS): Fieber, Schüttelfrost, Übelkeit, allerg. Hautreaktionen, Erythema exsudativa multiforme, Stevens-Johnson-Syndr., Transaminasenerhöhung, Leukopenie, Angina pectoris, Geschmacksveränderungen, abdominelle Beschwerden, Appetitverlust, Zink- u. Kupfermangel
UW (Flumazenil): Übelkeit, Erbrechen, Blutdruckschwankungen, Herzklopfen, Gefühl von Bedrohung, Auslösung von Benzodiazepinentzugssymptomen
KI (ACC): keine
KI (Atropin): Engwinkelglaukom, Tachykardie bei Herzinsuffizienz und Thyreotoxikose, tachykarden Herzrhythmusstörungen, Koronarstenose, mechanischen Verschlüssen des Magen-Darm-Traktes, paralytischer Ileus, Megakolon, obstruktiven Harnwegserkrankungen, Prostatahypertrophie mit Restharn-bildung, Myasthenia gravis, akutes Lungenödem, Schwangerschaftstoxikose, bek. Überempfindlichkeit gegenüber Atropin und anderen Anticholinergika
KI (Digitalisantitoxin):bek. Überempfindlichkeit, Schafeiweißallergie
KI (4-DMAP): Glukose-6-Phosphat-Dehydrogenasemangel
KI (DMPS): bek. Überempfindlichkeit
KI (Flumazenil): bek. Überempfindlichkeit; Erkrankungen, die mit Benzodiazepinen behandelt werden wie Epilepsie, Angstzustände, Selbstmordneigung; Mischintoxikationen mit tri- u. tetrakykl. Antidepressiva

A 19 Toxikologie – Arzneimittel

Acetylcystein (ACC) Rp	HWZ 30-40min, Q0 0.7, PRC B, Lact ?
Fluimucil Antidot 20% *Amp. 5g/25ml*	**Paracetamol-Intoxikation:** ini 150mg/kg in 200ml Glucose 5% über 15min. i.v., dann 50mg/kg in 500ml Glucose 5% über 4h i.v., dann 100mg/kg in 1l Glucose 5% über 16h i.v.; **DANI** nicht erforderl.

Atropin Rp	HWZ 2-3h, Q0 0.45, PPB 2-40%, PRC C, Lact ?
Atropinsulfat *Amp. 0.5mg/1ml; Inj.Lsg. 100mg/10ml* **Atropinum sulfuricum** *Amp. 0.25mg/1ml, 0.5mg/1ml, 1mg/1ml, 2mg/1ml*	**Alkylphosphatvergiftung:** 2-5mg alle 10-15min i.v. bis z. Rückgang d. Bronchial-sekretion, bis zu 50mg in Einzelfällen, Erh.Dos. 0.5-1mg alle 1-4h; **Ki.:** 0.5-2mg i.v., Erh.Dos. n. Klinik; **Neostigmin- u. Pyridostigminüberdosierung:** 1-2mg i.v.

Digitalisantitoxin Rp	
Digitalis-Antidot BM *Inj.Lsg. 80mg*	**Digitalisintoxikation:** Allergietestung durch Intrakutan- bzw. Konjunktivaltest: 160 mg als Infusion über 20Min. i.v., dann Dauer-infusion mit 30 mg/h über7-8 h. Nach Bolus-gabe kann auf die Digitalisbestimmg. gewartet werden, um dann die notwendige Menge f. die kontin. Infusion zu errechnen. Bei bek. Serumspiegel: Errechnung des Körper-bestandes: Digoxin: Serumkon-zentration in ng/ml x 5.6 x kg : 1000; Digitoxin: Serumkonzentration ng/ml x 0.56 x kg : 1000 Antikörperdosis (mg) = Körperbestand (mg) x 80

Dimethylaminophenol (4-DMAP) Rp	
4-DMAP *Amp. 250mg/5ml*	**Cyanidintoxikation:** 3-4 mg/kg langsam i.v., **Ki.:** 3 mg/kg langsam i.v.; Nach 4-DMAP Natriumthiosulfat geben!

Dimercaptopropansulfonat (DMPS)	Rp PPB 90%
Dimaval *Amp. 250mg/5ml*	**Akute Quecksilbervergiftung:** an d1 250mg i.v. alle 3-4h, d2 250mg alle 4-6h, d3 250mg alle 6-8h, d4 250mg alle 8-12h, dann 250mg 1-3 x täglich. **DANI** Anw. nur bei gleichzeitiger Dialyse möglich

Ethanol OTC	
Alkohol 95% *Amp. 15g/20ml*	**Methanolintoxikation:** 0,5-0,75g/kg über 30min i.v. in Glucose 5%, dann 0,1-0,2g/kg (Serumalkoholspiegel von 0,5-1 Promille anstreben)

Flumazenil Rp	HWZ 1h, Q0 1.0, PPB 50%
Anexate *Amp. 0.5mg/5ml; 1mg/10ml* **Flumanzenil Hexal/Hameln/Kabi** *Amp. 0.5mg/5ml; 1mg/10ml*	**Aufhebung d. Benzodiazepin-Wirkung:** initial 0.2mg i.v., ggfs. minütliche Nachinjektion von 0.1mg bis max. 1mg Gesamtdosis; **Ki.:** >1J.: 0.01mg/kg über 15sec. i.v., ggfs. minütliche Nachinjek-tionen bis max. 0.05mg/kg bzw. 1mg Gesamtdosis.

Antidota

Wm/Wi (Hydroxycobalamin): bindet Cyanid im Plasma, indem der Hydroxyligand durch einen Cyanoliganden ersetzt wird, das dabei entstandene Cyanocobalamin wird rasch mit dem Urin ausgeschieden
Wm/Wi (Kohle): durch die große Absorptionsfläche der Kohle (1000-2000m²/g) können Giftstoffe gebunden werden, da Kohle vom Magen-Darm-Trakt nicht resorbiert wird, werden die gebundenen Giftstoffe mit dem Stuhl ausgeschieden
Wm/Wi (Natriumthiosulfat): Schwefeldonator ⇒ Sulfatierung der Cyanide, dadurch schnellere Bildung des weniger giftigen Rhodanids
Wm/Wi (Obidoxim): Reaktivierung der blockierten Acetylcholinesterase, Verhinderung der Phosphorylierung und Inaktivierung des Enzyms
Wm/Wi (Physostigmin): reversible Hemmung der Cholinesterase ⇒ Anstieg von Acetylcholin im synaptischen Spalt ⇒ indirekte parasympathomimetische Wirkung
UW (Hydroxycobalamin): allergische Reaktionen, dunkelrote Verfärbung des Urins
UW (Kohle): Obstipation, mechan. Ileus bei sehr hohen Dosen
UW (Natriumthiosulfat): Überempfindlichkeitsreaktionen wie z.B. Brechreiz, Durchfall, Asthmaanfall, Bewusstseinsstörungen, Schock
UW (Obidoxim): Hitzegefühl, Kälteempfinden, Mentholgeschmack, Taubheitsgefühl, Muskelschwäche, Mundtrockenheit, Tachykardie, Hypertonie, EKG-Veränderungen, Herzrhythmusstörungen, Leberfunktionsstörungen; nach Gabe von 3-10g innerhalb von 1-3 Tagen cholestatischer Ikterus mgl.
UW (Physostigmin): Erbrechen, Übelkeit, Speichelfluß, Harn- u. Stuhlinkontinenz, Krampfanfälle, Bradykardie, Durchfall, Asthma-Anfall, Bewußtseinsstörungen
KI (Hydroxycobalamin): keine Anwendung von Natriumthiosulfat
KI (Kohle): Vergiftung mit ätzenden Stoffen, da diagnostisch-endoskopische Maßnahmen erschwert werden
KI (Natriumthiosulfat): Sulfitüberempfindlichkeit
KI (Obidoxim): Carbamat-Intoxikation (z. B. Aldicarb = Temik 5G)
KI (Physostigmin): Asthma bronchiale, KHK, Gangrän, mechan. Obstipation, mechan. Harnsperre

Hydroxycobalamin

Cyanokit *Inj.Lsg. 2.5g (Int. Apotheke)*	**Cyanidintoxikation:** Initial 5g in 200ml NaCl 0.9% über 30min i.v., je nach Klinik weitere 5g über 0.5-2h; **Ki.:** 70mg/kg über 20-30min i.v.

Kohle, medizinische OTC

Kohle Hevert *Tbl. 250mg* **Kohle Pulvis** *Pulver 10g* **Ultracarbon** *Granulat 50g*	**Intoxikationen durch Nahrungsmittel, Schwermetalle, Arzneimittel:** 1g/kg p.o. oder über Magenschlauch applizieren; 10g Kohle werden in 70-80ml Wasser aufge-schüttelt; **Ki.:** 0.5g/kg; **Wirkt nicht bei:** Lithium, Thallium, Eisensalzen, Blausäure, Borsäure, DDT, Tolbutamid, Methanol, Ethanol, Ethylenglykol.

Natriumthiosulfat OTC — HWZ 2h

Natriumthiosulfat 10%, 25% *Amp. 1g/10ml;* *Inf.Lsg. 10g/100ml, 50g/500ml* *Inf.Lsg. 25g/100ml*	**Cyanidintoxikation:** 50-100mg/kg i.v.; **Ki.:** Säuglinge: bis zu 1g i.v., Kleinkdr.: bis zu 2g, Schulkdr.: bis zu 5g; **Intoxikationen mit Alkylantien:** bis zu 500mg/kg i.v.; **Intoxikationen mit Bromat und Jod:** 100mg/kg i.v.; Magenspülung mit 1%iger Lösung

Obidoximchlorid OTC — HWZ 2h Qo 0.85

Toxogonin *Amp. 250mg/1ml*	**Intoxikationen mit Organophosphaten:** 250mg i.v., dann Dauerinfusion mit 750mg/d; **Ki.:** 4-8mg/kg i.v., dann Dauerinfusion mit 10mg/kg/d; zuerst Atropin-Gabe!!

A 19 Toxikologie – Arzneimittel

Physostigmin Rp

Anticholium Amp. 2mg/5ml	**anticholinerges Syndrom bei Vergiftungen** (Atropin, trizykl. Antidepressiva, Antihistaminika): ini 2mg langsam i.v. oder i.m., 1-4mg alle 20min i.v. bzw. Wdh. d. Vollwirkdosis, wenn Vergiftungssympt. wiederauftreten; **Ki.:** 0.5mg i.v. oder i.m., Wdh. alle 5min bis Gesamtdosis von 2mg, solange die anticholinerg. Sympt. weiterbestehen u. keine cholinerg. Sympt. auftreten

Wm/Wi (Simeticon): = Silikon, setzt Oberflächenspannung herab, Verhinderung der Schaumbildung, keine Resorption
Wm/Wi (Tiopronin): Chelatbildner Schwermetallbindung
Wm/Wi (Toloniumchlorid): Reduktion von Methämoglobin zu Hämoglobin
UW (Simeticon): keine
UW (Tiopronin): Diarrhoe, Geschmackstörung, Pruritus, Hautreaktionen, Stomatitis, Blutbildveränderungen, Hepatitis, Temperaturerhöhung;
UW (Toloniumchlorid): Blaufärbung von Haut und Urin
KI (Simeticon): bek. Überempfindlichkeit
KI (Tiopronin): Albuminurie, Glomerulonephritis, Myasthenie, Polymyositis, Pemphigus, arzneimittelbedingte Zytopenien, Schwangerschaft
KI (Toloniumchlorid): keine bei korrekter Indikation

Simeticon OTC

Espumisan Emulsion (1ml = 40mg) Sab simplex Emulsion (1ml = 69mg)	**Spülmittelintoxikation:** 10ml p.o., **Ki.:** 5ml p.o.

Tiopronin Rp

Captimer Tbl. 100, 250mg	**Quecksilber-, Eisen-, Kupfer-, Zink-, 210Polonium-, Cadmium-Intoxikation, M. Wilson, Hämosiderose:** 7-10mg/kg p.o.;

Toloniumchlorid Rp

Toluidinblau Amp. 300mg/10ml	**Intoxikationen mit Methämoglobin-bildnern** (z.B. Anilin, Nitrobenzol, Nitrit, aromatische Amine, oxidierende organische Lösungsmittel, Dapsone, manche Lokalanäs-thetika) DMAP-Überdosierung: 2-4mg/kg langsam i.v.; **Ki.:** s. Erw.

A 20 Phytotherapie – Arzneimittel

Häufige Phytotherapeutika

Wirkstoff	Handelsname	Indikation/Wirkung
Baldrian- u. Hopfenextrakt	Alluna Nacht, Luvased	Unruhe, Schlafstörungen
Baldrian- u. Passionsblumenextrakt	Alluna Tag	Unruhezustände
Brennesselwurzelextrakt	Bazoton	Prostatahypertrophie
Campher- und Crataegusextrakt	Korodin	Herzinsuffizienz, Hypotonie
Cimicifugaeextrakt	Remifemin, Cimicifuga ratiopharm	klimakterische Beschwerden
Cineol, Myrtol	Gelomyrtol	Bronchitis, Sinusitis
Echinacea	Contramutan, Echinacea ratioph., Echinacin	Immunstimulans
Echinacea, Herba thujae	Esberitox	Immunstimulans
Efeublätterextrakt	Hedelix, Prospan	Husten, Bronchitis
Eisenhut, Mercurius cyanatus und Atropin	Meditonsin	grippale Infekte
Enterococcus- faecalis-Autolysat	Symbioflor	Immunstimulans
Ginkgo biloba	Gingium, Ginkobil, Ginkobil ratioph., Kaveri, Rökan, Tebonin	Periph.u. zentr. Duchblutungsstörungen
Johanniskrautextrakt	Felis, Jarsin, Johanniskraut ratioph., Hypermerck, Remotiv	Psychoveget. Störungen, depr. Verstimmung, Angst, nervöse Unruhe
Johanniskraut- und Baldrianextrakt	Sedariston	Unruhe- u. Angstzustände
Kamillenblütenextrakt	Kamillosan	entzündl. Erkr. d. Haut u. Schleimhäute, Magen-Darm-Störungen
Kürbissamen	Granufink	Kräftigung d. Blasenfunktion
Mistelextrakt	Iscador	Malignome
Percolat	Cystinol	Blasenentzündung
Pfefferminzöl	Medacalm	Reizdarm
Pflanzenextrakte, diverse	Iberogast	funktionelle Magen-Darmstörungen
	Miroton	funktionelle Herzbeschwerden, Hypotonie
	Monapax	Husten, Bronchitis
	Sinupret	Sinusitis

A 20 Phytotherapie – Arzneimittel

Wirkstoff	Handelsname	Indikation/Wirkung
Pflanzenextrakte, diverse	Tonsilgon	Tonsillitis, Atemwegsinfekte
	Viburcol	Unruhezustände (Kinder); Adjuvans bei Infektionen
Primelwurzel- und Thymianextrakt	Sinuforton, Thymian ratioph.	Sinusitis
Rosskastanienextrakt	Aescusan, Venostasin, Venentabs retard ratioph.	Venenleiden
Rutosid	Venoruton	Venenleiden
Sägepalmenfruchtextrakt	Prostagutt, Prostess, Serenoa, Sita, Talso	Prostatahypertrophie
Schöllkrautextrakt	Panchelidon, Schöllkraut ratioph.	Spasmen der Gallenwege und des Magen-Darm-Traktes
Thymian-, Spitzwegerich-Primelwurzelextrakt	Bronchicum	Husten, Bronchitis
Weißdornblätterextrakt	Crataegutt, Weißdorn ratioph.	Herzinsuffizienz
Zitterpappel-, Eschen- u. Goldrutenkrautextrakt	Phytodolor	rheumat. Erkrankungen, Neuralgien

T 1 Notfall – Therapie

T 1.1 Notfälle – Therapiemaßnahmen

Herz, Kreislauf	Herzkreislaufstillstand	→284
	Akuter Myokardinfarkt	→292
	Akutes Koronarsyndrom (ACS)	→292
	Hypertensiver Notfall	→288
	Herzrhythmusstörung	→300
	Kardiogener Schock	→290
	Hypovolämer Schock	→291
	Anaphylaktischer Schock	→290
Atmung	Status asthmaticus	→323
	Akute COPD Exazerbation	→327
	Lungenembolie	→335
	Akutes Lungenödem	→339
Stoffwechsel	Diabetisches Koma	→357
	Hypoglykämisches Koma	→358
	Hyperosmolares Koma	→360
	Thyreotoxische Krise	→369
	Myxödem-Koma	→371
	Addison-Krise	→373
	Hyperkalzämische Krise	→354
Neurologie	Status epilepticus	→411
	Ischämischer Hirninfarkt	→426
Vergiftungen	Vergiftungen	→528

Notfall – Therapie

T 1.2 Adult Advanced Life Support (ALS)

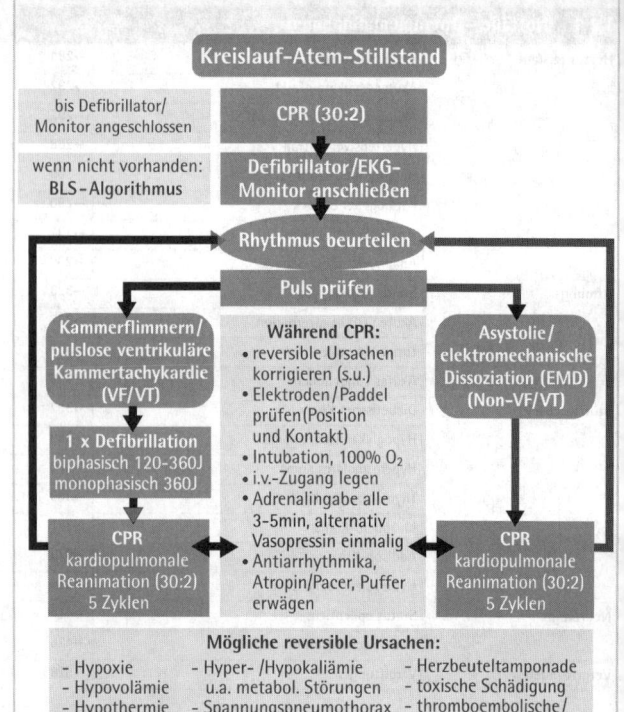

Kreislauf-Atem-Stillstand

- bis Defibrillator/Monitor angeschlossen → **CPR (30:2)**
- wenn nicht vorhanden: **BLS-Algorithmus**

↓

Defibrillator/EKG-Monitor anschließen

↓

Rhythmus beurteilen

Puls prüfen

Kammerflimmern / pulslose ventrikuläre Kammertachykardie (VF/VT)

↓

1 × Defibrillation
biphasisch 120–360 J
monophasisch 360 J

↓

CPR kardiopulmonale Reanimation (30:2)
5 Zyklen

Während CPR:
- reversible Ursachen korrigieren (s.u.)
- Elektroden/Paddel prüfen (Position und Kontakt)
- Intubation, 100% O_2
- i.v.-Zugang legen
- Adrenalingabe alle 3–5 min, alternativ Vasopressin einmalig
- Antiarrhythmika, Atropin/Pacer, Puffer erwägen

Asystolie / elektromechanische Dissoziation (EMD) (Non-VF/VT)

↓

CPR kardiopulmonale Reanimation (30:2)
5 Zyklen

Mögliche reversible Ursachen:
- Hypoxie
- Hypovolämie
- Hypothermie
- Hyper-/Hypokaliämie u.a. metabol. Störungen
- Spannungspneumothorax
- Herzbeuteltamponade
- toxische Schädigung
- thromboembolische/mechan. Obstruktion

European Resuscitation Council Guidelines for Resuscitation 2005 - Section 4. Adult advanced life support Resuscitation 2005 Dec;67 Suppl 1:39-86

T 2 Herz-Kreislauf – Therapie (R. Haberl)

T 2.1 Hypertonie

Neue Hypertonieklassifikation nach JNC 7, 2003	RR systolisch (mmHg)		RR diastolisch (mmHg)
normaler RR	< 120		< 80
prähypertensives Stadium	120–139		80–89
Hypertonie Stadium I	140–159	oder	90–99
Hypertonie Stadium II	≥ 160	oder	≥ 100

Zusätzliche Risikofaktoren	
Rauchen	Geschlecht (M, postmen. F)
Dyslipidämie	Alter > 60 J.
Diabetes mellitus	familiär: kardiovask. Erkrankung <55 Lj. (M), < 65 Lj. (F)

Endorganschaden (=EOS), kardiovaskuläre Krankheit (=KVK)	
linksventrikuläre Hypertrophie	TIA, PRIND, Apoplex
Koronare KHK, Z.n. Myokardinfarkt	Nephropathie, Niereninsuffizienz
Z.n. koronarer Revaskularisation	periphere aVK
Herzinsuffizienz	Retinopathie

RR-Klassifikation	RR syst. (mmHg)	RR diast. (mmHg)	Lifestyle-Modifikation	Initiale medikamentöse Therapie	
				Ohne zwingende Indikation	Mit zwingender Indikation (diese werden zusätzl. zur Hypertonie behandelt)
normal	< 120	< 80	Bestärkung		
prähypertensiv	120–139	80–89	Ja	Keine antihypertensive Therapie indiziert	Spezifische Therapeutika der zwingenden Indikation
Stadium I	140–159	90–99	Ja	Meist Thiaziddiuretika als Basistherapeutika (bei fehlenden KI), auch ACE-Hemmer, ARB, Betablocker oder CCB möglich, sonst Kombination erwägen	Spezifische Therapeutika der zwingenden Indikation; nach Bedarf andere antihypertensive Medikation (Diuretika, ACE-Hemmer, ARB, Betablocker, CCB)
Stadium II	≥ 160	≥ 100	Ja	Meist Zweierkombination (gewöhnlich immer Thiaziddiuretikum und ACE-Hemmer oder ARB oder Betablocker oder CCB)	

Die Behandlung wird von der höchsten RR-Kategorie bestimmt. Bei chronischer Nierenerkrankung oder Diabetes Zielblutdruck < 130/80 mmHg. Vorsicht bei orthostatischen Problemen
ACE: Angiotensin Converting Enzym; **ARB:** Angiotensin-Rezeptorblocker; **CCB:** Kalziumkanalblocker

T 2 Herz-Kreislauf – Therapie

Lifestyle-Modifikation

Gewicht normalisieren	Alkoholkarenz (max. 30g/d), Nikotinkarenz
Ernährung fettreduziert/kochsalzarm	sportliche Ausdauerbetätigung (regelmäßig)
	Stress abbauen (Wechselschichten meiden!)

Medikamentöse Therapie

Diuretika	Betablocker	Kalziumantagonisten
ACE-Hemmer	AT-II-Blocker	Alpha-1-Blocker

differenzialtherapeutische Aspekte beachten
(Medikamentenkombinationen, Begleiterkrankungen)

Zielblutdruck:
< 140/90 mmHg

bei Diabetes mellitus, Nieren-, Herzinsuff.:
< 130/80 mmHg

Medikamente	Monotherapie	Zweierkombin. 1	Zweierkombin. 2	Dreierkombination	Ältere (>65 Jahre)	Diab. mell. Prot.urie	Diab. mell. Jüngere	Diab. mell. II, Ältere	Gravidität 2)	Herzinsuffizienz	KHK, Z.n. M-Infarkt	Linksherzhypertr.	Niereninsuffizienz	obstr. Atemw.erkr.	periphere VK	Vorhofflimmern
Diuretika	▼	▼	▼	▼	■	∅	○	■	○	■	○	■	1)	○	○	○
Betablocker	▼	▼	▲	▲	○	○	■	○	■	○	■	○	○	∅	∅	■
Ca-Antagonisten	▼	▲	▼	❸	■	○	○	■	○	∅	○	■	○	■	■	3
ACE-Hemmer	▼	▲	▲		○	■	■	○	∅	■	■	■	■	○	■	○
AT-II-Blocker	▼	▲	▲		○	■	○	○	∅	■	○	■	○	○	○	○
Alpha-1-Blocker	▼	▲		❸	○	○	○	○	○	∅	○	○	○	○	■	○

▼ 1. Medikament, Alternativen   ▲ 2. Medik., Altern.   ❸ 3. Medik., Altern.

■ bevorzugt indiz.   1) K+-spar. kontraind., Thiaz. ind. bis Krea 2md/dl, dann Schleif.
□ indiziert   2) Alpha-Methyl-Dopa indiz.
○ nur mit Vorsicht   3) antiarrhyth. Ca-Antagonisten
∅ kontraindiziert

Quellen:
Deutsche Hypertoniegesellschaft, 1999, (www.paritaet.org/rr-liga/indexv2.htm)
JNC VI, Joint National Committee on High Blood Pressure, 1997 (www.nhlbi.nih.gov/guidelines/hypertension/jncintro.htm)

entnommen aus: Hypertonie pocketcard, © 2000 Börm Bruckmeier Verlag, 82031 Grünwald - www.media4u.com

T 2.1.1 Monotherapie

Diuretikum

	Renale NaCl-Ausschwemmung, **Cave:** bei Kreatinin 2,0mg/dl kontraindiziert		
	Benzothiadiazin (renaler H$_2$O- und NaCl-Verlust, Abschwächung endogener vasokonstriktorischer Reize)	**Hydrochlorothiazid** (Diumelusin, Esidrix) →61	*1 x 12,5–50mg/d p.o.*
oder	**Pteridinderivat, K+-sparendes Diuretikum** (renaler H$_2$O- und NaCl-Verlust, Hemmung der K+-Sekretion)	**Triamteren** (Jatropur) →61	*2 x 50mg/d p.o. (1-1-0)*

Hypertonie

Betablocker

Cave: AV-Block, Asthma bronchiale, pAVK

	Beta-1-selektiver Blocker (HZV ↓, neg. chronotrop, neg. inotrop, Reninsekr. ↓, zentrale Sympathikusaktivität ↓)	Metoprolol (Beloc, Lopresor, Prelis) →52	1–2 x 50–100mg/d p.o.
oder		Bisoprolol (Concor) →51	1 x 2,5–10mg p.o.
oder	**Alpha-/Betablocker** (HZV ↓, Alpha- und Beta-Blockade)	Carvedilol (Dilatrend) →51	1–2 x 25mg/d p.o.

Kalziumantagonist

	Benzothiazepinderivat, Kalziumantagonist (Chronotropie ↓, Dromotropie ↓, Inotropie ↓, Afterload ↓)	Diltiazem (Diltahexal, Diltiuc, Dilzem) →54	3 x 60–90mg/d p.o., 2 x 90–180mg/d (ret.) p.o., 1 x 240mg/d (ret.) p.o.
oder	**Kalziumantagonist** (Chronotropie ↓, Inotropie ↓ Dromotropie ↓, Afterload ↓)	Verapamil (Azupamil, Durasoptin, Falicard, Isoptin, Veramex) →54	3 x 80–120mg/d p.o., 2 x 120–240mg/d (ret.) p.o.
oder	**Dihydropyridinderivat, Kalziumantagonist** (Inotropie ↓, Afterload ↓)	Nifedipin (Adalat, Aprical, Cordicant, Corinfar, Duranifin, Nifedipat, Nifical, Pidilat) →55	2 x 20mg/d (ret.) p.o., 3 x 10mg/d p.o.
oder	**Kalziumantagonist** (s.o.)	Amlodipin (Norvasc) →55	1 x 5–10mg/d
oder	**Kalziumantagonist** (s.o.)	Lercandipin (Carmen, Corifeo) →55	

ACE-Hemmer

1. Wahl	**Dipeptidanalogon, Angiotensin-Converting-Enzym-Hemmer** (Vasodilatation ↑, Nierendurchblutung ↑, Aldosteronfreisetz. ↓, Katecholaminfreisetz. ↓)	Ramipril (Delix, Vesdil) →47	2–3 x 12,5–25mg/d p.o. einschleichend
2. Wahl		Enalapril (Pres, Xanef) →46	1 x 5–20mg/d p.o. einschleichend
3. Wahl		Captopril (Acenorm, Captoflux, Captopress, Cortensobon, Epicordin, Lopirin, Tensobon) →46	1 x 1,25–5mg p.o., max. 10mg/d

AT-II-Blocker (Sartane, 1. Wahl nbei Diabetes)

	AT-II-Blocker (Angiotensinwirkung ↓, spezif. Blockade des Angiotensin-II-Typ 1 Rezeptors)	Losartan (Lorzaar) →49	1 x 50mg/d p.o., max. 100mg/d
		Valsartan (Diovan) →49	80–160mg/d
		Candesartan (Atacand, Blopress) →49	4–32mg/d
		Irbesartan (Aprovel, Karvea) →49	75–300 mg/d
		Eprosartan (Teveten) →49	1 x 600mg p.o.

Alpha-1-Blocker

	Alpha-1-Blocker (Vasodilatation ↑, Afterload ↓, Preload ↓)	Prazosin (Adversuten, Eurex) →58	2–3 x 1–5mg/d p.o., 1 x 4–6mg/d (ret.) p.o.
oder		Doxazosin (Cardular, Diblocin) →58	1 x 2–8mg/d p.o., max. 16mg/d p.o.

T 2 Herz-Kreislauf – Therapie

T 2.1.2 Zweierkombination

Evidenzbasierte Daten liegen vor für:	
1. Wahl	**Diuretikum + ACE-Hemmer**
2. Wahl	**Diuretikum + Betablocker**
oder	**Diuretikum + AT II-Blocker**
Möglich ist auch:	
	Diuretikum + Kalziumantagonist
oder	**Kalziumantagonist + Betablocker**
oder	**Kalziumantagonist + ACE-Hemmer**

T 2.1.3 Dreierkombination

	Diuretikum + Betalocker + Vasodilatator [a]
oder	**Diuretikum + Betalocker + Vasodilatator** [a]
oder	**Diuretikum + ACE-Hemmer + Kalziumantagonist**
oder	**Diuretikum + Antisympathotonikum + Vasodilatator** [a]

[a] Vasodilatatoren: Ca-Antagonisten, ACE-Hemmer, Alpha-1-Blocker, Dihydralazin

T 2.2 Hypertensive Krise

T 2.2.1 Initial

	Kalziumantagonist (Inotropie ↓, Afterload ↓)	**Nitrendipin** (Bayotensin akut) **Nifedipin** (Adalat) →56	5mg s.l.
oder	**ACE-Hemmer** (Vasodilatation ↑, Nierendurchblutung ↑, Aldosteronfreisetz. ↓, Katecholaminfreisetz. ↓)	**Captopril** (Acenorm, Captoflux, Captopress, Cortensobon, Epicordin, Lopirin, Tensobon) →46	12,5mg s.l., eventuell Whd. **Cave** bei Niereninsuff. oder bekannter Nierenarterienstenose
oder	**Nitrat** (Pre-/Afterload ↓, ven. pooling)	**Glyceroltrinitrat** (Corangin, Nitrangin, Nitrolingual, Perlinganit) →64	2–3 Hub (à 0,4mg), 0,8mg s.l.

T 2.2.2 Bei Persistenz

	Postsynaptischer Alpha-1-Blocker, 5-HT1A-Agonismus (Vasodilatation ↑, Afterload ↓, Preload ↓)	**Urapidil** (Alpha-Depressan, Ebrantil) →58	12,5mg i.v., stat. Perf. (150mg) = 3mg/ml ⇒ 3–10ml/h **Cave:** langsam RR auf 160-180/110 mmHg senken, abrupte RR-Senkung meiden
oder	**Zentraler Alpha-2-Agonist** (Noradrenalinfreisetzung ↓, peripherer Sympathikotonus ↓, Renin ↓)	**Clonidin** (Catapresan, Haemiton) →57	1–4 x 0,15mg s.c.
oder	**Peripherer Vasodilatator** (Afterload ↓)	**Dihydralazin** (Depressan, Dihyzin, Nepresol) →59	6,25mg langs. i.v., evtl. nach 30 min dopp. Dosis i.v., stat. Perf. (75mg) = 1,5mg/ml ⇒ 1–5ml/h, max. 100mg/24 h

Hypotonie

T 2.2.3 Bei drohendem Lungenödem zusätzlich

	Schleifendiuretikum (Volumenentlastung)	**Furosemid** (Diurapid, Furorese, Furanthril, Fusid, Hydro-rapid, Lasix) →60	20–40mg i.v., evtl. Wiederholung nach 30 min
oder		**Torasemid** (Toracard, Torasemid Hexal, Torem, Unat) →60	5–200mg
plus	Opiat (Analgesie)	**Morphin** (M-long, Morphin Merck, MSI, MSR, MST, Sevredol) →98	3–5mg i.v. (1:10 verdünnt), ggf. Wdh. bis Schmerzfreiheit
plus	Gas (Blutoxygenation)	**Sauerstoff**	2–4 l/min Nasensonde

T 2.2.4 Bei Therapierefraktärität

	Direkter Vasodilatator (Pre-/Afterload ↓)	**Nitroprussidnatrium** (Nipruss) →59	0,3–8μg/kg/min i.v., Perf. (60mg) = 1,2mg/ml ⇒ 1–28ml/h

T 2.2.5 Bei Phäochromozytom

	Imidazolderivat, Alphablocker (Vasodilatation ↑, Afterload ↓, Preload ↓)	**Phentolamin** (Regitin) nur über internationale Apotheke erhältlich!	5–10mg i.v., dann: 0,25–1mg/min Perf.
evtl. plus	Betablocker (HZV ↓, (neg. chronotrop + inotrop), Reninsekretion ↓, zentr. Sympathikus-aktivität ↓)	**Propranolol** (Indobloc, Obsidan) →52	1 x 1mg langs. i.v., evtl. wiederholen

T 2.3 Hypotonie

T 2.3.1 Bei sympathikotoner Form, dynamisch labiler Kreislaufdysregulation

	Mutterkornalkaloid (Venentonisierung)	**Dihydroergotamin** (Clavigrenin, DET MS, Dihydergot) →194	2–4 x 2,5mg/d p.o.
evtl.			

T 2.3.2 Bei hypo-/asympathikotoner Form

	Alpha-/Beta-Sympathomimetikum (Gefäßwiderst.↑, HZV↑)	**Etilefrin** (Cardialgine, Confidol, Effortil, Thomasin) →44	3 x 5–10mg/d p.o.
evtl.			

T 2.3.3 Bei Hypokortisolismus, passager bei schwer therapierbarer Hypotonie, diabetischer autonomer Neuropathie

	Mineralkortikosteroid (H₂O- und Na⁺-Resorption ⇒ zirk. Volumen ↑)	**Fludrocortison** (Astonin H) →109	0,1mg/d p.o., evtl. ↑
evtl.			
oder	Alpha-Sympathomimetikum (Vasokonstriktion)	**Midodrin** (Gutron) →44	2 x 2,5mg p.o.

T 2 Herz-Kreislauf – Therapie

T 2.4 Schock

T 2.4.1 Kardiogener Schock

Siehe Kardiogener Schock →295

T 2.4.2 Anaphylaktischer Schock

- Lagerung flach, Beine evtl angehoben
- weitere Antigenzufuhr beenden
- großlumiger venöser Zugang

	Katecholamin	Adrenalin (Suprarenin) →44	auf 1:10 verdünnen, dann 0,5–1,0 ml (= 0,05–0,1 mg i. v.) Wdh. nach Wirkung jede Min.; Perf. (5mg) = 0,1mg/ml ⇒ 0,4–17ml/h
plus	Isotone NaCL-Lösung (Volumensubstitution)	Ringer →71	500–1000ml, dann nach Bedarf
plus	Glukokortikosteroid	Prednisolon (Solu-Decortin H) →110	250–500mg i.v.
plus	H1-Antagonist	Clemastin (Tavegil) →93	4mg i.v.
		Dimetinden (Fenistil) →94	4–8mg i.v.
plus	H2-Antagonist	Cimetidin →130	400mg i.v.
evtl. zusätzl.	Kolloidale Plasmaersatzlösung (Volumensubstitution)	Hydroxyethylstärke (HES) 6% →74	500–1000ml
Bei fortbestehendem Schock			
	Alpha- und Beta-Sympathomimetikum, D1-Rezeptor-Agonist (Inotropie ↑, Vasokonstrikt., renale Vasodilat., Natriurese)	Dopamin (Dopamin) →44	Anfangsdosis: 35µg/kg/min (≈ 2,5mg/70kg/min)
Ergänzende Maßnahmen bei Bronchospasmus			
	Beta-2-Sympathomimetikum	Salbutamol (Broncho Spray, Broncho Inhalat, Epaq, Salbupur, Sultanol) →90	als Spray: 1–2 Inh.; 1 Amp (0,09mg) langsam i.v., Wdh. nach 10 min möglich
evtl. zusätzl.	Phosphodiesterase-Hemmer retardiert (bronchodilatatorisch, zentrale Atemstimulation)	Theophyllin (Aerobin, Afonilum, Aminophyllin, Bronchoparat/-retard, Euphyllin, Solosin, Unilair) →88	200–400mg i.v. als Kurzinfusion
	bei vorheriger Theophyllin-Therapie Serumspiegel! **Cave:** *Intoxikation*		

Koronare Herzkrankheit

T 2.4.3 Hypovolämischer Schock

Primäres Therapieziel: Volumensubstitution

	Kolloidales Plasmaersatzmittel	Hydroxyethylstärke (HES) 6% →74	500-1000ml
oder		Fresh frozen plasma (FFP) →74	nur bei Massiv-transfusion (<10 EK in 24h), ab dem 6.-8. EK, resp. 12.-14. EK je 4 FFP (rasch); Verhältnis FFP:EK ~ 1:3
plus	Isotone NaCL-Lösung (Volumensubstitution)	Ringer →71	500-1000ml, dann nach Bedarf; **Cave:** ZVD nicht höher als 14 cm H_2O
bei Bedarf	Erythrozytenkonzentrat		Dosierung nach Gesamtkonstellation, bei akuter Anämie i.d.Regel ab Hb < 7g/dl
bei Bedarf	Bikarbonatpuffer (Azidosetherapie)	Natriumhydrogencarbonat 8,4% →74	BE x 0,3 x kg = mmol, max. 1,5mmol/kg/h i.v.

T 2.5 Koronare Herzkrankheit

T 2.5.1 Akutes Koronarsyndrom ohne ST-Hebung

1. Wahl	Niedermolekulares Heparin (Beschleunigung der Gerinn.faktorinhibition)	Enoxaparin (Clexane) →79	2 x 100 IE/kg s.c.
2. Wahl	Unfrakt. Heparin (Beschleunigung der Gerinn.-faktorinhibition)	Heparin (Calciparin) →79	70U/kg i.v., max 5000U
plus	Salicylat, Cyclooxygenasehemmer (Thrombozytenaggr.-hemmung)	Acetylsalicylsäure (Aspisol) →84	100mg p.o., evtl. 250-500mg i.v.
plus	ADP-Rezeptor-Hemmer	Clopidogrel (Iscover, Plavix) →84	75mg/d p.o.; (mit Ladedosis 300mg p.o. einmalig) (für 9 Mo in Komb. mit ASS)
evtl. plus	GP-IIb/IIIa-Hemmer (Thrombozytenaggregationshemmung, bei Risikopatienten)	Tirofiban (Aggrastat) →84	0,1µg/kg/min für 48h
		Eptifibatide (Integrilin) →84	2µg/kg/min
		Abciximab (ReoPro) →84	25µg Bolus, dann Dauerinf. 6,7µg/h für max. 24h
plus	Nitrat	Glyceroltrinitrat (Corangin, Nitrangin, Nitrolingual, Perlinganit) →64	erst 2-3 Hub (à 0,4mg), 0,8mg s.l., 0,3-1,8µg/kg/min i.v., dann: Perf. (50mg) = 1mg/ml ⇒ 1-6ml/h
plus	Opiat (Analgesie)	Morphin (M-long, Morphin Merck, MSI, MSR, MST, Sevredol) →98	3-5mg i.v. (1:10 verdünnt), ggf. Wdh. bis Schmerzfreiheit

T 2 Herz-Kreislauf – Therapie

plus	**Beta-1-selektiver Blocker** [HZV ↓ (neg. chronotrop + inotrop), O$_2$-Verbrauch ↓, zentrale Sympathikusakt. ↓]	**Metoprolol** (Azumetop, Beloc, Lopresor, Prelis) →52	5mg i.v. *Cave:* Hypotonie, Bradykardie
oder		**Metoprololtartrat** (Jutabloc, Lopresor, Metohexal, Metoprolol ratioph., Prelis) →52	50–100mg p.o.
oder		**Bisoprolol** (Concor, Fondril, Jutabis) →51	
oder	**Alpha/Beta-Blocker** [HZV ↓, Alpha- und Beta-Blockade]	**Carvedilol** (Dilatrend) →51	1–2 x 25mg/d p.o.
plus	**CSE-Hemmer** (intrazelluläre Cholesterinsynthese ↓, LDL ↓, HDL ↑)	**Atorvastatin** (Sortis) →113	10–80mg/d p.o.
		Pravastatin (Pravasin) →113	10–40mg/d p.o.

Weiterführende Therapie: Falls Troponin positiv (Messung 2 x im Abstand von 4 h): Herzkatheter < 24 h
CAVE: ACS mit Troponin-Erhöhung wird heute als Myokardinfarkt behandelt!

T 2.5.2 Akutes Koronarsyndrom mit ST-Hebung (Myokardinfarkt)

Erstmaßnahmen bei Myokardinfarkt

	Opiat (Analgesie)	**Morphin** (M-long, Morphin Merck, MSI, MSR, MST, Sevredol) →98	3–5mg i.v. (1:10 verdünnt), ggf. Wdh. bis Schmerzfreiheit
	Cyclooxygenasehemmer (Thrombozytenaggregationshemmung)	**Acetylsalicylsäure** (Aspirin, Aspisol) →84	1 x 500mg i.v.
plus	**ADP-Rezeptor-Hemmer** (Thrombozytenaggregationshemmung)	**Clopidogrel** (Iscover, Plavix) →84	Loading dose 300mg, dann 75mg/d
plus	**Niedermolekulares Heparin** (Beschleunigung der Gerinn.faktorinhibition)	**Enoxaparin** (Clexane) →79	2 x 100 IE/kg s.c.
oder	**Unfraktion. Heparin** (Beschleunigung der Gerinn.faktorinhibition)	**Heparin** (Calciparin) →79	5000–10000 IE i.v.
	Gas (Blutoxygenation)	**Sauerstoff**	2–6 l/min Nasensonde
	Benzodiazepin (Sedation)	**Diazepam** (Faustan, Stesolid, Valium) →211	5–10mg i.v.
nur wenn stabil	**Beta-1-selektiver Blocker** [HZV ↓ (neg. chronotrop + inotrop), O$_2$-Verbrauch ↓, zentr. Sympathikusakt. ↓]	**Metoprolol** (Azumetop, Beloc, Lopresor, Prelis) →52	5mg i.v. *Cave:* Hypotonie, Bradykardie

Koronare Herzkrankheit

Weiterführende Therapie bei Myokardinfarkt

Initial primäre PTCA, wenn sofort (<1h) verfügbar

	Falls möglich: Herzkatheter/PTCA bzw. Thrombolyse, Intensivpflicht. **Merke**: Heparin bei Streptokinasetherapie erst nach Beendigung der Infusion, bei rt-PA schon mit Initialbolus		
1. Wahl	**Plasminogenaktivator** (Rekanalisation, Begrenzung der Myokardnekrose, Senkung der Mortalität)	rt-PA (Actilyse) →82	5000 IE Heparin als Bolus, dann: 15mg i.v. als Bolus, dann: 0,75mg/kg (max. 50mg) über 30 min, dann: 0,5mg/kg (max. 35mg) über 1 h **Cave:** sehr differente Therapieschemata
oder		Reteplase (Rapilysin) →82	10U als Bolus i.v., Wdh. n. 30 min
oder 2. Wahl		Streptokinase (Kabikinase, Streptase, Streptokinase Braun) →82	1,5 Mio. IE über 1 h i.v., Heparin erst nach Streptokinase-Infusion **Cave:** nur, wenn noch nie eine Streptokinasetherapie erfolgte

Bei allergischen Reaktionen unter Streptokinase

evtl.	**Glukokortikosteroide** (antiallergisch)	Prednison (Decortin, Rectodelt) →110	250mg i.v.

Therapie der Komplikationen bei Myokardinfarkt

Tachykarde ventrikuläre Rhythmusstörungen

evtl.	**Antiarrhythmikum Klasse III**, K^+-Ausstromhemmung	Amiodaron (Cordarex) →67	d 1-10: 5 x 200mg/d, dann: 1 x 200mg/d
plus	Kaliumpräparat	Kaliumchlorid →69	max. 20mmol K^+/h Zielwert: 5mmol/l

Vorhofflimmern

Rhythmisierung

plus	**Antiarrhythmikum Klasse III**, K^+-Ausstromhemmung (Refraktärzeit ↑)	Amiodaron (Cordarex) →67	d 1-10: 5 x 200mg/d, dann: 1 x 200mg/d

Koronare Stent-Implantation

	Thrombocytenaggregationshemmer	ASS (Aspirin, ASS Isis, ASS ratioph., Godamed) →84	100mg p.o. lebenslang
plus		Clopidogrel (Iscover, Plavix) →84	**Ladedosis:** 300mg im Herzkatheterlabor, 600mg bei drug eluting stent (DES); **Erhaltungsdosis:** 75mg/d, bei Clopidogrelresistenz 2 x 75mg
	Clopidogrel-Einnahme mind. 4 Wo, besser 1 J., bei ACS mind. 9 Mon., bei DES mind. 1 J.		

zusätzl. bei Hochrisiko-PTCA (Beginn vor Intervention)

	GP-IIb/IIIa-Hemmer (Thrombozytenaggregationshemmung)	Tirofiban (Aggrastat) →84	ini 0.4µg/kg/min für 30min, dann 0.1µg/kg/min
oder		Eptifibatid (Integrilin) →84	ini 180µg/kg i.v., dann 2µg/kg/min

T 2 Herz-Kreislauf – Therapie

zusätzl. bei akutem Koronarsydrom

	Thrombocytenaggregationshemmer	Abciximab (Reopro) →84	ini 0.25mg/kg i.v., dann 0.125µg/kg/min. über 12h
plus	Betarezeptorenblocker		
plus	Statine		

Frequenzkontrolle

	Beta-1-selektiver Blocker (Chronotropie ↓, zentrale Sympath.aktiv. ↓)	Metoprolol (Azumetop, Beloc, Lopresor, Prelis) →52	1–2 x 50–100 mg/d p.o.
oder		Bisoprolol (Bisobeta, Bisoprolol ratioph., Concor, Fondril, Jutabis) →51	2,5–5mg/d p.o.
oder	Kalziumantagonist (Chronotropie ↓, Inotropie ↓, Dromotropie ↓, Afterload ↓)	Verapamil (Azupamil, Durasoptin, Falicard, Isoptin, Veramex) →54	5mg langs. i.v., dann: 5–10mg/h, max. 100mg/d, Perf. (100mg) = 2mg/ml ⇒ 2–5ml/h
	Magnesiumpräparat	Mg-sulfat 10%	2g/d

Eventuell Kardioversion!

Bradykardie

	Parasympatholytikum (Chronotropie ↑)	Atropin (Atropinsulfat, Atropinum sulfuricum) →45	0,5–1mg i.v.
evtl.	Katecholamin (Inotropie ↑, Chronotropie ↑, Bathmotropie ↑, Bronchodilatation)	Adrenalin (Suprarenin) →44	0,5–1mg i.v. (1:10 verdünnt), Wdh. nach Wirkung, Perf. (5mg) = 0,1mg/ml ⇒ 0,4–17ml/h
ggf.	Herzschrittmacher		

Akute Herzinsuffizienz bei Myokardinfarkt

	Schleifendiuretikum (Volumenentlastung)	Furosemid (Diurapid, Furorese, Furanthril, Fusid, Hydro-rapid, Lasix) →60	20–40mg i.v.
oder		Torasemid (Toracard, Torasemid ratioph., Torem, Unat) →60	2,5–5mg p.o.
plus	Nitrat (Pre-/Afterload ↓, venöses pooling)	Glyceroltrinitrat (Corangin, Nitrangin, Nitrolingual, Perlinganit) →64	0,3–1,8µg/kg/min i.v., stat. Perf. (50mg) = 1mg/ml ⇒ 1–6ml/h
	Gas (Blutoxygenation)	Sauerstoff	2–4l/min Nasensonde
plus 1. Wahl	Angiotensin-Converting-Enzym-Hemmer (Vasodilatation ↑, Nierendurchblutung ↑, Aldosteronfreisetz. ↓, Katecholaminfreisetz. ↓)	Captopril (Adocor, Coronorm, Lopirin, Tensobon) →46	25–50mg p.o.
oder		Enalapril (Pres, Xanef) →46	1 x 5–20mg/dl p.o. einschleichend
oder		Ramipril (Delix, Vesdil) →47	1 x 1,25–5mg p.o., max. 10mg/d
oder	Beta-1-selektiver Blocker (Chronotropie ↓, zentrale Sympath.aktiv. ↓)	Metoprolol (Azumetop, Beloc, Lopresor, Prelis) →52	ini 25mg p.o. (vorsichtig unter Überwachung einschleichen)
		Bisoprolol (Bisobeta, Bisoprolol ratioph., Concor, Fondril, Jutabis) →51	ini 1,25mg p.o. (vorsichtig unter Überwachung einschleichen)

Koronare Herzkrankheit

Kardiogener Schock

Primäres Therapieziel: meist Intubation, Beatmung, ggf. intraaortale Gegenstrompulsation, Senkung der hohen Mortalität nur durch Herzkatheter/PTCA möglich.

	Katecholamin (Inotropie ↑, Chronotropie ↑, Bathmotropie ↑, Bronchodilat.)	Adrenalin (Suprarenin) →43	auf 1:10 verdünnen, 0,5–1 mg i.v., Wdh. nach Wirkung, Perf. (5mg) = 0,1 mg/ml ⇒ 0,4–17 ml/h
plus	Gas (Blutoxygenation)	Sauerstoff	2–4 l/min Nasensonde
plus	Benzodiazepin (Sedation)	Diazepam (Faustan, Tranquase, Valiquid, Valium) →211	5–10 mg i.v.
plus	Opioid (Analgesie)	Morphin (M-long, Morphin Merck, MSI, MSR, MST) →98	3–5 mg i.v. (1:10 verdünnt), ggf. Wdh. bis Schmerzfreiheit
plus	Schleifendiuretikum (Volumenentlastung)	Furosemid (Diurapid, Furorese, Furanthril, Fusid, Hydro-rapid, Lasix) →60	20–80 mg i.v.
evtl.	Alpha- und Beta-Sympathomimetikum, D1-Rezeptor-Agonist (Inotropie ↑, Vasokonstrikt., renale Vasodilat., Natriurese)	Dopamin (Dopamin) →44	Nierendosis: 0,5–5 µg/kg/min i.v., Perf. (250mg) = 5mg/ml ⇒ 1–3,5 ml/h, RR-Dosis: 6–10 µg/kg/min i.v., Perf. (250mg) ⇒ 4,5–9 ml/h, max. 18 ml/h
evtl.	Betasympathomimetikum (Inotropie ↑)	Dobutamin (Dobutamin ratiopharm, Dobutamin Solvay) →44	2,5–12 µg/kg/min i.v., Perf. (250mg) = 2–10 ml/h

T 2.5.3 Sekundärprophylaxe nach Myokardinfarkt

	Cyclooxygenasehemmer (Thromb.-Aggreg.-Hemmung)	Acetylsalicylsäure (Aspirin, Aspisol) →84	100 mg/d p.o.
und/ oder	ADP-Rezeptor-Hemmer	Clopidogrel (Iscover, Plavix) →84	75 mg/d p.o. (bei Stent zusätzl. zu ASS)
	Beta-1-selektiver Blocker (Chronotropie ↓, zentrale Sympathik.aktiv. ↓)	Metoprolol (Azumetop, Beloc, Lopresor, Prelis) →52	1–2 x 50–100 mg/d p.o.
		Bisoprolol (Concor Cor) →51	1 x 2,5–10 mg p.o.
oder	Alpha/Beta-Blocker (HZV ↓, Alpha- u. Beta-Block.)	Carvedilol (Dilatrend) →51	1–2 x 25 mg p.o.
evtl. bei latent. oder manifester HI	Angiotensin-Converting-Enzym-Hemmer (Vasodilatation ↑, Nierendurchblutung ↑, Aldosteronfreisetz. ↓, Katecholaminfreisetz. ↓)	Enalapril (Enadura, Enahexal, Pres) →46	1 x 2,5–20 mg p.o., max. 40 mg/d, ini: 1,25 mg i.v., dann: 4 x 1,25–2,5 mg
		Ramipril (Delix, Vesdil) →47	1 x 1,25–5 mg p.o., max. 10 mg/d
bei red. EF/HI	Aldosteronantagonist (renaler H₂O- und NaCl-Verlust, Hemmung der K⁺-Sekretion)	Spironolacton (Aldactone, Osyrol, Spirogamma) →62	25 mg/d
		Eplerenone (Inspra) →62	25 mg/d, wenn K⁺ < 5mmol/l, nach 4 W. auf 50mg/d steigern **Cave:** K⁺-Spiegel
plus	CSE-Hemmer (intraz. Chol.synth. ↓, LDL ↓, HDL ↑)	Atorvastatin (Sortis) →113	10–80 mg/d p.o.
		Pravastatin (Pravasin) →113	10–40 mg/d p.o.

T 2 Herz-Kreislauf – Therapie

T 2.5.4 Chronische koronare Herzkrankheit

Angina pectoris-Anfall

Relative Kontraindikation: kurzwirksame Kalziumantagonisten, Digitalisglykoside

	Nitrat (Pre-/Afterload ↓, venöses pooling)	**Glyceroltrinitrat** (Corangin, Nitrangin, Nitrolingual, Perlinganit) →64	2–3 Hub (à 0,4 mg), 0,8 mg s.l., 0,3–1,8 µg/kg/min i.v., stat. Perf. (50 mg) = 1 mg/ml ⇒ 1–6 ml/h
plus	**Gas** (Blutoxygenation)	**Sauerstoff**	2–4 l/min Nasensonde
plus	**Cyclooxygenasehemmer** (Thrombozytenaggregationshemmung)	**Acetylsalicylsäure** (Aspirin, Aspisol) →84	500 mg/d i.v.
bei schwerer AP	**Opiat** (Analgesie)	**Morphin** (M-long, Morphin Merck, MSI, MSR, MST, Sevredol) →98	3–5 mg i.v. (1:10 verdünnt), ggf. Wdh. bis Schmerzfreiheit
evtl.	**Benzodiazepin** (Sedation)	**Diazepam** (Faustan, Stesolid, Tranquase, Valiquid, Valium) →211	5–10 mg i.v.
plus	**Beta-1-selektiver Blocker** (HZV ↓ [neg. chrono- + inotrop], O₂-Verbrauch ↓, zentr. Sympathikusaktivität ↓)	**Metoprolol** (Azumetop, Beloc, Lopresor, Prelis) →52	5–10 mg langs. i.v., max. 20 mg i.v.
		Bisoprolol (Concor) →51	1 x 2,5–10 mg p.o.

T 2.5.5 Chronisch stabile Angina pectoris

Allgemein

	Cyclooxygenasehemmer (Thrombozytenaggr.-hemmung)	**Acetylsalicylsäure** (Aspirin, Aspisol) →84	1 x 100 mg/d p.o.
oder	**ADP-Rezeptor-Hemmer**	**Clopidogrel** (Iscover, Plavix) →84	75 mg/d p.o.
plus	**Nitrat** (Pre-/Afterload ↓, venöses pooling, Koronarspasmolyse, O₂-Verbrauch ↓)	**Isosorbidmononitrat** (Coleb, Corangin, Elantan, ISMN, Ismo, Isomonit, Monolong, Mono-Mack, Monostenase) →64	2 x 20–40 mg/d p.o. (1–1–0), 1 x 40–100 mg/d (ret.) p.o.
evtl. plus	**NO-Freisetzung ohne Toleranzentwicklung** (Pre-/Afterload ↓, ven. pooling, Koronarspasmolyse, O₂-Verbr. ↓)	**Molsidomin** (Corvaton, Duracoron, Molsihexal) →64	2–3 x 2 mg/d p.o., 1–2 x 8 mg/d (ret.) p.o., in Komb. 0-0-1 in Nitratpause
plus	**Beta-1-selektiver Blocker** (HZV ↓ [neg. chrono- + inotrop], O₂-Verbrauch ↓, zentr. Sympathikusaktivität ↓)	**Metoprolol** (Azumetop, Beloc, Lopresor, Prelis) →52	1–2 x 50–100 mg/d p.o.
		Bisoprolol (Concor) →51	1 x 2,5–10 mg p.o.
oder	**Alpha/Beta-Blocker** (HZV ↓, Alpha- u. Beta-Block.)	**Carvedilol** (Dilatrend) →51	1–2 x 25 mg/d
plus	**CSE-Hemmer** (intrazell. Cholesterinsynthese ↓, LDL ↓, HDL ↑)	**Atorvastatin** (Sortis) →113	10–80 mg/d
		Pravastatin (Pravasin) →113	10–40 mg/d

Herzinsuffizienz

Prinzmetal-Angina

	Benzothiazepinderivat, Kalziumantagonist (Koronardilat., Chronotropie ↓, Dromotropie ↓, Inotropie ↓, Afterload ↓, O₂-Verbrauch ↓)	**Diltiazem** (Diltahexal, Diltiuc, Dilzem) →54	3 x 60-90mg/d p.o., 2 x 90-180mg/d (ret.) p.o., 1 x 240mg/d (ret.) p.o.
evtl. plus	**Beta-1-selektiver Blocker** [HZV ↓ (neg. chronotrop, neg. inotrop), O₂-Verbrauch ↓, zentr. Sympathikusaktivität ↓]	**Metoprolol** (Azumetop, Beloc, Lopresor, Prelis) →52	1-2 x 50-100mg/d p.o.

Eventuelle Hypertonietherapie bei KHK

	Beta-1-selektiver Blocker [HZV ↓ (neg. chronotrop, neg. inotrop), O₂-Verbrauch ↓]	**Metoprolol** (Azumetop, Beloc, Lopresor, Prelis)→52	1-2 x 50-100mg/d p.o.
		Bisoprolol (Concor) →51	2,5-10 mg/d
und/ oder	**Dipeptidanalogon, ACE-Hemmer** (Vasodilatation ↑ ⇒ Afterload ↓, Nierendurchblutung ↑, Aldosteronfreisetzung ↓, Katecholaminfreisetz. ↓)	**Enalapril** (Enadura, Enahexal) →46	1 x 2,5-20mg/d p.o., max. 40mg/d initial: 1,25mg i.v., dann: 4 x 1,25-2,5mg
		Ramipril (Delix, Vesdil) →47	1 x 1,25-5mg p.o., max. 10mg/d

AT-II-Blocker

	AT-II-Blocker (Angiotensinwirkung ↓, spezif. Blockade des Angiotensin-II-Typ-1-Rezeptors)	**Losartan** (Lorzaar) →49	1 x 50mg/d p.o., max. 100mg/d
		Valsartan (Diovan) →49	80-160mg/d
		Candesartan (Atacand, Blopress) →49	4-32mg/d
		Irbesartan (Aprovel, Karvea) →49	75-300 mg/d
		Eprosartan (Teveten) →49	1 x 600mg p.o.
und/ oder	**Kalziumantagonist** (O₂-Verbrauch ↓, Inotropie ↓, Afterload ↓)	**Amlodipin** (Norvasc) →55	1 x 5-10mg/d p.o.
		Lercandipin (Carmen) →55	1 x 10-20mg/d p.o..

T 2.6 Herzinsuffizienz

T 2.6.1 Bestimmung des Stadiums der Herzinsuffizienz

ACC/AHA	A	B	C	D
Definition	Patienten ohne Symptome der HI, aber mit Risikofaktoren	Ohne HI-Symptome, aber mit Zeichen der strukturellen Herzschädigung	Strukturelle Herzerkrankung in Verbindung mit HI-Symptomen	Terminale Herzinsuffizienz
Risikofaktoren	• Hypertonie • KHK • Diabetes mell. • Kardiomyopathie • Einnahme kardiotox. Medik.	• Infarktnarben • Linksventrikuläre systolische Dysfunktion • Asymptomat. Klappen-erkrankung	• Bekannte strukt. Herzerkrankung • Kurzatmigkeit, Müdigkeit, reduz. körperliche Belastbarkeit	• Erhebliche Beschwerden in Ruhe trotz max. medikamentöser Therapie, häufige KH-Aufenthalte

T 2 Herz-Kreislauf – Therapie

T 2.6.2 Diagnostik der HI + Begleiterkrankungen

Begleiterkrankungen

Kardiovaskuläre
- Hypertonie
- Hyperlipidämie
- Diabetes mellitus
- KHK
- Supraventr. Arrhythmien
- Ventr. Arrhythmien (erhöhtes Risiko für einen plötzlichen Herztod)
- Erhöhtes Risiko für thrombembolische Ereignisse

Nicht-Kardiovaskuläre
- Niereninsuffizienz
- Lungenerkrankungen
- Krebs
- Schilddrüsenerkrankungen

Diagnostik	
Klinik	Dyspnoe, Müdigkeit, Ödeme, Tachykardie, RR
Labor	Blutbild, Klin. Chemie, Schilddrüse
EKG	Myokardinfarkt, -hypertrophie, Rhythmusstörungen
Echokardiographie	Nachweis von Kontraktionsstörungen, Vitien, Hypertrophie, Dilatation der Ventrikel
Röntgenthorax	Nachweis von pulmonaler Stauung, Kardiomegalie, Pleuraerguss
Koronarangiographie	Bei Verdacht auf KHK

T 2.6.3 Stadiengerechte Therapie der Herzinsuffizienz

Therapie	A	B	C	D
Allgemeine Maßnahmen + Medikamentöse Behandlung der HI + Behandlung von Begleiterkrankungen	• Rauchen aufhören und regelmäß. körperl. Training • Alkohol- und Drogenkonsum vermeiden • Behandlung der Hypertonie • Behandlung von Fettstoffwechselstrg. • ACE-Hemmer bei geeigneten Patienten[1] • Behandlung supraventrikul. Tachyarrhythmien • Behandlung von Schilddrüsenerkrankungen • Regelmäßige Kontrollen	Alle Maßnahmen des Stadiums A + • ACE-Hemmer bei geeigneten Patienten[1] • Beta-Blocker bei geeigneten Patienten[3] • Herzklappenoperation bei Patienten mit signifikanter Herklappenstenose/-insuffizienz • Regelmäßige Kontrollen	Alle Maßnahmen des Stadiums A + • Salzkonsum einschränken • Diuretika bei Patienten mit Wasserretention • ACE-Hemmer bei allen Patienten ohne entsprech. KI • Beta-Blocker bei allen stabilen Patienten ohne entsprech. KI • Digitalis zur Therapie des Herzversagens bei Pat. ohne entsprech. KI • Aldosteronantagonist • Absetzen von Med. mit ungünstiger Wirkung auf das Herzversagen (z.B. CCBs)	Alle Maßnahmen der Stadien A, B und C + • Kontrolle des Flüssigkeitshaushalts • Mechanische Kreislaufunterstützungssysteme (assist devices) • Herztransplantation bei geeigneten Patienten • Kontinuierliche i.v.-Infusion inotroper Substanzen zur Linderung der Symptome • Betreuung in speziellen Herz-Kreislauf-Rehabilitationszentren

[1] Pat. mit Atherosklerose, Diabetes mell. oder Hypertonie und entsprechenden kardiovask. Risikofaktoren
[2] Pat. mit einem kürzlichen oder früheren Myokardinfarkt unabhängig von der Ejektionsfraktion oder Patienten mit einer verringerten Ejektionsfraktion, unabh. von einem durchgemachten Herzinfarkt.
[3] Pat. mit einem kürzlichen Myokardinfarkt unabhängig von der Ejektionsfraktion oder Patienten mit einer verringerten Ejektionsfraktion, unabhängig von einem durchgemachten Herzinfarkt.

Herzinsuffizienz

T 2.6.4 Therapieziele

- Senkung der Mortalität
- Symptomverbesserung (Lebensqualität)
- Progressionshemmung
- Verringerung der Hospitalisationsrate

Medikament	Mortalitäts-senkung	Progressions-hemmung	Symptom-verbesserung	Senken der Hospitalisat.- Rate	Verbesserung der Hämodynamik
ACE-Hemmer	A	A	A	A	A
Beta-Blocker	A	A	A	A	A
Diuretikum (Schleifen-)	C	C	B	B	B
Aldost.-Antag.	B	B	B	B	B
Herzglykoside	C	C	B	B	B
AT-II-Blocker	B	B	A	A	B

A: mehrere randomisierte kontrollierte klinische Studien; **B**: eine randomisierte kontrollierte klinische Studie oder gut belegt durch klinische Erfahrung; **C**: keine sicheren Studienergebnisse, die verschlechternde oder verbessernde Effekte zeigen; **D**: negative Ergebnisse basierend auf einer oder mehreren klinischen Studien

T 2.6.5 Medikamentöse Behandlung der Herzinsuffizienz

Medikamenten-gruppe	Medikament	Initialdosis	Maximaldosis
ACE-Hemmer	Captopril Lopirin →46	2x6,25 mg/d p.o. einschleichend	150mg/d
		Kontrolle v. RR u. Nierenfunktion. Steigerung je nach Wi auf 2x12,5–37,5 mg	
	Enalapril Enadura →46	1x2,5 mg/d p.o.	20 mg/d
		Kontrolle von RR u. Nierenfunktion. Steigerung je nach Wi auf 1x5–10 mg/d	
	Ramipril Delix →47	2x1,25–2,5 mg/d p.o.	10 mg/d
		Kontrolle von RR u. Nierenfunktion. Steigerung je nach Wi auf 2x5 mg/d	
Beta-Blocker	Carvedilol Dilatrend →51	2x3,125 mg/d p.o.	2x25mg; >85kg: 2x50mg
		Je nach Verträglichkeit alle 2 Wochen steigern um 3,125–12,5 mg Carvedilol hat eine verlängerte Überlebensrate im Vergleich mit Metoprolol in einer randomisierten Studie [COMET] gezeigt.	
	Metoprolol-Succinat Beloc-Zok →52	1x23,75mg	190mg/d
		Je nach Verträglichkeit Dosis alle 2 Wochen verdoppeln bis auf Maximaldosis	
Diuretikum (Thiazid)	Hydrochloro-thiazid Esidrix →61	1x12,5–50 mg/d p.o.	
		Cave: nur bei Krea bis 2 mg/dl, dann Furosemid, kontraindiziert bei Krea > 2 mg/dl	
	Xipamid Aquaphor →61	1x 10–40 mg/d	
		Kontraindiziert bei Krea > 2 mg/dl	
Diuretikum (Schleifen)	Furosemid Lasix →60	1-3x 10–20 mg	1000 mg/d
	Torasemid Unat →60	1–2x2,5–10 mg p.o., 1–3x10–20 mg i.v.	200 mg p.o., i.v.

T 2 Herz-Kreislauf – Therapie

Medikamenten-gruppe	Medikament	Initialdosis	Maximaldosis
Diuretikum (Aldosteron-Antagonist)	Spironolacton Aldactone →62	25 (–50)mg/d; Voraussetzung: K+ < 5mmol/l und Krea < 2,5mg/dl(m), < 2,0(w); bei älteren Pat. GFR > 30ml/min dokumentieren + mit 12,5mg beginnen	
	Eplerenone Inspra →62	25mg/d wenn K⁺ < 5mmol/l, nach 4 W. auf 50mg/d steigern Nur nach Myokardinfarkt. Cave: wöchentliche Kontrolle des Kaliums	
Herzglykosid	Digoxin Lanicor →68	Digitalisierung, z.B.: d 1–3: 1×0,5 mg p.o.; 2–3×0,25 mg i.v., dann: 1×0,25–0,375 mg p.o.; 1×0,25 mg i.v.	
bei Niereninsuff. plus	Digitoxin Digimerck →68	d1–3: 3 × 0.07–0.1mg p.o., dann: 1 × 0.07–0.1mg; d1: 0.5mg i.v., d2 + 3: 0.25mg i.v., dann 0.07–0.1mg p.o./i.v.	
AT-II-Blocker	Losartan Lorzaar →49	1 × 12,5 mg p.o.	160mg bid
		Langsam steigern bis12×25–50 mg	

[a] Hunt SA, Baker DW, Chin MH, Cinquegrani MP, Feldman AM, Francis GS, Ganiats TG, Goldstein S, Gregoratos G, Jessup ML, Noble RJ, Packer M, Silver MA, Stevenson LW. ACC/AHA guidelines for the evaluation and management of chronic heart failure in the adult. 2001. American College of Cardiology

T 2.7 Herzrhythmusstörungen

T 2.7.1 Sinustachykardie

Beta-1-selektiver Blocker (Chronotropie ↓, zentrale Sympathikusakt. ↓)	Metoprolol (Azumetop, Beloc, Lopresor, Prelis) →52	1–2 × 50–100mg/d p.o.
	Bisoprolol (Concor) →51	5–10mg/d

T 2.7.2 Vorhofflattern

Frequenzkontrolle bei Vorhofflattern

	Digitalisglykosid (Chronotropie ↓, Inotropie ↑ Dromotropie ↓, AV-Knoten-Refraktärzeit ↑)	Digoxin (Digacin, Dilanacin, Lanicor, Novodigal-Inj.Lsg.) →68	initial: 3 × 0,4mg/24 h i.v., dann: 1 × 0,25–0,375mg/d p.o., 1 × 0,2mg/d i.v.
oder		Digitoxin (Digimerck) →68	initial: 3 × 0,1mg/24 h i.v., dann: 1 × 0,07–0,1mg/d p.o.
und/oder	Beta-1-selektiver Blocker (Chronotropie ↓, zentrale Sympathikusakt. ↓)	Metoprolol (Azumetop, Beloc, Lopresor, Prelis) →52	1–2 × 50–100mg/d p.o.
		Bisoprolol (Concor) →51	5–10mg/d
und/oder	Kalziumantagonist (Chronotropie ↓, Dromotropie ↓, Inotropie ↓)	Verapamil (Azupamil, Durasoptin, Falicard, Isoptin, Veramex) →54	5mg langs. i.v., dann: 5–10mg/h, max.100mg/d, Perf. (100mg) = 2mg/ml ⇒ 2–5ml/h
		Diltiazem (Diltahexal, Diltiuc, Dilzem) →54	3 × 60–90mg/d p.o., 2 × 90–180mg/d (ret.) p.o., 1 × 240mg/d (ret.) p.o.

Herzrhythmusstörungen

Katheterablation

Emboliprophylaxe

	Unfraktion. Heparin (Beschleunigung der Gerinnungsfaktorinhibition, Emboliprophylaxe)	Heparin (Calciparin) →79	5000IE als Bolus i.v., dann Perf. (25.000IE): 2ml/h (Dosis-Anpassung an Ziel-PTT: 1,5–2,5fache d. Normbereich)
	Cyclooxygenasehemmer (Thrombozytenaggregationshemmung)	Acetylsalicylsäure (Aspirin, Aspisol) →84	1 x 100–300mg/d p.o.
	Vitamin-K-Antagonist (Langzeit-Antikoagulation)	Phenprocoumon (Marcumar, Falithrom, Marcuphen, Phenpro) →81	d 1-2-3: 12–9-6 mg, Erh. Dos. nach Quick 1,5–6mg abends

T 2.7.3 Vorhofflimmern

Emboliprophylaxe

akut	**Unfraktion. Heparin** (Beschleunigung der Gerinnungsfaktorinhibition, Emboliprophylaxe)	Heparin (Calciparin) →79	5000IE als Bolus i.v., d ann Perf. (25.000IE): 2ml/h (Dosis-Anpassung an Ziel-PTT: 1,5–2,5fache d. Normbereichs)
dann	**Vitamin-K-Antagonist** (Langzeit-Antikoagulation)	Phenprocoumon (Marcumar, Falithrom, Marcuphen, Phenpro) →81	d 1-2-3: 12–9-6mg, Erh. Dos. nach Quick 1,5–6mg abends
evtl. stattdessen	**Cyclooxygenasehemmer** (Thrombozytenaggregationshemmung), bei ger. Embolierisiko	Acetylsalicylsäure (Aspirin, Aspisol) →84	1 x 100–300mg/d p.o.

Frequenzkontrolle

	Digitalisglykosid (Chronotropie ↓, Dromotropie ↓, Inotropie ↑, AV-Knoten-Refraktärzeit ↑)	Digoxin (Digacin, Dilanacin, Lanicor, Novodigal-Inj.Lsg.) →68	initial: 3 x 0,4mg/24 h i.v., dann: 1 x 0,25–0,375mg/d p.o., 1 x 0,2mg/d i.v.
oder		Digitoxin (Coramedan, Digimerck, Tardigal) →68	initial: 3 x 0,1mg/24 h i.v., dann: 1 x 0,07–0,1mg/d p.o.
und/ oder	**Beta-1-selektiver Blocker** (Chronotropie ↓, zentrale Sympathikusakt. ↓)	Metoprolol (Azumetop, Beloc, Lopresor, Prelis) →52	1-2 x 50–100mg/d p.o.
		Bisoprolol (Concor) →51	5–10mg/d
und/ oder	**Kalziumantagonist** (Chronotropie ↓, Dromotropie ↓, Inotropie ↓, Afterload ↓)	Verapamil (Azupamil, Durasoptin, Falicard, Isoptin, Veramex) →54	5mg langs. i.v., dann: 5–10mg/d, max. 100mg/d, Perf. (100mg) = 2mg/ml ⇒ 2–5ml/h
		Diltiazem (Diltahexal, Diltiuc, Dilzem) →54	3 x 60–90mg/d p.o., 2 x 90–180mg/d (ret.) p.o., 1 x 240mg/d (ret.) p.o.

T 2 Herz-Kreislauf – Therapie

Rhythmisierung zur Erreichung eines Sinusrhythmus, primäres Verfahren: Kardioversion

	Antiarrhythmikum Klasse IC (Na⁺-Einstromblock ⇒ Erregungsleitung ↑, Refraktärzeit ↑)	**Propafenon** (Normorytmin, Prorynorm, Rytmogenat, Rytmonorm, Tachyfenon) →67	0,5–1mg/kg in 5 min i.v. **Cave:** Klasse I ist kontraindiziert bei KHK
oder	**Antiarrhythmikum Klasse IC** (Na⁺-Einstromblock ⇒ Erregungsleitung ↑, Refraktärzeit ↑)	**Flecainid** (Tambocor) →67	2 x 100–200mg p.o., 1mg/kg langsam i.v. Pck.Beil. beachten; **Cave:** immer mit Betablockern kombinieren
oder	**Antiarrhythmikum Klasse III** (K⁺-Ausstromblock. + Beta-Rezeptorblock. ⇒ Refraktärz. ↑)	**Sotalol** (Darob, Gilucor, Sotaryt, Sotalex, Tachytalol) →67	1 x 20mg i.v., evtl. nach 5 min weitere 20mg
	Cave: Rhythmisierung bei Herzinsuffizienz nur stationär		

Rezidivprophylaxe

Cave: Proarrhythmie, v.a. keine Klasse I-AA bei KHK!

Ablation möglich in Einzelfällen

Beta-1-selektiver Blocker (Chronotropie ↓, zentrale Sympathikusakt. ↓)	**Metoprolol** (Azumetop, Beloc, Lopresor, Prelis) →52	1–2 x 50–100mg/d p.o.
	Bisoprolol (Concor) →52	5–10mg/d
oder **Antiarrhythmikum Klasse III** (K⁺-Ausstromhemmung ⇒ Refraktärzeit ↑)	**Amiodaron** (Cordarex, Tachydaron) →67	d 1–10: 3 x 200mg/d, dann: 1 x 200mg/d
oder **Antiarrhythmikum Klasse III** (K⁺-Ausstromhemmung + Beta-Rezeptorblocker ⇒ Refraktärzeit ↑)	**Sotalol** (Darob, Gilucor, Sotaryt, Sotalex, Tachytalol) →67	1–2 x 80–160mg/d p.o.
oder **Antiarrhythmikum Klasse IC** (Na⁺-Einstromblock ⇒ Erregungsleitung ↑, Refraktärzeit ↑)	**Propafenon** (Normorytmin, Prorynorm, Rytmogenat, Rytmonorm, Tachyfenon) →67	3 x 150 od. 2 x 300mg/d p.o.
	Flecainid (Tambocor) →67	2 x 100–200mg p.o.; 1mg/kg langsam i.v.; Pck.Beil. beachten

T 2.7.4 Supraventrikuläre Tachykardie bei WPW-Syndrom / AV-Knotentachykardie

Akuter Anfall: Radiofrequenzablation (häufig erste Wahl)

	Antiarrhythmikum (kurzfristige Blockade des AV-Knotens)	**Adenosin** (Adrekar) →68	6–9–12mg je als Bolus i.v. nach Wirkung
bei WPW, v.a. mit Vorhof-flimmern	**Antiarrhythmikum Klasse IA** (Na⁺-Einstromblock, K⁺-Ausstromblock ⇒ Dromo-, Bathmo-, Inotropie ↓, AP-Dauer ↑, Refraktärzeit ↑)	**Ajmalin** (Gilurytmal, Tachmalin) →65	25–50mg langs. i.v., Perf. (250mg) = 5mg/ml ⇒ 12ml/h bis Wirkung, dann 2–5ml/h
oder	**Kalziumantagonist** (Chronotropie ↓, Dromotropie ↓, Inotropie ↓, Afterload ↓)	**Verapamil** (Azupamil, Durasoptin, Falicard, Isoptin, Veramex) →54	5mg langs. i.v., dann: 5–10mg/h, max. 100mg/d, Perf. (100mg) = 2mg/ml ⇒ 5ml/h (nicht bei Vorhofflimm.)

Herzrhythmusstörungen

Prophylaxe, Cave: Proarrhythmie!			
	Antiarrhythmikum Klasse III (K⁺-Ausstromhemmung + Beta-Rezeptorblock. ⇒ Refraktärzeit ↑)	Sotalol (Darob, Gilucor, Sotaryt, Sotalex, Tachytalol) →67	1-2 x 80-160 mg p.o. **Cave:** Proarrhythmie
oder	**Antiarrhythmikum Klasse IC** (Na⁺-Einstromblock ⇒ Erregungsleitung ↑, Refraktärzeit ↑)	Flecainid (Tambocor) →67	2 x 100-200 mg/d p.o. **Cave:** Proarrhythmie
oder	**Antiarrhythmikum Klasse III** (K⁺-Ausstromhemmung ⇒ Refraktärzeit ↑)	Amiodaron (Cordarex) →67	d 1-10: 5 x 200 mg/d p.o., dann: 1 x 200 mg/d p.o. **Cave:** Proarrhythmie

T 2.7.5 Ventrikuläre Tachykardie

Akuter Anfall			
	bei hämodynamischer Entgleisung: ggf. Kardioversion und Defibrillation		
	Klasse Ib (Antiarrhythmikum)	Lidocain (Xylocain, Xylocitin) →66	initial: 50-100 mg i.v., dann Perf. (1 g) = 20 mg/ml ⇒ 6-12 ml/h
oder	**Antiarrhythmikum Kl. IA** (Na⁺-Einstromblock, K⁺-Ausstromblock ⇒ Dromotropie ↓, Bathmotropie ↓, Inotropie ↓ Refraktärzeit ↑, AP-Dauer ↑)	Ajmalin (Gilurytmal, Tachmalin) →65	25-50 mg langs. i.v., Perf. (250 mg) = 5 mg/ml ⇒ 12 ml/h bis Wirkung, dann 2-5 ml/h
oder	**Antiarrhythmikum Klasse III** (K⁺-Ausstromhemmung ⇒ Refraktärzeit ↑)	Amiodaron (Cordarex) →67	300 mg i.v.

Prophylaxe			
	Antiarrhythmikum Kl. III (K⁺-Ausstromhemmung ⇒ Refraktärzeit ↑)	Amiodaron (Cordarex, Tachydaron) →67	d 1-10: 5 x 200 mg/d p.o., dann: 1 x 200 mg/d p.o.
oder	**Antiarrhythmikum Klasse III** (K⁺-Ausstromhemmung + Beta-Rezeptorblock. ⇒ Refraktärzeit ↑)	Sotalol (Darob, Gilucor, Sotaryt, Sotalex, Tachytalol) →67	1-2 x 80-160 mg p.o.
evtl. je plus	**Beta-1-selektiver Blocker** (Chronotropie ↓, zentrale Sympathikusaktivität ↓)	Metoprolol (Azumetop, Beloc, Lopresor, Prelis) →52	1-2 x 50-100 mg/d p.o. **Cave:** nicht additiv bei Sotalol
		Bisoprolol (Concor) →51	5-10 mg/d
ggf.	**Implatierbaren Defibrillator (AICD) erwägen**		

T 2.7.6 Torsades de pointes
(meist Ausdruck proarrhythmischer Wirkung anderer Antiarrhythmika -> Absetzen)

Akuter Anfall

	Magnesiumpräparat (Substitution)	**Mg-sulfat 200mg** ((=8mmol) (Cormagnesin 200) →69	8mmol über 15min, dann 2g/d
plus	**Beta-Sympathom.** (Chronotropie ↑, Inotropie ↑) →44	**Orcinprenalin** (Alupent)	0,25–0,5mg i.v., 10–30µg/min i.v., Perf. (5mg) = 0,1mg/ml ⇒ 6–18ml/h

Prophylaxe

1.Wahl	Absetzen von Antiarrhythmika
	ggf. temporäre Ventrikelstimulation mit F = 90/min.

T 2.7.7 Extrasystolen

Supraventrikuläre Extrasystolen

	Beta-1-selektiver Blocker [HZV ↓ (neg. chronotrop, neg. inotrop), O$_2$-Verbrauch ↓, zentr. Sympathikusaktivität ↓]	**Metoprolol** (Azumetop, Beloc, Lopresor, Prelis) →52	1–2 x 25–100mg/d p.o., 1 x 100–200 (ret.)mg/d p.o., 5–10mg langs. i.v., max. 20mg i.v.
		Bisoprolol (Concor) →51	1 x 2,5–10mg/d p.o.
	Zusätzlich Ursache beheben, z.B. Hyperthyreose		

Ventrikuläre Extrasystolen

	Beta-1-selektiver Blocker [HZV ↓ (neg. chronotrop, neg. inotrop), O$_2$-Verbrauch ↓, zentr. Sympathikusaktivität ↓]	**Metoprolol** (Azumetop, Beloc, Lopresor, Prelis) →52	1–2 x 25–100mg/d p.o., 1 x 100–200 (ret.)mg/d p.o., 5–10mg langs. i.v., max. 20mg i.v.
oder evtl.	**Antiarrhythmikum Klasse III** (K$^+$-Ausstromhemmung ⇒ Refraktärzeit ↑)	**Amiodaron** (Cordarex, Tachydaron) →67	d 1–10: 5 x 200mg/d, dann: 1 x 200mg/d **Cave:** Proarrhythmie
oder evtl.	**Antiarrhythmikum Klasse III** (K$^+$-Ausstromhem. +Betablock.⇒ Refraktärzeit ↑)	**Sotalol** (Darob, Gilucor, Sotaryt, Sotalex, Tachytalol) →67	1 x 20mg i.v., evtl. nach 5 min weitere 20mg, 1–2 x 80–160mg p.o., **Cave:** Proarrhythmie
oder evtl.	**Antiarrhythmikum Klasse IC** (Na$^+$-Einstromblock.⇒ Erregungsleitung ↑, Refraktärzeit ↑)	**Propafenon** (Normorytim, Prorynorm, Rytmogenat, Rytmonorm, Tachyfenon) →67	3 x 150 od. 2 x 300mg/d p.o. **Cave:** nicht bei KHK, Proarrhythmie
evtl.	**Elektrolyte** (symptomatisch)	**Mg-K-Präp.** (Tromcardin forte)	3 x 1 Tbl.
	Cave: proarrhythmischer Effekt der Antiarrhythmika		

T 2.7.8 Bradykarde Rhythmusstörungen

evtl.	**Parasympatholytikum** (Chronotropie ↑)	**Atropin** (Atropinsulfat, Atropinum sulfuricum) →45	0,5–1mg i.v.
evtl. plus	**Beta-Sympathom.** (Chronotropie ↑, Inotropie ↑)	**Orcinprenalin** (Alupent) →44	0,25–0,5mg i.v., 10–30µg/min i.v., Perf. (5mg) = 0,1mg/ml ⇒ 6–18ml/h
meist	**Herzschrittmacher**		

Endokarditis

T 2.8 Endokarditis

T 2.8.1 Rheumatische

Akut

	Benzylpenicillin (Antibiose)	Penicillin G (Penicillin G, Penicillin Grünenthal, Penicillin-Heyl) →143	3-4 x 1 Mio IE/d i.v. als Kurzinf. (1-2 W.)
dann	Phenoxymethylpenicillin (Antibiose)	Penicillin V (Arcasin, Infectocillin, Isocillin, Megacillin oral) →143	3 x 1,2 Mio/d p.o. (bis Entzündungszeichen ↓)
plus	Salicylat (Antiphlogistikum)	Acetylsalicylsäure (Aspirin, Aspisol) →84	2-3g/d p.o. (bis Entzündungszeichen ↓)
plus	Glukokortikosteroide (antiinflammatorisch, immunsuppressiv)	Prednisolon (Solu-Decortin H) →110	1-2mg/kg/d p.o. ausschleichend (bis Entzündungszeichen ↓)

Rezidivprophylaxe

	Retardpenicillin (Antibiose)	Benzylpenicillin-Benzathin (Pendysin, Tardocillin) →143	1,2 Mio. IE i.m. alle 3 W. (bis 25.Lj.)

T 2.8.2 Bakterielle

Streptokokken

	Benzylpenicillin (Antibiose)	Penicillin G (Pen. G, Penicillin Grünenthal, Penicillin-Heyl) →143	3 x 10 Mio. IE/d i.v. als Kurzinf. (6 W.)
plus	Aminoglykosid (Antibiose)	Gentamicin (Duragentamicin, Refobacin) →152	3mg/kg/d i.v. als Kurzinf. in 3 ED

Staphylokokken

	Isoxazylpenicillin (Antibiose)	Flucloxacillin (Staphylex) →144	4 x 1,5-2g/d i.v. als Kurzinf. (1-2 W.)
plus	Aminoglykosid (Antibiose)	Gentamicin (Duragentamicin, Refobacin) →152	3mg/kg/d i.v. als Kurzinf. in 3 ED
oder nur	Glykopeptid (Antibiose)	Vancomycin (Vancomycin) →157	2 x 1g/d i.v. als Kurzinf. (1-2 W.)

Enterokokken

	Aminopenicillin (Antibiose)	Ampicillin (Ampicillin ratiopharm, Binotal) →145	300mg/kg/d i.v. als Kurzinf. (4-6 W.)
oder	Glykopeptid (Antibiose)	Vancomycin (Vancomycin) →157	2 x 1g/d i.v. als Kurzinf. (4-6 W.)
je plus	Aminoglykosid (Antibiose)	Gentamicin (Duragentamicin, Refobacin) →152	3mg/kg/d i.v. als Kurzinf. in 3 ED

Pneumokokken

	Benzylpenicillin (Antibiose)	Penicillin G (Pen. G, Penicillin Grünenthal, Penicillin-Heyl) →143	150.000 IE/kg/d i.v. als Kurzinf. (3 W.)

[5] nach Paul Ehrlich Gesellschaft

T 2.9 Endokarditisprophylaxe

T 2.9.1 Keine Penicillinallergie, normales Risiko (z.B. rheumat. Klappenfehler, HOCM)

Oropharynx, GI, Urogenital

Aminopenicillin (Antibiose)	**Amoxicillin** (Amoxypen, Clamoxyl, Jephoxin) →144	3g p.o. 1 h vor Eingriff

Haut

Isoxazylpenicillin (Antibiose)	**Flucloxacillin** (Staphylex) →144	2g p.o. 1 h vor Eingriff

T 2.9.2 Keine Penicillinallergie, erhöhtes Risiko (z.B. künstliche Herzklappe, Z.n. bakt. Endokarditis)

Oropharynx, GI, Urogenital

Aminopenicillin (Antibiose)	**Amoxicillin** (Amoxypen, Clamoxyl, Jephoxin) →144	3g p.o. (oder 2g i.v.) 1 h vor Eingriff und je 1g p.o. 8 + 16 h nach Eingriff
plus Aminoglykosid (Antibiose)	**Gentamicin** (Duragentamicin, Refobacin) →152	3mg/kg/d i.v. als Kurzinf. in 3 ED

Haut

Isoxazylpenicillin (Antibiose)	**Flucloxacillin** (Staphylex) →144	2g p.o. 1 h vor Eingriff und je 500mg p.o. 8 +16 h nach Eingriff oder 1g i.v. vor Eingriff und je 1g i.v. 8 + 16 h n. Eingriff

T 2.9.3 Bei Penicillinallergie, normales Risiko (z.B. rheumat. Klappenfehler, HOCM)

Oropharynx, Haut

Lincosamid (Antibiose)	**Clindamycin** (Clindahexal, Sobelin) →152	600mg p.o. 1 h vor Eingriff

GI, Urogenital

Glykopeptid (Antibiose)	**Vancomycin** (Vancomycin) →157	1g i.v. 1 h vor Eingriff

T 2.9.4 Bei Penicillinallergie, erhöhtes Risiko (z.B. künstliche Herzklappe, Z.n. bakt. Endokarditis)

Oropharynx

Lincosamid (Antibiose)	**Clindamycin** (Clindahexal, Sobelin) →152	600mg p.o. 1 h vor Eingriff und je 300mg p.o. 8 + 16 h nach Eingriff

GI, Urogenital, Haut

Glykopeptid (Antibiose)	**Vancomycin** (Vancomycin) →157	1g i.v. 1 h vor Eingriff und je 1g i.v. 8 + 16 h nach Eingriff

Perikarditis

T 2.10 Perikarditis

T 2.10.1 Bakteriell

Antibiose nach Austestung, Tbc beachten!

T 2.10.2 Dressler-Syndrom (nach Herzinfarkt, Herzoperation)

evtl.	Arylessigsäurederivat, Cyclooxygenasehemmer (NSAR; antiphlogistisch, analgetisch)	Diclofenac (Allvoran, Arthrex, Duravolten, Diclac, Diclo, Effekton, Rewodina, Voltaren) →102	1–3 x 50mg/d p.o., rect., 1 x 100mg/d (ret.) p.o., 1 x 75mg/d i.m.
evtl.	Kortikosteroid (antiphlog, antiallerg., immunsuppr.)	Cortisonacetat (Cortison CIBA) →109	nach Klinik

T 2.11 Periphere arterielle Verschlusskrankheit

T 2.11.1 Stadium II

	Kolloidale Plasmaersatzlösung (Hämodilution)	HES 6% →74	250–500 ml i.v. (14–21d)
plus	Salicylate, Cyclooxygenasehemmer (Thrombozytenaggregationshemmung)	Acetylsalicylsäure (Aspirin, Aspisol) →84	1 x 100mg/d p.o.
alternativ	ADP-Rezeptor-Hemmer	Clopidogrel (Iscover, Plavix) →84	75mg/d p.o.
oder / evtl. plus	Rheologikum (Eryverformbarkeit ↑, bessere Rheologie)	Pentoxifyllin (Claudicat, Pento-Puren, Rentylin, Trental) →85	2–3 x 400mg/d, 2 x 600mg/d p.o.
oder	(muskulotrope Vasodilatation, bess. Rheologie)	Buflomedil (Bufedil, Defluina)	3–4 x 150mg/d p.o., 2 x 300mg/d p.o., 1 x 600mg/d p.o.

T 2.11.2 Stadium III/IV bei Inoperabilität, Thrombangiitis obliterans

	Prostaglandine (Thrombozytenfunktionshemmung)	Alprostadil (Prostavasin) →85	2 x 40µg in 250ml NaCl i.v.

T 2.12 Akuter Extremitätenarterienverschluss

	Unfraktion. Heparin (Beschleun. der Gerinnungsfaktorinhib., Verhind. von Appositionsthromben)	Heparin (Calciparin) →79	5.000–10.000 IE i.v. dann: Perf. (25.000 IE): 2ml/h (Dosis-Anpassung an Ziel-PTT: 1,5–2,5fache d. Normbereich)
oder	Niedermol. Heparine	Enoxaparin (Clexane) →79	2 x 100 IE/kg s.c., max. 2 x 10000 IE/d
bei Schmerzen	Opioid (Analgesie)	Pethidin (Dolantin) →98	75–100mg langs. i.v.

T 2 Herz-Kreislauf – Therapie

evtl.	kolloidale Plasmaersatzlösung (Volumensubstitution)	HES 6% →74	500–1500 ml i.v., bis 20 ml/kg/h
dann	Plasminogenaktivator (lokale Lyse)	Streptokinase (Kabikinase, Streptase, Streptokinase Braun) →82	250.000 IE initial in 30 min, dann 1,5 Mio. IE/h über 6 h
evtl. plus	Glukokortikosteroide (antiinflammatorisch, immunsuppressiv)	Prednison (Decortin, Rectodelt) →110	250 mg i.v.

T 2.12.1 Sekundärprophylaxe

evtl.	Vitamin-K-Antagonist (Langzeit-Antikoagulation)	Phenprocoumon (Falithrom, Marcumar, Marcuphen, Phenpro) →81	d 1–2–3: 12–9–6 mg, Erh. Dos. nach Quick 1,5–6 mg abends
oder evtl.	Low-dose Heparinisierung (niedermolekular; Thromboseprophylaxe)	Nadroparin (Fraxiparin) →80	1 x 2850 IE s.c.

T 2.13 Thrombophlebitis

evtl.	Salicyl (Antiphlogistika)	Acetylsalicylsäure (Aspirin, Aspisol) →84	2–3 x 0,1–1 g/d p.o.

T 2.13.1 Bei V. Saphena magna-Phlebitis

evtl.	low-dose Heparinisierung (niedermolekular; Thromboseprophylaxe)	Nadroparin (Fragmin P, Fragmin P forte, Fraxiparin) →80	1 x 2850 IE s.c.

T 2.14 Thromboseprophylaxe

Risiko	niedrig	mittel	hoch
Chirurgie-, Gynäkologie-, Geburtshilfe-Patienten	Große Chirurgie (intraabdom-OP od. OP-Dauer > 45 min) Alter < 40 J ohne Risikofakt.	Große Eingriffe, Alter 40–60 J ohne weitere Risikofaktoren	Große Eingriffe bei Alter > 60
	Kleine Chirurgie (Dauer < 45 min) ohne Risikofaktoren bei Alter 40–60 J, kleinere Traumen	Kleine Chirurgie im Alter 40–60 J mit früherer Thromboembolie oder Östrogen-Th; Alter > 60	Große Eingriffe bei Alter 40–60 J und Malignom oder frühere Thromboembolie
		Kleinere Eingriffe, Alter > 60 J	Fraktur oder größere orthopäd. OP (Becken, Hüfte, Bein); Thrombophilie
Internistische Patienten	Leichtere intern. Erkrankungen	Immobilisierung, kardiale Insuffizienz	Schlaganfall, Alter > 70, kard. Dekomp., Schock, Thrombembolie-Vorgesch; Thrombophilie
Unterschenkel-venenthrombose	< 10 %	10–40 %	40–80 %
Prox. Thrombose	< 1 %	1–10 %	10–30 %

letale Lungen-embolie	< 0,1 %	< 1 %	> 1 %
Prophylaxe (Phlebologie 1998, 27: 98-104)	Thrombose-prophylaxestrumpf	**Standard** 2 x 5000 IE/d + Strumpf oder intermittierende pneumatische Kompression **niedermolek. Heparin** Enoxaparin (ClexaneP) 1 x 2000-4000IE s.c. **Nadroparin** (Fraxiparin R) 2850-5700IE s.c.	low-dose Heparinisierung **Standardheparin:** bis 3 x 7500 IE/d oder (niedermolek.) Nadroparin (Fraxiparin) 1 x 2850-5700 IE s.c. (oder orale Antikoag.) **+ Strumpf** od. intermitt. pneumatische Kompression
Beschleunigung der Gerinnungsfaktorinhibition			1 x 2000-4000IE s.c.
			2850-5700IE s.c.

T 2.15 Phlebothrombose

T 2.15.1 Sobald V. poplitea betroffen

	Unfraktion. Heparin (Beschleunigung der Gerinnungsfaktorinhibition)	**Heparin** (Calciparin) →79	5000IE als Bolus i.v., dann Perf. (25.000IE): 2ml/h (auf 1.5-2fachen PTT-Normwert)
oder	**Niedermolekul. Heparin** (Beschleunigung der Gerinnungsfaktorinhibition)	**Enoxaparin** (Clexane) →79	1mg/kg s.c. 2x/d
		Nadroparin (Fraxiparin R) →80	100IE/kg s.c. 2x/d
dann	**Vitamin-K-Antagonist** (Langzeit-Antikoagulation)	**Phenprocoumon** (Falithrom, Marcumar, Marcuphen, Phenpro) →81	d 1-2-3: 12-9-6mg, Erh. Dos. nach Quick 1,5-6mg abends (6 M.)

T 2.15.2 Ausgedehnte Fälle

	Plasminogenaktivator (lokale Lyse)	**Streptokinase** (Kabikinase, Streptase, Streptokinase Braun) →82	250.000-750.000IE initial in 30 min, dann 100.000IE/d (bis Lyseerfolg, ca. 3d, max. 5 d)
oder	**Ultrahochdosiert Plasminogenaktivator** (lokale Lyse)	**Streptokinase** (Kabikinase, Streptase, Streptokinase Braun) →82	250.000IE initial in 30 min, dann 1,5 Mio. IE/h über 6h/d (bis Lyseerfolg ca. 3 d, max. 5 d)
oder	**Plasminogenaktivator** (lokale Lyse)	**Urokinase** (Actosolv, Alphakinase, Corase, rheothromb, Urokinase medac) →83	initial: 250.000 oder 600.000 IE i.v. über 10-20 min, dann 2000 IE/kg/h i.v. (bis Lyseerfolg ca.12 d, max. 4 W.)
oder	**Plasminogenaktivator** (lokale Lyse)	**rt-PA** (Actilyse) →82	0,25mg/kg/24h i.v. oder 20mg i.v. über 4 h (bis Lyseerfolg, ca. 5-7 d)
dann	**Vitamin-K-Antagonist** (Langzeit-Antikoagulation)	**Phenprocoumon** (Falithrom, Marcumar, Marcuphen, Phenpro) →81	d 1-2-3: 12-9-6mg, Erh. Dos. nach Quick 1,5-6mg abends (6 Mo)

T 3 Blut – Therapie (G. Meinhardt)

T 3.1 Hämophilie

T 3.1.1 Hämophilie A [6]

Leichte–mittelschwere Form

Vasopressinanalogon (Freisetz. von Faktor VIII aus Endothelzellen)	Desmopressin (DDAVP, Minirin) →128	0,3–0,4 µg/kg i.v., s.c. (steigert VIII auf 2–4fache)

Schwere Form und präoperativ

Gerinnungsfaktor (Substitution)	Faktor VIII (Haemofil) →86	1 IE/kg erhöht F-VIII-Konz. um 2% (bei Blutung Konz. auf 30%, bei OP Konz. auf > 50%)

Betablocker

evtl.	Gerinnungsfaktor (Substitution)	Faktor IX (Berinin HS) →86	1 IE/kg ↑ F-VIII Konz. um 0,8%
evtl.		Faktor V (FEIBA)	50–100 IE/kg i.v. alle 6–12 h, max. 200 IE/kg/d (n. Klinik)

In schweren Fällen Plasmapherese, Immunsuppression mit Steroiden, Immunglobulin, Cyclophosphamid diskutieren.

[6] Furie B, et al. A practical guide to the evaluation and treatment of hemophilia. Blood. 1994 Jul 1;84(1):3–9.

T 3.2 Von Willebrand-Jürgens-Syndrom

evtl.	Vasopressinanalogon (Freisetzung von Faktor VIII aus Endothelzellen)	Desmopressin (DDAVP, Minirin) →128	0,3 µg/kg (max. 20 µg) i.v. über 20–30 min oder s.c. Wdh.: nach 8–12 h; oder 300 µg nasal
evtl.	vWF-angereicherte Präparate (Substitution)	vWF (Haemate HS)	20–40 IE F VIII: c/kg entspr. 44–88 IE vWF: RC of/kg alle 8–12 h (Ziel: Faktor VIII-vWF > 50%)

[7] Furlan M. Von Willebrand factor: molecular size and functional activity. Ann Hematol. 1996 Jun;72(6):341–8.
[8] Mannucci PM. How I treat patients with von Willebrand disease. Blood. 2001 Apr 1;97(7):1915–9.
[9] Chang AC, Rick ME, Ross Pierce L, Weinstein MJ. Summary of a workshop on potency and dosage of von Willebrand factor concentrates. Haemophilia. 1998;4 Suppl 3:1–6.

T 3.3 Anämie

T 3.3.1 Eisenmangel [10]

	Eisen-(II)-Präparat (Substitution)	Eisen-(II)-Glycin-Sulfat-Komplex (Eryfer, Ferrosanol Duodenal, Lösferron) →77	1–2 x 100 mg/d p.o. (mind. 4–6 Mo)
evtl.	Eisen-(III)-Präparat (Subst. b. Malabs. od. Gastrekt.)	Eisen-(III)-Natrium-Glukonat-Komplex (Ferrlecit) →78	1 x 40–62,5 mg/d langs. i.v. (Dauer s. Pckg. Beil.)

[10] Frewin R. ABC of clinical haematology. Iron deficiency anaemia. BMJ. 1997 Feb 1;314(7077):360–3.

Anämie

T 3.3.2 Megaloblastäre Anämie [11]

Vitamin B12 Mangel (perniziöse Anämie)

	Vitamin B12 (Substitution)	Cyanocobalamin (B12-Ankermann, Cytobion) →75	1000µg i.m. 6 x in 2–3 Wo, dann 1000µg alle 3 Mo i.m. (evtl. lebenslang)

Folsäuremangel

	Vitamin (Substitution)	Folsäure (Folarell, Folsan) →77	5mg/d p.o. (4 Mo)

[11] Hoffbrand V, Provan D. ABC of clinical haematology. Macrocytic anaemias. BMJ. 1997 Feb 8;314(7078):430–3.

T 3.3.3 Hämolytische Anämien

Beta-Thalassämia major zur Therapie der Eisenüberladung [12]

evtl.	Komplexbildner (Eisenelimination ↑)	Desferoxamin (Desferal)	1–4 g/d i.v. über 8–12 h oder s.c. (Dauertherapie)

[12] Weatherall DJ. ABC of clinical haematology. The hereditary anaemias. BMJ. 1997 Feb 15;314(7079):492–6.

Autoimmunhämolytische inkomplette Wärmeautoantikörper vom Typ IgG [13]

evtl.	Glukokortikosteroid (antiinflammatorisch, immunsuppressiv)	Prednisolon (Decortin H, Solu-Decortin) →110	1–2 mg/kg/d i.v. od. p.o. langs. Reduktion dann p.o. (kurzfristig)
evtl.	Purinantagonist (Immunsuppressivum)	Azathioprin (Imurek, Zytrim) →172	1 mg/kg/d p.o.
evtl.	Alkylanz (Immunsuppressivum)	Cyclophosphamid (Endoxan) →260	60 mg/m²/d p.o.

Komplette Kälteagglutinine vom Typ IgM

evtl.	Alkylanz (Immunsuppressivum)	Cyclophosphamid (Endoxan) →260	60 mg/m²/d p.o.
	Alkylanz (Lymphosuppression)	Chlorambucil (Leukeran) →260	0,4 mg/kg p.o. Tag 1; Wiederholung Tag 15

[13] Gehrs BC, Freidberg RC. Autoimmune hemolytic anemia. Am J Hematol 2002 Apr; 69(4): 258–71

T 3.3.4 Renale Anämie und Tumoranämie bei niedrigem Erythropoetinspiegel [14]

	Hormon (Substitution)	Erythropoetin (Erypo) →78	80–120 U/kg/Wo s.c. 3 x/Wo (nach Hb/Hk)
	Hormon (Substitution)	Darbepoetin (Aranesp) →78	0,45 µg/kg s.c. 1 x Wo (dann nach Hb/Hk)

[14] IV. NKF-K/DOQI Clinical Practice Guidelines for Anemia of Chronic Kidney Disease: update 2000. Am J Kidney Dis. 2001 Jan;37(1 Suppl 1):S182–238.

T 3.3.5 Aplastische Anämie

evtl.	Antikörper (Immunsuppressivum)	Antilymphozytenglobulin (ATG) (Lymphoglobulin Merieux)	0,75 ml/kg/d über 8–12 h Tag: 1–5
evtl.	Glukokortikosteroid (antiinflammatorisch, immunsuppressiv)	Prednison (Decortin) →110	1 mg/kg i.v. Tag: 1–5 vor ATG, Tag: 6–14 p.o.; dann ausschleichen.

T 3 Blut – Therapie

evtl.	**Transkriptionsfaktor-hemmung v.a. bei T-Lymphozyten** (Immunsuppressivum)	Ciclosporin (Sandimmun) →172	5 mg/kg/d (d 1-180) Spiegel: 150–250 ng/ml
evtl.	**Mediator, granulocyte (macrophage)colony stimulating factor** (Granulozytenproliferation/-differenzierung ↑)	Filgrastim (G-CSF) (Neupogen) →175	5µg/kg/d s.c. (d 1-240 maximal)

T 3.4 Agranulozytose [15]

evtl.	**Mediator, granulocyte (macrophage) colony stimulating factor** (Granulozytenproliferation/-differenzierung ↑)	Filgrastim (G-CSF) (Neupogen) →175	5µg/kg/d s.c. (bis Granulozyten > 500/µl, dann indiv. Erhaltungstherapie)
		Lenogastrim (Granocyte) →175	150 µg/m²/d s.c.

[15] Hubel K, Engert A. Clinical applications of granulocyte colony-stimulating factor: an update and summary. Ann Hematol. 2003 Apr;82(4):207–13.

T 3.5 Idiopathische thrombozytopenische Purpura (M. Werlhof) [16]

	Glukokortikosteroid (immunsuppr., antiinflamm.)	Prednison (Decortin) →110	1–2mg/kg/d p.o. 2–4 Wo, dann ausschleichend (über Mo)
evtl.	**Immunglobulin** (Verdrängung der Thrombozyten-Ak)	Immunglobulin (Polyglobulin) →176	0,4–1 g/kg/d i.v. (3–5 d, evtl. Erhaltungstherapie niedrig dosiert)

[16] Spivak JL. The optimal management of polycythaemia vera. Br J Haematol. 2002 Feb;116(2):243–54.

T 3.6 Polycythaemia vera [17]

evtl.	**Salicylat** (Thrombozytenaggregationshemmer)	Acetylsalicylsäure (Aspirin, Aspisol) →84	1 x 100mg/d p.o. (nur bei thrombotischen Komplikationen und bei Erythromelalgie)
evtl.	**Urikostatikum** (Xanthinoxidasehemmung ⇒ Harnsäurebildung ↓)	Allopurinol (Allohexal, Allopurinol Hexal, Cellidrin, Foligan, Remid, Uripurinol, Urosin, Zyloric) →111	1 x 100–300mg/d p.o (HS i.S.< 6,5mg/dl)
evtl.	**Zytostatikum** (Ribonukleosid-Diphosphat-Reduktase-Hemmer ⇒ Myelosuppression)	Hydroxycarbamid (Litalir, Syrea) →273	0,5–4 g/d p.o.
evtl. oder	**Interferon bei jüngeren Patienten** (Immunmodulation)	NF-alpha-2a/b (Roferon A, Intron A) →175	3 x 1–5 Mio IE/Wo s.c.
		Pegyliertes INF-alpha (PEG-Intron) →176	1 x/Wo

[17] Spivak JL. The optimal management of polycythaemia vera. Br J Haematol. 2002 Feb;116(2):243–54.

Essenzielle Thrombozythämie

T 3.7 Essenzielle Thrombozythämie [18]

oder	Interferon, bei jüng. Pat. (Immunmodulation)	INF-alpha-2a/b (Roferon A, Intron A) →175	3 x 1–5 Mio IE/Wo s.c.
		Pegyliertes INF-alpha (PEG-Intron) →176	1 x/Wo
evtl.	Zytostatikum (Ribonukleosid-Diphosphat-Reduktase-Hem.⇒ Myelosuppr.)	Hydroxycarbamid (Litalir, Syrea) →273	0,5–4 g/d p.o.
evtl.	Zytostatikum, bei jungen Pat. (Myelosuppr.)	Anagrelid (Agrelin, Thromboreductin) →272; intern. Apoth.	2 x 1–4 mg/d p.o. (auf Dauer)

[18] Beykirch M., Primäre Thrombozythämie. Diagnose und Therapie. Arzneimitteltherapie 1997;15:309–11.

T 3.8 Chronisch myeloische Leukämie

T 3.8.1 Chronische Phase [19]

	Tyrosinkinase-Hemmer (BCR-ABL)	Imatinib →274	400 mg/d p.o.
	Interferon (Immunstimulation/ Myelomodulation)	INF-alpha-2a/b (Roferon A, Intron A) →175	3–9 Mio IE/m²/d s.c. (auf Dauer)
plus	Zytostatikum, Ribonukleosid-Diphosphat-Reduktase-Hemmer (Myelosuppression)	Hydroxycarbamid (Litalir) →273	initial: 40mg/kg/d p.o., Erh. Dos.: 20mg/d p.o. (bis Leukos < 10.000/µl)
oder (bei Resist od. KI)	Alkylanz, Zytostatikum (Myelosuppression)	Busulfan (Myleran) →261	0,1 mg/kg/d p.o. (bis Leukos< 50% des Ausgangswert, dann Dosishalbierung, Absetzen bei Leukos < 20.000/µl)
evtl.	Urikostatikum (Xanthinoxidasehemmung ⇒ Harnsäurebildung ↓)	Allopurinol (Allohexal, Allopurinol Hexal, Cellidrin, Foligan, Remid,Uripurinol, Urosin, Zyloric) →111	1 x 100–300mg/d p.o (HS i.S.< 6,5mg/dl)
evtl.	Harnalkalisierung (Harnsäurelöslichkeit ↑)	Ka⁺-Na⁺-Hydrogencitrat (Uralyt)	4 x 2,5g/d p.o. (b. Bed.)

T 3.8.2 Akzelerierte Phase [20]

Zusätzlich zu Hydroxycarbamid u. IFN-alpha

	Tyrosinkinase-Hemmer (BCR-ABL)	Imatinib →274	600 mg/d p.o.
	Zytostatikum (Pyramidinantagonist)	Cytosinarabinosid (Ara-C, Alexan)	20mg/m²/d (10 d)
evtl.	Alkylanz, Zytostatikum (Myelosuppression)	Busulfan (Myleran) →261	2mg/d p.o.
plus	Purinantagonist (Lymphosuppression)	6-Mercaptopurin (Puri-Nethol) →264	50mg/d p.o.

evtl.	Urikostatikum (Xanthinoxidasehemm. ⇒ Harnsäurebildung ↓)	Allopurinol (Allohexal, Allopurinol Hexal, Cellidrin, Foligan, Remid, Uripurinol, Urosin, Zyloric) →111	300 mg/d p.o.

[19] Hehlmann R. Randomized comparison of busulfan and hydroxyurea in chronic myelogenous leukemia: prolongation of survival by hydroxyurea. The German CML Study Group. Blood. 1993 Jul 15;82(2):398-407.
[20] Goldman JM, Melo JV. Chronic myeloid leukemia – advances in biology and new approaches to treatment. N Engl J Med. 2003 Oct 9;349(15):1451-64.

T 3.9 Osteomyelosklerose [21, 22]

	Interferon (Immunmodulation)	INF-alpha-2a/b (Roferon A, Intron A) →175	3 x 2–5 Mio IE/Wo s.c. (evtl. auf Dauer)
evtl.	Zytostatikum, Ribonukleosid-Diphosphat-Reduktase-Hemmer (Myelosuppression)	Hydroxycarbamid (Litalir, Syrea) →273	0,5–1 g/d p.o.
evtl.	Androgen (Gonadotropinhemmung)	Danazol (Winobanin)	2–3 x 200 mg/d p.o.

[21] Reilly JT. Pathogenesis of idiopathic myelofibrosis: present status and future directions. Br J Haematol. 1994 Sep;88(1):1-8.
[22] Reilly JT. Idiopathic myelofibrosis: pathogenesis, natural history and management. Blood Rev. 1997 Dec;11(4):233-42.

T 3.10 Myelodysplasie [23, 24]

evtl.	Mediator, granulocyte (macrophage) colony stimulating factor (Granulozyten-proliferation/-differenzierung ↑)	Filgrastim (G-CSF) (Neupogen) →175	s. Pckg. Beil.
		Lenograstim (Granocyte) →175	s. Pckg. Beil.
evtl.	Hormon (Wachstumsfaktor)	Erythropoetin (Erypo) →78	s. Pckg. Beil.
Bei jungen Patienten			
	KM-Transplantation	Allogenes KM	
	Pyrimidinantagonist	Cytosinarabinosid (Ara-C, Alexan)	Low-dose: 10 mg/m² s.c. alle 12h, d 1–14

Fortgeschrittene MDS, die im Entstadium i.d.R. in eine akute Leukämie übergeht, wird, falls möglich, wie eine AML behandelt

[23] Ganser A. Clinical use of hematopoietic growth factors in the myelodysplastic syndromes. Semin Hematol. 1996 Jul;33(3):186-95.
[24] Aul C. The role of low-dose cytosine arabinoside and aggressive chemotherapy in advanced myelodysplastic syndromes. Cancer. 1989 Nov 1;64(9):1812-8.

Akute Leukämie

T 3.11 Akute Leukämie

Wichtiger Hinweis: Die Lektüre dieses Kompendiums kann das Lesen eines Studienprotokolls oder der gängigen Literatur nicht ersetzen!

T 3.11.1 Akute myeloische Leukämie des Erwachsenenalters (AML) [25]

1. Induktion TAD-9

	Pyrimidinantagonist	Cytosinarabinosid (Ara-C, Alexan)	d 1, 2: 100 mg/m² /24 h i.v., d 3–8: 100 mg/m² als Inf. über 30 min alle 12 h
plus	Purinantagonist	6-Tioguanin (Thioguanin) →264	d 3–9: 100 mg/m² alle 12 h p.o.
plus	Anthrazyklin, Interkalation (Topoisomerase-II-Hemmung)	Daunorubicin (Daunoblastin) →268	d 3–5: 60 mg/m² i.v. über 60 min

2. Induktion HAM

	Pyrimidinantagonist, Zytostatikum	Cytosinarabinosid (Ara-C, Alexan)	d 1–3: 3 g/m² i.v. alle 12 h über 3 h (Pro: 4 × tgl. Corticoid-AT)
plus	Zytostatikum	Mitoxantron (Novantron) →269	d 3–5: 10 mg/m²/d i.v. über 60 min (vor Cytosinarabinosid)

Erhaltungstherapie rotierend über 3 Jahre alle 6 Wochen: AD

	Pyrimidinantagonist	Cytosinarabinosid (Ara-C, Alexan)	d 1–5: 100 mg/m² s.c. alle 12 h
plus	Anthrazyklin	Daunorubicin (Daunoblastin) →268	d 3–4: 45 mg/m² i.v. über 60 min

Erhaltungstherapie rotierend über 3 Jahre alle 6 Wochen: AT

	Pyrimidinantagonist	Cytosinarabinosid (Ara-C, Alexan)	d 1–5: 100 mg/m² s.c. alle 12 h
plus	Purinantagonist	6-Thioguanin (Thioguanin) →264	d 1–5: 100 mg/m² alle 12 h p.o.

Erhaltungstherapie rotierend über 3 Jahre alle 6 Wochen: AC

	Pyrimidinantagonist	Cytosinarabinosid (Ara-C, Alexan)	d 1–5: 100 mg/m² s.c. alle 12 h
plus	Alkylanz	Cyclophosphamid (Endoxan) →260	d 3: 100 mg/m² i.v. über 1 h

Bei Promyelozytenleukämie (Typ M3) evtl. + TAD-9 [26]

	Vitamin-A-Säure-Derivat (Granulozytendifferenzierung, mitotische Aktivität ↓)	All-trans-Retinsäure (ATRA)	45 mg/m²/d p.o., max bis zu 90

[25] Büchner T. Akute myeloische Leukämie. Internist (Berl) 1996 Oct;37(10):1008–12
[26] Tallmann MS, et al. All-trans retinoid acid in acute promyelocytic leukemia. N Engl J Med. 1997 Oct 9;337(15):1021–8.

T 3 Blut – Therapie

T 3.11.2 Akute lymphatische Leukämie (außer B-ALL) [27, 28]

Vorphase

	Glukokortikosteroid (immunsuppressiv, antiinflammatorisch)	Dexamethason (Fortecortin) →109	10 mg/m² p.o. in 3 Gaben d 1–5
plus	Alkylanz (DNA-crosslinking)	Cyclophosphamid (Endoxan) →260	200 mg/m² i.v. d 3–5

Induktion

	Spindelgift, Zytostatikum (Lymphosuppression)	Vincristin (Vincristin "Lilly") →266	d 6, 13, 20: 2mg i.v.
plus	Glukokortikosteroid (immunsuppressiv, antiinflammatorisch)	Dexamethason (Fortecortin) →109	d 6–7 und 13–16 10 mg/m² p.o. in 3 Gaben
plus	Asparaginsäureabbau (Lymphosuppression)	L-Asparaginase (PEG-Asparaginase)	1000 U/m² i.v. d 20
plus	Anthrazyklin, Interkalation (Myelosuppression)	Daunorubicin (Daunoblastin) →268	d 6+7, 13+14: 45 mg/m² i.v. über 15 min

Erhaltungstherapie (n. Risikogruppen: niedr./hohes Risiko, T-ALL)

	Folatantagonist (Lymphosuppression)	Methotrexat (Methotrexat Lederle) →108	20 mg/m²/Wo i.v., p.o. bis 30 Mo nach Diagnose
plus	Purinantagonist (Lymphosuppression)	6-Mercaptopurin (Puri-Nethol) →264	60 mg/m²/d p.o. bis 30 M. nach Diagnose

T 3.11.3 Intrathekale Behandlung bei allen ALL-Formen

evtl.	Folatantagonist (Lymphosuppression)	Methotrexat (Methotrexat Lederle) →108	15 mg i.th.
evtl.	Pyrimidinantagonist (Myelosuppression)	Cytosinarabinosid (Ara-C, Alexan)	40 mg i.th.
evtl.	Glukokortikosteroid (immunsuppr., antiinflamm.)	Dexamethason (Fortecortin) →109	4 mg i.th.

[27] Hoelzer D. Akute lymphatische Leukämie des Erwachsenen. Internist (Berl). 1996 Oct;37(10):994–1007.
[28] Hoelzer D, et al. Improved outcome in adult B-cell acute lymphatic leukemia. Blood. 1996 Jan 15;87(2):495–508.

T 3.12 Non-Hodgkin-Lymphom

T 3.12.1 Indolente Formen des Non-Hodgkin-Lymphoms [29, 30, 31]

COP

	Alkylanz	Cyclophosphamid (Endoxan) →260	d 1–5: 400 mg/m² i.v. (Zykluswdh. d 22)
plus	Spindelgift, Mitosehemmer	Vincristin (Vincristin "Lilly") →266	d 1: 1,4 mg/m² i.v., max. 2 mg (Zykluswdh. d 22)
plus	Glukokortikosteroid (immunsuppr., antiinflamm.)	Prednison (Decortin) →110	d 1–5: 100 mg/m² p.o. (Zykluswdh. d 22)

KNOSPE

	Alkylanz (Lymphosuppression)	Chlorambucil (Leukeran) →260	d 1: 0,4 mg/kg p.o. (Zykluswdh. d 15)

Non-Hodgkin-Lymphom

MCP			
	Topoisomerase-II-Hemmer	**Mitoxantron** (Novantron) →269	8mg/m² i.v. über 30 min, d 1–2
plus	Alkylanz, Zytostatikum (Lymphosuppression)	**Chlorambucil** (Leukeran) →260	d 1–5: 3 x 3mg/m² p.o.
plus	Glukokortikosteroid (immunsuppressiv, antiinflammatorisch)	**Prednison** (Decortin) →110	d 1–5: 25mg/m² p.o.
Mabthera mono			
	Anti CD20 Antikörper (monoklonal)	**Rituximab** (MabThera) →275	375mg/m² i.v. 1 x/Wo über 4 Wo (einschleichende Infusionsgeschwindigkeit)
CHOP (alle 3 Wo, evtl. alle 2 Wo plus G-CSF)			
	Alkylanz (DNA-crosslinking)	**Cyclophosphamid** (Endoxan) →260	750mg/m² i.v. Tag 1
	Antrazyklin (u.a. Topoisomerase-II-Hemmung)	**Doxorubicin** (Adriamycin, Adriblastin) →269	50mg/m² streng i.v. d 1
	Spindelgift, Mitosehemmer	**Vincristin** (Vincristin "Lilly") →266	1,4mg/m² i.v. d 1 (max. 2mg, bei > 65 J. max. 1mg)
	Glukokortikoid	**Prednison** (Decortin) →110	100mg/m² p.o. d 1–5
R-CHOP (alle 3 Wo)			
	Anti CD20 Antikörper	**Rituximab** (MabThera) →275	375mg/m² i.v.
plus	CHOP		
Fludarabin mono (alle 4 Wo)			
	Purinantagonist (Antimetabolit)	**Fludarabin** (Fludara) →264	25mg/m² i.v. d 1–5
FC (alle 4 Wo)			
	Purinantagonist (Antimetabolit)	**Fludarabin** (Fludara) →264	25mg/m² i.v. d 1–5
	Alkylanz (DNA-crosslinking)	**Cyclophosphamid** (Endoxan) →260	250mg/m² i.v. d 1–3
FCM (alle 4 Wo)			
	Purinantagonist (Antimetabolit)	**Fludarabin** (Fludara) →264	25mg/m² i.v. d 1–5
	Alkylanz (DNA-crosslinking)	**Cyclophosphamid** (Endoxan) →260	200mg/m² i.v. d 1–3
	Topoisomerase-II-Hemmer	**Mitoxantron** (Novantron) →269	8mg/m² streng i.v. d 1

[29] Weissinger F, et al. Non-Hodgkin-Lymphome. Internist (Berl). 1997 Nov;38(11):1131–42.
[30] Knospe WH, et al. Proceedings: Bi-weekly chlorambucil treatment of chronic lymphocytic leukemia. Cancer. 1974 Feb;33(2):555–62.
[31] Hiddemann W, New aspects in the treatment of advanced low-grade non-Hodgkin's lymphoma: prednimustin/mitoxantrone (PMN) vs. cyclophosphamide/vincristine/prednisone (COP) followed by interferon alpha vs. observation only a preliminary update of the German Low Grade Lymphoma Study Group. Semin Hematol. 1994 Apr;31(2 Suppl 3):32–5.

T 3.12.2 Aggressive Formen des Non-Hodgkin-Lymphoms [32, 33, 34]

CHOP
IMPV 16 bei Rezidiven

	Alkylanz	Ifosfamid (Holoxan) →261	d 1–5: 1000mg/m² i.v. über 1 h (Zykluswdh. ab d 22)
plus	Antimetabolit, Folatantagonist	Methotrexat (Lantarel, Metex, Methotrexat) →263	d 3+10: 30 mg/m² i.v. (Zykluswdh. ab d 22)
plus	Spindelgift (Mitosehemmer, DNA/Proteinsynthesehemmer)	Etoposid (Vepesid) →267	d 1–3: 100mg/m² i.v. über 1 h (Zykluswdh. ab d 22)

CHOEP (alle 3 Wo)
Wie CHOP →318

plus	Topoisomerase-II-Hemmer	Etoposid (Vepesid) →267	100mg/m² i.v. je d 3–5

IEV (alle 4 Wo; plus G-CSF)

Alkylanz	Ifosfamid (Holoxan) →261	2,5g/m² i.v. d1–3 (Mesna Schutz)
Anthrazyklin-Derivat	Epirubicin (Farmorubicin)	100mg/m² streng i.v. d 1
Topoisomerase-II-Hemmer	Etoposid (Vepesid) →267	150mg/m² i.v. d 1–3

IMVP-16 (alle 3 Wo)

Alkylanz	Ifosfamid (Holoxan) →261	1g/m² i.v. d 1–5 (Mesna Schutz)
Topoisomerase-II-Hemmer	Etoposid (Vepesid) →267	100mg/m² i.v. d 1–3
Folinsäureantagonist (Antimetabolit)	Methotrexat (MTX) →263	30mg/m² i.v. d 3+10

Dexa-BEAM (G-CSF ab d 11)

Glukokortikoid (lymphotoxisch)	Dexamethason (Fortecortin) →109	3 x 8mg p.o. d 1–10
Alkylanz	BCNU/Carmustin	60mg/m² i.v. d 2
Topoisomerase-II-Hemmer	Etoposid (Vepesid) →267	75mg/m² i.v. d 4–7
Purinantagonist (Antimetabolit)	Cytosinarabinosid (Ara-C, Alexan)	2 x 100mg/m² i.v. d 4–7 (alle 12h)
Alkylanz	Melphalan (Alkeran)	20mg/m² i.v. d 3

DHAP (alle 4 Wo)

Glukokortikoid (lymphotoxisch)	Dexamethason (Fortecortin) →109	40mg i.v. d 1–4
Purinantagonist (Antimetabolit)	Cytosinarabinosid (Ara-C, Alexan)	2 x 1000mg/m² i.v. d 2 (alle 12h)
Alkylanz	Cisplatin →262	100mg/m² i.v. d 1

[32] Weissinger F, et al. Non-Hodgkin-Lymphome. Internist (Berl). 1997 Nov;38(11):1131–42.
[33] Knospe WH, et al. Proceedings: Bi-weekly chlorambucil treatment of chronic lymphocytic leukemia. Cancer. 1974 Feb;33(2):555–62.
[34] Hiddemann W, New aspects in the treatment of advanced low-grade non-Hodgkin's lymphoma: prednimustin/mitoxantrone (PMN) vs. cyclophosphamide/vincristine/prednisone (COP) followed by interferon alpha vs. observation only a preliminary update of the German Low Grade Lymphoma Study Group. Semin Hematol. 1994 Apr;31(2 Suppl 3):32–5.

T 3.13 M. Hodgkin

T 3.13.1 COPP

	Alkylanz	Cyclophosphamid (Endoxan) →260	d 1 + 8: 650 mg/m² i.v. (Z. d 29 bzw. im Wechsel mit ABVD)
plus	Spindelgift (Lymphsuppression)	Vincristin (Vincristin "Lilly") →266	1,4 mg/m² i.v., max: 2mg d 1 + 8 (Zykluswdh. d 29 od. im Wechs. mit ABVD)
plus	Spindelgift (Depolymerisation der DNA)	Procarbazin (Natulan)	100 mg/m² p.o. d 1–14 (Zykluswdh. d 29 bzw. im Wechsel mit ABVD)
plus	Glukokortikosteroid (immunsuppr., antiinflamm.)	Prednison (Decortin) →110	40 mg/m² p.o. d 1–14 (Zykl.wdh. d 29 bzw. im Wechsel mit ABVD)

T 3.13.2 ABVD

	Zytostatisches Antibiotikum (DNS-Schädigung)	Doxorubicin (Adriblastin) →269	25 mg/m² i.v. d 1 + 15 (Zykluswdh. d 29 bzw. im Wechsel mit COPP)
plus	Spindelgift (Lymphsuppression)	Vinblastin (Velbe) →266	6 mg/m² i.v. d 1 + 15 (Zykluswdh. d 29 bzw. im Wechsel mit COPP)
plus	Spindelgift (Einzelstrangbrüche, Nukleosidase, Lymphsuppression)	Bleomycin (Bleomycinum Mack) →270	10 mg/m² i.v. d 1 + 15 (Zykluswdh. d 29 bzw. im Wechsel mit COPP)
plus	Spindelgift (Depolymerisation der DNA)	Dacarbazin (DTIC) →263	375 mg/m² i.v. d 1 + 15 (Zykluswdh. d 29 bzw. im Wechsel mit COPP)

T 3.13.3 Oder BEACOPP-II-Basisschema [35]

	Spindelgift (Einzelstrangbrüche, Nukleosidase, Lymphosuppression)	Bleomycin (Bleomycinum Mack) →270	10 mg/m² i.v. am d 8 (Zykluswdh. d 22)
plus	Spindelgift (Mitosehem., DNA/Proteinsynthesehemmer, ⇒ Lymphosuppr.)	Etoposid (Vepesid) →267	d 1–3: 100 mg/m² i.v. über 1 h (Zykluswdh. d 22)
plus	Zytosta. Antibiotikum (DNS-Schädigung)	Doxorubicin (Adriblastin) →269	25 mg/m² i.v., d 1 (Zykluswdh. d 22)
	Alkylanz	Cyclophosphamid (Endoxan) →260	650 mg/m² i.v., d 1 (Zykluswdh. d 22)
plus	Spindelgift (Mitosehemmer, Lymphosuppr.)	Vincristin (Vincristin "Lilly") →266	1,4 mg/m² i.v., max: 2mg, d 8 (Zykluswdh. d 22)
plus	Spindelgift (Depolymerisation der DNA)	Procarbazin (Natulan)	d 1–7: 100 mg/m² p.o. (Zykluswdh. d 22)
plus	Glukokortikosteroid (immunsuppr., antiinflamm.)	Prednison (Decortin) →110	d 1–14: 40 mg/m² p.o. (Zykluswdh. d 22)

[35] Diehl V, et al. BEACOPP, a new dose-escalated and accelerated regimen, is at least as effective as COPP/ABVD in patients with advanced-stage Hodgkin's Lymphoma: interim report from a trial of the German Hodgkin's Lymphoma Study Group. J Clin Oncol. 1998 Dec;16(12):3810–21.

T 3.14 Multiples Myelom

T 3.14.1 Allgemeintherapie

evtl.	**Biphosphonat** (Osteoklastenhemmung)	**Pamidronsäure** (Aredia) →122	90 mg i.v. alle 4 Wo (dauernd)

T 3.14.2 Zytostatische Therapie [36, 37]

Bei Patienten bis 65 Jahren:
Hochdosismelphalantherapie mit autologer Blutstammzelltransfusion erwägen

MP (Alexanian I)

	Alkylanz	**Melphalan** (Alkeran) →261	d 1: 16 mg/m² i.v. (5 min) od. 0,25 mg/kg p.o. d 1–4 (Zykluswdh. ab d 29–42, **Cave:** *Dosisreduktion bei Niereninsuffizienz*)
plus	**Glukokortikosteroid** (immunsuppressiv, antiinflammatorisch)	**Prednisolon** (Solu-Decortin H) →110	d 1–4: 60 mg/m² p.o. (Zykluswdh. ab d 29–42, **Cave:** *Dosisreduktion bei Niereninsuffizienz*)

Oder VAD

	Spindelgift (Lymphosuppression)	**Vincristin** (Vincristin Bristol) →266	d 1–4: 0,4 mg i.v. über 24 h (Zykluswdh. ab d28)
plus	**zytostat. Antibiotikum** (DNS-Schädigung)	**Doxorubicin** (Adriblastin) →269	9 mg/m² i.v. über 24h d1–4 (Zykluswdh. ab d28)

Dexa mono

	Glukokortikosteroid (immunsuppressiv, antiinflammatorisch)	**Dexamethason** →109	20 mg/m² p.o. d 1–4, 9–12 und 17–20 (Zykluswdh. ab d28)

Thalidomid

	Immunmodulation	**Thalidomid** (Thalidomid Pharmion)	100–200 mg p.o. tägl. kontin. (auch in Komb. mit Dexamethason, s.o.)

Bortezomib

	Proteasominhibitor	**Bortezomib** (Velcade) →272	1,3 mg/m² i.v. Bolus, d1, 4, 8, 11, Whd. d 22

[36] Alexanian R, Dimopoulos M. The treatment of multiple myeloma. N Engl J Med. 1994 Feb 17;330(7):484–9.
[37] Bensinger W, et al. High-dose therapy followed by autologous hematopoetic stm cell infusion for patients with multiple myeloma. J Clin Oncol. 1996 May;14(5):1447–56.

Asthma bronchiale

T 4 Atmung, Allergie – Therapie (A. Maier)

T 4.1 Asthma bronchiale

4 T.1.1 Asthma-Therapie-Kontroll-Schema, Einteilung bei Erwachsenen und Kindern ab 5 Jahre (Gemäß aktualisierter Leitlinie der Global Initiative for Asthma (GINA) 2007)

Kontrollgrade		Kennzeichen, Symptome	Lungenfunktion
I	Kontrolliert	Keine Tages- und Nachtsymptome, keine Einschränkung der körperlichen Aktivität, keine Exazerbationen	FEV$_1$ ≥ 80 % d. Sollwertes PEF ≥ 80 % d. Sollwertes PEF-Tagesvariabilität < 20 %
II	Partiell kontrolliert	Symptome > 2 x/W., aber nicht tgl., eingeschränkte Belastbarkeit bei körperlicher Aktivität, Notfallmedikationsbedarf > 2 x/W. Exazerbationen > 1 x/J.	FEV$_1$ 60 %–80 % des Sollwertes PEF 60–80 % des Sollwertes PEF-Tagesvariabilität 20–30 %
III	Unkontrolliert	Tages- u. Nachtsymptome, eingeschränkte Belastbarkeit bei körperlicher Aktivität, Exazerbationen > 1 x/W., Steigender Bedarf an Medikamenten	FEV$_1$ ≤ 60 % des Sollwertes PEF ≤ 60 % des Sollwertes PEF-Tagesvariabilität > 30 %

T 4.1.2 Antiobstruktive Therapie (Stufentherapie) [38]

Stufe I (Intermittierend)			
Bedarf	Inhalatives kurzwirksames Beta-2-Sympathomimetikum (bronchodilatatorisch)	Salbutamol (Broncho Spray, Broncho Inhalat, Epaq, Salbupur, Sultanol) →89	bei Bed. 1–2 Inh. max. 10–12 Inh./d
		Terbutalin (Aerodur) →90	
		Fenoterol (Berotec N) →88	
	Beta-2-Sympathomimetikum + Mastzellstabilisator	Reproterol + Cromoglicinsre (Aarane, Allergospasmin) →95	0,5mg/1mg, 1–2 Inh., max. 10–12 Inh.
Stufe II (Geringgradig persistierend)			
Bedarf	Inhalatives kurzwirksames Beta-2-Sympathomimetikum (bronchodilatatorisch)	Salbutamol (Broncho Spray, Broncho Inhalat, Epaq, Salbupur, Sultanol) →89	bei Bed. 1–2 Inh. max. 10–12 Inh./d
		Terbutalin (Aerodur) →90	
		Fenoterol (Berotec N) →88	
Bedarf	Beta-2-Sympathomimetikum + Mastzellstabilisator	Reproterol + Cromoglicinsäure (Aarane, Allergospasmin) →95	0,5mg/1mg, 1–2 Inh., max. 10–12 Inh.
Dauer	Inhalatives Glukokortikosteroid (ICS) (antiinflamm., Empfindlichkeit der Rezeptoren ↑)	Beclometason (Aerobec, Beclohexal, Beclotturmant HFA, Bronchocort Novo, Junik, Sanasthmax, Sanasthmyl, Ventolair) →91	2 x 1–2 Inh. 500–1000µg/d (Tageshöchstdosis)
		Budesonid (Budecort, Budes, Budiair, Miflonide, Novopulmon, Pulmicort) →91	2 x 1–2 Inh. 400–800µg/d (Tageshöchstdosis)
Dauer	Inhalatives Glukokortikosteroid (ICS) (antiinflamm., Empfindlichkeit der Rezeptoren ↑)	Ciclesonid (Alvesco) →91	1 x/d (80–160µg/d Tageshöchstdosis)
		Fluticason (Atemur, Flixotide, Flutide) →91	2 x 1–2 Inh. (250µg/d Tageshöchstdosis)
		Mometason (Asmanex) →91	2 x 1–2 Inh. (200µg/d Tageshöchstdosis)

T 4 Atmung, Allergie – Therapie

Stufe III (Mittelgradig persistierend)

Bedarf	**Inhalatives kurzwirksames Beta-2-Sympathomimetikum** (bronchodilatatorisch)	Salbutamol (Broncho Spray, Broncho Inhalat, Epaq, Salbubron, Sultanol) →89	bei Bed. 1–2 Inh., max. 10–12 Inh./d
		Terbutalin (Aerodur) →90	
		Fenoterol (Berotec N) →88	
	Beta-2-Sympathomimetikum + Mastzellstabilisator	Reproterol + Cromoglicinsäure (Aarane, Allergospasmin) →95	0,5mg/1mg, 1–2 Inh., max. 10–12 Inh.
Dauer	**Inhalatives Glukokortikosteroid (ICS)** (antiinflamm., Empfindlichkeit der Rezeptoren ↑)	Beclometason (Aerobec, Beclohexal, Becloturmant HFA, Bronchocort Novo, Junik, Sanasthmax, Sanasthmyl, Ventolair) →91	2 x 1–2 Inh. max. 500–1000µg/d (Tageshöchstdosis)
		Budesonid (Budecort, Budes, Budiair, Miflonide, Novopulmon, Pulmicort) →91	2 x 1–2 Inh. 400–800µg/d (Tageshöchstdosis)
		Ciclesonid (Alvesco) →91	1 x 160µg/d (Tageshöchstdosis)
		Fluticason (Atemur, Flixotide, Flutide) →91	2 x 1–2 Inh. 250–500µg/d (Tageshöchstdosis)
		Mometason (Asmanex) →91	2 x 1 Inh. 200–400µg/d (Tageshöchstdosis)
	Kombinationspräparate	Salmeterol + Fluticason (Viani) →92	2 x 1–2 Inh.
		Formeterol + Budenosid (Symbicort) →92	2 x 1 Inh., max. 2 x 2 Inh.
plus	**Inhalatives langwirksames Beta-2-Sympathomimetikum (B2S)** (bronchodilatatorisch)	Formoterol (Foradil P, Oxis) →89	Pulver-Inh. (6 o.12µg) = 1–2 x 1–4 Inh., max 2 x 12µg ; Dosieraerosol (12µg): 2 x 1–2 Inh.; max Erh.-Dos.: 48µg
		Salmeterol (Serevent, Aeromax) →89	Dosieraerosol (25µg): 2 x 2–4 Inh., max 8 Inh. Pulverinh. (50µg): 2 x 1–2 Inh, max 4 Inhal.
alternativ statt B2S	**Leukotrienrezeptor-Antagonist**	Montelukast (Singulair) →95	10mg p.o. 1x/d
oder	**Beta-2-Sympathomimetikum retardiert** (bronchodilatatorisch)	Salbutamol (Broncho Spray, Broncho Inhalat, Epaq, Salbubron, Sultanol) →90	8mg p.o. 2x/d
		Bambuterol (Bambec) →89	10mg p.o. 1 x 1–2x/d
oder	**Phosphodiesterase-Hemmer retardiert** (bronchodilatatorisch, zentrale Atemstimulation)	Theophyllin (Aerobin, Afonilum, Aminophyllin, Bronchoparat, Bronchoretard, Euphyllin, Solosin, Unilair) →88	Erhalt.-Dos.: 10–12mg/kg in 1–2 Dosen, max 12–16mg/kg Bestimmung der Serumkonzentration!

Asthma bronchiale 323

Stufe IV (Schwergradig persistierendes Asthma)

Bedarf	**Inhalatives kurzwirksames Beta-2-Sympathomimetikum** (bronchodilatatorisch)	Salbutamol (Broncho Spray, Broncho Inhalat, Epaq, Salpubur, Sultanol) →90	bei Bed. 1-2 Inh., max 10-12 Inh./d
		Terbutalin (Aerodur) →90	
		Fenoterol (Berotec N) →88	
	Beta-2-Sympathomimetikum + Mastzellstabilisator	Reproterol + Cromoglicinsäure (Aarane, Allergospasmin) →95	0,5mg/1mg, 1-2 Inh., max. 10-12 Inh.
Dauer	**Inhalatives Glukokortikosteroid (ICS)** (antiinflamm., Empfindlichkeit der Rezeptoren ↑)	Beclometason (Aerobec, Beclohexal, Beclotumant HFA, Bronchocort Novo, Junik, Sanasthmax, Sanasthmyl, Ventolair) →91	2 x 1-2 Inh. ≤ 2000µg/d (Tageshöchstdosis)
		Budesonid (Budecort, Budes, Budiair, Miflonide, Novopulmon, Pulmicort) →91	2 x 1-2 Inh. ≤ 1600µg/d (Tageshöchstdosis)
		Ciclesonid (Alvesco) →91	1 x/d >160µg/d (Tageshöchstdosis)
		Fluticason (Atemur, Flixotide, Flutide) →91	2 x 1-2 Inh. ≤ 1000µg/d (Tageshöchstdosis)
		Mometason (Asmanex) →91	800µg/d (Tageshöchstdosis)
Option	**Phosphodiesterase-Hemmer retardiert** (bronchodilatatorisch, zentrale Atemstimulation)	Theophyllin (Aerobin, Afonilum, Aminophyllin, Bronchoparat/-retard, Euphyllin, Solosin, Unilair) →88	Erhalt.-Dos.: 10-12mg/kg in 1-2 Dosen, max 12-16mg/kg Bestimmung der Serumkonzentration!
	Glukokortikosteroid systemisch (antiinflamm., Empfindlichkeit der Rezept. ↑)	Prednison (Decortin, Rectodelt) →110	ini: 30-100mg i.v., p.o. (0,5-max. 2mg/kg/d), dann: Reduktion bis auf 2,5-10 mg/d p.o.
		Prednisolon (Solu-Decortin, Decortin H, Prednihexal) →110	
		Methylprednisolon (Urbason, Metypred) →110	

Stufe IV (bei allergischem Asthma)

	Monoklonaler Antikörper	Omalizumab (Xolair) →95	Dos. nach KG und IgE-Konz. i.S. vor Th.-Beginn; 1-2 x/M. s.c., max. 2 x 375mg/M.

T 4.1.3 Asthmaanfall

Cave: Vorbehandlung

Leichter – mittelschwerer Anfall
(PEF > 50%, Sprechen normal, Atemfrequenz < 25/min, Herzfrequenz < 110/min)

Beta-2-Sympathom. (bronchodilatatorisch)	Salbutamol (Sultanol) →90	2-4 Inh., ggf. alle 10-15 min. wiederholen
Glukokortikosteroid (antiinflamm., Empfindlichkeit der Rezept. ↑)	Prednisolon (Solu-Decortin H) →110	25-50mg p.o./i.v.

T 4 Atmung, Allergie – Therapie

Schwerer Anfall
(PEF < 50%, Sprech-Dyspnoe, Atemfrequenz ≥ 25/min, Herzfrequenz ≥ 110/min)

	Beta-2-Sympathomimetikum (bronchodilatatorisch)	Salbutamol (Sultanol) →90	2–4 Inh., ggf. alle 10–15 min. wiederholen
	Glukokortikosteroid (antiinflamm., Empfindlichkeit der Rezept.↑)	Prednisolon (Solu-Decortin H) →110	25–50mg p.o./i.v.
	Kurzwirk. Beta-2-Sympathomimetikum (bronchodilatatorisch)	Terbutalin (Arubendol, Asthmoprotect, Terbul) →90	0,25–0,5mg s.c. (Wdh. nach 4h möglich)
	Gas (Blutoxygenation)	Sauerstoff	4–6l/min Nasensonde (unter BGA-Kontr., Cave: pCO_2-Ret.!)

Weitere Therapiemaßnahmen bei unzureichendem Ansprechen auf Initialtherapie

	Gas (Blutoxygenation)	Sauerstoff	4–6l/min Nasensonde (unter BGA-Kontr., Cave: pCO_2-Ret.!)
	Beta-2-Sympathom. (bronchodilatatorisch)	Reproterol (Bronchospasmin) →90	1 Amp (0,09mg) langsam i.v., Whd. nach 10 min möglich; Perfusor: 0,018–0,09mg/h
	Glukokortikosteroid (antiinflamm., Empfind-lichkeit der Rezept.↑)	Prednisolon (Solu-Decortin H) →110	50–100mg i.v. alle 4–6h
	Phosphodiesterase-Hemmer retardiert (bronchodilatatorisch, zentrale Atemstimulation)	Theophyllin (Aerobin, Afonilum, Aminophyllin, Bronchoparat/Bronchoretard, Euphyllin, Solosin, Unilair) →88	Ini 5mg/kg als i.v.-Kurzinfusion, Erh.-Dos.: 0,5–0,7mg/kg/h bei vorheriger Theophyllin-Therapie Serumspiegel! **Cave:** Intoxikation
evtl. plus	Isotone NaCl-Lösung (Volumen + Elektrolytsubstitution)	NaCl 0,9% →71	i.v. nach ZVD und Elektrolyten
und	Kristalline Plasmaersatzlösung (Volumen + Elektrolytsubstition)	Ringer →71	i.v. nach ZVD und Elektrolyten

[38] Buhl R, et al. Leitlinie zur Diagnostik und Therapie Patienten mit Asthma. Pneumologie. 2006 Mar;60(3):139-77.

T 4.1.4 Therapie des anstrengungsinduzierten Asthmas

	Beta-2-Sympathomimetikum + Mastzellstabilisator	→95Reproterol + Cromoglicinsäure (Aarane, Allergospasmin)	0,5mg/1mg, 1–2 Inh., max. 10–12 Inh.
	Leukotrienrezeptor-Antagonist	→95Montelukast (Singulair)	10mg p.o. 1x/d
	Mastzellstabilisator (Mediatorliberationshemmung)	→95Cromoglicinsäure (Cromolyn, Intal, Diffusyl, DNCG)	4 x 2 Inh.
oder	H_1-Rezeptorantagonist (Mediatorantagonismus)	→95Ketotifen (Airvitess, Astifat, Ketof, Zaditen)	2 x 2mg/d p.o.

Chronisch obstruktive Bronchitis

T 4.1.5 Infektexazerbation (meist Pneumok, Haem. infl., Streptok.)

	Aminopenicillin (Antibiose)	**Amoxicillin** (Amoxypen, Clamoxyl, Jephoxin) →144	4 x 1g/d i.v.
oder	Folatantagonist + p-Aminobenzoesäurent. (Antibiose)	**Cotrimoxazol** (Eusaprim, Kepinol, Sigaprim, Supracombin) →155	2 x 160+800mg/d p.o.
oder	Cephalosporin	**Cefuroxim** (Zinacef) →147	3 x 1,5g i.v.

T 4.2 Chronisch obstruktive Bronchitis (COPD)

T 4.2.1 Schweregrade der COPD

Grad		FEV_1/FVC	FEV_1	Symptome
0	Risikogruppe	Ohne Befund	o.B.	+
I	Leicht	< 70%	≥ 80% d. Solls	+/−
IIa	Mittelgradig	< 70%	50−80 % d. Solls	+/−
IIb	Schwer	< 70%	30−50 % d. Solls	
III	Sehr schwer	< 70%	< 30 % d. Solls oder < 50% d. Solls und respiratorisches Versagen (pO_2 < 8kPa / pCO_2 > 6,7 kPa)	
			Oder Rechtsherzinsuffizienz	

T 4.2.2 Allgemeinmaßnahmen

	Gas (Blutoxygenation)	Sauerstoff	Ind: pO_2 < 55mmHg in Ruhe/Belastung/im Schlaf oder < 60mmHg + chron. Cor pulmonale (KI: pCO_2 > 70mmHg)
evtl.	Expektorans (Sputumviskosität ↓)	**Acetylcystein** (ACC, Acemuc, Acetyst, Bromuc, Fluimucil, NAC, Siran, Tamuc) →87	3 x 200−600mg/d p.o., i.v.
	Raucherentwöhnung	Körperliches Training unter Anleitung	Influenza-Impfung, Pneumokokken-Impfung

T 4.2.3 Antiobstruktive Therapie [39, 40]

Grad 0

Risikofaktoren ausschalten, Influenza-Impfung

Grad I

bei Bedarf	Kurzwirksames Beta-2-Sympathomimetikum (bronchodilatatorisch)	**Salbutamol** (Broncho Spray, Broncho Inhalat, Epaq, Salbupur, Sultanol) →90	3−4 x 2 Inh. bei Bedarf DA: 100−200µg
		Terbutalin (Aerodur) →90	3−4 x 2 Inh. bei Bedarf Pulverinh., DA:100−200µg
		Fenoterol (Berotec N) →88	3−4 x 2 Inh. bei Bedarf Pulverinh.: 400−500µg

T 4 Atmung, Allergie – Therapie

oder	Kombinationspräparat	Fenoterol 50µg + Ipratropiumbromid 20µg (Berodual DA) →90	3–4 x 1–2 Inh.
oder	Parasympatholytikum (bronchodilatatorisch)	Ipratropiumbromid (Atrovent) →90	3 x 2 Inh. bei Bedarf
Grad II			
bei Bedarf	Kurzwirksames Beta-2-Sympathomimetikum (bronchodilatatorisch)	Salbutamol (Broncho Spray, Broncho Inhalat, Epaq, Salbupur, Sultanol) →90	3–4 x 2 Inh. bei Bedarf DA: 100–200µg
oder		Terbutalin (Aerodur) →90	3–4 x 2 Inh. bei Bedarf Pulverinh., DA:100–200µg
oder		Fenoterol (Berotec N) →88	3–4 x 2 Inh. bei Bedarf Pulverinh.: 400–500µg
plus	Langwirksames Beta-2-Sympathomimetikum (B2S) (bronchodilatatorisch)	Formoterol (Foradil P, Oxis) →89	Pulver-Inh. (6 o.12µg) = 1–2 x 1–4 Inh., max 12µg/d; DA (12µg): 2 x 1–2 Inh., max Erhalt.-Dos.: 48µg
		Salmeterol (Aeromax, Serevent) →89	Dosieraerosol (25µg): 2 x 2–4 Inh., max 8 Inh. Pulverinh. (50µg): 2 x 1–2 Inh., max 4 Inhal.
	Langwirksames Anticholinergikum	Tiotropiumbromid (Spiriva) →90	1x/d 1 Inh.
plus	Phosphodiesterase-Hemmer (bronchodilatatorisch, zentrale Atemstimulation)	Theophyllin (Aerobin, Afonilum, Aminophyllin, Bronchoparat, Bronchoretard, Euphyllin, Solosin, Unilair) →88 für Dauertherapie nur Retardpräparate verwenden!	100–600mg/d p.o. Dosisanpassung n. Serumsp. (i.S. = 5–15mg/l, Wirk. nur in 50%); Testen dorn Auslassversuch für 3 Tage in stabiler Phase!
Grad III			
	Kurzwirksames Beta-2-Sympathomimetikum (bronchodilatatorisch)	Salbutamol (Broncho Spray, Broncho Inhalat, Epaq, Salbupur, Sultanol) →90	3–4 x 2 Inh. bei Bedarf DA: 100–200µg
		Terbutalin (Aerodur) →90	3–4 x 2 Inh. bei Bedarf Pulverinh., DA:100–200µg
		Fenoterol (Berotec N) →88	3–4 x 2 Inh. bei Bedarf Pulverinh.: 400–500µg
	Kombinationspräparate	Salmeterol + Fluticason (Viani) →92	2 x 1–2 Inh.
		Formeterol + Budenosid (Symbicort) →92	160/4,5µg: 2 x 2 Inh. 320/9µg: 2 x 1 Inh.
	Inhalative Steroide	Budesonid (Pulmicort, Respicort, Budesonid ratiopharm) →91	3–4H/d für 6–12 Wo, dann Kontrolle, ob Besserung

Chronisch obstruktive Bronchitis

Grad IV			
	Therapieempfehlung wie Grad III plus →326		
	Gas (Blutoxygenation)	Sauerstoff	4-6l/min Nasensonde (unter BGA-Kontr., Cave: pCO$_2$-Ret.!)
evtl.	Operative Therapieverfahren		
Akute Exazerbation			
	Dosiserhöhung der Vormedikation (Cave: Theophyllinspiegel)		
plus	Glukokortikosteroid (antiinflamm., Empfindlichkeit der Rezept.↑)	Prednison (Decortin, Rectodelt) →110	initial: 30-100mg i.v., p.o. dann: 20-40mg alle 6 h bis Akutsituation behoben, dann aus-schleichen nach Symptome, keine Dauerther. (max. 10-14 d)
		Prednisolon (Solu-Decortin, Decortin H, Prednihexal) →110	
		Methylprednisolon (Urbason, Metypred) →110	
plus evtl.	Beatmung		nichtinvasiv oder invasiv

T 4.2.4 Akute Exazerbation der chronischen Bronchitis (AECB) [39, 40, 41]

Bei leichter bis mittlerer Einschränkung der Lungenfunktion (FEV1 50–80% des Solls)			
Mittel der Wahl	Aminopenicillin	Amoxicillin (Amoxicillin ratiopharm, Amoxihexal, Amoxypen, Flanamox, Infectomox, Ospamox) →144	≥ 70kg: 3 x 1g p.o.; < 70kg: 3 x 0,75g p.o. (7-10d)
alter-nativ	Makrolid	Azithromycin (Ultreon, Zithromax) →151	1 x 500mg p.o. (3d)
		Clarithromycin (Biaxin, Cyllind, Klacid, Mavid) →151	2 x 500mg p.o. für 3d, dann 2 x 250mg p.o. (7-10d)
		Roxithromycin (Infectoroxit, Roxibeta, Roxigrün, Roxihexal, Rulid) →151	1 x 300mg p.o. (7-10d)
oder	Tetracyclin	Doxycyclin (Antodox, Mespafin, Vibramycin) →150	ini 1 x 200mg p.o., dann ≥ 70kg: 1 x 200mg p.o. < 70kg: 1 x 100mg p.o. (7-10d)

Bei schwerer Einschränkung der Lungenfunktion (FEV1 < 50% des Solls) ohne Risikofaktoren für eine Infektion durch P. aeruginosa			
	Aminopenicillin + Beta-Laktamase-Inhibitor	Amoxicillin + Clavulansäure (Augmentan) →146	≥ 70kg: 3 x 1g p.o.; < 70kg: 2 x 1g p.o. ; 3 x 2,2g i.v. (7-10d)
		Sultamicillin (Unacid PD) →146	2 x 0,75g p.o. (7-10d)
	Aminopenicillin + Beta-Laktamase-Inhibitor	Ampicillin + Sulbactam (Unacid) →145	3 x 3g i.v. (7-10d)
	Cephalosporin Gr. 3a	Ceftriaxon (Rocephin) →147	1 x 2g i.v. (7-10d)
		Cefotaxim (Claforan) →147	3 x 2g i.v. (7-10d)
oder	Fluorchinolon Gr. 3	Levofloxacin (Tavanic) →154	1 x 500mg p.o./i.v. (5d)
	Fluorchinolon Gr. 4	Moxifloxacin (Avalox) →154	1 x 400mg p.o./i.v. (5d)

T 4 Atmung, Allergie – Therapie

Bei Risikofaktoren für das Vorliegen einer Infektion durch P. aeruginosa (pulmonale Komorbidität, Krankenhausaufenthalt in den letzten 30 Tagen, Glucocorticoid-Behandlung, Aspiration, Antibiotika-Therapie, Malnutrition) **oder bei Patienten, die auf einer Intensivstation behandelt/beatmet werden**

	Ureidopenicillin + Beta-Laktamase-Inhibitor	Piperacillin + Tazobactam (Tazobac) →146	3 x 4,5g i.v. (7-14d)
	Cephalosporin Gr. 3b	Cefepim (Maxipime) →147	3 x 2g i.v. (7-14d)
		Ceftazidim (Fortum) →147 plus Pneumokokken- und S. aureus-wirksames Antibiotikum (z.B. Amoxicillin/Clavulansäure, Piperacillin/Combactam, Clindamycin, Clarithromycin)	3 x 2g i.v. (7-10d)
	Carbapenem	Imipenem + Cilastin (Zienam) →156	3 x 1g i.v. (7-10d)
		Meropenem (Meronem) →156	3 x 1g i.v. (7-10d)
oder	Fluorchinolon Gr. 3	Levofloxacin (Tavanic) →154	2 x 500mg p.o./i.v. (7-10d)
	Fluorchinolon Gr. 2	Ciprofloxacin (Ciprobay) →154 plus Pneumokokken- und S. aureus-wirksames Antibiotikum (z.B. Cefuroxim, Clindamycin, Clarithromycin, Piperacillin/Combactam)	2 x 750mg p.o.; 3 x 400mg i.v. (7-10d)

[39] Pauwels RA, et al. Global strategy for the diagnosis management and prevention of COPD. NtLBI/WHO Gold workshop summary. AmRespir Care. 2001 Aug;46(8):798-825.
[40] Wilkens H, Sybrecht GW. COPD: Stadiengerechte Therapie. Internist (Berl). 2001 Dec;42(12):1651-64.
[41] Worth H et al. Leitlinien der Deutschen Atemwegsliga und der Deutschen Gesellschaft für Pneumologie zur Diagnostik und Therapie von Patienten mit COPD. Pneumologie. 2002 Nov;56(11):704-38.

T 4.3 Lungenemphysem [42]

Gas (Blutoxygenation)	Sauerstoff	Ind: $pO_2 < 55$ mmHg in Ruhe/Belastung/im Schlaf oder < 60 mmHg + chron. Cor pulmon. (KI: $pCO_2 > 70$ mmHg)

[42] Wettengel R, et al. Empfehlungen der Deutschen Atemwegsliga zur Behandlung von Patienten mit chronisch obstruktiver Bronchitis und Lungenemphysem. Med Klin (Munich). 1995 Jan 15;90(1):3-7.

Bronchiektasien 329

T 4.4 Bronchiektasien + rezidivierende bakterielle Infekte [43, 44]

Häufige Kolonisation und Infektion mit P. aeruginosa

	Cephalosporin Gr. 3b (Antibiose)	Ceftazidim (Fortum) →147	2 x 2 g i.v.
oder	Acylaminopenicillin + β-Lactamaseinhibitor (Antibiose)	Piperacillin + Tazobactam (Tazobac) →146	3 x 4,5 g i.v.
oder			
	Fluorchinolon Gr. 2 (Antibiose)	Ciprofloxacin (Ciprobay) →154	2 x 400 mg i.v.
	Fluorchinolon Gr. 3 (Antibiose)	Levofloxacin (Tavanic) →154	1–2 x 500 mg i.v.
oder			
	Carbapenem (Antibiose)	Meropenem (Meronem) →156	3 x 1 g i.v.
Anm.	Bei Nachweis von Pseudomonas Kombinationstherapie. Initial stets i.v., Dauer 10–14 Tage!		

[43] Vogel et al., Empfehlungen zur kalkulierten parenteralen Initialtherapie bakterieller Erkrankungen bei Erwachsenen. Chemother J 2004; 4: 46–105
[44] Anm: Beachte auch Obstruktionen, Hämoptysen, virale Infekte

T 4.5 Exogen allergische Alveolitis (chronisch)

evtl.	Glukokortikosteroid [45, 46] (antiinflammatorisch, Empfindlichkeit der Rezept. ↑)	Prednison (Decortin, Rectodelt) →110	initial: 0,5–1 mg/kg/d p.o. (max. 60 mg/d) bis Symptomreduktion/Lufu o.B., dann niedrigst mögliche Erh.dos. (komplettes Ausschleichen meist möglich)

[45] Goldstein, et al. Apractical approach to Pulmonary medicine. 4th ed. Lippinscott Raven Publ., Philadelphia 1997, 187 ff.
[46] Weill D, et al. In: UpToDate® Vol 12, No 3

T 4.6 Pneumonie [47]

MERKE: Die angegebenen Dosierungen gelten für nieren- und lebergesunde Erwachsene! Bei Kindern und Pat. mit entsprechender Organdysfunktion, Anpassung entsprechend Angaben in jeweiliger Produktinformation nötig!
Dauer der Antibiose bis mindestens 3 Tage nach Entfiebern. Orale Gabe möglich bei leichterer Infektion, Präparaten mit guter oraler Bioverfügbarkeit (siehe Produktinformation!) und Pat. ohne zusätzliche gastrointestinale Symptome.

T 4.6.1 Allgemeinmaßnahmen

evtl.	Anilinderivat (analgetisch, antipyretisch)	Paracetamol (Ben-u-ron, Captin, Doloreduct, Enelfa, Pyromed, Treupel mono) →104	3–4 x 500–1000 mg/d p.o., rect. (b. Bed.)

T 4 Atmung, Allergie – Therapie

T 4.6.2 Ambulant erworbene Pneumonie (CAP) [47]

Ambulante Patienten ohne Risikofaktoren: ohne schwere Begleiterkrankungen, ohne Antibiotika-Vortherapie, oder Krankenhausaufenthalte
Mögliche Erreger: S. pneumoniae, Mycoplasma pneumoniae, Chlamydia pneumoniae, Haemophilus influenzae, Gramnegative Bakterien

Mittel der Wahl	Aminopenicillin	Amoxicillin (Amoxicillin ratiopharm, Amoxihexal, Amoxypen, Flanamox, Infectomox, Ospamox) →144	≥ 70kg: 3 x 1g p.o.; < 70kg: 3 x 0,75g p.o. (7-10d)
alternativ	Makrolid	Azithromycin (Ultreon, Zithromax) →151	1 x 500mg p.o. (3d)
		Clarithromycin (Biaxin, Cyllind, Klacid, Mavid) →151	2 x 500mg p.o. für 3d, dann 2 x 250mg p.o. (7-10d)
		Roxithromycin (Infectoroxit, Roxibeta, Roxigrün, Roxihexal, Rulid) →151	1 x 300mg p.o. (7-10d)
oder	Tetracyclin	Doxycyclin (Antodox, Mespafin, Vibramycin) →150	ini 1 x 200mg p.o., dann ≥ 70kg: 1 x 200mg p.o.; < 70kg: 1 x 100mg p.o. (7-10d)

Ambulante Patienten mit Risikofaktoren: Krankenhausvorbehandlung, Antibiotika-Vortherapie, chronische internistische/neurologische Begleiterkrankung, höheres Alter (> 65 Jahre)
Mögliche Erreger: S. pneumoniae, H. influenzae, S. aureus, Haemophilus influenza, P. aeruginosa

Mittel der Wahl	Aminopenicillin + Beta-Laktamase-Inhibitor	Amoxicillin + Clavulansäure (Augmentan) →146	≥ 70kg: 3 x 1g p.o.; < 70kg: 2 x 1g p.o. (7-10d)
		Sultamicillin (Unacid PD) →146	2 x 0,75g p.o. (7-10d)
alternativ	Fluorchinolon Gr. 3	Levofloxacin (Tavanic) →154	1 x 500mg p.o. (7-10d)
oder	Fluorchinolon Gr. 4	Moxifloxacin (Actimax, Avalox, Avelox) →154	1 x 400mg p.o. (7-10d)
oder	Cephalosporin Gr. 3	Cefpodoxim-Proxetil (Cefpodoxim ratiopharm, Orelox, Podomexef) →149	2 x 0,2mg p.o. (7-10d)
	Cephalosporin Gr. 2	Cefuroxim-Axetil (Cefudura, Cefuhexal, Cefuroxim ratioph., Elobact, Zinnat) →149	2 x 0,5 p.o. (7-10d)

Pneumonie 331

Hospitalisierte Pat. ohne Risikofaktoren für eine Infektion mit P. aeruginosa
Mögliche Erreger: S. pneumoniae, Mycoplasma pneumoniae, S. aureus, H. influenzae, C. pneumoniae

Kalkulierte Initialtherapie

	Aminopenicillin + Beta-Laktamase-Inhibitor	Amoxicillin + Clavulansäure (Augmentan) →146	3 x 2,2g i.v. (7-10d)
		Ampicillin + Sulbactam (Unacid) →145	3 x 3g i.v. (7-10d)
	Cephalosporin Gr. 2	Cefuroxim (Zinacef) →147	3 x 1,5g i.v. (7-10d)
	Cephalosporin Gr. 3a	Ceftriaxon (Rocephin) →147	1 x 2g i.v. (7-10d)
		Cefotaxim (Claforan) →147	3 x 2g i.v. (7-10d)
plus/minus	Makrolid	Azithromycin (Ultreon, Zithromax) →151	1 x 500mg p.o./i.v. (7-10d)
		Clarithromycin (Biaxin, Cyllind, Klacid, Mavid) →151	2 x 500mg p.o./i.v. für 3d, dann 2 x 250mg p.o./i.v. (7-10d)
		Roxithromycin (Infectoroxit, Roxibeta, Roxigrün, Roxihexal, Rulid) →151	1 x 300mg p.o./i.v. (7-10d)
	Ketolid	Erythromycin (Erythrocin, Erythromycin i.v. DeltaSelect) →151	3 x 1g p.o./i.v. (7-10d)
oder	Fluorchinolon Gr. 3	Levofloxacin (Tavanic) →154	1 x 500mg i.v. (7-10d)
	Fluorchinolon Gr. 4	Moxifloxacin (Avalox) →154	1 x 400mg i.v. (7-10d)

Hospitalisierte Patienten mit Risikofaktoren für eine Infektion mit P. aeruginosa: pulmonale Komorbidität, Krankenhausaufenthalt in den letzten 30 Tagen, Glucocorticoid-Behandlung, Aspiration, Antibiotika-Therapie, Malnutrition
Mögliche Erreger: S. pneumoniae, Mycoplasma pneumoniae, S. aureus, H. influenzae, C. pneumoniae, P. aeruginosa

Kalkulierte Initialtherapie

	Ureidopenicillin + Beta-Laktamase-Inhibitor	Piperacillin + Tazobactam (Tazobac) →146	3 x 4,5g i.v. (7-14d)
	Cephalosporin Gr. 3b	Cefepim (Maxipime) →147	3 x 2g i.v. (7-14d)
	Carbapenem	Imipenem + Cilastin (Zienam) →156	3 x 1g i.v. (7-14d)
		Meropenem (Meronem) →156	3 x 1g i.v. (7-14d)
plus/minus	Makrolid	Azithromycin (Ultreon, Zithromax) →151	1 x 500mg i.v. (7-10d)
		Clarithromycin (Klacid) →151	2 x 500mg i.v. für 3d, dann 2 x 250mg p.o./i.v. (7-10d)
	Ketolid	Erythromycin (Erythrocin, Erythromycin i.v. DeltaSelect) →151	3 x 1g p.o./i.v. (7-10d)
oder	Fluorchinolon Gr. 2	Ciprofloxacin (Ciprobay) →154	2 x 200-400mg i.v. (7-10d)
	Fluorchinolon Gr. 3	Levofloxacin (Tavanic) →154	2 x 500mg i.v. (7-10d)

PDA Version auf www.media4u.com

T 4 Atmung, Allergie – Therapie

Schwere ambulant erworbene Peumonie (sCAP) ohne Risiken für eine Infektion mit P. aeruginosa

Mögliche Erreger: S. pneumoniae, S. aureus, H. influenzae, L pneumophila, Enterobacteriaceae, E. coli, Klebsiella spp., selten: Proteus spp., Mycoplasma pneumoniae, C. pneumoniae

Kalkulierte Initialtherapie

Mittel d. Wahl	Ureidopenicillin + Beta-Laktamase-Inhibitor	Piperacillin + Tazobactam (Tazobac) →146	3 x 4,5g i.v. (7-14d)
	Cephalosporin Gr. 3a	Ceftriaxon (Rocephin) →147	1 x 2g i.v. (7-10d)
		Cefotaxim (Claforan) →147	3 x 2g i.v. (7-10d)
plus/minus	Makrolid	Azithromycin (Ultreon, Zithromax) →151	1 x 500mg i.v. (7-10d)
		Clarithromycin (Klacid) →151	2 x 500mg i.v. für 3d, dann 2 x 250mg i.v. (7-10d)
	Ketolid	Erythromycin (Erythrocin, Erythromycin i.v. DeltaSelect) →151	3 x 1g i.v. (7-10d)
alternativ	Fluorchinolon Gr. 3	Levofloxacin (Tavanic) →154	2 x 500mg i.v. (8-10d)
	Fluorchinolon Gr. 4	Moxifloxacin (Avalox) →154	1 x 400mg i.v. (8-10d)

Schwere ambulant erworbene Pneumonie (sCAP) mit Risikofaktoren für eine Infektion mit P. aeruginosa: pulmonale Komorbidität, Krankenhausaufenthalt in den letzten 30 Tagen, Glucocorticoid-Behandlung, Aspiration, Antibiotika-Therapie, Malnutrition

Mögliche Erreger: S. pneumoniae, S. aureus, H. influenzae, L pneumophila, Enterobacteriaceae, E. coli, Klebsiella spp., selten: Proteus spp., Mycoplasma pneumoniae, C. pneumoniae, P. aeruginosa

Kalkulierte Initialtherapie

Mittel d. Wahl	Ureidopenicillin + Beta-Laktamase-Inhibitor	Piperacillin + Tazobactam (Tazobac) →146	3 x 4,5g i.v. (7-14d)
	Cephalosporin Gr. 3b	Cefepim (Maxipime) →147	3 x 2g i.v. (7-14d)
	Carbapenem	Imipenem + Cilastin (Zienam) →156	3 x 1g i.v. (7-14d)
		Meropenem (Meronem) →156	3 x 1g i.v. (7-14d)
plus	Makrolid	Azithromycin (Ultreon, Zithromax) →151	1 x 500mg i.v. (7-10d)
		Clarithromycin (Klacid) →151	2 x 500mg i.v. für 3d, dann 2 x 250mg i.v. (7-10d)
	Ketolid	Erythromycin (Erythrocin, Erythromycin i.v. DeltaSelect) →151	3 x 1g p.o./i.v. (7-10d)
oder plus	Fluorchinolon Gr. 2	Ciprofloxacin (Ciprobay) →154 plus Pneumokokken und S. aureus-wirksames Antibiotikum (z.B. Amoxicillin/Clavulansäure, Piperacillin/Combactam, Clarithromycin, Clindamycin)	2 x 200-400mg i.v. (7-14d, je nach Schweregrad), bei Beteiligung von P. aeruginosa 3 x 400mg/d i.v.
	Fluorchinolon Gr. 3	Levofloxacin (Tavanic) →154	2 x 500mg i.v. (7-10d)

[47] Höffken G, et al. Epidemiologie, Diagnostik, antimikrobielle Therapie und Management von erwachsenen Patienten mit ambulant erworbenen tiefen Atemwegsinfektionen sowie ambulant erworbener Pneumonie. Chemotherapie Journal. 2005;14 (4):97–155

Pneumonie

T 4.6.3 Nosokomiale Pneumonie (NAP) [48, 49]

Punktebewertung von Risikofaktoren bei Patienten mit nosokomialer Pneumonie und Empfehlung zur kalkulierten Initialtherapie

Risikofaktoren:	Punktwerte
Alter > 65 Jahre	1
Strukturelle Lungenerkrankung	2
Antiinfektive Vorbehandlung	2
Beginn der Pneumonie ab dem 5. Krankenhaustag	3
Schwere respiratorische Insuffizienz mit/ohne Beatmung (maschinell/nicht invasiv)	3
Extrapulmonales Organversagen (Schock, akutes Leber- oder Nierenversagen, DIC)	4

Kalkulierte Initialtherapie der nosokomialen Pneumonie unter Berücksichtigung d. Risikofaktoren

Gruppe I: bis 2 Punkte
Mögliche Erreger: Streptococcus pneumoniae, Klebsiella pneumoniae, Staphylococcus aureus MSSA, Escherichia Coli, Haemophilus influenzae, Proteus spp., Serratia marcescens

	Cephalosporin Gr. 3a	Ceftriaxon (Rocephin) →147	1–2 x 2g i.v.
	Fluorchinolon Gr. 2	Ciprofloxacin (Ciprobay) →154	3 x 400mg/d i.v.
	Fluorchinolon Gr. 3	Levofloxacin (Tavanic) →154	1 x 750mg/d i.v.
	Fluorchinolon Gr. 4	Moxifloxacin (Avalox) →154	1 x 400mg
	Aminopenicillin + Beta-Laktamase-Inhibitor	Ampicillin + Sulbactam (Unacid) →145	3 x 3g i.v.
	Carbapenem	Ertapenem (Invanz) →156	1 x 1g i.v.

Gruppe II: 3 bis 5 Punkte; Gruppe III: ≥ 6 Punkte
Mögliche Erreger: Wie bei Gruppe I + Enterobacter spp., Serratia spp., Pseudomonas spp., Acinetobacter spp., Stenotrophomonas spp., Anaerobier + multiresistente Erreger (z.B. MRSA)

	Cephalosporin Gr. 3b	Cefepim (Maxipime) →147	1–2g alle 8–12h i.v.
		Ceftazidim (Fortum) →147	2g alle 8h i.v.
oder	Carbapenem	Imipenem (Zienam) →156	500mg alle 6h o.1g alle 8h i.v.
		Meropenem (Meronem) →156	1g alle 8h i.v.
oder	Ureidopenicillin + Beta-Laktamase-Inhibitor	Piperacillin + Tazobactam (Tazobac) →146	4,5g alle 6h i.v.
plus	Fluorchinolon Gr. 3	Levofloxacin (Tavanic) →154	1 x 750mg i.v.
	Fluorchinolon Gr. 4	Ciprofloxacin (Ciprobay) →154	1 x 400mg i.v.
	Aminoglykosid	Amikacin (Biklin) →152	20mg/kg/d i.v.
		Gentamicin (Refobacin) →152	7mg/kg/d i.v.
		Tobramycin (Gernebcin, Tobra-cell) →153	7mg/kg/d i.v.
MRSA-Infekt	Oxazolidinone	Linezolid (Zyvoxid) →157	200mg alle 12h i.v.
	Glykopeptid	Vancomycin (Vancomycin) →157	15mg/kg alle 12h i.v.

[48] American Thoracic Society. Guidelines for the Management of Adults with Hospital-acquired, Ventilator-associated, and Healthcare-associated Pneumonia. Am J Respir Crit Care Med. 2005 Feb 15;171(4):388–416.
[49] Bodmann KF, Vogel F. Nosokomiale Pneumonie: Prävention, Diagnostik und Therapie. Chemotherapie Journal. 2003;12(2):33–44.

T 4 Atmung, Allergie – Therapie

T 4.6.4 Pleurale Infektionen [51, 52]

Pleuritis sicca
Mögliche Erreger: Mycoplasma pneumoniae, Chlamydia pneumoniae

	Makrolid	**Clarithromycin** (Klacid) →151	2 x 250–500mg p.o./i.v.
oder	Gyrasehemmer Gr.3, 4	**Levofloxacin** (Tavanic) →154	2 x 250–500 mg p.o./i.v.

Pleuritis exsudativa
Mögliche Erreger: Staphylokokken, Pneumokokken, Haemophilus influenzae, Streptokokken, Escherichia Coli, Anaerobier, Mykobakterien

	Cephalosporin Gr. 2/3a	z.B. **Cefuroxim** (Zinacef) →149	3 x 1,5g i.v. ±
+/−	Lincosamide	**Clindamycin** (Sobelin) →152	4 x 600mg p.o./i.v.
	Acylaminopenicillin + Beta-Laktamase-Inh.	**Piperacillin + Tazobactam** (Tazobac) →146	3 x 4,5g i.v.
	Gyrasehemmer Gr.3, 4	z.B. **Levofloxacin** (Tavanic) →154	1–2 x 250–500mg p.o./i.v.

T 4.6.5 Gezielte Therapie
(wenn möglich, stets nach Antibiogramm therapieren) [50, 51, 52]

Pneumokokken 1. Wahl

	Benzylpenicillin (Antibiose)	**Penicillin G** (Penicillin G, Penicillin Grünenthal, Penicillin-Heyl) →143	4–6 x 0,5–10Mio IE /d i.v.
oder	Cephalosporin 3. Gen. (Antibiose)	**Ceftriaxon** (Rocephin) →147	1 x 1–2g i.v., Kinder: 50mg/kg/d

Bei Penizillin- oder Cephalosporinallergie

	Makrolid (Antibiose)	**Clarithromycin** (Biaxin, Mavid, Cyllind, Klacid) →151	2 x 250–500mg p.o./i.v.

Streptokokken

	Benzylpenicillin (Antibiose)	**Penicillin G** (Penicillin G, Penicillin Grünenthal, Penicillin-Heyl) →143	20–30Mio IE/d i.v. in 2–3 Kurzinf. (3 Wo)
plus	Aminoglykosid (Antibiose)	**Gentamicin** (Refobacin) →152	160–240mg/d i.v. in 1 Dosis (3 Wo)

Staphylokokken 1. Wahl

	Isoxazylpenicillin (Antibiose)	**Flucloxacillin** (Staphylex) →144	3 x 1g p.o.
oder	Cephalosporin 3. Gen. (Antibiose)	**Ceftazidim** (Fortum) →147	Erw.: 3 x 2g/d i.v., Ki.: 100–200mg/kg/d i.v.

Bei Methicillinresistenz

	Glykopeptid (Antibiose)	**Vancomycin** (Vancomycin) →157	2 x 1g/d i.v., dann nach Serumspiegel

Pleuritis

Pseudomonas			
	Cephalosporin 3. Gen. (Antibiose)	**Ceftazidim** (Fortum) →147	Erw.: 3 x 2g/d i.v., Ki.: 100–200mg/kg/d i.v.
oder	Carbapenem (Antibiose)	**Imipenem + Cilastin** (Zienam) →156	3–4 x 0,5–1g/d i.v., max: 50mg/kg/d bzw. 4g/d
oder	Acylaminopenicillin	**Azlocillin** (Securopen)	3 x 5g/d i.v.
plus	Aminoglykosid (Antibiose)	**Tobramycin** (Gernebcin, Tobra-Cell) →153	3mg/kg/d i.v. in 1 Dosis
oder	Gyrasehemmer (Antibiose)	**Ciprofloxacin** (Ciprobay) →154	2 x 250–750mg/d p.o., 2 x 100–400mg/d i.v.
Haemophilus influenza			
erst	Cephalosporin 3. Gen.	**Ceftriaxon** (Rocephin) →147	1 x 1–2g/d i.v.
dann	Oralcephalosporin 1.Gen.	**Cefixim** (Cephoral, Suprax) →149	0,4g/d p.o. (3–4 Wo)
Klebsiellen			
	Cephalosporin 3. Gen.	**Cefotaxim** (Claforan) →147	2 x 1–2g/d i.v.
plus	Aminoglykosid (Antibiose)	**Gentamicin** (Refobacin) →152	2–5mg/kg/d i.v., i.m. 1 Dosis

[50] Braveny J, Maschmeyer G. Infektionskrankheiten. 1.Aufl. medco-Verlag GmbH, München 2002.
[51] Vogel F, et al. Rationale Therapie bakterieller Atemwegsinfektionen. Chemother J. 2000;9(1):3–23.
[52] Vogel F, Scholz H. Rationaler Einsatz oraler Antibiotika bei Erwachsenen. Chemother J. 2002;11(2):47–58.
[53] Bodmann KF, et al. Nosokomiale Pneumonie: Prävention, Diagnostik und Therapie. Chemotherapie J. 2003;12(2):33–44.
[54] Vogel F, et al. Empfehlungen zur kalkulierten parenteralen Initialtherapie bakterieller Erkrankungen bei Erwachsenen. Chemotherapie J. 2004;13(2):46–105.

T 4.7 Pleuritis

	Anilinderivat (analgetisch, antipyretisch)	**Paracetamol** (Ben-u-ron, Captin, Doloreduct, Enelfa, Pyromed, Treupel mono) →104	4 x 1000mg/d p.o., rect.
evtl.	Opioid (antitussiv)	**Codein** (Bronchicum Mono Codein, Codicompren, Codipront mono, Optipect Kodein, Tryasol, Tussoretard)	2 x 30–50mg/d p.o., max. 150mg/d (b. Bed.)

T 4.8 Lungenembolie (LE)

T 4.8.1 Allgemeinmaßnahmen

Opioid (Analgesie)	**Morphin** (Morphin Hexal, -Merck, -rationpharm, MSI, M-Stada) →98	5–10 mg i.v. **Cave:** Atemdepression
Benzodiazepin (Sedation)	**Diazepam** (Faustan, Stesolid, Tranquase, Valiquid, Valium) →211	5–10mg i.v. **Cave:** Atemdepression
Gas (Blutoxygenation)	Sauerstoff	4–6 l/min Nasensonde

T 4 Atmung, Allergie – Therapie

Patient kreislaufstabil (keine rechtsventrik. Dilatation + Hypo-/Akinesie)			
	Unfraktion. Heparin	Heparin (Calciparin)→79	5000 IE Bolus i.v. + ca. 1000 IE/h (nach PTT: auf 2-3x)
oder	Niedermolek. Heparin	Heparin (Dalteparin) →79	ca: 2 x 100 IE/kg/KG s.c. (gewichtsadaptiert, bei jedem Präparat Produktinformation beachten)
ab Tag 2: zusätzl.	Cumarinderivat (Hemmung der Carboxilierung von Gerinnungsfaktoren in der Leber)	Phenprocoumon (Marcumar) →81	Heparin absetzen, wenn INR 2 d im therapeut. Bereich (INR 2-3) Marcumar: 3-6 Mo bei erster Lungenembolie + reversiblen Risikofaktoren; 6 Mo bei erster Lungenembolie ohne fassbare Risikofaktoren; dauerhaft bei Rezidiv
Patient mit rechtsventrikulärer Dilatation + Hypo-/Akinesie auf dem Boden der akuten LE			
	Lyse unter strenger Beachtung aller KI möglich (keine prospektive Studie, die Mortalitätssenkung beweist)		
Patient kreislaufinstabil / Schock wegen LE			
	Lyse, dabei lebensbedrohliche KI beachten		
Patient reanimationspflichtig wegen LE			
	Lyse, keine KI		

T 4.8.2 Lyse-Schemata[55]

a)	Plasminogenaktivator	Streptokinase (Kabikinase, Streptase, Streptokinase Braun) →82	250000 IE über 30 min, dann 100000 IE über 24 h, dann Heparin i.v.
b)	Plasminogenaktivator	Urokinase (Actosolv, Alphakinase, Corase, rheothromb, Urokinase medac) →83	4400 IE/kg/KG über 10 min, dann 4400 IE/kg/KG über 24 h + Heparin i.v.
c)	Plasminogenaktivator	rt-PA (Actilyse) →82	100 mg über 2 h + Heparin i.v. (von FDA zugelassen) oder: 50 mg als Bolus i.v., dann 50 mg über 30 min. i.v. (nicht offiziell zugelassen, nur im NOTFALL)
d)	Plasminogenaktivator	Streptokinase-Kurzlyse →82	1,5 Mio IE über 30 min
e)	Plasminogenaktivator	Urokinase-Kurzlyse →83	1,5 Mio IE über 30 min

[55] Guidelines on diagnosis and management of acute pulmonary embolism. Torbicki et al., Eur Heart J 2000, Vol 21; 16:1301ff.

T 4.9 Chronisches Cor pulmonale, pulmonale Hypertonie [56, 57, 58, 59, 60, 61]

WHO-Klassifikation, Venedig 2003

1. Pulmonalarterielle Hypertonie	**Zur pulmonarteriellen Hypertonie:** → Sporadische (primäre) PAH (ca. 25% BMPRII+)→ Familiäre (primäre) PAH (ca. 60% BMPRII+)→ Assoziierte Formen der PAH: Kollagenosen (BMPRII+)→ Kongenitale Shunt-vitien: portale Hypertonie→ HIV-Infektion (BMPRII-): medikamentös-toxisch Sonstige: Glykoneose Typ I, M. Gaucher, Hämoglobinopathien, myeloproliferative Erkrankungen, Autoimmunthyreoiditis, M. Rendu-Osler-Weber→ PAH mit venöser/kapillärer Beteiligung: Pulmonalevenooccusive Erkrankungen, pulmonal-kapilläre Hämangiomatose
2. Pulmonalvenöse Hypertonie → Erkrankung LA oder LV→ Erkrankung der Aorten- oder Mitralklappe	
3. Hypoxie-assoziierte PHT → COPD→ ILE→ SAS, alveoläre Hypoventilation→ Chronische Höhenexposition	
4. Chron. thrombotische/embolische PHT → Proximale Thromboembolien→ Distale Thromboembolien→ Sonstige LE (Tumor, Parasiten, Fremdkörper)	
5. Verschiedenen Entitäten → Sarcoidose→ Histiocytosis X→ Fibrosierende Mediastinitis→ Mediastinale LK/TU	BMPRII=bone morphogenic protein receptor type II, COPD=chronic obstructive pulmonary disease, ILE=interstitielle Lungenerkrankung, LA=linkes Atrium, LE=Lungenerkrankung, LK=Lymphknoten, LV=linker Ventrikel, PAH=pulmonalarterielle Hypertonie, PHT=pulmonale Hypertonie, SAS=Schlaf-Apnoe-Syndrom, TU=Tumor

Merke: Für keine Therapie ist positiver Effekt auf Überleben nachgewiesen. Für NYHA IV Epoprostenol i.v. als Mittel der ersten Wahl. Für PAH nach Lungenfibrose/LE keine zugelassenen Medikamente

Gas (Blutoxygenation)	**Sauerstoff**	über Nasensonde 18 h/d (Reduktion von Morbidität u. Mortalität bewiesen bei COPD + PAH, nützlich bei allen Formen von Hypoxie + sek. PAH) wenn pO_2 mehrfach < 55 + pO_2 unter O_2-Gabe sicher > 60
Dihydropyridinderivat, Kalziumantagonist (Inotropie ↓, Afterload ↓)	**Nifedipin** (Procardia) →55	ini 10 mg p.o. 3x/d; max 180 mg/d
	Diltiazem (Cardizem) →54	retard: 120–240 mg p.o., 4x/d, max. 540 mg/d; nicht retard: 60–120 mg p.o., 2x/d, max. 360 mg/d (nach Testung mit inhalativem NO/ Epoprostenol i.v. i. Rechtskatheter: wenn Ansprechen, Versuch mit Ca^{++}-Antag. p.o. → Ansprechen in ca. 10% d. prim. PAH-Fälle)

T 4 Atmung, Allergie – Therapie

	Prostazyclin-Analoga (Vasodilatation, Thrombozytenaggregationshemmung, Hemmung von Remodeling der Pulmonalarterien) **Erste positive Studienergebnisse!**	Epoprostenol (Flolan)	ini 2–4 ng/kg/min i.v., dann steigern auf 1–2 ng/kg alle 2–4 Wo je nach Symptomen und Verträglichkeit
		Iloprost (Ilomedin)	kontin. i.v., daher nicht praktikabel (Beginn ca. 0,5–1ng/kg/min, Erhaltung 2–8 ng/kg/min) HWZ 20–30min
		Iloprost inhalativ (Ventavis)	6–9 Inhalationen (30–90 min) benötigt, um gute Ergebnisse zu erzielen
		Beraprost Natrium	40–80µg/kg/min, zugel. Japan u. Korea
	Endothelin-Rezeptor-Antagonist (rasche Vasodilatation)	Bosentan (Tracleer) →59	65,5 mg p.o. 2x/d (4 Wo), dann 125 mg 2x/d zugelassen für PAH + PAH bei Kollagenosen, ab NYHA Stad. III
evtl.	Phosphodiesterasehemmer (PDE-5/6) (pulmonale Vasodilatation)	Sildenafil (Revatio) →59	20mg 3x/d p.o.
evtl.	Benzothiadiazin-Diuretika (ren. H$_2$O- und NaCl-Verlust, endog. vasokonstr. Reize ↓)	Hydrochlorothiazid (Diu-melusin, Esidrix) →61	1 x 12,5–50mg/d p.o. (keine spezifische Routine-Therapie)
evtl. plus	K$^+$-sparendes Diuretikum (renaler H$_2$O- und NaCl-Verlust, Hemmung der K$^+$-Sekretion)	Triamteren (Jatropur) →61	2 x 50mg/d p.o. (keine spezifische Routine-Therapie)
oder	Aldosteronantagonist (renaler H$_2$O- und NaCl-Verlust, Hemmung K$^+$-Sekretion)	Spironolacton (Aldactone, Aldopur, Aquareduct, Osyrol, Verospiron) →62	d 1–5: 2–4 x 50–100mg, dann: 1–2 x 50–100 mg p.o. (keine spezifische Routine-Therapie)
evtl.	Vitamin-K-Antagonist (Verhinderung rez. Embolien, Langzeit-Antikoagulation)	Phenprocoumon (Falithrom, Marcumar, Marcuphen, Phenpro) →81	1–5 mg/Tag; INR-Zielwert: 1,5–2,5
evtl.	Digitalisglykosid (Chronotropie ↓, Dromotropie ↓, Inotropie ↑, AV-Knoten-Refrakt.-zeit ↑, Ökonomisierung der Herzarbeit)	Digoxin (Digacin, Dilanacin, Lanicor, Novodigal-Inj.Lsg.) →68	0,125–0,5 mg/d p.o. **Cave:** umstritten bei Pat. mit RV-Insuffizienz in Kombination mit PPH

[56] Hoeper, M.M. et al., New Treatments for Pulmonary Arterial Hypertension, AJRCCM 165: 1209–16, 2002
[57] Spiekerkoeffer, E. et al., Behandlung der schweren pulm. Hypertonie, Dt Ärzteblatt 2001; 98; A 2104–8 [Heft 33]
[58] Rubin L.J., et al., Bosentan therapy for pulmonary arterial hypertension, NEJM 2002; 346: 896–903.
[59] Prognosis and treatment of primary/secondary pulmonary hypertension. In: UpToDate® 12.3; 2004
[60] Symposium Pulmonale Hypertonie11/03, Klinikum Großhadern, Behr J. et al.
[61] Galie et al., IACC 2004; 43:815–885

Akutes Lungenödem

T 4.10 Akutes Lungenödem

	Gas (Blutoxygenation)	**Sauerstoff**	*2–8l/min Nasensonde*
	Opiat (Analgesie, Sedation, ↓ Symph.)	**Morphin** (Morphin Hexal, -Merck, -rationpharm, MSI, M-Stada) →98	*4–6 x 5–10mg i.v.*
	Nitrat (Pre-/Afterload ↓, venöses pooling)	**Glyceroltrinitrat** (Corangin, Nitrangin, Nitrolingual, Perlinganit) →64	*2 Sprühst. s.l., dann: 0,3–1,8µg/kg/min i.v., stat. Perf. (50mg) = 1mg/ml ⇒ 1–6ml/h; Cave: RR!*
	Schleifendiuretikum (Volumenentlastung)	**Furosemid** (Diurapid, Furo, Furanthril, Fusid, Lasix) →60	*20–80mg i.v.*
evtl.	**Alpha- und Beta-Sympathomimetikum, D1-Rezeptor-Agonist** (Inotropie ↑, Vasokonstriktion, renale Vasodilatation, Natriurese; dosisabhängig)	**Dopamin** (Dopamin) →44	*„Nierendosis": 0,5–5µg/kg/min i.v., Perf. (250mg) = 5mg/ml ⇒ 1–3,5ml/h, (keine durch Studien gesicherte Wirkung, Vers. bei schlechter Ausscheid. unter hochdos. Diuretika mögl.), „RR-Dosis": 6–10µg/kg/min i.v., Perf. (250mg) ⇒ 4,5–9ml/h, max. 18ml/h*
		Cave: nur kurzzeitig zur RR-Steigerung einsetzen, wenn möglich, in Komb. mit Dobutamin	
		Noradrenalin (Arterenol) →44	*Bei Hypotonie/Schock bessere Alternative zu Dopamin, Beginn mit ca 0,05µg/kg/min, ebenf. in Komb. mit Dobutamin*
evtl.	**Beta-Sympathomimetikum** (Inotropie ↑)	**Dobutamin** (Dobutamin) →44	*2,5–12µg/kg/min i.v., Perf. (250mg) = 2–10ml/h*

Cave: Katecholamin-Therapie nur durch Erfahrene, auf Intensiv und über ZVK unter Monitoring! Therapie muss sich vor allem auch nach Genese des Lungenödems richten (eingeschränkte LV-Funktion, Myokardinfarkt, Rhythmusstörungen, Klappenvitium, hypertensive Krise etc.).

T 4.11 Mukoviszidose

T 4.11.1 Pulmonale Verlaufsform, allgemein [62, 63]

Gas (Blutoxygenation)	**Sauerstoff**	*Nasensonde mind. 8 h/d*
Mukolytikum (Sputumviskosität ↓)	**DNase** (Pulmozyme)	*intermittierende Inhal.*
Expektoranz (Sputumviskosität ↓)	**Acetylcystein** (ACC, Acemuc, Acetyst, Bromuc, Fluimucil, NAC, Siran, Tamuc) →87	*3 x 200–600mg/d p.o.* **Cave:** *evtl. neg. Effekt du. Auslösen entz. Reakt. d. Atemwege*
	NaCl-Lsg. 0,9–3%	*intermittierende Inhal.*

T 4 Atmung, Allergie – Therapie

	Kurzwirk. Beta-2-Sympathomimetikum (Bronchodilatation, Zilienstimulation)	Salbutamol (Broncho Spray, Broncho Inhalat, Epaq, Salbupur, Sultanol) →89	bei Bedarf 1–2 Inh., max. 12 Inh./d
evtl.	Antiinflammatorisch wirksame Substanzen	Glucocorticoide →109	kurze Phase bei massiver Obstruktion: 1–2 mg/kg/Tag i.v./p.o. inhalativ bei Zeichen der bronch. Hyperreagibilität
	Makrolid-Antibiotika	Clarithromycin →151 Azithromycin →151	erste Studien mit pos. Effekt; z.B. 2 x 500mg Azithromycin
	NSAR	z.B. Ibuprofen →101	erste kleine Studien mit positivem Effekt bei Kindern

T 4.11.2 Antibiose nach Erreger [64]

Zum Beispiel: Haemophilus influenza

	Aminopenicillin (Antibiose)	Ampicillin (Binotal, Unacid) →145	300mg/kg/d i.v. als Kurzinf. (1 Mo)
oder	Folatantagonist + p-Aminobenzoesäure-antagonist (Antibiose)	Cotrimoxazol (Eusaprim, Kepinol, Sigaprim, Supracombin) →155	3 x 160+800mg/d p.o., oder 2 x tgl. i.v

Zum Beispiel: Staphylokokkus aureus

	Cephalosporin 1. Gen. (Antibiose)	Cefazolin (Basocef, Elzogram, Gramaxin) →146	2–3 x 0,5–2g i.v.
oder	Isoxazylpenicillin (Antibiose)	Flucloxacillin (Staphylex) →144	3 x 1g p.o.
oder	Glykopeptid (bei Multiresistenz) (Antibiose)	Vancomycin (Vancomycin-ratiopharm) →157	2 x 1g i.v. Cave: Serum-Spiegel
oder	Oxazolidinon (Antibiose)	Linezolid (Zyvoxid) →157	2 x 600mg i.v.

Pseudomonas aeruginosa (wenn multiresistent, nach Antibiogramm)

inhalative Therapie	Aminoglykosid (Antibiose)	Tobramycin (Tobi) →153	1 Amp. 2x/d (28d)
	Cyclopeptid (Antibiose)	Colistin (Colistin)	1 Mio E. 2x/d; bei Persistenz bis 2 Mio E. 3x/d
	Aminoglykosid (Antibiose)	Gentamicin (Refobacin) →152	Inhalation (n. Bed. auch Langzeit)
	Aminoglykosid (Antibiose)	Tobramycin (Gernebcin, Tobra-cell) →153	3mg/kg/d i.v. in 3 ED (Cave: Spiegel); Dosis evtl. höher als bei Pat. ohne Mukoviszidose!
plus	Cephalosporin 3. Gen.	Ceftazidim (Fortum) →147	2–3 x 1–2g/d i.v. (3 Wo)
oder	Cephalosporin 4. Gen. (Antib.)	Cefepime (Maxipime) →147	2–3 x 2g i.v.
oder	Gyrasehemmer (Antibiose)	Ciprofloxacin (Ciprobay) →154	2 x 100–400mg/d i.v. (3 Wo)
		Levofloxacin (Tavanic) →154	1–2 x 500mg/d i.v.

Sarkoidose

oder	Acylaminopenicillin +/- β-Lactamase-Inh.	Piperacillin +/- Tazobactam (Tazobac) →146	3 x 4,5g i.v.
oder	Carbapenem (Antibiose)	Meropenem (Meronem) →156	3 x 1g i.v.
Burkholderia cepacia species (möglichst nach Antibiogramm)			
	Folatantagonist + p-Aminobenzoesäure- antagonist (Antibiose)	Cotrimoxazol (Eusaprim, Kepinol, Sigaprim, Supracombin) →155	3 x 160+800mg/d p.o., oder 2 x tgl. i.v
oder	Cephalosporin 3. Gen. (Antibiose)	Ceftazidim (Fortum) →147	2-3 x 1-2g/d i.v. (3 Wo)
oder	Carbapenem (Antibiose)	Meropenem (Meronem) →156	3 x 1g i.v.
	Jährliche Grippeimpfung empfohlen[65]		

T 4.11.3 Intestinale Verlaufsform [62, 63]

	Fettlösliche Vit. (Substitution)	Vit. ADEK	1ml/2 Wo i.m. (b. Bed.)
	Exokrines Pankreasenzym (Enzymsubstitution)	Pankreatin (Cholspasminase N mikro Kreon, Panzytrat)	3-4 x 1-2 Btl./d (100.000-200.000IE/d; lebenslang zu Mahlzeiten)

[62] + hochkalorische Ernährung + Multivitamin-Präp. + Insulin bei Diab. mell. + Laxantien bei Obstipation + Gallensäuren (Ursofalk) zur Gallensteinprophylaxe
[63] Anm: Therapie meist in Spezialambulanzen
[64] A practical approach to Pulmonary medicine, Goldstein et al, Lippinscott Raven Publ., Philadelphia, 1997, 253ff
[65] Simon, R.H., UpToDate, Vol. 10, No. 2

T 4.12 Sarkoidose

Cave: Therapie abhängig von Stadien/Aktivität bei sehr differenten Lehrmeinungen

T 4.12.1 Akute Form

evtl.	Arylessigsäurederivat, Cyclooxygenase-Hemmer (antiphlogistisch, analgetisch, antipyretisch)	Indometacin (Amuno) →102	2-3 x 25-50mg/d p.o., 1-2 x 75mg/d (ret.) p.o., 1-2 x 50-100mg/d rect.

T 4.12.2 Chronische Form

evtl.	Glukokortikosteroid (antiinflam, Empfindlichkeit der Rezeptoren ↑)	Prednison (Decortin, Rectodelt) →110	initial: 30-100mg p.o., dann: Reduktion bis auf 10mg/d
		Prednisolon (Solu-Decortin, Decortin H, Prednihexal) →110	
		Methylprednisolon (Urbason, Metypred) →110	

T 5 Schmerz, Entzündung – Therapie (A. Meurer)

T 5.1 Raynaud-Syndrom

T 5.1.1 Allgemeine Maßnahmen

Vermeidung von Kälte und Stress, Rauchen aufhören, Biofeedback

	Kalziumantagonist (Vasodilatation)	Nifedipin (Adalat, Aprical, Cordicant, Corinfar, Duranifin, Nifedipat, Nifelat, Nife-Puren, Nifical, Pidilat) →55	3–4 x 10–20mg/d p.o. bis max. 180mg/d, WW: Cimetidin/Grapefruitsaft erhöhen Spiegel, verstärkte Toxizität von Vincristin, Digoxinspiegel erhöht
evtl.	Isosorbiddinitrat (Vasodilatation)	Isosorbiddinitrat (Isoket-Salbe) →64	(bei Bed.)

T 5.1.2 Bei schweren Formen mit Ulcera

PGI2 = Prostacyclin = Prostavasin		7,5–10ng/kg/min/5 h
Synthet. Prostaglandin	Iloprost (Ilomedin)	0,5–2ng/kg/min/6 h für 3 W.

Sympathektomie: nur bei primärer Form und schwerer Manifestation

T 5.2 Fibromyalgie-Syndrom

evtl.	Tricyclisches Antidepressivum (Schmerzdistanzierung, Schlafanstoß)	Amitriptylin (Saroten, Equilibrin) →200	12,5–25mg/d p.o. zur Nacht (evtl. chronisch), WW mit anderen psychotropen Substanzen, Digitalis ↑, Gefahr von Arrhythmien
	Nicht-medikamentöse Behandlung	physikalische Therapie + psychosomatische Betreuung; Ausdauersport!	

T 5.3 Arthrosis deformans

T 5.3.1 Bei aktivierter Arthrose

evtl.	Arylessigsäurederivat, Cyclooxygenasehemmer (NSAR) (antiphlogistisch, analgetisch)	Diclofenac (Allvoran, Arthrex, Diclofenac-ratiopharm, Duravolten, Diclac, Effekton, Rewodina, Voltaren) →102	1–3 x 50mg (max. 150mg) 1 Amp. 50mg i.m. (bei Bed.)
		Ibuprofen (Aktren, Anco, Brufen, Dolgit, Ibuphlogont, Imbun, Urem) →101	2–4 x 1–2 ret. Tbl. (max. 1600mg) (Anm: gut verträglich)
		Indometacin (Indo-paed, Indo-Phlogont) →102	2–3 x 1–2 Kps. (max. 200mg/d); 1–2 x 1 ret. Kps. (Anm: stärkste analg. Wi, höchste UW-Rate)

Cave: Interaktion mit Marcumar

Rheumatoide Arthritis

evtl.	Lokalanästhetikum (Muskelrelaxierung bei Verspannungszuständen)	**Bupivacain 0,25%** (Bucain, Carbostesin) →184	2-5ml Inj. intraartikulär
evtl.	Glukokortikosteroide (antiinflammatorisch, immunsuppressiv)	**Triamcinolonacetonid** (Delphicort, Extracort, Volon A, Volonimat) →110 **+ Lidocain** (Xylocain) →66	intraart. Injektion: gr. Gelenk: 10-20mg, mittelgr. Gel.: 5-10mg, kl. Gel.: 2-5mg (max. 2 Inj./J, Abstand 3-4 Wo)

T 5.4 Rheumatoide Arthritis

T 5.4.1 Symptomatische Therapie (akuter Schub)

	Arylessigsäurederivat, Cyclooxygenasehemmer (antiphlogistisch, analgetisch, antipyretisch)	**Indometacin** (Indo-paed, Indo-Phlogont) →102	2-3 x 25-50mg/d p.o., 1-2 x 75mg/d (ret.) p.o., 1-2 x 50-100mg/d rect. (bei Bed.)
		Diclofenac (Allvoran, Arthrex, Duravolten, Diclac, Effekton, Rewodina, Voltaren) →102	1-3 x 50mg (max 150mg) 1 Amp. 50mg i.m.
		Ibuprofen (Aktren, Anco, Brufen, Dolgit, Ibuphlogont, Imbun, Urem) →101	2-4 x 1-2 ret. Tbl. (max. 1600mg) (Anm: gut verträglich)

Cave: NSAR erhöhen Methotrexat-Spiegel: erhöhte Lebertoxizität, Interaktion mit Marcumar

zusätzlich evtl. Omeprazol

evtl.	Glukokortikosteroid (antiinflamm., immunsuppr.)	**Prednisolon** (Decortin H, Solu-Decortin) →110	1mg/kg KG; Dosis wird je nach Klinik etwas unterschiedlich gewählt
oder evtl.	Opioid (Analgesie)	**Tramadol** (Amadol, Tramadolor, Tramal, Tramundin) →100	bis 4 x 50-100mg/d p.o. WW: MAO-Hemmer: schwere ZNS-NW, **Cave:** weitere psychotrope Substanzen

T 5.4.2 Intraartikuläre Injektionen

evtl.	Glukokortikosteroide (antiinflammatorisch, immunsuppressiv)	**Triamcinolonacetonid** (Delphicort, Extracort, Volon A, Volonimat) →110 **+ Lidocain** (Xylocain) →66	intraart. Inj.:gr. Gelenk: 10-20mg, mittelgr. Gel.: 5-10mg, kl. Gel.: 2-5mg (max. 2 Inj./J, Abstand 3-4 Wo)

T 5.4.3 Basistherapie

Übliche Initialtherapie

	Antirheumatikum (Immunsuppression, Zytokinsynthese ↓)	**Methotrexat** (Lantarel, Metex, MTX) →108	1 x 7,5-20mg/W. i.v., s.c. oder p.o., mind. 3 Mo bis Wirksamkeit beurteilbar; **Cave:** am Tag der Methotrexat-Gabe kein NSAR (erhöhte Toxizität wg. Hemmung der MTX-Ausscheidung)!

Bei Unverträglichkeit der Therapie zusätzlich

	Vitamin	**Folsäure** (Folsan, Folarell, Folcur, Folveran) →77	5mg am Tag nach Methotrexat-Gabe

T 5 Schmerz, Entzündung – Therapie

Weitere Basistherapeutika (meist Einsatz in Kombination mit MTX)		
Antirheumatikum Stabilisierung der Lysosomenmembran, Beeinflussung des PG-Stoffwechsels	**Chloroquin** (Resochin, Weimerquin) →107	Dauertherapie: max. 4 mg/kg/d p.o. (mind. 3 Mo, bei Erfolg Dauertherapie), WW: Steroide ⇒ BB-Anomalien ↑
Antirheumatikum (Prostaglandinsynthese ↓)	**Sulfasalazin** (Azulfidine RA, Pleon RA) →108	1. W.: 1 x 500mg/d p.o., 2. W.: 2 x 500mg/d, 3. W.: 3 x 500mg/d, 4. W.: 4 x 500mg/d (mind. 3 Mo, bei Erfolg Dauertherapie) WW: verstärkte Wirkung von Marcumar + Antidiabetika, verminderte Eisenresorption
Bei KI gegen Methotrexat oder Erfolglosigkeit anderer Basistherapien (d.h. trotz sachgerechter Behandlung mit mind. 2 Basistherapeutika, davon eines MTX über mind. 6 Mo)		
Biologicals		
Cave: keine Lebendimpfung während Therapie!		
Chimärer monoklonaler AK (TNFα-Antagonist) (AK gegen TNFα)	**Infliximab** (Remicade) immer in Kombination mit MTX →174	3mg/kg KG i.v. über 2 h, Whd. nach 2 u. 6 Wo, dann alle 8 Wo
oder **Löslicher TNFα-Rezeptor**	**Etanercept** (Enbrel) →174	25mg s.c. (2 x pro Woche)
oder **Humanisierter monoklonaler AK (TNFα-Antagonist)** (AK gegen TNFα)	**Adalimumab** (Humira) →174	40mg s.c. alle 2 Wo
oder **IL-1-Rezeptor-Antagonist**	**Anakinra** (Kineret) →174	100mg/d s.c.
Non-Biologicals		
Isoxazol-Derivat (Immunmodulation durch Inhibition der T-Zell-Pyrimidin-Biosynthese)	**Leflunomid** (Arava)	initial (d 1–3) 100mg, ab 4. d 1 x 10–20mg (mind. 4–6 Wo geben, bevor Wirkung zu erwarten, dann Dauerth.); keine gleichzeitige Lebendimpfung
oder **Calcineurin-Inhibitor**	**Ciclosporin A** →172	2–3mg/kg auf 2 Dosen verteilen
Bei Niereninsuffizienz (= KI gg. Methotrexat) und Vaskulitits		

T 5.5 M. Bechterew

T 5.5.1 Symptomatische Therapie (akuter Schub)

Cyclooxygenasehemmer (antiphlogistisch, analgetisch, antipyretisch)	**Indometacin oder andere NSAR** (Indo-paed, Indo-Phlogont) →102	2–3 x 25–50mg/d p.o., 1–2 x 75mg/d (ret.) p.o., 1–2 x 50–100mg/d rect.

Reaktive Arthritis, M. Reiter

T 5.5.2 Peripherer Gelenkbefall

evtl.	Arylessigsäurederivat, Cyclooxygenasehemmer (Prostaglandinsynthese ↓)	Sulfasalazin (Azulfidine RA, Pleon RA) →108	1. W.: 1 x 500mg/d p.o., 2. W.: 2 x 500mg/d, 3. W.: 3 x 500mg/d, 4. W.: 4 x 500mg/d
evtl.	Glukokortikosteroid (antiinflammatorisch, immunsuppressiv)	Prednisolon (Decortin H, Solu-Decortin) →110	1mg/kg; Dosis wird je nach Klinik etwas unterschiedlich gewählt
evtl.	Antirheumatikum (Immunsuppression, Zytokinsynthese ↓)	Methotrexat (Lantarel, Metex, MTX) →108	1 x 7,5–20mg/Wo initial i.v. oder s.c. (wg. mögl. Resorptionsstörungen erst bei erwiesener Wirksamkeit Umstellung auf orale Gabe)

Bei Unverträglichkeit der Therapie mit MTX zusätzlich

	Vitamin	Folsäure (Folarell, Folcur, Folveran, Folsan) →77	(am Tag nach Methotrexat-Gabe!)

T 5.5.3 Befall des Achsenskeletts

	TNFα-Antagonist (AK gegen TNFα)	Infliximab (Remicade) →174	5mg/kg i.v. (über 2 h, ggf. Wdh. nach 2 u. 6 W., dann alle 8 W.)
	Löslicher TNFα- Rezeptor	Etanercept (Enbrel) →174	25mg s.c. (2 x/W.)

T 5.6 Reaktive Arthritis, M. Reiter

T 5.6.1 Symptomatische Therapie (akuter Schub)

	Cyclooxygenasehemmer (antiphlog., analgetisch, antipyretisch)	Indometacin und andere NSAR (Indo-paed, Indo-Phlogont) →102	2–3 x 25–50mg/d p.o., 1–2 x 75mg/d (ret.) p.o., 1–2 x 50–100mg/d rect.
evtl.	Glukokortikosteroid (antiinflamm., immunsuppr.)	Prednisolon (Decortin H, Solu-Decortin) →110	1mg/kg; Dosis wird je n. Klinik etwas unterschiedl. gewählt

T 5.6.2 Chronischer Verlauf

evtl.	Antirheumatikum (Prostaglandinsynthese ↓)	Sulfasalazin (Azulfidine RA, Pleon RA) →108	1. W.: 1 x 500mg/d p.o., 2. W.: 2 x 500mg/d, 3. W.: 3 x 500mg/d, 4. W.: 4 x 500mg/d (mind. 3 Mo)
evtl.	Antirheumatikum (Immunsuppr., Zytokinsynth. ↓)	Methotrexat (Lantarel, Metex, MTX) →108	1 x 7,5–20mg/Wo i.v. oder s.c.

Cave: Wg. möglicher Resorptionsstörungen erst bei erwiesener Wirksamkeit Umstellung auf orale Gabe. Bei Unverträglichkeit der Th zusätzl. Folsäure (Folarell, Folcur, Folveran, Folsan) 5mg am Tag nach Methotrexat-Gabe!

T 5.6.3 Enteropathische oder posturetritische Formen

Chlamydien (bei nachgewiesener Infektion)

	Tetracyclin (Antibiose)	Doxycyclin (Jenacyclin, Sigadoxin, Doxakne Vibramycin, Vibravenös) →150	1 d.: 1 x 200mg p.o., i.v., dann: 2 x 100mg/d p.o., i.v., WW: Antacida + Milch = Resorption↓; Sicherheit von Kontrazeption vermindert, Wirkung Digoxin erhöht

T 5 Schmerz, Entzündung – Therapie

Evtl. bei Yersinien

Gyrasehemmer (Antibiose)	**Ciprofloxacin** (Ciprobay) →154	2 x 250–750mg/ p.o., 2 x 100–200mg/d i.v.

WW: bei NSAR erhöhte Krampfbereitschaft, verlängerte HWZ von Diazepam

T 5.7 Psoriasisarthritis

T 5.7.1 Symptomatisch

	Cyclooxygenasehemmer (antiphlogistisch, analgetisch, antipyretisch)	**Indometacin** (Indo-paed, Indo-Phlogont) →102	2–3 x 25–50mg/d p.o., 1–2 x 75mg/d (ret.) p.o., 1–2 x 50–100mg/d rect.

T 5.7.2 Basistherapie

evtl.	**Antirheumatikum** (Prostaglandinsynthese ↓)	**Sulfasalazin** (Azulfidine RA, Pleon RA) →108	1. W.: 1 x 500mg/d p.o., 2. W.: 2 x 500mg/d, 3. W.: 3 x 500mg/d, 4. W.: 4 x 500mg/d (mind. 3 Mo)
oder evtl.	**Antirheumatikum** (Immunsuppression, Zytokinsynthese ↓)	**Methotrexat** (Lantarel, Metex, MTX) →108	1 x 7,5–20mg/Wo i.v. oder s.c. (wg. möglicher Resorptionsstörungen, erst bei erwiesener Wirksamkeit Umstellung auf orale Gabe) Bei Unverträglichkeit der Th zusätzl. Folsäure (Folarell, Folcur, Folveran, Folsan) 5mg am Tag n. Methotrexat-Gabe!
oder evtl.	**Calcineurin Inhibitor**	**Ciclosporin A** →172	2–3mg/kg
oder	**Isoxazol-Derivat** (Immunmodulation durch Inhibition d. T-Zell-Pyrimidin-Biosynthese)	**Leflunomid** (Arava)	initial (d 1–3) 100mg, ab 4. d 1 x 10–20mg (mind. 4–6 Wo geben, bevor Wirkung zu erwarten, dann Dauerth.); keine gleichzeitige Lebendimpfung

Bei schwerer Form

	TNFα-Antagonist (AK gegen TNFα)	**Infliximab** (Remicade) →174	5mg/kg KG i.v. (über 2 h, ggf. Wh n. 2 u. 6 W., dann alle 8 W.)
neu	**Löslicher TNFα-Rezeptor**	**Etanercept** (Enbrel) →174	25mg s.c. (2 x pro W.)

T 5.8 Systemischer Lupus erythematodes

T 5.8.1 Bei Arthromyalgien, Hautbefall

Hautbefall	**Topisches Steroid**		
evtl.	**Cyclooxygenase-Hemmer (NSAR)** (antiphlogistisch, analgetisch)	**Diclofenac** (Allvoran, Arthrex, Duravolten, Diclac, Effekton, Rewodina, Voltaren) →102	1–3 x 50mg/d p.o., rect., 1 x 100mg/d (ret.) p.o., 1 x 75mg/d i.m.

Systemischer Lupus erythematodes

evtl.	**Antirheumatikum** (Stabilisierung der Lysosomenmembran, Beeinflussung des PG-Stoffwechsels)	**Chloroquin** (Resochin, Weimerquin) →107	*Dauertherapie: max. 4mg/kg/d p.o. (mind. 3 Mo)*
evtl.	**Glukokortikosteroid** (antiinflammat., immunsuppr.)	**Prednisolon** (Decortin H, Solu-Decortin) →110	*1mg/kg; Dosis wird je nach Klinik etwas unterschiedl. gewählt*

T 5.8.2 Leichte viszerale Beteiligung

evtl.	**Arylessigsäurederivat, Cyclooxygenasehemmer (NSAR)**	**Diclofenac** (Allvoran, Arthrex, Duravolten, Diclac, Effekton, Rewodina, Voltaren) →102	*1–3 x 50mg/d p.o., rect., 1 x 100mg/d (ret.) p.o., 1 x 75mg i.m.*
evtl.	**Glukokortikosteroid** (antiinflammatorisch, immunsuppressiv)	**Prednisolon** (Decortin H, Solu-Decortin) →110	*1mg/kg; Dosis wird je nach Klinik etwas unterschiedlich gewählt, ausschleichende Reduktion*
evtl.	**Antirheumatikum** (Immunsuppression, Zytokinsynthese ↓)	**Methotrexat** (Lantarel, Metex, MTX) →108	*1 x 7,5mg/Wo i.v. oder s.c. (wg. möglicher Resorptionsstörungen erst bei erwiesener Wirksamkeit Umstellung auf orale Gabe)*
evtl.	**Antirheumatikum** (Stabilisierung der Lysosomenmembran, Beeinflussung des PG-Stoffwechsels)	**Chloroquin** (Resochin, Weimerquin) →107	*Dauertherapie: max. 4mg/kg/d p.o.*

T 5.8.3 Schwere viszerale Beteiligung (Lupusnephritis, Myokarditis, ZNS-Befall)

Th. d. Wahl (Option 1)	**Alkylanz** (Immunsuppression)	**Cyclophosphamid** (Cyclostin, Endoxan) →260	*0,5g/m²/3–4 Wo i.v. (WW: Sulfonylharnstoff: verstärkte BZ-Senkungen; Allopurinol/Thiazide: verstärkte Myelo-suppression)*
plus	**Acroleinneutralisation** (Cyclophosphamidmetabolit, Zystitisprophylaxe)	**Mesna** (Mistabronco, Uromitexan)	*200–400mg von 4, 4h u. 8h nach Inf. i.v. (b. Bed.); in vitro inkompatibel mit Carboplatin, Cisplatin*
evtl.	**Glukokortikosteroid** (antiinflammatorisch, immunsuppressiv)	**Prednisolon** (Decortin H, Solu-Decortin) →110	*1mg/kg; Dosis wird je nach Klinik etwas unterschiedlich gewählt, ausschleichende Reduktion*
Option 2	**Calcineurin Inhibitor**	**Ciclosporin A** →172	*2–3mg/kg*
Option 3	**Immunsuppression** (Zytokinsynthese ↓)	**Azathioprin** (Imurek, Zytrim) →172	*1–3mg/kg/d (nicht in Komb. mit Cyclophosphamid)*
Option 4	**Immunsuppression** (Hemmung der Purinsynthese)	**Mycophenolatmofetil** (CellCept) →173	*2g x 1/d p.o.*

Remissionserhalt

evtl.	**Immunsuppression** (Zytokinsynthese ↓)	**Azathioprin** (Imurek, Zytrim) →172	*1–3mg/kg/d (nicht in Kombination mit Cyclophosphamid)*

T 5 Schmerz, Entzündung – Therapie

T 5.9 Progressiv systemische Sklerodermie

T 5.9.1 Bei Lungenbeteiligung (fibrosierende Alveolitis)

	Alkylanz (Immunsuppression)	Cyclophosphamid (Cyclostin, Endoxan) →260	0,5–1 mg/m² 1 x pro Monat
plus	Acroleinneutralisation (Cyclophosphamidmeta-bolit, Zystitisprophylaxe)	Mesna (Mistabronco, Uromitexan)	200–400 mg vor/4 h + 8 h nach Inf. I.v. (bei Bed.)

T 5.9.2 Bei pulmonaler Hypertonie

	Prostaglandin-Analogon[66]	Iloprost (Ilomedin)	4–6 x 0,5–1 Amp. zur Inhalation (verstärkte RR-Senkung bei Antihypertensiva)
oder	Endothelin Antagonist (bei pulmonaler Hypertonie ohne Fibrose)	Bosentan (Traclcer) →59	Erste 4 W. 2 x 62,5mg, dann 2 x 125mg/d
oder	Prostaglandin-5-Analogon	Sildenafil (Viagra, Revatio) →59	20–80mg

[66] vorher Rechtsherzkatheter zur Überprüfung der Wirksamkeit

T 5.10 Arteriitis temporalis Horton, Polymyalgia rheumatica

Glukokortikosteroid (antiinflammatorisch, immunsuppressiv)	Prednisolon (Decortin H, Solu-Decortin) →110	PMR: 20–40mg initial, <10mg alle 4–8 Wo um 1mg ↓; Art. temp.: 60–100 mg; bei Visusverlust: Pulstherapie: 1000mg 3d i.v. (Erh. Dos. 6–12 Mo)

T 5.11 Panarteriitis nodosa

T 5.11.1 Leicht

	Arylessigsäurederivat, Cyclooxygenase-Hemmer (NSAR) (antiphlogistisch, analgetisch)	Diclofenac (Allvoran, Arthrex, Diclofenac-ratiopharm, Duravolten, Diclac, Effekton, Rewodina, Voltaren) →102	1–3 x 50mg/d p.o., rect., 1 x 100mg/d (ret.) p.o., 1 x 75mg/d
evtl.			
	Glukokortikosteroid (antiinflammatorisch, immunsuppressiv)	Prednisolon (Decortin H, Solu-Decortin) →110	1mg/kg; Dosis wird je nach Klinik etwas unterschiedlich gewählt

T 5.11.2 Schwer (systemische Beteiligung)

	Glukokortikosteroid (antiinflammatorisch, immunsuppressiv)	Prednisolon (Decortin H, Solu-Decortin) →110	1mg/kg; Dosis wird je nach Klinik etwas unterschiedlich gewählt, ausschleich. Redukt.
	Alkylanz (immunsuppressiv)	Cyclophosphamid (Cyclostin, Endoxan) →260	0,5 g/m² 3–4 Wo i.v.
plus	Acroleinneutralisation (Cyclophosphamidmetabolit, Zystitisprophylaxe)	Mesna (Mistabronco, Uromitexan)	200–400 mg vor/4 h + 8 h nach Inf. I.v. (bei Bed.)

Wegener Granulomatose

T 5.12 Wegener Granulomatose

T 5.12.1 Lokalisiertes Initialstadium

	Cyclooxygenase-Hemmer (NSAR) (antiphlogistisch, analgetisch bei Arthralgien)	Diclofenac (Allvoran, Arthrex, Diclofenac-ratiopharm, Duravolten, Diclac, Effekton, Rewodina, Voltaren) →102	1–3 x 50mg/d p.o., rect., 1 x 100mg/d (ret.) p.o., 1 x 75mg i.m.
evtl.	Folatantagonist + p-Aminobenzoe-säureantagonist (Antibiose) (bei mildem isolierten Befall der Atemwege)	Trimethoprim + Sulfamethoxazol (Cotrimoxazol) →155	2 x 160 + 800mg/d p.o. (WW: verstärkte Wirkung von Antikoagulantien, Antidiabetika, Phenytoin, Methotrexat Thiazide: erhöhtes Thrombopenierisiko)

T 5.12.2 Generalisationsstadium

Remissionsinduktion

	Glukokortikosteroid (antiinflammatorisch, immunsuppressiv)	Prednisolon (Decortin H, Solu-Decortin) →110	1 mg/kg/d p.o., alle 7 d um 5mg verringern bis 20mg/d, dann jede Wo um 4mg ↓, Erh. Dos.: 5–7,5mg/d p.o., evtl. Pulstherapie: 500–1000mg alle 3 d i.v.
plus	Alkylanz (Immunsuppression)	Cyclophosphamid (Cyclostin, Endoxan) →260	0,5g/m²/3–4 Wo i.v. oder 50–150mg /d p.o.
plus	Acroleinneutralisation (Cyclophosphamidmetabolit, Zystitisprophylaxe)	Mesna (Mistabronco, Uromitexan)	200–400mg vor/4 h + 8 h nach Inf. I.v. (bei Bed.)
evtl.	Antirheumatikum (Immunsuppression, Zytokinsynthese ↓)	Methotrexat (Lantarel, Metex, MTX) →108	1 x 7,5–20mg/Wo i.v. oder s.c. (wg. möglicher Resorptions-störungen, erst bei erwiesener Wirksamkeit Umstellung auf orale Gabe)
oder	Immunsuppression (Hemmung der Purinsynthese)	Mycophenolatmofetil (CellCept) →173	2g x 1/d p.o.

Remissionserhalt

	Immunsuppression (Zytokinsynthese ↓)	Azathioprin (Imurek, Zytrim) →172	100–150mg/d

T 5.13 Sjögren Syndrom

	Filmbildner (künstliche Tränenflüssigkeit)	**Hypromellose 5%** (Artelac, Sic-Ophtal)	(b. Bed.)
	Epithelisierungsmittel (Kornealschutz-/pflege)	**Dexpanthenol** (Bepanthen, Panthenol)	2–4 x 1 Salbenstrag
	Xerostomie	**Pilocarpin** (Salagen) →230	3 x 5mg p.o.
Bei Organbeteiligung			
	Immunsuppression (Zytokinsynthese ↓)	**Azathioprin** (Imurek) →172	1,5–2mg/kg
	Glukokortikosteroid (antiinflammatorisch, immunsuppressiv)	**Prednison** →110	
Bei Dialysepflichtigkeit			
evtl.	**Plasmapherese**		

T 6 Stoffwechsel, Endokrinologie – Therapie

(N. Hackelsberger, M. Jakob)

T 6.1 Dehydratation

T 6.1.1 Isotone Dehydratation

Leicht

	NaCl-Lösung (Volumen- + Elektrolytsubst.)	„Maggisuppe" →71	10g NaCl in 2-3l p.o. Empfehlung WHO bei Durchfallerkrankungen: 3,5g NaCl + 2,5g NaHCO$_3$ + 1,5g KCl + 20g Glukose in 1000ml Wasser p.o.

Schwer

	Kristalloide isotonische, isoionische Infusionslösung (Volumen-/Elektrolytsub.)	Ringer →71	i.v. 2-4l bzw. nach ZVD und Urinausscheidung, bei hypovol. Schock z.Teil > 4 l

Bei Oligo-Anurie oder Niereninsuffizienz

	Isotone NaCl-Lösung (kaliumfreie Volumen- + Elektrolytsubstitution)	NaCl 0,9% →71	i.v. nach ZVD und Urinausscheidung, vorsichtige Substitution, da Gefahr der Hypervolämie

Bei ausgeprägter Kreislaufdysregulation

plus	Kolloidale Infusionslösung (Volumensubstitution)	HES 6% →74	500-1500 ml i.v.
	nur als Akuttherapie, später Ersatz mit Elektrolyt-(Ringer)-Lösung		

T 6.1.2 Hypotone Dehydratation

Cave: zentrale pontine Myelinolyse bei zu rascher Infusion, Ausgleich der Elektrolyte über Tage

Leicht

	NaCl-Lösung (Volumen- + Elektrolytsubst.)	„Maggisuppe" →71	10g NaCl in 2-3l p.o. Empfehlung WHO bei Durchfallerkrankungen: 3,5g NaCl + 2,5g NaHCO$_3$ + 1,5g KCl + 20g Gluc. in 1l Wasser p.o.

Schwer (Na$^+$ < 125 mmol/l, beginnende zerebrale Symptome)

	Isotone NaCl-Lösung (Volumen- + Elektrolytsubst.)	NaCl 0,9% →71	i.v. nach ZVD (50% des geschätzten Bed.)
(1:1) plus	→71 Kristalloide Infusionslösung (Vol.- + Elektrolytsubst.)		i.v. nach ZVD (50% des geschätzten Bed.)

Notfall (schwere zerebrale Symptome)

	NaCl-Lösung (Volumen- + Elektrolytsubstitution)	NaCl-Konzentrat (z.B. 5,85%: 1ml = 1mmol) in NaCl 0,9% →71	(135-Na$^+$) x 0,3 x kg = mmol Bedarf langs. i.v (Anstieg<10mmol/l/24h, Myelinolyse-Gefahr)

T 6.1.3 Hypertone Dehydratation

Leicht			
	Elektrolytarme Lösung (Volumensubstitution)	Wasser, Tee	2–3 l p.o.
Schwer			
	Cave: Hirnödem		
evtl.	Hypoosmolare Infusionslösung (Volumensubstitution)	Glukose 5% →72	langsam i.v. (über Tage)
evtl.	1/3 des Wasserbedarfs mit kristalloider isotonischer, isoionischer Elektrolytlösung	Ringer →71	langsam i.v.

Wasserbedarf (l) = (Na^+/140 − 1) x 0,4 x kg bzw. ausführlich = (Na^+ (aktuell in mmol/l)/ Na^+ (norm. in mmol/l) − 1) x Anteil Körperwasser x kg Kg
Anteil des Körperwassers bei Dehydratation nicht mit 0,6 sondern 0,4 ansetzen

T 6.2 Hyperhydratation

T 6.2.1 Isotone Hyperhydratation

evtl.	Schleifendiuretikum (Volumenentlastung)	Furosemid (Furorese, Furanthril, Hydro-rapid, Lasix) →60	20mg i.v., ggf. Dosis ↑
		Torasemid (Torem, Unat)	10–20mg i.v.
evtl plus	Flüssigkeits-/Na^+-Restriktion		

T 6.2.2 Hypotone Hyperhydratation

	Benzothiadiazindiur. (ren. Flüssigk.- und NaCl-Verl.)	Hydrochlorothiazid (Esidrix, HCT) →61	1 x 12,5–50mg/d p.o.
oder	Schleifendiuretikum (Volumenentlastung)	Furosemid (Furorese, Furanthril, Hydro-rapid, Lasix) →60	20mg i.v., ggf. Dosis ↑
		Torasemid (Torem, Unat)	10–20mg i.v.
evtl. plus	Isotone NaCl-Lösung (vorsicht. Natriumdefizitausgl.)	NaCl 0,9% →71	i.v. unter Bilanzierung
	Flüssigkeits-Restriktion		

Wasserüberschuss (l) = (1−Na_{ist}/Na_{soll}) x 0,6 x kg

T 6.2.3 Hypertone Hyperhydratation

	Benzothiadiazindiuretika (ren. Flüssig.- und NaCl-Verl.)	Hydrochlorothiazid (Esidrix, HCT) →61	1 x 12,5–50mg/d p.o.
evtl.	Ultimo ratio: Hämodialyse-/filtration		

Ödemausschwemmung

T 6.3 Ödemausschwemmung

	Low-dose Heparinisierung (niedermolekular; Thromboseprophylaxe)	**Nadroparin** (Fraxiparin) →80 **Dalteparin** (Fragmin P) →79	1 x 2850 IE/d s.c. oder 0,3ml 1 x 2500IE/d s.c. oder 0,2ml
	Schleifendiuretikum (Volumenentlastung)	**Furosemid** (Furorese, Furanthril, Hydrorapid, Lasix) →60	initial 20–40mg i.v., dann nach Wirk., max. effektive ED: 120mg i.v.; bei chron. Niereninsuff: bis 240mg i.v.; bei akutem Nierenversagen: bis 500mg i.v. oder kontin. Infusion 20–80mg/h
		Torasemid (Unat, Torem) →60	initial 10–20mg, dann nach Wirkung
evtl. plus	**Aldosteronantagonist** (Volumenentlastung)	**Spironolacton** (Aldactone, Aldopur, Aquareduct, Osyrol, Verospiron) →62	d 1–5: 2–4 x 50–100mg, dann: 1–2 x 50–100mg p.o.

T 6.4 Hypokaliämie

T 6.4.1 Leicht

evtl.	**Kaliumpräparat** (Substitution)	**Kalium** (Kalinor-Brausetbl.) →69	1–2 Tbl. (40–80mmol)/d p.o. (40mmol ⇒ ca. K^+ 0,3mmol/l↑)

T 6.4.2 Schwer

	Kaliumchloridlösung (Substitution)	**KCl 7,45%** (1ml = 1mmol) →69	20–40ml in 1l isotoner Lsg. bei 10–20mmol/h, max. 100–200 mmol/d (K^+: <3mmol/l mind. 200mmol, K^+: 3–4mmol mind. 100mmol)

T 6.5 Hyperkaliämie

T 6.5.1 Leicht (selten therapiebedürftig)

	Kationenaustauscher (Na^+; Kaliumentzug)	**Polysulfonsäure** (Resonium) →70	3–4 x 15g/d p.o. (b. Bed.)

T 6.5.2 Schwer (>6mmol/l oder EKG-Veränderungen)

	Kationenaustauscher (Ca^+; Kaliumentzug)	**Polysulfonsäure** (Calcium-Resonium) →70	30g in 200ml Glu 10% rect. alle 8 h (b. Bed.), altern.: peroral o. über Magensonde 15 g 3x/d
oder	**Redistribution** (Kaliumentzug, EZR)	**Glukose 20% + Altinsulin**	200ml + 20IE i.v. über 20 min (b. Bed.)
oder	**Puffer** (Azidosetherapie)	**Natriumhydrogencarbonat 8,4%** (100ml = 100mmol HCO_3^-) →74	BE x 0,3 x kg = mmol, max. 1,5mmol/kg/h i.v. (b. Bed.)
oder	**Membranantagonismus** (Kaliumwirkungshemmung)	**Kalziumglukonat 10%** (10ml = 2,3mmol Ca) →69	2,3–4,5mmol langs. i.v. *Cave:* digitalisierte Pat.

T 6 Stoffwechsel, Endokrinologie – T

oder	**Schleifendiuretikum** (Kaliumexkretion)	**Furosemid** (Diurapid, Furorese, Furanthril, Hydro-rapid, Lasix) →60	40–80mg i.v. (b. Bed.)
		Torasemid (Unat, Torem) →60	20–40mg i.v. (b. Bd.)
oder evtl.	**Beta-2-Sympathomimetikum** (Kaliumentzug)	**Salbutamol** (Salbulair) →89	10mg per inhalationem oder 0,5mg i.v. langsam in 15 min als Kurzinfusion (b. Bed.)
evtl. plus	**Isotone NaCl-Lösung** (Volumenersatz)	**NaCl 0,9%** →71	i.v. nach ZVD (b. Bed.)
ultima ratio	**Hämodialyse/-filtration**		

T 6.6 Hypokalziämie

Cave: vor Therapie einer Hypokalziämie Ausschluss einer Hypoalbuminämie

T 6.6.1 Leicht

	→69Kalziumpräparat (Substitution)	**Kalzium** (Calcium-Sandoz Brausetbl.)	700–2000mg/d p.o. (b. Bed.)
evtl. plus	**Vitamin D3**	**Calcitriol** (Rocatrol) →76	initial: 0,25µg p.o. jd. 2.d, dann: 2–3 x 0,25µg/Wo (b. Bed.)
oder	**Vitamin D** (zum langsameren Ca$^+$Anstieg bzw. Dauertherapie)	**Colecalciferol** (Vigantoletten) →76	20000–100000IE/d

T 6.6.2 Akute hypokalzämische Krise

	Kalziumpräparat (Substitution)	**Kalziumglukonat 10%** (10ml = 2,3mmol) →69	initial: 2,3–4,5mmol langs. i.v., dann: in Gluc. 5% als Inf. **Cave:** digitalisierte Patienten
evtl.	**Magnesiumpräparat** (Substitution)	**Mg-sulfat 10%** →69	20ml (8mmol) in 100ml Gluc. 5% über 15 min i.v., dann 10mmol/d Dauerinf. (b. Bed.)

T 6.7 Hyperkalziämie

T 6.7.1 Leicht

evtl.	**Isotone NaCl-Lösung** (Rehydratation)	**NaCl 0,9%** →71	1–2l i.v.
evtl.	**Schleifendiuretikum** (Kalziumexkretion)	**Furosemid** (Furorese, Furanthril, Hydro-rapid, Lasix) →60	40–80mg i.v.

T 6.7.2 Hyperkalzämische Krise

	Isotone NaCl-Lösung (Rehydratation)	**NaCl 0,9%** →71	1–2l i.v., max. 10l/24 h nach Bilanz (forcierte Diurese)
evtl.	**Schleifendiuretikum** (Kalziumexkretion)	**Furosemid** (Furorese, Furanthril, Hydro-rapid, Lasix) →60	40–80mg i.v., max. 1000mg

Hypomagnesiämie

evtl.	Kaliumchloridlösung (Substitution)	KCl 7,45% (1ml = 1mmol) →69	*20–40ml in 1l isotoner Lsg. bei 10–20mmol/h, max. 100–200mmol/d (b. Bed.)*
evtl.	Hormon (Osteoklastenhemmung)	Calcitonin (Calsynar, Casalm, Cibacalcin, Karil, Osteostabil) →123	*initial: 3–4IE/kg langs. i.v., dann: 4 IE/kg/d s.c. (nur wenige d wirksam)*
	Biphosphonat (Osteoklastenhemmung, v.a. bei tumorassoziierten Hyperkalzämien)	Clodronsäure (Bonefos, Ostac) →122	*300mg/d über mind. 2h i.v.*
		Pamidronsäure (Aredia) →122	*90mg i.v. Kurzinf.*
		Zoledronat (Zometa) →122	*4mg i.v. Kurzinfusion*
evtl.	Glukokortikosteroid (Resorptions-/Mobilisationshemmung)	Prednison (Decortin, Rectodelt) →110	*0,5–1mg/kg/d*

T 6.8 Hypomagnesiämie

T 6.8.1 Leicht

evtl.	Magnesiumpräparat (Substitution)	Magnesiumhydrogen-phosphat/-citrat →69	*3 x 4 Tbl./d p.o. (10–30mmol/d)*

T 6.8.2 Akut symptomatisch

	Magnesiumpräparat (Substitution)	Mg-sulfat 10% →69	*20ml (8mmol) in 100ml Glu. 5% über 15 min i.v., dann 10mmol/d Dauerinf., max. 50–100mmol/d*

T 6.9 Hypermagnesiämie

oder	Membranantagonist (Mg-Wirkungshemmung)	Kalziumglukonat 10% (10ml = 2,3mmol Ca) →69	*2,3–4,5mmol langs. i.v.*
oder	Schleifendiuretikum (Magnesiumexkretion)	Furosemid (Furorese, Furanthril, Hydro-rapid, Lasix) →60	*40–80mg i.v.*
evtl. plus	Isotone NaCl-Lösung (Volumenersatz)	NaCl 0,9% →71	*i.v. nach ZVD*

T 6.10 Metabolische Azidose

T 6.10.1 Chronisch

evtl.	Puffer (pH-Neutralisation)	Zitrat	*initial: 2 x 5g/d p.o. dann: 2 x 2,5g/d p.o. (auf Dauer)*
		Natriumhydrogencarbonat →74	*30–100mmol/d p.o. (auf Dauer)*

T 6.10.2 Akut (pH < 7.2 oder HCO₃ < 15mmol/l)

Vorrangig: Therapie der Ursache der Azidose

	Puffer (pH-Neutralisation)	Natriumhydrogencarbonat 8,4% (100ml = 100mmol HCO₃⁻) →74	*BE x 0,3 x kg = mmol, max. 1,5mmol/kg/d i.v., bzw. max. 50% des Defizits (nach pH)*

T 6.11 Metabolische Alkalose

T 6.11.1 Leicht-hypochlorämisch

	Isotone NaCl-Lösung (Substitution)	NaCl 0,9% →71	1–2 l i.v. (nach pH)
		NaCl wirksam nur bei chloridsensiblen Formen, nicht beim Mineralokortikoidexzess	
evtl.	Kaliumchloridlösung (Substitution)	KCl 7,45% (1 ml = 1 mmol) →69	20–40 ml in 1 l isotoner Lsg. bei 10–20 mmol/h, max. 100–200 mmol/d (nach pH)

T 6.11.2 Schwer

evtl.	Säureäquivalent (pH-Neutralisation)	Argininhydrochlorid →75	BE x 0,3 x kg = mmol, max. 20 mmol/h i.v. bzw. max. 50% des Defizits, Verdünnung erforderlich (nach pH)
		Salzsäure →75	BE x 0,3 x kg = mmol, max. 0,25 mmol/kg/h i.v. bzw. max. 50% des Defizits, Verdünnung erforderlich (nach pH)

T 6.12 Respiratorische Azidose

evtl.	Verbesserung der Ventilation und/oder Sauerstoff (Hypoxämiebehebung)	Beatmung z.B. nicht-invasiv	0,5–1 l/min Nasensonde **Cave:** Atemdepression
	CO_2 Folge einer Hypoventilation ⇒ resp. Azidose ⇒ alleinige O_2-Gabe senkt den Atemantrieb		

T 6.13 Respiratorische Alkalose

	Erstmaßnahmen: Beruhigung, evtl. O_2-Gabe (niedriges CO_2 durch Hyperventilation bei Sauerstoffmangel ⇒ Bedarfshyperventilation)		
evtl.	Benzodiazepin	Midazolam (Dormicum) →212	1–5 mg i.v. (einmalig)

T 6.14 Diabetes mellitus

T 6.14.1 Typ-1-Diabetes mellitus

Konventionelle Insulintherapie (starre Insulingaben)

z.B.	Intermediärinsulin (Glukoseaufnahme ↑, anaboler Stoffwechsel ↑, katabol. Stoffwechsel ↓)	Intermediärinsulin oder Kombinationsinsulin (Actraphane30/70) →119	2/3 des Bedarfs morgens, 1/3 abends (z.B. Komb. 2/3 Intermediär-+ 1/3 Normalinsulin) (Schema fast obsolet)

Diabetes mellitus

Intensivierte Insulintherapie (Basis-Bolus-Prinzip)[67] (Spezialist hinzuziehen)

z.B.	**Basisbedarf über Verzögerungsinsulin gedeckt, zu den Mahlzeiten individuell Altinsulin** (Substitution)	Depot-H-Insulin + Altinsulin	*Normalinsulin: Verteilung entspr. der BE gemäß circadianer Rhythmik: morgens 2,3IE/BE, mittags 1IE/BE, abends 1,5IE/BE*
			Verzögerungsinsulin: 50% der Gesamtdosis: davon 50% z. Nacht, restliche 50% zu 30% am Morgen u. zu 70% mittags
	Dosierung gemäß circadianer Rhythmik: Insulinbedarf morgens hoch, abends geringer, mittags u. von 0–4 Uhr niedrig; **N**=Altinsulin, **V**=Verzögerungsinsulin: NPH morgens N>V, mittags N<V, abends N, nachts 22–23 Uhr V		
	Kurzwirksame Insulinanaloga[68]**; monomeres Insulinanalogon** (Vertausch 2er Aminosäuren ⇒ Dissoziation in Monomere n. s.c. Inj. od. veränderte Ladung durch Aminosäuren-Austausch)	Insulin lispro (Humalog) →118	*Wirkmax. 1 h nach Inj., kein Spritz-Ess-Abstand*
	Langwirksame Insulinanaloga Insulin Glargin[69] veränderte Zusammensetzung ⇒ Präzipitation des Insulins Glargin im neutralen pH-Wert des subcutanen Gewebes ⇒ verzögerte Freisetzung in die Zirkulation	Insulin Glargin (Lantus) →119	*Inj. gegen 22 Uhr – Wirkdauer über ca. 24 h, annähernd konstante Absorptionsrate; vorteilhaft bei abendlicher Gabe bei Typ I Diabetikern: weniger nächtliche Hypoglykämien*

Coma diabeticum[70] (Intensivstation, Spezialist hinzuziehen!)

	Isotone NaCl-Lösung (Volumen + Elektrolytsubstit.)	NaCl 0.9% (bei Na >150mmol/l ⇒ 0,45%) →71	*1. Stunde 1l, dann in 6h lang 500ml/h, dann 4 h à 250ml/h*
plus	**Insulin** (Substitution)	Altinsulin →117	*0,1IE/kg/h über Perf. oder 5–10IE s.c. alle 2 h, ab ca. 250mg/dl BZ + Glukose 5%*
evtl.	**KCl-Lösung** (Substitution)	KCl 7.45% (1ml = 1mmol) →69	*Serum K⁺ < 3,3mmol/l ⇒ Insulin pausieren + 40mmol/h (2/3 KCL + 1/3 KPO₄) bis K⁺ ≥3,3mmol/l; Serum K⁺ > 5mmol/l ⇒ Kontrolle alle 2 h Serum K⁺ ≥ 3,3mmol/l und < 5mmol/l ⇒ 20–30mmol/l pro Liter i.v. Flüssigkeit*
evtl.	**Puffer** (Azidosetherapie, pH-Neutralisation)	Natriumhydrogencarbonat 8.4% (100ml = 100mmol HCO$_3^-$) →74	*pH < 6,9 ⇒ 100mmol HCO$_3^-$ über 2 h; pH ≤ 6,9–7 ⇒ 50mmol HCO$_3^-$ über 1 h pH 7 kein Ausgleich notwendig*

evtl.	Phosphat (Substitution)	Kaliumphosphat →69	20-30mmol HPO⁴ bei Serum Phosphat < 1mg/dl sowie Patienten mit Herzinsuffizienz, resp. Insuffizienz + Anaemie
evtl.	Low-dose Heparinisierung (niedermolek.; Thrombosepr.)	Nadroparin (Fraxiparin) →80	1 x 2850 IE s.c. (b. Bed.)

Hypoglykämisches Koma[71]

	Glukose (Substitution)	Glukose 40%, dann Glukose 5% →72	20-50ml 40% i.v., dann 5% (bis BZ 200mg/dl)
evtl.	Antihypoglykämikum (hepat. Glykogenolyse ↑, Gluconeogenese ↑ ⇒ BZ ↑)	Glucagon (GlucaGen) →120	0,5-1 mg s.c., i.m., i.v.

T 6.14.2 Typ-2-Diabetes mellitus

1. Glucosidasehemmer (wenn Diät nicht ausreichend)[73]

	Glucosidase-Hemmer (intestinale Glucosefreisetzung ↓)	Acarbose (Glucobay) →117	3 x 50-200mg/d p.o. einschleichend, Dosissteigerung frühestens nach 10d

Cave: schlechte Compliance wg. NW; kombinierbar mit Sulfonylharnstoffen, Metformin, Glitazonen, Gliniden und Insulin, Beeinflussung klinischer Endpunkte nicht untersucht

2. Biguanid (wenn Diät nicht ausreichend)[73]

	Biguanid (Glukoseaufnahme in die Zelle ↑, Hemmung der Gluconeogenese in der Leber, Förderung des Glukosetransportes in Muskel und Fettgewebe)	Metformin (Diabetase, Glucophage, Mescorit, Mediabet, Siofor) →117	500-1500mg morgens p.o., max. 2500mg/d (in 3 Einzeldosen); 1. Wahl für adipösen Typ 2 D.m.[74] **Cave:** umfangreiche KI wegen d. Risikos letaler Laktazidosen

3. Sulfonylharnstoffe und andere Sekretagoga

	Sulfonylharnstoffe[75, 76] (Blockade von ATP-abhängigen K-Kanälen, Insulinfreisetzung aus Pankreas-Beta-Zellen ↑)	Glibenclamid (Azuglucon, Duraglucon, Euglucon N, Glibenhexal, Glukovital, Maninil) →115	1,75-7mg morgens, max. 10,5mg/d (7-0-3.5)
		UW: Gewichtszunahme, Wirksamkeit lässt im Behandlungsverlauf nach. Mortalität b. Komb. v. Glibenclamid u. Metformin wahrscheinlich erhöht (5-8%/Jahr) VUPDS: 25% Redukt. mikrovaskulärer Diabetes-Kompl. **Cave:** nicht > 65 J: schwere protrahierte Hypoglykämien; **Cave:** Therapiepause bei instabiler AP, vor PTCA, hochakutem Myokardinfarkt - vorübergehende Insulintherapie	
		Glimepirid (Amaryl)	1-4mg/d morgens; max. 6mg/d
oder	Glinide (Neue Insulin Sekretagoga, abgeleitet von der Aminos. Phenylalanin. Wm. s. Sulfonylharnstoff, kurze Wirkdauer ⇒ Gabe praeprandial)	Repaglinid (Novonorm) →115	bis 3 x 4mg, max. Tagesdosis 16mg (vor den Mahlzeiten) Wirkung auf Blutglukose, HbA1c belegt, nicht ausreichend zur Risikoreduktion klinischer Endpunkte

Diabetes mellitus

4. Insulinsensitizer		
oder	Thiazolidindione "Insulinsensitizer" (Bindung an Peroxisomen-Proliferator-Activated-Rezeptor, der als Transkriptionsfaktor u.a. die Expression des insulinabhängig wirkenden Glukosetransporters Glut-4 steigert)	Rosiglitazon (Avandia) →116	4–8mg/d p.o. (volle Wirksamkeit erst nach 6–8 Wo) zugelassen nur in Kombination mit Metformin, oder bei Unverträglichkeit mit Sulfonylharnstoffen. Gabe bei HI u. Komb. mit Insulin ist kontraind. klinischer Stellenwert noch unklar, Unbedenklichkeit noch nicht gegeben
		Zugelassen nur in Kombination mit Metformin oder bei Unverträglichkeit mit Sulfonylharnstoffen. KI bei HI u. in Komb. mit Insulin; klinischer Stellenwert noch unklar, Unbedenklichkeit noch nicht gegeben	
		Pioglitazon (Actos)	15–45mg/d p.o. max. Tagesdosis 30mg Cave: Hepatotoxizität[77]

5. Kombinationstherapie (Medikament, das die Insulinsekretion steigert und ein nicht insulinotropes Medikament) [78]

6. Kombinationstherapie (Insulin + Metformin oder Sulfonylharnstoff)

Insulin (Glukoseaufnahme ↑, anaboler Stoffwechsel ↑, katabol. Stoffwechsel ↓)	Basal-H-Insulin Verzögerungsprinzip NPH (Neutral Protein Hagedorn) →118	NPH (Basal) Insulin vor dem zu Bett gehen, ggf. 2. Insulininjektion morgens

7. Alleinige Insulinth. (wenn 28IE in Komb. mit Sulfonylharnstoffen unzureichend). Bei akutem Herzinfarkt: Insulinth. zur Senkung des BZ verringert die Mortalität im Vgl. zur Fortsetzung der Th. mit oralen Antidiabetika [79]

Intermediärinsulin (Glukoseaufnahme ↑, anaboler Stoffwechsel ↑, kataboler Stoffwechsel ↓)	Normal →118/NPH →118, Mischinsulin →119	morgens 0,14–0,24IE kg/KG, abends 0,07–0,12IE kg/KG; bzw. je n. BZ-Profil, Nachteil: starres Schema. Intensivierte Insulinth.: Praeprandiale Gabe von Normalinsulin zu den Mahlzeiten. Startgesamtdosis = Nüchternblutgluk. x 0,2, aufzuteilen in 3 Altinsulindosierungen vor den Mahlzeiten im Verhältnis 3:1:2 pro BE mehr I.E. Morgens 2 IE. Bei erhöhten Nüchtern-BZ-Werten zusätzl. zur Nacht NPH Insulin od. Metformin-Th.

T 6.14.3 Hyperosmolares Koma [80]

	Isotone NaCl-Lösung (Volumen + Elektrolytsubstitution)	NaCl 0.9% oder 0.45% →71	Serum Na$^+$ hoch ⇒ 0,45% NaCl (4–14ml/kg/h je nach Hydratation) Serum NaCl normal ⇒ 0,45% NaCl (4–14ml/kg/h) Serum Na+ niedrig ⇒ 0,9% NaCl (4–14ml/kg/h)
plus	**Insulin** (Substitution)	Altinsulin →118	0,15IE/kg als Bolus 0,1IE/kg über Perf. bei Serumglukose 300mg/dl ⇒ 5% Glukoselösung + 4,5% NaCl + Insulin 0,05–0,1kg/h über Perf., Ziel: Blutglukose 250–300mg/dl bis Plasmaosmolarität ≤ 315mosm/kg
evtl.	**KCl-Lösung** (Substitution)	KCl 7.45% (1ml = 1mmol) →69	Serum K$^+$ < 3,3mmol/l ⇒ Insulin pausieren + 40mmol/l (2/3 KCl + 1/3 KPO^4) bis K$^+$ ≥3,3mmol/l, Serum K$^+$ > 5mmol/l ⇒ Kontrolle alle 2 h Serum K$^+$ ≥ 3,3mmol/l und < 5mmol/l ⇒ 20–30mmol/L pro Liter i.v. Flüssigkeit

[67] Renner R. Individualisierte Insulininjektionstherapie des Typ 1 Diabetes mellitus, Med Klin, 92 (1997) 23–28 (Suppl), Fanelli CG, Administration of Neutral Protamine Hagedorn Insulin at Bedtime versus with Dinner in Type 1 Diabetes Mellitus to Avoid Nocturnal Hypoglycemia and Improve Control, Ann Inter Med, 2002;136:504–514

[68] Lenert M. Kurz- und langwirksame Insulinanaloga, Internist 2001 (Suppl1 42: S29–S42), Bolli GB, Clinical strategies for controlling peaks a. valleys: type 1 Diabetes, Int J Clin Pract Suppl, 2002;129:65–74

[69] Yki Järvinen. Combination therapies with insulin in type 2 Diabetes, Diabetes Care, 2001,24:758–767

[70] American Diabetes Association, Hyperglycemic Crises in Patients with Diabetes mellitus, Diabetes care Vol 25, Suppl. 1, Jan 2002

[71] Service FJ, Hypoglycemic disorders, N Eng J Med, 1995, 332, 1144–52

[72] Nat. Versorgungsleitlinie Diab. mell. Typ 2, korrigierte Version vom 1.4.2003. Hrsg: Bundesärztekammer, Arzneimittelkommision der dt. Ärzteschaft, dt. Diabetes Gesellschaft et al.

[73] UK Prospective Diabetes Study Group, Effect of intensive blood-glucose control with metformin on complications in overweight patients with type 2 diabetes, UKPDS 34, Lancet, 1998, 352, 854–65

[74] A.E. Pontiroli, EMEA extends indications for metformin. A decision that relies on evidence based medicine, Acta Diabetolog. (2001) 38: 151–162

[75] UK Prospective Diabetes Study Group, Intensive blood-glucose control with sulphonylureas or insulin compared with conventional treatment and risk of complications in patients with type 2 diabetes, UKPDS 33, Lancet, 1998, 352, 837–53

[76] Mehnert H, Typ 2 Diabetes, Internist, 1998, 39, 381–397

[77] Arzneimittelkommission der dt. Ärzteschaft, Dt. Ärzteblatt 98; 30 S. 1715 7/2001

[78] Internist 42 Suppl 1 4/2001

[79] Nationale Versorgungsleitlinie Diabetes mellitus Typ 2

[80] American Diabetes Association, Hyperglycemic Crises in Patients with Diabetes mellitus, Diabetes care Vol 25, Suppl. 1, Jan 2002

Hyperlipoproteinämien

T 6.15 Hyperlipoproteinämien

T 6.15.1 Hypercholesterinämie (familiär/polygen) [81]

1.	**HMG-CoA-Reduktase-hemmer** (intrazelluläre Cholesterinsynthese ↓ LDL-Rezeptorzahl ↑ ⇒ Serum LDL ↓)	Simvastatin (Denan, Zocor) →113 Pravastatin (Mevalotin, Pravasin) →113	5–40mg abends Therapie im Rahmen einer Sekundär-prävention durch große Studien gut gesichert
2.	**Anionenaustauscher** (Gallensäurebindung im Darm ⇒ Gallensäureproduktion aus Cholesterin ↑ ⇒ hepat. LDL-Aufnahme ↑ ⇒ LDL ↓, HDL ↑)	Colestyramin (Lipocol, Quantalan) →114	4–32 g/d p.o. in 2 Dosen einschleichend **Cave:** ausr. Einnahme-abstand zu anderen Medikamenten (z.B. Marcumar, Schilddrüsenhormon, Digitalis)
evtl. in Kom. mit 1. und 2.	→114 **Nikotinsäurederivat** (Triglyceridlipaseakt. ↓, Lipoproteinlipaseakt. ↑ ⇒ Triglyceride ↓, Cholesterin ↓, Oxidierbarkeit von LDL ↓)	Nicotinylalkohol (Radecol)	150mg 2/d p.o. bis zu 900–1500mg/d (Steigerung wöchentlich)
	Reservemedikation bei sonst schwer einstellbarer Dyslipoproteinämie. **Cave:** Myopathie in Kombination mit HMG-CoA-Reduktasehemmern		

T 6.15.2 Kombinierte Hyperlipidämie [81]

Familiär kombinierte Hyperlipidämie

1.	**HMG-CoA-Reduktase-hemmer** (intrazelluläre Cholesterinsynthese ↓ LDL-Rezeptorzahl ↑ ⇒ Serum LDL ↓)	Simvastatin (Denan, Zocor) →113 Pravastatin (Mevalotin, Pravasin) →113	5–40mg abends Therapie im Rahmen einer Sekundär-prävention durch große Studien gut gesichert
	Bei deutlicher Hypertriglyceridämie Fibrate (Lipoproteinlipase-aktivität ↑ ⇒ LDL ↓, HDL ↑, Triglyceride ↓)	Bezafibrat (Cedur) →112	3 x 200mg/7d p.o., 1 x 400mg ret./d p.o. (Dosis an red. Nierenfunktion anpassen)
		Cave: Myopathie bei Kombination mit HMG-CoA-Reduktasehemmern, günstige Beeinflussung der kardiovask. Letalität oder Gesamtlet. nicht gesichert	

Typ III (Remnant, IDL), Hyperlipoproteinämie, Fibrate (s.o.)

	Fibrate (Lipoproteinlipase-aktivität ↑ ⇒ LDL ↓, HDL ↑, Triglyceride ↓)	Bezafibrat (Cedur) →112	3 x 200mg/7d p.o., 1 x 400 mg ret./d p.o. (Dosis an red. Nierenfunktion anpassen)
		Cave: Myopathie bei Kombination mit HMG-CoA-Reduktasehemmern Günstige Beeinflussung der kardiovask. Letalität oder Gesamtletalität nicht gesichert	

T 6.15.3 Hypertriglyzeridämie [81]

Familiäre Hypertriglyzeridämie

	Fibrate (Th. der 2. Wahl) (Lipoproteinlipaseakt. ↑ ⇒ LDL ↓, HDL ↑, Triglyceride ↓)	Bezafibrat (Cedur) →112	Therapie der 1. Wahl: Ernährungsumstellung 3 x 200 mg/7d p.o., 1 x 400 mg/d (ret.) p.o. (Dosis an red. Nierenfunkt. anpassen)
		Cave: Myopathie bei Kombination mit HMG-CoA-Reduktasehemmern Günstige Beeinflussung der kardiovask. Letalität oder Gesamtletalität nicht gesichert	
evtl.	→114 Nicotinsäurederivat (Triglyceridlipaseakt. ↓, Lipoproteinlipaseakt. ↑ ⇒ Triglyceride ↓, Cholesterin ↓, Oxidierbarkeit von LDL ↓)	Nicotinylalkohol (Radecol)	150mg 2/d p.o. bis zu 900-1500mg/d (Steigerung wöchentlich)
		Reservemed. bei sonst schwer einstellbarer Dyslipoproteinämie, **Cave:** Myopathie in Kombination mit HMG-CoA-Reduktasehemmern	

Chylomikronämie Syndrom

	Mittelkettige Fettsäuren	(Ceres)	Restriktion langkettiger FS zugunst. mittelkettig. FS, Therapie der 1. Wahl Therapie 2. Wahl: versch. Nikotinsäureder., Fibrate, langkettige Omega-3- Fettsäuren (6-12g/d)

[81] Empfehlungen zur Therapie von Fettstoffwechselstörungen: Hrsg: Lasek R., Müller Oeringhausen, Arzneimittelkommision der deutschen Ärzteschaft, 7.1999

T 6.16 Hyperurikämie, Gicht

T 6.16.1 Intervall-Therapie [82]

	Basistherapie: purinarme Kost meiden: Alkohol, Forelle, Hering, Kabeljau, Sardellen, Sardinen, Schellfisch, Muscheln, Leber, Niere, roher Schinken		
Mittel der Wahl	Urikostatikum (Xanthinoxidase- hemmung ⇒ Harnsäurebildung ↓)	Allopurinol (Cellidrin, Foligan, Remid, Uripurinol, Urosin, Zyloric) →111	1 x 100-300mg/d p.o (HS i.S.< 6mg/dl); bei Crea- Clearance< 20ml/min: Dosis auf 100mg verringern
	Urikosurikum (tubuläre Harnsäurerück- resorption ↓)	Benzbromaron (Narcaricin) →111	1 x 50-100mg/d p.o.; in ersten 6 Therapiemonaten Leberwerte kontrollieren
evtl.	Harnalkalisierung (Harnsäurelöslichkeit ↑)	Ka^+-Na^+- Hydrogencitrat →240	4 x 2,5g/d p.o. je nach Urin-pH, pH- Ziel 6,5-7,5

Porphyrien

T 6.16.2 Gichtanfall [83, 84]

	Cyclooxygenasehemmer (antiphlogistisch, analgetisch, antipyretisch)	Indometacin (Indo-Phlogont) →102	2-3 x 25-50mg/d p.o., 1-2 x 75mg/d (ret.) p.o., 1-2 x 50-100mg/d rect.
	Selekti. Cycloox.-2-Inh.	Etoricoxib →103 (Arcoxia) [85]	120mg p.o. 1x/d
	Spindelgift (Uratkristallphago-zytose ↓ ⇒ Entzündungs- mediatorfreisetzung ↓)	Colchicin (Colchicum-Dispert, Colchysat) →111	Reservemedikation: 1mg p.o., max. 8mg/d in den erst. 4 h stündl. 1mg p.o., dann jede 2. Stunde 0,5-1mg p.o. Cave: haemorrhagische Enteritis

Unterstützende Maßnahmen: milde Kühlung (feuchte Gaze Verdunstungshilfe)

[82] Emmerson BT, The management of gout, N Eng J Med, 1996, 334, 445–51 / Gout and hyperuricemia, Wortman R. Current Opinion in Rheumatology 2002; 14: 281–286
[83] Shrestha M, Randomized double blind comparison of the analgesic efficacy of i.m. ketordac and oral indomethacin in the treatment of acute gouty arthritis, Ann Emerg Med, 1995, 26, 682–86
[84] Kim Y, A Literature review of the Epidemiology and treatment of Acute Gout, Clin Therap, 2003, 25:1593–1617
[85] Randomized double blind trial of etoricoxib and indomethacin in treatment of acute gouty arthritis, Schumacher R. et al., BMJ 2002; 324: 1488–92

T 6.17 Porphyrien

T 6.17.1 Akute intermittierende Porphyrie (akut hepatische) [86, 87] (Spezialist hinzuziehen!)

	Delta-Aminolävulin- säureaktivität ↓ (Delta-Aminolävulinsäure ↓, Porphobilinogen ↓)	Glukose 20% →72	2l/d i.v.
plus	Delta-Aminolävulin- säureaktivität ↓ (Delta-Aminolävulinsäure ↓, Porphobilinogen ↓)	Hämarginat	3mg/kg/d als Kurzinf. über 15 min (4 d)
plus	Schleifendiuretikum (forcierte Diurese)	Furosemid (Diurapid, Furo, Furorese, Furanthril, Fusid, Hydro-rapid, Lasix) →60	40-80mg/d i.v.
evtl.	Neuroleptikum (Sedation)	Chlorpromazin (Propafenin) →207	3 x 25-50mg/d p.o., 3 x 25-50mg/d i.m., i.v. n. Verd. mit NaCl
evtl.	Betablocker (HZV ↓ neg. chronotrop, neg. inotrop, zentrale Sympathikusaktivität ↓)	Propranolol Indobloc, Obsidan) →52	2-3 x 40-80mg/d p.o., 1 x 1mg/d langs. i.v., max. 10mg i.v. (b. Bed.)
evtl.	Parasympatholytikum (Spasmolyse)	N-Butylscopolamin (Buscopan) →105	3-5 x 10-20mg/d p.o., bis 5 x 20mg langs. i.v. (b. Bed.)
evtl.	Opioid (Analgesie)	Pethidin (Dolantin) →98	bis 4 x 25-100mg p.o., rect. oder bis 4 x 25-100mg langs. i.v., max. 500mg/d (b. Bed.)

T 6 Stoffwechsel, Endokrinologie – T

T 6.17.2 Porphyria cutanea tarda (chronische hepatische) [88]

Aminochinolin-Derivat (Bildung von Chloroquin Porphyrinkomplexen ⇒ renale Elimination)	Chloroquin (Resochin, Weimerquin) →107	2 x 125mg/Wo (8–12 Mo)

T 6.17.3 Protoporphyrie (erythropoetisch/erythrohepatisch) [89]

Provitamin A	Betacaroten (Carotaben, Carotana, Carotinora)	60–80mg/d; Carotenspiegel i. S. mind. 600 g/dl, Spiegelkontrolle
Topisch aplizierbare Lichtschutzpräparate mit hohem Lichtschutzfaktor (LSF > 30)		

[86] Elder G, The acute porphyrias, Lancet, 1997, 349, 1613–161
[87] Badminton MN, Management of acute and cutaneous porphyrias, Int J Clin Pract, 2002, 56:272-8
[88] MMalina L, Treatment of chronic hepatic porphyria, Photodermatol, 1986, 3, 113–21
[89] Gutiérrez PP, et al. Diagnostik und Therapie der Porphyrien: Eine interdisziplinäre Herausforderung. Dtsch Arztebl 2004;101(18):A 1250–1255.

T 6.18 Osteoporose

	→69 Kalziumpräparat[90] (Substitution)	Kalzium (Calcium-Sandoz Brausetbl.)	500–1000mg/d p.o. 1500mg/d p.o. für alle Frauen < 65J und alle Frauen in der Menopause ohne Hormonersatztherapie Optimal: Kalziumzufuhr über Diät, Kalziumprä-parate nur supplementär
	Hormon[92] (vorwiegend analgetisch, Osteoklastenhemmung)	Calcitonin (Calsynar, Casalm, Cibacalcin, Karil, Osteostabil) →123	100IE s.c., i.m. oder 200IE intranasal über 1–2 J (Reservemedikation)
plus	Vitamin D[90] (Kalziumresorption ↑)	Vit D3 Cholecalciferol (Vigantoletten) →76	1000–2000IE/d p.o. in Kombination mit Calcium
evtl.	Biphosphonat[96] (Osteoklastenhemmung)	Alendronsäure (Fosamax) →122	1 x 10mg/d p.o. (30 min vor Frühstück), optimale Dauer: 3–5 Jahre, dann weiter je n. Klinik, Gabe 1/Wo möglich (70mg)
oder evtl.	Biphosphonat[93] (Osteoklastenhemmung)	Etidronsäure (Didronel, Diphos, Etidronat) →122	400mg/d über 14 d, dann 1g/d Kalzium über 11 Wo (Zykluswdh. alle 3 Monate)
Reservetherapie bei Unverträglichkeit/Kontraindikation			
oder	Biphosphonat (Osteoklastenhemmung)	Risedronsäure (Actonel) →122	1 x 5mg/d p.o., 1500mg/d p.o. (30 min vor Frühstück), Gabe 1/Woche (35mg) möglich

Osteoporose

T 6.18.1 Bei Patientinnen nach dem Klimakterium

	→69 Kalziumpräparat (Substitution)	**Kalzium** (Calcium-Sandoz Brausetbl.)	500-1000mg/d p.o. 1500mg/d p.o. für alle Frauen < 65J und alle Frauen in der Menopause ohne Hormonersatztherapie Optimal: Kalziumzufuhr über Diät, Kalziumpräparate nur supplementär
evtl.	Vitamin D[90] (Kalziumresorption ↑)	**Vit D3 Cholecalciferol** (Vigantoletten) →76	800IE/d p.o. bei hospitalisierten und/oder in ihrer Mobilität eingeschränkten Frauen über 65 J.; *Cave: Nephrolithiasis*
evtl.	Biphosphonat[93, 96] (Osteoklastenhemmung) Therapie der 1. Wahl	**Alendronsäure** (Fosamax) →122	1 x 10mg/d p.o. (30 min vor Frühstück) (optimale Dauer: 3-5 Jahre, d) Gabe 1/Wo möglich
	Biphosphonat (Osteoklastenhemmung)	**Risedronsäure** (Actonel) →122	1 x 5mg p.o. oder Gabe 1/Woche 35mg

Postmenopausale Hormontherapie: Eine Hormontherapie zur Primärprophylaxe kann nicht generell empfohlen werden – eine sorgfältige Nutzen-Risiko-Abschätzung ist individuell durchzuführen.

	Estradiolvalerat[94]	**Estradiol (oral)** Progynova 1/2mg →241	1-2mg
	Konjugierte Östrogene[94]	**Konjugierte Östrogene** (Presomen) 0,3/0,6/1,25mg →241	0,3-1,25mg
	Estradiol[94]	**Estradiol (transdermal)** (Estraderm TTS) →241	50ng/24 h
		Estriol (Ovestin) →241	1mg
	→243 Östrogen-Gestagen-Kombination (Kalziumresorption ↑, Osteoblastenaktivität ↑)	**konjugiertes Östrogen + Gestagen**	0,6mg/d Östrogen + 2,5mg/d Medroxyprogesteron
plus in der 2. Zyklushälfte	Progesteronderivat[94]	**Medroxyprogesteron-acetat** (G-Farlutal) →242	5mg
	Progesteron[94] →242	**Utrogest 100mg**	200-300mg
evtl.	Selektive Östrogen-Rezeptor-Modulatoren (SERM)[95] (u. a. Aktivität ↑ des osteoanabolen Faktors in Osteoblasten)	**Raloxifen** (Evista) →244	60mg/d
evtl.	Cyclooxygenasehemmer (antiphlogistisch, antipyretisch, analgetisch)	**Diclofenac** (Allvoran, Arthrex, Duravolten, Diclac, Diclo, Effekton, Rewodina, Voltaren) →102	1-3 x 50mg/d p.o., rect., 1 x 100mg/d (ret.) p.o., 1 x 75mg/d i.m. (b. Bed.)

T 6 Stoffwechsel, Endokrinologie – T

evtl.	**Opioid**[97] (analgetisch, sediert, atemdepressiv, antitussiv, obstipierend)	**Tramadol** (Amadol, Tramadolor, Tramal, Tramundin) →100	bis 4 x 50–100mg/d p.o., i.v., i.m., s.c., 1–2 x 100–200mg/d ret. p.o. (b. Bed.)

[90] Konsensus-Leitlinien des Dachverbandes Osteologie 2003 http://lutherhaus.de/osteo/leitlinien-dvo/index.php
[91] Recker RR, Correcting calcium nutritional deficiency prevents spine fractures in elderly women, J Bone Miner Res, 1996, 11, 1961–6; + Gennari C, Calcium and Vitamin D nutrition and bone disease of the elderly, Pub Health Nutrition 4 (2B) 547–559, 2001
[92] Body J., Calcitonin for the long-term prevention and treatment of postmenopausal osteoporosis, Bone, Vol 30, Issue 5, Suppl 1, May 2002 pp 75–79
[93] Crannery A. et al., Etidronate for treating and preveting postmenopausal osteoporosis (Cochrane Review) In: The Cochrane Library Issue 2, 2002 Oxford Update software
[94] Management of postmenopausal osteoporosis: Position statement of the North American menopause Society, Menopause, Vol 9, Nr. 2, pp 84–101, Rymer J, making decisions about hormone replacement therapy, BMJ, 2003; 326:322–326
[95] Pfeilschifter J., Hormonsubstitution und SERM in der Prophylaxe und Therapie der postmenopausalen Osteoporose, 7/2001, Vol 30, pp 462–472
[96] Cranney A, Treatment of postmenopausal osteoporosis, BMJ, 2003; 327:355–6
[97] Bamighade T, Tramadol hydrochloride. An overview of current use, Hospital Medicine, 5/98, Vol 59, No 5, 373–76

T 6.19 Osteomalazie

[98]	→69 **Kalziumpräparat** (Subst.)	**Kalzium** (Calcium-Sandoz Brausetbl.)	1000–1500mg/d p.o.
evtl.	**Vitamin D** (Kalziumresorption ↑)	**Colecalciferol** (Ospur D3, Vigantol, Vigantoletten) →76	init.: 0,25µg p.o. jd. 2.d, dann: 2–3 x 0,25µg/Wo (b. Bed., Calcitriol bei renaler Osteomalazie 0,25–2µg/d p.o.)

T 6.19.1 Antikovulsiva induzierte Rachitis [99]

	Vitamin D (Kalziumresorption ↑)	**Colecalciferol** (Ospur D3, Vigantol, Vigantoletten) →76	2000–5000I.E./d über 5 Wo, da. 1000I.E./d

T 6.19.2 Bei Malabsorbtionssyndrom

	→75 **Kombipräparat fettlöslicher Vitamine A, D, E, K** (parent. Substitution)	**ADEK-Falk**	1x/Woche i.m.

T 6.19.3 Bei chronischer Niereninsuffizienz

evtl	**Vitamin D** (je nach Spiegel von 1,2 $(OH)_2D_3$ (Pro.)	**Calcitriol** (Rocaltrol) →76	0,25µg/d
plus	**Phosphatbinder**	**Kalziumkarbonat** →69	1–2g/d
plus	**Kalziumpräparat** (Substitution)	**Kalzium** (Calcium-Sandoz Brausetbl.) →69	1000–1500mg/d p.o.

T 6.19.4 Manifeste Osteomalazie

	1,25 $(OH)_2D_3$	**Calcitriol** (Rocatrol) →76	0,25–1µg/d
plus	**Phosphatbinder**	**Kalziumkarbonat** →69	1–2g/d

Ostitis deformans Paget

	Phosphatbinder (nicht Ca^{2+} oder aluhaltiger Phosphatbinder, keine Absorb.)	Sevelamerhydrochlorid (RenaGel) →70	p.o. zu den Mahlzeiten 0,8–1,6g

[98] Locatelli F. et al., Management of disturbances of calcium and phosphate metabolism in chronic renal insufficiency, Nephrol Dial Transplant (2002) 17: 723–731
[99] Drenth J.P.H. et al., Epilepsy, broken bones and fatty stools, Lancet, Vol 335, Issue 9218, May 2002 p 1182

T 6.20 Ostitis deformans Paget

[100, 101]	Cyclooxygenasehemmer (antiphlogistisch, analgetisch, antipyretisch)	Indometacin (Indo-Phlogont) →102	2-3 x 25–50mg/d p.o., 1–2 x 75mg/d (ret.) p.o., 1–2 x 50–100mg/d rect.
evtl.	Hormon (analgetisch, Osteoklastenhemmung)	Calcitonin (Calsynar, Casalm, Cibacalcin, Karil, Osteostabil) →123	100IE s.c., i.m. (6 Wo)
evtl.	Bisphosphonat (Osteoklastenhemmung)	Alendronat (Fosamax) →122	40mg/d p.o. (3–6 Mo)
		Risedronat[102] (Actonel) →122	5mg/d p.o.

[100] Meunier PJ, Therapeutic Strategy in Paget´s disease of bone, Bone, 1995, 17 (5 Suppl), 489S–91S
[101] Siris E, Comparative study of alendronate versus etidronate for the treatment of Paget's disease of bone, J Clin Endocrinol Metabol, 1996, 81, 961–7
[102] Graver et al. Der Morbus Paget des Knochens, D Ärzteblatt 1998, 95: 2021–2026

T 6.21 M. Wilson

	Komplexbildner[103,104] (Kupferelimination ↑)	Penicillamin (Metalcaptase, Trisorcin, Trolovol) →108	1–2 W.: 150mg/d p.o., wöchentl. 150mg ↑ bis 450–900mg/d p.o.; renale Kupferausschü. Soll: > 500µg bzw. > 7,5µmol im 24h-Sammelurin
plus	D-Penicillamin-Pyridoxinantimetabolit	Pyridoxin →75	120–140mg/d
	Komplexbildner	Trientine	750–1500mg/d in 2–3 Dosen, renale Kupferausscheidg. Soll: >200µg bzw. > 3,1mmol im 24h-Sammelurin
	Komplexbildner[103,105] (Verminderung der intestinalen Kupferresorption)	Zink	75–300mg/d
		Empfohlen zur Erhaltungstherapie Cave: nicht bei akuter hepatischer oder neurologischer Symptomatik	
	Kupferarme Diät:	Innereien, Krustentiere, Nüsse, Kakao, Rosinen meiden	

[103] Roberts E, A Practice Guideline on Wilson Disease, Hepatology, 2003, 37:1475–92
[104] Schilsky M.M.L, The irony of treating Wilson's disease, The American J of Gastroenterol, Vol 96, Issue 11, Nov 2001, pp 3055–3057
[105] Bewer GJ., Zinc acetate for the treatment of Wilson's disease, Expert Op on Pharmacotherapy, Vol, 2, Issue 9, Sept 2001 pp 1473–1477

T 6.22 Hämochromatose

evtl.	Komplexbildner[106] (Eiseneliminaton ↑)	Deferoxamin (Desferal)	25–50mg, 1g/kg als s.c. Dauerinfusion über 24 h, (halb)jährl. ophtalmologische und audiometrische Untersuchungen

Therapie der Wahl: **Aderlasstherapie**: 500ml/Woche bis zu einem Serum-Ferritin von 10–20µg/l, danach periodische Aderlässe 4–6/Jahr, um das Serum-Ferritin bei 50µg/l zu halten[107]

[106] Whittington CA, Review Article: Haemochromatosis, 2002, Aliment Pharmacol Thera, 16:1963–1975
[107] Barton JC et al. Management of hemochromatosis. Hemochromatosis Management Working Group. Ann Intern Med 1998; 129: 932–9

T 6.23 Struma (euthyreot, blande, Jodmangel-induziert)

T 6.23.1 Therapie [108]

	Spurenelement (Substitution)	Kaliumjodid (Jodid)	100–200µg/d p.o. (zunächst 6–12 Mo) bei Ki./Jugendl.
oder	Schilddrüsenhormon (Hormonsubst. ⇒ TSH ↓ Einstellung im niedrig normalen Bereich 0,3–0,8mV/l, Indikationen: - manifeste/subklinische Hypothyreose - ältere Patienten > 40 J - Patienten mit Nachweis von Schilddrüsen-AK - unzureichende Wirkung einer Jodid-Therapie nach 1 Jahr	Levothyroxin (Berlthyrox, Eferox, Euthyrox, L-Thyrox, Thevier) →124	ini 1 × 25–100µg/d p.o., Erh.Dos.: 1,5–2 µg/kg/d (zunächst 6–12 Mo)
oder	Spurenelement + Schilddrüsenhormon →124 (Synthesebestandteil-Subst.+ Hormonsubst. ⇒ TSH ↓)	Jodid + Levothyroxin (T4) (Jodthyrox Tbl.: 100µg T4 + 100µg J⁻)	Levothyroxin: 75–100µg/d p.o. + Jodid: 100–200µg/d p.o. (zunächst 6–12 Mo) bei Erwachsenen bis 40 J

T 6.23.2 Rezidiv-/Prophylaxe

Spurenelement (Synthesebestandteil-Subst.)	Kaliumjodid (Jodid)	100–200µg/d p.o.

T 6.23.3 Ziele der Therapie mit Jodid

Kinder, Jugendliche: vollständige Rückbildung der Struma

Erwachsene < 40 J: Volumenreduktion um 30%, sonographische Volumenkontrolle nach 1/2, 1 J

[108] Petra Maria Schumm Draeger et al. Endokrinologie-Teil II, Med. Klin, 2004;99:372–382

Hyperthyreose

T 6.24 Hyperthyreose

T 6.24.1 M. Basedow, thyreostatisch [109, 110]

	Thyreostatikum (Peroxidasehemmung ⇒ Hormonsynthese ↓)	**Carbimazol** (Carbimazol Henning, Neo-Thyreostat) →125	*initial: 10–20mg/d p.o., Erh. Dos.: 10mg/d p.o. (Euthyreose meist nach 2–8 Wo, Auslassversuch nach 12–18 Mo) Cave: Blutbildkontrollen wg UW: Agranulozytose (0,1–1%)*
oder evtl.	**Thyreostatikum** (Konversionshem. T4 ⇒ T3, Peroxidasehem. ⇒ Hormonsynth. ↓)	**Propylthiouracil** (Propycil, Thyreostat II) →125	*initial: 150–400mg/d (in 2 Dosen), Erh. Dos.: 50–150mg*

[109] Quadbeck B, Medikamentöse Behandlung der Immunhyperthyreose, Internist, 2003, 44:440–448
[110] Leech NJ, Controversies in the management of Graves' disease, Clinical Endocrinology, 1998, 49, 273–80

T 6.24.2 Funktionelle Autonomie, thyreostatisch

	Thyreostatikum (Peroxidasehemmung ⇒ Hormonsynthese ↓)	**Thiamazol** (Favistan, Methizol, Thiamazol Henning, Thyrozol) →125	*initial: 1–2 x 20mg/d p.o., Erh. Dos.: 1 x 5–20mg/d p.o.*
oder evtl.	**Beta(90%)-gamma(10%) Strahler** (Vernichtung hormon-aktiver Zellen)	**J^{131} Radiojod**	*in Isolation nach SD-Volumen*

T 6.24.3 Symptomatisch (Tachykardie, RR erhöht)

	Betablocker (Konversionshemmung T4 ⇒ T3, HZV ↓ (neg. chronotrop, neg. inotrop), zentrale Sympathikusaktivität ↓)	**Propranolol** (Indobloc, Obsidan) →52	*2–3 x 10–40mg/d p.o. (b. Bed.)*

Inoperabilität, Rezidiv nach OP

	Beta (90%) – gamma (10%) Strahler (Vernichtung hormonaktiver Zellen)	**J^{131} Radiojod**	*in Isolation nach SD-Volumen*

T 6.24.4 Thyreotoxische Krise (Endokrinologen hinzuziehen!)

Thyreostatisch

	Thyreostatikum (Peroxidasehemmung ⇒ Hormonsynthese ↓)	**Thiamazol** (Favistan, Methizol, Thiamazol Henning, Thyrozol) →125	*40–80mg langs. i.v. alle 6–8 h*
oder evtl.	**Thyreostatikum** (Konversionshemmung T4 ⇒ T3, Peroxidasehemmung ⇒ Hormonsynthese ↓)	**Propylthiouracil** (Propycil, Thyreostat II) →125	*initial: 150–400mg/d (in 2 Dosen), Erh. Dos.: 50–150mg*

T 6 Stoffwechsel, Endokrinologie – T

Symptomatisch

Kaloriensubstitution (Nährstoffsubstitution)	Glukose 20–50% →72	ca. 4000–6000 KJ/d (b. Bed.)
Isotone Natriumchloridlösung, kristalline Plasmaersatzlösung (Volumen + Elyt.-subst.)	NaCl 0.9%, Ringer →71	ca. 4–6 l/d i.v. nach ZVD (b. Bed.)
Betablocker (Konversionshemm. T4 ⇒ T3, HZV ↓, (neg. chronotrop, neg. inotrop), zentrale Sympathikusaktivität ↓)	Propranolol (Indobloc, Obsidan) →52	40 mg i.v. über 6 h (b. Bed.)
Benzodiazepin (Sedation)	Diazepam (Faustan, Stesolid, Tranquase, Valiquid, Valium) →211	10 mg i.v. (b. Bed.)
Glukokortikosteroid (Beseitigung rel. NNR-Insuffizienz, Konversion T4 ⇒ T3 ↓)	Hydrocortison (Hydrocortison) →110	100 mg als Bolus, dann 250 mg/24 h i.v.; Notfallschilddrüsenresekt. bei hyperdynam. Schock mit Multiorganvers.[112]

T 6.24.5 Prophylaxe der jodinduzierten Hyperthyreose bei supprim. TSH basal

	Thyreostatikum (Peroxidasehemmung ⇒ Hormonsynthese ↓)	Perchlorat (Irenat) →125	500 mg (= 25 Trpf.) 2–4 h vor KM-Gabe und 2–4 h nach KM-Gabe, dann 3 x 300 mg (=15 Trpf.) über 7–14 d, Beginn vor KM-gabe über 7–14 d
plus	**Thyreostatikum** (Peroxidasehemmung ⇒ Hormonsynthese ↓)	Thiamazol (Favistan, Methizol, Thiamazol Henning, Thyrozol) →125	5 mg über 7–14 d, Beginn 1 d vor KM-Gabe

[111] Sektion Schilddrüse der Deutschen Gesellschaft für Endokrinologie, Diagnostik und Therapie von Schilddrüsenerkrankheiten, Internist, 1997, 38, 272–80
[112] Notfallstrumektomie bei thyreotoxischer Krise mit Multiorganversagen, Mödl B., Pfafferott C. et al, Intensivmed 36: 454–461, 1999

T 6.25 Hypothyreose

T 6.25.1 Chronisch

Schilddrüsenhormon (Hormonsubstitution ⇒ TSH ↓)	Levothyroxin (Berlthyrox, Eferox, Euthyrox, L-Thyroxin, Thevier) →124	initial: 1 x 25 µg/d p.o., Steigerung um 25 µg alle 1–3 Wo bis zur Erh. Dos. von 1,8 µg/Kg bei Erw. (**Cave**: bei älteren Pat. mit KHK vorsichtige Dosissteigerung, Standarddosis 25 ng, Steig. alle 4 Wo um 12,5 ng); Bedarf von etwa 0,5 µg/kg KG[113]

[113] Hypothyroidism, Roberts Caroline et al, Lancet Vol 363, 2004: 793–803

Thyreoiditiden

T 6.25.2 Myxödem-Koma [114] (Endokrinologen hinzuziehen!)

Glukokortikosteroid (wegen möglicher NNR-Insuff.)	**Hydrocortison** (Hydrocortison) →110	400 mg/24 h i.v.
Schilddrüsenhormon (Hormonsubstitution ⇒ TSH ↓)	**Levothyroxin** (Berlthyrox, Eferox, Euthyrox, L-Thyroxin, Thevier) →124	1 d: 500 µg i.v., 2–7 d: 100 µg/d i.v., ab 8 d: 100 µg/d p.o.
Kaloriensubstitution (sympt. Ther., Intensivüberwachung)	**Glukose 20–40%** →72	
Elektrolytausgleich (Flüssigkeitsrestriktion wegen Dilutionshyponatriämie (je nach ZVD))		
Kreislaufunterstützung (Katecholamingabe, eventuell Entlastung eines Perikardergusses, langsame Erwärmung (1°C/h))		

[114] Nicoloff JT, Myxedema coma, Endocrin Metabol Clin North Am, 1993, 2, 279–90
Fliers E, Myxedema Coma; Rev End Metabol, 2003, 4:137–141

T 6.26 Thyreoiditiden

T 6.26.1 Hashimoto-Thyreoiditis (chronisch lymphozytäre Thyreoiditis) [115]

evtl.	**Schilddrüsenhormon** (Hormonsubstitution ⇒ TSH ↓)	**Levothyroxin** (Berlthyrox, Eferox, Euthyrox, L-Thyroxin, Thevier) →124	ini: 1 x 25–100 µg/d p.o., Erh. Dos.: 1,5–2 µg/kg/d (*Cave:* bei älteren Pat. oder KHK langsam einschleichend)

[115] Schumm-Draeger PM, Thyreoiditis, Internist, 1998, 396, 594–8

T 6.26.2 Riedel-Thyreoiditis (invasive fibröse Thyreoiditis) [116]

Glukokortikosteroid (antiinflamm., immunsuppressiv)	**Prednisolon** (Decortin H, Solu-Decortin) →110	80 mg/d p.o., graduelle Reduktion bis 5 mg/d
Antiöstrogen[117] (Inhibition der Fibroblastenproliferation über TGF Beta)	**Tamoxifen** →245	in Rücksprache mit Endokrinologen

[116] Vaidya B, Corticosteroid therapy in Riedel's thyroiditis, Postgrad Med J, 1997, 73, 817–9
[117] Thompson FJ, Riedel's thyroiditis: treatment with tamoxifen, Surgery, 1996; 120(6):993–8

T 6.26.3 Subakute Thyreoiditis (de Quervain) [118]

Leicht

	Cyclooxygenasehemmer (antiphlog., analg., antipyr.)	**Indometacin** (Indo-Phlogont) →102	2–3x25–50 mg/d p.o., 1–2x75 mg/d (ret.) p.o., 1–2x50–100 mg/d rect.

Schwer

evtl.	**Glukokortikosteroid** (antiinflammatorisch, immunsuppressiv)	**Prednisolon** (Solu-Decortin H) →110	40 mg/d p.o. alle 3 d um 8 mg ↓ bis 16 mg/d, dann: jede Wo um 4 mg ↓, evtl. Pulstherapie: 500–1000 mg an 3 d i.v.

[118] Schumm-Draeger PM, Thyreoiditis, Internist, 1998, 396, 594–8

T 6.27 Cushing-Syndrom

T 6.27.1 ACTH produzierende Hypophysentumoren

Erste Wahl	Transphenoidale selektive Adenomentfernung, bei Misserfolg bilaterale Adrenalektomie – praeoperative Normalisierung des Hyperkortisolismus		
	Hemmung der[119] 11-Beta-Hydroxylase, 18-Beta-Hydroxylase (Suppression der Kortisolsynthese)	Ketoconazol (Nizoral) →167	200–1200 mg/d (Dosisspanne 500–6000 mg/d je nach Indikation), Medikament der ersten Wahl

T 6.27.2 Ektope ACTH-Sekretion und ACTH unabhängige Cushing Syndrome

evtl.	Hemmung der 3-Beta-Dehydrogenase[120] (zytotoxisch, Kortisolsynthese ↓)	Mitotane o-p-DDD (Mitotane)	0,5–4 g/d (Glukokortikosteroid-substitution evtl. erforderlich, bei LDL-Chol. erhöht HMG-CoA- Reduktasehemmer erforderlich)
evtl.	Hemmung der 11-Beta-Hydroxylase, 18-Beta-Hydroxylase (Kortisolsynthese ↓)	Metyrapon (Metopiron)	1,5 g verteilt auf 3–4 Einzeldosen (NW limitieren Einsatz)
evtl.	Aromatasehemmer (Kortisolsynthese ↓)	Aminoglutethimid (Orimeten, Rodazol)	NNR-Adenom: 2–3 x 250 mg, ektop. ACTH-Syndrom: 4–7 x 250 mg

[119] Chou, S. et al., Long Term Effects of Ketoconazole in the Treatment of Residual or Recurrent Cushing's Disease, Endocrine Journal 2000, 47: 401–406
[120] Nieman LK, Medical therapy of Cushing's Disease, Pituitary, 2002, 5; 77–82

T 6.28 Conn-Syndrom, Hyperaldosteronismus

evtl.	Benzothiadiazin-diuretika (renaler Flüssigkeits- und Kochsalzverlust)	Hydrochlorothiazid (Diumelusin, Esidrix) →61	1 x 12,5–50 mg/d p.o.
plus	Aldosteronantagonist (mineralokortikoide Steroidwirkung ↓)	Spironolacton (Aldactone, Aldopur, Aquareduct, Osyrol, Verospiron) →62	d 1–5: 2–4 x 50–100 mg, dann: 1–2 x 50–100 mg p.o.
	Aldosteron-Rezeptor-Antagonist[121]	Eplerenone (Inspra) →62	

[121] Young WF, Minireview: Primary Aldosteronism, Endocrinology, 2003, 144(6):2208–2213

Hypokortisolismus

T 6.29 Hypokortisolismus

T 6.29.1 Dauertherapie [122] (Notfallausweis ausstellen!)

Primär (M. Addison)

Glukokortikosteroid (Substitution)	**Hydrocortison** (Hydrocortison) →110		10–12 mg/m², z.B. 15–5–5mg, 10–10–5mg oder 15–10–0mg
	Achtung: Patienten instruieren: Verdopplung der Dosis an stressreichem Tag, Verdrei- bis Vervierfachung der Dosis bei akuter Erkrankung. Bei Übelkeit und Erbrechen Hydrocortison-Suppositorien, im Zweifelsfall betreuenden Endokrinologen kontaktieren		
Mineralokortikosteroid (Substitution)	**Fludrocortison** (Astonin H) →109		50–200µg/d morgens, Monitoring 2 Wo nach Dosisänderung: Messung der Plasma-Renin-Aktivität, zusätzlich Blutdruck- und K⁺-Kontrollen
Androgen-Vorstufen	**Dehydroepiandrosteron** (DHEA) →127		25–50mg/d (kontrollierte Therapiestudien mit deutlich verbesserter Lebensqualität bei Frauen

T 6.29.2 Addison-Krise (Endokrinologen hinzuziehen!)

Glukokortikosteroid (Substitution)	**Hydrocortison** (Hydrocortison) →110	100mg i.v. 6 stdl., bei Stabilisierung 50mg i.v. 6 stdl., ab 4. oder 5.d Erhaltungsdosis
Isotone Natriumchloridlösung + Glukose (Volumen+Glukose+E'lytsubst.)	**NaCl 0.9%** →71 + **Glukose 40%** →72	initial: 500ml NaCl 0,9% + 40ml Glu. 40%, dann: Glu. 5%
evtl. Low dose Heparin	**Enoxaparin** (Clexane 0,4) →79	24mg s.c. 1x/d

[122] Werbel S, Acute adrenal insufficiency, Endocrin Metab Clin North Am, 1993, 22, 303–28; Arlt W, Adrenal insufficiency, Lancet, 2003, 361:1881–93

T 6.30 Phäochromozytom

T 6.30.1 Dauertherapie, OP-Vorbereitung [123]

	Alphablocker (irreversib.) (Vasodilatation ↑, afterload ↓, preload ↓)	**Phenoxybenzamin** (Dibenzyran) →58	2 x 10mg/d p.o., max. 3 x 30mg/d (evtl. bis OP (Hkt. ↓, Normotonie))
oder evtl.	**Inhibition der Thyrosinhydroxylase** (Katecholaminsynth. ↓)	α-Methyl-para-Tyrosin (Metyrosin)	1–4g/d
evtl. plus	**Betablocker** (HZV ↓ (neg. chronotrop, neg. inotrop), Reninsekretion ↓, zentr. Sympathikusaktivität ↓)	**Propranolol** (Indobloc, Obsidan) →52	2–3 x 40–80m/d p.o., 1 x 80–320mg (ret.) p.o., (Tachykardietherapie nur n. ausreich. langer α-Blockade, sonst paradoxer RR-Anstieg)

T 6.30.2 Hypertensive Krise [123]

	Imidazolderivat, Alphablocker (Vasodilatation ↑, afterload ↓, preload ↓)	**Phentolamin** (Regitin) nur über internat. Apotheke erhältlich!	5–10mg i.v., dann: 0,25–1mg/min Perf. (max. Dosis 120mg/h) (Dauer RR-senkender Effekt: 20 min)
evtl. plus	**Betablocker** (HZV ↓, (neg. chronotrop, neg. inotrop), Reninsekretion ↓, zentrale Sympathikusaktivität ↓)	**Propranolol** (Indobloc, Obsidan) →52	1 x 1mg langs. i.v., evtl. wiederholen

[123] Pacak K. et al., Recent advances in Genetics, Diagnosis, Localization and Treatment of Pheochromocytoma, Ann Int Med 2001, 134, pp 315–329
Lehnert H., Benignes und malignes Phäochromozytom, Internist 2002-43: pp 196–209

T 6.31 Hyperparathyreoidismus

T 6.31.1 Primär

Leichte Hyperkalzämie

evtl.	**Isotone Natriumchloridlösung** (Rehydratation)	NaCl 0.9% →71	4–6l an d 1 dann 3–4l/d
evtl.	**Schleifendiuretikum** (Kalziumexkretion)	**Furosemid** (Diurapid, Furo, Furorese, Furanthril, Fusid, Hydro-rapid, Lasix) →60	50–100mg i.v.

Hyperkalzämische Krise[124]

	Isotone Natriumchloridlösung (Rehydratation)	NaCl 0.9% →71	1–2l i.v.
evtl.	**Schleifendiuretikum** (Kalziumexkretion)	**Furosemid** (Diurapid, Furo, Furorese, Furanthril, Fusid, Hydro-rapid, Lasix) →60	40–120mg i.v.
evtl.	**Kaliumchloridlösung** (Substitution)	KCl 7.45% (1ml = 1mmol) →69	20–40ml in 1l isotoner Lsg. bei 10–20mmol/h, max. 100–200mmol/d (b. Bed.)
evtl.	**Bisphosphonat** (Osteoklastenhemmung bei Tumorhyperkalzämie)	**Pamidronsäure** (Aredia) →122	60mg als Einzeldosis bei Ca <3,38mmol/l, 90mg bei Ca >3,38mmol/l, Infus. über 4–24h
		Ibandronsäure (Bondronat) →122	4mg in 500ml NaCl 0,9% über 2 h
evtl.	**Bisphosphonat** (Osteoklastenhemmung bei Tumorhyperkalzämie)	**Clodronsäure** (Bonefos, Ostac) →121	4–8 x 400mg/d p.o. oder 1500mg in 500ml NaCl 0,9% über 4 h
evtl.	**Glukokortikosteroid** (Resorption ↓, Mobilisation ↓)	**Prednison** (Decortin, Rectodelt) →110	100–200mg/d

Hypoparathyreoidismus

evtl.	**Hormon** (Osteoklastenhemmung, wirkt sofort, Wirkung lässt aber nach 2-3 d nach)	Humancalcitonin (Cibacalcin)	3 x 1-2 A (500ng) s.c.
		Lachscalcitonin (Karil, Calcimonta) →123	3 x 100-200 i.v./s.c./d
evtl.	**Zytostatikum** (Osteoklastenhemmung)	Mithramycin	25ng/kg/KG i.v., ultima ratio

[124] Bushinsky DA, Calcium, Lancet, 1998, 352, 306-11, Graver A., Biphosphonattherapie in der Therapie von Skelettmetastasen, Orthopäde 1998, 27:231-239

T 6.31.2 Sekundär

	Kalziumpräparat (Substitution)	Kalzium (Calcium-Sandoz Brausetbl.) →69	700-2000mg/d p.o.(b. Bed.)

T 6.31.3 Bei Malabsorbtion

	Vitamin D₃	Vigantoletten 1000 Vigantol 10000 →76	50000 I.E. i.m. alle 4 Wo

T 6.31.4 Bei renaler Genese

	Vit. D (1,25/ OH₂) D₃ (Kalziumresorption ↑)	Calcitriol (Rocatrol) →76	0,25-0,5ng/d
plus	**Phosphatbinder**	Kalziumkarbonat[125] →70	2-6 g/d

[125] Malluche H, Update on vitamin D and its newer analogues: actions and rationale for treatment in chronic renal failure, Kidney internat, 2002, 62:367-374
Nolan C, Calcium salts in the treatment of hyperphosphatemia in hemodialysis patients, Curr Op Nephr, 2003, 12(4):373-379

T 6.32 Hypoparathyreoidismus

T 6.32.1 Dauertherapie [126]

	Kalziumpräparat (Substitution)	Kalzium (Calcium-Sandoz Brausetbl.) →69	1000-2000mg/d p.o. (b. Bed.)
plus	**Vitamin D-Analogon** (mit kurzer Halbwertzeit, ⇒ gute Steuerbarkeit)	Dihydrotachysterol (A.T.10, Tachystin) →76	0,125mg p.o. 1-3 x/d (jeweils nach Kalziumspiegel)
oder	**Vitamin D₃**	Vitamin D₃. (Vigantoletten 500/1000/10000) →76	10000-200000 IE (jeweils nach Kalziumspiegel)

[126] Art W, Well-being, mood and calcium homeostasis in patients with hypoparathyroidism, Eur J Endocrin, 2002, 146:215-222

T 6.32.2 Hypokalzämische Krise [127]

	Kalziumpräparat (Substitution)	Kalziumglukonat 10% (10ml = 2,3 mmol) →69	initial: 2,3-4,5mmol langs. i.v. über 5-15 min, dann: in Glu. 5% als Inf. (Klinik)

[127] Hehrmann R, Hypokalzämische Krise, Fortsch Med, 1996, 17, 223/31-34

T 6.33 Hypopituitarismus [128]

T 6.33.1 Dauertherapie (Endokrinologen hinzuziehen!)

Allgemein

	Glukokortikosteroid (Substitution)	**Hydrocortison** (Hydrocortisol) →110	10–12 mg/m²/d, z.B. 10–5–10 mg um 7–11.30–14.30 Uhr (auf Dauer)
plus	Schilddrüsenhormon (Substitution)	**Levothyroxin** (Berlthyrox, Eferox, Euthyrox, L-Thyroxin, Thevier) →124	initial: 1 × 25–100 µg/d p.o., Erh. Dos.: 1.5–2 µg/kg/d (nach Anbehandlung mit Steroiden)
plus	Wachstumshormon (Substitution)	**Somatotropin** (Genotropin, Huma-trope, Norditropin, Saizen, Zomacton) rekombinant hergestellt	0,04–0,08 mg/kg/d s.c. zur Nacht einschleichend (ohne Benefit nach 6 Mo ausschleichen)

Bei Frauen zusätzlich

plus	Östrogen + Gestagen (Substitution)	**Estradiol + Norethisteron** →243	prämenopausal: komb. Kontrazept. mit 20–35 µg Ethinyl-Estradiol postmenop.: Estradiol-valerat 2 mg zyklisch oder kontin. mit Gestagenpräparat (bei Wiederherstellung der Fertilität pulsatile GnRH Infusion s.c. erforderlich)

Bei Männern zusätzlich

plus	Androgen (Substitution)	**Testosteron** (Testoviron Depot) →127	1 × 250 mg i.m. alle 3 Wo Bei Wiederherst. der Fertilität pulsatile GnRH Infusion s.c. erforderlich
		Testosteronpflaster (Testoderm 15)	Abgaberate 6 mg/24h, Applik. in Skrotalhaut

[128] Lamberts SWJ, Pituitary insufficiency, Lancet, 1998, 352, 127–34

T 6.33.2 Hypophysäres Koma

Therapie der Addison-Krise (Endokrinologen hinzuziehen!)

	Isotone Natriumchloridlösung + Glukose (Volumen + Glukose + Elektrolytsubstitution)	**NaCl 0,9%** →71 + **Glukose 40%** →72	initial: 500ml NaCl 0,9% + 40ml Glu. 40%, dann: Glu. 5%
	Glukokortikosteroid (Substitution)	**Hydrocortison** (Hydrocortisol) →110	initial: 100mg i.v., dann: Perf. 10mg/h, anschließend: 4 × 50mg/d p.o. ausschleichend
2. Wahl	Glukokortikosteroid (Substitution)	**Prednisolon** (Decortin, Rectodelt) →110	25mg/alle 6 h (+ Mineralokortikoide)

HVL-Überfunktion, HVL-Tumoren

evtl.	**Alpha- und Beta-Sympathomimetikum, D1-Rezeptor-Agonist** (Inotropie ↑, Vasokonstriktion, renale Vasodilat., Natriurese)	**Dopamin** (Dopamin) →44	Nierendosis: 0,5–5µg/kg/min i.v., Perf. (250mg) = 5mg/ml ⇒ 1–3,5ml/h, R R-Dosis: 6–10µg/kg/min i.v., Perf. (250mg) ⇒ 4,5–9ml/h, max. 18ml/h
evtl.	**Betasympathomimetikum** (Inotropie ↑)	**Dobutamin** (Dobutamin ratioph., Dobutamin Solvay) →44	2,5–12µg/kg/min i.v., Perf. (250mg) = 2–10ml/h
evtl.	**Niedermolekul. Heparin** (Beschleunigung der Gerinnungsfaktorinhibition, Emboliprophylaxe)	**Nadroparin** (Fraxiparin) →80	0,4ml s.c. 1x/d = 5700IE anti Faktor-Xa Aktivität
		Enoxaparin (Clexane 0,4) →79	24mg s.c. 1x/d = 4000 I.E. AXa
Therapie des Myxödem-Koma (siehe Schilddrüse)			
	Glukokortikosteroid (wegen möglicher NNR-Insuffizienz)	**Hydrocortison** (Hydrocortison) →110	100–200mg/24 h i.v.
	Schilddrüsenhormon (Hormonsubstitution ⇒ TSH ↓)	**Levothyroxin** (Berlthyrox, Eferox, Euthyrox, L-Thyroxin, Thevier, L-Thyroxin Henning inject 0,5mg) →124	1d: 500µg i.v., 2–7d: 100µg/d i.v., ab 8d: 100µg/d p.o.

T 6.34 HVL-Überfunktion, HVL-Tumoren

T 6.34.1 Prolaktinom [129] (Endokrinologen hinzuziehen!)

	Hypophysäre Dopaminrezeptorstimulation (Prolaktin ↓)	**Bromocriptin** (Pravidel, Kirim) →191	einschleichend dosieren, orale Startdosis 1,25–2,5mg/d p.o. abends, steigern um 2,5mg/d alle 2–7 d je nach Verträglichkeit bis optimales Ansprechen, optimal: 2,5–15mg/d (je nach Prolaktin i.S.)
oder	**Hypophysäre Dopaminrezeptorstimulation** (Prolaktin ↓)	**Cabergolin** (Dostinex) →191	einschleichend 0,25–1,0mg/2–4/Wo (nach Prolaktin i.S.)
oder		**Lisurid** (Dopergin)	0,1–0,6mg/d p.o. (nach Prolaktin i.S.)

[129] Molitch M, Medical management of Prolactin-Secreting pituitary Adenoma, Pituitary, 2002, 5:55–56; Orrego J, Pituitary Disorders Drug Treatment Options, Drugs, 2000, 59(1):93–106

T 6.34.2 Akromegalie [130] (Endokrinologen hinzuziehen!)

	Hypophysäre Dopaminrezeptorstimulation (STH ↓)	**Bromocriptin** (Pravidel, Kirim) →191	5–30mg/d p.o. (nach STH i.S.) In der Regel weniger effizient als Ocreotid (Suppression von Plasma-GH-Spiegel unter 5ng/l nur bei 20% der Patienten)
oder		**Cabergolin** (Dostinex) →191	0,5–1,75mg/2 x /Wo je nach IGF 1 Werten

T 6 Stoffwechsel, Endokrinologie – T

oder	Somatostatinanalogon (STH ↓)	Octreotid (Sandostatin) →140	initial: 1–2 x 0,05mg s.c., dann: bis 3 x 0,5mg s.c (nach STH i.S.) oder Depotpräparat (Sandostatin LAR Depot) 20–40mg i.m. alle 4–6 Wo

[130] Orrego J. Pituitary Disorders Drug Treatment Options, Drugs, 2000, 59 (1), pp 93–106
Racine M, Medical management of Growth Hormone Secreting Pituitary Adenomas, Pituitary, 2002, 5:67–76

T 6.35 Diabetes insipidus

T 6.35.1 Zentral [131, 132]

	Hormon (ADH-Substitution)	Desmopressin (DDAVP, Minirin) →128	3 x 0,1–0,4mg intranasal, s.c. (chron.)

T 6.35.2 Peripher [131, 132]

	Benzothiadiazin-Diuretika (GFR ↓, antidiuretisch)	Hydrochlorothiazid (Diu-melusin, Esidrix) →61	1 x 12,5–50mg/d p.o.

[131] Verbalis J, Management of disorders of Water Metab. in Patients with Pituitary Tumors, Pituitary, 2002, 5:119–132
[132] Robertson GL, Diabetes insipidus, Endocrin Metab Clin North Am, 1995, 24, 49–71

T 6.36 Insulinom

T 6.36.1 Allgemein [133] (Endokrinologen hinzuziehen!)

evtl.	Hormon (antihypoglykämisch, Gluconeogenese ↑, Glykogenolyse ↑)	Glucagon (GlucaGen) →120	nach BZ
evtl.	Antihypoglykämikum (K⁺-Kanal-Modulation, Insulinsekret. ↓, hepat. Glukoseliberation ↑)	Diazoxid (Hypertonalum) →120	5mg/kg/d p.o. in 2–3 Einzeldosen
evtl.	Somatostatinanalogon (Insulinsekretion ↓)	Octreoid (Sandostatin) →140	initial: 1–2 x 0,05mg s.c., dann: bis 3 x 0,5mg s.c. engmaschige Überwachg.

T 6.36.2 Zytostatisch [133]

	Zytostatikum, Pyrimidinantagonist (Thymidinnukleotid-Synthese ↓)	5-Fluorouracil (FU Lederle, FU medac) →265	400mg/m² i.v. am 1.–5. d (Zykluswiederholung ab 43. d)
plus	Zytostatikum (Nitrosoharnstoff)	Streptozocin (Zanosar)	500mg/m² i.v. am 1.–5. d (Zykluswiederh. ab 43. d)
plus	Zytostatikum (DNS-Schädigung, zytostatisches Antibiotikum)	Doxorubicin (Adriblastin, Adrimedac, DOXO-cell, Doxorubicin) →269	50mg/m² i.v., am 1. + 21. d (Zykluswiederh. ab 43. d)

[133] Perry RR, Diagnosis and management of functioning islet-cell tumors, J Endocrin Metab, 1995, 80, 2273

Verner-Morrison-Syndrom (VIPom)

T 6.37 Verner-Morrison-Syndrom (VIPom)

[134]	Somatostatinanalogon (VIP-Sekretion ↓)	Octreotid (Sandostatin) →140	initial: 1–2 x 0.05mg s.c., dann: bis 3 x 0.5mg s.c.
	Langwirksames Somatostatinanalogon	Lanreotid-LAR →140	alle 14d s.c.

[134] Arnold R, Management of gastroenteropathic endocrine tumors: The place of Somatostatin Analogues, Digestion, 1994, Suppl 3, 107–13; Spitzweg C, Therapie endokriner gastrointestinaler Tumoren, Internist, 2002, 43:219–229

T 6.38 Gastrinom (Zollinger-Ellison-Syndrom)

evtl.	Protonenpumpen-Inhibitoren[135] (Säuresekretion ↓)	Omeprazol (Antra, Gastroloc, Omeprazol-ratiopharm) →131	1 x 20–40mg/d p.o., bis max.160mg

[135] Meko JB, Management of patients with Zollinger Ellison syndrome, Ann Rev Med 1995, 46, 395; Spitzweg C, Therapie endokriner gastrointestinaler Tumoren, Internist, 2002, 43:219–229

T 6.39 Karzinoid

	Somatostatinanalogum (Serotoninsekretion ↓)[136]	Octreoide →140	initial: 1–2 x 0.05mg s.c., dann: bis 3 x 0.5mg s.c., Mittel der Wahl
	Langwirksames Somatostatinanalogon	Lanreotid-LAR →140 Octreotid-LAR →140	alle 28d s.c. alle 28d s.c.
	Serotoninantagonist (Serotoninwirkung ↓)[136]	Methysergid (Deseril)	2 x 4mg (ret.) p.o.
evtl.	Interferon (Immunstimulation/-modulation)	INF-alpha-2a/b (Intron A, Roferon) →175	3–5Mill IE/Wo (b. Bed.)
evtl.	Antidiarrhoikum (Stimulation peripherer Opiat-Rezeptoren)	Loperamid (Imodium, Lopalind, Lopedium) →136	initial: 4mg p.o., n. jd. Durchfall 2mg, max: 12mg/d (b. Bed.)

[136] Spitzweg C, Therapie endokriner gastrointestinaler Tumoren, Internist, 2002, 43:219–229

T 6.40 Gynäkomastie

evtl.	Östrogen-Rezeptorblocker[137] (Blockade periph. Rezept. ⇒ Östrogenwirkung ↓)	Tamoxifen (Kessar, Nolvadex, Zemide, Zitazonium) →245	1 x 20–40mg p.o. (kurzfristig)

[137] Braunstein GD, Gynecomastia, N Engl J Med, 1993, 328, 490–5

T 7 Magen, Darm – Therapie (S. Endres)

T 7.1 Ösophagitis

T 7.1.1 Refluxösophagitis [138]

	Antazida (Säurebindung)	Mg plus Al-Hydroxid (Maalox 70, Maaloxan) →132	4–6 x 10ml/d p.o. (b. Bed.)
oder	Protonenpumpen-Inhibitor (Säuresekretion ↓)	Omeprazol (Antra, Gastroloc, Omeprazol-ratiopharm u.a.) →131	1 x 20mg/d p.o.
		Esomeprazol (Nexium) →131	1 x 20 mg/d p.o.
		Lansoprazol (Agopton, Zoton) →131	1 x 30 mg/d p.o.
		Pantoprazol (Pantozol) →131	1 x 40 mg/d p.o.

Jeweils über 3 Mo, dann Reduktionsversuch; bei Wiederauftreten doppelte Tagesdosis

T 7.1.2 Sekundärprophylaxe bei Refluxkrankheit

Protonenpumpen-Inhibitor (Säuresekretion ↓)	Omeprazol (Antra, Gastroloc, Omeprazol-ratiopharm u.a.) →131	1 x 20 mg/d p.o.
	Esomeprazol (Nexium) →131	1 x 20 mg/d p.o.
	Lansoprazol (Agopton, Zoton) →131	1 x 30 mg/d p.o.
	Pantoprazol (Pantozol) →131	1 x 40 mg/d p.o.

Eventuell doppelte Dosis: Reduktionsversuch nach 6 Mo, z.T. lebenslang

[138] Koop H, et al. Gastroösophageale Refluxkrankheit. Ergebnisse einer evidenzbasierten Konsensuskonferenz der Deutschen Gesellschaft für Verdauungs- und Stoffwechselkrankheiten. Z Gastroenterol. 2005 Feb;43(2):163–4. http://www.uni-duesseldorf.de/WWW/AWMF/II/021-013.htm

T 7.1.3 Infektiöse Ösophagitis

Candida

Azolderivat (Antimykotikum)	Fluconazol (Diflucan, Fungata) →167	1. d: 1 x 200mg/d p.o., dann: 1 x 100mg/d p.o. (14 d)

Herpes simplex [139]

DNA-Polymerasehemmung, Purinantagonist (Virustatikum)	Famciclovir (Famvir) →161; Zulassung nur für Herpes genitalis (Rote Liste 2006)	3 x 250mg/d p.o. (14 d)

Zytomegalie

DNA-Polymerasehemmung, Purinantagonist (Virustatikum)	Ganciclovir (Cymeven) →162	2 x 5mg/kg/d i.v. (14 d)

[139] Arzneiverordnungen, 21. Aufl., Arzneimittelkomm. der Deutschen Ärzteschaft. Deutscher Ärzteverlag, Köln 2006: S.137

Achalasie

T 7.2 Achalasie

evtl.	Kalziumantagonist (Muskelrelaxation)	Nifedipin (Adalat, Aprical, Cordicant, Corinfar, Nifedipat, Nifelat, Nifical, Pidilat) →55	20mg s.l. (b. Bed. vor Mahlzeiten)
evtl.	Nitrat (Muskelrelaxation)	Isosorbiddinitrat (Coro-vliss, ISDN, Isoket, Isostenase, Jenacard, Maycor, Nitrosorbon) →64	10mg s.l. (b. Bed. vor Mahlzeiten)
evtl.	Muskelrelaxanz →195 (Acetylcholin-Freisetzung ↓)	Botulinumtoxin (Botox)	lokale Injekt.; experimentell; keine zugelassene Indikation

T 7.3 Gastritis

T 7.3.1 Akute erosive Gastritis

	Antazida (Säurebindung)	Mg plus Al-hydroxid (Maalox 70, Maaloxan)→132	4-6 x 10ml/d p.o. (wenige d)
evtl.	H₂-Blocker (Säuresekretion ↓)	Ranitidin (Azuranit, Ulcocur, Ranitic, Sostril, Zantic)→130	300mg p.o. zur Nacht (wenige d)

T 7.3.2 Prophylaxe einer stressinduzierten Gastritis

	Bildung eines protektiven Films (Mukosaprotektion)	Sucralfat (Duracralfat, Ulcogant) →133	4 x 1g p.o.

T 7.3.3 Typ A bei perniziöser Anämie [140]

evtl.	Vitamin B12 (Substitution)	Cyanocobalamin (B12-Ankermann, Cytobion) →75	1000µg/Wo i.m. 1-3 Wo, dann 1000µg i.m. alle 3 M. (lebenslang)

[140] Arzneiverordnungen, 21. Aufl., Arzneimittelkomm. der Deutschen Ärzteschaft, Deutscher Ärzteverlag, Köln 2006: S. 755

T 7.4 Ulkuskrankheit

T 7.4.1 Ohne Helicobacternachweis [141]

Unkompliziert

	H₂-Blocker (Säuresekretion ↓)	Ranitidin (Azuranit, Ulcocur, Ranitic, Sostril, Zantic) →130	300mg p.o. zur Nacht (3-6 Wo)
oder	Protonenpumpen-Inhibitor (Säuresekretion ↓)	Omeprazol (Antra, Gastroloc, Omeprazol-ratiopharm u.a.) →131	1 x 20mg/d p.o. (3-6 Wo)
		Esomeprazol (Nexium) →131	1 x 20mg/d p.o. (3-6 Wo)
		Lansoprazol (Agopton, Zoton) →131	1 x 30mg/d p.o. (3-6 Wo)
		Pantoprazol (Pantozol) →131	40mg/d i.v. als Kurzinfusion, baldmöglichst auf 40mg/d p.o. umstellen

T 7 Magen, Darm – Therapie

Kompliziert (mit Blutung) [142]

	Protonenpumpen-Inhibitor (Säuresekretion ↓)	**Omeprazol** (Antra, Gastroloc) →131	80mg als Kurzinf. i.v. über 30 min., dann 200mg/d i.v. über 3d, dann 20mg/d p.o. über 3 Wo
oder		**Pantoprazol** (Pantozol) →131	40mg/d i.v. als Kurzinfusion; baldmöglichst auf oral 40mg/d umstellen

Sekundärprophylaxe bei Rezidiven

	H$_2$-Blocker (Säuresekretion ↓)	**Ranitidin** (Azuranit, Ulcocur, Ranitic, Sostril, Zantic) →130	150mg p.o. zur Nacht

[141] Caspary WF, et al. Diagnose und Therapie bei Helicobacter pylori Infektion. Leitlinie der Deutschen Gesellschaft für Verdauungs- und Stoffwechselkrankheiten. Z Gastroenterol. 1996 Jun;34(6):392-401.

[142] Schaffalitzky de Muckadell OB. Effect of omeprazole on the outcome of endoscopically treated bleeding peptic ulcers. Randomized double-blind placebo-controlled multicentre study. Scand J Gastroenterol 1997 Apr; 32(4), 320–7.

T 7.4.2 Mit Helicobacternachweis

"Kombinationstherapie mit expliziter Zulassung"

	Makrolid (Antibiose)	**Clarithromycin** (Biaxin, Mavid, Cyllind, Klacid) →151	2 x 500mg/d p.o. (7d)
plus!	Aminopenicillin (Antibiose)	**Amoxicillin** (Amoxypen, Clamoxyl, Jephoxin) →144	2 x 1g/d p.o. (7d)
plus!	Protonenpumpen-inhibitor (Säuresekretion ↓)	**Pantoprazol** (ZacPac) →131	2 x 40mg/d p.o. (1h präprandial, 7d)

„Französische" Tripeltherapie, frei zusammenstellbar [143]

	Makrolid (Antibiose)	**Clarithromycin** (Biaxin, Mavid, Cyllind, Klacid) →151	2 x 500mg/d p.o. (7 d)
plus	Aminopenicillin (Antibiose)	**Amoxicillin** (Amoxypen, Clamoxyl, Jephoxin) →144	2 x 1g/d p.o. (7 d)
plus	Protonenpumpen-inhibitor (Säuresekretion ↓)	**Omeprazol** (Antra, Gastroloc) →131	2 x 20mg/d p.o. (1 h präprandial über 7 d)

„Italienische" Tripeltherapie [143] als Zweittherapie bei Nichtansprechen

	Makrolid (HP-Eradikation)	**Clarithromycin** (Biaxin, Mavid, Cyllind, Klacid) →151	2 x 250mg/d p.o. (7d)
plus	Nitroimidazol (HP-Eradikation)	**Metronidazol** (Arilin, Clont, Flagyl, Vagimid) →156	2 x 400mg/d p.o. (7 d)
plus	Protonenpumpen-inhibitor (Säuresekretion ↓)	**Omeprazol** (Antra, Gastroloc) →131	2 x 20mg/d p.o. (1 h präprandial über 7 d)

Divertikulitis

Quadrupeltherapie [144] bei Nichtansprechen auf Tripeltherapie über 10 Tage

1/2 h vor Mahlzeiten	Protonenpumpeninhibitor (Säuresekretion ↓)	Pantoprazol (Pantozol) →131	40mg 1x morgens und abends
	Basisches Bismutnitrat	Bismut-Nitrat-Oxid (Angass) →133	150mg 4x/d p.o.
Zu den Mahlzeiten	Tetracyklin (HP-Eradikation)	Tetracyklin (Achromycin, Tefilin, Tetracyclin Heyl, Tetracyclin Wolff) →150	500mg 4x/d
	Nitroimidazol (HP-Eradikation)	Metronidazol (Arilin, Clont, Flagyl, Vagimid) →156	500mg 4x/d,

Eradikationstherapie bei Pat., die nicht oral behandelt werden können

	Nitroimidazol (HP-Eradikation)	Metronidazol (Arilin, Clont, Flagyl, Vagimid) →156	3 x 500mg/d i.v. (Umstellung auf orale Gabe, sobald möglich)
plus	Aminopenicillin (HP-Eradikation)	Amoxicillin (Amoxypen, Clamoxyl, Jephoxin) →144	3 x 1g/d i.v. (Umstellung auf orale Gabe, sobald möglich)
plus	Protonenpumpen-Inhibitor (Säuresekretion ↓)	Omeprazol (Antra, Gastroloc) →131	200mg i.v. Dauerinf. (Umstellung auf orale Gabe, sobald möglich)

[143] Pieramico O. Omeprazole-based dual and triple therapy for the treatment of Helicobacter pylori infection in peptic ulcer disease: a randomized trial. Helicobacter. 1997 Jun;2(2):92–7.
[144] van der Hulst RWM, et al. Therapeutic options after failed Helicobacter pylori eradication therapy. Am J Gastroenterol 1996 Nov;91(11):2333–7.

T 7.5 Divertikulitis

	Gyrasehemmer [145] (Antibiose)	Ciprofloxacin (Ciprobay) →154	2 x 500mg/d p.o. (7–10d)
plus	Nitroimidazol (Antibiose)	Metronidazol (Arilin, Clont, Flagyl, Vagimid) →156	3 x 500mg/d p.o. (7–10d)

[145] Sanford, Guide to Antimicrobial Therapy, 36th edition, 2006 (nach Rote Liste statt 4 x nur 3 x 500mg/d Metronidazol zugelassen)

T 7.6 M. Crohn

T 7.6.1 Akuter Schub [146]

	Cyclooxigenaseinhibitor (antiphlogistisch)	Mesalazin (Asacolitin, Claversal, Pentasa, Salofalk) →137	3 x 2 x 500mg/d
oder	Glukokortikosteroide (antiinflammatorisch, immunsuppressiv)	Prednisolon (Decortin H) →110	60mg/d p.o., über 6 Wo ↓ auf 10mg/d p.o. (Wo bis Mo)

T 7.6.2 Akuter Schub [146] mit zusätzlicher Fistelbildung

plus	Nitroimidazol (Antibiose)	Metronidazol (Arilin, Clont, Flagyl, Vagimid) →156	3 x 400mg/d p.o. (<10 d)

T 7 Magen, Darm – Therapie

T 7.6.3 Rezidivprophylaxe [146]

Nach Operation

Cyclooxigenaseinhibitor (antiphlogistisch)	Mesalazin (Asacolitin, Claversal, Pentasa, Salofalk) →137	3 x 2 x 500mg/d p.o. (1 J)

Patienten ohne Operation

Nach neuen Leitlinien (2003) kein Nutzen einer Rezidivprophylaxe belegt

T 7.6.4 Chronisch aktiv oder therapierefraktär [146]

Purinantagonist (immunsuppressiv)	Azathioprin (Azafalk, Imurek, Zytrim) →172	2,5mg/kg/d (Effekt nach 2–4 Mo)

T 7.6.5 Therapierefraktär mit zusätzlicher Fistelbildung [146]

Anti-Tumor-Nekrose-Faktor-Antikörper (Immunmodulation)	Infliximab[147] (Remicade) →174	5mg/kg i.v. (einmalige Infusion, evtl. Whd. nach 2 + 6 Wo)

[146] Stange EF, et al. Diagnostik und Therapie des Morbus Crohn. Leitlinie der Deutschen Gesellschaft für Verdauungs- und Stoffwechselkrankheiten. Z Gastroenterol 2003 Jan;41(1):19–20. http://www.uni-duesseldorf.de/WWW/AWMF/ll/iverd006.htm

[147] Schreiber S, et al. Use of anti-tumour necrosis factor agents in inflammatory bowel disease. European guidelines for 2001–2003. Int J Colorectal Dis. 2001 Feb;16(1):1–11; discussion 12–3.

T 7.7 Colitis ulcerosa

T 7.7.1 Akuter Schub [148]

Cyclooxygenase-Inhibitor (antiphlogistisch)	Mesalazin (Asacolitin, Claversal, Pentasa, Salofalk) →137	3 x 2 x 500mg/d p.o. oder (bei distalem Befall) 1 x 1g rect.

Bei fehlendem Ansprechen plus:

Glukokortikosteroide (antiinflammatorisch, immunsuppressiv)	Prednisolon (Decortin H) →110	40mg/d p.o. über 6 Wo ↓ auf 10mg/d p.o. (Ausschleichen über Wo–Mo)

T 7.7.2 Rezidivprophylaxe [148]

Cyclooxigenaseinhibitor (antiphlogistisch)	Mesalazin (Asacolitin, Claversal, Pentasa, Salofalk) →137	3 x 500mg/d p.o. (2 J)

T 7.7.3 Therapierefraktär [148]

Purinantagonist (Immunsuppressiva)	Azathioprin (Azafalk, Imurek, Zytrim) →172	2,0–2,5mg/kg/d (Effekt nach 2–4 Mo)

[148] Hoffmann JC, et al. Diagnostik und Therapie der Colitis ulcerosa: Ergebnisse einer evidenzbasierten Konsensuskonferenz der Deutschen Gesellschaft für Verdauungs- und Stoffwechselkrankheiten. Z Gastroenterol. 2004 Sep;42(9):979–83. http://www.uni-duesseldorf.de/WWW/AWMF/ll/021-009.htm

Pankreatitis

T 7.8 Pankreatitis

T 7.8.1 Akute Pankreatitis [149, 150, 151]

Basistherapie

	Glukose-Elektrolytlsg. (Volumensubstitution)	Glukose 5%, Ringer ()→72	mind. 3 l/d (nach ZVD)
oder	Opioid (ohne spasmogene Wirkung auf Sphincter Oddi; Analgesie)	Buprenorphin (Temgesic) →98	0,15 mg i.v. alle 6 h
		Pethidin (Dolantin)	25 mg i.v. alle 4 h (b. Bed.)
evtl.	Kalziumpräparat (Elektrolytkorrektur)	Kalziumglukonat 10% →69	10-20 ml langs. i.v. (b. Bed.)
evtl.	H₂-Blocker (Magensäuresekretion↓ ⇒ Pankreassekretion↓)	Ranitidin (Azuranit, Ulcocur, Ranitic, Sostril, Zantic) →130	3 x 50 mg/d i.v.

Bei nekrotisierender Pankreatitis

	Acylaminopenicillin (Antibiose)	Piperacillin (Piperacillin Fresenius, Piperacillin Hikma, Piperacillin-ratiopharm) →145	3 x 4 g/d i.v.
plus	Laktamaseinhibitor	Sulbactam (Combactam) →145	3 x 1 g/d i.v.

T 7.8.2 Chronische Pankreatitis [152]

	Exokr. Pankreasenzyme (Enzymsubstitution)	Pankreatin (Cholspasminase N mikro, Kreon, Panzytrat) →137	3-4 x 1-2 Btl./d (100.000 IE/d) (evtl. lebenslang)
evtl.	Fettlösliche Vitamine (Substitution); (ADEK-Falk seit 2003 außer Handel)	Vitamine A, D, E, K (Vitamin A Streuli-Ampullen; Importpräparat Schweiz) →75	1 ml (= 300000 IE Retinol) i.m. (b. Bed.)
		Vitamin D (D3-Vicotrat Heyl) →76	1 ml (= 2,5 mg = 100000 IE Colecalciferol)
		Vitamin E (E-Vicotrat Heyl) →75	2 ml (= 100 mg alpha-Tocopherol) i.m.
		Vitamin K (Konakion MM Roche) →77	1 ml (= 10 mg Phytomenadion) i.m.
evtl.	Anilinderivat (analgetisch)	Paracetamol (Ben-u-ron, Captin, Doloreduct, Enelfa, Pyromed, Treupel mono) →104v	4 x 1000 mg/d p.o.
evtl.	Opioid (analgetisch)	Tramadol (Amadol, Tramadolor, Tramal, Tramundin) →100	4 x 50-100 mg/d p.o.

[149] Therapie der akuten Pankreatitis. Mitteilungen Dt. Ges. f. Chirurgie 2000; 29:4. http://www.uni-duesseldorf.de/WWW/AWMF/ll/iverd010.htm

[150] Pederzoli P. A randomized multicenter clinical trial of antibiotic prophylaxis of septic complications in acute necrotizing pancreatitis with imipenem, Surg Gynecol Obstet. 1993 May;176(5):480-3.

[151] Sanford, Guide to Antimicrobial Therapy. 30th edition, 2000.

[152] Mössner J, et al. Leitlinien zur Therapie der chron. Pankreatitis. Z Gastroenterol. 1998 May;36(5):359-67. http://www.uni-duesseldorf.de/WWW/AWMF/ll/iverd003.htm

T 7 Magen, Darm – Therapie

T 7.9 Hepatitis

T 7.9.1 Akute Virushepatitis A

evtl.	**Anionenaustauscher** (Gallensäurebindung ⇒ Juckreizhemmung)	Colestyramin (Lipocol, Quantalan) →114	1 x 4–16g/d p.o. (b. Bed.)
evtl.	**H1-Antihistaminikum** (Juckreizhemmung)	Loratadin (Lisino) →94	1 x 10mg/d p.o. (b. Bed.)

T 7.9.2 Chronische Virushepatitis B [153]

	Interferon (immunstimulierend u. direkt antiviral)	INF-alpha 2a (Roferon A) →175	3 x 6 Mio. IE/Wo s.c. (6 Mo)
oder		INF-alpha 2b (Intron A) →175	3 x 5 Mio. IE/Wo s.c. (6 Mo)
oder	**Interferon pegyliert** (immunstimulierend und direkt antiviral) (Polyethylenglykol: komplexiert zur Verlängerung der Halbwertzeit)	PEG-IFN-alpha-2b (Pegintron) →176	Noch nicht für Virushepatitis B zugelassen (Stand Rote Liste 2006 und Fachinformation Pegintron Mai 2006)
oder		PEG-INF-alpha-2a (Pegasys) →176	180µg 1x/W. s.c. über 48 W. (gewichtsunabhängig)
oder	**Nukleosidanalogon** (antiviral)	xLamivudin (Zeffix) →176	100mg/d, über 4 J. oder bis 6 M. nach Serokonversion zu anti-HBe-Positivität
und/oder	**Nukleotidanalogon** (antiviral)	xAdefovir Dipivoxil (Hepsera) →176	10mg/d p.o.; bis 6 M. nach Serokonversion zu anti-HBe-Positivität
oder	**Nukleosidanalogon** (antiviral)	Entecavir (Baraclude) →164	0,5mg/d p.o.; bis 6 Mo nach Serokonversion zu anti-HBe-Positivität (in USA zugelassen, in Europa für Ende 2006 erwartet)

T 7.9.3 Chronische Virushepatitis C [154, 155, 156, 157]

	Interferon pegyliert (immunstimulierend und direkt antiviral) (Polyethylenglykol: komplexiert zur Verlängerung der Halbwertzeit)	PEG-INF-alpha-2b (Pegintron) →175	1,5µg/kg KG 1x/W. s.c. (gewichtsunabhängig)
oder		PEG-INF-alpha-2a (Pegasys)	180µg 1 x/W. s.c. (gewichtsunabhängig)

Therapiedauer: Bei geringer Ansprechrate (=Genotyp 1 oder bei mehr als zwei Risikofaktoren > 40 J, männlich, Leberumbauzeichen, > 3,5 Mill. Kopien/ml) 12 Mo, bei guter Ansprechrate 6 Mo

Zwischentestung:
1. Bei Genotyp I und niedriger Ausgangsviruslast: Zwischentestung nach 4 Wochen, Therapie nur weiterführen, falls HCV-RNA negativ
2. Bei sonstigen Fällen mit geringer Ansprechrate: Zwischentestung nach 12 Wochen, Therapie nur weiterführen, falls HCV-RNA Rückgang um mindestens Faktor 100 (= 2 log-Stufen); Zwischentestung nach 24 Wochen, Therapie nur weiterführen, falls HCV-RNA qualitativ negativ (<50 IU/ml)
3. Bei guter Ansprechrate ohne Zwischentestung

Leberzirrhose

plus	Nukleosidanalogon (antiviral)	Ribavirin (Rebetol, Copegus) →163	bei geringer Ansprechrate: 1000mg/d p.o. (1200mg bei KG >75kg; 800mg bei KG < 60kg);sonst: 800mg/d unabhängig vom Körpergewicht; Dauer wie Interferon

T 7.9.4 Autoimmunhepatitis [158]

	Glukokortikosteroide (antiinflammatorisch, immunsuppressiv)	Prednisolon (Decortin H) →110	40–60mg/d p.o. über 6 Wo ↓ auf 10mg/d p.o. (Erhaltungsther. bis 2 J)
evtl.	Purinantagonist (Immunsuppressivum)	Azathioprin (Azafalk, Imurek, Zytrim) →172	2,0mg/kg/d p.o. (Effekt nach 2–4 M.)

[153] Manns MP, et al. Diagnostik, Verlauf und Therapie der Hepatitis-B-Virusinfektion. Ergebnisse einer evidenzbasierten Konsensuskonferenz der Deutschen Gesellschaft für Verdauungs- und Stoffwechselkrankheiten. Z Gastroenterol. 2004 Aug;42(8):677–8.
http://www.uni-duesseldorf.de/WWW/AWMF/II/021-011.htm

[154] NIH-Consensus Statement on the Management of Hepatitis C.

[155] Hadziyannis SJ, et al. Peginterferon-alpha2a and ribavirin combination therapy in chronic hepatitis C: a randomized study of treatment duration and ribavirin dose. Ann Intern Med. 2004 Mar 2;140(5):346–55.

[156] Zeuzem S, et al. Efficacy of 24 weeks treatment with peginterferon alfa-2b plus ribavirin in patients with chronic hepatitis C infected with genotype 1 and low pretreatment viremia. J Hepatol. 2006 Jan;44(1):97–103.

[157] Fleig WE, et al. Diagnostik und Therapie der akuten und chronischen Hepatitis C-Virusinfektion. Ergebnisse einer evidenzbasierten Konsensuskonferenz der Deutschen Gesellschaft für Verdauungs- und Stoffwechselkrankheiten. Z Gastroenterol. 2004 Aug;42(8):703–4.
http://www.uni-duesseldorf.de/WWW/AWMF/II/021-012.htm

[158] Beuers U, et al. Therapie der Autoimmunhepatitis, primär biliären Zirrhose und primär sklerosierenden Cholangitis. Konsensus der Deutschen Gesellschaft für Verdauungs- und Stoffwechselkrnakheiten. Z Gastroenterol. 1997 Dec;35(12):1041–9.

T 7.10 Leberzirrhose

T 7.10.1 Allgemeinmaßnahmen

Aszitestherapie

	Aldosteronantagonist (Volumenentlastung)	Spironolacton (Aldactone, Aldopur, Aquareduct, Osyrol, Verospiron) →62	d 1–5: 2–4 x 50–100mg/d p.o. dann: 1–2 x 50–100mg (KG ↓ max. 500g/d)
evtl.	Schleifendiuretikum (Volumenentlastung)	Furosemid (Diurapid, Furo-, Furorese, Furanthril, Fusid, Hydrorapid, Lasix) →60	1–2 x 20–40mg/d p.o. (KG↓ max 500g/d)
oder		Torasemid (Unat) →60	1–3 x 10mg/d p.o.

Vitaminsubstitution

evtl.	Fettlösliche Vitamine (Substitution)	Vitamine A, D, E, K →75	siehe Chronische Pankreatitis →385
evtl.	B-Vitamine (Substitution)	Vitamine B1 + B6 + B12 + Folsäure →75	s. Pckg. Beil. (bei nachgewiesenem Mangel)

T 7.10.2 Primär biliäre Zirrhose [158]

	Cholsäurederivat (Cholesterinsekretion ↓, Cholesterinresorption ↓)	Ursodeoxycholsäure (Cholit-Ursan, Cholofalk, Ursofalk, UDC, Urso, Ursochol) →137	15mg/kg/d p.o. (lebenslang)
evtl.	Gallensäurebindung	Colestyramin (Lipocol, Quantalan)	1–2 x 4g/d p.o. (b. Bed., zeitversetzt zu Ursodeoxycholsäure und fettlöslichen Vitaminen)
oder evtl.	H_1-Blocker (Juckreizhemmung)	Clemastin (Tavegil) →93	2 x 1mg/d p.o., 2 x 2mg/d i.v. (b. Bed.)

T 7.10.3 Primär sklerosierende Cholangitis [158]

	Cholsäurederivat (Cholesterinsekretion ↓, Cholesterinresorption ↓)	Ursodeoxycholsäure (Cholit-Ursan, Cholofalk, UDC, Urso, Ursochol) →137	15mg/kg/d p.o. (lebenslang)

T 7.10.4 Pfortaderhochdruck

Prophylaxe einer Ösophagusvarizenblutung

evtl.	Betablocker (Pfortaderdruck ↓)	Propranolol (Indobloc, Obsidan) →52	3 x 20mg/d p.o. (Startdosis, Ziel: HF ↓ um 25%)

Ösophagusvarizenblutung

evtl.	Somatostatinanalogon (Splanchnikus- vasokonstriktion ⇒ Pfortaderdruck ↓)	Octreotid (Sandostatin) →140	50µg Bolus i.v., dann Dauerinfusion 25µg/h i.v.

T 7.10.5 Hepatische Enzephalopathie [159]

evtl.	Osmotisches Laxanz (Laxation, NH_3-Elimin.)	Lactulose (Bifinorma, Bifiteral, Lactofalk) →134	3 x 20–30ml/d p.o.
oder evtl.	Aminoglykosid (Darmsterilisation)	Neomycin (Bykomycin)	1–2 x 2g/d p.o.

[159] Ferenci P. Therapie der akuten und chronischen hepatischen Enzephalopathie bei Patienten mit Leberzirrhose, Z Gastroenterol. 1998 Oct;36(10):909–16.

T 7.11 Leberabszess

	Ureidopenicillin (Antibiose)	Mezlocillin (Baypen, Melocin) →145	3 x 2g/d i.v., max. 4 x 5g/d i.v.10 d (n. 2 Wo wiederholen)
plus	Nitroimidazol (Antibiose)	Metronidazol (Arilin, Clont, Flagyl, Vagimid) →156	2–3 x 250–400mg/d p.o., 2–3 x 500mg/d i.v. (n. 2 Wo wiederholen)

T 7.12 Cholelithiasis

T 7.12.1 Orale Litholyse (<10mm, nicht verkalkt, nicht mehr als 2 Konkremente, kontraktible Gallenblase)

	Cholsäurederivat (Cholesterinsekretion ↓, Cholesterinresorption ↓)	Ursodeoxycholsäure (Cholit-Ursan, Cholofalk, Ursofalk, UDC, Urso, Ursochol) →137	7mg/kg/d p.o. (bis 3 Mo nach Litholyse)
plus		Chenodeoxycholsäure (Chenofalk) →136	7mg/kg/d p.o. (bis 3 Mo nach Litholyse)

T 7.12.2 Sekundärprophylaxe

	Cholsäurederivat (Cholesterinsekretion ↓, Cholesterinresorption ↓)	Ursodeoxycholsäure (Cholit-Ursan, Cholofalk, Ursofalk, UDC, Urso, Ursochol) →137	300mg/d p.o. (längerfristig)

T 7.12.3 Gallenkolik

Parasympatholytikum (Spasmolyse)	N-Butylscopolamin (Buscopan) →105	akut 20mg langs. i.v., dann 60mg in 500ml Ringer/24 h (b. Bed.)
Opioid (Analgesie)	Pethidin (Dolantin) →98	25mg i.v. alle 4 h (b. Bed)

T 7.13 Akute Cholezystitis oder akut eitrige Cholangitis

	Acylaminopenicillin (Antibiose)	Piperacillin (Piperacillin Fresenius, Piperacillin Hikma, Piperacillin-ratiopharm) →145	3 x 4g/d i.v.
plus	Beta-Laktamase-Inhibitor	Sulbactam (Combactam) →145	3 x 1g/d i.v.
oder	Acylaminopenicillin (Antibiose) + β-Laktamase-Inhibitor (feste Kombination)	Piperacillin + Tazobactam (Tazobac) →146	3 x 4g bzw. 0,5 g/d i.v.

T 7.14 Darmlavage zur Vorbereitung einer Koloskopie

	Sekretionsstimulierendes Laxans	Bisacodyl (Dulcolax) →134	4 Dragees p.o. á 5mg; um ca. 14 Uhr des Vortags
plus	Lavagelösung	K^+-chlorid + Na^+-chlorid, Na^+-hydrogen-carbonat, Macrogol 335 (Endofalk Pulver) →135	je 2 l am Vortag um 18:00 und am 19:00 Uhr; zusätzlich am Untersuchungstag um 7:00 Uhr

T 8 Infektionen – Therapie (A. Meurer)

In diesem Kapitel sind Infektionserkrankungen aufgeführt, die im klinischen Alltag häufig auftreten (z.B. Pneumonie, Gastroenteritis etc.) Diese sind mit Seitenverweisen zu den entsprechenden Spezialkapiteln versehen.
Des Weiteren finden sich hier Infektionserkrankungen, die in anderen Kapiteln dieser Ausgabe nicht abgehandelt sind (z.B. Pest, Cholera etc.).

T 8.1 Amöbiasis
(Entamoeba histolytica) intestinal und extraintestinal, z.B. Leberabszess

T 8.1.1 Primär

Nitroimidazol (Antiprotozoenmittel)	Metronidazol (Arilin, Clont, Flagyl, Vagimid) →156	3 x 750mg/d p.o. (10d)

T 8.1.2 Anschließend

Aminoglykosid	Paromomycin (Humatin) →153	3x 500mg p.o. (7d)

T 8.2 Aspergillose
(Aspergillus)

T 8.2.1 Bronchopulmonale Aspergillose (Aspergillom: OP im Vordergrund)

Imidazolderivat (antimykotisch)	Itraconazol (Sempera, Siros) →167	1–2 x 200mg/d p.o. (bis 2–5 Mo)

T 8.2.2 Invasive Aspergillose

Triazolderivat	Voriconazol (VFEND) →168	6mg/kg i.v. 2 x/d an d 1; 4mg/kg 2 x/d an Tag 8; dann evtl. zur **Stabilisierung** 2 x 200mg/d (z.B. bis Ende Leukopenie bei Immunsupprimierten!)
	Polyenderivat (Antimykotikum, Membraneinlagerung)	Amphotericin B (Ampho-Moronal, Amphotericin B) →168	Bis 1,5mg/kg/d i.v. einschleichend (Cave: Nephrotoxozität)
oder	Liposomales Amphotericin B (AmBisome) →168	5–7,5mg/kg/d, bei guter Verträglichkeit bis 15–20mg/kg/d

Alternative zur Stabilisierung

	Azolderivat	Itraconazol (Sempera, Siros) →167	400mg/d p.o.
oder	Echinocandine	Caspofungin (Salvage-Th.) (Caspofungin MSD) →168	Loading dose 70mg/d i.v., dann 50mg/d i.v. für mind. 2 W. nach klin. Normalisierung

T 8.3 Borreliose
(Borrelia burgdorferi) siehe auch Kap. T 11.14.1

T 8.3.1 1. Wahl bei Erythema migrans, Arthritis, Akrodermatitis

	Tetracyclin	**Doxycyclin** (Jenacyclin, Sigadoxin, Vibramycin, Vibravenös)→150	*200mg p.o. (2-3 Wo)*
oder	Aminopenicillin	**Amoxicillin** (Amoxypen, Clamoxyl, Jephoxin)→144	*3 x 500mg (2-3 Wo)*
oder	Cephalosporin 2. Gen.	**Cefuroxim-Axetil**→147	*2 x 500mg (2-3 Wo)*
oder	Makrolid	**Erythromycin** (Erythrocin, Paediathrocin)→151	*4 x 250mg (2-3 Wo)*

T 8.3.2 Bei Neuroborreliose und Karditis (AV-Block °III)

	Cephalosporin 3. Gen.	**Ceftriaxon** (Rocephin)→147	*1 x 1-2g/d i.v. (2-4 Wo)*

Behandlungsdauer bei Erythema migrans 2-3 Wo; bei Arthritis 1-2 Mo, bei Acrodermatitis chronica atrophicans 4 Wochen

T 8.4 Candidose
(Candida) siehe auch Kap. T 7.1.3, T 13.10.3, T 17.6.4

90% C. albicans

T 8.4.1 Dermale Infektion

	Polyenderivat (Antimykotikum, Membraneinlagerung)	**Nystatin-Salbe**→224 (Candio-Hermal, Lederlind)	*2-4 x/d dünn auftragen*
oder	Imidazolderivat (antimykotisch)	**Clotrimazol-Creme**→223 (Antifungol, Canifug, Canesten, Mykohaug C)	*2-4 x/d dünn auftragen*

T 8.4.2 Stomatitis

Imidazolderivat (antimykotisch)	**Fluconazol**→167 (Diflucan, Fungata)	*1 x 200mg p.o. als Einmaldosis (nicht bei AIDS)*
Polyenderivat (Antimykotikum, Membraneinlagerung)	**Nystatin-Suspension**→224 (Adiclair, Moronal, Mykundex)	*4-6 x 1ml (à 100.000 IE) p.o. für 4-6 d*

T 8.4.3 Ösophagitis (Soor)

Imidazolderivat (antimykotisch)	**Fluconazol**→167 (Diflucan, Fungata)	*1 x 400mg i.v. o. p.o. als ED (nicht bei AIDS) oder 100-200 mg/d f. 14-21d*

T 8.4.4 Vaginitis

Allgemein

Imidazolderivat (antimykotisch)	**Clotrimazol-Creme**→223 (Antifungol, Canifug, Canesten, Mykohaug C)	*Lokal (3-6 d)*

T 8 Infektionen – Therapie

Während Gravidität

	Polyenderivat (Antimykotikum, Membraneinlagerung)	Nystatin→224 (Adiclair, Biofanal, Nystaderm)	3 x 2 Vaginaltbl. abends (3d)

Ohne Zeichen der Sepsis

	Imidazolderivat (antimykotisch)	Fluconazol→167 (Diflucan, Fungata)	6mg/kg/d=1 x 400mg/d i.v. oder p.o. bei 70kg bis 2 W. nach letzter pos. Blutkultur; zusätzlich alle i.v.-Katheter entfernen/ersetzen

Sepsis

	Polyenderivat (Antimykotikum, Membraneinlagerung)	Amphotericin B (Ampho-Moronal, Amphotericin B)→168	0,7–1mg/kg/d i.v. einschleich. **Cave:** Nephrotoxozität
oder		Liposomales Amphotericin B (AmBisome)→168	5–7,5mg/kg/d, bei guter Verträglichkeit bis 15–20mg/kg/d

T 8.4.5 Pneumonie (bei Aspiration bzw. hämatogener Streuung bei disseminierter Candidose, sehr selten)

	Polyenderivat (Antimykotikum, Membraneinlagerung)	Amphotericin B (Ampho-Moronal, Amphotericin B)→168	0,7–1mg/kg/d
oder		Liposomales Amphotericin B (AmBisome)→168	5–7,5mg/kg/d, bei guter Verträglichkeit bis 15–20mg/kg/d

T 8.4.6 Endokarditis

	Polyenderivat (Antimykotikum, Membraneinlagerung)	Amphotericin B (Ampho-Moronal, Amphotericin B)→168	Bis 1mg/kg/d i.v., einschleichend, bei Komb. mit Flucytosin (Ancotil): 1.d: 0,05mg/kg, 2.d: 0,1mg/kg, dann: 0,3mg/kg/d
		Therapie beginnen, dann Klappenresektion, dann lebenslange Therapie mit z.B. Fluconazol; **Cave:** Nephrotoxizität	
oder		Liposomales Amphotericin B (Ambisome)→168	5–7,5mg/kg/d, bei guter Verträglichk. bis 15–20mg/kg/d
evtl. plus	Antimetabolit	Flucytosin (Ancotil)→168	300mg/kg/d i.v.

T 8.4.7 Hepatolienale Candidose (bei neutropenen Patienten)

	Polyenderivat (Antimykotikum, Membraneinlagerung)	Amphotericin B (Ampho-Moronal, Amphotericin B)→168	0,5–0,7mg/kg/d
		Liposomales Amphotericin B (Ambisome)→168	5–7,5mg/kg/d, bei guter Verträglichkeit bis 15–20mg/kg/d
oder	Imidazolderivat (antimykotisch)	Fluconazol (Diflucan, Fungata)→167	6mg/kg (bei stabilen Patienten) bis Ende der Neutropenie, dann Fluconazol, bis alle Läsionen verschwunden sind und Chemotherapie beendet ist

T 8.4.8 Chronisch-mukokutane Infektion, Candidiasis granulomatosa

Leicht

	Imidazolderivat (antimykotisch)	Fluconazol (Diflucan, Fungata)→167	1 x 100–200mg/d p.o. (längerfristig)

Schwer

evtl.	Polyenderivat (Antimykotikum, Membraneinlagerung)	Amphotericin B (Ampho-Moronal, Amphotericin B)→168	0,7–1mg/kg/d i.v. kurzfristig, **Cave:** Nephrotoxizität
		Liposomales Amphotericin B (Ambisome)→168	5–7,5mg/kg/d, bei guter Verträglichkeit bis 15–20mg/kg/d
plus	Antimetabolit (antimykotisch)	Flucytosin (Ancotil)→168	150mg/kg/d i.v.

T 8.4.9 Harnwegsinfektion

CAVE: nur bei Symptomen behandeln, da meist Besiedelung			
	Imidazolderivat (antimykotisch)	Fluconazol (Diflucan, Fungata)→167	1 x 200mg/d p.o. für 7–14 Tage; Fremdmaterialien wie Katheter entfernen bzw. wechseln

T 8.5 Cholezystitis
siehe auch Kap. T 7.13

	Breitbandpenicillin + Beta-Laktamaseinhibitor	Piperacillin/Tazobactam (Tazobac)→146	4 x 3,375g/d i.v.
oder	Breitbandpenicillin + Beta-Laktamaseinhibitor	Amoxicillin + Sulbactam (Unacid)→145	3–4 x 1,5–3g i.v.
		Amoxicillin + Clavulansäure (Augmentan)→146	3 x 1000–2000 + 200mg i.v.
oder	Cephalosporin 3.Gen.	Ceftriaxon (Rocephin)→147	Ceftriaxon: 2g/d + Metronidazol: 1g Loading dose, dann 4 x 0,5mg/d i.v.
plus	Nitroimidazol (Antiprotozoenmittel)	Metronidazol (Arilin, Clont, Flagyl)→156	

Wenn lebensbedrohend

	Carbapenem	Imipenem (Zienam)→156	4 x 0,5g i.v.
		Meropenem (Meronem)→156	3 x 1g i.v.

T 8.6 Cholera
(Vibrio cholerae)

1. Wahl	Nährstoff- + Volumen- + Elektrolytsubstitution	„Oral rehydration formula" der WHO (Glukose, NaCl, NaHCO₃, KCl)	p.o.: 20g Glukose + 3,5g NaCl + 2,5g NaHCO₃ + 1,5g KCl auf 1l H2O (bei Bed.) In Entwicklungsländern, da besser verfügbar!
evtl.	Glukoselösung (Nährstoffsubstitution)	Glukose 20%→72	Ca. 2000kcal/d (b. Bed.)

evtl.	Isotone NaCl-Lösung (Volumen + Elektrolyt-subst.)	NaCl 0.9%→71	i.v. nach ZVD und Elektrolyten (bei Bed.)
evtl.	Kristalline Plasmaersatzlösung	Ringer→71	(bei Bed.)
	Gyrasehemmer	Ciprofloxacin (Ciprobay)→154	1g p.o. einmalig
oder	Tetracyclin	Doxycyclin (Doxakne, Jenacyclin, Sigadoxin, Vibramycin, Vibravenös)→150	1 x 300mg p.o., i.v. (einmalig)
oder	Folatantagonist + p-Aminobenzoesäure-antagonist	Cotrimoxazol (Eusaprim, Kepinol, Sigaprim, Supracombin)→155	2 x 160 + 800mg/d p.o., i.v. (3d) für Kinder <8 J. und während der Schwangerschaft

T 8.7 Diphtherie
(Corynebacterium diphtheriae)

	Immunglobulinserum (Toxinneutralisation)	Diphtherie-Antitoxin	30.000–50.000 IE i.v. als einstündige Inf. bis 120.000 IE
	Benzylpenicillin	Penicillin G (Penicillin G, Penicillin Grünenthal, Penicillin-Heyl)→143	4–6 x 0,5–10 Mio IE/d i.v. = 50.000 IE/kg/d für 5d, anschließend Penic. V. 50mg/kg/d für 5d
oder	Makrolid	Clarithromycin (Biaxin HP, Mavid, Cylind, Klacid)→151	2 x 250mg/d p.o. 7–14d

T 8.8 Echinokokkose
(Echinokokken)

E. granulosus = Hundebandwurm, E. multilocularis = Fuchsbandwurm

Therapie der Wahl: **PAIR** = Perkutane Aspiration-Injektion-Reaspiration: Zystenaspiration, anschließend Injektion von reinem Alkohol oder hypertoner NaCl-Lsg; nach 20–30 min. wieder Aspiration. Vor- und Nachbehandlung mit Albendazol
(in Metaanalyse besser als Chirurgie [CID 37: 1073, 2003; Lancet 362: 1295, 2003])

Nachbehandlung	Benzimidazolderivat (anthelmintisch)	Albendazol (Eskazole)→169	15mg/kgKG/d in 2 Tagesdosen; >60kg 2x400mg/d p.o. mit Mahlzeit

T 8.9 Endokarditis
(empir. Therapie, AHA Guidelines 2002) siehe auch Kap. T 2.8

T 8.9.1 Native Klappen

	Benzylpenicillin	Penicillin G (Penicillin G, Penicillin Grünenthal, Penicillin-Heyl)→143	4 x 5 Mio IE/d i.v.
oder	Breitbandpenicillin	Ampicillin (Binotal)→145	4 x 3g/d i.v.
plus	Staphylokokkenpencil.	Oxacillin (Stapenor)→144	6 x 2g/d i.v.
plus	Aminoglykosid	Gentamicin (Refobacin)→152	1 mg/kg in 3 Tagesdosen

Erysipel

Alternativ			
	Glykopeptid	**Vancomycin** (Vancomycin)→157	15mg/kg in 2 Tagesdosen plus Genta s.o.; nach Kulturergebnis erregerspezifische Therapie
plus	Aminoglykosid	**Gentamicin** (Refobacin)→152	1mg/kgKG in 3 Tagesdosen

T 8.9.2 Kunstklappen

	Glycopeptid	**Vancomycin** (Vancomycin)	15mg/g KG in 2 Tagesdosen; nach Kulturergebnis erregerspezifische Therapie
plus	Aminoglykosid	**Gentamicin** (Refobacin)→152	1mg/kg KG in 3 Tagesdos.
plus	Antituberkulotikum	**Rifampicin** (Eremfat, Rifa)→160	10mg/kg KG in 1–2 Gaben

T 8.10 Erysipel
(Streptokokken/Staphylokokken) siehe auch Kap. T 13.2.5

T 8.10.1 Systemisch, Therapiedauer 7–14 Tage

	Penicillinasefestes Penicillin	**Oxacillin** (Infectostaph)→144	4–6 x 2g i.v.
oder	Cephalosporin	**Cefazolin** (Basocef, Cefazolin Hexal)→146	3 x 1–2g i.v.
oder	Breitbandpenicillin plus Penicillinaseinhibitor	**Amoxicillin + Clavulansäure** (Augmentan)→146	3 x 1,2–2,2mg i.v.
Bei Penicillinallergie			
	Makrolid	**Erythromycin** (Erythrocin, Paediatrocin)→151	2 x 1g/d p.o. (mind. 10d)
oder	Lincosamid	**Clindamycin** (Sobelin)→152	4–6 x 300mg p.o./i.v./d

T 8.11 Furunkel
(Staphylokokkus aureus) in Gesichtsmitte bzw. bei ausgeprägter Umgebungsreaktion, siehe auch Kap. T 13.2.7

Betalaktamasefestes Penicillin	**Dicloxacillin** (Infectostaph)→144	4 x 0,125–0,25g/d für 10 Tage
Oralcephalosporin →149	**Loracarbef** (Lorafem)	2 x 200–400mg/d p.o.

T 8.11.1 Bei Beta-Laktam-Allergie

Makrolid	**Clarithromycin** (Biaxin HP, Mavid, Cyllind, Klacid)→151	2 x 250–500mg/d p.o.

T 8 Infektionen – Therapie

T 8.12 Gastroenteritis

T 8.12.1 Bei schwerer, anhaltender Diarrhoe infektöser Ursache

	Gyrasehemmer	Ciprofloxacin (Ciprobay)→154	2 x 500mg/d p.o für 3-5d
oder	Nitroimidazol	Metronidazol (Arilin, Clont, Flagyl)→156	3 x 500mg p.o. für 3-5 Tage
oder	Folatantagonist + p-Aminobenzoesäure-antagonist	Cotrimoxazol forte→155	2 x 1 Tabl./d p.o. für 3-5d

T 8.13 Giardiasis
(Lamblia intestinalis)

	Nitroimidazol (Antiprotozoenmittel)	Tinidazol (Simplotan)→156	1 x 2g p.o. einmalig
oder	Nitroimidazol (Antiprotozoenmittel)	Metronidazol (Arilin, Clont, Flagyl, Vagimid)→156	3 x 250mg/d p.o. (5d)

T 8.14 Gonorrhoe
(Gonokokken) siehe auch Kap. T 13.13.2

Immer Partner/in mitbehandeln!

T 8.14.1 Unkompliziert

1. Wahl

	Cephalosporin 3.Gen.	Ceftriaxon (Rocephin)→147	1 x 0,5g i.v. (einmalig)
oder	Oralcephalosporin 1.Gen.	Cefixim (Cephoral, Suprax)→149	400mg p.o. (einmalig)

Wegen häufig zusätzlicher Chlamydieninfektion

plus	Tetracyclin	Doxycyclin (Jenacyclin, Sigadoxin, Doxakne, Vibramycin, Vibravenös)→150	1 x 200mg p.o., i.v. (1 W.)
oder	Makrolid	Azithromycin (Zithromax, Ultreon)→151	1g p.o. (einmalig)

T 8.14.2 Kompliziert (Salpingitis, Endometritis, Epididymitis, Proktitis...)

1. Wahl

Cephalosporin 3. Gen.	Ceftriaxon (Rocephin)→147	1 x 2g i.v., bis 24h nach Symptomende i.v.- oder i.m.-Th., dann orale Beh.; gesamte Th.-Dauer 7-10 d
Cephalosporin 3. Gen.	Cefotaxim (Claforan)→147	1g i.v. 3 x/d 7-10 d

Orale Behandlung

Oralcephalosporine Gr. 3	Cefixim (Cephoral)→149	2 x 200mg p.o. 7-10 d

Herpes simplex Virus

Wegen häufig zusätzlicher Chlamydieninfektion			
plus	Tetracyclin	**Doxycyclin** (Jenacyclin, Sigadoxin, Doxakne, Vibramycin, Vibravenös)→150	1 x 200mg p.o., i.v. (2 W.)
oder	Makrolid	**Azithromycin** (Zithromax, Ultreon)→151	2g p.o., 1g i.m. (einmalig)

T 8.14.3 Sepsis, Arthritis, Meningitis, Endokarditis

	Cephalosporin 3. Gen.	**Ceftriaxon** (Rocephin)→147	1 x 2g i.v. (4 W.)

T 8.14.4 Generalisierte Erkrankung bei Neugeborenen (nach Fruchtwasserinfektion und Gonorrhoe der Mutter)

	Cephalosporin 2. Gen.	**Cefuroxim** (Zinacef)→147	100mg/kg/d i.v.

T 8.14.5 Gonoblennorrhoe

	Cephalosporin 3. Gen.	**Ceftriaxon** (Rocephin)→147	Erw.: 1g i.m. od. i.v. + NaCl-Spülungen
oder	Cephalosporin 2. Gen.	**Cefuroxim** (Zinacef)→147	Neugeb.: 100mg/kg/d i.v., Erw.: 3 x 0,75–1,5g/d i.v. (7d)
plus	Aminoglykosid	**Gentamicin-Augentrpf.** (Refobacin, Gentamicin-POS, Dispagent, Gentamytrex)→152	3–5 x 1 Trpf.

T 8.14.6 Vulvovaginitis bei Kindern

	Cephalosporin 3. Gen.	**Ceftriaxon** (Rocephin)→147	30mg/kg i.v. (einmalig)

T 8.15 Herpes simplex Virus
siehe auch Kap. T 11.9.4, T 13.15.3, T 17.6.3,

T 8.15.1 Meningoenzephalitis

	Virustatikum (Purinantagonist, DNA-Polymerasehemmer)	**Aciclovir** (Acic, Supraviran, Zovirax)→161	3 x 10mg/kg/d i.v. (2–3 Wo)

T 8.15.2 Vulvovaginitis, Zervizitis

Primär

	Virustatikum (Purinantagonist, DNA-Polymerasehemmer)	**Valaciclovir** (Valtrex)→161	2 x 1000mg/d p.o. für 10d

Rekurrierend

	Virustatikum (Purinantagonist, DNA-Polymerasehemmer)	**Aciclovir** (Acic, Supraviran, Zovirax)→161	3 x 0,4g/d für 5d oder Valaciclovir 2x500 für 3d oder 3x0,8 für 2d
	Virustatikum (Purinantagonist, DNA-Polymerasehemmer)	**Valaciclovir** (Valtrex)→161	3 x 0,4g/d für 5d oder 2x500 für 3d

T 8 Infektionen – Therapie

Während Gravidität (Sectio!)

	Virustatikum (Purinantagonist, DNA-Polymerasehemmer)	Vidarabin 3% (Vidarabin Thilo)→161	1–2 x 1 Salbenstrang (2–3 W.)

T 8.15.3 Lidinfektion, Keratitisprophylaxe

	Virustatikum (Pyrimidinantagonist ⇒ Transkriptionsfehler)	Trifluridin-Augensalbe (TFT) Thilo, Triflumann)→161	Alle 4h 1 Salbenstrang

T 8.15.4 Herpes labialis

	Virustatikum (Purinantagonist, DNA-Polymerasehemmer)	Aciclovir 0,5% (Acic, Aciclostad, Herpofug, Zovirax)→161	Alle 4h 1 Salbenstrang (ca. 5d)
oder		Valaciclovir (Valtrex)→161	2 x 2g p.o. für 1d
oder		Aciclovir (Acic, Supraviran, Zovirax)→161	5 x 400mg p.o. für 5d

T 8.16 Legionellose
(Legionellen)

T 8.16.1 Primär

	Makrolid	Clarithromycin (Biaxin HP, Mavid, Cyllind,Klacid)→147	2 x 250–500mg/d p.o., i.v.; Dauer: 3 W.
oder	Gyrasehemmer	Levofloxacin (Tavanic)→154	250–750mg/d p.o., 3 Wo
oder	Gyrasehemmer	Moxifloxacin (Avalox)→154	400mg/d p.o., 3 Wo
Bei Schwerstkranken			
	Antituberkulotikum	Rifampicin (Eremfat, Rifa)→160	Erw.: 3 x 0,6g/d i.v., Ki.: 3 x 6mg/kg/d i.v., 3 W.

T 8.17 Meningitis
siehe auch Kap. T 11.9

T 8.17.1 Erwachsene ohne Trauma, empirische Therapie

Therapiedauer je nach Erreger 7–21d: Meningokokken + H. influenzae 7d; Pneumokokken 10–14d; Listerien + gram- Bakt. 21d; Dexamethason-Gabe 48h vor erster Antibiotikatherapie beginnen; wenn im mikroskop. Präparat keine Pneumokokken zu finden sind, Dexa-Gabe stoppen!

	Cephalosporin	Cefotaxim (Claforan)→147	4–6 x 2g
oder	Cephalosporin 3. Gen.	Ceftriaxon (Rocephin)→147	2 x 2g/d i.v.
plus	Glukokortikoid (bei Pneumokokken)	Dexamethason→109 (Dexa-Allvoran, Fortecortin, Lipotalon)	0,4mg/kg 2 x/d für 2d
Bei hoher Prävalenz resistenter Pneumokokken			
plus	Glycopeptid	Vancomycin (Vancomycin)→157	15mg/kg KG in 2 Tagesdosen

Primäre Osteomyelitis

T 8.17.2 Erwachsene >50J., Alkoholiker, Immunsupprimierte (erhöhte Inzidenz von Listerien)

	Breitbandpenicillin	Ampicillin (Binotal)→145	6 x 2g i.v.
plus	Cephalosporin 3. Gen.	Ceftriaxon (Rocephin)→147	2 x 2g/d i.v.
plus	Glycopeptid	Vancomycin (Vancomycin)→157	4 x 0,5g i.v., dann je nach Spiegel
	Bei niedriger MRSA-Rate und geringer Pneumokokken-Resistenz auch		
	Isoxacylpenicillin	Flucloxacillin (Staphylex)→144	6 x 2g
plus	Glukokortikoid	Dexamethason (Dexa-Allvoran, Fortecortin, Lipotalon)→109	2 x 0,4mg/kg für 2d

T 8.17.3 Post-Trauma oder neurochir. Eingriff

	Glycopeptid	Vancomycin (Vancomycin)→157	Bis MRSA ausgeschlossen
	Bei niedriger MRSA-Rate und geringer Pneumokokken-Resistenz auch		
	Isoxacylpenicillin	Flucloxacillin (Staphylex)→144	6 x 2g
plus	Cephalosporin	Ceftazidim (Fortum)→147	3 x 2g

T 8.18 Primäre Osteomyelitis
(keine Immunsuppression) = empirische Initialtherapie

	Fremdkörper entfernen		
	Isoxacylpenicillin	Oxacillin (Stapenor)→144	4 x 2g/d i.v.
		Flucloxacillin (Staphylex)→144	
oder	Cephalosporin	Cefazolin→146 (Basocef, Cefazolin Hexal)	3 x 2g/d
	bei hohem MRSA-Anteil		
oder	Glycopeptid	Vancomycin (Vancomycin)→157	2 x 1g/d i.v. Spiegelkontrolle

T 8.19 Otitis media
(Kinder/Erwachsene) siehe auch Kap. T 15.10

Breitbandpenicillin	Amoxicillin (Amoxypen, Clamoxyl, Jephoxin)→144	45–90mg/kg KG/d in 3 Tagesdosen

T 8.20 Oxyuriasis
(Madenwurm/Enterobius vermicularis)

	Anthelminthikum (Glukoseaufnahme ↓)	Pyrvinum (Molevac, Pyrcon)→170	5 mg/kg p.o. (einmalig)
oder	Anthelminthikum (Cholinesterasehemmung)	Pyrantel (Helmex)→170	10 mg/kg p.o. (einmalig)
oder	Anthelminthikum (Tubulinbindung, Glukoseaufnahme ↓)	Mebendazol (Surfont, Vermox)→169	2 x 100mg/d p.o. (3d)

PDA Version auf www.media4u.com

T 8 Infektionen – Therapie

T 8.21 Pest
(Yersinia pestis)

	Folatantagonist + p-Aminobenzoesäureantagonist	Cotrimoxazol (Eusaprim, Kepinol, Sigaprim, Supracombin)→155	2 x 160 + 800 mg/d p.o., i.v.
oder	Gyrasehemmer	Ciprofloxacin (Ciprobay)→154	2 x 500 mg p.o.

T 8.22 Pneumonie
siehe auch Kap. T 4.6→329

T 8.22.1 Ambulant erworben, nicht stationär therapiert

oder	Gyrasehemmer	Moxifloxacin (Avalox)→154	1 x 400 mg p.o. für 14d
oder	Cephalosporin 2. Gen.	Cefuroxim (Zinacef)→147	250–500 mg 2 x/d p.o. für 14d
oder	Breitbandpenicillin+ Beta-Laktamaseinhib.	Amoxicillin/Clavulansäure (Augmentan)→144	875 mg/125 mg 2 x/d p.o. für 14d
oder	Makrolid	Clarithromycin (Klazid)→151	2 x 500 mg p.o.

T 8.22.2 Ambulant erworben, stationär therapiert

	Cephalosporin 2. Gen.	Cefuroxim (Zinacef)→147	2 x 500 mg i.v.
oder	Makrolid	Clarithromycin (Klazid)→151	2 x 500 mg p.o.
oder	Gyrasehemmer	Moxifloxacin (Avalox)→154	1 x 400 mg i.v.

T 8.22.3 Nosokomiale Pneumonie (schwer)

	Carbapenem	Imipenem (Zienam)→156	4 x 0,5 g
		Meropenem (Meronem)→156	3 x 1 g i.v.
oder	Cephalosporin	→147 Ceftazidim (Fortum)→147	3 x 2 g
plus	Aminoglycosid	Gentamicin (Refobacin)→152	1 mg/kg KG in 3 Dosen/d
oder	Gyrasehemmer	Moxifloxacin (Avalox)→154	400 mg i.v.

T 8.22.4 Aspirationspneumonie (wenn therapiebedürftig)

Schwer

	Carbapenem	Imipenem (Zienam)→156	4 x 0,5 g
oder		Meropenem (Meronem)	3 x 1 g i.v.

Leicht

	Breitbandpenicillin+ Beta-Laktamaseinhib.	Amoxicillin/Clavulansäure (Augmentan)→146	3 x 1 g i.v.

Salmonellose

T 8.23 Salmonellose (Salmonellen)

T 8.23.1 S. typhi/paratyphi

1. Wahl

	Gyrasehemmer	**Ciprofloxacin** (Ciprobay)→154	*2 x 250-750mg p.o. (2 W.)*
oder	Cephalosporin 3.Gen.	**Ceftriaxon** (Rocephin)→147	*1 x 1-2g i.v., Ki: 50mg/kg/d i.v. (2 W.)*

Bei Schock

evtl. plus	Glukokortikosteroid (antiinflammatorisch, immunsuppressiv)	**Dexamethason** →109 (Dexa-Allvoran, Fortecortin, Lipotalon)	*Initial: 3mg/kg i.v., dann: 1mg/kg je alle 6h (2d); vor 1. Antibiotika-Gabe*

Dauerausscheider

	Gyrasehemmer	**Ciprofloxacin** (Ciprobay)→154	*2 x 500mg p.o. (4 W.)*
oder	Folatantagonist + p-Aminobenzoesäure-antagonist	**Cotrimoxazol**→155 (Eusaprim, Kepinol, Sigaprim, Supracombin)	*2 x 160 + 800mg/d p.o., i.v. (2-4 Mo)*

T 8.23.2 S. typhimurium/enteritidis

Schwere Enteritis

	Folatantagonist + p-Aminobenzoesäure-antagonist	**Cotrimoxazol**→155 (Eusaprim, Kepinol, Sigaprim, Supracombin)	*2 x 160 + 800mg/d p.o., i.v. (5-7d)*
oder	Gyrasehemmer	**Ciprofloxacin** (Ciprobay)→154	*2 x 250-750mg p.o. (5-7d)*

Sepsis

	Cephalosporin 3. Gen.	**Ceftriaxon** (Rocephin)→147	*1 x 1-2g i.v., Ki: 50mg/kg/d i.v. (5-7d)*
oder	Gyrasehemmer	**Ciprofloxacin** (Ciprobay)→154	*2 x 250-750mg p.o. (5-7d)*

Dauerausscheider

	Gyrasehemmer	**Ciprofloxacin** (Ciprobay)→154	*2 x 500mg p.o. (4 W.)*
oder	Breitbandpenicillin	**Amoxicillin** (Amoxypen, Clamoxyl, Jephoxin)→144	*3 x 1 g (3 Mo)*
oder	Folatantagonist + p-Aminobenzoesäure-antagonist	**Cotrimoxazol** (Eusaprim, Kepinol, Sigaprim, Supracombin)→155	*2 x 1 Tabl. p.o. (3 Mo)*

T 8.24 Scharlach (A-Streptokokken)

T 8.24.1 1. Wahl

Phenoxymethylpenicillin	**Penicillin V** (Arcasin, Infectocillin, Isocillin, Megacillin oral)→143	*3 x 0,6-1,5 Mio IE/d p.o. (2 W.)*

T 8.24.2 Bei Penicillinallergie

Makrolid	**Clarithromycin** (Biaxin HP, Mavid, Cyllind, Klacid)→151	*Erw.: 2 x 250mg/d p.o., Ki.: 12mg/kg/d*

T 8 Infektionen – Therapie

T 8.25 Shigellose
(Shigellen)

T 8.25.1 Erwachsene

Gyrasehemmer	Ciprofloxacin (Ciprobay) →154	2 x 500mg p.o. (1-3d)

T 8.25.2 Kinder

Folatantagonist + p-Aminobenzoesäure-antagonist	Cotrimoxazol (Bactoreduct, Bactrim, Eusaprim, Kepinol, Sigaprim, Supracombin) →155	2 x 10-15mg/kg/d p.o., i.v. (5-7d)

T 8.26 Syphilis
(Treponema pallidum) siehe auch Kap. T 13.13.1

T 8.26.1 Erworbene Lues

CAVE: bei Therapie jeder aktiven Lues kann es zur Herxheimer-Reaktion kommen;
In diesem Fall zusätzliche Therapie mit:

Cyclooxygenasehemmer (Thrombozytenaggr.-hemmung)	Acetylsalicylsäure (Aspirin, Aspisol)→100	(Wegen Herxheimer-Reaktion!)

Lues I/II oder Lues latens < 1 Jahr

Depot-Benzylpenicillin	Benzathin-Penicillin G →143	2,4 Mio IE i.m. x 1

Lues I/II oder Lues latens > 1 Jahr oder nicht determinierbar

Depot-Benzylpenicillin	Benzathin-Penicillin G →143	3 x 2,4 Mio IE i.m. 1x/Wo

Lues III und Neurolues > 1 Jahr

Benzylpenicillin	Penicillin G (Penicillin G, Penicillin Grünenthal)→143	10-20 Mio IE/d i.v. in 2-3 Kurzinf. (14d)

Bei Penicillinallergie

	Cephalosporin 3.Gen.	Ceftriaxon (Rocephin)→147	1 x 1-2g i.v. (14d)
oder	Tetracyclin	Doxycyclin (Jenacyclin, Sigadoxin, Vibramycin, Vibravenös)→150	1 x 200mg/d i.v. (3 W.)

T 8.26.2 Lues connata

Säuglinge

	Benzylpenicillin	Penicillin G (Penicillin G, Penicillin Grünenthal, Penicillin-Heyl)→143	3 x 50.000 IE/kg/d (14d)
evtl. plus	Glukokortikosteroid (antiinflammatorisch, Empfindlichkeit der Beta-Rezeptoren↑)	Prednison (Decortin, Rectodelt)→110	2mg/kg (am ersten Behandlungstag, wegen Herxheimer-Reaktion!)

Kinder

Benzylpenicillin	Penicillin G (Penicillin G, Penicillin Grünenthal, Penicillin-Heyl)→143	1 x 100.000 IE/d i.m., max: 2,4 Mio IE (14d)

T 8.26.3 Syphilis in der Gravidität

1. Wahl

	Depot-Benzylpenicillin	Benzathin-Penicillin G→143	2,4 Mio IE/d i.m.

Bei Penicillinallergie

	Cephalosporin 3.Gen.	Ceftriaxon (Rocephin)→147	1 x 2g i.v. (8–10d)
oder	Makrolid	Erythromycin (Erythrocin, Paediathrocin, Sanasepton)→151	2 x 1g/d p.o. (3 W.)

T 8.27 Taeniasis
(Bandwurm/Taenia)

T. saginata = Rinderbandwurm, T. solium = Schweinebandwurm

	Anthelmintikum (tetanische Kontraktur, Wurmparalyse)	Praziquantel (Biltricide, Cesol, Cysticide)→170	10mg/kg p.o. (einmalig)
oder	Anthelmintikum (Hemm. oxid. ATP-Produktion, Störung der Glukoseaufnahme)	Niclosamid (Yomesan)→169	2g p.o. (einmalig)
oder	Anthelmintikum (Tubulinbind., Glukoseaufnahme ↓)	Mebendazol (Surfont, Vermox)→169	2 x 100mg/d p.o. (3d)

T 8.28 Trichomoniasis
(Trichomonas vaginalis) siehe auch Kap. T 17.6.5

Partner mitbehandeln!

T 8.28.1 Urethritis

	Nitroimidazol (Antiprotozoenmittel)	Metronidazol (Arilin, Clont, Flagyl, Vagimid)→156	2 x 500mg p.o. für 7d oder 2g als Einmaldosis
oder	Nitroimidazol (Antiprotozoenmittel)	Tinidazol (Simplotan)→156	1 x 2g p.o. (einmalig)

T 8.28.2 Vaginitis

Allgemein

	Nitroimidazol (Antiprotozoenmittel)	Metronidazol (Arilin, Clont, Flagyl, Vagimid)→156	2 x 500mg p.o. (7d)

Während Gravidität

	Polyen (Membraneinlagerung, Antiprotozoenmittel)	Natamycin (Pima Biciron N)→169	1 x 1 Vaginaltbl.

T 8 Infektionen – Therapie

T 8.29 Tuberkulose
(Mycobacterium tuberculosis)[160]

T 8.29.1 Prophylaxe bei Exposition

Antituberkulotikum	**Isoniazid** (Isozid, Tebesium-s)→159	10mg/kg/d p.o. (3 Mo.)

Bei Verdacht auf INH-Resistenz

Antituberkulotikum	**Rifampicin** (Eremfat, Rifa)→160	600mg/d p.o. für 4 Mo

T 8.29.2 Präventive Therapie (Reaktivierungsgefahr)

Antituberkulotikum	**Isoniazid** (Isozid, Tebesium-s)→159	Erw.: 300mg/d p.o., Ki. 10mg/kg/d p.o. (Dauer der Gefahr)

Bei Verdacht auf INH-Resistenz

Antituberkulotikum	**Rifampicin** (Eremfat, Rifa)→160	600mg/d p.o. für 4 Mo

T 8.29.3 Präventive Therapie (kürzlich stattgefundene Tuberkulinkonversion)

Antituberkulotikum	**Isoniazid** (Isozid, Tebesium-s)→159	10mg/kg/d p.o., max: 300mg (6 Mo.)

Bei Verdacht auf INH-Resistenz

Antituberkulotikum	**Rifampicin** (Eremfat, Rifa)→160	600mg/d p.o. für 4 Mo

T 8.29.4 Lungentuberkulose

2 Wochen Isolation bei positivem Sputum (= offene TB), wenn INH-Resistenz-Rate < 4% kein Etambutol notwendig

Initial

	Antituberkulotikum	**Rifampicin** (Eremfat, Rifa)→160	10mg/kg/d p.o. (2 Mo.)
plus	Antituberkulotikum	**Isoniazid** (Isozid, Tebesium-s)→159	5mg/kg/d p.o. (2 Mo.)
plus	Antituberkulotikum	**Ethambutol** (EMB-Fatol, Myambutol)→159	15mg/kg/d p.o. (2 Mo.)
plus	Antituberkulotikum	**Pyrazinamid** (Pyrazinamid, Pyrafat)→159	25-30mg/kg/d

Dann für 4 Monate

	Antituberkulotikum	**Rifampicin** (Eremfat, Rifa)→160	10mg/kg/d p.o. (4 Mo.)
plus	Antituberkulotikum	**Isoniazid** (Isozid, Tebesium-s)→159	5mg/kg/d p.o. (4 Mo.)

Tuberkulose

T 8.29.5 Pleuritis exsudativa

Initial

	Glukokortikosteroid (antiinflamm., Empfindlichkeit der Beta-Rez. ↑)	Prednison (Decortin, Rectodelt)→110	*Initial: 30–50mg/d p.o., dann: auf 10–20mg/d p.o. ↓ (ca. 4 W.)*
plus	Antituberkulotikum	Rifampicin (Eremfat, Rifa)→160	*10mg/kg/d p.o. (2 Mo.)*
plus	Antituberkulotikum	Isoniazid (Isozid, Tebesium-s)→159	*5mg/kg/d p.o. (2 Mo)*
plus	Antituberkulotikum	Pyrazinamid (Pyrazinamid, Pyrafat)→159	*25–30mg/kg/d p.o. (2 Mo)*

Dann für 4 Monate

	Antituberkulotikum	Rifampicin (Eremfat, Rifa)→160	*10mg/kg/d p.o. (4 Mo.)*
plus	Antituberkulotikum	Isoniazid (Isozid, Tebesium-s)→159	*5mg/kg/d p.o. (4 Mo.)*

T 8.29.6 Halslymphknotentuberkulose

Initial

	Antituberkulotikum	Rifampicin (Eremfat, Rifa)→160	*10mg/kg/d p.o. (2 Mo.)*
plus	Antituberkulotikum	Isoniazid (Isozid, Tebesium-s)→159	*5mg/kg/d p.o.*
plus	Antituberkulotikum	Pyrazinamid (Pyrazinamid, Pyrafat)→159	*25–30mg/kg/d (2 Mo.)*

Dann für 4 Monate

	Antituberkulotikum	Rifampicin (Eremfat, Rifa)→160	*10mg/kg/d p.o. (4 Mo.)*
plus	Antituberkulotikum	Isoniazid (Isozid, Tebesium-s)→159	*5mg/kg/d p.o. (4 Mo.)*

T 8.29.7 Miliartuberkulose

	Glukokortikosteroid (antiinflammatorisch, Empfindlichkeit der Beta-Rezeptoren ↑)	Prednison (Decortin, Rectodelt)→110	*Initial: 30–50mg/d p.o., dann: auf 10–20mg/d p.o. reduzieren (kurzfristig)*
plus	Antituberkulotikum	Rifampicin (Eremfat, Rifa)→160	*10mg/kg/d p.o. (bis klin. Besserung, dann wie Lungen-Tb)*
plus	Antituberkulotikum	Isoniazid (Isozid, Tebesium-s)→159	*5mg/kg/d p.o. (bis klin. Besserung, dann wie Lungen-Tb)*
plus	Antituberkulotikum	Pyrazinamid (Pyrazinamid, Pyrafat)→159	*25–30mg/kg/d (bis klin. Besserung, dann wie Lungen-Tb)*

T 8.29.8 Meningitis tuberculosa

1. Wahl

	Antituberkulotikum	Isoniazid (Isozid, Tebesium-s)→159	Erw.: ini: 10mg/kg/d p.o., nach 3–4 W. 5–7mg/kg/d p.o. max: 1g/d; Ki.: ini: 15–20mg/kg/d p.o., nach 3–4 W. 10mg/kg/d p.o., max: 0,5g/d (ca. 2–3 M. [Klinik])
plus	Antituberkulotikum	Rifampicin (Eremfat, Rifa)→160	10mg/kg/d p.o. ; max: 0,75g/d (ca. 2–3 Mo. [Klinik])
plus	Antituberkulotikum	Pyrazinamid (Pyrazinamid, Pyrafat)→159	30mg/kg/d, max: 2 g (ca. 2–3 Mo [Klinik])
plus	Antituberkulotikum	Ethambutol (EMB-Fatol, Myambutol)→159	15mg/kg/d
plus	Glukokortikosteroid (antiinflamm., Empfindlichkeit der Beta-Rez. ↑)	Prednison (Decortin, Rectodelt)→110	Ini 30–50mg/d p.o., dann: auf 10–20mg/d p.o. ↓ (ca. 4 W.)

Bei Resistenz gegen eines obiger statt dessen

plus	Antituberkulotikum	Protionamid (Ektebin, Peteha)→159	10mg/kg/d, max: 1g (ca. 2–3 Mo. [Klinik])

Anschließend

	Antituberkulotikum	Rifampicin (Eremfat, Rifa)→160	10mg/kg/d p.o (10 Mo.)
plus	Antituberkulotikum	Isoniazid (Isozid, Tebesium-s)→159	5mg/kg/d p.o. (10 Mo.)
plus	Antituberkulotikum	Pyrazinamid (Pyrazinamid, Pyrafat)→159	25–30mg/kg/d (bis klin. Besserung, dann wie Lungen-Tb)

T 8.29.9 Urogenitaltuberkulose

1. Wahl

	Antituberkulotikum	Rifampicin (Eremfat, Rifa)→160	10mg/kg/d p.o. (9–12 Mo.)
plus	Antituberkulotikum	Isoniazid (Isozid, Tebesium-s)→159	5mg/kg/d p.o. (9–12 Mo.)
plus	Antituberkulotikum	Pyrazinamid (Pyrazinamid, Pyrafat)→159	25–30mg/kg/d (9–12 Mo.)

Plus nierengängige Kombinationspartner (auch gegen bakterielle Sekundär-infektion)

	Gyrasehemmer	Ciprofloxacin (Ciprobay)→154	2 x 250–750mg p.o. (9–12 Mo)

T 8.29.10 Hauttuberkulose

Initial

	Antituberkulotikum	Rifampicin (Eremfat, Rifa)→160	10mg/kg/d p.o. (2 Mo)
plus	Antituberkulotikum	Isoniazid (Isozid, Tebesium-s)→159	5mg/kg/d p.o. (2 Mo)
plus	Antituberkulotikum	Ethambutol (EMB-Fatol, Myambutol)→159	15mg/kg/d p.o. (2 Mo)

Dann für 4 Monate

	Antituberkulotikum	Rifampicin (Eremfat, Rifa)→160	10mg/kg/d p.o. (4 Mo)
plus	Antituberkulotikum	Isoniazid (Isozid, Tebesium-s)→159	5mg/kg/d p.o. (4 Mo)

160 ATS/CDC Guidelines. CID 2003; 31:633–9

T 8.30 Windpocken/Gürtelrose
(Herpes zoster) siehe auch Kap. T 13.15.4

T 8.30.1 Varizella (bei immunsupprimierten Patienten, Pneumonie oder jungen Erwachsenen)

	Virustatikum (Purin-antagonist, DNA-Polymerasehemmer)	Aciclovir→161 (Acic, Supraviran, Zovirax)	3 x 10mg/kg/d i.v. (5-7d) oder 5 x 800mg p.o.
oder	Virustatikum (Purinantagonist, DNA-Polymerasehemmer)	Valaciclovir (Valtrex)→161	3 x 1000mg p.o. für 5d

T 8.30.2 Zoster

	Virustatikum (Purinantagonist, DNA-Polymerasehemmer)	Valaciclovir (Valtrex)→161	3 x 1000mg/d p.o. (7d); bei Immunsupprimierten i.v.-Therapie (s.o.)

T 8.31 Zystitis
siehe auch Kap. T 16.1.3

	Gyrasehemmer	Ciprofloxacin (Ciprobay) →154	2 x 250mg/d p.o. für 3d
oder	Folatantagonist + p-Aminobenzoesäureantagonist	Cotrimoxazol (Bactoreduct, Bactrim, Eusaprim, Kepinol, Sigaprim, Supracombin) →155	(160mg TMP) 2 x 1 Tabl. p.o. für 3d
oder	Breitbandpenicillin+ Beta-Laktamase-inhibitor	Amoxicillin + Clavulansäure (Augmentan) →146	875mg/125mg 2 x 1 Tabl. p.o. für 3d

Bei unkomplizierter Pyelonephritis

	Gyrasehemmer	Ciprofloxacin (Ciprobay) →154	2 x 500mg für 14d

T 9 Immunsystem – Therapie

Alle Informationen zum Thema Immunsystem finden Sie im Arzneimittelteil, Kapitel A 9 Immunsystem → S. 172.

T 10 Anästhesie – Therapie

Alle Informationen zum Thema Immunsystem finden Sie im Arzneimittelteil, Kapitel A Anästhesie → S. 180.

T 11 Neurologie – Therapie (S. v. Stuckrad-Barre)

T 11.1 Glasgow Coma Scale, Dermatome

Glasgow Coma Scale (GCS)		
Öffnen d. Augen	spontan	4
	auf Ansprache	3
	nach Schmerzreiz	2
	keine Reaktion	1
verbale Antwort	orientiert	5
	verwirrt	4
	unzusammenh. Worte	3
	unverständl. Laute	2
	keine Antwort	1
beste motor. Antwort	befolgt Aufforderung	6
	gezielte Abwehr	5
	Zurückziehen	4
	Beugesynergismen	3
	Strecksynergismen	2
	keine Antwort	1
GCS-Score		3–15

GCS > 8 = Bewusstseinstrübung	
>12	leicht
12–9	mittelschwer
Somnolenz: schläfrig, leicht erweckbar	
Stupor: schlafähnlich, leicht erweckbar	

GCS < 8 = Bewusstlosigkeit		
8–7	Koma-Grad I	leichtes Koma
6–5	Koma-Grad II	
4	Koma-Grad III	schweres Koma
3	Koma-Grad IV	

Koma Grad I: gezielte Abwehrbewegungen, normaler Tonus, keine Pupillen-, Augenbewegungsstörung, vestibulokulärer Reflex (VOR) positiv
II: ungezielte Abwehrbewegungen, normaler bis erhöhter Tonus, Lichtreaktion erhalten, Anisokorie/Bulbusdivergenz möglich
III: ungezielte Bewegungen, Streck- u. Beugesynergismen, erhöhter Tonus, Pupillen variabel, eher eng, anisokor, abgeschwächte Lichtreaktion, path. VOR
IV: keine Schmerzreaktion, Tonus schlaff, Pupillen weit u. starr, VOR -, kraniokaudaler Ausfall der Hirnstammreflexe.

T 11.2 Alkoholdelir

T 11.2.1 Unvollständiges Delir/Alkoholentzugssyndrom [161]

Klinische Überwachung und allg. Therapie: ruhige Umgebung, Bilanzierung, Elektrolytkontrolle, Vit. B1 und -B6 Substitution, Thromboseprophylaxe

1.	Antikonvulsivum	Carbamazepin (Tegretal, Timonil) →186	2 d 4 x 200mg, 2 d 3 x 200mg, 2 d 2 x 200mg p.o.
Oder	Atyp. Hypnotikum	Clomethiazol (Distraneurin) →213	4 x 2Kapseln à 192mg/d p.o., Red. nach Klinik
Oder	Benzodiazepin (Sedierung)	Diazepam (Valium) →211	4–6 x 10mg p.o./d; Reduktion um 10% pro d; oder 3 x 20mg im Abstand von 2h als Loading dose

T 11.2.2 Vollständiges Delir

1.	Atyp. Hypnotikum	Clomethiazol (Distraneurin) →213	4–8 x/d 2Kapseln à 192mg p.o., Reduktion n. Klinik
Oder 2.	Atyp. Hypnotikum	Clomethiazol (Distraneurin) →213	6–8x (max.12x) 2Kapseln à 192mg p.o. pro d
Plus	Neuroleptikum (Dopamin-Antagonist)	Haloperidol (Haldol) →208	3–6 x 5–10mg/d p.o. oder i.v.
Oder 3.	Benzodiazepin (Sedierung)	Diazepam (Valium) →211	6 x 10mg p.o. pro d
Plus	Neuroleptikum	Haloperidol (Haldol) →208	3–6 x 5–10mg/d p.o. oder i.v.

T 11.2.3 Lebensbedrohliches Delir (vollst. Delir, orale Therapie unzureichend)

1.	Benzodiazepin (Sedierung)	Diazepam (Valium) →211	120–240mg i.v./d (kontin. oder als Boli)
Plus	Neuroleptikum (Dopamin-Antagonist)	Haloperidol (Haldol) →208	6 x 10mg i.v. pro d
Fakultativ	Antihypertensivum (Alpha-2- Antagonist)	Clonidin (Catapressan) →57	Ini.: 0,025mg i.v. pro h, Dosis bei Bedarf erhöhen

[161] Nach Diener HC. Leitlinien für Diagnostik und Therapie in der Neurologie, Thieme 2003

T 11.3 Chorea

T 11.3.1 Symptomatische Chorea

Behandlung der Grunderkrankung z.B. thyreostatische Therapie bei Hyperthyreose, Cortisontherapie bei systemischem Lupus erythematodes

T 11.3.2 Chorea Huntington

1.	D2-Antagonist[162]	Tiaprid (Tiapridex) →199	3x 100mg bis 4 x 300mg pro d
Oder	Neuroleptikum[162] (Antagonist an zentralen Dopamin-Rezeptoren)	Perphenazin (Decentan) →207	Initial: 4mg/d; Erhaltung: 8–12mg/d **Cave:** Parkinson! KI + NW

[162] Brandt, Dichgans, Diener 2003   Selbsthilfegruppen: Deutsche Huntington Hilfe, www.dhh-ev.de

Demenz

T 11.4 Demenz

T 11.5 Epilepsie

Übersicht über Indikationen von Antiepileptika [163]

	Anfall-/syndrom	Empfehlung
Generalisiert	Primär generalisierte tonisch-klonische Anfälle	VPA, LTG, TPM, LEV
	Absencen	VPA, LTG, CLB, TPM
	Myoklonische Anfälle	VPA, LTG, CLB, LEV
	Photosensible Anfälle	VPA, LTG, CLB, TPM
Fokal	Einfach oder komplex fokale Anfälle oder sek. generalisierte Anfälle	CBZ, OXC, VPA, LTG, GBP, LEV, TPM
	Nicht als fokal oder generalisiert klassifizierte Epilepsie	VPA, LTG, LEV, CLB, TPM

[163] Modifiziert nach Schmidt und Elger 2002; CLB=Clobazam; CBZ=Carbamazepin; GBP=Gabapentin; LTG=Lamotrigin; LEV=Levetiracetam; PHT=Phenytoin; TPM=Topiramat

T 11.5.1 Antiepileptika zur Monotherapie fokaler Epilepsien unter speziellen Behandlungssituationen (in alphabet. Reihenfolge, nach J. Bauer 2006)

Verfügbar	CBZ, GBP, LEV, LTG, OXC, PHT, PB, PRM, TPM, VPA
Empfehlenswert	CBZ, GBP, LEV, LTG, OXC, VPA
Frauen im reproduktiven Alter	
Schwangerschaftswunsch	CBZ, LTG
Hormonelle Kontrazeption	GBP, LEV, TPM*, VPA
Prophylaxe hyperandrogener Zyklusstörungen	CBZ
Männer im jüngeren und mittleren Alter	
Prophylaxe einer erektilen Dysfunktion	GBP, LEV, LTG, OXC, TPM, VPA
Patienten im höheren Lebensalter	
Kombinationstherapie mit anderen Medikamenten	GBP, LEV, LTG, TPM > OXC, VPA
Prophylaxe ataktischer Störungen	GBP, LEV, LTG, OXC, TPM, VPA
Patienten mit retardierter geistiger Entwicklung	
Steigerung sozialer Fähigkeiten	LEV, LTG

* Dosierungen > 200 mg mindern die Östrogenwirkung → auf ausreichend dosierte hormonelle Kontrazeptiva achten.

CBZ = Carbamazepin, LEV = Levetiracetam, LTG = Lamotrigin, OXC = Oxcarbazepin, PHT = Phenytoin, PB = Phenobarbital, PRM = Primidon, TPM = Topiramat, VPA = Valproat

T 11.5.2 Antiepileptika zur Monotherapie idiopathischer Epilepsien mit generalisierten Anfällen unter speziellen Behandlungssituationen*

Verfügbar	ESM, LTG, PB, PRM, TPM, VPA
Empfehlenswert	LTG, TPM, VPA
Frauen im reproduktiven Alter	
Schwangerschaftswunsch	LTG
Hormonelle Kontrazeption	TPM**, VPA
Männer im jüngeren und mittleren Alter	
Prophylaxe einer erektilen Dysfunktion	LTG, TPM, VPA
Patienten im höheren Lebensalter	
Kombinationstherapie mit anderen Medikamenten	LTG, TPM, VPA
Prophylaxe ataktischer Störungen	LTG, TPM, VPA

* in alphabetischer Reihenfolge, nach J. Bauer 2006
** Dosierungen > 200 mg mindern die Östrogenwirkung → auf ausreichend dosierte hormonelle Kontrazeptiva achten.

CBZ = Carbamazepin, LEV = Levetiracetam, LTG = Lamotrigin, OXC = Oxcarbazepin,
PHT = Phenytoin, PB = Phenobarbital, PRM = Primidon, TPM = Topiramat, VPA = Valproat

T 11.5.3 Idiopathisch, primär generalisiert

Monotherapie

	Antikonvulsivum	**Valproinsäure** (Convulex, Ergenyl chrono, Leptilan, Orfiril long) →186	Einschleichend 2–3×300mg/d (Spiegelkontrolle!); Zieldosis 150–2100mg/d (n. Anfallskontrolle) auf 2–4ED; Ret. Präp. 1–2ED
	Antikonvulsivum	**Lamotrigin** (Lamictal) →188	Start: 25mg/d; alle 14d um 50–100mg steigern; wirksame Dosis 100–200mg/d verteilt auf 1–2ED (bei Erw. keine Maximaldosisgrenze); Komedikation mit VPA: 200mg/d
	Antikonvulsivum	**Topiramat** (Topamax) →189	Start: 25mg/d (0–0–1); alle 7–14d um 25–50mg steigern; Zieldosis 100mg/d (1–0–1)

T 11.5.4 Erworben, primär fokal, ggf. sekundär generalisiert, auch primär generalisiert

Monotherapie

	Antikonvulsivum	**Carbamazepin** (Carbium, Finlepsin, Sirtal, Tegretal, Timonil) →186	Einschleichend 100–200mg/d (0–0–1), alle 3–5d um 100mg steigern; Zieldosis 600–1200mg/d; Spiegelkontrollen; ED 1–0–1; NW dosisabh.

Epilepsie

oder	Antikonvulsivum	Oxcarbazepin (Timox, Trileptal) →188	*Start 300mg/d (1–0–1); alle 7 d um 600mg/d steigern; Zieldosis 900–1200mg/d (ED:1-0-1); Max. Dosis: 2400mg/d*
oder	Antikonvulsivum	Valproinsäure (Convulex, Ergenyl chrono, Leptilan, Orfiril long) →186	*Einschleichend 2–3 x 300mg/d (Spiegelkontrolle!) Zieldosis 150–2100mg/d (n. Anfallskontrolle) auf 2–4ED; Ret. Präp. 1–2ED*
oder	Antikonvulsivum	Lamotrigin (Lamictal) →188	*Initial 25–50mg/d, langsam steigern (erhöht Spiegel von Carbamazepin)*
oder	Antikonvulsivum	Gabapentin (Neurontin) →188	*Start: 300mg/d (0–0–1); tgl. um 300mg steigern, Zieldosis: 800–3600mg/d verteilt auf 3ED (1–1–1)*
oder	Antikonvulsivum	Levetiracetam (Keppra) →188	*Start 1000mg/d; alle 14 d um 1000mg/d steigern, Zieldosis: 100–3000mg/d verteilt auf 2 ED (1–0–1), Max. Dosis: 3000mg/d*
oder	Antikonvulsivum	Topiramat (Topamax) →189	*Start: 25mg/d (0–0–1); alle 7–14 d um 25–50mg steigern; Zieldosis 100mg/d (1–0–1)*

[164] Schmidt, Elger 2003; ED=Einzeldosis

T 11.5.5 Behandlung des Status epilepticus (Stufenschema)

Benzodiazepine i.v.
- Lorazepam 2–4 mg i.v.
- *Alternativ:*
- Diazepam 10–20 mg i.v.
- Clonazepam 1–2 mg i.v.

Systemische Therapie
(Notfallbehandlung)
- i.v.-Zugang
- Herzkreislaufkontrolle u. -stabilis.
- Laborwerte (BZ, Elektrolyte)
- Bolusgabe 50 ml Glucose i.v.
- gegebenenfalls Sauerstoffgabe

Benzodiazepine
Gegebenenfalls wiederholen (s.o.)
Cave: Ateminsuffizienz
Max. Tagesdosis:
- Lorazepam 8 mg
- Diazepam 60 mg
- Clonazepam 8 mg

Alle Angaben für 70 kg KG

→ 10 min.

Phenytoin i.v.
- Bolus 750 mg (15–30 min)
- Infusion 750 mg über < 12 h
- (Max. Tagesdosis 1400–2100 mg)

Cave: Herzrhythmusstörungen, RR-Abfall

Alternativ:
Valproinsäure i.v.
- Bolus 900 mg, danach Infusion 1500 mg über < 12 h

→ 40 min.

Phenobarbital i.v.
- Bolus 200 mg (auch i.m.)
- Max. Tagesdosis 800–1400 mg
- Cave: Ateminsuffizienz

→ 60 min.

Allgemeinnarkose
- Thiopental
- Propofol, Midazolam

Ultima ratio

[165] Modifiziert nach Pohlmann-Eden und Szabo

T 11 Neurologie – Therapie

T 11.6 Fazialisparese, peripher[166]

	Glukokortikosteroide (antiinflammatorisch, immunsuppressiv)	Methylprednisolon (Medrate, Metypred, Urbason) →110	1 mg/kg/KG/d für 5 d; Reduktion über 6–10 d; bei V.a. zoster oticus in Komb. mit Aciclovir 5 x 800 mg p.o., oder 3 x 750 mg i.v. für 5–7 d
zudem	**Prophylaxe gegen Sekundärschäden:** • **Uhrglasverband und Augensalbe** (bei Lidschlussdefizit > 3–4 mm) • **Aktive Bewegungsübungen** vor dem Spiegel 2 x 20 min/d nach Anleitung und unter Kontrolle durch Krankengymnasten		Nach Klinik

[166] Zitiert nach Diener HC. Leitlinien für Diagnostik und Therapie in der Neurologie, Thieme 2003

T 11.7 Kopfschmerzen

T 11.7.1 Arteriitis temporalis[167]

	Glukokortikosteroide (antiinflammatorisch)	Methylprednisolon (Medrate, Metypred, Urbason) →110	60–100 mg/d; nach wenigen W. Red. auf Erh.-Dos. von 7,5 mg/d für mind. 24 M. (n. CRP, BSG)

T 11.7.2 Atypischer Gesichtsschmerz

1. Wahl	Antidepressivum	Amitriptylin (Saroten)	50–75 mg/d,
		Clomipramin (Anafranil) →200	"off label" 100–150 mg/d, langsam eindosieren
2. Wahl	Antikonvulsivum (Dämpfung d. verstärkten Reizantwort nach wiederholter Reizung der Afferenzen)	Carbamazepin (Tegretal, Timonil) →186	Einschleichend 3–4 x 100 mg/d (bis zur Verträglichkeitsgrenze
		Gabapentin (Neurontin) →188	900–1800 mg/g)

T 11.7.3 Clusterkopfschmerz

Attacken-Kupierung [167]			
1.	Sauerstoff		100% – 7 l/min per inhalationem (bis zu 15 min)
2.	Serotoninantagonist (zerebrale Gefäßregulation)	Sumatriptan (Imigran) →195	6 mg s.c.
Oder	Dihydroergotamin (partieller Alpha-, Adreno- und Serotoninrezeptorantagonist)	Ergotamin (Clavigrenin, DET MS, Dihydergot) →194	2–4 mg/d p.o. am besten 1-0-1; bei nächtl. Attacken: 2 mg vor dem Einschlafen

Prophylaxe bei >1 Attacke täglich, Clusterdauer >2 W.			
1.	Glukokortikosteroid (antiinflammatorisch)	Methylprednisolon (Medrate, Metypred, Urbason) →110	40–80 mg/d (5d, dann rasche Reduktion u. Absetzen <3 W.)
Oder	Calciumantagonist	Verapamil (Azupamil, Durasoptin, Falicard, Isoptin, Veramex, Verahexal) →54	Aufsteigend 3–4 x 80 mg/d p.o.; EKG-Kontrollen erforderlich
2.	Serotoninantagonist (zerebrale Gefäßregulation)	Methysergid (Deseril ret.) in internationalen Apotheken	Ini.: 1 mg/d, 8–12 mg/d (1-0-1 oder 1-1-1)

[167] Diener 2002; Brandt, Dichgans, Diener 2003

Kopfschmerzen

T 11.7.4 Migräne

Behandlung akuter Attacken

vorab Resorption ↑	Motilitätssteigerndes Mittel Normalisierung der Magen-Darm-Motilität	Metoclopramid (Erucal, Gastronerton, Paspertin) →134	10-20mg p.o. oder 20mg rektal
1.	Nicht-Opioid-Analgetika	ASS (Acesal, Aspirin, Aspisol, ASS, Godamed, Micristin) →100	ini 1-1,5g p.o./i.v., ggf. Whd. nach 1h; max. 6g/d
		Paracetamol (Ben-u-ron, Captin, Doloreduct, Enelfa, Pyromed, Treupel mono) →104	ini 1-1,5g p.o./i.v., ggf. Whd. nach 1h; max. 4g/d
		Ibuprofen (Aktren, Anco, Ibuhexal) →101	ini 600-800mg, ggf. Whd. nach 1h; max. 2400mg/d
		Metamizol (Analgin, Baralgin, Berlosin, Novalgin, Novaminsulfon) →104	ini 1g p.o./i.v., ggf. Whd. nach 1h; max. 4g/d *Cave:* RR-Abfall bei i.v.-Gabe
2.	Migränemittel (Vasokonstriktion durch Serotoninagonismus)	Sumatriptan (Imigran) →195	25-100mg p.o., 6mg s.c., 20mg nasal *Cave:* Angina pectoris, Herz-/Hirninfarkt
3.	Migränemittel (zerebrale Gefäßregulation)	Ergotamin (Ergo Spezial, Ergo-Kranit mono, Migrexa, DET MS, Clavigrenin) →194	1-2mg Kps. oder 1,5-2mg Supp. *Cave:* Erbrechen

Spezifische Migränetherapie

- Triptane erst bei Beginn des Kopfschmerzes (nicht in der Aura)
- Einnahme frühestens nach 2h wiederholen
- KI: KHK, hemipl. Migräne

2.	Triptane (Vasokonstriktion durch Serotoninagonismus)	Sumatriptan (Imigran) →195	25-100mg p.o. 6mg s.c., 20mg nasal
		Zolmitriptan (AscoTop) →195	2,5 oder 5mg p.o., 5mg nasal
		Naratriptan (Naramig) →194	2,5mg p.o.
		Rizatriptan (Maxalt) →195	5-10mg p.o.
		Eletriptan (Relpax) →194	20-40mg p.o.
	Triptane (Vasokonstriktion durch Serotoninagonismus)	Almotriptan (Almogran) →194	12,5mg p.o.
		Frovatriptan (Allegro) →194	2,5mg p.o.
3.	Ergotaminpräparate (zerebrale Gefäßregulation) 2. Wahl	Ergotamintartrat (Ergo Spezial, Ergo-Kranit mono, Migrexa, DET MS) →194	1-2mg Kps. oder 1,5-2mg Supp. *Cave:* Erbrechen
		Dihydroergotaminmesilat (Dihytamin N Trpf.) →194	12-24 Trpf., 2-3 x tgl., max. 120 Trpf./d

Für den Notfall geeignete Präparate

1.	Lysin-Acetylsalicylsäure	Aspisol	1000mg i.v.
2.	Paracetamol	Perfalgan 10mg/ml →104	1 Amp. (100ml) i.v.
3.	Dimenhydrinat (antiemetisch)	Vomex Inj. Lsg. 62mg →139	1-2 Amp. i.v.

T 11 Neurologie – Therapie

Prophylaxe bei mehr als 2 Attacken/Monat, Attackendauer >48h, komplizierte Migräne

Mittel 1. Wahl

1.	Betablocker (Sympathikusdämpfung)	Metoprolol (z.B. Beloc) →52	50-200mg/d (dauerhaft)
		Propranolol (z.B. Dociton) →52	40-240mg/d dauerhaft
2.	Kalziumantagonist (Vasodilatator, verhindert Vasospasmen)	Flunarizin (Amalium, Sibelium) →199	5 bzw. 10mg/d Cave: Sedierung, Gewicht ↑, extrapyramidale NW
3.	Antikonvulsivum (Hemmung des enzymat. Abbaus von GABA)	Valproinsäure (Convulex, Ergenyl, Leptilan, Orfiril) →186	500-1500mg/d
		Topiramat (Topamax Migräne) →189	ini 25mg/d, pro W. um 25mg steigern, Zieldosis 50-150mg/d

Mittel 2. Wahl

1.	Nicht-Opioid-Analgetika	ASS (Acesal, Aspirin, Aspisol, ASS, Godamed) →100	300mg/d tgl.
		Naproxen (Naproxen) →101	2 x 250mg/d tgl.

[168] Diener 2003

T 11.7.5 Spannungskopfschmerz[169]

Attacken-Kupierung (Kombinationspräparate vermeiden!)

1.	Nicht-Opioid-Analgetika	ASS (Acesal, Aspirin, Aspisol, ASS, Godamed) →100	500-1500mg p.o., max. 6g/d
		Paracetamol (Ben-u-ron, Captin, Doloreduct, Enelfa, Pyromed, Treupel mono) →104	100-200mg p.o., max. 5g/d
		Ibuprofen (Aktren, Anco, Ibuhexal) →101	800-1200mg p.o., max. 2400mg/d
		Metamizol (Analgin, Baralgin, Berlosin, Novalgin, Novaminsulfon) →104	500-1000mg p.o./i.v., max. 4g/d

Chronischer Spannungskopfschmerz

1.	Trizyklisches Antidepressivum	Amitriptylin (Saroten) →200	ini 10-25mg p.o. abends nach 3-4 W. 50-150mg
		Clomipramin (Anafranil) →200	ini 25 mg p.o. morgens, steigern auf 50-100mg/d
		Imipramin (Tofranil) →201	ini 25-50mg p.o., steigern auf 75-150mg/d
2.	Nichtmedikamentöse Verfahren	Progressive Muskelentspannung nach Jacobsen	Dauerhaft unter Supervision durch Krankengymnastik
		EMG-Biofeedback	Schmerzreduktion 40-60%

Unwirksame/ungenügend belegte Therapie/Verfahren

Akupunktur, Botulinumtoxininjektion, manuelle Therapie ("Einrenkmanöver"), Psychotherapie

[169] Brandt, Dichgans, Diener 2003

T 11.7.6 Trigeminus-Neuralgie[170]

1.	Antikonvulsivum (Blockade von Na⁺-Kanälen, Hemmung der synaptischen Übertragung)	Carbamazepin (Carbium, Finlepsin, Sirtal, Tegretal, Timonil) →186	*Initial: 3 x 200mg/d p.o., steigern bis max. 6 x 200mg/d p.o. (nach Plasmaspiegel)*
2.	Antikonvulsivum (Blockade von Na⁺-Kanälen + der synapt. Übertragung)[170]	Oxcarbazepin (Trileptal) →188	*2 x 300mg/d, pro Wo um 600mg/d erhöhen; mittlere Dosis 600-2400mg*
3.	Antikonvulsivum (Ionenpermeabilität ↓ ⇒ Membranstabilisierung)	Phenytoin (Epanutin, Phenhydan, Zentropil) →186	*Einschleichend 3-5 x 100mg/d p.o. (nach Plasmaspiegel)*

[170] Diener 2002

T 11.8 Lumbago

	Cyclooxygenasehemmer (NSAR) (antiphlogistisch, analgetisch)	Diclofenac (Allvoran, Arthrex, Duravolten, Diclac, Diclo, Effekton, Rewodina, Voltaren) →102	*200-300mg p.o., 1 x 75mg i.m.*
Plus	Benzodiazepin (muskelrelaxierend)	Tetrazepam (Mobiforton, Musapam, Musaril, Myospasmal, Rilex, Tethexal, Tetramdura, Tetrasaar, Tetrazep, Musaril primo) →210	*25-200mg p.o.*
Evtl. plus	Neuroleptikum (Dopamin-Rezeptor-Antagonist, schmerzdistanzierend, stark sedierend, gering antipsychot.)	Levomepromazin (Levium, Neurocil, Tiscerin) →206	*25-200mg p.o.*

T 11.9 Meningitis/Enzephalitis

T 11.9.1 Initiale empirische Antibiotikatherapie bei Erwachsenen (ohne Erregernachweis) [171, 172]

1.	Cephalosporin 3.Gen. (Breitbandantibiotikum)	Ceftriaxon (Rocephin) →147	*Initial: 4g i.v.; Erhaltg.: 2g/d i.v. (10d bzw. bis zum Erregernachweis und Med.-Wechsel)*
Plus	Aminopenicillin (Antibiose gegen Listerien!)	Ampicillin (Binotal) →145	*6 x 2g i.v. (10 d bzw. bis zum Erregernachweis und Med.-Wechsel)*

T 11.9.2 Nosokomial (z. B. nach neurochir. OP oder SHT)

1.	Cephalosporin 3.Gen.	Ceftazidim (Fortum) →147	*3 x 2g/d*
oder	Carbapenem	Meropenem (Meronem) →156	
Plus	Glycopeptid nach Antibiogramm:	Vancomycin (Vancomycin) →157	*2 x 1g/d (Serumspiegel erforderl.)*
alternativ		Fosfomycin (Infectofos) →158	*3 x 5g/d*
		Rifampicin (Rifa) →160	*1 x 600mg/d*

T 11 Neurologie – Therapie

T 11.9.3 Immundefiziente oder ältere Patienten (T-Zell-Immundefizienz)

	Cephalosporin 3.Gen.	Ceftazidim (Fortum) →147	3 x 2g/d
Plus	Aminopenicillin (Antibiose, gegen Listerien!)	Ampicillin (Binotal) →145	6 x 2g/d

T 11.9.4 Bei Verdacht auf Herpes simplex-Virus-Enzephalitis

	Virustatika	Aciclovir (Zovirax, Acic, Supraviran) →161	10mg/kg i. v. alle 8h für 14 (–21) d; z.B. 3 x 750mg i.v./d

T 11.9.5 Bei Tuberkulose-Verdacht (Erwachsene)[172]

Initiale 3-fach-Therapie mit Isoniazid, Rifampicin, Pyrazinamid für die Dauer von 2 Monaten

	Tuberkulostatika Initiale 3-fach-Therapie bei Erwachsenen	Isoniazid (Isozid, Tebesium-s) →159	300mg p.o. (bis zum Ausschluss durch z.B. PCR)
plus		Rifampicin (Eremfat, Rifa) →160	600mg (bis zum Ausschluss durch z.B. PCR)
plus		Pyrazinamid (Pyrazinamid, Pyrafat) →159	2000mg p.o. (bis zum Ausschluss durch z.B. PCR)
	Regelmässige HNO- und ophthalmologische Kontrollen erforderlich		
	Alternative Tuberkulostatika für Pyrazinamid	Ethambutol →159	
Plus	Zur Prophylaxe der Polyneuropathie	Vitamin B6 (Vitamin B6)	50mg/d p.o.

[171] Brandt, Dichgans, Diener 2003
[172] Pfister 2002

T 11.10 Multiple Sklerose

T 11.10.1 Behandlung des akuten Schubes und einer Retrobulbärneuritis

1.	Glukokortikosteroide (antiinflammatorisch, immunsuppressiv)	Methylprednisolon (Medrate, Metypred, Urbason) →110	Initial: 500–1000mg/d als Kurzinfusion (3–5d)
			Anschließend: 80mg/d oral (innerhalb von 14d ausschleichen)

Begleitend ggf.

	Magenschutz	z. B. Ranitidin, Famotidin;	
	Kalium-/Kalzium-Substitution	Brausetabletten	
	Low-dose Heparin	z. B. Fraxiparin	3ml s. c.

Multiple Sklerose

T 11.10.2 Immunmodulatorische Stufentherapie der schubförmigen MS [173]

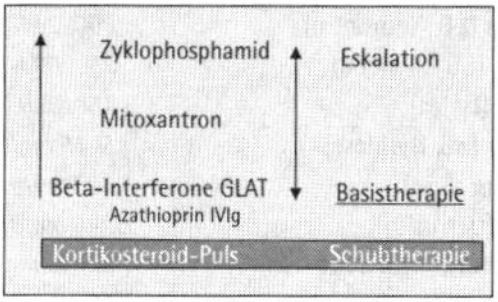

```
            Zyklophosphamid    Eskalation
              Mitoxantron
         Beta-Interferone GLAT   Basistherapie
            Azathioprin IVIg
          Kortikosteroid-Puls    Schubtherapie
```

	Substanzen zur Intervall- bzw. immunmodulatorischen Dauertherapie		
1.	Beta-Interferon (antivirale, wachstumshemmende und immunregulatorische Eigenschaften)	Interferon beta-1a (Avonex, Rebif) →176	6×10^6 IE i.m. 1 x (wöchentlich alle 2d)
		Interferon beta-1b (Betaferon) →176	8×10^6 IE s.c. 1 x (wöchentlich alle 2d)
2.	Glatirameracetat	Glatirameracetat (Copaxone) →173	20mg/d s.c.
3.	Purinantagonist (immunsuppressiv)	Azathioprin (Imurek, Zytrim) →172	100–150mg p.o./d nach BB-Kontrolle
4.	Immunglobuline	Immunglobuline (Sandimmun)	0,15–0,2g/kg, 1x/Monat i.v.
5.	Dihydrofolat-Reduktase-Hemmer (Immunsuppressiv)	Methotrexat →108	7,5mg/Wo p.o.
6.	Zytostatikum	Mitoxantron (Novantron) →269	10–12mg/m² KOF, 1x in 3M. i.v.; **Cave:** kumulative Gesamtdosis von 140mg nicht überschreiten
7.	Zytostatikum	Cyclophosphamid (Endoxan) →260	600–1000mg/m² KOF, 1 x/M., monatl. Steigerung der Dosis um 100mg/m² KOF, bis ein Leukozytennadir von 2000/ml erreicht wird

[173] Eskalierende Stufentherapie der MS; Multiple Sklerose-Therapie-Konsensus-Gruppe (MSTKG), Nervenarzt 2001, 72: 150–157

T 11.10.3 Medikamentöse symptomatische Therapie der Multiplen Sklerose

Spastik	Baclofen (z.B. Lioresal)	5–120 mg/d
	Tizanidin (z.B. Sirdalud)	2–24 mg/d
	Gabapentin (z.B. Neurontin)	300–2400 (-3600) mg/d
	Botulinumtoxin (Botox, Dysport)	i.m. bei fokaler Spastik ("off label")
Fatigue	Amantadin (z.B. Pk-Merz)	100–200 mg/d
	Aminopyridine	10–30 mg/d
	Pemolin	75 mg/d
	Modafinil	200–400 mg/d

T 11 Neurologie – Therapie

Schmerz	**Amitriptylin** (z.B. Saroten ret.)	25–150 mg/d
	Carbamazepin ret. (z.B. Tegretal ret.)	1200–2400 mg/d
	Gabapentin (z.B. Neurontin)	800–2400(3600) mg/d
	Lamotrigin (z.B. Lamictal)	25–200 (–400) mg/d
	Pregabalin (Lyrica)	150–300 (–600) mg/d
Blasenstörungen	**Oxybutynin** (z.B. Dyridase)	5–15 mg/d
	Flavoxat (Spasuret)	600 mg/d
	Tolterodin (Detrusitol)	2–4 mg/d
	Trospiumchlorid (z.B. Spasmex)	30–45 mg/d
	Propiverin (z.B. Mictonorm)	30–45 mg/d
	Phenoxybenzamin (Dibenzyran)	max. 60 mg/d
	Desmopressin (z.B. Minirin Nasenspray)	10–20 µg als Einmalgabe
Sexuelle Funktionsstörungen	**Sildenafil** (Viagra)	25–100 mg/d
	Apomorphin (z.B. Uprima)	2–3 mg/d
	Tibolon (Liviella)	2,5 mg/d

T 11.11 Myasthenia gravis [174]

Myasthene und cholinerge Krisensituationen erfordern intensivmedizinische Überwachung/Behandlung, ggf. Plasmapherese Immunglobuline (nur unter stat. Bedingungen)

1.	**Cholinesterase-Hemmer** (symptomatisch)	**Pyridostigminbromid** (Mestinon) →197	Nach Wi dosieren, Gabe i.A. 3-stdl. p.o., z.N. ggf. Ret.-Präp.; max. 600–800mg/d; später Dosisreduktion
2. wenn o. sign. Effekt bei 1.	**Glukokortikosteroide** (antiinflammatorisch, immunsuppressiv)	**Methylprednisolon** (Medrate, Metypred, Urbason) →110	Langsam steigend bis 1–1,5mg/kg KG/d *Cave:* Initial Verschlechterung möglich; nach Stabilisierung auf Erhaltungsdosis reduzieren
3. wenn kein Erfolg, plus	**Purinantagonist** (immunsuppressiv)	**Azathioprin** (Imurek, Zytrim) →172	Initial 50mg/d, bis 2mg/kg/d (ca. 150–200mg/d auf 3 ED)

[174] Brandt, Dichgans, Diener 2003

T 11.12 Myoklonien

1. Wahl	**Antikonvulsivum** (Hemmung des enzymatischen Abbaus von GABA)	**Valproinsäure** (Convulex, Ergenyl, Leptilan, Orfiril) →186	Beginn 300mg/d; max. bis 4000mg/d; Spiegelkontrollen
oder	**Benzodiazepin**	**Clonazepam** (Rivotril, Antelepsin) →211	Beginn 2 x 0,5mg/d; max. 6–10mg/d
Bei posthypoxischen (kortikalen) Myoklonien			
alternativ	**Antidementiva**	**Piracetam** (Nootrop, Piracetam-ratioph.) →198	max. bis 16g/d
		Levetiracetam (Keppra) →188	ini. 2 x 500mg/d, max. 3000mg/d

Parkinson-Syndrom

T 11.13 Parkinson-Syndrom[175]

Stadien	<70 J. („Biol. Alter")	> 70 J., Multikomorbidität („Biol. Alter")
Früh: Hoehn& Yahr I–II	Dopamin-Agonist; Alternativ bei milder Symptomatik: Amantadin, Selegilin	L-Dopa; Alternativ bei milder Symptomatik: Amantadin, Selegilin
Mittel: Hoehn& Yahr II–III	Dopaminagonist + L-Dopa +ggf.Amantadin, COMT-Hemmer	L-Dopa + COMT-Hemmer + ggf. Amantadin (Dopaminagonist)
Spät: Hoehn& Yahr IV–V	L-Dopa + COMT-Hemmer + ggf. Amantadin (Dopaminagonist)	L-Dopa + COMT-Hemmer + ggf. Amantadin (Dopaminagonist)

[175] Nach Lachenmayer, Reichmann 2002, Oertel et al. 2003

T 11.13.1 Parkinson-Syndrom bei Patienten unter 70 Jahren („biol. Alter")

1.	Dopamin-Agonist (Dopamin-Rezeptor-Stimulation)	Pramipexol (Sifrol)	ini. 3 x 0,088mg/d; Erhaltunsdosis 3 x 0,35–0,7mg/d
		Ropinirol (Requip)	ini. 1mg morgens; Erh.Dos 3 x 3–8mg
		Cabergolin (Cabaseril)	ini. 0,5–1mg morgens, Erh.Dos. 1 x 3–6mg
plus	L-Dopa (Transmittersubstitution)	L-Dopa + Benserazid (Madopar, Nacom)	Beginn 50mg morgens, alle 3 d um 50mg steigern; Gesamtdosis: 3–4 x 100–200mg Max. Dosis: 600mg

Alternativtherapie bei milder Symptomatik

1.	Virustatika (verhindern Uncoating und Reifung von Influenza-Viren)	Amantadin (Aman, Pk-Merz, Grippin-Merz)	Steigerung: 100mg alle 3 d Gesamtdosis: bis 400mg (Amantadin-HCl) o. bis 600mg (Amantadin-sulfat); letzte Dosis nicht nach 16 Uhr
oder	Dopaminagonist (Dopamin-Rezeptor-Stimulation)	Selegilin (Antiparkin, Deprenyl)	5mg morgens für ED bis 10mg (langsam eindosieren)

T 11.13.2 Parkinson-Syndrom bei Patienten über 70 Jahren („biol. Alter")

1.	L-Dopa (Transmittersubstitution)	L-Dopa + Benserazid (Madopar, Nacom)	Beginn 50mg morgens, alle 3 d um 50mg steigern; Ges.-Dosis: 3–4 x 100–200mg; Max. Dosis: 600mg (dauerhaft, als erstes Med., danach zusätzl. Dopamin-Agonisten)
2.	Dopamin-Agonist (Dopamin-Rezeptor-Stimulation)	Selegilin (Antiparkin, Deprenyl)	Bis 10mg/d (langsam eindosieren, ggf. L-Dopa reduzieren)

Alternativtherapie bei milder Symptomatik (s.o.)

T 11 Neurologie – Therapie

T 11.13.3 Spezielle Behandlungssituationen

Akinetische Krise [176]

	Allgemein: Flüssigkeits-, Elektrolytausgleich, Kalorienzufuhr, Thrombose-, Pneumonie-, Dekubitusprophylaxe, Behandlung internistischer Grunderkrankungen, Fiebersenkung		
1.	Virustatika (verhindern Uncoating und Reifung von Influenza-Viren)	Amantadin (Aman, Pk-Merz, Grippin-Merz)	1–2 x 200mg/d i.v. über je 3h (einige d, bis Stabilisierung)
2.	L-Dopa (Transmittersubstitution)	L-Dopa + Benserazid (Madopar, Nacom)	Vorherige Dosierung über Magensonde mit ausreichend Flüssigkeit (ggf. intensivmed. Überwachung/Beh.)

Tremorbehandlung

1.	Anticholinergika	Biperiden (Akineton)	3 x 2–4mg
		Metixen (Tremarit),	3 x 2,5–5(–10)mg
		Trihexyphenidyl (Artane, Parkopan)	3 x 2–5mg
	Cave: AnticholinergeNW, bes. kognitive Störungen bei älteren Patienten		
oder	NMDA-Antagonist	Budipin (Parkinsan)	3 x 10 bis 3 x 30mg, *Cave:* QT-Zeit-Verlängerung, EKG-Kontrollen!
oder	Betablocker	Propranolol (Dociton)	3 x 20–80mg
oder	Clozapin	Clozapin (Leponex)	12,5–75mg; *Cave:* Agranulozytose

[176] Diener HC. Leitlinien für Diagnostik und Therapie in der Neurologie 2003

T 11.14 Neuroborreliose [177]

T 11.14.1 Akute Neuroborreliose

1. Wahl	Cephalosporin 3. Gen. (Breitbandantibiotikum)	Ceftriaxon (Rocephin) →147	1 x 2g/d, 14 d
oder	Cephalosporin (Breitbandantibiotikum)	Cefotaxim (Cefotaxim Hexal, Cefotaxim ratiopharm, Claforan) →147	2 x 3g/d, 14 d
oder	Penicilline (Antibiotikum)	Penicillin G (Penicillin G, Penicillin Grünenthal) →143	18–24 Mio E/d i.v., 14 d
oder	Tetracycline	Doxycyclin (Doxycyclin ratiopharm, Doxyhexal) →150	2–3 x 100mg/d, 14d; als alternative Therapie beim Bannwarth-Syndrom empfohlen

Restless-legs-Syndrom

T 11.14.2 Chronische Neuroborreliose

1. Wahl	Cephalosporin 3. Gen. (Breitbandantibiotikum)	Ceftriaxon (Rocephin) →147	1 x 2g/d, 14 d
oder	Cephalosporin (Breitbandantibiotikum)	Cefotaxim (Cefotaxim Hexal, Cefotaxim ratiopharm, Claforan) →147	2 x 3g/d, 14 d
oder	Tetracycline	Doxycyclin (Azudoxat, Doxycyclin ratiopharm) →150	2-3 x 100mg/d, 14 d

[177] Zitiert nach Diener HC. Leitlinien für Diagnostik und Therapie in der Neurologie 2003

T 11.15 Restless-legs-Syndrom[178]

T 11.15.1 Therapie der ersten Wahl

	L-Dopa+ peripherer Decarboxylasehemmer	+ Carbidopa (Nacom) →190 + Benserazid (Madopar, Restex) →190	100-400mg zur Nacht, bei Durchschlafstörungen als Depot-Präparat, Th. bei Leidensdruck, schweren Schlafstörg., lebenslang
oder	Dopaminagonisten (off label)	Pergolid (Parkotil) →191	0,25-0,75mg
		Cabergolin (Cabaseril) →191	2-4mg
		Pramipexol (Sifrol) →191	0,125-0,75mg
		Ropinirol (ReQuip) →191	0,5-4mg

T 11.15.2 Therapie der zweiten Wahl (z.B. bei Therapieresistenz auf Dopaminerga)

	Opiate	Tilidin (Valoron) →99	50-100mg p.o. (langsam absetzen!)
		Tramadol (Tramal) →100	

[178] Hufschmidt, Lücking 2002

T 11 Neurologie – Therapie

T 11.16 Schmerztherapie (WHO-Stufen-Schema)[179]

1.	Peripher wirksame Analgetika	**ASS** (Acesal, Aspirin, Aspisol, Godamed, Micristin) →100	Nach Bedarf und KG
		Paracetamol (Ben-u-ron, Captin, Doloreduct, Enelfa, Pyromed, Treupel mono) →104	
		Metamizol (Analgin, Baralgin, Berlosin, Novalgin, Novaminsulfon) →104	
		Ibuprofen (Aktren, Anco, Brufen, Ibuphlogont, Imbun) →101	
ggf. plus	Trizykl. Antidepressivum (adjuvante Therapie)	**Amitriptylin** (Saroten, Amineurin, Novoprotect) →200	Niedrig beginnen, Effekt erst nach Tagen bis 2 W. (konsequent über ca. 3 M. vor Erfolgsbeurteilung)
ggf. plus/ alternativ	Neuroleptika (adjuvante Therapie)	**Levomepromazin** (Levium, Neurocil, Tiscerin) →206	3 x 5–10mg/d
		Haloperidol (Buteridol, Haldol, Haloneural) →208	3 x 0,5–3mg/d
2.	Kombination mit zentral wirksamen Analgetika (schwache Opioide)	**Tramadol** (Amadol, Tramadolor, Tramal, Tramundin) →100	6 x 50–100mg/d p.o.
		Pethidin (Dolantin) →98	6–8 x 300mg/d p.o.
		Pentazocin (Fortral)	6–8 x 180mg/d p.o.
3.	Kombination mit zentral wirksamen Analgetika (starke Opioide)	**Buprenorphin** (Temgesic) →98	3–4 x 0,3–1,5mg/d sublingual
		Morphin (M-long, MSI, MSR, MST) →98	Beginn mit 3 x 10–30mg/d p.o.
		Hydromorphon (Jurnista) →97	1 x 8–64mg p.o

[179] Brandt, Dichgans, Diener 2003

T 11.17 Schwindel

T 11.17.1 Benigner paroxysmaler Lagerungsschwindel [180]

1.	Lagerungsmanöver bis Symptomfreiheit nach Epley, Brandt-Daroff, Sèmont		Bsp. siehe: www.dkd-wiesbaden.de

T 11.17.2 Morbus Menière – akute Attackenbehandlung [180]

1.	Antiemetikum	**Metoclopramid** (MCP-Isis Trpf., MCP-Supp., MCPHexal Injekt)	10–20mg; 20–30mg als Trpf., Supp.; p.o., i.v.
		Domperidon (Motilium, Domperidon TEVA) →133	
oder	Antihistaminika	**Dimenhydrinat** (Boxbergal, Chephla-pharm, Dimen 150 Lichtenstein Supp.) →139	Als Tbl. 50mg p.o. (HWZ 4–6h) oder 1–2 x 150mg als Supp./d

Spastik

Prophylaktische Therapie des M. Menière			
1.	Antihistaminikum	Betahistin (Betahistin STADA) →93	3 x 6mg/d über 4 W. dann ggf. reduzieren
plus	Diuretikum (falls 1. nicht erfolgreich)	Hydrochlorothiazid + Triamteren (Dytide H)	75–300mg/d
		Furosemid (Lasix)	20–40mg/d

T 11.17.3 Bewegungskrankheit (Kinetose)

1.	Antihistaminikum	Dimenhydrinat (Boxbergal, Chephlapharm, Dimen 150 Lichtenstein Supp.) →93	Als Tbl. 50mg p.o (HWZ 4–6h) oder 1–2 x 150mg als Supp./d
oder	Antivertiginosum	Scopolamin (Scopoderm TTS) →139	1 Pflaster/3d

T 11.17.4 Phobischer Schwankschwindel

1.	Antidepressivum	Selektive Serotonin-Reuptake-Inhibitoren (Paroxetin) →202	Ini. um 10mg/W. steigern; Erh.Dos.: 25–40mg/d (3–6 Mo.)
plus	Verhaltenstherapie		Über Monate bis Jahre

[180] Brandt, Dichgans, Diener 2003; Diener 2002

T 11.18 Spastik

Therapiestrategie:	1. Physiotherapie 2. medikamentöse Therapie (→425orale antispastische Therapie, →425Botulinumtoxin-Therapie, intrathekale Infusionstherapie mit Baclofen)

T 11.18.1 Orale antispastische Therapie

	GABA-B-Agonist	Baclofen (Lioresal) →196	Ini 3 x 5mg, Dosis steigern bis max. 100mg/d; bei Therapieresistenz intrathekal mit Spezialampullen (nur in speziellen Zentren)
oder	Zentral wirksames Muskelrelaxanz (Alpha-2-Adrenerge Wirkung)	Tizanidin (Sirdalud) →197	3 x 2mg, langsam eindosieren; max. 32 mg/d;Äquival-Dosis Tizanidin:Baclofen = 1:3
oder	Zentral wirksames Muskelrelaxanz (Neuromodulat. am GABA-A-Rezeptor)	Diazepam (Valium)	5–50mg/d, individuelle Dosisfindung
		Tetrazepam (Musaril) →197	

T 11.18.2 Botulinumtoxin-Therapie

	Botulinumtoxin (Hemmung der Acetylcholinfreisetzung)	Botulinum-Toxin-A (Dysport, Botox) →195	In spez. Praxen und Zentren; Dosierung je nach Injektionsgebiet

T 11 Neurologie – Therapie

T 11.19 Tremor

T 11.19.1 Essenzieller Tremor

	Betablocker (zentrale Sympathikusaktivität ↓)	Propranolol (Indobloc, Obsidan) →52	30–320mg Tagesdosis, in niedriger Dosis als intermed. Behandlung sehr gut geeignet
oder	Spasmolytikum (Verstärkung der GABAergen Hemmwirkung im ZNS)	Primidon (Liskantin, Mylepsinum, Primidon Holsten) →187	30–500mg Tagesdosis; Kombination: Propranolol + Primidon mit max tolerierter Dosis
oder	GABA-Analogon	Gabapentin (Gabapentin Hexal, -Stada, -ratiopharm, -Teva, Neurontin) →188	1800–2400mg Tagesdosis
oder	Antiepileptikum	Topiramat (Topamax) →189	400–800mg Tagesdosis

T 11.19.2 Verstärkter physiologischer Tremor

Betablocker (zentrale Sympathikusaktivität ↓)	Propranolol (Indobloc, Obsidan) →52	30–320mg Tagesdosis, in niedriger Dosis als intermed. Behandlung sehr gut geeignet

T 11.19.3 Tremor bei Parkinson-Syndrom

Siehe Parkinson-Syndrom →421

T 11.20 Zerebrale Ischämie

T 11.20.1 Differentialtherapie des akuten ischämischen Hirninfarktes[181]

Fibrinolytikum	rt-PA systemisch (Actilyse) →82	In spezialisierten Zentren

Ind: Ischämischer Insult, Zeitfenster 0–3h, nachgewiesener Verschluss der A. cerebri media oder eines Asts, Blutungsausschluss mit CCT

Fibrinolytikum	rt-PA lokal →82	s.o.

Ind: Ischämischer Insult, Verschluss der A. cerebri media (Zeitfenster 3–6h), Verschluss der A. basilaris (Zeitfenster individuell)

Bei nachgewiesener kardialer Emboliequelle (z.B. Vorhofthrombus), evtl. bei Dissektionen der A. carotis interna oder A. vertebralis

Antikoagulation (Modulation des Gerinnungssystems)	Heparin (Calciparin, Thrombophob) →79	PTT-wirksame Dosierung (bis Emboliequellen-sanierung)

Zur Prophylaxe tiefer Beinvenenthrombosen, Lungenembolien

Antikoagulation	Heparin (Calciparin) →79	Low-dose, z.B. 0,3ml s.c. 1–2 x/d

Bei allen anderen Patienten, nach Blutungsausschluss, außerhalb des Lysefensters oder bei Lyse-KI

Thrombozyten-aggregationshemmung	Acetylsalicylsäure (ASS) →84	100mg/d p.o.

Zerebrale Ischämie

T 11.20.2 Basistherapie, -diagnostik bei ischämischem Hirninfarkt

EKG-Monitoring, RR-Monitoring, O₂-Insufflation, Normoglykämie, Normothermie, Elektrolytüberwachung, Flüssigkeitsbilanzierung, Hydratation, ggf. Hämodilution, ggf. Magensonde, low-dose-Heparin, ggf. intensivmedizinische Überwachung/Therapie. **Diagnostik:** **Obligat:** Neurol., intern. Untersuchung, CT oder MR (DD Ischämie, Blutung, SAB, etc), Doppler-/ Duplex der hirnversorgenden Gefäße, Labor, EKG, Echokardiographie (bei Territorialinfarkt. **Fakultativ:** Langzeit-EKG, Langzeit-Blutdruckmessung, spezielles Labor (Auschluss Vaskulitis, Gerinnungsstörung)	Bei Verschlechterung intensivmedizinische Überwachung/Therapie

T 11.20.3 Sekundärprophylaxe nach ischämischem Hirninfarkt

1.	Dicumarol (Antikoagulation) bei Patienten mit kardialer Emboliequelle	Phenprocoumon (Falithrom, Marcumar, Marcuphen) →81	INR 3,0 (dauerhaft)
Oder	Bei Patienten mit kard. Emboliequelle und KI für orale Antikoagulation	ASS (Acesal, Aspirin, Aspisol, ASS, Godamed, Micristin)	300mg/dd
2.	Thrombozyten-aggregationshemmer (Standardtherapie bei Patienten nach TIA oder ischämischem Infarkt)	ASS (Acesal, Aspirin, Aspisol, ASS, Godamed, Micristin) →84	50–300mg/d (dauerhaft, zumindest zeitweise auch in Kombination)
Oder	Thrombozytenaggregationshemmer (z.B. mit KI oder Unverträglichkeit von ASS, bei Schlaganfall und Herzinfarkt oder pAVK)	Clopidogrel (Plavix) →84	75mg/d
		ASS plus Dipyridamol (Aggrenox) →84	ASS 25mg plus Dipyridamol 200mg 2x/d
3.	CSE-Hemmer (bei Patienten mit ischämischem Infarkt)	Simvastatin (Zocor) →113 Atorvastatin (Sortis) →113	1 x 40mg/d (max. 80mg/d) routinemäßige Sekundärprophylaxe mit Statinen bei Patienten mit zerebrovaskulären Erkrankungen + vaskulären Risikofaktoren auch bei normalem Serumcholesterin wird empfohlen

[181] Zitiert nach Diener HC. Leitlinien für Diagnosik und Therapie in der Neurologie 2006

T 12 Psychiatrie – Therapie (T. Bschor)

T 12.1 Psychiatrischer Notfall

T 12.1.1 Akuter Erregungszustand
(z.B. bei manischer, schizophrener oder schizoaffektiver Psychose)

	Benzodiazepin (Verstärkung des hemmenden Neurotransmitters GABA) →211	Diazepam (Faustan, Valium)	10mg p.o. oder langsam i.v., 1 × Wdh. nach 30 min möglich
		Cave: Atemdepression! Nicht bei Alkohol-/Drogenintoxikation!	
evtl. plus	**Hochpotentes Neuroleptikum** (Dopaminantagonismus)	Haloperidol (Haldol) →208	10mg p.o. oder langsam i.v.
oder	**Kurzwirksames Depot-Neuroleptikum**	Zuclopenthixol (Ciatyl-Z Acuphase) →207	100–200mg i.m.; Wirkdauer: 3 d
evtl. er- gänzt durch	**Niedrigpotentes Neuroleptikum** (stark sedierend, kaum antipsychotisch)	Levomepromazin (Neurocil)→206	50–500mg/d p.o. Levomepromazin auch i.m.: 50–100mg
		Promethazin (Atosil) →206	

T 12.1.2 Akute Suizidalität

Stationäre Behandlung und weitere sichernde u. psychotherapeutische Maßnahmen!

	Benzodiazepin (Verstärkung des hemmenden Neurotransmitters GABA)	Diazepam (Faustan, Valium) →211	10–40mg/d
oder		Lorazepam (Tavor) →211	3–4 × 1mg bis 3–4 × 2,5mg/d

T 12.1.3 Katatoner Stupor

	Benzodiazepin (Verstärkung des hemmenden Neurotransmitters GABA)	Lorazepam (Tavor) →211	2,5mg p.o. (auch als Expidet-Zubereitung) oder 2mg langsam i.v., ggf. wiederholen **Cave:** Atemdepression
evtl. plus	**Hochpotentes Neuroleptikum** (Dopaminantagonismus)	Haloperidol (Haldol) →208	1–3 × 10mg p.o. oder langsam i.v.

T 12.1.4 Perniziöse (febrile) Katatonie

	Elektrokrampftherapie (Induktion eines Grand-mal-Anfalls in Vollnarkose)		
plus	**Hochpotentes Neuroleptikum** (Dopaminantagonismus)	Haloperidol (Haldol) →208	10mg langsam i.v.; **Cave:** diagnostische Abgrenzung von malignem neurolept. Syndrom wichtig!

Demenz

T 12.1.5 Depressiver Stupor

	Benzodiazepin (Verstärk. des hemmenden Neurotransmitters GABA)	Lorazepam (Tavor) →211	1–2,5mg p.o. (auch als Expidet-Zubereitung) oder langsam i.v. **Cave:** Atemdepression
oder	Elektrokrampftherapie (Induktion eines Grand-mal-Anfalls in Vollnarkose)		

T 12.1.6 Alkoholentzugsdelir

Immer stationäre Behandlung mit engmaschiger Überwachung!

Therapie der 1. Wahl	Atypisches Hypnotikum (sediered, antikonvulsiv, antideliriant und vegetativ-dämpfend)	Clomethiazol (Distraneurin) →213	2 Kps. (à 192mg), je nach Ausprägung der Symptomatik bis zu 2stdl. Gabe, vor jeder Gabe hypotone RR-Situation ausschließen; i.v.-Gabe nur auf Intensivstation!
zus. sinnvoll	Vitamin B$_1$ (zur Prophylaxe einer Wernicke-Enzephalopathie)	Thiamin (Betabion, Aneurin) →75	prophylaktisch: 5–10mg/d p.o.; bei V. a. beginnende Wernicke-Enzephalopathie: 100mg/d i.v. oder i.m.

Wenn psychotische Symptomatik (z.B. optische Halluzinationen) mit Clomethiazol nicht ausreichend behandelbar ist:

ggf. plus	Hochpotentes Neuroleptikum (Dopaminantagonismus)	Haloperidol (Haldol) →208	1–3 x 5mg/d

Wenn vegetative Symptomatik (Hypertonie, Tachykardie) mit Clomethiazol nicht ausreichend behandelbar ist:

ggf. plus	Antihypertensivum (zentraler α_2-Rezeptoragonist)	Clonidin (Catapresan) →57	vorsichtig beginnen (0,075mg), ggf. langsam bis max. 3 x 0,3mg/d steigern; nur unter engmaschiger, ggf. intensivmedizinischer Überwachung

T 12.2 Demenz

Immer internistische Behandlung optimieren, insbesondere bei vaskulärer Demenz; spezifische Demenzursachen abklären und ggf. gezielt behandeln

T 12.2.1 Antidementiva zur Verlangsamung der Progredienz

	Glutamat-Modulator	Memantin (Axura, Ebixa) →198	1. W.: 5mg/d, 2. W.: 10mg/d, dann 15–20mg/d

Nur bei Demenz vom Alzheimer-Typ

	Cholinesterase-Hemmer (verzögerter Acetylcholinabbau)	Donepezil (Aricept) →198	5mg/d über 1 M., dann 10mg/d; absetzen, falls nach 2 M. keine Besserung
oder		Rivastigmin (Exelon) →199	2 x 1,5mg/d, alle 2 Wo auf max. 2 x 6mg/d steigern; absetzen, falls nach 3–6 Mo keine Besserung

T 12.2.2 Verwirrtheitssyndrome, Unruhezustände

	Niedrigpotentes Neuroleptikum (sedierend)	Pipamperon (Dipiperon) →209 Melperon (Eunerpan) →209	einschleichend; weiter Dosisbereich von 10–200mg/d, verteilt auf mehrere Portionen, je nach Tagesschwankung der Unruhe
oder	**Hochpotentes Neuroleptikum** (Dopaminantagonismus)	Haloperidol (Haldol) →208	niedrig dosiert: 1–3mg/d p.o. oder i.v.
evtl.	**Atypisches Hypnotikum** (sedierend)	Clomethiazol (Distraneurin) →213	1–2 Kps. (à 192mg) zur Nacht; zuvor hypotone RR-Werte ausschließen

T 12.3 Alkoholabhängigkeit

T 12.3.1 Akuter Alkoholentzug

Therapie der 1. Wahl	**Atypisches Hypnotikum** (sedierend, antikonvulsiv, antidelirant und vegetativ-dämpfend)	Clomethiazol (Distraneurin) →213	2 Kps. (à 192mg), je nach Ausprägung der Symptomatik bis zu 2stdl. Gabe, vor jeder Gabe hypotone RR-Situation ausschließen; i.v.-Gabe nur auf Intensivstation
zusätzlich sinnvoll	**Vitamin B1** (zur Prophylaxe einer Wernicke-Enzephalopathie)	Thiamin (Betabion, Aneurin) →75	prophylaktisch: 5–10mg/d p.o.; bei V. a. beginnende Wernicke-Enzephalopathie: 100mg/d i.v. oder i.m.
	**Wenn vegetative Symptomatik (Hypertonie, Tachykardie) mit Clomethiazol nicht ausreichend behandelbar ist:**		
ggf. plus	**Antihypertensivum** (zentraler α₂-Rezeptoragonist)	Clonidin (Catapresan) →57	vorsichtig beginnen (0,075mg), ggf. langsam bis max. 3 x 0,3mg/d steigern; nur unter engm., ggf. intensivm. Überw.
	**Wenn trotz Clomethiazol kein ausreichender antikonvulsiver Schutz besteht:**		
ggf. plus	**Antikonvulsivum**	Carbamazepin (Finlepsin, Fokalepsin, Tegretal, Timonil) →186	initial 2–3 x 300mg/d, Ziel-Serumspiegel: 4–11mg/l

T 12.3.2 Alkoholentzugsdelir: siehe psychiatrischer Notfall →428

T 12.3.3 Rückfallprophylaxe

unterstütz. sinnvoll	**Alkoholentwöhnungsmittel** (Glutamat-modulierend; Alkoholverlangen ↓)	Acamprosat (Campral) →215	3 x 2 Tbl. (à 333mg)/d über 12 Mo

Depression

T 12.4 Depression

T 12.4.1 Akuttherapie

Bei allen Antidepressiva Erfolgsbeurteilung frühestens nach 3 W. Behandlung mit Zieldosis! Nach Abklingen der depressiven Symptomatik Pharmakotherapie noch 6 Monate fortführen.

	Trizyklisches Antidepressivum (Wiederaufnahmehemmung von Serotonin und Noradrenalin)	Amitriptylin (Saroten) →200	*einschleichend, Zieldosis 150 mg/d*
		Clomipramin (Anafranil, Hydiphen) →200	
		Doxepin (Aponal, Sinquan) →201	
		Nortriptylin (Nortrilen) →201	
		Trimipramin (Stangyl, Herphonal) →201	
oder	SSRI (selektiver Serotonin-Re-Uptake-Inhibitor)	Citalopram (Cipramil) →202 **Fluoxetin** (Fluctin) →202 **Paroxetin** (Seroxat, Tagonis) →203	*20–40 mg/d*
		Fluvoxamin (Fevarin) →203 Sertralin (Gladem, Zoloft) →203	*50–100 mg/d*
		Escitalopram (Cipralex) →202	*10–20 mg/d*
oder	MAO-Hemmer (Hemmung des Abbaus von Noradrenalin und Serotonin ⇒ Hemmung der Monoaminooxidase)	Moclobemid reversibler MAO-Hemmer (Aurorix) →202	*300–600 mg/d*
		Tranylcypromin irreversibler MAO-Hemmer (Jatrosom N) →202	*20–40 mg/d tyraminarme Diät erforderlich!*
oder	Autorezeptor-Blocker (Hemmung des präsynaptischen α₂-Autorezeptors)	Mirtazapin (Remergil) →204	*15–45 mg/d*
oder	Selektiver Noradrenalin- und Serotonin-Reuptake-Inhibitor	Venlafaxin (Trevilor) →205	*150–225 mg/d*
		Duloxetin (Cymbalta) →204	*60 mg/d*

Bei Unwirksamkeit Wechsel auf Antidepressivum anderer Substanzklasse (s.o.)

oder	Lithiumaugmentation (Verstärkung der unzureichenden Antidepressiva-Wirkung)	Lithium (Lithiumcarbonat: Hypnorex, Lithium Apogepha, Quilonum retard; Lithiumsulfat: Lithium Duriles) →205	*ini 12 bis 18 mmol/d, unter engmaschiger, regelmäßiger Serumspiegelkontrolle auf Serumspiegel von 0,6–0,9 mmol/l einstellen (in diesem Bereich mind. 2 W. belassen); Cave: Überdosierung*
oder	Elektrokrampftherapie (Induktion eines Grand-mal-Anfalls in Vollnarkose)		*z. B. 3 x pro Woche*

Wahnhafte (psychotische) Depression

zus. zu Anti-depr.	Hochpotentes Neuroleptikum (antipsychotische Wirkung durch Dopamin-Antagonismus)	Haloperidol (Haldol) →208	*2–8 mg/d*
		Risperidon (Risperdal) →209	

T 12 Psychiatrie – Therapie

T 12.4.2 Prophylaxe

Monopolarer Verlauf

1. Wahl	**Lithium** (etabliertes Phasenprophylaktikum mit komplexem Wirkmechanismus)	**Lithium** (Lithiumcarbonat: Hypnorex, Lithium Apogepha, Quilonum retard; Lithiumsulfat: Lithium Duriles) →205	initial 12 mmol/d, Ziel-Serumspiegel (regelm. kontrollieren!): 0,6–0,9 mmol/l; als Prophylaktikum langfristige Gabe; **Cave:** Überdosierung
oder	**Antidepressivum**	s. Akuttherapie→432	Dosis wie in Akuttherapie, als Prophylaktikum aber langfristige Gabe
2. Wahl	**Antikonvulsivum** (auch phasenprophylaktisch wirksam)	**Carbamazepin** (Finlepsin, Fokalepsin, Tegretal, Timonil) →186	initial 2 x 300 mg/d, Ziel-Serumspiegel 4–11 mg/l (regelm. kontrollieren!)

Bipolarer (manisch-depressiver) Verlauf

1. Wahl	**Lithium**	**Lithium** (Lithiumcarbonat: Hypnorex, Lithium Apogepha, Quilonum retard; Lithiumsulfat: Lithium Duriles) →205	initial 12 mmol/d, Ziel-Serumspiegel (regelm. kontrollieren!): 0,6–0,9 mmol/l; als Prophylaktikum langfristige Gabe; **Cave:** Überdosierung
2. Wahl	**Antikonvulsivum**	**Carbamazepin** (Finlepsin, Fokalepsin, Tegretal, Timonil) →186	initial 2 x 300 mg/d, Ziel-Serumspiegel 4–11 mg/l (regelm. kontrollieren!)
		Valproinsäure (Ergenyl, Orfiril) →186	prophylaktisch gegen manische Rezidive: ini 2 x 300 mg/d, auf 2 x 100 mg/d steigern (Ziel-Serumspiegel: 50–100 mg/l)
		Lamotrigin (Elmendos) →188	prophylaktisch gegen depressive Rezidive: sehr langsame Aufdosierung gemäß Fachinfo! Zieldos.: 2 x 100 mg/d
	Atypisches Neuroleptikum	**Olanzapin** (Zyprexa) →209	5–20 mg/d

T 12.5 Manie

T 12.5.1 Akuttherapie

	Lithium (etablierte antimanische Wirkung, komplexer Wirkmechanismus)	**Lithium** (Lithiumcarbonat: Hypnorex, Lithium Apogepha, Quilonum retard; Lithiumsulfat: Lithium Duriles) →205	initial ca. 18 mmol/d; antimanischer Ziel-Serumspiegel 0,8–1,2 mmol/l (engmaschig kontrollieren); **Cave:** Überdosierung
oder	**Atypisches Neuroleptikum**	**Risperidon** (Risperdal) →209	4–8 mg/d
		Olanzapin (Zyprexa) →209	5–30 mg/d
		Ziprasidon (Zeldox) →210	80–160 mg/d

Schizophrenie

Oder (ggf. auch mit Lithium kombinierbar)

Antikonvulsivum (GABA-artige Wirkung)	Valproinsäure (Ergenyl, Orfiril) →186	initial 2–3 × 300mg/d, Ziel-Serumspiegel (50–)100mg/l (Kontr.!); ggf. auch „i.v.-Loading" mit 20mg/kg/d möglich (i.v. oder p.o.)

Zusätzlich bei stärkerer Unruhe

Benzodiazepin (Verstärkung des hemm. Neurotransmitters GABA)	Diazepam (Faustan, Valium) →211	10–40mg/d; ggf. auch 10mg langsam i.v **Cave:** Atemdepression

Zusätzlich bei stärkerer Unruhe (2. Wahl)

Niedrigpotentes Neuroleptikum (sedierend)	Levomepromazin (Neurocil) →206	ini 50mg, bis zur gewünschten Wirkung schrittweise steigern (stationär bis 800mg/d)
	Promethazin (Atosil) →206	

Zusätzlich bei wahnhafter (z.B. Größenwahn) oder anderer psychotischer Symptomatik

Neuroleptikum (antipsychot. Wirkung durch Dopaminantagonismus)	Haloperidol (Haldol) →208	4–12mg/d p.o.; i.v.-Applikation möglich.
	Fluphenazin (Dapotum, Lyogen) →207	

T 12.5.2 Prophylaxe

siehe Prophylaxe Depression, bipolarer Verlauf →432

T 12.6 Schizophrenie

T 12.6.1 Akuter, produktiv-psychotischer Schub

	Hochpotentes Neuroleptikum (antipsychotisch durch Dopaminantagonismus; häufig extrapyramidal-motorische Nebenwirkungen [EPS])	Haloperidol (Haldol) →208	5–10mg/d p.o., i.v.-Applikation bei Haloperidol möglich;
		Flupentixol (Fluanxol) →209	
oder		Pimozid (Orap) →208	1–8mg/d p.o.

Bei akuten EPS (Frühdyskinesien, Parkinsonoid): Gegenmittel Biperiden (Akineton): 2mg p.o. oder 5mg langsam i.v., dann Dosisreduktion oder Umsetzen des Neuroleptikums

oder	Mittelpotentes Neuroleptikum	Perazin (Taxilan) →206	100–800mg/d p.o.

oder atypisches Neuroleptikum: siehe →433

Bei schlechter Verträglichkeit oder unzureichender Wirksamkeit hochpotenter Neuroleptika

	Atypisches Neuroleptikum (Dopaminantagonismus; kaum EPS)	Clozapin (Elcrit, Leponex) →209	mit 12,5 oder 25mg beginnen, langsam Einschleichen auf 200–600mg/d

Nur zugelassen, wenn mit mind. 2 anderen Neuroleptika ungenügendes Behandlungsergebnis; vorgeschriebene, regelmäßige Blutbildkontrollen beachten (Gefahr der Agranulozytose)!

oder	Atypisches Neuroleptikum	Risperidon (Risperdal) →209	4–8mg/d; in höherer Dosierung doch häufiger EPS
		Olanzapin (Zyprexa) →209	5–30mg/d
		→210 Ziprasidon (Zeldox)	80–160mg/d

T 12.6.2 Akutes katatones Syndrom

1.	**Benzodiazepin** (Verstärkung des hemmenden Neurotransmitters GABA)	Lorazepam (Tavor) →211	1–2,5mg p.o. (auch als Expidet-Zubereitung) oder langsam i.v. Cave: Atemdepression, ggf. wiederholen
dann	Hochpotentes oder atypisches Neuroleptikum: s. akuter, produktiv-psychotischer Schub →433		

T 12.6.3 Bei vorherrschender Negativsymptomatik

	Atypisches Neuroleptikum (Dopaminantagonismus; kaum EPS, bessere Wirkung auf schizophrene Negativsymptomatik)	Clozapin (Elcrit, Leponex) →209	mit 12,5 oder 25mg beginnen, langsam Einschleichen auf 200–600mg/d
	Nur zugelassen, wenn mit mind. 2 anderen Neuroleptika ungenügendes Behandlungsergebnis; vorgeschriebene, regelmäßige Blutbildkontrollen beachten (Gefahr der Agranulozytose)!		
oder	**Atypisches Neuroleptikum**	Olanzapin (Zyprexa) →209	5–20mg/d
oder		Amisulprid (Solian) →208	50–300mg/d

T 12.6.4 Rezidivprophylaxe bei Schizophrenie

	Atypisches Neuroleptikum (Dopaminantagonismus; kaum EPS, bessere Wirkung auf schizophrene Negativsymptomatik)	Clozapin (Elcrit, Leponex) →209	einschleichend, Erhaltungsdosis 50–200mg/d;
	Nur zugelassen, wenn mit mind. 2 anderen Neuroleptika ungenügendes Behandlungsergebnis; vorgeschriebene, regelmäßige Blutbildkontrollen beachten (Gefahr der Agranulozytose)!		
oder	**Atypisches Depot-Neuroleptikum**	Risperidon (Risperdal) →209	1–4mg/d
oder	**hochpotentes Neuroleptikum** (Dopaminantagonismus)	Haloperidol (Haldol) →208	2–5mg/d p.o.; bei längerfristiger Gabe Gefahr von Spätdyskinesien!
		Flupentixol (Fluanxol) →209	
oder	**Depot-Neuroleptikum** (verzögerte Freisetzung nach i.m.-Injektion durch Bindung an öliges Medium)	Haloperidol-Decanoat (Haldol-Decanoat) →208	50–100mg i.m. alle 4 Wo
	Atypisches Neuroleptikum	Risperidon (Risperdal Consta) →209	25–50mg i.m. alle 2 W.

T 12.7 Wahnerkrankung (Paranoia)

T 12.7.1 Akuttherapie

siehe: Schizophrenie, akuter, produktiv-psychotischer Schub →433

T 12.7.2 Langzeittherapie

siehe: Schizophrenie, Rezidivprophylaxe →434

Angsterkrankung

T 12.8 Angsterkrankung

T 12.8.1 Akute Angst oder akute Panikattacke

Nur als Ausnahme in Einzelfällen

Benzodiazepin (Verstärkung des hemmenden Neurotransmitters GABA)	Lorazepam (Tavor) →211	1–2,5 mg p.o.
	Diazepam (Faustan, Valium) →211	5–10 mg p.o.

T 12.8.2 Generalisierte Angsterkrankung (GAD)

	Antidepressivum (Wiederaufnahmehemmung von Serotonin und Noradrenalin)	Venlafaxin (Trevilor) →205	einschleich. auf 225–375 mg/d; Effekt oft erst nach mehrwöchiger Behandlung
oder/und	Anxiolytikum (partieller Serotoninagonismus)	Buspiron (Bespar, Busp) →208	initial: 3 x 5 mg/d; steigerbar bis 3 x 20 mg/d
oder	Trizyklisches Anxiolyt. (vermutl. Sigma-Rezept.-Ligand)	Opipramol (Insidon) →204	200 mg/d

T 12.8.3 Panikstörung und Agoraphobie mit Panikstörung

	SSRI (selektiver Serotonin-Wiederaufnahmehemmer)	Paroxetin (Seroxat, Tagonis) →203	40–80 mg/d; Effekt oft erst nach mehrwöchiger Behandlung
oder	Trizyklisches Antidepressivum (insbesondere Serotonin-Wiederaufnahmehemmung)	Clomipramin (Anafranil, Hydiphen) →200	150–225 mg/d; Effekt oft erst nach mehrwöchiger Behandlung

T 12.8.4 Agoraphobie

Trizyklisches Antidepressivum (Wiederaufnahmehemm. von Serotonin u. Noradrenalin)	Imipramin (Tofranil) →201	einschleichend auf 150 mg/d; Effekt oft erst nach mehrwöchiger Behandlung

T 12.8.5 Soziale Phobie

	SSRI (selektiver Serotonin-Reuptake-Inhibitor)	Paroxetin (Seroxat, Tagonis) →203	40–60 mg/d; Effekt oft erst nach mehrwöchiger Behandl.
oder	Reversibler MAO-Hemmer (Hemmung des Abbaus von Noradrenalin und Serotonin durch Hemmung der Monoaminooxidase)	Moclobemid (Aurorix) →202	initial 1 x 300 mg/d, auf 2 x 300 mg/d steigern; Effekt oft erst nach mehrwöchiger Behandlung

T 12.8.6 Andere spezifische Phobien

In der Regel nur psychotherapeutische Behandlung

T 12.9 Zwangserkrankung

	Trizykl. Antidepressivum (insbesondere Serotonin-Wiederaufnahmehemmung)	Clomipramin (Anafranil, Hydiphen) →200	einschleichend auf 150–300 mg/d; Besserung oft erst nach 5–10 W. Behandlung
oder	SSRI (selektiver Serotonin-Reuptake-Inhibitor)	Paroxetin (Seroxat, Tagonis) →203	40–80 mg/d; Besserung oft nach 5–10 W. Behandlung

T 13 Haut – Therapie (S. Karl, H. Bruckbauer)

T 13.1 Hinweis zur Therapie

Die aufgelisteten Wirkstoffe und Handelsnamen sind als Beispiele zu verstehen. Sie sind aus Platzgründen und Gründen der Übersichtlichkeit aus der Vielzahl der erhältlichen Präparate ausgewählt worden. Bitte entnehmen Sie äquivalent verwendbare Wirkstoffe aus weiterführender Literatur. Alle nicht genannten Präparate eines bestimmten Wirkstoffes sind gleichwertig einsetzbar.

T 13.2 Bakterielle Infektionen

T 13.2.1 Abszess

Initial (systemisch)

	Cephalosporin	**Cefalexin** (Cephalex ct, Cephalexin ratiopharm) →148	3 x 1000mg p.o.
oder		**Cefuroxim** (Cefuroxim Hexal, Zinacef) →149	2 x 500mg p.o.
oder	Penicillinasefestes Penicillin (Antibiose)	**Oxacillin** (Stapenor) →144	> 6. Lj.: 4–6 x 500mg; < 6. Lj.: 4 x 500mg; 3. Lm.–1. Lj.: 3–4 x 20mg/kg i.v. bzw. p.o. (ca. 10 d oder länger)
oder		**Flucloxacillin** (Staphylex) →144	> 14. Lj.: 3 x 1g < 14. Lj.: 3–4 x 500mg < 10. Lj.: 3 x 250–500mg < 6. Lj.: 3 x 15–20mg/kg i.v.
oder	Tetracyclin	**Doxycyclin** →150	100–200mg/d p.o.
oder	Lincosamid (Antibiose)	**Clindamycin** (Sobelin) →152	3 x 600mg p.o./i.v.

Bei Penicillinallergie

	Makrolid (Antibiose)	**Roxithromycin** (Roxigrün, Rulid) →151	Erw.: 2 x 150mg Ki: 2 x 2,5–3,5mg/kg p.o.

Topisch

	Antiseptikum (antiinflammatorisch, antimikrobiell)	**Hydroxychinolin** (Chinosol 0,5g/1,0g-Tbl.)	mehrmals täglich Umschläge
oder	Antiseptikum (antiinflammatorisch, antimikrobiell)	**Polyvidon-Jod-Salbe** (Betaisodona, Betaseptic, Freka-cid, Traumasept)	2 x täglich auftragen

Bakterielle Infektionen

T 13.2.2 Borreliosen

Borreliosen: Erythema migrans, Acrodermatitis chronica atrophicans

Systemisch

	Tetracyclin (Antibiose)	Doxycyclin →150	2 x 100mg/d p.o. (14 d)
		Doxycyclin (Doxycyclin-ratiopharm, DoxyHexal) →150	1 x 100mg/d i.v. (14 d)
oder	Cephalosporin (Antibiose)	Cefuroxim-Axetil (Elobact, Zinnat) →147	2 x 500mg/d p.o. (14 d)
		Ceftriaxon (Rocephin) →147	2g/d i.v. (14 d)
oder	Breitbandpenicillin (Antibiose)	Amoxicillin (Amoxypen, Clamoxyl, Jephoxin) →144	4 x 500mg/d p.o. (14 d)
oder	Makrolid (Antibiose)	Erythromycin (Erythrocin, Paediathrocin) →151	4 x 500mg/d p.o. (14 d)

Bei neurolog. Beteiligung/Spätstadium

	Cephalosporin (Antibiose)	Ceftriaxon (Rocephin) →147	hochdosierte i.v.-Therapie: 2g/d i.v. (21–28 d)

T 13.2.3 Ecthyma

Topisch

	Antiseptikum (antiinflammatorisch, antimikrobiell)	Hydroxychinolin (Chinosol Tbl.)	mehrmals tgl. Umschläge (bis zur Abheilung)
oder/ plus	Antiseptikum (antiinflammatorisch, antimikrobiell)	Polyvidon-Jod-Salbe (Betaisodona, Betaseptic, Freka-cid, Traumasept)	2 x/d auftragen (bis zur Abheilung)

Systemisch

Siehe Erysipel →438

T 13.2.4 Erythrasma

Topisch

	Waschgel (Reinigung, Austrocknung)	Syndets (Sebamed, Eucerin, Dermowas)	2–3 x/d (mehrere Wo)
plus	Azol-Antimykotikum (Antibiose/Breitspektrum-antimykotikum)	Clotrimazol-Creme Antifungol, Canifug, Canesten) →223	2–3 x/d dünn auftragen (1 Wo nach Abheilung)
		Ciclopiroxolamin Creme, Paste (Batrafen) →223	

Systemisch

ggf.	Makrolid (Antibiose)	Erythromycin (Erythrocin, Paediathrocin) →151	2 x 500mg/d p.o. (10 d)
	Azol-Antimykotikum		

T 13 Haut – Therapie

T 13.2.5 Erysipel

Topisch

	Desinfizienz (antiseptisch)	8-Hydrochinolin (Solutio Hydroxychinolini 0,1% SR Lsg., Chinosol)	mehrmals Umschläge (in der Akutphase)

Systemisch

	Phenoxypenicillin (Antibiose)	Phenoxymethyl-penicillin (Arcasin, Infectocillin, Isocillin, Megacillin oral) →143	3 x 1,2 Mio. I.E./d p.o. (2 Wo)
oder	Benzylpenicillin (Antibiose)	Penicillin G (Penicillin G, Penicillin Grünenthal)→143	5 Mio. IE/d i.v. in 3-4 Einzeldosen (ED) oder in schweren Fällen bis 30 Mio. IE i.v./d in 3-4 ED (bis zur Abheilung)
oder	Cephalosporin (Antibiose)	Cefotaxim (Claforan) →147	3 x 2g i.v./d (ca. 2 Wo)

Bei Penicillinallergie

	Makrolid (Antibiose)	Erythromycin (Erythrocin, Paediathrocin) →151	2 x 1g/d p.o. (mind. 10 d)
oder	Lincosamid (Antibiose)	Clindamycin (Sobelin) →152	4-6 x 300mg p.o./i.v./d

Erysipelprophylaxe

	Depot-Penicillin (Antibiose)	Benzylpenicillin-Benzathin (Tardocillin) →143	1,2-2,4 Mio. I.E. i.m. jede 3. Wo (2-3 Mo)

T 13.2.6 Erysipeloid

Topisch

	Desinfizientium (antiseptisch)	8-Hydrochinolin (Solutio Hydroxychinolini 0,1% SR Lsg., Chinosol)	mehrmals Umschläge (in der Akutphase)

Systemisch

	Phenoxypenicillin (Antibiose)	Phenoxymethylpenicillin (Arcasin, Infectocillin, Isocillin, Megacillin oral) →143	2-3 Mio. IE p.o. (5-10 d)
oder	Tetracyclin (Antibiose)	Doxycyclin (Doxy, Doxycyclin, Doxycyclin-ratiopharm, DoxyHexal) →150	1 x 200mg/d p.o. bzw. i.v. (14 d)

Bei Penicillinallergie

	Makrolid (Antibiose)	Erythromycin (Erythrocin, Paediathrocin) →151	3 x 0,5-1g/d p.o. (10 d)

Bakterielle Infektionen

T 13.2.7 Furunkel (Siehe Abszess →436)

T 13.2.8 Follikulitis

Topisch

	Antiseptikum (antimikrobiell)	Chloramphenicol/ Natriumbituminosulfonat (Ichthoseptal) →222	mehrmals tgl. auftragen
		Clioquinol (Linola Sept)	
		Polyvidon-Jod Lsg., Creme, Emulsion (Betaisodona)	
		Salizylsäure-Spiritus 3–10%	
oder	Makrolid (Antibiose)	Erythromycin 2–4% in alkoholischer Lösung, Gel oder Creme (Aknefug EL, Aknemycin, Clinofug, Eryakuen, Erydermec, Inderm, Zineryt) →220	2 x/d auftragen
oder	Steroidantibiotikum	Fusidin-Säure Creme, Gel (Fucidine) →222	2 x/d auftragen

Systemisch

ggf.	Tetracyclin (nach Antibiogramm!) (Antibiose)	Doxycyclin →150	Am ersten Tag: 2 x 100mg p.o., dann 1x100mg p.o. (10 d)
		Doxycyclin (Doxycyclin- →150ratiopharm, DoxyHexal)	Am ersten Tag: 2 x 100mg i.v., dann 1 x 100mg/d i.v.
oder	Steroid-Antibiotikum (Antibiose)	Fusidinsäure (Fucidine) →222	3 x 500mg p.o.

T 13.2.9 Gramnegative Follikulitis

Topisch

	Desinfizientien (antimikrobiell)	Ammoniumbituminosulfonat Salbe 0–50% (Ichtholan, Ichthyol, Thiobitum) →216	2–3 x auftragen
		Polyvidon-Jod Lsg. (Betaisodona)	
plus/ oder	Antiseptikum	Benzoylperoxid-Waschlotion, -Gel oder -Creme 2,5–10% (Aknefug-oxid, Aknoxid, Benzaknen, Klinoxid, Panoxyl) →221	1–2 x auftragen

Systemisch

ggf.	Vitamin-A-Säure-Derivat (antimikrobiell, austrocknend)	Isotretinoin (Aknenormin, Isotret Hexal) →221	0,5–2 mg/kg KG p.o. (3–5 Mo, NW →221)
oder	Nitroimidazol (antiinfektiös)	Metronidazol (Clont, Flagyl) →156	2 x 400mg/d (ca. 10 d)

T 13 Haut – Therapie

T 13.2.10 Impetigo contagiosa

plus/ oder	**Fusidinsäure** (Antibiose)	**Fusidinsäure-Creme** (Fucidine Creme) →222	*3 x d auftragen (bis zur Heilung)*
oder	**Mupirocin** (lokale Antibiose)	**Mupirocin** (Infectopyoderm)	*2 x d auftragen*
Topisch			
	Antiseptikum (antimikrobiell)	**Polyvidon-Jod Lsg., Salbe** (Betaisodona)	*mehrmals auftragen, mehrmals Umschläge (Akutphase, bis zur Heilung)*
		Clioquinol-Emulsion (Linolasept)	
oder	**Farbstoff-Lsg.**	**Eosin wässrig 0,5%**	*tägl. auftragen*
Systemisch			
	Penicillinasefestes Penicillin (Antibiose)	**Oxacillin** (Stapenor) →144	*Erw., Ki.>6 J.: 4–6 x 500mg p.o. Ki.> 3 M: 4 x 250mg p.o. Ki.< 3 M: 3 x 50mg/kg (10–14d)*
oder	**Penicillinasefestes Penicillin** (Antibiose)	**Phenoxymethylpenicillin** (Arcasin, Penhexal, Megacillin, Infectocillin, Isocillin, Ispenoral, Jenacillin V) →143	*Erw., Ki.>12 J.: 3 x 750000–1,5 Mio I.E./d p.o. Ki. 6.–12.Lj.: 3 x 500000 IE/d p.o. Ki. 1.–6.Lj.: 3 x 250000 IE/d p.o. Säugl.<1J.: 3 x 125000 IE/d p.o.*
oder	**Cephalosporin**	**Cefalexin** →148	*3 x 1000mg p.o.*
		Cefuroxim →147	*2 x 500mg p.o.*
oder	**Makrolid** (Antibiose)	**Erythromycin** (Erythrocin, Paediathrocin) →151	*Erw., Ki.>8 J.: 4 x250mg; Ki.<8 J.: 3 x 10–20mg/kg KG*

T 13.2.11 Lupus vulgaris

1. Phase

	Tuberkulostatikum (Antibiose)	**Rifampicin (RMP)** (Eremfat, Rifa) →160	*10mg/kg/d p.o. (für 2–3 Mo)*
plus		**Isoniazid (INH)** (Isozid, Tebesium-s) →159	*5mg/kg/d p.o. (für 2–3 Mo)*
plus		**Pyrazinamid (PZA)** (Pyrafat) →159	*25–35mg/kg/d (für 2 Mo)*
evtl. plus		**Ethambutol (EBM)** (EMB-Fatol) →159	*15–25mg/kg/d p.o. (für 2 Mo); nicht bei Kindern <12J.!*

2. Phase

	Tuberkulostatikum (Antibiose)	**Rifampicin (RMP)** (Eremfat, Rifa) →160	*(weiter 4 Mo)*
plus		**Isoniazid (INH)** (Isozid, Tebesium-s) →159	*5mg/kg/d p.o. (weiter 4 Mo)*

Alternativ-Schema

statt	**INH**	RMP + EMB (Ethambutol 15–25mg/kgKG) + PZA
	RMP	Therapie nach Antibiogramm (9–12 Mo)
	PZA	INH + RMP + EMB (3 Mo)
		INH + RMP (weitere 6 Mo)

Akne und akneiforme Dermatosen

T 13.2.12 Phlegmone

Topisch

	Desinfizienz (antiphlogistisch, antimikrobiell)	Hydroxychinolin (Chinosol Tbl.)	mehrmals tgl. Umschläge (Akutphase)

Systemisch (nach Antibiogramm)

	Penicillinasefestes Penicillin (Antibiose)	Oxacillin (Stapenor) →144	4–6 x 500mg/d i.v. (ca. 2 Wo)
	Cephalosporin	Cefotaxim (Claforan) →147	1–2g alle 12 h i.v. (ca. 2 Wo)

T 13.3 Akne und akneiforme Dermatosen

T 13.3.1 A. comedonica

	Waschgel (Reinigung, Entfettung)	Syndets	2 x täglich
plus	Peeling	Aluminiumoxid-Partikel	anfangs 2–3 x/Wo
plus	Vitamin-A-Säure-Derivat (Keratolyse ⇒ Beseitigung follikulärer Verhornungsstörungen)	Tretinoin, Isotretinoin oder Adapalen (Isotrex, Cordes VAS, Airol, Differin) →221	1–2 x/d dünn auftragen
oder/ plus	Benzoylperoxid (bakteriostatisch, antiinflammatorisch, komedolytisch)	Benzoylperoxid 2,5–10% (Aknefug-oxid, Aknexoid, Benzoyt, Benzaknen, Klinoxid, Panoxyl) →221	1–2 x/d
oder	Azelainsäure (antibakteriell, antiinflammatorisch)	Azelainsäure (Skinoren) →221	1–2 x/d dünn auftragen

T 13.3.2 A. papulopustulosa

Topisch

	Vitamin-A-Säure-Derivat (Keratolyse ⇒ Beseitigung follikulärer Verhornungstörungen)	Tretinoin, Isotretinoin oder Adapalen (Isotrex, Cordes VAS, Airol, Differin) →221	1–2 x/d dünn auftragen
oder/ plus	Benzoylperoxid (bakteriostatisch, antiinflammatorisch, komedolytisch)	Benzoylperoxid 2,5–10% (Aknefug-oxid) →221	1–2 x/d
oder	Azelainsäure (antibakteriell, antiinflammatorisch)	Azelainsäure (Skinoren) →221	1–2 x/d dünn auftragen
oder/ plus	Makrolid (Propionibakterium acnes - Antibiose)	Erythromycin 2–4% (Aknefug EL, Aknemycin, Clinofug, Eryaknen, Erydermec, Inderm, Zineryt) →220	1–2 x/d d dünn auftragen
oder/ plus	Lincosamid (Antibiose)	Clindamycin (Basocin) →220	1–2 x/d dünn auftragen (bis 4 Wo)
oder/ plus	Tetracyclin (Antibiose)	Tetracyclin (Imex) →220	1–3 x/d dünn auftragen

T 13 Haut – Therapie

oder/ plus	**Gyrasehemmer** (Antibiose)	Nadifloxacin (Nadixa) →220	*1–2x/d dünn auftragen*
oder	**Kombination Vitamin-A-Säure-Derivat + Makrolid-Antibiotikum** (Keratolyse + Antibiose)	Tretinoin →221 + Erythromycin →220	*1–2xd dünn auftragen*
oder		Isoretinoin →221 + Erythromycin →220	*1–2xd dünn auftragen*
oder	**Kombination Lincosamid + Benzoylperoxid**	Clindamycin →220 + Benzylperoxid (Duac Gel) →221	*1x/d dünn auftragen*

Systemisch

ggf.	**Tetracyclin**[182] (Propionibakt. acnes-Antibiose)	Minocyclin (Akne-Puren, Minakne, Klinomycin, Lederderm, Skid) →150	*2 x 50mg/d p.o., (4–6 Wo), dann 1 x 50mg/d p.o. (3 Mo)*

In schweren Fällen

	Tetracyclin[182] Propionibakterium acnes-Antibiose	Tetracyclin (Achromycin, Tetralution) →150	*2 x 500mg/d (2 Wo) dann 1 x 250mg/d (3 M.)*
oder		Doxycyclin (Sigadoxin) →150	*1 x 50mg/d p.o., 4–12 Wo*

Evtl. bei Frauen

	Kontrazeptivum (Hemmung der Androgenwirkung auf die Talgdrüsenazini)	Cyproteronacetat/Ethinyl-estradiol (Diane 35, Androcur, Progynon C, Turisteron) →246	*1 x 1 Tbl. (1.–21. Zyklustag)*
oder		Ethinylestradiol/Chlormadinonacetat (Belara)	

[182] Cave: keine Tetracycline bei Kindern, Schwangeren und in der Stillzeit!

T 13.3.3 A. conglobata

Topisch

	Vitamin-A-Säure-Derivat (Keratolyse ⇒ Beseitigung follikulärer Verhornungsstörung)	Tretinoin →221 Isotretinoin →221 oder Adapalen →221	*1–2 x/d dünn auftragen*
und/ oder	**Benzoylperoxid** (bakteriostatisch, antiinflammatorisch, komedolytisch)	Benzoylperoxid 2,5–10% (Aknefug-oxid, Akneoxid, Benzoyt, Benzaknen, Klinoxid, Panoxyl) →221	*1–2 x/d*
oder	**Azelainsäure** (antibakteriell, antiinflamm.)	Azelainsäure (Skinoren) →221	*1–2 x/d dünn auftragen*
und/ oder	**Makrolid** (Propionibakterium acnes-Antibiose)	Erythromycin 2–4% (Aknefug EL, Aknemycin, Eryaknen, Erydermec, Inderm, Zineryt) →220	*1–2 x/d*
und/ oder	**Lincosamid** (Antibiose)	Clindamycin (Basocin Lösung, Zindaclin Gel) →220	*1–2 x/d dünn auftragen (bis 4 Wo)*
und/ oder	**Tetracyclin** (Antibiose)	Tetracyclin (Imex) →220	*1–3 x/d dünn auftragen*
oder/ plus	**Schieferöl** (antiphlogistisch, antimikrobiell)	Ammoniumbituminosulfonat 10–50% (Ichtholan, Ichthyol, Thiobitum) →216	*Salbenverband jeden 2. Tag wechseln (bis zur Abszess-Eröffnung)*

Akne und akneiforme Dermatosen

Systemisch

ggf.	**Tetracyclin** (Propionibakterium acnes-Antibiose)	Minocyclin (Akne-Puren, Minakne, Klinomycin, Lederderm, Skid) →150	2 x 50mg/d p.o., (4–6 Wo) dann 1 x 50mg/d p.o. (3 Mo)
oder	**Tetracyclin** (Propionibakterium acnes-Antibiose)	Doxycyclin (Doxy Wolff, Jenacyclin, Sigadoxin) →150	50mg/d p.o. 4–12 Wo

Evtl. bei Frauen

	Kontrazeptiv (Hemmung der Androgenwirkung auf die Talgdrüsenazini)	Cyproteronacetat/ Ethinylestradiol (Diane, Androcur, Prognova C, Turisteron)	1 x 1 Tbl. (1.–21. Zyklustag)
oder		Ethinylestradiol/ Chlormadinonacetat (Belara) →246	
Plus/ oder	**Retinoid, Vitamin-A-Säure-Derivat** →221 (antiinflammatorisch, sebostatisch durch Talgdrüsenreduktion, Keratolyse)	Isotretinoin (Aknenormin, Isotret Hexal) →221	ini 0,5 mg/kg KG (4 Wo); bei guter Verträglichkeit ggf. Steigerung auf 1 mg/kg KG (in 2–3 Einzeldosen, 8–12 Wo)
	Cave: Unbedingt Kontrazeption während sowie 4 Wo vor und 4 Wo nach der Behandlung! Keine Blutspende! Keine Kombination mit Tetracyclinen!		

T 13.3.4 Rosazea

Topisch

	Makrolid	Erythromycin 2–4% in alkoh. Lsg., Gel oder Creme (Aknefug EL, Aknemycin, Clinofug, Eryaknen, Erydermec, Inderm) →220	2 x/d dünn auftragen (nach Bedarf)
oder	**Chemotherapeutikum** (antibakteriell)	Metronidazol-Basiscreme 0,75–2% oder Gel (Metrocreme, Metrogel, Rosiced) →156	2 x/d dünn auftragen (> Wochen)
oder	**Schwefel** (antimikrobiell)	Ichthyol-Schwefel-Zink-Paste 2–4%	1–2 x/d dünn auftragen (nach Bedarf)

Systemisch

evtl.	**Tetracycline**	Doxycyclin (Doxy Wolff, Jenacyclin, Sigadoxin, Vibramycin) →150	1 x 100–200 mg/d p.o. (10–14 d)
		Minocyclin (Akne-Puren, Minakne, Klinomycin, Lederderm, Skid) →150	2 x 50 mg/d p.o.,(initial) dann 1 x 50 mg/d p.o. (ca. 3 Mo)
	Retinoid (antiinflamm., antiseborrhoisch)	Isoretinoin (Akne-normin, Isotret Hexal) →221	0,1–1 mg/kg/d p.o. (> 6 Mo, unbed. Kontrazept.! bei Frauen)
	Cave: Keine Komb. mit Tetracyclinen! Keine zugelassene Ind.!		

T 13 Haut – Therapie

T 13.3.5 Periorale Dermatitis

Topisch

	Makrolid (Antibiose)	**Erythromycin-Creme, -Emulsion 2%** (Aknefug EL, Aknemycin, Clinofug, Eryaknen, Erydermec, Inderm) →151	1–2 x/d dünn auftragen (bis zur Abheilung)

Systemisch

evtl.	Tetracyclin (Antibiose)	**Minocyclin** (Akne-Puren, Minakne, Klinomycin, Lederderm, Skid) →150	1–2 x 50mg/d p.o. (mehrere Wo.)

T 13.4 Alopezie

T 13.4.1 Alopecia androgenetica des Mannes

Topisch

	Sexualhormon-Analogon	**17-alpha-Estradiol** (Ell-Crannell alpha)	1 x/d 3ml dann 2–3 x/Wo auf die Kopfhaut aufbringen (bis zur Besserung)
evtl.	Antihypertensivum (Anagenhaar-Rate ↑)	**Minoxidil 5% in alkoholischer Lösung** (Regaine) →226	1–2 x/d 2ml auf die Kopfhaut aufbringen (abhängig von mögl. NW insbes. auf Herz-Kreislauf!)

Systemisch

	5α-Reduktase-Hemmer (Umwandlung von Östrogen in Dihydrotestosteron ↓ ⇒ Androgenwirkung ↓)	**Finasterid** (Propecia) →226	1 x 1 Tbl./d (Jahre; nur Männer!) evtl. PSA-Überwachung
evtl. plus	Vitamine (Verbesserung der Haar-struktur, Effluvium ↓)	**Biotin H** (BIOKUR, Deacura, BIO-H-TIN)	2,5–5mg/d (> 3 Mo)

T 13.4.2 Alopecia androgenetica der Frau

Topisch

	Nicht halogeniertes Glukokortikosteroid (Anagenhaar-Rate ↑, antiinflammatorisch)	**Prednisolon** (Alpicort N) →216	1 x/d 3ml, dann 2–3 x/Wo auf die Kopfhaut aufbringen (bis zur Besserung, Wirkung nicht gesichert)
		Dexamethason →217	
		Mometason (Ecural) →218	
		Clobetasol →218 (Dermoxinale)	
oder/ plus	Sexualhormon-Analogon	**17-alpha-Estradiol** (Ell-Crannell alpha)	1 x/d 3ml, dann 2–3 x/W. auf die Kopfhaut aufbringen (bis zur Besserung)
evtl.	Antihypertensivum (Anagenhaar-Rate ↑)	**Minoxidil 2% in alkoholischer Lösung** (Regaine Frauen) →226	1–2 x/d 2ml auf die Kopfhaut aufbringen; abhängig von mögl. NW bes. auf Herz-Kreislauf, Ekzeme

Diabetische Gangrän

Systemisch			
evtl.	kontrazeptive Sexualhormone/ Antiandrogene (Cyproteronacetathaltig, Hemmung der Androgenwirkung auf die Haarfollikel, antiandrogenetisch)	Cyproteronacetat/ Ethinylestradiol (Diane 35)	1 x 1 Tbl./d (1.–21. Zyklustag)
		Ethinylestradiol/ Chlormadinonacetat (Neo-Eunomin, Belara) →246	
oder/ plus	Sexualhormon/Gestagen mit anti-androgener Wirkung →241 (Hemmung der Androgenwirkung auf die Haarfollikel)	Cyproteronacetat (Androcur)	10mg/d p.o. (1.–15. Tag zum Antikonzeptivum)
		Cave: Nur unter gynäkol. Betreuung und Antikonzeption!	
oder/ plus	Vitamine, essenzielle Aminosäuren (Verbesserung der Haarstruktur, Effluvium ↓)	Biotin H (BIOKUR, Deacura, BIO-H-TIN)	2,5–5mg/d (> 3 Mo)
		Cystin (Gelacet, Gerontamin, Pantovigar, Priorin)	3 x 20mg/d (ini. für 2–3 W.) 3 x 10–20mg/d (über M.)

T 13.4.3 Alopecia areata

Topisch			
evtl.	Glukokortikosteroid (antiinflammatorisch)	Clobetasol (Dermoxin, Dermoxinale, Karison) →218	1–2 x/d auftragen (> 2 Mo) (Wirkung nicht gesichert); 1:2–1:5 verdünnt intrakutan, intraläsional *Cave: Schläfenbereich!*
		Mometason (Ecura) →218	
		Triamcinolonacetonid (Volon A 10, Kristallsuspension) →217	
Systemisch			
evtl.	Glukokortikosteroid (antiinflammatorisch)	Methylprednisolon (Urbason) →218	ini 20–60mg/d p.o. (2–3 Wo); Erh.-Dos.: 4–8mg/d p.o. (2–4 Wo) (Wi. nicht gesichert)

T 13.5 Diabetische Gangrän

Topisch			
	Aminoglycosid (Antibiose)	Framycetin-Salbe/-Gitter (Leukase N, Sofra-Tüll) →222	1–2 x/d dünn auftragen
oder	Desinfizienz (antimikrobiell)	Polyvidon-Jod-Lsg. (Betaisodona, Braunol 2000, Jodobac, Polysept, Sepso J, Traumasept)	jeden 2.–3. d aufpinseln
oder	Farbstoff (antimikrobiell, austrocknend)	Solutio pyoactini 0,1–0,5%	jeden 2.–3. d aufpinseln
Systemisch			
	Cephalosporine	Cefuroxim (Zinacef) →147	3–4 x 1g/d i.v.

T 13 Haut – Therapie

T 13.6 Ekzemerkrankungen

T 13.6.1 Kontaktekzem

akut/ sub-akut	Glukokortikosteroid evtl. mit antimikrobiellem Zusatz als Salbe, Creme, Paste, Lotion, Lösung (antiinflammatorisch)	Prednicarbat (Dermatop) →217	2 x/d auftragen Stadiengerechte Grundlage: – Trocken: Salbe – Nässend: Creme – Feucht: Paste, Creme (5–7 d)
		Flumetason/Clioquinol (Locacorten-Vioform) →217	

Chronisches Stadium wie bei atopischem Ekzem

T 13.6.2 Atopisches Ekzem (Neurodermitis)

Topisch

akut	Glukokortikosteroid evtl. mit antimikrobiellem Zusatz als Salbe, Creme, Paste, Lotion, Lösung (antiinflammatorisch)	Prednicarbat (Dermatop) →217	2 x/d auftragen (initiale Therapie) Stadiengerechte Grundlage: – Trocken: Salbe – Nässend: Creme, Lotion, Lösung – Feucht: Paste, Creme
		Mometason (Ecural) →218	
		Flumetason/Clioquinol (Locacorten-Vioform) →217	
	Immunmodulator	Tacrolimus (Protopic) →226	1–2 x/d auftragen
		Pimecrolimus (Elidel, Douglan) →226	
plus	Breitspektrum-Antibiotikum (Antibiose)	Fusidinsäure Creme (Fucidine) →222	2–3 x/d auftragen; (Dauer n. Bed.)
oder	Farbstoff	Solutio pyoctanini wässrig 0,5%	jeden 3. d (Dauer n. Bed.)
sub-akut/ chronisch	Glukokortikosteroid (antipruriginös, antiphlogistisch)	Hydrocortison Salbe, Creme (Hydrocortison Wolff, Pandel) →216	1–2 x/d (nach Bedarf)
plus/ oder	Teere (antipruriginös, antiphlogistisch)	Steinkohlenteer (Liquor carbonis detergens) in geeigneter Grundlage →219	1–2 x/d (max. 4 Wo)
plus/ oder	Harnstoffpräparat (hydratisierend)	Urea 5–10% Creme, Lotion (Balisa, Basodexan, Elacutan, Eucerin, Linola, Nubral, Ureotop) →225	mehrmals/d (n. Bed.)
plus/ oder	Omega-3-Fettsäuren (fettend, pflegend)	Nachtkerzensamen-Öl (Linola Gamma)	mehrmals/d (n. Bed.)

Systemisch

	Glukokortikosteroid (antiinflammatorisch)	Prednisolon (Decortin H) →216	20–40 mg/d p.o. (über 7–10 d reduzieren)
	Immunsuppressivum	Ciclosporin (Immunosporin, Cicloral) →172	2,5 mg/kg/d in 2 ED Laborkontrollen!

Ekzemerkrankungen 447

bei Super-infek-tion	**Tetrazyklin** (Antibiose)	**Doxycyclin** (Jenacyclin, Vibramycin) →150	*2 x 100mg/d p.o. (10 d)*
	Cephalosporin (Antibiose)	**Cefuroxim** (z. B. Elobact) →147	*1 x 100mg/d i.v. (10 d)*
		Cefalexin (z. B. Oracef) →148	*2 x 500mg/d (10 d)*
plus	**H₁-Antihistaminikum** (antipruriginös, eventuell zusätzl. sedierend)	**Loratadin** (Loraderm) →94 **Cetirizin** (Zyrtec, Cetir, Cetiderm) →93 **Desloratadin** (Aerius) →94 **Levocetirizin** (Xusal) →94	*1 x 10mg/d p.o. (b. Bed.)*
		Dimetindenmaleat (Fenistil) →94	*3 x 1–2mg/d(b. Bed.)*

T 13.6.3 Seborrhoisches Ekzem

	Imidazolderivat (Antimykotikum)	**Ketoconazol-Creme, -Shampoo** (Nizoral, Terzolin) →223	*2 x/d auftragen;* *2–3 x/Woche Haarwäsche*
		Ciclopiroxolamin Shampoo (Stieprox, Batrafen) →223	
evtl. plus	**Glukokortikosteroid** (antiinflammatorisch)	**Hydrocortison Salbe, Creme** (Hydrocortison Wolff, Pandel) →110	*1–3 x/d dünn auftragen (< 5 d)*
plus/ oder	**Schieferöle, Schwefel** (antimikrobiell)	**Ichthyol-Schwefel-Zink-Paste 2–4%**	*2 x/d dünn auftragen (nach Bedarf)*

T 13.6.4 Dyshidrosiformes Ekzem

Topisch

	Glukokortikosteroid, ggf. mit antimikro-biellem Zusatz als Creme, Paste, Lotion, Lösung (antiinflamm.)	**Prednicarbat** (Dermatop) →217	*1–2 x/d dünn auftragen (Merke: Wahl einer stadiumgerechten Grundlage)*
		Flumetason/Clioquinol (Locacorten-Vioform) →217	
plus oder	**Farbstoffe** (antimikrobiell, austrocknend)	**Solutio pyoctanini 0,5%**	*jeden 3. d*
		Tinktura Arning	*jeden 3.–4. d* **Cave:** *Verfärbung der Wäsche!*
plus/ oder	**Gerbstoffe** (austrocknend, gerbend)	**Tannin-Teilbäder** (Tannolact, Tannosynt)	*2 x/d*
oder	**Harnstoffpräparat** (keratolytisch, hydratisierend)	**Urea 5–10% Creme, Lotion** (Balisa, Basodexan, Elacutan, Eucerin, Linola, Nubral, Ureotop) →225	*mehrmals (n. Bed.)*

Systemisch

evtl.	**H₁-Antihistaminikum** (antipruriginös)	**Loratadin** (Loraderm, Lorano) **Cetirizin** (Zyrtec, Cetir) →93 **Desloratadin** (Aerius) →94 **Levocetirizin** (Xusal) →94	*1 x 10mg/d p.o. (b. Bed.)*
evtl.	**Glukokortikosteroid** (antiinflammatorisch)	**Prednisolon** (Decortin H, Solu-Decortin) →110	*1 x 50mg/d p.o. (3 d),* *dann 1 x 25mg/d (2 d),* *dann 1 x 10mg/d (3 d),* *dann 1 x 5mg/d (3 d)*

T 13.6.5 Dermatitis solaris

Topisch

Glukokortikosteroid (antiinflammatorisch)	Methylprednisolonaceponat (Advantan) →218	als Milch oder Creme: 1-3 x/d dünn auftragen (3-5 d)
	Prednicarbat (Dermatop) →217	

Systemisch

Nichtsteroidales Antiphlogistikum (analgetisch, antiinflamm., antiphlogistisch)	Acetylsalicylsäure (Acesal, Aspirin, ASS, Godamed) →100	2-3 x 0,5-1 g/d p.o. (3-5 d)
	Indometacin (Ammuno) →102	

T 13.6.6 Phototoxische/Photoallergische Dermatitis

Topisch

evtl.	Glukokortikosteroid (antiinflammatorisch)	Methylprednisolon-aceponat (Advantan) →218	als Milch, Creme oder Schaum: 3 x/d dünn auftragen (bis zur Abheilung)
		Prednicarbat (Dermatop) →217	
zusätzl. bei Blasen	Farbstoffe (antimikrobiell, austrocknend)	Solutio pyoctanini 0,5%	jeden 2.-3. d auftragen (bis Blasen eingetrocknet)

Systemisch

Glukokortikosteroid (antiinflammatorisch)	Prednisolon (Decortin H) →216	20-40mg/d p.o. (über 7-10 d reduzieren)

T 13.6.7 Polymorphe Lichtdermatose

Topisch

Lichtschutz-Präparat (UVA-/UVB-Schutz)	Creme, Lotion LSF 50⁺, Sun-Blocker	1-3 x/d zur Prophylaxe auftragen (bei Bedarf)
Glukokortikosteroid (antiphlogistisch)	Mometason-Creme →218	2-3 x dünn auftragen (bei Bedarf bis zur Abheilung)
	Prednicarbat Creme →217	
	Tramcinolon Creme	
	Betamethason Creme →218	

Systemisch

Glukokortikosteroid (antiinflammatorisch)	Prednisolon (Decortin H) →216	20-40mg/d p.o. (über 7-10 d reduzieren)

Evtl. zusätzlich

Antihistaminikum (H1-Blocker) (antiallergisch, antipruriginös)	Loratadin (Loraderm, Lorano) →94	1 x 10mg p.o. (n. Bed.)
	Desloratadin (Aerius) →94	
	Levocetirizin (Xusal) →94	
	Cetirizin (Zyrtec, Cetir, Cetiderm) →93	

Epizoonosen

T 13.7 Epizoonosen

T 13.7.1 Scabies

Lokal

	Antiskabiosa (antiinfektiös) **Für alle Antiskabiosa gilt: Nicht in Schwangerschaft, Stillzeit und ersten 2 Lebensmonaten anwenden!**	Benzylbenzoat 25% (Erw.), 10% (Ki.) (Antiscabiosum 10%/25%)	topisch auftragen mit Ausnahme des Kopfes (3 d hintereinander, am 4. d gründlich abbaden)
		Lindan (= Hexachlorcyclohexan) Emulsion (Jacutin)	ges. Körper, excl. Kopf am Abend einreiben, am Morgen abduschen (Erw. 3 d; Ki. 3–10 J. 2 d je 3 h)
		Permethrin 5% Creme (InfectoScab 5% Creme)	Erw. und Ki. über 2J.: 1 x abends ges. Körper ohne Kopf einreiben, morgens abduschen, bei Bedarf nach 2 und 4 W. wdh.
	Pyrethroide	Allethrin (Spregal)→224	einmalige Anwendung; nicht am Kopf anwenden

Systemisch

	Antihelmintikum (antiparasitär)	Ivermectin (nicht zugelassen) (Mectizan, Stromectol)	12mg einmalig p.o.

T 13.7.2 Pediculosis capitis/pubis

	Antiparasitarium (antiinfektiös)	Pyrethrum-Extrakt (Goldgeist forte)	Haar gut durchtränken, nach 1/2 h ausspülen. Bei Kleinkindern max. 1/3 der Menge!
	Antiparasitarium (antiinfektiös)	Permethrin (Infectopedicul)	ins feuchte Haar einmassieren, nach 30–45 min auswaschen, dann Haare 3d nicht waschen; evtl Wdh. nach 8–10d
oder	Antiparasitarium (antiinfektiös)	Lindan Gel (Jacutin Gel) →224	ca. 15g ins feuchte Haar reiben (3 d belassen, dann Haarwäsche)

T 13.8 Ichthyosen

Topisch

	Basisexterna (rückfettend, Barriereschutz)	Hautpflegepräparate als Lotion, Creme, Salbe, Ölbäder	mehrmals auftragen (n. Bed.)
plus/ oder	Harnstoff (hydratisierend)	Urea-Creme, -Lotion,Fettsalbe 5–10% (Balisa, Basodexan, Elacutan, Eucerin, Linola-Urea, Nubral, Ureotop) →225	mehrmals auftragen (n. Bed.)
plus/ oder	Salicylsäure (keratolytisch)	Salicylsäure-Vaseline 3–5% →225	1–2 x/d
plus/ oder	Retinoid (keratolytisch)	Vitamin-A-Säure Creme 0,05–0,1%	1–2 x/d

T 13 Haut – Therapie

Systemisch

evtl.	Retinoid (Zelldifferenzierung)	Acitretin (Neotigason) →220	10–30mg oral (mehrere Mo; Frauen: anschließend mind. 2 J Konzeptionsschutz!)

T 13.9 Lichen ruber

Topisch

Bei verrukösen Läsionen

	Glukokortikosteroid (antiinflammatorisch)	Mometason-Salbe, -Fettcreme (Ecural) →218	1–3 x/d dünn auftragen (bis zu 4 Wo)
		Triamcinolon Kristall Suspension 1:3 verdünnt →217	intraläsionale Injektionen 1 x/Wo (max. 10 Wo)
	Immunmodulatoren	Tacrolimus (Protopic) →226	1–2 x/d auftragen (Off-label)
		Pimecrolimus (Elidel, Douglan) →226	
plus/ oder	Teer (antiinflammatorisch, antipruriginös)	Pix lithantracis-Paste, -Salbe 3–5%	2 x dünn auftragen (max. 4 Wo)

Bei Schleimhautbefall

	Glukokortikosteroid (antiinflammatorisch)	Hydrocortisonacetat-Creme (Ficortril, Hydrocort von ct), oder -Zinkpaste 2% →216	1–3 x im Genital-/ Analbereich auftragen (bis zu 4 Wo)
		Triamcinolon Haftsalbe (Volon A Haftsalbe) →217	s. Packungsbeilage
		Prednisolon-Acetat-Haftsalbe (Dontisolon D) →216	1 x auf Mundschleimhaut auftragen
ggf. plus	Lokalanästhetikum (analgetisch)	Benzocain-Mundspüllösung (Zahnerol N, Subcutin N-Lsg.) →216	3 x Mundspülung (1 Essl. der Lsg. in 1 Glas Wasser) (nach Bedarf)

Systemisch

Evtl. bei exanthemat. Form

	Glukokortikoid (antiphlogistisch)	Prednisolon (Decortin H, Predni H) →216	50mg/d p.o., (3 d), 25mg/d p.o., (3 d), 10mg/d p.o., (4 d) 5mg/d p.o. (4 d)

Evtl. Schleimhautbefall

	Retinoid (Hypergranulose ↓)	Acitretin (Neotigason) →220	35–75mg/d p.o., 25–35mg/d p.o. (initial, > Wo); CAVE bei Frauen: Konzeptionsschutz > 2J. nach Absetzen

Mykosen

T 13.10 Mykosen

T 13.10.1 Tinea corporis, Tinea capitis

Topisch			
	Ciclopirox (Antimykotikum)	Ciclopiroxolamin (Batrafen)	in geeign. Grundlage als Creme, Salbe, Lösung, Puder: 2–3 x/d auftragen (ca. 1 Wo über die Erscheinungsfreiheit hinaus)
	Imidazolderivat (Antimykotikum)	Clotrimazol (Antifungol, Canifug, Canesten, Mykofug) →223	in geeigneter Grundlage als Creme, Salbe, Lösung, Puder: 2–3 x/d auftragen (ca. 1 Wo über die Erscheinungsfreiheit hinaus)
		Econazol (Epi-Pevaryl) →223	
		Ketoconazol (Nizoral, Terzolin) →223	
		Miconazol (Daktar, Fungur, Vobamyk) →223	
		Bifonazol (Bifomyk, Bifon, Mycospor) →223	
		Oxiconazol (Myfungar, Oceral GB)	
		Isoconazol (Travogen)	
oder	Anilinfarben (antimikrobiell, austrocknend)	Castellani-Lsg.	jeden 2.–3. d auftragen (ca. 1 Wo über die Erscheinungsfreiheit hinaus)
		Solutio pyoctanini 0,5%	
oder	Allylamin (Antimykotikum)	Naftifin (Exoderil) →224	als Creme, Gel, Lsg: 2–3 x/d auftragen (ca. 1 Wo über die Erscheinungsfreiheit hinaus)
		Terbinafin (Lamisil) →224	
oder	Thiocarbamat-Derivat (Antimykotikum)	Tolnaftat (Tinatox, Tonoftal)	als Creme, Puder, Lsg., Spray: 2–3 x/d auftragen (ca. 1 Wo über die Erscheinungsfreiheit hinaus)
		Tolciclat (Fungifos)	
Systemisch			
	RNA-Synthesehemmer (Antimykotikum)	Griseofulvin (Fulcin, Gricin, Griseo, Likuden) →169	Erw.: 500–1000 mg/d; Ki.: 125–375 mg/d (ca. 3 Wo–3 Mo BB-Kontrollen!, strenge Kontrazeption während der Einnahme, bei Männern zusätzlich 6 Mo, bei Frauen 1 Mo nach Einnahme)
	Allylamin (Antimykotikum)	Terbinafin (Amiada, Lamisil, Myconormin, Onymax, Terbinafin) →224	Erw.: 250 mg/d (keine Zulassung bei Ki.) (4–6 Wo)
	Azole (Antimykotikum)	Itraconazol (Sempera, Itracol) →167	Erw.: 200–400 mg/d (2–4 Wo)
		Fluconazol (Diflucan, Flunazul) →167	Erw.: 50 mg/d (2–7 Wo)

T 13.10.2 Onychomykosen

Topisch

	(Antimykotikum)	**Amorolfin** (Loceryl) **Ciclopiroxolamin Nagellack** (Nagel Batrafen)	1–3 x/Wo (> 3 Mo nach Schema)
oder		als Creme, Lösung: s. u. Tinea corporis, Tinea capitis →451	nach Abfeilen (Einmalfeile) oder Aufweichen des Nagels mit Harnstoffpaste (s.d.) 2 x/d einmassieren (3–12 Mo)
evtl. plus	**Harnstoff** (onycholytisch)	**Urea 40%** in geeigneter Grundlage →225	unter Okklusion auf den befallenen Nagel auftragen (nach ca. 10 d aufgeweichten Nagel entfernen)

Systemisch

	Azol (antimykotisch)	**Itraconazol** (Sempera, Siros, Itracol) →167	400mg/d (Beh.-Zyklus: 7 d Einnahme, 3 Wo Pause; insges. 2–3 Beh.-Zyklen)
		Fluconazol (Diflucan) →167	150 mg 1 x wöchentlich
oder	**Allylamin** (Antimykotikum)	**Terbinafin** (Amiada, Lamisil, Myconormin, Onymax, Terbinafin) →224	250mg/d (3 Mo)

T 13.10.3 Candidosen

Topisch

	Imidazolderivat (Antimykotikum)	s. u. Tinea corporis, Tinea capitis →451	
oder	Polyen-Antimykotikum	**Nystatin-Salbe, -Creme, -Paste, -Ovula, -Suspension** (Biofanal, Lederlind, Moronal, Candio-Hermal, Nystaderm) →224	
		Amphotericin B-Salbe, -Creme, -Suspension, -Lutschtabletten	
		-Pasten, -Cremes	im intertriginösen, genitalen und analen Bereich 2-3 x/d auf-tragen (bis einige Tage nach Beschwerde- und Erscheinungsfreiheit)
		-Ovula, -Vaginalcreme	tgl. 1–2 Ovula oder Vaginalcreme mittels Applikator tief intrava-ginal einführen (3–10 d)
		-Suspension, -Mundgel (Mundschleimhaut)	Mundspülung mit 4 x 2–6ml/d (10–14 d)
		Lutschtabletten	4 x 1 Tbl./d (ca. 10 d)

Mykosen

evtl plus	**Gerbstoffe** (antipruriginös, austrocknend)	Phenolsulfonsäure-Phenol-Harnstoff-Methanal-Kondensat (Tannolact, Tannosynt)	1-2 x/d Teilbäder (5-7 d je 10 min)

Systemisch

	Azole[183] (Antimykotikum)	Itraconazol (Sempera, Siros, Itracol) →167	200mg/d p.o. (2-4 Wo)
oder	**Azole**[183] (Antimykotikum)	Fluconazol (Diflucan, Flunazul)	50mg/d p.o. (Dauer nach Fachinfo)

[183] NW: nur als Behandlungsversuch bei chron. atrophischer oraler Candidose oder Proph. bei Zytostatika-Therapie!

Bei rezidivierender Vulvovaginitis (→459)

T 13.10.4 Pityriasis versicolor

Topisch

	Antimikrobium	Salizyl-Spiritus 3-5%	3 x/d mit getränktem Wattebausch abreiben (2-3 Wo)
oder	**Azole** (Antimykotikum)	Clotrimazol 2%-Creme (Antifungol, Canifug, Canesten, Mykohaug C) →223	2-3 x auftragen (2 Wo)
oder	**Azole** (Antimykotikum)	Ketoconazol-Creme, -Shampoo (Nizoral, Terzolin) →223	Kopfwäsche, nach 5-10 min ausspülen (nach Bed. 1-3 x/Wo)
oder	**Azole** (Antimykotikum)	Econazol-Duschlösung (Epi-Pevaryl) →223	10g auf Körper und Haare verteilen (3 aufeinanderfolgende d)
oder	**Azole** (Antimykotikum)	Clotrimazol 2%-Creme (Cloderm) →223	5-7d hintereinander jeweils 5min auf die feuchte Haut auftragen, dann abduschen

Systemisch

evtl.	**Azole** (Antimykotikum)	Itraconazol (Sempera, Itracol) →167	1 x 200mg/d p.o. (7 d)

T 13.10.5 Mikrosporie

	Allylamin (Antimykotikum)	Terbinafin (Amiada, Lamisil, Myconormin, Onymax, Terbinafin) →224	1 x 250mg/d p.o. (4-6 Wo) (für Kinder nicht zugelassen)
oder	**Imidazole** (Antimykotikum)	Itraconazol (Sempera, Itracol) (für Kinder nicht zugelassen) →167	2 x 100mg/d p.o. (4-10 Wo)
	Azolderivat (Antimykotikum)	Fluconazol (Diflucan, Flunazul) →167	50mg/d (4-6 Wo)
oder	**RNA-Synthesehemmer** (Antimykotikum)	Griseofulvin (Fulcin, Gricin, Griseo, Likuden) →169	2 x 250mg/d p.o., Ki.: 8-10mg/kg (4-10 Wo); Ca. 3 Wo-3 Mo BB-Kontrollen!, strenge Kontrazeption während der Einnahme, bei Männern zusätzlich 6 M., bei Frauen 1 M. nach Einnahme

T 13 Haut – Therapie

T 13.11 Pemphigus vulgaris

Topisch

	Farbstoffe (desinfizierend, austrocknend)	Solutio pyoctanini 0,5%	jeden 2.–3. d (bis zur Reepithelialisierung)
plus/ oder	**Glukokortikosteroid** (antiphlogistisch, immunsuppressiv)	Prednicarbat Creme (Dermatop) →217	2–3 x dünn auftragen (evtl. langfristig)
		Betamethason Creme, Lotion (Betnesol-V, Celestan-V, Cordes Beta, Diprosone) →218	
		Clobetasol Creme, Lotion (Dermoxin, Karison) →218	
oder	**Glukokortikosteroid/ Antiseptikum** (antiphlogistisch, antimikrobiell)	Flumetason/Clioquinol (Locacorten-Vioform) als Salbe, Creme, Paste, Lotion, Lösung →217	2–3 x dünn auftragen (evtl. langfristig)

Systemisch (nur bei Schleimhautbefall/generalisiert)

	Glukokortikosteroid (antiinflammatorisch, antiphlogistisch, immunsuppressiv)	Prednisolon (Decortin H, Solu-Decortin) →110	40–80mg/d p.o. (bis keine neuen Blasen mehr auftreten) oder 150–250mg/d i.v. (wenn keine neuen Blasen, ausschleichen auf 10–20mg/d p.o. (Erhaltungsdosis))
evtl. plus	**Immunsuppressivum** (immunsuppressiv, antiproliferativ)	Azathioprin (Imurek, Zytrim) →172	1–2,5mg/kg KG p.o. (mehrere Wo nach Schema!)
oder		Ciclosporin (Sandimmun, Cicloral) →172	5–7,5mg/kg KG p.o. (mehrere Wo nach Schema!)

T 13.12 Psoriasis

T 13.12.1 Psoriasis vulgaris

Topisch

	Salicylat (keratolytisch)	Salicylsäure-Vaseline 5% -Öl, -Kopfsalbe 3% →225	1 x/d (nach Bedarf) auf Kopfhaut okklusiv (Ölkappe) über Nacht, dann auswaschen (2–3 x/Wo)
	Antipsoriatikum (proliferationshemmend, zytostatisch)	Dithranol (Psoradexan, Psoralon MT, Micanol) 0,1–2% -Creme, -Salbe, -Fettstift →219	topisch 1–2 x auf Herde auftragen (für je 3–4 d in aufsteigender Konzentration oder Minutentherapie)
oder	**Vitamin-D-Derivat** (zelldifferenzierend)	Calcitriol-Salbe (Silkis) →219 Calcipotriol-Creme 0,05% (Daivonex, Psorcutan) →219	2 x max. 15g auf Herde (max. 30% des Körpers) auftragen (max. 4–6 Wo, max. 100g Creme/Wo)
		Tacalcitol (Curatoderm-Salbe oder -Creme)	
		-Salbe 0,05%	2 x max. 15g auf Herde (max. 30% des Körpers) auftragen (max. 12 M., max. 50g Salbe/W.)
		-Lösung 0,05%	2 x auf Kopfhaut (max. 4–6 Wo)

Psoriasis

	Vitamin-D-Derivat + Steroide	**Vitamin D + Kortison** (Daivobet, Psorcutan beta)	1 x/d auftragen
oder	**Retinoid** (zelldifferenzierend)	**Tazaroten 0,05–0,1%** (Zorac)	1 x abends dünn auftragen (max. 10% der Körperoberfl.) (nach Bedarf)
oder	**Teerpräparat** (antipruriginös, antiinflammatorisch, proliferationshemmend)	**Liquor carbonis detergens-Creme, -Fettcreme, -Emulsion 2–5%**	1–2 x dünn auf die Herde auftragen (2–4 Wo)
oder	**Glukokortikosteroid** (antiinflammatorisch)	**Prednicarbat-Salbe, -Creme** (Dermatop) →217	1–2 x/d dünn auftragen (kurzfristig im Akutstadium)
		Betamethason-Salizyl-säure-Salbe 0,1–3% (Betadermic, Betnesalic, Elosalic, Soderm plus) →218	
oder		**Mometason-Lösung** (Ecural) →218	2 x auf Kopfhaut auftragen
systemisch			
	Fumarat	**Fumarsäure** (Fumaderm)	initial ab 100mg/d p.o. bis 1200mg/d nach Schema
oder ggf.	Immunsuppressivum	**Methotrexat** (Lantarel, Metex, MTX) →220	1 x 15–25mg/Wo p.o., s.c. oder i.v.
		Ciclosporin (Immunosporin, Cicloral) →220	2,5mg/kg KG/d in 2 ED ,(wenn nach 4 W. keine Besserung, evtl. Erhöhung auf max. 5mg/kg KG)
	Biologicals: Antikörper, Rezeptorantagonisten	**Efalizumab** (Raptiva) →174 **Infliximab** (Remicade) →174 **Etanercept** (Enbrel) →174	i.v. bzw. s.c. Dosierung nach Fachinformation

T 13.12.2 Psoriasis pustulosa generalisata

Topisch

	Glukokortikosteroid (antiinflammatorisch)	**Prednicarbat-Creme** (Dermatop) →217	1–2 x/d dünn auftragen (kurzfristig)

Systemisch

	Retinoid (antiproliferativ)	**Acitretin** (Neotigason) →220	1mg/kg KG/d p.o. (solange Pustulation); Erh.-Dosis: 0,5mg/kg KG/d (> Mo)
plus/ oder	**Glukokortikosteroid** (antiphlogistisch)	**Triamcinolon** (Delphicort, Volon) →110	40–80mg (initial, dann ausschleichen) indiv. Erh.-Dosis (nach Bed.)
oder ggf.	Immunsuppressivum	**Methotrexat** (Lantarel, Metex, MTX) →220	1 x 15–25mg/Wo p.o., s.c. oder i.v.
		Ciclosporin (Immunosporin, Cicloral) →220	2,5mg/kg KG/d in 2 ED (wenn n. 4 Wo keine Bess., evtl. Erhöh. auf max. 5mg/kg KG)

T 13 Haut – Therapie

T 13.12.3 Psoriasis arthropathica

Systemisch

plus/ oder ggf.	Nichtsteroidales Antiphlogistikum	Diclofenac (Allvoran, Arthrex, Diclofenac ratiopharm, Duravolten, Diclac, Diclo, Effekton, Rewodina, Voltaren) →102	1–3 x 50mg/d p.o. (b. Bed.)
		Indometacin (Indopaed, Indo-Phlogont) →102	3 x 50mg/d p.o. (b. Bed.)
	Immunsuppressivum	Methotrexat (Lantarel, Metex, MTX) →220	1 x 15–25mg/Wo p.o. (>Wo)
		Ciclosporin (Immunosporin, Cicloral) →220	2,5mg/kg KG/d in 2 ED (wenn n. 4 Wo keine Bess., evtl. Erhöhung auf max. 5mg/kg KG)
	Biologicals: Antikörper, Rezeptorantagonisten	Efalizumab (Raptiva) →174 Infliximab (Remicade) →174 Etanercept (Enbrel) →174	i.v. bzw. s.c. Dosierung nach Fachinformation

Oder Alternativversuch

	Fumarate	Fumarsäure (Fumaderm)	initial ab 100mg/d p.o. bis 1200mg/d nach Schema

T 13.13 Sexuell übertragbare Krankheiten

T 13.13.1 Lues (Syphilis)

Frühsyphilis (Erkrankungsdauer < 1J.)

	Benzylpenicillin (Antibiose)	Benzylpenicillin-Benzathin (Pendysin, Tardocillin) →143	2,4 Mio IE i.m. (einm. gluteal re./li. je 1,2 Mio IE)
oder	Benzylpenicillin (Antibiose)	Benzylpenicillin-Procain (Bipensaar) →143	1,2Mio IE i.m./d (14d)

Bei Allergie alternativ:

	Makrolid (Antibiose)	Erythromycin (Erythrocin, Paediathrocin) →151	4 x 500mg/d p.o. (14 d)
oder	Tetracyclin (Antibiose)	Doxycyclin (Doxy Wolff, Jenacyclin, Sigadoxin, Vibramycin) →150	2 x 100mg/d p.o. /i.v. (15 d)
		Tetracyclin (Achromycin, Tetralution) →150	4x500mg/d p.o. (14d)
oder	Makrolid (Antibiose)	Roxithromycin (Roxigrün, Rulid) →151	4 x 150mg/d p.o. (14 d)

Spätsyphilis (Erkrankungsdauer > 1J.)

	Benzylpenicillin (Antibiose)	Benzylpenicillin-Benzathin (Pendysin, Tardocillin) →143	2,4 Mio IE i.m. (3 Injektionen im Abstand von 7 d)
oder	Benzylpenicillin →143 (Antibiose)	Benzylpenicillin-Procain (Bipensaar)	1,2Mio IE i.m./d (14d)

Sexuell übertragbare Krankheiten 457

Bei Allergie alternativ:

	Makrolid (Antibiose)	**Erythromycin** (Erythrocin, Paediathrocin) →151	*2g/d i.v. (21d)*
oder	Tetracyclin (Antibiose)	**Doxycyclin** (Doxy Wolff, Jenacyclin, Sigadoxin, Vibramycin) →150	*2 x 100mg/d p.o. (28d)*

Neurolues

Benzylpenicillin (Antibiose)	**Penicillin G** (Penicillin Grünenthal) →143	*6 x 3-4Mio IE o. 3 x 10 Mio IE/d o. 5 x 5 Mio IE i.v. (mind. 14d)*
Cephalosporin (Antibiose)	**Ceftriaxon** (Rocephin) →147	*1 x 2g/d i.v. über 30min (10-14d) (Off-label!)*

Bei Allergie alternativ:

Tetracyclin (Antibiose)	**Doxycyclin** (Doxycyclin „OS", Doxyhexal-SF) →150	*4 x 200mg/d (28 d)*

Lues connata

Benzylpenicillin	**Penicillin G** (Penicillin "Grünenthal") →143	*Neugeb.: 2-3 x 50.000IE/kg i.v. (10-14d), postneonat. Säugl.: 4 x 50.000IE/kg i.v. (10-14d)*

T 13.13.2 Gonorrhoe

	Aminoglykosid	**Gentamycin** (Genta ct, Refobacin) →152	*1 x 3-6mg/kg i.v./i.m. (1 d)*
oder	Cephalosporin (Antibiose)	**Ceftriaxon** (Rocephin) →147	*1 x 250mg i.m. (1 d)*
		Cefixim (Cephoral) →149	*1 x 400mg p.o. einmalig*
oder	Gyrasehemmer (Antibiose)	**Ofloxacin** (Tarivid) →154	*1 x 400mg p.o. (1 d)*
		Ciprofloxacin (Ciprobay) →154	*1 x 500mg (1 d)*
oder	Makrolid (Antibiose)	**Azithromycin** (Zithromax, Ultreon) →151	*1 x 1 g p.o. einmalig*

Komplizierter Verlauf

	Cephalosporin (Antibiose)	**Cefuroxim** (Cefuroxim Hexal, Zinacef) →147	*2g/d i.m. oder i.v. (7 d); Meningitis/Endokarditis: 2 x d (7d)*
		Cefotaxim (Claforan) →147	*3 x 1-2g i.v. (7d)*
oder	Gyrasehemmer (Antibiose)	**Ofloxacin** (Tarivid) →154	*2 x 400mg p.o. (7 d)*
		Ciprofloxacin (Ciprobay) →154	*2 x 500mg (7 d)*
oder	Makrolid (Antibiose)	**Erythromycin** (Erythrocin, Paediathrocin) →151	*4 x 500mg p.o. (7 d)*

Falls Co-Infektion mit Chlamydien wahrscheinlich

Makrolid (Antibiose)	**Azithromycin** (Zithromax, Ultreon) →151	*1 x 1 g p.o. einmalig*
Tetracyclin (Antibiose)	**Doxycyclin** (Doxycyclin „OS", Doxyhexal-SF) →150	*2 x 100mg/d (7d)*

T 13.13.3 Condylomata acuminata

	Mitosehemmstoff (virustatisch)	Podophyllotoxin 0,5% (Condylox, Wartec)	2 x/d auftragen, Einzeldosis max. 0,25 ml (an 3 aufeinanderfolgenden Tagen, 3 Wiederholungen im Abstand von 1 Wo)
oder	Immunmodulator (indirekt antiviral durch Beeinflussung des kutanen Immunsystems)	Imiquimod 5% (Aldara)	3 x/Wo jeweils max. 12,5 mg (= 1 Beh.-Einheit) auftragen und 6–8 h belassen (max. 4 Wo)

T 13.13.4 Ulcus molle

Systemisch

	Makrolid (Antibiose)	Azithromycin (Zithromax, Ultreon) →151	1 x 1 g p.o. einmalig
oder		Erythromycin (Erythrocin) →151	4 x 500 mg p.o. (7 d)
oder	Cephalosporin (Antibiose)	Ceftriaxon (Rocephin) →147	250 mg i.m. einmalig
oder	Gyrasehemmer (Antibiose)	Ciprofloxacin (Ciprobay) →154	2 x 500 mg/d p.o. (3–5 d)

Topisch

	Desinfiziens	Chinolinolsulfat (Chinosol)	mehrmals tgl. Umschläge (n. Bed.)

T 13.13.5 Lymphogranuloma venerum

	Tetracyclin (Antibiose)	Doxycyclin (Sigadoxin, Vibramycin) →150	2 x 100 mg/d p.o. (3 Wo)
oder		Tetracyclin (Achromycin, Tetralution) →150	4 x 500 mg/d p.o. (3 Wo)
oder	Makrolid (Antibiose)	Erythromycin (Erythrocin) →151	4 x 500 mg/d p.o. (3 Wo)
oder	Sulfonamid + Folatantagonist	Cotrimoxazol (Eusaprim, Cotrim-ratiopharm, Kepinol) →155	4 x 500 mg/d p.o. (2 Wo)

T 13.13.6 Chlamydien-Urethritis

	Tetracyclin (Antibiose)	Doxycyclin (Sigadoxin, Vibramycin) →150	2 x 100 mg/d p.o. (3 Wo)
		Tetracyclin (Achromycin, Tetralution) →150	4 x 500 mg/d p.o. (3 Wo)
oder	Makrolid (Antibiose)	Erythromycin (Erythrocin) →151	4 x 500 mg/d p.o. (1–2 Wo)

Urtikaria

T 13.13.7 Vulvovaginitis

Candida (akut)

Topisch

	Antimykotikum (antiphlogistisch)	Clotrimazol-Creme, -Vaginalsupp. (Canesten, Canifug) →223	1–2 x auftragen (1–2 W.), 1 x 1 Ovulum intravaginal abends (3–6 d)

Rezidivierend

Systemisch

	Azole (Antimykotikum)	Itraconazol (Sempera, Siros, Itracol)	2 x 200mg/d p.o. (1 d)
oder		Fluconazol (Diflucan, Fungata) →167	1 x 150mg/d p.o. (1 d)

Trichomonaden

	Nitroimidazol (Antibiose)	Metronidazol (Arilin, Clont, Flagyl, Metront, Vagimid) →156	2 x 500mg p.o. (7 d) oder 1 x 2g p.o. (einmalig)

T 13.13.8 Bakterielle Vulvovaginitis (Aminkolpitis)

	Nitroimidazol (Antibiose)	Metronidazol (Arilin, Clont, Flagyl, Metront, Vagimid) →156	1 x 2g p.o. (einmalig)

T 13.13.9 Herpes simplex-Vulvovaginitis

Erstinfektion/rekurrierend

	Virustatikum (Purinantagonist, DNA-Polymerasehemmer)	Valaciclovir (Valtrex S) →161	2 x 500mg/d p.o. (über 5 d)
oder		Famciclovir (Famvir) →161	Erstinfektion: 3 x 250mg/d p.o. bzw. H. simplex rezidivans: 2 x 125mg/d p.o. (über 5 d)

Während Gravidität

	Virustatikum (Purinantagonist, DNA-Polymerasehemmer)	Aciclovir (Acic, Aciclovir-ratiopharm, Zovirax) →161	5 x 200mg p.o. (nur bei strenger Indikation u. gyn. Beratung!)

T 13.14 Urtikaria

T 13.14.1 Akute Urtikaria, leichtere Form

Topisch

	dermatolog. Grundlage (kühlend, lindernd)	Lotio alba	2 x auftragen (n. Bed.)

Systemisch

	Antihistaminikum (H_1-Blocker, (antiallergisch, -pruriginös)	Loratadin (Loraderm) →94	1 x 1/d p.o. (n. Bed.)
		Desloratadin (Aerius) →94	
		Cetirizin (Zyrtec) →93	
		Levocetirizin (Xusal) →94	
		Fexofenadin (Telfast) →94	
		Ebastin (Ebastel) →94	

PDA Version auf www.media4u.com

T 13.14.2 Akute Urtikaria, schwerere Form

Quincke-Ödem

	Glukokortikosteroid (antiinflammatorisch, immunsuppressiv)	Methylprednisolon (Urbason) →110	100–250mg i.v. (initial bis zur Beschwerde-freiheit, ggf. mehrmals)
		Prednisolon (Solu-Decortin H) →110	
plus	H$_1$-Rezeptoren-Blocker (antiallergisch)	Dimetindenmaleat (Fenistil) →94	4–8mg i.v. (bis zur Beschwerdefreiheit)
oder		Clemastin (Tavegil) →93	2–4mg i.v.

Luftnot

plus	Beta-Sympathomim. (Bronchospasmolyse)	Fenoterol Dosier-Aerosol (Berotec) →88	100–200µg (1–2 Hub) (im Akutanfall)
ggf. plus/ oder	Phosphodiesterasehemmer	Theophyllin (Aerobin, Afonilum, Bronchoparat, Euphylong, Solosin) →88	200mg langs. i.v. 600–800mg per infusionem (über 24 h)
	Beta-2-Sympathomim.	Terbutalin (Bricanyl) →89	0,5–2mg/d i.v.
	Alpha und Beta-Sympathomimetika (Inotropie, Chronotropie, Bathmotropie)	Epinephrin (Adrenalin) (Suprarenin 1:1000) →44	0,3–0,5ml langsam i.v. oder s.c.; Gabe unter Puls- /RR-Kontrolle)
		Epinephrin (Adrenalin) (Primatene mist, Anapen) →44	Adrenalin-Inhalator (internation. Apotheke)

Schock

plus	Volumen-Ersatzlösung (Volumen- und Elektrolytsubstitution)	Elektrolyt-Lösung (Jonosteril, Sterofundin) →71	1–2 Liter Druckinfusion (nach Bedarf)
plus/ oder	Volumen-Ersatzlösung (Volumensubstitution)	Kolloidale Lösung 10% (Rheomacrodex 10%) →74	500–1500ml per infusionem
ggf. plus/ oder	Alpha- und Beta-Sympathomimetikum (Inotropie, Chronotropie, Bathmotropie)	Epinephrin (Adrenalin) (Suprarenin 1:1000) →44	1ml auf 10ml NaCl 0,9%-Lsg. verdünnen, davon 0,3–1ml langsam i.v. (Wdh. nach Wirk. unter streng. Puls- u. RR-Kontr.)

T 13.14.3 Chronische Urtikaria

Systemisch

Antihistaminikum (H$_1$-Blocker) (antiallergisch, antipruriginös)	Loratadin (Lorano, Loraderm) →94	1 x 10mg p.o.
	Desloratadin (Aerius) →94	1 x 10mg p.o.
	Levocetirizin (Xusal) →94	1 x 10mg p.o.
	Cetirizin (Zyrtec, Cetir, Cetiderm) →93	1 x 10mg p.o.
	Terfenadin (Teldane) →94	1 x 60mg p.o.
	Mizolastin (Mizollen) →94	1 x 10mg p.o.
	Hydroxyzin (Elroquil N, Atarax) →94	25–75mg p.o. (bei Bed.) (kurzfristig; stark sedierend)
	Ebastin (Ebastel) →94	11 x 10mg p.o.

Virale Infektionen

T 13.14.4 Hereditäres Angioödem (C1-Inhibitor-Mangel)

Systemisch

	C1-Esterase-Inhibitor (Substitution)	C1-INH (Berinert-HS)	500-1000 max. 10.000 IE in 20ml 0,9% NaCl i.v. (im Akutstad., ggf. wiederholen)
	Anabolikum Androgen (Gonadotropin-sekretion ↓, Östrogene ↓)	Danazol (Winobanin)	initial: 1-3 x 200mg dann Red. auf 1 x 200mg, (als Prophylaxe) Erhaltungsdosis: 1 x 200mg jd. 2. Tag (n. Bed.)

T 13.15 Virale Infektionen

T 13.15.1 Verrucae planae

evtl.	Salicylsäurepräparat (keratolytisch)	Salicylsäure-Spiritus 5-10% →225	1-2 x d topisch (n. Bed.)
plus/oder	Retinoid (keratolytisch)	Vitamin-A-Säure-Creme 0,25-0,1% (Airol, Cordes VAS)	1-2 x d dünn auftragen

T 13.15.2 Verrucae vulgares

evtl.	Salicylsäurepräparat (keratolytisch)	Salicylsäure-Pflaster (Guttaplast)→225 Salicylsäure-Lsg. (Verrucid, Duofilm) →225	alle 3-4 d erneuern (n. Bed.) 3-4 x/d bepinseln
	Zytostatikum (virustatisch)	Fluorouracil + Salicylsäure (Verrumal) →225	2-3 x d auftragen (> Wo)
	Ätzmittel (virustatisch)	Eisessig-Salpetersäure-Milchsäure (Solco-Derman Lsg.)	1 x Wo auftragen (> Wo)

T 13.15.3 Herpes simplex

Topisch

	Desinfizienz (antiseptisch)	Clioquinollotio 1% (Linola Sept oder Emulsion	2 x/d (ca. 5 d)
	Virustatikum (Purinantagonist, DNA-Polymerasehemmer)	Aciclovir Creme 0.5% (Acic, Aciclostad, Zovirax) →222	alle 4 h auftragen (ca. 5 d)

Systemisch

ggf.	Virustatikum (Purinantagonist, DNA-Polymerasehemmer)	Aciclovir (Acic, Aciclovir ratiopharm, Aciclostad, Zovirax) →161	5 x 200mg alle 5 h p.o.; 5mg/kg KG alle 8 h i.v. (ca. 5 d)
		Valaciclovir (Valtrex) →161	2 x 500mg/d alle 12 d für 5 d
Prophylaxe		Aciclovir (Acic, Aciclovir-ratiopharm, Aciclostad, Zovirax) →161	Rezidiv H. labialis: 2-3 x 200mg/d p.o.; H. genitalis: 3-4 x 200mg/d p.o. (mehrere M., s. Vulvovaginitis →S. 459)

T 13 Haut – Therapie

T 13.15.4 Varizellen

Topisch

	Gerbsäure (austrocknend)	Tannin-Lotion 2–4% (Tannosynt, Tannolact)	2–3 x auf befallene Stellen
	Desinfiziens (antiseptisch)	Clioquinollotio 1%	
	Lokalanästhetikum (antipruriginös, analgetisch)	Polidocanol/ Lotio alba 2% →216	1–2 x auf befallene Stellen (nach Bedarf)
		Benzocain (Subcutin) →216	Mundspülung

Systemisch

	Antihistaminikum (antipruriginös)	Dimetindenmaleat-Tropfen (Fenistil)	3 x 10–20 Trpf. (n. Bed.)

Bei Immunsuppression, Erwachsenen oder schweren Verläufen

	Virustatikum (Purinantagonist, DNA-Polymerasehemmer)	Aciclovir (Acic, Aciclovir-ratioph., Zovirax) →161	3 x 5mg/kg KG/d i.v. (7–10 d)
oder		Brivudin (Zostex) →161	4 x 125mg/d (über 7 d)

T 13.15.5 Zoster

Topisch

	Desinfizienz (antiseptisch, antiphlogistisch, austrocknend)	Chinolinolsulfat (z.B: Chinosol)	mehrmals tgl. Umschläge (n. Bed.)

Systemisch

	Virustatikum (Purinantagonist, DNA-Polymerasehemmer)	Aciclovir (Acic, Aciclovir-ratiopharm, Zovirax) →161	5 x 800mg p.o. oder 3 x 5–10mg/kgKG i.v. (5–7 d)
oder		Famciclovir (z.B. Famvir) →161	3 x 250mg p.o. (7 d)
		Brivudin (Zostex) →161	1 x 125mg (7 d)
		Valaciclovir (Valtrex) →162	3 x 1000mg/d
plus ggf.	Nicht-steroidales Analgetikum (Analgetikum)	Paracetamol (Ben-u-ron, Captin, Doloreduct, Enelfa, Pyromed, Treupel mono) →104	3–4 x 500mg p.o.
		Metamizol (Analgin, Baralgin, Berlosin, Novalgin, Novaminsulfon) →104	1–4 x 500–1000mg (b. Bed.)

Bei Neuralgien

	Opioide	Tramadol (Amadol, Tramadolor, Tramal, Tramundin) →100	3 x 20 gtt p.o.
	Antikonvulsivum	Carbamazepin (Tegretal, Sirtal, Finlepsin) →186	400–800mg/d (einschleichend dosieren)
		Gabapentin (Neurontin) →188	300–3600mg, Dos. einschleichen
plus ggf.	Glukokortikosteroid (antiinflammatorisch)	Prednisolon (z.B. Decortin H, Solu-Decortin) →110	ab Ende Bläschenstadium 20–60mg/d, dann ausschleichen

T 14 Auge – Therapie (B. Kloos-Drobner)

T 14.1 Hordeolum

	Breitspektrumantibiotikum	Fusidinsäure (Fucithalmic) →227	3–5 x 1 Trpf. (ca. 5 d)
oder	Makrolid (Antibiose)	Erythromycin (Ecolicin) →227	3–5 x 1 Salbenstrang (ca. 5 d)

zusätzlich Wärmeanwendung, Lidrandhygiene

T 14.2 Blepharitis

T 14.2.1 Blepharitis squamosa [184, 185]

	Lidkantenpflege		
plus	Makrolid (Antibiose)	Erythromycin (Ecolicin) →227	bei Superinfektion: 3–5 x 1 Trpf. o. Salbenstrang (ca. 5 d)
oder	Glukokortikoid + Breitspektrum-antibiotikum	Prednisolon + Sulfacetamid (Blephamide) →229	3–5 x 1 Trpf. oder Salbenstrang (ca. 5 d)
		Dexamethason + Gentamicin (Dexa-Gentamicin) →229	

T 14.2.2 Blepharitis ulcerosa [184, 185]

	Makrolid (lokale Antibiose)	Erythromycin (Ecolicin) →227	3–5 x 1 Trpf. o. Salbenstrang (ca. 5 d)
oder	Tetracyclin (lokale Antibiose)	Chlortetracyclin (Aureomycin) →227	3–5 x 1 Salbenstrang (ca. 5 d)
plus	Tetracyclin	Doxycyclin (Vibramycin) →150	100 mg /d
oder	oder Makrolid	Minocyclin (Klinomycin) →150	100 mg /d
oder	(system. Antibiose)	Erythromycin (Erythrocin) →151	500mg 3 x/d (2 Wo)

[184] Arens CD, Bertram B. Praxisorientierte Handlungsleitlinien für Diagnose und Therapie in der Augenheilkunde (Teil 2) des Berufsverbands der Augenärzte e. V., Emsdetten. Kybermed Emsdetten 1998.
[185] Kaercher T, Brewitt H. Blepharitis. Ophthalmologe 2004 Nov;101(11):1135–1146.

T 14.3 Lidabszess, -furunkel, -phlegmone, Orbitalphlegmone

	Antiseptikum[186]	Rivanol-Lösung 1:2000	feuchte Umschläge 5 x/d (3–5 d)
plus	Aminoglykosid (lokale Antibiose)	Gentamicin (Gentamicin AS) →227	3–5 x 1 Salbenstrang (ca. 5 d)
plus	Oralcephalosporin (orale Antibiose)	Cefaclor (CEC, Panoral) →148	20–40mg/kg in 3 Dosen (7–10 d)
oder	Breitbandpenicillin + Beta-Laktamase-Inh. (orale Antibiose)	Amoxicillin + Clavulansäure (Augmentan) →146	Erw.: 3 x 250–500mg/d; Ki.: 20–40mg/kg in 3 Dosen (7–10 d)

Virusinfektionen der Lider 465

T 14.3.1 In schweren Fällen, z.B. Orbitalphlegmone[186]

	Cephalosporin (Antibiose)	Cefuroxim (Cefuroxim Hexal, Cefurox-Reu, Zinacef) →147	25–33 mg/kg i.v. alle 8 h (ca. 5 d)

T 14.3.2 Bei Kindern in schweren Fällen, z.B. Orbitalphlegmone[186]

	Breitbandpenicillin (Antibiose)	Ampicillin (Ampicillin Stada, Binotal) →145	200–300 mg/kg in 4–6 Dosen (ca. 5 d)

[186] Fechner P, Teichmann KD. Medikamentöse Augentherapie. Grundlagen und Praxis. Enke Stuttgart 2000.

T 14.4 Virusinfektionen der Lider

T 14.4.1 Herpes simplex

	Virustatikum[187] (lokal)	Aciclovir (Zovirax AS, Virupos AS) →228	5 x/d 1 Salbenstrang (5–7 d)
plus ggf.	Virustatikum[187] (systemisch)	Aciclovir oral (Zovirax 800) →161	5 x/d (ca. 5 d)

T 14.4.2 Herpes zoster

	Virustatikum[187] (systemisch)	Aciclovir (Zovirax 800) →161	5 x/d (ca. 5 d)
plus	Virustatikum[187] (topisch)	Aciclovir (Aciclovir AL Creme 2%) →161	5 x/d (ca. 5 d)
oder	Nukleosidanalogon	Brivudin (Zostex) →161	1 x/d (7d)

[187] Fechner P, Teichmann KD. Medikamentöse Augentherapie. Grundlagen und Praxis. Enke Stuttgart 2000.

T 14.5 Dakryoadenitis

T 14.5.1 Akute bakterielle

Nach Abstrich

	Breitbandpenicillin + Beta-Laktamase-Inh. (orale Antibiose)	Amoxicillin + Clavulansäure (Augmentan) →146	3 x 250–500 mg p.o. Kinder: 20–40 mg/kg in 3 Dosen (ca. 5–7 d)
alternativ	Cephalosporin (Antibiose)	Cefalexin (Oracef) →148	250–500 mg p.o. 4 x/d

In schweren Fällen i.v.

	Cephalosporin (Antibiose)	Cefazolin (Gens) →146	Erw.: 3–4 x 500–1000 mg/d i.v. (ca. 5–7 d); Ki.: 50–100 mg/kg in 3–4 Dosen (ca. 5–7 d)

Bei Gonokokken

	Cephalosporin (Antibiose)	Ceftriaxon (Rocephin) →147	250 mg i.m. Einzeldosis

T 14 Auge – Therapie

Bei Staphylokokken

Penicillin (Antibiose)	Oxacillin (Stapenor) →144	4 x 1g/d i.m. (5–7 d)

Bei Streptokokken

Breitbandpenicillin (Antibiose)	Ampicillin (Ampicillin STADA, Binotal) →145	4 x 500mg/d (5–7 d)

T 14.5.2 Chronisch bei Tbc

Tuberkulostatikum	Isoniazid (INH) (Isozid) →159	300mg/d (2 M.)
	Rifampicin (RMP) (Eremfat, Rifa) →160	600mg/d (2 M.)
	Pyrazinamid (PZA) (Pyrazinamid, Pyrafat) →159	2g/d (2 M.)

T 14.6 Dakryozystitis

T 14.6.1 Akut (je nach Erreger)[188]

Gyrasehemmer (lokale Antibiose)	Ofloxacin (Floxal AT) →228	2 stdl. (5–7 d)
Breitbandpenicillin + Beta-Laktamase-Inh. (systemisch bei phlegmonöser D.)	Amoxicillin + Clavulansäure (Augmentan) →146	20mg/kg 3 x/d (5–7 d)

T 14.6.2 Akut bei Kindern[188]

	Breitbandpenicillin (Antibiose)	Ampicillin (Binotal) →145	100mg/kg in 2–4 Dosen/d (5–7 d)
oder	Cephalosporin (Antibiose)	Cefalexin (Oracef) →148	500mg 4 x/d (ca. 5 d)

[188] Fechner P, Teichmann KD. Medikamentöse Augentherapie. Grundlagen und Praxis. Enke Stuttgart 2000.

T 14.7 Konjunktivitis

T 14.7.1 Reizkonjunktivitis[190, 191, 192]

	Vasokonstriktor u./o. Antihistaminikum (meist Kombinationen)	Tetryzolin (Vasopos) →233	3 x 1 Trpf. (max. 3 d)
		Oxedrin + Naphazolin + Antazolin (Ophthalmin)	
und/ oder	Kortikoid (antiinflammatorisch)	Prednisolon (Inflanefran) →229	3 x 1 Trpf. (3–5 d)
		Fluorometholon (Efflumidex) →228	
	Tränenersatzmittel →233	s. Keratokonjunktivitis sicca →467	

Konjunktivitis

T 14.7.2 Keratokonjunktivitis sicca

	Tränenersatzmittel, Filmbildner (Gele, Trpf.)	Polyvidon (Arufil, Vidisept, Lacophthal) →233	5 x 1 Trpf. bis 1 x stdl. (dauerhaft)
		Polivinylalkohol (Liquifilm, Lacrimal)	5 x 1 Trpf. bis 1 x stdl. (dauerhaft)
		Hyaluronsäure (Artelac advance, HYLOCOMOD, Vislube, Vismed) →233	5 x 1 Trpf. bis 1 x stdl. (dauerhaft)
		Hypromellose (Artelac, Sic-Ophtal)	5 x 1 Trpf. bis 1 x stdl. (dauerhaft)
		Carbomer (Vidisic, Liposic)	5 x 1 Trpf. bis 1 x stdl. (dauerhaft)

T 14.7.3 Allergische Konjunktivitis, Conjunctivitis vernalis

	Mastzellstabilisator	Cromoglicinsäure (Allergo-comod, Opticrom) →232	4 x/d (dauerhaft)
und/oder	Antihistaminikum (H$_1$-Rezeptor-Antagonist)	Levocabastin (Levophta, Livocab) →232	2–4 x 1 Trpf. (b. Bed.)
		Lodoxamid (Alomide)	2–4 x 1 Trpf. (b. Bed.)
		Azelastin (Loxin) →232	2 x 1 Trpf. (b. Bed.)
		Ketotifen (Zaditen ophta)	2 x/d 1 Trpf.
		Olopatadin (Opatanol) →232	2x/d 1 Trpf.
und/oder	Kortikoid (antiinflammatorisch)	Dexamethason (Dexa-sine, Dexa EDO) →228	2 x 1 Trpf. (3–5 d)

T 14.7.4 Bakterielle Konjunktivitis

	Aminoglykosid (Antibiose)	Gentamicin (Refobacin) →227	3–5 x 1 Trpf. (3–5 d)
		Kanamycin (Kanamytrex) →227	
oder	Makrolid (lokale Breitspektrumantibiose)	Erythromycin (Ecolicin) →227	3–5 x 1 Trpf. (3–5 d)
oder ggf.	Kombination mit Kortikosteroid	Gentamicin + Dexamethason (Dexa-Gentamicin, Dexamytrex) →229	3–5 x 1 Trpf. (3–5 d), AS 1 x zur Nacht
		Dexamethason + Neomycin + Polymyxin (Isopto-Max) →229	

Bei Gonokokken

	Penicillin (Antibiose)	Penicillin G (Penicillin G) →143	2 x 10 Mio. IE i.m./d (5 d)
plus	Urikosurikum	Probenecid (Probenecid) →111	1g oral
alternativ	Cephalosporin (Antibiose)	Cefazolin (Claforan) →146	1–2g 2 x/d (5 d)
		Ceftriaxon (Rocephin) →147	1–2g 1 x/d (5 d)

T 14 Auge – Therapie

Chlamydien-Konjunktivitis

	Tetracyclin (lokale Antibiose)	**Chlortetracyclin** (Aureomycin)	3 x/d (bis 2 M.)
		Oxytetracyclin (Oxytetracyclin) →228	
plus	**Makrolid** (lokale Antibiose)	**Erythromycin** (Ecolicin) →227	
und ggf.	**Tetracyclin oder Makrolid** (system. Antibiose)	**Doxycyclin** (Vibramycin) →150	100mg 2 x/d (2 Wo)
		Minocyclin (Klinomycin) →150	500mg 3 x/d (3–4 Wo)
		Erythromycin (Erythrocin) →151	

T 14.7.5 Virale Konjunktivitis, Conjunctivitis epidemica

	Künstliche Tränen s. Keratokonjunktivitis sicca →467		
ggf.	**Nichtsteroidales Antirheumatikum** (lokale Antiphlogistika)	**Diclofenac** (Voltaren ophta) →102	3–5 x/d 1 Trpf.
ggf.	**Aminoglykosid** (lokale Antibiose bei bakterieller Superinfektion)	**Gentamicin** (Refobacin) →227	3–5 x 1 Trpf. (3–5d)
		Kanamycin (Kanamytrex)	

[189] Messmer EM. Okuläre Allergien. Ophthalmologe 2005 Mai;102(5):527–543.
[190] Fechner P, Teichmann KD. Medikamentöse Augentherapie. Grundlagen und Praxis. Enke Stuttgart 2000.
[191] Spraul CW. Therapietabellen Ophthalmologie. Westermayer Verlags-GmbH, München 1999.
[192] Arens CD, Bertram B. Praxisorientierte Handlungsleitlinien für Diagnose und Therapie in der Augenheilkunde (Teil 2) des Berufsverbands der Augenärzte e. V., Emsdetten. Kybermed Emsdetten 1998.

T 14.8 Keratitis

T 14.8.1 Bakterielle Ulzera[193, 194, 195]

	Breitspektrumantibiotikum (lokal)	**Ofloxacin** (Floxal) →228	4–8 x/d (mind. 1 Wo)
		Levofloxacin (Oftaquix) →228	
		Polymyxin B + Neomycin + Gramicidin (Polyspectran) →228	
plus	**Zykloplegikum**	**Scopolamin** (Boro-Scopol) →232	2 x/d (ca. 1 Wo)
		Atropin (Atropin POS 1%) →232	
ggf.	**Lokales Kortikosteroid** (antiinflammatorisch)	**Prednisolon** (Inflanefran forte) →229	3–5 x/d (ca. 5 d)
	Bei Gonokokken, Pseudomonas, Haemophilus: systemische Therapie		
ggf.	**Cephalosporin** (Antibiose)	**Cefazolin** (Claforan) →146	1–2g 2 x/d (ca. 5 d)
od.		**Ceftriaxon** (Rocephin) →147	1–2g 1 x/d (ca. 5 d)

T 14.8.2 Keratomykose[193, 194, 195]

	Lokales Antimykotikum	**Natamycin** (Pima Biciron) →228	1–2 stdl. (5–10 d)
ggf	**Systemisches Antimykotikum** (oral)	**Ketoconazol** (Nizoral)	100–400 mg/d (ca. 5 d)
		Fluconazol (Diflucan) →167	

Keratitis

plus	Zykloplegikum	**Scopolamin** (Boro-Scopol) →232	2 x/d (ca. 1 Wo)
		Atropin 1% →232	

T 14.8.3 Herpes simplex-Infektionen der Hornhaut [193, 194, 195]

Epitheliale HSV-Keratitis

	Virustatikum (lokal)	**Aciclovir** (Zovirax AS, Virupos AS) →228	2-3 stdl. (bis 3 d nach Abheilung)
		Trifluridin (Triflumann) →228	3 stdl. (bis 3 d nach Abheilung)
ggf. plus	Zykloplegikum	**Scopolamin** (Boro-Scopol) →232	2 x/d (ca. 1 Wo)
		Atropin 1% (Atropin POS 1%) →232	

Stromale HSV-Keratitis

	Virustatikum (lokal)	**Aciclovir** (Zovirax AS, Virupos AS) →228	3-5 x/d (bis 3 d nach Abheilung)
		Trifluridin (Triflumann) →228	3 stdl. (bis 3 d nach Abheilung)
plus	Lokale Kortikosteroide (antiinflammatorisch)	**Dexamethason** (Dexagel, Dexa EDO) →228	2-4 x/d (bis 3 d nach Abheilung)
		Fluorometholon (Efflumidex) →228	

Bei ausgeprägter Keratouveitis ggf. zusätzlich

plus	Virustatikum (systemisch)	**Aciclovir** (Zovirax 800) →228	5 x/d (2-3 Wo)

Metaherpetische Keratopathie

	Künstl. Tränen s. Keratokonjunktivitis sicca →467		(dauerhaft)
plus	Vit.-A-haltige AS	**Retinolpalmitat** (Vitamin A POS)	3-5 x/d (dauerhaft)

T 14.8.4 Herpes zoster-Keratitis [193, 194, 195]

	Virustatikum (system.)	**Aciclovir** (Zovirax 800) →228	5 x/d (2 Wo)
oder	Nukleosidanalogon	**Brivudin** (Zostex) →161	1 x/d (7d)
plus	Virustatikum (lokal)	**Aciclovir** (Zovirax AS) →228	3-5 x/d

Bei disziformer Keratitis ggf. zusätzlich

ggf.	Lokale Kortikosteroide (antiinflammatorisch)	**Dexamethason** (Dexagel, Dexa EDO) →228	2-4 x/d (mind. 2 W.)
		Fluorometholon (Efflumidex) →228	

---

[193] Fechner P, Teichmann KD. Medikamentöse Augentherapie. Grundlagen und Praxis. Enke Stuttgart 2000.
[194] Spraul CW. Therapietabellen Ophthalmologie. Westermayer Verlags-GmbH, München 1999.
[195] Arens CD, Bertram B. Praxisorientierte Handlungsleitlinien für Diagnose und Therapie in der Augenheilkunde (Teil 2) des Berufsverbands der Augenärzte e. V., Emsdetten. Kybermed Emsdetten 1998.

T 14 Auge – Therapie

T 14.9 Verätzung, Verbrennung

T 14.9.1 1. Tag [196, 196, 198]

	Tropfanästhesie	Proxymethacain (Proparakain POS) →227	einmalig
	Ausgiebige Spülung (am Unfallort Wasser)	Natriumdihydrogenphosphat (Isogutt akut AT)	(1/2 stdl. Spülen, auch nachts)
		NaCl 0,9%, EDTA-Lösung	ausgiebig (im Strahl) ca. 5 min alle 1/2h, je n. Verätzungsgrad
plus	Steroid-Antibiotikum AT	Dexamethason + Neomycin + Polymyxin (Isopto-Max) →229	3 Trpf. (stdl. auch nachts)
plus	Vitamin C lokal	10%ige Ascorbinsäure	3 Trpf. (stdl. auch nachts)
plus	Zykloplegikum	Scopolamin (Boro-Scopol) →232	2 x/d (ca. 1 Wo)
		Atropin 1% (Atropin POS 1%) →232	
plus	Vitamin C oral	Vit.-C-Brause	2 x 1g
plus oder	System. Antiphlogistikum	Indometacin (Amuno) →102	50–100g/d Tbl. o. Supp.
		Diclofenac (Voltaren) →102	

T 14.9.2 Ab 2. Tag

Weiter wie am 1. Tag, stdl. spülen, nachts Pat. schlafen lassen, Therapie des Sekundärglaukoms s. Primäres Offenwinkelglaukom →476

[196] Reim M. Ein neues Behandlungskonzept für schwere Verätzungen und Verbrennungen der Augen. Fortschr Ophthalmol. 1989 ;86(6):722–6.
[197] Fechner P, Teichmann KD. Medikamentöse Augentherapie. Grundlagen und Praxis. Enke Stuttgart 2000.
[198] Backes CK, Teping C. Stadiengerechte Therapie von Verätzungen des Auges. Augenärztliche Fortbildung 1991;14: 156–160.

T 14.10 Episkleritis

	Lokale Kortikosteroide (antiinflammatorisch)	Dexamethason (Dexagel, Dexa EDO) →228	2–4 x/d ca. 1 Wo
		Fluorometholon (Efflumidex) →228	
oder	Nichtsteroidales Antiphlogistikum (antiinflammatorisch)	Diclofenac (Voltaren ophtha) →229	3–5 x/d 1 Trpf. (ca. 1 Wo)
		Ketorolac (Acular) →229	
ggf.	Orales NSAR (antiinflammatorisch)	Indometacin (Indometacin AL 50) →102	2 x 50mg/d

Skleritis

T 14.11 Skleritis

	System. Antiphlogistikum NSAR (antiinflammatorisch)[199, 200]	Flurbiprofen (Froben Drg.) →229	3 x 100mg/d (im Entz.- Intervall)
		Indometacin (Indometacin AL 25) →229	3 x 25mg/d (im Entz.- Intervall)
		Ibuprofen (Ibuprofen STADA)	4 x 400-600mg/d (ca. 3 Wo)
ggf.	Orales Kortikosteroid (antiinflammatorisch)[199, 200]	Prednisolon (Decortin H) →216	1-1,5mg/kg KG/d (ca. 3 Wo)
evtl.	Immunsuppressivum (Absprache mit Internisten)[199, 200]	Cyclophosphamid (Cyclostin, Endoxan) →172	500mg über mehrere Stunden i.v.; Erhaltungsdosis: 50-100mg
		Ciclosporin (Sandimmun) →172	
		Azathioprin (Imurek, Zytrim) →172	
		Methotrexat (MTX)	
plus	Lokale Ther. wie Episkleritis		
ggf.	Parabulbäre Kortikosteroidinjektionen (s.u.), subkonjunktivales Depot kontraindiziert!		

[199] Fechner P, Teichmann KD. Medikamentöse Augentherapie. Grundlagen und Praxis. Enke Stuttgart 2000.
[200] Althaus C, Sundmacher : Skleritis und Episkleritis. Diagnose und Therapie. Ophthalmologe 1996;93: 205–216.

T 14.12 Uveitis anterior

T 14.12.1 Stufe I (leicht) [201, 202, 203, 204]

ggf.	Lokales Kortikosteroid (antiinflammatorisch)	Prednisolon (Inflanefran 0,12%) →229	2-4 x/d (im Entz.- Intervall)
plus ggf.	Zykloplegikum	Tropicamid (Mydriaticum StulIn) →232	1 x/d abends (im Entz.-Schub)
		Homatropin (Homatropin POS 1%) →232	

T 14.12.2 Stufe II (leicht bis mittel)

	Lokales Kortikosteroid (antiinflammatorisch)	Dexamethason 0,1% (Dexapos, Dexa EDO) →228	4-6 x/d (im Entz.-Schub)
		Prednisolon 1% (Inflanefran forte, Predni-POS 1%) →229	
plus	Zykloplegikum	Tropicamid (Mydriaticum StulIn) →232	1-3 x/d (im Entz.-Schub)
		Homatropin (Homatropin POS 1%) →232	

T 14.12.3 Stufe III (mittel bis schwer)

	Lokales Kortikosteroid (antiinflammatorisch)	Prednisolon 1% (Inflanefran forte, Predni-POS 1%) →229	6-10 x/d (im Entz.-Schub)

T 14 Auge – Therapie

plus	Zykloplegikum	Tropicamid (Mydriaticum Stulln) →232	1-3 x/d (im Entz.-Schub)
		Homatropin (Homatropin POS 1%) →232	
evtl. plus		Scopolamin (Boro-Scopol) →232	1-3 x/d (im Entz.-Schub)
		Atropin 1% (Atropin POS 1%) →232	

T 14.12.4 Stufe IV (schwer)

	Lokales Kortikosteroid (antiinflammatorisch)	Prednisolon 1% (Inflanefran forte, Predni-POS 1%) →229	stdl. im Entz.-Schub
		Rimexolon (Vexol 1%) →229	
evtl. plus	Subkonjunktivales Injektions-Kortikosteroid (antiinflammatorisch)	Dexamethason (Fortecortin Mono 4, Dexahexal 4) →228	2 x 1-2 ml subconj. (im Entz.-Schub)
plus	Zykloplegikum	Scopolamin (Boro-Scopol) →232	3 x/d (im Entz.-Schub)
		Atropin 1% (Atropin POS 1%) →232	
ggf.	Parabuläres Depot-Kortikosteroid	Methylprednisolon (Depo-Medrate) →110	1-2 x/d 1-2 ml
ggf.	Systemisches Kortikosteroid	Prednisolon (Decortin H) →110	1-1,5mg/kg/d
und/oder	Nichtsteroidales Antiphlogistikum	Indometacin (Amuno) →102	50-100g/d Tbl. o. Supp. (im Entz.-Schub)
		Diclofenac (Voltaren) →102	

T 14.12.5 In sehr schweren Fällen zusätzlich zur Stufe IV-Medikation

ggf.	Systemisches Immunsuppressivum	In Absprache mit Internisten Cyclosporin A →172, Chlorambucil →260, Cyclophosphamid →260	

T 14.12.6 Bei zusätzlicher herpetischer Keratouveitis

ggf.	Topisches Virustatikum	Aciclovir (Zovirax AS, Virupos AS) →228	3-5 x/d (mind. 2 Wo)

T 14.12.7 Bei Glaukom

ggf.	Carboanhydrase-Hemmer (lokal)	Dorzolamid (Trusopt) →231	2 x/d
plus	Betablocker (lokale Glaukomtherapie)	Timolol (Tim-Ophtal 0,5%) →230	

[201] Fechner P, Teichmann KD. Medikamentöse Augentherapie. Grundlagen und Praxis. Enke, Stuttgart 2000.
[202] Manthey KS. Immunsuppressive Therapie bei intraokularen Entzündungen. Ophthalmologe 1998 Nov;95(11):792–804.

Intermediäre und hintere Uveitis

T 14.13 Intermediäre und hintere Uveitis

T 14.13.1 Stufe I keine Therapie [203, 204, 205, 206, 209]

T 14.13.2 Stufe II [203, 204, 205, 206, 209]

evtl.	Bei Begleitiritis Kortikosteroid topisch	Prednisolon 1% (Inflanefran forte, Predni-POS 1%) →229	3–5 x/d (im Entz.-Schub)

T 14.13.3 Stufe III oder bei zystoidem Makulaödem (CMÖ) [203, 204, 205, 206, 209]

	Depot-Kortikosteroid parabulbär, retrobulbär	Methylprednisolon (Depo-Medrate 40 mg) →110	1–2 x/d

T 14.13.4 Stufe III, IV bzw. bei CMÖ [203, 204, 205, 206, 209]

ggf.	System. Kortikosteroid (antiinflammatorisch)	Prednisolon (Decortin H) →110	1–1,5 mg/kg KG/d
ggf.	Immunsuppressivum	Cyclosporin A →172 (in Absprache mit Internisten)	
ggf.	Operative Therapie Kryotherapie, Vitrektomie, intravitreale Injektion von Triamcinolon (VolonA)		
ggf.	Spezifische Therapie Antibiotika, Chemotherapie bei entsprechender Verdachtsdiagnose		

[203] Fechner, K., D. Teichmann: Medikamentöse Augentherapie Grundlagen und Praxis, Stuttgart: Enke, 395–426 (2000)
[204] C.-D. Arens, B. Bertram: Praxisorientierte Handlungsleitlinien für Diagnose und Therapie in der Augenheilkunde (Teil 2) des Berufsverbands der Augenärzte e. V., Emsdetten: Kybermed 12–15, April 1998
[205] Manthey K.S.: Immunsuppressive Therapie bei intraokularen Entzündungen. Teil I Ophthalmologe 792–804 (1998)
[206] Manthey K.S.: Immunsuppressive Therapie bei intraokularen Entzündungen. Teil II Ophthalmologe 846–858 (1998)

T 14.14 Toxoplasmose-Retinochorioiditis

T 14.14.1 Pyrimethamin-3-fach-Therapie [207]

	Folsäureantagonist	Pyrimethamin (Daraprim)	1. Tag 2 x 50 mg, dann 25 mg/d (4 Wo)
plus	Sulfonamid (antiinflammatorisch)	Sulfadiazin (Sulfadiazin-Heyl) →155	4 x 1 g/d (4 Wo)
plus	Kortikosteroid (antiinflammatorisch)	Prednisolon (Decortin H) →110	3.–7. Behandl.-Tag 60–100 mg, dann reduzieren
plus	Substitution (Vermeid. KM-Depression)	Folinsäure (Leucovorin)	5 mg 2 x/Wo (1 Tbl. alle 3 d; 4 Wo)

T 14.14.2 Oder: Clindamycin-3-fach-Therapie [207]

	Lincosamid[208]	Clindamycin (Sobelin) →152	4 x 150–300 mg/d (3–4 Wo)

[207] Fechner, Klaus D. Teichmann: Medikam. Augentherapie Grundlagen und Praxis, Stuttgart: Enke, 417–420 (2000)
[208] alternativ zu Pyrimethamin sonstige Ther. wie oben

T 14.15 Endophthalmitis

T 14.15.1 Bakterielle Endophthalmitis [209]

	Glycopeptid (intravitreal)	**Vancomycin** (Vancomycin) →157	1 mg/0,1 ml
plus	Aminoglykosid	**Amikacin** (Amikacin Fresenius, Biklin) →152	0,2–0,4 mg/0,1 ml (einmalig)
od.	Cephalosporin	**Ceftazidim** (Fortum) →147	2 mg
ggf.	Kortikosteroid (intravitreal, antiinflammat.)	**Dexamethason** (Dexapos, Dexa-sine) →228	0,2–1,0 mg (einmalig)
ggf.	Cephalosporin (systemische Antibiose bei Panophthalmitis)	**Ceftazidim** (Fortum) →147	1–2 g 2 x/d (7–10 d)
plus	Aminoglykosid AT (lokale Antibiose)	**Amikacin 20 mg/ml** (Amikacin Fresenius, Biklin) →152	6–12 x/d 5–10 Trpf. (7–10 d)
od.		**Vancomycin 50 mg/ml** (Vancomycin) →157	

T 14.15.2 Pilzinfektion [209]

	Antimykotikum (intravitreal)	**Amphotericin B** (AmBisome, Amphotericin B) →168	0,005–0,01 mg (AmBisome) einmalig 0,03–0,04 mg (Amphotericin B) einmalig
plus	Antimykotikum (oral)	**Ketoconazol** (Nizoral) →167	400–800 mg (2–4 M.)
od.		**Fluconazol** (Diflucan) →167	400 mg (2–4 M.)

[209] Fechner, Klaus, D. Teichmann: Medikam. Augentherapie Grundlagen und Praxis, Stuttgart: Enke, 445–452 (2000)

T 14.16 Neuritis nervi optici

T 14.16.1 Bei Visusabfall ≤ 0,2

Kortikosteroid-Stoßtherapie [210]	**Methylprednisolon** (Urbason solubile forte) →110	1000 mg/d i.v. (3 d)

T 14.16.2 Bei atypischer Neuritis

anschl. Orales Kortikosteroid	**Prednisolon** (Decortin H) →110	1–1,5 mg/kg/d (1–2 Wo)

[210] C.-D. Arens, B. Bertram: Praxisorientierte Handlungsleitlinien für Diagnose und Therapie in der Augenheilkunde (Teil 5) des Berufsverbands der Augenärzte e. V., Emsdetten: Kybermed 15-17, November 1997

T 14.17 Ischämische Optikusneuropathie

T 14.17.1 Nicht durch eine Arteriitis bedingt [211, 212]

Hämodilution	**kolloidale Plasmaersatzlösung** (HES) →74	250–500 ml/d, 8–10 d
Orales Kortikosteroid	**Prednisolon** (Decortin H) →110	100 mg/d
Antikoagulans (Sekundärproph.)	**ASS** (Aspirin) →84	100 mg/d

Zentralarterienembolie

T 14.17.2 Durch eine Arteriitis bedingt (Arteriitis temporalis) [211, 212]

	Kortikosteroid-Stoßth. (antiinflammatorisch)	Methylprednisolon (Urbason solubile forte) →110	2 x/d 0,5–1g i.v. (3–5 d)
		Prednisolon (Decortin H) →110	erst 100mg dann Erh.dos.: 5–10mg (entsprech. BSG)

[211] C.-D. Arens, B. Bertram: Praxisorientierte Handlungsleitlinien für Diagnose und Therapie in der Augenheilkunde (Teil 5) des Berufsverbands der Augenärzte e. V., Emsdetten: Kybermed 13–14, November 1997
[212] Fechner, Klaus D. Teichmann: Medikamentöse Augentherapie Grundlagen und Praxis, Stuttgart: Enke, 510–514 (2000)

T 14.18 Zentralarterienembolie

T 14.18.1 Sofortmaßnahmen

Augeninnendrucksenkung

	Carboanhydrasehem. (Kammerwasserprod. ↓)	Dorzolamid (Trusopt) →231	3 x/d (lokal)
		Acetazolamid (Diamox) →231	1 x 500mg p.o. (systemisch)

T 14.18.2 Lysetherapie (innerhalb 8 h, durch internistische Intensivstation)

	Plasminogenaktivator	rt-PA (Actilyse) →82	1–2 x 70-100mg über 2 h
	Fibrinolytikum	Streptokinase (Streptokinase Braun) →82	600000 IE initial, dann 250000 IE alle 24 h (3 d)
		Urokinase (Urokinase HS medac) →83	
dann	Unfraktion. Heparin (Gerinnungsfaktorinhib. ↑)	Unfraktion. Heparin (Heparin-Natrium Braun) →79	Perfusor (25.000IE): 2 ml/h (einige d)

T 14.18.3 Rheologische Therapie

evtl.	Kolloidale Plasmaersatzlösung (hypervolämische Hämodilution)	HES 6% →74	250–500ml/d (8–10 d)
	Rheologikum (Erysformbarkeit ↑, Verbesserung der Rheol.)	Pentoxifyllin (Claudicat, Pento-Puren, Rentylin, Trental) →85	300mg i.v. 1–2 x/d
	Isovoläm. Hämodilution (Hämatokrit 35–38%)	Kolloidale Plasmaersatzlösung (HES) →74 + Plasmapherese	250–500 ml/d (8–10 d)

T 14.18.4 Weitere Therapiemaßnahmen

Bulbusmassage, hyperbaren Sauerstoff inhalieren

	Nitrat	Nitroglycerin (Nitrolingual N-Spray) →64	3 x/d
	Calciumantagonist	Nifedipin (Adalat) →55	10–20mg/d
	Carboanhydrasehem. (Kammerwasserprod. ↓)	Dorzolamid (Trusopt) →231	2 x/d
	Antikoagulanz	ASS 100 (Aspirin) →84	1 x 100mg/d

T 14 Auge – Therapie

Bei V.a. Riesenzellarteriitis zusätzlich

Kortikosteroid (antiinflamm., Intimaödem ↓)	Methylprednisolon (Urbason solubile forte) →110	1000 mg i.v. (einmalig)

T 14.19 Zentralvenenthrombose

T 14.19.1 Rheologische Therapie (bis zu 20 d nach Verschluss) [213, 214]

	Kolloidale Plasmaersatzlösung (hypervoläm. Hämodilution)	HES 6% →74	250–500 ml/d (8–10 d)
	Kolloidale Plasmaersatzlösung (isovoläm. Hämodilution, Hämatokrit 35–38%)	HAES + Plasmaphorese →74	250–500 ml/d (8–10 d)
	Rheologikum (Eryverformbark. ↑, Durchbl. ↑)	Pentoxifyllin (Trental) →85	300 mg i.v. 1–2 x/d, dann oral 400 mg 2–3 x/d

T 14.19.2 Weitere Maßnahmen [213, 214]

	Orales Kortikosteroid (antiinflammatorisch)	Prednisolon (Decortin H) →110	1–1,5 mg/kg KG/d
ggf.	Lokale Betablocker + Carboanhydrasehemmer (Behandlung des Neovaskularisationsglaukoms)	Timolol (Chibro-Timoptol, Tim-Ophtal) →230	2 x/d
		Dorzolamid (Trusopt) →231	

[213] Fechner, Klaus D. Teichmann: Medikam. Augentherapie Grundlagen und Praxis, Stuttgart: Enke, 462–467 (2000)
[214] Dithmar S., Holz F.G., Völcker H.E.: Venöse retinale Verschlüsse. Z. prakt. Augenheilk. 17.337–341 (1996)

T 14.20 Primäres Offenwinkelglaukom

T 14.20.1 Stufe 1: Monotherapie [215, 216, 217, 218]

	Betablocker (Kammerwasserprod. ↓)	Timolol (Tim-Ophtal) →230 Betaxolol (Betoptima) →230 Carteolol (Arteoptic) →230 Levobunolol (Vistagan) →230	0,1%, 0,25% o. 0,5% 2 x/d 1 Trpf. (Dauertherapie)

T 14.20.2 Stufe 2: Substitution Monotherapie [215, 216, 217, 218]
(Bei Unverträglichkeit, ungenügender Drucksenkung, Kontraindikation oder instabiler Gesichtsfeldsituation)

1.	Carboanhydrasehem. (Kammerwasserprod. ↓)	Dorzolamid (Trusopt) →231 Brinzolamid (Azopt) →231	2–3 x/d 1 Trpf.
oder	Alpha₂-Sympathomim. (Kammerwasserabfluss ↑)	Brimonidin (Alphagan) →230	2 x/d 1 Trpf.
oder	Prostaglandinanalogon (Uveoskleraler Abfluss ↑)	Latanoprost (Xalatan) →231 Travoprost (Travatan) →231 Brimatoprost (Lumigan) →231	1 x/d abends 1 Trpf. 1 x/d abends 1 Trpf. 1 x/d abends 1 Trpf.
2.	Parasympathomim. (Kammerwasserabfluss ↑)	Pilocarpin 1%, 2% →230	3 x/d 1 Trpf.

Akutes Winkelblockglaukom

T 14.20.3 Stufe 3: Kombinationstherapie (2 Medikamente) [215, 216, 217, 218]
(Bei ungenügender Drucksenkung, Fortschreiten der Gesichtsfeldausfälle)

	Betablocker + Carboanhydrasehem.	Dorzolamid + Timolol (Cosopt) →231	2 x/d 1 Trpf.
oder	Betablocker + Prostaglandinderivat	Timolol + Latanoprost (Xalacom) →231	1 Trpf. morgens
oder	Betablocker + Alpha-2-Sympathomimetikum	Timolol + Brimonidin (Alphagan) →230	2 x/d 1 Trpf.
oder	Betablocker + Parasympathomimetikum	Pilocarpin + Timolol (TP-Ophtal) →231 Pilocarpin + Metipranolol (Fotil, Normoglaucon) →231	2–3 x/d 1 Trpf.

T 14.20.4 Stufe 4: Kombinationstherapie (3 Medikamente) [215, 216, 217, 218]

	Betablocker + Carboanhydrasehem. + Sympathomimetikum	Dorzolamid + Timolol + Brimonidin (Cosopt + Alphagan) →231	2 x/d 1 Trpf.
oder	Prostaglandin-Derivat + Betablocker + Sympathomimetikum	Latanoprost + Timolol →231 + Brimonidin (Xalacom + Alphagan)	2 x/d 1 Trpf.
oder	Prostaglandin-Derivat + Carboanhydrasehem. + Sympathomimetikum	Latanoprost →231 + Dorzolamid →231 + Briminodin →230 (Xalatan + Trusopt oder Azopt + Alphagan)	2 x/d 1 Trpf.
oder	Betablocker + Parasympathomimetikum + Carboanhydrasehem.	Pilocarpin +Timolol →231 o. Metipranolol →230 + Dorzolamid →231 oder Brinzolamid →231 (Fotil, Normoglaucon + Trusopt, Azopt)	2–3 x/d 1 Trpf.

[215] Terminology and Guidlines for Glaucoma Treatment, European Glaucoma Society 1998, Dogma, Savona, Italy
[216] Pfeiffer N.: Moderne medikamentöse Glaukomtherapie. Dt. Ärztebl. 1998; 95 B 2561–2566
[217] Therapietabellen Ophthalmologie Westermayer Verlags-GmbH München, Mai 1999
[218] C.-D. Arens, B. Bertram: Praxisorientierte Handlungsleitlinien für Diagnose und Therapie in der Augenheilkunde (Teil 3) des Berufsverbands der Augenärzte e. V., Emsdetten: Kybermed 4–6, November 1997

T 14.21 Akutes Winkelblockglaukom

Parasympathomim. (Miosis, Kammerwasser- Abfluss ↑) [219, 220]	Pilocarpin 0,5%, später 1% →230	bei Pup. Verengung alle 10 min. 1 h lang (im Anfall)
Systemische Carboanhydrase- hemmer (Kammerwasserprod. ↓) [219, 220]	Acetazolamid (Diamox) →231	500–1000mg, bei Erbrechen i.v. (im Anfall)

evtl.	Betablocker (Kammerwasserprod. ↓)	Timolol (Tim-Ophtal, Arutimol, Chibo-Timoptol) →230 Betaxolol (Betoptima) →230 Levobunolol (Vistagan) →230 Carteolol (Arteoptic) →230	0,1%, 0,25% oder 0,5% 2 x/d 1 Trpf. (im Anfall)
evtl.	Analgetikum	Tilidin + Naloxon (Valoron N) →99 Pethidin (Dolantin) →98	2 x 50-150mg (ret.)/d (max. 600mg/d) 25-100mg i.m. od. i.v. (im Anfall)
evtl.	Hyperosmolare Infusion (osmotische Ther.)	Mannitol 20% (Osmosteril)	1-2g/kg (im Anfall)

T 14.21.1 Beim malignen Glaukom

	Anticholinergikum (Mydriasis und Zykloplegie)	Atropin 1% (Atropin-POS) →232	3-4 x 1 Trpf. (im Anfall)
plus	Systemische Carboanhydrasehemmer (Kammerwasserprod. ↓)	Acetazolamid (Diamox) →231	500-1000mg, bei Erbrechen i (im Anfall)
plus	Hyperosmolare Infusion (osmotische Ther.)	Mannitol 20% (Osmosteril)	1-2g/kg KG (im Anfall)

[219] Terminology and Guidlines for Glaucoma Treatment, European Glaucoma Society 1998, Dogma, Savona, Italy
[220] Fechner, Klaus D. Teichmann: Medikamentöse Augentherapie Grundlagen und Praxis, Stuttgart: Enke, 204-21 (2000)

T 14.22 Endokrine Orbitopathie

T 14.22.1 Behandlung der ursächlichen Schilddrüsenfunktionsstörung (s. Kapitel Endokrinologie →S. 369, →S. 370)

T 14.22.2 Periorbitale Schwellung [221]

	Benzothiadiazin (Diuretika)	Hydrochlorothiazid (Esidrix) →61	25mg/d abends (beschwerdeabhängig)

T 14.22.3 Lidretraktion [221]

	Tränenersatzmittel, Filmbildner →233 (Gele, Trpf. zur Hornhautbenetzung)	Keratokonjunktivitis sicca →467	(beschwerdeabhängig)

T 14.22.4 Exophthalmus [221]

	Systemisches Kortikosteroid (antiphlogistisch)	Prednison (Decortin H) →110	80-100mg/d (4-6 M., in Absprache mit Internisten)
plus oder	Immunsuppressivum (Red. der Steroiddosis möglich)	Azathioprin (Imurek, Zytrim) Ciclosporin (Sandimmun)	
ggf. plus	Megavolt-Radiotherapie		1000-3000 cGy

[221] Fechner, Klaus D. Teichmann: Medikamentöse Augentherapie Grundlagen und Praxis, Stuttgart: Enke, 228-230 (2000)

Mensch Körper pocket

Das Gesamtsystem Mensch verstehen lernen!

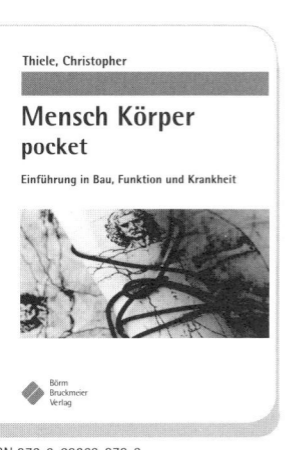

Thiele, Christopher

Mensch Körper pocket

Einführung in Bau, Funktion und Krankheit

Börm Bruckmeier Verlag

ISBN 978-3-89862-278-3

- Anatomie und Physiologie des menschlichen Körpers

- Die häufigsten Krankheitsbilder mit dazugehörigen pathologischen Organ- und Funktionsveränderungen

- Mehr als 250 Illustrationen, Abbildungen und Grafiken

- Mensch Körper pocket richtet sich an Heilpraktiker, an Angehörige medizinischer Assistenzberufe sowie an Medizinstudenten

Börm Bruckmeier Verlag

T 15 HNO – Therapie (S. Helbig, M. Helbig)

T 15.1 Rhinitis

T 15.1.1 Akut viral

	Alpha-Sympathomim. (lokal abschwellend)	Xylometazolin-hydrochlorid (Otriven 0,05%, 0,1%) →235	3 x 1–2 Sprühstöße 0,1% Ki.: 0,05% (max 10 d [Privinismus])

T 15.1.2 Bakteriell (primär oder sekundär)

	Alpha-Sympathomim. (lokal abschwellend)	Xylometazolin-hydrochlorid (Otriven 0,05%, 0,1%) →235	3 x 1–2 Sprühstöße 0,1% Ki.: 0,05% (max 10 d [Privinismus])
oder	Aminopenicillin (Antibiose)	Amoxicillin (Amoxibeta, Amoxypen, Amoxihexal, Amoximerck, Infectomox, Jutamox) →144	0,5–1g p.o. 3xd Ki.: 50–100mg/kg in 3 ED/d p.o.
	Aminopenicillin + β-Laktamaseinhibitor (Antibiose)	Amoxicillin + Clavulansäure (Abiclav, Amoclav, Amociclav, Amoxidura, Augmentan) →146	875/125mg p.o. 2xd; 1,2–2,2g/d i.v. 3xd; Ki.: p.o. laut Beipackzettel, 3x20–32mg/kg i.v.
	Cephalosporin 2. Gen. (Antibiose)	Cefaclor (CEC, Ceclorbeta, Cef-Diolan, Infectocef, Panoral) →148	0,5g p.o. 3xd Ki.: 30–50mg/kg in 3 ED/d
		Cefuroxim (Cefudura, Cefurax, Elobact) →147	0,5g p.o. 2xd Ki.: 125–250mg/kg 2xd

T 15.1.3 Allergische Rhinitis

Leicht

	Alpha-Sympathomim. (lokal abschwellend)	Xylometazolin-hydrochlorid (Otriven 0,05%, 0,1%) →235	3 x 1–2 Sprühstöße 0,1% Ki.: 0,05% (max 10 d [Privinismus])
oder	Mastzellstabilisator (Mastzelldegranulation ↓)	Cromoglicinsäure (Vividril Nasenspray) →235	bis zu 4x/d 1 Sprühstoß pro Nasenloch
oder	Topisches Antihistaminikum (H1-Rezeptor-Antagonist)	Azelastin (Allergodil Nasenspray, Vividrin akut-Nasenspray) →93	2x/d 2 Sprühstöße pro Nasenloch
		Levocabastin (Livocab Nasenspray) →235	
	Topisches Glukokortikosteroid (antiinflammatorisch)	Budenosid (Pulmicort, Topinasal Nasenspray) →236	2x/d 1 Sprühstoß pro Nasenloch
		Fluticason (Flutide Nasal) →236	1x/d 2 Sprühstöße pro Nasenloch
oder		Mometason (Nasonex Nasenspray) →91	1x/d 2 Sprühstöße pro Nasenloch
		Triamcinolon (Nasacort Nasenspray) →110	1x/d 1 Sprühstoß pro Nasenloch

Nasenfurunkel

Mittelgradig – Schwer			
	Systemische Antihistaminika (H1-Rezeptor-Antagonist)	**Cetirizin** (Reactine, Zyrtec) →93	*10mg p.o. 1x abends*
		Fexofenadin (Telfast) →94	*120–180mg p.o. 1x abends*
		Loratadin (Lisino, Lorano, Loratadura) →94	*10mg p.o. 1x abends*
		Desloratadin (Aerius) →94	*5mg p.o. 1x abends*
plus/oder	Leukotrien-Antagon.	**Montelukast** (Singulair) →95	*10mg p.o. 1x abends*
Schwer			
	Systemische Glukokortikosteroide (antiinflammatorisch)	**Prednisolon** (Decortin H, Dermosolon, Predni H) →110	*Ini 20–100mg/d, stufenweise reduzieren auf 5–10mg/d*
		Methylprednisolon (Metysolon, Urbason) →110	*Ini 12–80mg/d stufenweise reduzieren auf ca. 4–16mg/d*
Ergänzend bei zusätzlichem Asthma bronchiale			
plus/oder	Parasympatholytikum (bronchodilatatorisch)	**Ipratropiumbromid** (Atrovent) →90	*3x/d 1–2 Sprühstöße pro Nasenloch*
plus/oder	Xanthinderivat (bronchospasmolytisch)	**Theophyllin** (Bronchoretard, Euphylong, Solosin) →88	*siehe jeweilige Fachinfo*

[222] AWMF-Leitlinien Nr. 017/066 der Deutschen Gesellschaft für HNO-Heilkunde, Kopf- und Halschirurgie, aktualisiert 1/2003

T 15.2 Nasenfurunkel

Leicht			
	Antiseptikum (lokal desinfizierend)	**Povidon-Jod** (Braunol, Betaisodona)	*lokal*
		Ethacridin (Rivanol 0,1%)	
und/oder	Tetracyclin (Antibiose)	**Achromycin** (Achromycin Salbe, Aureomycin Salbe)	*lokal*
Schwer			
	Isoazolylpenicillin (Antibiose)	**Oxacillin** (Infectostaph) →144 **Dicloxacillin** (Infectostaph) →144	*1g p.o. 3xd; 1–2 g i.v. 3xd Ki.: 20–100mg/kg in 3 ED/d i.v.*
oder	Cephalosporin (Antibiose)	**Cefalexin** (Cephalex, Cephalexin-rationpharm) →148	*0,5–1g p.o. 3xd Ki.: 50–100mg/kg in 3 ED p.o.*
		Cefadroxil (Cedrox, Grüncef) →148	*1g p.o. 2xd Ki.: 25–100mg/kg in 2 ED/d p.o.*
		Cefazolin (Basocef, Cephazolin) →146	*0,5–2g i.v. 3xd Ki.: 25–100mg/kg i.v. in 3 ED/d*
ggf.	Arylpropionsäurederivat (analgetisch, antipyretisch, antiphlogistisch)	**Diclofenac** (Allvoran, Diclac, Diclo, Duravolten, Effekton, Voltaren) →102	*50mg p.o. 2–3xd*

T 15.3 Sinusitis

T 15.3.1 Akut

Leichte Formen

	Alpha-Sympathomim. (Mukosaabschwellung)	Xylometazolin-hydrochlorid (Otriven 0,05%, 0,1%) →235	3 x 1-2 Sprühstöße 0,1% Ki.Ki.: 0,05% (max 10 d (Privinismus))
	Aminopenicillin (Antibiose)	Amoxicillin (Amoxibeta, Amoxypen, Amoxihexal, Amoximerck, Infectomox, Jutamox) →144	0,5-1g p.o. 3xd Ki.: 50-100mg/kg in 3 ED p.o.
oder	Aminopenicillin + β-Laktamaseinhibitor (Antibiose)	Amoxicillin + Clavulansäure (Abiclav, Amoclav, Amociclav, Amoxidura, Augmentan) →146	875/125mg p.o. 2xd; 1,2-2,2g i.v. 3xd Ki.: p.o. laut Beipackzettel 20-32mg/kg i.v. 3xd
oder	Cephalosporin 2. Gen. (Antibiose)	Cefaclor (CEC, Ceclorbeta, Cef-Diolan, Infectocef, Panoral) →148	0,5g p.o. 3xd Ki.: 30-50mg/kg in 3 ED/d
		Cefuroxim (Cefudura, Cefurax, Elobact) →147	0,5g p.o. 2xd Ki.: 125-250mg/kg i.v. 2xd
und	Expektoranz (schleimlösend)	Acetylcystein (ACC, Acemuc, Bromuc, Fluimucil, NAC) →87	400-600mg/d p.o. Ki.: 200-400mg/d p.o.
evtl. plus	Analgetikum (schmerzlindernd)	Paracetamol (Ben-u-ron, Captin, Enelfa, Paedialgon, Parapaed, Sinpro) →104	500-1000mg p.o. 3xd Ki.: 10-15mg/kg als ED p.o. max 50mg/kg/d

Schwere Formen/ Komplikationen

	Aminopenicillin + β-Laktamaseinhibitor	Amoxicillin + Clavulansäure (Augmentan) →146	1,2-2,2g i.v. 3xd Ki.: 20-32mg/kg i.v. 3xd
oder	Cephalosporin 2.Gen. (Antibiose)	Cefuroxim (Cefuroxim Fresenius, Zinacef) →147	1,5g i.v. 3xd
oder	Cephalosporin 3. Gen. (Antibiose)	Cefotaxim (Claforan) →147	1-2g i.v. alle12h
		Ceftriaxon (Cefotrix, Rocephin) →147	1-2g i.v. 1xd Ki.: 20-80mg/kg/d i.v.
		Ceftazidim (Fortum) →147	1-2g i.v. alle12h Ki.: 15-50mg/kg/12h i.v.
ggf. plus	Nitroimidazolderivat	Metronidazol (Clont, Infectoclont) →156	0,5g i.v. 2xd; Ki.: 20-30mg/kg/d in 2 ED/d i.v.

Bei dentogener Entstehung

	Phenoxymethylpenicillin (Antibiose)	Penicillin V (Arcasin, Infectocillin, Isocillin, Megacillin) →143	1,2Mio IE p.o. 3xd Ki.: 50.000-100.000IE/kg in 3 ED p.o.
oder	Benzylpenicillin (Antibiose)	Penicillin G (Penicillin Grünenthal, Penicillin-Jenapharm) →143	1-5Mio. IE/d i.v. ; Ki.: 50.000-0,5Mio IE i.v. in 3 ED/d
ggf. plus	Nitroimidazolderivat (Antibiose)	Metronidazol (Clont, Infectoclont) →156	0,5g i.v. 2xd, Ki.: 20-30mg/kg/d i.v. in 2 ED/d

Tonsillitis

T 15.3.2 Chronisch

	Aminopenicillin + β-Laktamaseinhibitor (Antibiose)	**Amoxicillin + Clavulansäure** (Abiclav, Amoclav, Amociclav, Amoxidura, Augmentan) →146	875/125mg p.o. 3xd; 1,2–2,2g i.v. 3xd Ki.: p.o. laut Beipackzettel 20–32mg/kg i.v. 3xd
oder	Cephalosporin 2.Gen. (Antibiose)	**Cefaclor** (CEC, Ceclorbeta, Cef-Diolan, Infectocef, Panoral) →148	0,5g p.o. 3xd; Ki.: 30–50mg/kg in 3 ED/d
		Cefuroxim (Cefuroxim fresenius, Zinacef) →147	1,5g i.v. 3xd Ki.: 30–100mg/kg i.v. 3ED/d

T 15.4 Tonsillitis

T 15.4.1 Akut

Initial

	Phenoxymethylpenicillin (Antibiose)	**Penicillin V** (Arcasin, Infectocillin, Isocillin, Megacillin) →143	1,2Mio IE p.o. 3xd, Ki.: 50.000–100.000IE/kg p.o. in 3 ED/d

Bei Therapieresistenz

	Cephalosporin (Antibiose)	**Cefalexin** (Cephalex, Cephalexin-ratiopharm) →148	0,5–1g p.o. 3xd Ki.: 50–100mg/kg p.o. in 3 ED/d
		Cefadroxil (Cedrox, Grüncef) →148	1g p.o. 2xd, Ki.: 25–100mg/kg p.o. in 2 ED/d
		Cefazolin (Basocef, Cephazolin) →146	0,5–2g i.v. 3xd Ki.: 25–100mg/kg i.v. in 3 ED/d
oder	Makrolid (Antibiose)	**Clarithromycin** (Biaxin, Clarythrobeta, Cyllind, Klacid, Mavid) →151	250mg p.o. 2xd Ki.: 7,5mg/kg/d p.o. 2xd
ggf.	Arylpropionsäurederivat (analgetisch, antipyretisch, antiphlogistisch)	**Diclofenac** (Allvoran, Diclac, Diclo, Duravolten, Effekton, Voltaren) →102	50mg p.o. 3xd
evtl.	Analgetikum (schmerzlindernd)	**Paracetamol** (Ben-u-ron, Captin, Enelfa, Paedialgon, Parapaed, Sinpro) →104	500–1000mg p.o. 3xd Ki.: 10–15mg/kg als ED p.o., max 50mg/kg/d

T 15.5 Pharyngitis

T 15.5.1 Viral/ symptomatisch

	Salicylsäurederivat (analgetisch, antiphlogistisch, antipyretisch)	**Acetylsalicylsäure** (Acesal, Aspirin, Aspro) →100	0,5–1g p.o. 2–3xd
evtl.	Antiseptikum (desinfizierend)	**Cetylpyridiniumchlorid** (Dobendan)	bei Bedarf

T 15 HNO – Therapie

T 15.5.2 Bakterielle Genese/ Superinfektion

	Phenoxymethylpenicillin (Antibiose)	Penicillin V (Arcasin, Infectocillin, Isocillin, Megacillin) →143	1,2Mio IE p.o. 3xd Ki.: 50.000–100.000IE/kg in 3 ED p.o.
oder	Makrolid (Antibiose)	Clarithromycin (Biaxin, Clarythrobeta, Cyllind, Klacid, Mavid) →151	250mg p.o. 2xd Ki.: 7,5mg/kg/d p.o. 2xd

T 15.6 Laryngitis

T 15.6.1 Viral

evtl.	Expektoranz (schleimlösend)	Acetylcystein (ACC, Acemuc, Bromuc, Fluimucil, NAC)	400–600mg/d p.o. Ki.: 200–400mg/d p.o.
evtl.	Rachentherapeutika (lokal desinfiz.,schmerzlindernd)	Benzydamin (Tantum verde)	bis 5x3 Sprühstöße/d
evtl.	Antitussivum (hustendämpfend)	Codein (Codicaps, Codicompren, Codipront, Optipect, Tryasol, Tussoretard) →92	30–50mg p.o. 1–2xd

Bakteriell

	Phenoxymethylpenicillin (Antibiose)	Penicillin V (Arcasin, Infectocillin, Isocillin, Megacillin oral) →143	1,2Mio IE p.o. 3xd; Ki.: 50.000–100.000IE/kg in 3 ED p.o.
	Aminopenicillin + β-Laktamaseinhibitor (Antibiose)	Amoxicillin + Clavulansäure (Abiclav, Amoclav, Amociclav, Amoxidura, Augmentan) →146	875/125mg p.o. 2xd; 1,2–2,2g i.v. 3xd Ki.: p.o. laut Beipackzettel 20–32mg/kg i.v. 3xd

T 15.6.2 Laryngitis Subglottica acuta

Allgemein (Cave: sofortige Krankenhauseinweisung)

	Benzodiazepin (Sedierung)	Diazepam (Diazep, Faustan, Lamra, Valiquid, Valocordin) →211	5–10mg/d rect.; Sgl.: 2,5–5mg/d rect.
plus	Glukokortikosteroid (antiinflammatorisch, immunsuppressiv)	Prednison (Infectocortikrupp, Rectodelt) →110	Ki.:100mg/d rect.
		Prednisolon (Solu-Decortin) →110	250–1000mg i.v. KiKi.: 25–50mg i.v.
evtl.	Expektoranz (schleimlösend)	Acetylcystein (ACC, Acemuc, Bromuc, Fluimucil, NAC) →87	400–600mg/d p.o. Ki.: 200–400mg/d p.o.

Perichondritis

Bei bakterieller Superinfektion/Epiglottitis

	Cephalosporin 2. Gen. (Antibiose)	**Cefaclor** (Panoral, Infectocef) →148	0,5g p.o. 3xd; Ki.: 30–50mg/kg in 3 ED/d
		Cefuroxim (Zinacef) →147	1,5g i.v. 3xd Ki.: 30–100mg/kg i.v. in 3ED/d
oder	Cephalosporin 3. Gen. (Antibiose)	**Ceftriaxon** (Rocephin, Cefotrix) →147	1 x 1–2g/d i.v. Ki.: 20–80mg/kg i.v. in 1 ED/d
		Cefotaxim (Claforan) →147	1–2g i.v. 2xd Ki.: 50–100mg/kg i.v. in 2 ED/d

T 15.6.3 Diphtherie (Krupp) – Meldepflicht

	Antitoxin (Pferdeserum, Toxinneutralisation)	**Diphtherie-Antitoxin**	30.000–50.000 IE i.v. über 1h, bis 120.000 IE
	Benzylpenicillin (Antibiose)	**Penicillin G** (Penicillin Jenapharm, Penicillin Grünenthal) →143	1–5Mio IE i.v. 3xd Ki.: 50.000–0,5Mio IE i.v. in 3 ED/d
oder	Makrolid (Antibiose)	**Clarithromycin** (Erycinum, Eryhexal, Erythrocin) →151	500mg i.v. 3–4xd Ki.: 30–50mg/kg i.v. in 3 ED/d

T 15.7 Perichondritis

Leicht

	Aminopenicillin + β-Laktamaseinhibitor	**Amoxicillin + Clavulansäure** (Abiclav, Amoclav, Amoxiclav, Amoxidura, Augmentan) →146	875/125mg p.o. 2xd; 1,2–2,2g i.v. 3xd; Ki.: p.o. laut Beipackzettel 20–32mg/kg i.v. 3xd
oder	Cephalosporin 1. Gen. (Antibiose)	**Cefalexin** (Cephalex, Cephalexin-rationpharm) →148	0,5–1g p.o. 3xd Ki.: 50–100mg/kg p.o. in 3 ED/d
		Cefadroxil (Cedrox, Grünceף) →148	1g p.o. 2xd Ki.: 25–100mg/kg p.o. in 2 ED/d
		Cefazolin (Basocef, Cephazolin) →146	0,5–2g i.v. 3xd Ki.: 25–100mg/kg i.v. in 3 ED/d

Schwer

	Gyrasehemmer (Antibiose)	**Ciprofloxacin** (Cipro, Ciprobay, Cirpodura, Gyracip) →154	500mg p.o. 2xd 400mg i.v. 2xd
		Levofloxacin (Tavanic) →154	500mg p.o./i.v. 1–2xd
ggf. plus	Isoazolylpenicillin (Antibiose)	**Oxacillin** (Infectostaph) →144 **Dicloxacillin** (Infectostaph) →144	1g p.o.3xd; 1–2 g i.v. 3xd Ki.: 20–100mg/kg i.v. in 3 ED/d
		Flucloxacillin (Fluclox, Staphylex) →144	
Kinder	Cephalosporin 3. Gen. (Antibiose)	**Ceftazidim** (Fortum) →147	Ki.: 15–50mg/kg i.v. alle 12h

T 15 HNO – Therapie

T 15.8 Otitis externa

T 15.8.1 Otitis externa diffusa

Leicht

evtl.	Kortikoid + Aminoglykosid (abschwellend + Antibiose)	Fluocinolonacetonid + Neomycinsulfat (Jellin-Neomycin-Salbe)	tägl. Streifeneinlage, *Cave:* Ausschluss Trommelfellperforation
evtl.	Gyrasehemmer (Antibiose)	Ciprofloxacin (Ciloxan Ohrentropfen) →154	2x 3–4Trpf.; *Cave:* Ausschluss Trommelfellperforation
evtl.	Peptid-Antibiotikum + Aminoglykosid + Polypeptidantibiotikum	Polymyxin-B-Sulfat + Neomycinsulfat + Gramicidin (Polyspectran)	3Trpf. 3–5xd Cave: Ausschluss Trommelfellperforation

Schwer

evtl.	Gyrasehemmer (Antibiose)	Ciprofloxacin (Cipro, Ciprobay, Ciprodura, Gyracip) →154	500mg p.o. 2xd 400mg i.v. 2xd
		Levofloxacin (Tavanic) →154	500mg p.o./i.v. 1–2xd
oder/ Kinder	Cephalosporin 3. Gen. (Antibiose)	Ceftazidim (Fortum) →147	1–2g i.v. alle 12h Ki.: 15–50mg/kg i.v. alle 12h
ggf.	Glukokortikoid (antiinflammatorisch)	Triamcinolonacetonid (Delphicort, Triamgalen, Volon A) →110	1–2xd dünn auftragen
	Arylpropionsäurederivat (analgetisch, antipyretisch, antiphlogistisch)	Diclofenac (Allvoran, Diclac, Diclo, Duravolten, Effekton, Voltaren) →102	50mg p.o. 2–3xd

T 15.8.2 Otitis externa circumscripta (Gehörgangsfurunkel)

	Antiseptikum (desinfizierend)	Propanol oder Ethanol 70%	tägl. Streifeneinlage
ggf.	Isoxazylpenicillin (Antibiose)	Flucloxacillin (Staphylex) →144	1g p.o. 3xd 1g i.v. 3xd Ki.: 20–50mg/kg i.v. 3xd
ggf.	Arylpropionsäurederivat (analgetisch, antipyretisch, antiphlogistisch)	Diclofenac (Allvoran, Diclac, Diclo, Duravolten, Effekton, Voltaren) →102	50mg p.o. 2–3xd

T 15.8.3 Otitis externa maligna

	Gyrasehemmer (Antibiose)	Ciprofloxacin (Cipro, Ciprobay, Ciprodura, Gyracip) →154	500mg p.o. 2xd 400mg i.v. 2xd
		Levofloxacin (Tavanic) →154	500mg p.o./i.v. 1–2xd
oder	Cephalosporin 3. Gen. (Antibiose)	Ceftazidim (Fortum) →147	1–2g i.v. alle 12h Ki.: 15–50mg/kg i.v. alle 12h
evtl. plus	Gyrasehemmer (Antibiose)	Ciprofloxacin (Ciloxan Ohrentropfen, Ciprobay Lösung) →154	2–3xd Spülung des Gehörgangs
ggf.	Arylpropionsäurederivat (analgetisch, antipyretisch, antiphlogistisch)	Diclofenac (Allvoran, Diclac, Diclo, Duravolten, Effekton, Voltaren)	50mg p.o. 2–3x/d

T 15.9 Zoster oticus

	Virustatikum (Purinantagonist, DNA-Polymerasehemmer)	Aciclovir (Acic, Supraviran, Zovirax) →161	mittelschwer: 800mg p.o. 5x/d, schwer: 5–10mg/kg i.v. 3xd
ggf.	Glukokortikoid (antiinflammatorisch, immunsuppressiv)	Prednisolon (Decortin H, Dermosolon, Predni H) →110	Akut: 250–500mg i.v. 1xd
ggf.	Arylpropionsäurederivat (analgetisch, antipyretisch, antiphlogistisch)	Diclofenac (Allvoran, Diclac, Diclo, Duravolten, Effekton, Voltaren) →102	50mg p.o. 2–3/xd
		Ibuprofen (Contraneural, Aktren, Analgin, Anco, dolgit, Dolormin, Ibuhexal, Imbun, Urem) →101	400mg p.o. 3x/d
Bei Innenohrbeteiligung			
ggf.	Rheologika	s. Hörsturz →489	s. Hörsturz →489

T 15.10 Otitis media

T 15.10.1 Akut

Symptomatisch

	Alpha-Sympathomim. (lokal abschwellend)	Xylometazolinchlorid (Otriven) →235	3x 1–2 Sprühstöße 0,1% Ki.: 0,05% (max 10 Tage (Privinismus))
evtl.	Analgetikum (analgetisch, antipyretisch)	Paracetamol (Ben-u-ron, Captin, Enelfa,Paedialgon, Parapaed, Sinpro) →104	10–15 mg/kg als ED max: 50kg/d

Bakteriell, initial

	Aminopenicillin (Antibiose)	Amoxicillin (Amoxibeta, Amoxypen, Amoxihexal, Amoximerck, Infectomox, Jutamox) →144	0,5–1g p.o. 3xd Ki.: 50–100mg/kg p.o. in 3 ED

Schwere Formen

	Aminopenicillin + β-Laktamaseinhibitor (Antibiose)	Amoxicillin + Clavulansäure (Abiclav, Amoclav, Amociclav, Amoxidura, Augmentan) →146	875/125mg p.o. 2xd; 1,2–2,2g i.v. 3xd Ki.: p.o. laut Beipackzettel 20–32mg/kg i.v. 3xd
oder	Cephalosporin 2. Gen (Antibiose)	Cefaclor (CEC, Ceclorbeta, Cef-Diolan, Infectocef, Panoral) →148	0,5g p.o. 3xd Ki.: 30–50mg/kg in 3 ED/d
		Cefuroxim (Zinacef) →147	1,5g i.v. 3xd Ki.: 30–100mg/kg i.v. 3ED/d

T 15 HNO – Therapie

T 15.10.2 Chronische Otitis media akut exazerbiert

	Gyrasehemmer (Antibiose)	Ciprofloxacin (Ciloxan Ohrentropfen, Ciprobay Lösung) →154	2x3–4 Trpf Cave: Ausschluss Trommelfellperforation
ggf. plus	Gyrasehemmer (Antibiose)	Ciprofloxacin (Cipro, Ciprobay, Ciprodura, Gyracip) →154	500mg p.o. 2xd 200–400mg i.v. 2xd
		Levofloxacin (Tavanic) →154	500mg p.o./i.v. 1–2xd
oder	Cephalosporin 3. Gen. (Antibiose)	Ceftazidim (Fortum) →147	1–2g i.v. alle 12h Ki.: 15–50mg/kg i.v. alle 12h

T 15.11 Mastoiditis

T 15.11.1 Akut

	Aminopenicillin + β-Laktamaseinhibitor (Antibiose)	Amoxicillin + Clavulansäure Augmentan →146	1,2–2,2g i.v. 3xd Ki.: 20–32mg/kg i.v. 3xd
oder	Cephalosporin 2. Gen. (Antibiose)	Cefuroxim (Zinacef) →147	1,5g i.v. 3xd Ki.: 30–100mg/kg i.v. in 3ED/d

T 15.11.2 Chronisch

	Gyrasehemmer (Antibiose)	Ciprofloxacin (Ciloxan Ohrentropfen, Ciprobay Lösung) →154	2x3–4 Trpf Cave: Ausschluss Trommelfellperforation
ggf. plus	Gyrasehemmer (Antibiose)	Ciprofloxacin (Cipro, Ciprobay, Ciprodura, Gyracip) →154	500mg p.o. 2xd 200–400mg i.v. 2xd
		Levofloxacin (Tavanic) →154	500mg p.o./i.v. 1–2xd
oder/ Kinder	Cephalosporin 3. Gen. (Antibiose)	Ceftazidim (Fortum) →147	1–2g i.v. alle 12h Ki.: 15–50mg/kg i.v. alle 12h
oder (Staph aureus)	Cephalosporin 2. Gen (Antibiose)	Cefaclor (CEC, Infectocef, Panoral) →148	0,5g p.o. 3xd Ki.: 30–50mg/kg in 3 ED/d
		Cefuroxim (Zinacef) →147	1,5g i.v. 3xd Ki.: 30–100mg/kg i.v. 3ED/d

T 15.12 M. Menière

T 15.12.1 Im Anfall

	Antihistaminikum (Hemmung zentraler Histaminrezeptoren ⇒ antiemetisch)	Dimenhydrinat (Vomex A) →139	1–2 Ampullen langsam i.v.
ggf.	Schleifendiuretikum (Volumenentlastung bei Labyrinthhydrops)	Furosemid (Furo, Furorese, Fusid, Lasix) →60	40mg i.v.

Hörsturz

T 15.12.2 Im Anschluss/Intervall

ggf.	**Antihistaminikum** (Hemmung zentraler Histaminrezeptoren ⇒ antiemetisch)	**Betahistin** (Aequamen, Melopat, Ribrain, Vasomotal) →139	3 x 6–12 mg p.o.
ggf.	**Glukokortikoid + Rheologika + Plasmaexpander**	s. Hörsturz →489	

T 15.13 Hörsturz

	Rheologikum (Erysverformbarkeit ↑, Durchblutung ↑)[223]	**Pentoxifyllin** (PentoHEXAL, Pento-Puren, Rentylin, Trental) →85	1.d: 200mg, 2.–10.d: 300mg i.v. in 500 ml Ringerlösung über mind. 4–6 h
plus	**Glukokortikosteroid** (antiinflammatorisch, immunsuppressiv)	**Prednisolon** (Decortin H Tabletten, Solu-Decortin-Infusionslösung) →110	1.+2.d: 500mg, 3.+4.d: 250mg, 5.+6.d: 150mg i.v. als Kurzinfusion; danach am 7.d: 80mg, 8.d: 60mg, 9.d: 40mg, 10.d: 20mg p.o. oder i.v.
ggf.	**Plasmaexpander** (Volumensubstitution)	**Hydroxyethylstärke** (HAES 6%) →74	1.–3.d: 500ml i.v.
evtl.	**H2-Rezeptorblocker** (Ulkusprophylaxe)	**Ranitidin** (Ranibeta, Ranitic, Sostril) →130	150–300mg p.o. 1xd

[223] Frankfurter Infusionsschema, modifiziert nach Stennert

T 15.14 Tinnitus aurium

Akut wie Hörsturz, s.o.

plus	**Rheologikum** (Erysverformbarkeit ↑, Durchblutung ↑)	**Pentoxifyllin** (PentoHEXAL, Pento-Puren, Rentylin, Trental) →85	400mg p.o. 3xd

T 15.15 Sialadenitis

	Cephalosporin 1. Gen. (Antibiose)	**Cefalexin** (Cephalex, Cephalexin-ratiopharm) →148	0,5–1g p.o. 3xd Ki.: 50–100mg/kg in 3 ED/d p.o.
		Cefadroxil (Cedrox, Grüncef) →148	1g p.o. 2xd Ki.: 25–100mg/kg in 2 ED/d p.o.
		Cefazolin (Basocef, Cephazolin) →146	0,5–2g i.v. 3xd Ki.: 25–100mg/kg i.v. in 3 ED/d
oder	**Cephalosporin 2. Gen.** (Antibiose)	**Cefaclor** (CEC, Ceclorbeta, Cef-Diolan, Infectocef, Panoral) →148	0,5g p.o. 3xd Ki.: 30–50mg/kg in 3 ED/d
		Cefuroxim (Zinacef) →147	1,5g i.v. 3xd Ki.: 30–100mg/kg i.v. 3ED/d
evtl.	**Anilinderivat** (analgetisch, antipyretisch)	**Paracetamol** (Ben-u-ron, Captin, Enelfa, Paedialgon, Sinpro) →104	10–15mg/kg als ED, max 50mg/kg/d
evtl.	**Vitamin C** (Speichelfluss ↑)	**Ascorbinsäure** (Ascorbinsäure-Lutschtabletten) →76	bis 500mg/d p.o.

T 16 Urogenitalsystem – Therapie (M. Jakob)

T 16.1 Zystitis

T 16.1.1 Allgemeine Therapie [224]

evtl.	Parasympatholytikum (Spasmolyse)	N-Butylscopolamin (Buscopan) →105	3-5 x10-20mg/d p.o., rect. (b. Bed.)
evtl.	Harnansäuerung (antimikrobielles Milieu)	Methionin (Acimethin) →240	3 x 500-1000mg/d p.o. (b. Bed.) + Diurese mehr als 2l/d

T 16.1.2 Akute unkomplizierte bakterielle Zystitis (<7d, ⌀ Fieber) bzw. Urethralsyndrom [224, 225, 226]

	Folatantagonist + p-Aminobenzoesäureantagonist (Antibiose)	Cotrimoxazol (Eusaprim, Kepinol, Sigaprim, Supracombin) →155	2 x 160+800mg/d p.o. für 3 Tage
oder	Gyrasehemmer (Antibio.)	Ciprofloxacin (Ciprobay) →154	2 x 250mg/d p.o. für 3 Tage
oder	Makrolid (Antibiose)	Azithromycin (Zithromax, Ultreon) →151	1 x 1g/d p.o. (einmalig)
	nur bei Urethralsyndrom und Nachweis von Chlamydien, Mycoplasmen, Uroplasmen		

T 16.1.3 Rezid. bakterielle Zystitis (Frauen, Zystitis > 3 x/Jahr) [224, 225, 226]

oder	Folatantagonist + p-Aminobenzoesäureantagonist (Antibiose)	Cotrimoxazol (Eusaprim, Kepinol, Sigaprim, Supracombin) →155	2 x 160+800mg/d p.o., für mind. 7d, bzw. 1 x 40+200mg als Langzeittherapie und Prophylaxe (bis zu 6 M. bei Langzeittherapie)
oder	Nitrofurantoinderivate	Nitrofurantoin (Nitrofurantin, Cystit, Furadantin) →158	1 x 50-100mg/d p.o. (für 6 M. bei Langzeittherapie)
	alternativ bei rezid. bakteriellen Zystitiden: intermittierende Selbsttherapie wie bei akuter Zystitis für 3 Tage bei ersten Symptomen, mehrmals im Jahr		

T 16.1.4 Zystitis bei Gravidität [224, 225, 226]

	Aminopenicillin (Antibiose)	Amoxicillin (Amoxihexal, Amoxypen, Clamoxyl, Jephoxin) →144	3 x 0,5-1g/d p.o.
oder	Cephalosporin 2.Gen. (Antibiose)	Cefuroxim-Axetil (Elobact, Zinnat) →147	2 x 500mg/d p.o. (10 d)

T 16.1.5 Zystitis bei Diabetes mellitus [224, 226]

	Aminopenicillin (Antibiose)	Amoxicillin (Amoxihexal, Amoxypen, Clamoxyl, Jephoxin) →144	3 x 0,5-1g/d p.o., (3 x 1-2g/d i.v.) (7 d)
oder	Cephalosporin 2.Gen. (Antibiose)	Cefuroxim-Axetil (Elobact, Zinnat) →149	2 x 500mg/d p.o. (10 d)
oder	Gyrasehemmer (Antibiose)	Ofloxacin (Tarivid, Floxal) →154	2 x 100-200mg/d p.o. (7 d)
oder	Folatantagonist + p-Aminobenzoesäureantagonist (Antibiose)	Cotrimoxazol (Eusaprim, Kepinol, Sigaprim, Supracombin) →155	2 x 160+800mg/d p.o. (7 d)

T 16.2 Pyelonephritis

T 16.2.1 Auswärts erworben, milder klinischer Verlauf, ohne Prädispositionsfaktoren [224, 225, 226]

	Aminopenicillin + Beta-Laktamase-Inhibitor (Antibiose)	Amoxicillin + Clavulansäure (Augmentan) →146	3 x 0,625g/d p.o. (mind. 14 d)
oder	Gyrasehemmer (Antibiose)	Ciprofloxacin (Ciprobay) →154	2 x 500mg/d p.o. für 14 Tage
oder	Cephalosporin 2.Gen. (Antibiose)	Cefuroxim-Axetil (Elobact, Zinnat) →149	2 x 500mg/d p.o. (10 d)

T 16.2.2 Nosokomial, schwerer klinischer Verlauf, mit Prädispositionsfaktoren [224]

Initial

	Cephalosporin 3.Gen. (Antibiose)	Ceftriaxon (Rocephin) →147	1 x 2g/d i.v.
plus	Aminoglykosid (Antibiose)	Gentamicin (Refobacin, Sulmycin) →152	2-5mg/kg/d i.v. (Cave: Niereninsuff., Spiegelkontrolle)
oder	Gyrasehemmer (Antibiose)	Ciprofloxacin (Ciprobay, Ciloxan) →154	2 x 200mg/d i.v.
oder	Acylaminopenicillin + Beta-Laktamase-Inhibitor (Antibiose)	Piperacillin + Tazobactam (Tazobac) →146	3 x 4g/d i.v. 3 x 1g/d i.v.

Gegebenenfalls weiterführen mit

	Aminopenicillin + Beta-Laktamase-Inhibitor (Antibiose)	Amoxicillin + Clavulansäure (Augmentan) →146	3 x 0,625g/d p.o. (2 Wo)
oder	Folatantagonist + p-Aminobenzoesäureantagonist	Cotrimoxazol (Eusaprim, Kepinol, Sigaprim, Supracombin) →155	2 x 160+800mg/d p.o. (2 Wo)

[224] Naber KG, et al. Empfehlungen zur antimikrobiellen Therapie von Infektionen der Nieren und des Urogenitaltraktes beim Erwachsenen. Paul-Ehrlich Gesellschaft, Chemotherapie Journal 2000;9(6):193-199.
[225] Fihn S. Clinical practice. Acute uncomplicated urinary tract infection in women. N Engl J Med. 2003 Jul 17;349(3):259-66.
[226] Vogel F, et al. Rationaler Einsatz oraler Antibiotika bei Erwachsenen. Paul Ehrlich Gesellschaft, Chemotherapie Journal 2002;11(2):47-58.

T 16 Urogenitalsystem – Therapie

T 16.3 Urosepsis

T 16.3.1 Initial [224]

	Cephalosporin 3.Gen. (Antibiose)	**Ceftriaxon** (Rocephin) →147	*1 x 2g/d i.v.*
plus	Aminoglykosid (Antibiose)	**Gentamicin** (Refobacin, Sulmycin) →152	*2-5mg/kg/d i.v., bis Entfieberung*
	Cave: Niereninsuffizienz, Spiegelkontrolle		
Oder			
	Gyrasehemmer (Antibiose)	**Ciprofloxacin** (Ciprobay, Ciloxan) →154	*2 x 200 - 2 x 400mg/d i.v.*
Oder			
	Acylaminopenicillin + Beta–Laktamase-Inhibitor (Antibiose)	**Piperacillin** (Tazobac) + **Sulbactam** (Combactam) →145	*3 x 4g/d i.v.* *3 x 1g/d i.v.*
Oder			
	Carbapenem (Antibiose)	**Imipenem** (Zienam) →156	*4 x 0,5g i.v.*

[227] Vogel F, et al. Empfehlung zur kalkulierten parenteralen Initialtherapie bakterieller Erkrankungen bei Erwachsenen. Chemotherapie Journal 2004;13:78-84.

T 16.4 Glomerulonephritis

T 16.4.1 Akute postinfektiöse GN (z.B. Immunkomplexnephritis nach Streptokokkeninfektion)

	Benzylpenicillin (Antibiose)	**Penicillin G** (Penicillin G, Penicillin Grünenthal, Penicillin-Heyl) →143	*4-6 x 0,5-10Mio. IE/d i.v. (7-10 d)*
oder	Makrolid (Antibiose)	**Erythromycin** (Eryhexal, Erythrocin, Paediathrocin, Sanasepton) →151	*3 x 500mg/d p.o., 4 x 0,5-1 g/d i.v. (7-10 d, bei Penicillinallergie)*

T 16.4.2 Minimal change GN

Initial

Glukokortikosteroide (antiinflammatorisch, immunsuppressiv)	**Methylprednisolon** (Medrate, Metypred, Urbason) →110	*1mg/kg/d p.o. für 6 Wo, Reduktion nach Verringerung der Proteinurie: 50%/Wo bis zu 20mg/d, dann Reduktion 5mg alle 3 d (bei Rezidiv gleiches Schema und Ausschleichen über 6 M.)*

Bei Resistenz und/oder Steroidnebenwirkungen zusätzlich

	Transkriptionsfaktorhemmung v.a. bei T-Lymphozyten	**Ciclosporin** (Sandimmun) →172	*5mg/kg/d für 8 Wo, Reduktion auf 5 mg/d innerhalb eines Jahres (Spiegelkontrolle)*
oder	Alkylanz (immunsuppressiv)	**Cyclophosphamid** (Cyclostin, Endoxan) →260	*2-3mg/kg/d für 8 Wo*

Glomerulonephritis

T 16.4.3 Membranöse GN (Schema nach Ponticelli)

	Glukokortikosteroide (antiinflammatorisch, immunsuppressiv)	Prednisolon (Decortin H, Solu-Decortin, Prednihexal) →110	1000mg/d i.v. für 3 d, dann 0,5mg/kg/d bis 30. d (im 1., 3. und 5. Monat)
plus	Zytostatikum (immunsuppressiv)	Chlorambucil (Leukeran) →260	0,2mg/kg/d für 30 d (im 2., 4. und 6. Monat)

T 16.4.4 Fokal segmental sklerosierende GN

Initial

	Glukokortikosteroide (antiinflammatorisch, immunsuppressiv)	Prednisolon (Decortin H, Solu-Decortin, Prednihexal) →110	1-1,5mg/kg/d p.o. für 6 Wo, Reduktion nach Verringerung der Proteinurie: 50%/Wo bis zu 20mg/d, dann Reduktion 5mg alle 3 d (bei Rezidiv gleiches Schema und Ausschleichen über 6 M.)

Bei Resistenz zusätzlich

	Transkriptionsfaktor-hemmung v.a. bei T-Lymphozyten	Ciclosporin (Sandimmun) →172	5mg/kg/d für 8 Wo, Reduktion auf 5mg/d innerhalb eines Jahres (Spiegelkontrolle)
oder	Alkylanz (immunsuppressiv)	Cyclophosphamid (Cyclostin, Endoxan) →260	2,5mg/kg/d für 8 Wo

T 16.4.5 Membranproliferative Glomerulonephritis

Therapie nur bei schwerer Proteinurie und nach Ausschluss einer aktiven Hepatitis C

Thrombozyten-aggregationshemmer	Acetylsalicylsäure + Dipyridamol (Asasantin) →84	330mg/75mg p.o. 3 x/d
Glukokortikosteroide	Prednisolon (Decortin H) →110	120mg p.o. jeden 2. Tag für 12-16 Wo, bei Ansprechen Dosisreduktion über M. auf 20-30mg jeden 2. Tag

T 16.4.6 IgA-Nephropathie [228]

ACE-Hemmer+Angiotensin-II-Rezeptorantagonisten	Losartan (Lorzaar) →49	2 x 50mg/d p.o.
Glukokortikosteroide	Methylprednisolon (Urbason) →110	1g/d i.v. an den Tagen 1-3 zu Beginn von Monat 1, 3, 5
	Prednisolon (Decortin H) →110	0,5mg/kg/KG p.o. 1 x jeden 2. Tag für 6 M.
Fischölpräparate	n-3-mehrfachungesättigte Fettsäuren (Omacor)	12g/d p.o.

[228] Donadio J, Grande JP. IgA nephropathy. N Engl J Med. 2002 Sep 5;347(10):738-48.

T 16.4.7 Rapid progressive GN [229, 230]

Anti-Glomerulumbasalmembran-AK

	Glukokortikosteroide (antiinflamm., immunsuppressiv)	**Methylprednisolon** (Medrate, Metypred, Urbason) →110	500–1000 mg i.v. für 3 d, dann 1000 mg/d für 7 d, dann Reduktion 20 mg/Wo
plus	**Alkylanz** (immunsuppressiv)	**Cyclophosphamid** (Cyclostin, Endoxan) →260	2–3 mg/kg/d i.v. oder p.o. (mind. 6 M.) oder Bolustherapie mit 500 mg/m² KOF (Wiederholung nach 4 Wo, 6 Zyklen) Dauer n. Bed. und Therapieform, Cave: Blutbild (Leuko-/Lymphopenie)
evtl. plus	**Cyclophosphamid-Metabolit** (Acroleinneutralisation, (Zystitisprophylaxe)	**Mesna** (Uromitexan)	200–400 mg vor/4 h + 8 h nach Inf. i.v. (bei Bolustherapie)
evtl. plus	**Plasmapherese**		

Immunkomplex-GN, Lupusnephritis [231]

Lupusnephritis nach WHO-Klassen (nach Histologie und Verlauf):
Klasse I: keine Therapie, Klasse II: nur Steroide, Klasse III + IV: siehe Schema

	Glukokortikosteroide (antiinflammatorisch, immunsuppressiv)	**Methylprednisolon** (Medrate, Metypred, Urbason) →110	1 mg/kg/d i.v. für 1 M., dann ausschleichen
plus	**Alkylanz** (immunsuppressiv)	**Cyclophosphamid** (Cyclostin, Endoxan) →260	Bolustherapie mit 500–750 mg/m² KOF (Wiederholung nach 4 Wo, 6 Zyklen) Cave: Blutbild (Leuko-/Lymphopenie)

Immunkomplex-GN, ANCA-assoziierte (z.B. M. Wegener, mikr. Polyangiitis)

	Glukokortikosteroide (antiinflamm., immunsuppressiv)	**Methylprednisolon** (Medrate, Metypred, Urbason) →110	0,6–0,8 mg/kg/d (6 M.)
	Alkylanz (immunsuppressiv)	**Cyclophosphamid** (Cyclostin, Endoxan) →260	2–3 mg/kg/d i.v., nach 1 M. beginnend auf 7,5 mg/d ausschleichen (6 M.)
evtl. plus	**Plasmapherese**		

Erhaltungstherapie

	Purinanalogon (immunsuppressiv)	**Azathioprin** (Imurek, Zytrim)	1–3 mg/kg/d für 1–3 Jahre
Alternativ	**Immunsuppression** (Inhibition der Lymphozytenproliferation)	**Mycophenolatmofetil** (CellCept)	500–3000 mg/d für 1–3 Jahre

[229] Grabensee B, Bach D, Heering P. Immunsuppression in der Therapie der Glomerulonephritis. Internist (Berl). 1997 Jun;38(6):562-73.
[230] Classen M, et al. Rationelle Diagnostik und Therapie in der Inneren Medizin. Dtsch. Gesellschaft für Innere Med. in Zusammenarbeit mit dem Bundesverb. Deutscher Intern. Urban & Fischer, München.
[231] Contreras G, et al. Sequential therapies for proliferative lupus nephritis. N Engl J Med. 2004 Mar 4;350(10):971-80.

Diabetische Nephropathie

T 16.5 Diabetische Nephropathie

	im Vordergrund steht die korrekte BZ-Einstellung		
	ACE-Hemmer (Renoprotektivum)	Ramipril (Delix, Vesdil) →47	1 x 2,5-10mg p.o.

T 16.6 Akutes Nierenversagen

evtl.	Schleifendiuretikum (Diuresesteigerung)	Furosemid (Diurapid, Furorese, Furanthril, Fusid, Hydro-rapid, Lasix) →60	20-80mg/h, max 2000mg/d (b. Bed.)
evtl.	Kationenaustauscher (Hyperkaliämietherapie)	Resonium →70	3-4 x 15g/d p.o., evtl. auch Einlauf (b. Bed.)
oder evtl.	Redistribution, (Hyperkaliämietherapie)	Glukose 10% →72 + Insulin →117	500ml + 10-20IE über 1h i.v. (b. Bed.)
oder evtl.	Membranantagonismus (Hyperkaliämietherapie)	Kalziumglukonat 10% (10ml = 2,3 mmol Ca^+) →69	2,3-4,5mmol i.m. oder langs. i.v. (b. Bed.)
evtl.	Puffer (Azidosetherapie)	Natriumhydrogencarbonat 8.4% (100ml = 100mmol HCO_3^-) →74	BE x 0,3 x kg = mmol, max. 1,5mmol/kg/h i.v. (50% des Bedarfs in ersten 2h, langs. geben!), Ernährung:hochkalor. (30-40 kcal/kG/Tag),eiweiß-reduziert (0,6-0,8g/kg KG/Tag)

T 16.7 Chronische Niereninsuffizienz

evtl.	Elektrolytlösung (Volumensubstitution)	NaCl 0.9%	nach ZVD, Hkt (Klinik)
evtl.	Hormon (Anämietherapie)	Erythropoetin (Erypo, Recormon) →78	s. Pckg. Beil.
evtl.	Hormon (Osteopathietherapie)	Calcitriol (Rocatrol) →76	erst 0,25 µg p.o. jd. 2. d dann 2-3 x 0,25µg/Wo (Ca-Kontrolle)
	ACE-Hemmer (antihypert. Ther., Ziel-RR: 120/80mmHg)	Ramipril (Delix, Vesdil) →47	1 x 2,5-10mg p.o. CAVE: Hyperkaliämie!
evtl.	Phosphatbindung (Osteopathietherapie)	Kalziumkarbonat (Kalziumkarbonat 500= 199mg Ca)	3 x 500mg/d p.o. (Klinik)
plus	Eiweißrestriktion, Lipidsenker		
	Therapie individuell stark unterschiedlich je nach Klinik, Verlauf		

T 16 Urogenitalsystem – Therapie

T 16.8 Nephrotisches Syndrom

	Schleifendiuretikum (Diuresesteigerung)	Furosemid (Diurapid, Furorese, Furanthril, Fusid, Hydro-rapid, Lasix) →60	50-100 mg/h, max 2000 mg/d
plus	Benzothiadiazin-diuretikum (Diuresesteigerung)	Hydrochlorothiazid (Diumesulin, Esidrix HCT Hexal, HCT Isis) →61	1 x 25-50 mg/d p.o.
oder plus	Thiazidderivat-diuretikum (Diuresesteigerung)	Xipamid (Aquaphor) →61	1 x 10-40 mg/d p.o.
	HMG-CoA-Reduktasehemmer (intrazell. Cholesterinsynth. ↓, LDL ↓, HDL ↑)	Simvastatin (Denan, Zocor) →113	1 x 20 mg/d p.o. zur Nacht (je nach Therapie der Grundkrankheit, Blutfette)
	ACE-Hemmer (Renoprotektivum)	Ramipril (Delix, Vesdil) →47	1 x 2,5-10 mg p.o.
plus	proteinarme Kost, Thromboseprophylaxe, evtl. Gammaglobuline		

[232] Naujoks H, Wanner C. Proteinurie. Internist (Berl). 1998 Sep;39(9):955-67.

T 16.9 Nephrolithiasis

T 16.9.1 Uratsteine

	Harnalkalisierer (Litholyse)	Ka-Na-Hydrogencitrat (Uralyt-U) →240	4 x 2,5 g/d p.o. (> ¼ Jahr nach Litholyse, Urin-pH auf 6,2-6,8)
plus	Xanthinoxidase-Hemmer (Harnsäuresynth.-hem.)	Allopurinol (Allohexal, Allopurinol Hexal, Cellidrin, Foligan, Remid, Uripurinol, Urosin, Zyloric) →111	1 x 100-300 mg/d p.o.
evtl. plus	Urikusurikum (Harnsäurerückresorpt.-Hem.)	Benzbromaron (Narcaricin) →111	1 x 50-100 mg p.o.

T 16.9.2 Zystinsteine

	Harnalkalisierung (Litholyse)	Ka-Na-Hydrogencitrat (Uralyt-U) →240	4 x 2,5 g/d p.o. (Urin-pH auf 7.5)
evtl. plus	Reduzierende Wirkung (Verhältnis Zystin/Zystein ↓, Zystein besser löslich)	Ascorbinsäure-Brause-Tbl. (Ascorvit) →76	5 x 1 g/d p.o.
evtl. plus	Zystein-Medikament (Komplexbildung)	Alpha-Mercaptopropionyl-glycin (Captimer)	0,5-4 g/d
ult. rat.	Disulfidbildung mit Zystein (Steigerung der Löslichkeit)	D-Penicillamin (Metalcaptase) →108	4 x 150 mg/d

Nierenkolik

T 16.9.3 Kalziumoxalatsteine

	Benzothiadiazin (Ca-Sekretionshemmung)	**Chlortalidon** (Hydro-long, Hygroton) →61	1 x 25-50mg p.o. jd. 2. d
evtl.	**Xanthinoxidase-hemmung** (Harnsäuresynthese ↓) Uratsteine Quelle für Kalziumsteine	**Allopurinol** (Allohexal, Allopurinol Hexal, Cellidrin, Foligan, Remid, Uripurinol, Urosin, Zyloric) →111	1 x 100-300mg/d p.o.
evtl.	**Harnalkalisierung** (Litholyse)	**Ka-Na-Hydrogencitrat** (Uralyt-U) →240	4 x 2,5g/d p.o.

T 16.9.4 Phosphatsteine

evtl.	**→240 Harnsäuerung** (Litholyse)	**Adipinsäure + Ammoniumchlorid** (Extin)	3 x 3 Tbl. (je 250 + 200)/d p.o. (Urin-pH auf 5,6-6,2)
oder evtl.	**Harnsäuerung** (Litholyse)	**Methionin** (Acimethin) →240	3 x 500-1000mg/d p.o. (Urin-pH auf 5,6-6,2)
evtl.	**Antazidum** (Phosphatbindung im Darm)	**Al-Hydroxid** (Solugastril) →132	3 x 1-2 Tbl./d p.o. oder 3 x 1 Btl./d p.o. (b. Bed.)

T 16.10 Nierenkolik

T 16.10.1 Basistherapie

	Opioid (Analgesie)	**Pethidin** (Dolantin) →98	30mg langs. i.v. (b. Bed.)
evtl.	**Pyrazolderivat** (Analgesie)	**Metamizol** (Analgin, Baralgin, Berlosin, Novalgin, Novaminsulfon) →104	1-4 x 1g i.v. (b. Bed.)
	Parasympatholytikum (Spasmolyse)	**N-Butylscopolamin** (Buscopan) →105	20mg langs. i.v. (b. Bed.)
evtl.	**Arylessigsäurederivat, Cyclooxygenasehemmer (NSAR)** (antiphlogistisch, analgetisch, Schleimhautödem ↓)	**Diclofenac** (Allvoran, Arthrex, Duravolten, Diclac, Diclo, Effekton, Rewodina, Voltaren) →102	1-3 x 50mg p.o., rect., 1 x 100mg/d (ret.) p.o., 1 x 75mg i.m.
		Cave bei erhöhten Retentionswerten	

T 16.10.2 Bei Harnwegsinfektion

	Cephalosporin 3.Gen. (Antibiose)	**Cefotaxim** (Claforan) →147	3 x 2g/d i.v.
plus	**Aminoglykosid** (Antibiose)	**Gentamicin** (Refobacin, Sulmycin) →152	2-5mg/kg/d i.v.
evtl.	**Gyrasehemmer** (Antibiose)	**Ciprofloxacin** (Ciprobay, Ciloxan) →154	2 x 100-200mg/d i.v.

T 16.11 Akuter Harnverhalt (postoperativ)

Cave: primär Dauerkatheter!

evtl.	Parasympathomimetikum (Kontraktion des M. detrusor ⇒ Absetzen von Urin)	Carbachol (Carbamann, Isopto-Carbachol, Jestryl)	0,25 mg s.c.

T 16.12 Urethritis

T 16.12.1 Initial

	Folatantagonist + p-Aminobenzoesäureantagonist (Antibiose)	Cotrimoxazol (Eusaprim, Kepinol, Sigaprim, Supracombin) →155	2 x 160+800 mg/d p.o. (5 d)
oder	Gyrasehemmer (Antibiose)	Ciprofloxacin (Ciprobay, Ciloxan) →154	2 x 250-750 mg/d p.o. (5 d)

T 16.12.2 Mycoplasma

	Makrolid (Antibiose)	Clarithromycin (Biaxin HP, MavidCyllind, Klacid) →151	2 x 250 mg/d p.o. (7 d)
oder		Azithromycin (Zithromax, Ultreon) →151	1 x 500 mg f. 3 d p.o.
oder	Tetracyclin (Antibiose)	Doxycyclin (Jenacyclin, Sigadoxin, Doxakne, Doxyhexal, Vibramycin, Vibravenös) →150	1. d: 1 x 200 mg p.o., dann: 1 x 100 mg/d p.o. (7 d)

T 16.12.3 Chlamydia trachomatis

	Makrolid (Antibiose)	Azithromycin (Zithromax, Ultreon) →151	1 x 1 g p.o. (einmalig)
oder	Tetracyclin (Antibiose)	Doxycyclin (Jenacyclin, Sigadoxin,Doxakne, Doxyhexal, Vibramycin, Vibravenös) →150	1 x 100 mg/d p.o. (7 d, bei chron. Infekten bis zu 3 M.)

T 16.12.4 Candida

	Imidazolderivat (Antimykotikum)	Fluconazol (Diflucan, Fungata) →167	1 x 100-200 mg/d p.o. (10-14 d)

T 16.12.5 Trichomonas vaginalis

	Nitroimidazol (Antiprotozoenmittel)	Metronidazol (Arilin, Clont, Flagyl, Metront, Vagimid) →156	3 x 250 mg p.o. (6 d)
oder	Nitroimidazol (Antiprotozoenmittel)	Tinidazol (Simplotan) →156	1 x 2 g p.o. (einmalig)

[233] Naber KG, et al. Empfehlungen zur antimikrobiellen Therapie von Infektionen der Nieren und des Urogenitaltraktes beim Erwachsenen. Paul-Ehrlich Gesellschaft, Chemotherapie Journal 2000;9(6):193-199.
[234] Vogel F, et al. Rationaler Einsatz oraler Antibiotika bei Erwachsenen. Paul Ehrlich Gesellschaft, Chemotherapie Journal 2002;11(2):47-58.

Prostatitis

T 16.13 Prostatitis

T 16.13.1 Allgemeine Therapie

evtl.	Parasympatholytikum (Spasmolyse)	N-Butylscopolamin (Buscopan) →105	3-5 x 10-20mg/d p.o., rect. (b. Bed.)
evtl.	Arylessigsäurederivat, Cyclooxygenasehemmer (NSAR) (antiphlogistisch, analgetisch, Schleimhautödem ↓)	Diclofenac (Allvoran, Arthrex, Duravolten, Diclac, Diclo, Effekton, Rewodina, Voltaren) →102	1-3 x 50mg/d p.o., rect., 1 x 100mg/d (ret.) p.o., 1 x 75mg i.m. (b. Bed.)

T 16.13.2 Akut bakterielle

	Gyrasehemmer (Antibiose)	Ciprofloxacin (Ciprobay, Ciloxan) →154	2 x 500mg/d p.o. (mind. 10 d)
oder	Folatantagonist + p-Aminobenzoesäure-antagonist (Antibiose)	Cotrimoxazol (Eusaprim, Kepinol, Sigaprim, Supracombin) →155	2 x 160 + 800mg/d p.o.

T 16.13.3 Schwerer Verlauf (Urosepsis)

	Cephalosporin 3.Gen. (Antibiose)	Cefotaxim (Claforan) →147	3 x 2g/d i.v.
plus	Aminoglykosid (Antibiose)	Gentamicin (Refobacin, Sulmycin) →152	2-5mg/kg/d i.v.
oder	Gyrasehemmer (Antibiose)	Ciprofloxacin (Ciprobay, Ciloxan) →154	2 x 200mg/d i.v. (Spiegelkontrolle, Cave: Verschlechterung der Nierenfkt.)

T 16.13.4 Chronische

	Gyrasehemmer (Antibiose)	Ciprofloxacin (Ciprobay, Ciloxan) →154	2 x 500mg für 4-6 Wo
oder	Folatantagonist + p-Aminobenzoesäure-antagonist (Antibiose)	Cotrimoxazol (Eusaprim, Kepinol, Sigaprim, Supracombin) →155	2 x 160+800mg/d p.o. (1-3 M.)

T 16.13.5 Abakterielle

	Tetracyclin (Antibiose)	Doxycyclin (Jenacyclin, Sigadoxin, Doxakne, Doxyhexal, Vibramycin, Vibravenös) →150	d 1: 1 x 200mg p.o., i.v. dann: 1 x 100mg p.o., i.v. (10 d)
evtl. anschl.	Nitroimidazol (antiprotozoenmittel)	Metronidazol (Arilin, Clont, Flagyl, Metront, Vagimid) →156	2-3 x 250-400mg p.o., 2-3 x 500mg i.v. (10 d)
	Makrolid (Antibiose)	Erythromycin (Eryhexal, Erythrocin, Paediathrocin, Sanasepton) →151	2-3 x 500mg p.o., 2-3 x 200-300mg i.m., 3-4 x 0,5-1g i.v. (10 d)

[235] Naber KG, et al. Empfehlungen zur antimikrobiellen Therapie von Infektionen der Nieren und des Urogenitaltraktes bei Erwachsenen. Paul-Ehrlich Gesellschaft, Chemotherapie Journal 2000;9(6):193-199.

[236] Vogel F, et al. Rationaler Einsatz oraler Antibiotika bei Erwachsenen. Paul Ehrlich Gesellschaft, Chemotherapie Journal 2002;11(2):47-58.

T 16.14 Salpingitis, Endometritis, Tuboovarialabszess (antiinfektiös)

Bei unzureichendem Erfolg chirurgische Therapie

	Cephalosporin Gr. 5	Cefoxitin (Mefoxitin) →148	3 x 1-2g i.v. für 4 d
plus	Tetracyclin (Antibiose)	Doxycyclin (Jenacyclin, Sigadoxin, Doxakne, Doxyhexal, Vibramycin, Vibravenös) →150	d 1: 1 x 200mg i.v. d 2-4: 1 x 100mg/d i.v. dann 1 x 100mg/d p.o. für wenigstens 10 d
	Aminopenicillin+Beta-Laktamase-Inhibitor (Antibiose)	Ampicillin (Unacid) Sulbactam (Combactam) →145	3 x 3g/d i.v., 3 x 1g/d i.v. für wenigstens 4 d
plus	Tetracyclin (Antibiose)	Doxycyclin (Jenacyclin, Sigadoxin, Doxakne, Doxyhexal, Vibramycin, Vibravenös) →150	d 1: 1 x 200mg i.v. d 2-4: 1 x 100mg/d i.v. dann 1 x 100mg/d p.o. für wenigstens 10 d
	Lincosamide (Antibiose)	Clindamycin (Sobelin) →152	3-4 x 200-600mg i.v. für 4 d, dann 3 x 300mg p.o. für wenigstens 10 d
plus	Aminoglykosid (Antibio.)	Gentamicin (Refobacin) →152	2-5mg/kg KG i.v. 1 x/d für 4 d
	Fluorchinolon (Antibiose)	Ciprofloxacin (Ciprobay) →154	2 x 200mg/d i.v. für 4 d, dann 2 x 500mg/d p.o. f. mind. 10 d
plus	Nitroimidazol (Antibiose)	Metronidazol (Clont) →156	2 x 500mg/d i.v. für 4d, dann 2-3 x 400mg p.o. für 10d

[237] Naber KG, et al. Empfehlungen zur antimikrobiellen Therapie von Infektionen der Nieren und des Urogenitaltraktes beim Erwachsenen. Paul-Ehrlich Gesellschaft, Chemotherapie Journal 2000;9(6):193-199.
[238] Vogel F, et al. Rationaler Einsatz oraler Antibiotika bei Erwachsenen. Paul Ehrlich Gesellschaft, Chemotherapie Journal 2002;11(2):47-58.

T 16.15 Benigne noduläre Prostatahyperplasie

evtl.	Pflanzliches Sterin (Miktionserleichterung)	Beta-Sitosterin (Azuprostat, Harzol, Prostasal) →238	3 x 1-2 Tbl./d p.o. (evtl. Langzeittherapie)
evtl.	Pflanzlich (Miktionserleichterung)	Sägezahnpalmextrakt	3 x 1 Kps./d p.o. (evtl. Langzeittherapie)
evtl.	Prostataselektiver alpha-1-Blocker (Miktionserleichterung)	Alfuzosin (Urion, Uroxatral) →238	1-3 x 2,5 mg/d p.o. (evtl. Langzeittherapie)
		Tamsulosin (Alna, Omnic) →238	1 x 0,4mg/d ret/p.o.
		Terazosin (Flotrin) →238	1 x 5-10mg p.o.
evtl.	5-Alpha-Reduktasehemmer (Hyperplasie ↓)	Finasterid (Proscar) →238	1 x 5mg/d p.o. (evtl. Langzeittherapie)

Epididymitis

T 16.16 Epididymitis

T 16.16.1 Symptomatisch (nur bei unzureichender antibiotischer und antiphlogistischer Therapie)

evtl.	**Glukokortikosteroid** (antiinflammatorisch, immunsuppressiv)	**Prednisolon** (Decortin H, Solu-Decortin, Prednihexal) →110	*20 mg/d p.o. (7 d)*
evtl.	**Cyclooxygenasehemmer (NSAR)** (antiphlogistisch, analgetisch, Schleimhautödem ↓)	**Diclofenac** (Allvoran, Arthrex, Duravolten, Diclac, Diclo, Effekton, Rewodina, Voltaren) →102	*1-3 x 50 mg/d p.o., rect., 1 x 100 mg/d (ret.) p.o., 1 x 75 mg i.m.*

T 16.16.2 Antiinfektiös

	Gyrasehemmer (Antibiose)	**Ciprofloxacin** (Ciprobay, Ciloxan) →154	*2 x 250-750 mg/d p.o. (10 d)*
oder	**Ureidopenicillin** (Antibiose)	**Mezlocillin** (Baypen, Melocin) →145	*3 x 2 g/d i.v. (10 d)*
plus	**Aminoglykosid** (Antibiose)	**Gentamicin** (Refobacin, Sulmycin) →152	*1 x 2-5 mg/kg/d i.v. (10 d)*

T 16.17 Inkontinenz

T 16.17.1 Stressinkontinenz

evtl.	**Alpha-Sympathomimetikum** (Blasenhalstonisierung) bei Östrogenmangel: Substitution	**Midodrin** 1% →44 (Gutron)	*2 x 3-7 Trpf./d p.o.*

T 16.17.2 Dranginkontinenz (Urgeinkontinenz)

Motorische Dranginkontinenz

evtl.	**Parasympatholytikum** (Hemmung der Detrusorhyperaktivität)	**Oxybutinin** (Dridase, Oxybase) →237	*2-3 x 5 mg/d p.o.*
oder evtl.		**Tolterodin** (Detrusitol) →237	*2 x 2 mg/d p.o.*
oder evtl.	**Spasmoanalgetikum** (Detrusorhyperaktivität ↓)	**Flavoxat** (Spasuret) →237	*3-4 x 200 mg/d p.o.*
evtl.	**Trizyklisches Antidepressivum** (Modulation des Harndranggefühls)	**Imipramin** (Pryleugan, Tofranil) →201	*initial: 25-75 mg/d p.o., Erh. Dos.: 50-100 mg/d p.o.*
oder evtl.	**Parasympatholytikum** (Detrusorhyperaktivität ↓)	**Oxybutinin** (Dridase, Oxybase) →237	*2-3 x 5 mg/d p.o.*

T 17 Gynäkologie, Geburtshilfe – Therapie
(R. Kimmig, S. Schmidt-Petruschkat)

T 17.1 Mastopathie

	Gestagen (Milchgangbeeinflussung, lokale Progesteronapplikation)	Progesteron (Progestogel Gel, 10mg in 1g Gel) →242	2,5g/d Salbe auf jede Brust (jeweils vom 10.–25. Zyklustag)
	Gestagen (Milchgangbeeinflussung, lokale Progesteronapplikation)	Dydrogesteron (Duphaston) →242	5–10mg/d p.o. (jeweils vom 16.–25. Zyklustag)
		Medrogeston (Prothil) →242	
evtl.	Hypophysäre Dopamin-Rezeptor-Stimulation (Prolaktin ↓)	Bromocriptin (Pravidel, Kirim) →191	2,5–5mg/d p.o. (nach Prolaktin i.S.)
evtl.	Antiöstrogen (Blockade peripherer Rezeptoren, Östrogenwirkung ↓)	Tamoxifen (Kessar, Nolvadex, Zemide, Zitazonium) →245	s. Pckg. Beil. (b. Bed.)
	Gestagenbetonte Ovulationshemmer	Kombinationspräparat (Belara, Valette) →246	s. Packungsbeilage
evtl.	GnRH-Analoga	Leuprorelin (Enantone-Gyn) →246	3,75mg alle 4 Wo s.c./i.m.
	In Ausnahmefällen: Äthinyltestosteron (Induktion v. Progesteron-Rezeptoren ("progestagene Wirkung")	Danazol (Danazol ratiopharm)	200–400mg/d p.o. über 4–6 M. Cave: Nebenwirkungen!

T 17.2 Mastodynie

	Pflanzliches Präparat	(Mastodynon)	2 x 30 Gtt./d (mind. 3 M.)
	Gestagen (Milchgangbeeinflussung, lokale Progesteronapplikation)	Progesteron (Progestogel Gel, 10mg in 1g Gel) →242	2,5g/d Salbe auf jede Brust (jeweils vom 10.–25. Zyklustag)
	Hypophysäre Dopamin-Rezeptor-Stimulation (Prolaktin ↓)	Bromocriptin (Pravidel, Kirim) →191	2,5–5mg/d p.o. (nach STH/Prolaktin i.S.)
	Gestagen (Milchgangbeeinflussung, systemische Progesteronapplikation)	Dydrogesteron (Duphaston) →242	5–10mg/d p.o. (jeweils vom 16.–25. Zyklustag)
evtl.	Gestagenbetontes Kontrazeptivum (Einphasenpräparat)	Ethinylestradiol/ Lynestrenol (Ovoresta, Lyndiol, Yermonil, 0,03/0,15mg) →247	s. Pckg. Beil. (b. Bed.)

T 17.3 Prämenstruelles Syndrom

	Pflanzliches Präparat	(Mastodynon)	2 x 30 Trpf./d
	Gestagen (systemische Progesteron-applikation)	Medrogeston (Prothil) →242	5mg/d p.o. (jeweils vom 15.–25. Zyklustag)
evtl.	Benzothiadiazin (Korrektur von Flüssigkeits-/Elektrolytverschiebungen)	Chlortalidon (Hydro-long, Hygroton) →61	1 x 25–50mg p.o. (jeden 2.d)
evtl.	Indirektes Sympatho-mimetikum (Psychostimulation)	Amfetaminil (AN 1-Drg)	s. Pckg. Beil.

T 17.4 Endometriose

Gestagen	Hydroyprogesteron-derivate, z. B. MPA (Clinovir, Farlutal) →242	100mg/d p.o. (3–6 M.); ggf. Dosiserhöhung bei Zwischenblutungen
	Nortestosteron-abkömmlinge, z.B. Lynestrol (Orgametril, Exlutona)	5mg/d p.o. (6–12 M.)
	Medrogeston (Prothil)	5,25mg/d p.o.
Äthinyltestosteron (Induktion v. Progesteron-Rezeptoren, "progestagene Wirkung")	Danazol (Danazol ratiopharm)	600–800mg/d p.o. über 4–6 M. (< 200 mg/d häufig irreguläre Blutungen) Kontrolle: Östradiol-Spiegel < 50 pg/ml Cave: NW, z.T. irreversibel
LH-RH-Agonist (Down-Regulation hypophysärer Rezeptoren ⇒ Hormone ↓)	→246 Leuprorelin (Trenantone, Enantone-Gyn, Uno-Enantone)	3,75mg alle 4 W. s.c./i.m. für 3–6 M., ggf. add-back mit Tibolon (Liviella); ggf. Östrogene (1/2 Dosis d. HRT)
	Goserelin (Zoladex)	3,6 mg s.c. alle 4 Wo
	Nafarelin (Synarela)	1–2 Sprühstöße nasal 2 x tgl.
Kontrazeptivum plus Norethisteron-Derivat (ohne androgene Partial-wirkung)	→246 v.a. Dienogesthaltiges Kontrazeptivum (Valette)	s. Pckg. Beil.

T 17.5 Vulvadystrophie

T 17.5.1 Lichen sclerosus

Androgen (Testosteronpropionat, ggf. Dexamethasonzusatz)	Testosteronpropionat plus Dexamethason in Panthenol-Salbe (anrühren!) →127	2 x tgl. auf betroffene Stellen auftragen Cave: nur bei Erw.!
Östrogen lokal	Estriol-Salbe Ovestin, OeKolp →241	1 x tgl. auf betroffene Stellen auftragen (auch bei Ki.)

Kortikoide (lokal)	**Dexamethason** (Dexamethason-Wollff-Creme) →217	2 x tgl. auftragen
	Clobetasol (Dermoxin-Creme/Salbe)	2 x tgl. auftragen

T 17.5.2 Plattenepithelhyperplasie (squamöse Zellhyperplasie)

Kortikoid (lokal)	**Hydrocortison**(Hydrocortison-Wollff-Creme) →216	2 x tgl. für einige Wo auftragen

T 17.6 Vulvovaginitis

T 17.6.1 Allgemeine Therapie

Epithelisierungsmittel (Mukosaschutz-/pflege)	**Dexpanthenol** (Bepanthen, Panthenol)	(nach Bed.)

T 17.6.2 Bakterielle Vaginose

Allgemein

Nitroimidazol (Antibiose)	**Metronidazol** (Arilin, Clont, Flagyl, Vagimid) →156	2 x 0,5g/d p.o. (6 d) 1. d: 2 x 2,0g im Abstand von 6 h; 2. d: morgens 1 x 2,0g; jeden Abend 1 Vaginaltablette Kurztherapie (2 d)

Während Gravidität

Aminopenicillin (Antibiose)	**Amoxicillin** (Amoxypen, Clamoxyl)→144	3 x 1g/d p.o. (7 d)

T 17.6.3 Herpes simplex

Primär

Virustatikum Purinantagonist (DNA-Polymerasehemmer)	**Aciclovir** (Acic, Supraviran, Zovirax) →144	5 x 0,2g/d p.o., 3 x 5mg/kg/d i.v. (7 d)

Rekurrierend

Virustatikum Purinantagonist (DNA-Polymerasehemmer)	**Aciclovir** (Acic, Supraviran, Zovirax) →144	5 x 0,2g/d p.o. über 5 d 3 x 0,4g/d p.o. über 5 d 2 x 0,8g/d p.o. über 5 d
NSAR (Schmerzlinderung)	**Diclofenac**, →103 Piroxicam	bei > 6 Rezidiven: 3-5 x 0,2g/d p.o. (1 J.) 2 x 0,4 g/d p.o. (1 J.)

Während Gravidität

Virustatikum Purinantagonist (DNA-Polymerasehemmer)	**Aciclovir** (Acic, Supraviran, Zovirax) →161	2 x 0,4g/d p.o. (für 3 W.) Rezidivierende Infektionen: Therapie 10 d vor ET **Cave:** Partnertherapie! Bei chron. rez. Herpes in graviditate: Kondome! Wenig sinnvoll: Topische Therapie!

T 17.6.4 Candida

Allgemein

Antimykotikum (Imidazolderivat)	Clotrimazol (Canesten, Mykohaug C) →223	1 x 5g/d lokal (7 d)

Während Gravidität

Antimykotikum (Polyen, Membraneinlagerung)	Nystatin (Candio-Hermal, Lederlind) →224	1 x 1–2 Vaginaltbl. vor dem Schlafengehen (12 d)
	Clotrimazol (Canesten oder Canifug Creme)	1–3 x/d auftragen

T 17.6.5 Trichomonas

Cave: Immer Partnertherapie

Allgemein

Nitroimidazol (Antibiose)	Metronidazol (Arilin, Clont, Flagyl, Metront, Vagimid) →156	2 x 500mg p.o. (7 d) oder einmalig 2g p.o.

Chron. rezidivierend

Nitroimidazol (Antibiose)	Metronidazol (Arilin, Clont, Flagyl, Metront, Vagimid) →156	2–3g p.o. p.d. über 7–14 d, ggf. Komb. mit intravag. Applikation 0,5g/d, *Cave:* Partnertherapie!

Während Gravidität

Polyen (Membraneinlagerung, Antibiose)	Natamycin (Deronga, Pimafucin) →169	Creme 50ml: 1 x abends in die Scheide; Creme 20ml: 2 x/d auf erkrankte Hautpartien und Umgebung (strenge Indikation im 1. Trimenon wg. Benzalkoniumchlorid)

Während Gravidität nach dem ersten Trimenon (strenge Indikationsstellung)

Nitroimidazol (Antibiose)	Metronidazol (Arilin, Clont, s.o.) →169	einmalig 2g p.o. oder 1–3g i.v/d (7 d bei system. Infektionen)

T 17.7 Zervizitis

T 17.7.1 Chlamydien

Cave: Partnertherapie

Allgemein

Tetracyclin (Antibiose)	Doxycyclin (Jenacyclin, Sigadoxin, Vibramycin) →150	2 x 0,1g/d p.o. (14 d)

Während Gravidität

Makrolid (Antibiose)	Erythromycin (Erythrocin, Paediathrocin, Sanasepton) →151	3 x 0,5g/d p.o. (14–21 d)

T 17.7.2 Gonokokken (meist + Chlamydien)

Allgemein

	Cephalosporin 3.Gen. (Antibiose)	Ceftriaxon (Rocephin) →147	1 x 1g i.v. (einmalig)
evtl. plus	Tetracyclin (Antibiose)	Doxycyclin (Jenacyclin, Sigadoxin, Vibramycin) →147	2 x 0,1g/d p.o. (14 d)

Während Gravidität

	Cephalosporin 3.Gen. (Antibiose)	Ceftriaxon (Rocephin) →147	1 x 1g i.v. (einmalig)
evtl. plus	Makrolid (Antibiose)	Erythromycin (Erythrocin, Paediathrocin, Sanasepton) →151	3 x 0,5g/d p.o. (14–21 d)

T 17.7.3 Herpes simplex

Primär

Virustatikum (DNA-Polymerasehemmer, Purinantagonist)	Aciclovir (Acic, Supraviran, Zovirax) →161	5 x 0,2g/d p.o., 3 x 5mg/kg/d i.v.n (7 d)

Rekurrierend

Virustatikum Purinantagonist (DNA-Polymerasehemmer)	Aciclovir (Acic, Supraviran, Zovirax) →161	5 x 0,2g/d p.o. über 5 d 3 x 0,4g/d p.o. über 5 d 2 x 0,8g/d p.o. über 5 d
NSAR (Schmerzlinderung)	Diclofenac, Piroxicam →102	bei > 6 Rezidiven: 3–5 x 0,2 g/d p.o. (1 J.) 2 x 0,4g/d p.o. (1 J.)

Während Gravidität

Virustatikum Purinantagonist (DNA-Polymerasehemmer	Aciclovir (Acic, Supraviran, Zovirax) →161	2 x 0,4g/d p.o. (für 3 W.) *Rezidivierende Infektionen:* *Therapie 10 d vor ET* ***Cave:*** *Partnertherapie!* *Bei chron. rez. Herpes in graviditate: Kondome!* *Wenig sinnvoll: Topische Therapie*

Pelvic inflammatory disease 507

T 17.8 Pelvic inflammatory disease (PID), bakterielle Infekte

T 17.8.1 Ambulant

	Cephalosporine (Antibiose)	**Cefoxitin** (Mefoxitin) →148	2 g i.m. einmalig
		Ceftriaxon (Rocephin)	250 mg i.m. einmalig
		Cefadroxil (Bidocef oral)	3 x 1 g p.o./d (10 d)
plus	Tetracyclin (Antibiose)	**Doxycyclin** (Jenacyclin) →150	2 x 100 g p.o./d (10–14 d)
oder plus	Makrolid (Antibiose)	**Erythromycin** →151	4 x 500 mg p.o./d (10–14 d)
	Chinolone (Antibiose)	**Ofloxacin** (Tarivid) →154	2 x 200 mg p.o./d (10 d)
	Gyrasehemmer (Antibiose)	**Ciprofloxacin** (Ciprobay) →154	2 x 2500 mg p.o./d (10 d)
plus	Nitroimidazol	**Metronidazol** (Clont) →156	2 x 400 mg p.o./d (10 d)

T 17.8.2 Stationär

	Breitbandpenicillin plus Penicillinaseinhibitor	**Amoxicillin** →144 + **Sulbactam** →145 (Unacid)	3 x 3 g i.v./d (10 d)
		Amoxicillin + Clavulansäure (Augmentan)	3–4 x 1,2 g i.v./d bis 3 x 2,2 g i.v./d (10 d)
	Cephalosporin	**Cefoxitin** (Mefoxitin) →148	3 x 2 g i.v./d (10 d)
		Cefotiam (Spizef)	3 x 2 g i.v./d (10 d)
plus	Tetracyclin (Antibiose)	**Doxycyclin** (Vibravenös) →150	4 x 600 mg i.v./d (10 d)
	Aminoglykosid (Antibiose)	**Gentamycin** (Refobacin) →152	3 x 1,5 mg/kg KG i.v./d (4 d, noch mind. 2 d nach klin. Besserung)
plus	Lincosamid (Antibiose)	**Clindamycin** (Sobelin) →152	3 x 600 mg bis 3 x 900 mg i.v./d (mind. 4 d; ansonsten s.o.)
oder plus	Tetracyclin (Antibiose)	**Doxycyclin** (Vibravenös) →150	4 x 600 mg i.v./d (4 d, ansonsten s.o.)

T 17.9 EPH-Gestose

T 17.9.1 Allgemeinmaßnahmen

erst	Körperliche Schonung, ausgewogene Ernährung		
evtl.	Bettruhe (evtl. stationäre Aufnahme zur Observanz)		
evtl.	Salicylat (auch prophylakt. bei vorangegangener Gestose/Präklampsie)	**Acetylsalicylsäure** (Aspirin, Aspisol, Godamed, Micristin) →100	50–100 mg/d p.o. (bei pos. Gestose-Anamnese von Anbeginn der Schwangerschaft an, bzw. beim Auftreten erster Symptome)

evtl.	Low-dose Heparinisierung (niedermolekular, auch prophylaktisch bei vorangegangener Gestose/Präklampsie)	**Dalteparin** (Fragmin P, Fragmin P forte) →79	1 x 1 Amp./d s.c.
oder		**Nadroparin** (Fraxiparin 0,3, Fraxiparin 0,6)	1 x 2850 IE/d s.c.
oder		**Unfrakt. Heparin**	2 x 7500 IE/d s.c.
evtl.	Kolloidales Plasmaersatzmittel (onkotischer Druck ↑)	**Dextran 10%** (Promit) oder **Hydroxyethylstärke** (HES) →74	nach Bedarf, oder: 500ml HAES 10%ig und 500ml Elektrolytlösung über 4 h infundiert/d (14 d)
evtl.	Benzodiazepin (Sedierung, Behandlung in der Hauspraxis)	**Diazepam** (Faustan, Stesolid, Tranquase, Valiquid, Valocordin-diazepam, Valium) →211	2–3 x 10mg/d p.o., bei Anzeichen einer Krampfbereitschaft: 10mg i.v.

T 17.9.2 Antihypertensiva

Allgemein

Ø relev. UAW	Zentraler alpha-2-Rezeptoragonist (zentr. Sympathikusaktivität ↓)	**alpha-Methyldopa** (Presinol) →57	2–4 x 250–500mg/d p.o. Tageshöchstdosis: 2000mg
	Beta-1-Blocker (Plazentagängigkeit 1:1, Mutter: HZV ↓, Renin-sekretion ↓, zentrale Sympathikusaktiv. ↓; Kind: Bradykardie, intrauterine growth retardation = IUGR)	**Metoprolol** (Azumetop, Beloc, Lopresor, Prelis) →52	2 x 50–100mg/d p.o. (Stillzeit: Substanz geht in die Milch über, eine Schädigung des Säuglings ist bisher aber nicht bekannt geworden)
	Direkter Vasodilatator (direkte Muskelwirkung, Afterload ↓)	**Dihydralazin** (Depressan, Dihyzin, Nepresol) →59	2 x 12,5–50mg/d p.o. (max. Tagesdosis 100mg) oder DTI (bis max. 100mg/24 h)

Evtl. in der Spätschwangerschaft bei Versagen der Primärtherapie

	Postsynapt. Alpha-1-Blocker	**Urapidil** (Alpha-Depressan, Ebrantil) →58	2mg/h (i.v. am besten zu dosieren/titrieren) **Cave:** KI in Stillzeit!

Strenge Indikationsstellung

	Calcium-Antagonist (Ca⁺-Einstrom ↓, neg. inotrop/chronotrop; kard. O_2-Verbr. ↓; Vasodilatation v.a. der Arteriolen ⇒ Nachlast ↓)	**Diltiazem** (Diltahexal, Diltiuc, Dilzem) →54	3 x 60–90mg/d p.o., 2 x 90–180mg/d (ret.) p.o., 1 x 240mg/d (ret.) p.o.

Cave:
- ACE-Hemmer und Diuretika sind kontraindiziert
- Kombination von Nepresol und Beloc ist nicht empfehlenswert
- RR nicht zu schnell senken (max. 10%/h), CTG-Kontrolle

Hypertensive Krise

	Direkter Vasodilatator (dir. Muskelwirkung, Afterload ↓)	**Diazoxid** (Hypertonalum)	150mg i.v. in 15 sek (Wh. nach Wirk.)

Hyperemesis gravidarum

T 17.9.3 Antikonvulsive Therapie

	Benzodiazepin (Antikonvulsivum)	Diazepam (Faustan, Stesolid, Tranquase, Valiquid, Valocordin-diazepam, Valium) →211	10–20mg langsam i.v.
evtl.	Magnesiumpräparat →69 (Substitution)	Magnesiumsulfat	2–4g über 15 min langsam i.v.; Erhaltungsdosis: 2g/h (über Perfusor)
		Magnesiumascorbat	Magnesiumascorbat in 50% höherer Dosierung als -sulfat (z.B. 3g statt 2g/h), *Cave:* Atemdepression (ab ca. 5–6mmol/l)

T 17.10 Hyperemesis gravidarum

	Neuroleptikum, Dopamin-Antagonist (Sedation)	Promethazin (Atosil, Eusedon mono Proneurin, Prothazin) →206	1–3 x 25–50mg/d p.o., 50mg i.m., i.v., *Cave:* strenge Ind. im ersten Trimenon
	Zentraler H$_1$-Rezeptorantagonist (Antiemetikum)	Dimenhydrinat (Vertigo-Vomex, Vomacur, Vomex A) →139	3–4 x 50–100mg/d p.o., 2 x 200mg/d (ret.) p.o., 3–4 x 150mg rect., 1–3 Amp. i.v.
evtl.	Benzodiazepin (Sedation)	Diazepam (Faustan, Stesolid, Tranquase, Valiquid, Valocordin-diazepam, Valium) →211	5mg p.o. bei Bed.

T 17.11 Puerperalfieber (Endometritis, Endomyometritis)

	Kontraktionsmittel (Wichtig!)	Syntocynon →250	9IE in 500ml NaCl i.v., ggf. Wiederhol. nach 8 h
		Methergin	3 x 2 Drg./d p.o. (10 d) Stillzeit: Mittel der 2. Wahl
	Penicillin	Piperacillin (Tazobac) →145	3 x 4g i.v./d
plus	Nitroimidazol (Stillen: rel. KI)	Metronidazol (Clont) →156	2 x 500mg i.v./d (10 d)
	Cephalosporin	Cefoxitin (Mefoxitin) →148	2 x 2g i.v./d
plus	Nitroimidazol (Stillen: rel. KI)	Metronidazol (Clont) →156	2 x 500mg i.v./d (10 d)
	Breitbandpenicillin plus Beta-Laktamase-Inh.	Amoxicillin →144 + Sulbactam (Unacid) →145	3 x 3g i.v./d (10 d)
		Amoxicillin+Clavulansäure (Augmentan) →146	3–4 x 1,2g i.v. (10 d) bis 3 x 2,2g i.v./d (10 d)
	Carbapenem (Stillen: strenge Indikation)	Imipenem + Cilastin (Zienam) →156	3–4 x 0,5–1g i.v.; max: 50mg/kg/d bzw. 4g/d
	Lincosamid (Stillen: rel.KI)	Clindamycin (Sobelin) →152	3–4 x 150–450mg/d p.o., 3–4 x 200–600 mg/d i.v., i.m.
plus	Cephalosporin 3. Gen.	Cefotaxim (Claforan) →147	2 x 1–2g/d i.v

T 17.12 Mastitis

evtl.	**Hypophysäre Dopamin-rezeptorstimulation** (Prolaktin ↓)	**Bromocriptin** (Pravidel, Kirim) →191	2,5–5mg/d p.o. (nach STH/Prolaktin i.S.)
	Cyclooxygenasehemmer (NSAR) (antiphlogistisch, analgetisch)	**Diclofenac** (Allvoran, Arthrex, Duravolten, Diclac, Diclo, Effekton, Rewodina, Voltaren) →102	1–3 x 50mg/d p.o., rect., 1 x 100mg/d (ret.) p.o., 1 x 75mg i.m.
	Cephalosporin 1.Gen. (Antibiose)	**Cefazolin** (Basocef, Elzogram, Gramaxin) →146	2–3 x 0,5–2g/d i.v.
	Penicillin (Antibiose)	**Flucloxacillin** (Staphylex) →144	3–4 x 1g p.o./d (7.–10. d)
	Lincosamid (Stillen: rel.KI)	**Clindamycin** (Sobelin) →152	4 x 600 mg/d i.v., initial einmalig 1200mg
plus	**Aminoglykosid** (Antibiose)	**Gentamycin** (Refobacin) →152	3 x 80mg i.v./d (7–10 d)

T 17.13 Hormonelle Kontrazeption

T 17.13.1 Einphasenpräparate →246

z.B.	**Östrogen-Gestagen-Kombination** (Ovulationsunterdrückung durch antigonadotropen Effekt über 21 d)	**Ethinylestradiol/Gestagen** (Eve 20, Conceplan M, Petitbelle, Ovysmen, Miranova, Yasmin, Lovelle, Femigoa, Marvelon)	s. Pckg. Beil. (21 d)

T 17.13.2 Zweiphasenpräparat →247

z.B.	**Östrogen-Gestagen-Kombination** (erste Hälfte Östrogen evtl. + niedrigdos. Gest., zweite Hälfte Kombination)	**Ethinylestradiol/ Gestagen** (Neo-Eunomrin, Ovanon, Oviol, Sequilar 21/28, Sequostat, Biviol)	s. Pckg. Beil. (21 d)

T 17.13.3 Dreiphasenpräparat →247

z.B.	**Östrogen-Gestagen-Kombination** (3-Schritt Kombination Östrogen/Gestagen)	**Ethinylestradiol/Gestagen** (Novastep, Trinovum, Triquilar, Tristep, Trinordiol)	s. Pckg. Beil.
z.B.	**Östrogen-Gestagen-Kombination** (1–6. d: niedrig Östrg. + Gest., 7–11. d: erhöht Östrg. + Gest., 12–21. d: niedrig Östrg., erhöht Gest.	**Ethinylestradiol/Norgestimat** (Cilest)	s. Pckg. Beil. (21 d)

Hormonsubstitution 511

T 17.13.4 Minipille →248

z.B.	Gestagen niedrig dosiert (Zervixschleimviskosität ↑; Motilitätsveränderung d. Tuben ⇒ Block. d. endometr. Rezeptiv.)	Levonorgestrel (Microlut, Mikro-30, 28-mini, Cerazette, Exlutona, Micronovum)	s. Pckg. Beil. (kompletter Zyklus)

T 17.13.5 Depotpräparate

z.B.	Gestagen (Ovulationshemmung)	Medroxyprogesteron-acetat (Clinofem, Clinovir, Farlutal) →242	150mg i.m. alle 3 M.

T 17.13.6 Postkoitalpille

	Gestagen (Implantationshemmung)	Levonorgestrel 750µg (Duofem 750, Levogynon 750) →248	bis max. 48 h postkoital 2 Tbl., Wh. nach 12 h, *Cave:* Übelkeit! Ggf. kombinieren mit Antiemetikum

T 17.13.7 Hormonhaltige intrauterine Spirale/IUD (= intrauterine device) →248

	Gestagen (Blockade der endometrialen Rezeptivität)	Levonorgestrel (Mirena) →249	52mg (bis 5 J.)

T 17.14 Hormonsubstitution in Peri- und Postmenopause

Cave – Absolute Kontraindikationen:
Z.n. Mamma- u./o. Endometrium-Ca, Thromboembolie, Hepatitis, Z.n. Schwangerschaftshepatose, Sichelzellanämie, Enzymopathien, Hirngefäßerkrankungen, Porphyrien, schwere Hypertonie

T 17.14.1 Oral

z.B.	Östrogen-Gestagen-Kombinationen	Konjugierte Östrogene + Medrogeston (Presomen 0,6/1,25) →244	0,6mg/1,25mg tgl. + 5mg p.o. vom 15.–25. ZT
		Estradiolvalerat + Norgestrel (Cyclo-Progynova) →243	2mg tgl. + 0,5mg p.o. vom 15.–25. Zyklustag
	Östrogen-Gestagen-Kombinationen	Estradiolvalerat + Estradiol + Levonorgestrel (Cyclo-Östrogynal, Cyclo-Menorette)	1mg tgl. + 2mg tgl. + 250µg p.o. vom 15.–25. Zyklustag
		Estradiol + Norethisteronacetat (Kliogest) →243	2mg tgl. + 1mg tgl. + 1mg p.o. vom 1.–28. Zyklustag
		Estradiolvalerat + Levonorgestrel (Klimonorm)	2mg tgl. + 150µg vom 10.–21 Zyklustag
z.B.	Synthetisches Gestagen	Tibolon (Liviella) →244	2,5mg tgl. ohne Pause
z.B.	Östrogen-Rezeptor-Antagonist	Raloxifen (Evista) →244	60mg tgl. ohne Pause *Cave:* Zulassung nur zur Therapie und Prävention der Osteoporose

T 17.14.2 Lokal

z.B.	Östrogen	**Estriol Ovulum** (Ovestin, Oekolp) →241	0,5mg/Ovulum
		Estradiol (Ovestin, Oekolp)	1mg/g Salbe

T 17.14.3 Transdermal

	Östrogen-Gestagen-Kombinationen	**Estradiol, Norethisteronacetat** (Estracomb TTS)→241 →243	4mg/10mg, 30mg (Dosierung s. Packungsbeilage)
		Estradiol + Norethisteronacetat →243	monophasisch (s. Packungsbeilage)

T 17.14.4 Nicht hormonell

	Benzodiazepin	**Oxazepam** (Adumbran) →212	5–10mg/d p.o.
		Temazepam (Remestan)	10–30mg/d p.o.

Supportive Therapie nach Symptom 513

T 18 Onkologie – Therapie (G. Meinhardt)

T 18.1 Supportive Therapie nach Symptom

	Benzodiazepine (Tranquilizer, Muskelrelaxans, anxiolytisch, sedierend)	**Diazepam** (Diazepam-ratiopharm, Faustan, Valium) →211	30 min vor Beginn der Therapie: bis zu 10mg i.v.; später: 2,5–5mg p.o. alle 8 h
oder	**Sedierendes Antidepressivum** (trizyklisch, Monoamin-Reuptake-Hemmung)	**Amitriptylin** (Equilibrin) →200	3 x 25mg/d p.o.
	Antiemetikum (Serotonin-Rezeptor-Antagonist = 5-HT3-RezeptorAntagonist)	**Granisetron** (Kevatril) →139	1 x 3mg i.v., (max: 9mg/d)
		Ondansetron (Zofran)	1 x 8mg p.o./i.v., max. 3 x 8mg/d
		Tropisetron (Navoban)	1 x 5mg/d i.v.
oder	**Antiemetikum** (Dopamin-Rezeptor-Antagonist)	**Metoclopramid** (Paspertin) →134	10–20mg p.o. alle 4 h bzw. 10mg i.v. (max. 2mg/kgKG)
plus	**Glukokortikosteroid** (antiinflammatorisch, immunsuppressiv)	**Dexamethason** (Anemul) →109	1,5–4mg p.o.
	Unterdrückung repetitiver Entladungen, Blockade von Na-Kan. (bei Nervenläsionsschmerzen)	**Carbamazepin** (Carbium, Finlepsin, Sirtal, Tegretal, Timonil) →186	400–600mg/d p.o. einschleichend

T 18.2 Analkarzinom (lokalisiert, nicht metastasiert)

T 18.2.1 Primäre Chemotherapie + Radiatio

	Bifunktionelles Alkylanz (zytostatisches Antibiotikum)	**Mitomycin** (Mito-medac) →270	10mg/m² i.v. ,Bolus an d 1 (Zyklus-Wdh. ab 29. d)
plus	**Pyrimidinantagonist** (Hemmung der Thymidin-Nukleotid-Synthese)	**5-Fluorouracil** (FU Lederle, FU medac) →265	1000mg/m² i.v. d1-4, (Zyklus-Wdh. ab 29. d)
plus	**Bestrahlung**		45Gy (Wo 1–5), 6 Wo Pause; plus Boost 15 Gy bei CR bzw. 20Gy bei PR

T 18.2.2 Salvage-Chemotherapie

	Pyrimidinantagonist (Hemmung der Thymidin-Nukleotid-Synthese)	**5-Fluorouracil** (FU Lederle, FU medac) →265	1000mg/m² i.v. d1-5 (Zyklus-Wdh. ab 22.–29. d)
plus	**Alkylanz** (DNS-Doppelstrangvernetzung)	**Cisplatin** (Cisplatin medac) →262	100mg/m² i.v. am 1. d (Zyklus-Wdh. ab 22.–29. d)

T 18 Onkologie – Therapie

T 18.3 Harnblasenkarzinom

T 18.3.1 Monotherapie

	Antimetabolit	Gemcitabin (Gemzar) →266	1000 mg/m² i.v. über 30 min (d 1,8,15; Wdh. d 29)

T 18.3.2 Monotherapie

	Spindelgift (Mitosehemmer, Störung der Mikrotubuliorganisation)	Paclitaxel (Taxol) →268	wöchentlich 90 mg/m² 1 h Infusion, d 1, 8, 15 fortlaufend wöchentlich)

T 18.3.3 Polychemotherapie

	Alkylanz (DNS-Doppelstrangvernetzung)	Carboplatin (Carboplat) →262	AUC 6 i.v. 30 min/d 1 (Wdh. d 22)
	Spindelgift (Mitosehemmer, Störung der Mikrotubuliorganisation)	Paclitaxel (Taxol) →268	225 mg/m² i.v. 1(3)-h-Infusion/d 1 (Wdh. d 22)

M-VAC (Methotrexat+Vinblastin+Adriblastin+Cisplatin)

oder	Antimetabolit (Folatantagonist)	Methotrexat (Farmitrexat, Lantarel, Metex) →263	30 mg/m² i.v. Bolus d 1, 15, 22 (Zyklus-Wdh. d 29)
plus	Spindelgift (Mitosehemmer)	Vinblastin (cellblastin, Vinblastin R.P.) →266	3 mg/m² i.v. Bolus d 2, 15, 22 (Zyklus-Wdh. d 29)
plus	Zytostatisches Antibiotikum (DNS-Schädigung)	Doxorubicin (Adriblastin, Adrimedac, DOXO-cell, Doxorubicin) →269	30 mg/m² i.v. an d 2 (Zyklus-Wdh. d 29)
plus	Alkylanz (DNS-Doppelstrang-vernetzung)	Cisplatin (Cisplatin medac) →262	70 mg/m² i.v. an d 2 (Zyklus-Wdh. d 29)

CISCA (Cisplatin+Cyclophosphamid+Adriblastin)

	Alkylanz (DNS-Doppelstrang-vernetzung)	Cisplatin (Cisplatin medac) →262	50 mg/m² i.v. am 1. d (Zyklus-Wdh. ab 22. d)
plus	Alkylanz (DNS-Doppelstrang-vernetzung)	Cyclophosphamid (Cyclostin, Endoxan) →260	400 mg/m² i.v. am 1. d (Zyklus-Wdh. ab 22. d)
plus	Zytoprotektivum, Sulfhydrylgruppendonator (Acroleinneutralisation, Zystitisprophylaxe)	Mesna (Mistabronco, Uromitexan)	150 mg vor/4 h + 8 h nach Inf. i.v. (Zyklus-Wdh. ab 22. d)
plus	Zytostatisches Antibiotikum (DNS-Schädigung)	Doxorubicin (Adriblastin, Adrimedac, DOXO-cell, Doxorubicin) →269	40 mg/m² i.v. an d 1 (Zyklus-Wdh. ab 22. d)

T 18.4 Bronchialkarzinom

T 18.4.1 Kleinzellig

ACO II oder CAV

	Zytostatisches Antibiotikum (DNS-Schädigung)	**Doxorubicin** (Adriblastin, Adrimedac, DOXO-cell, Doxorubicin) →269	60 mg/m² i.v. an d 1; Kurzinfusion (4–6 Zyklen alle 3 Wo)
plus	Alkylanz (DNS-Doppelstrangvernetzung)	**Cyclophosphamid** (Cyclostin, Endoxan) →260	750 mg/m² i.v. an d 1 + 2 (4–6 Zyklen alle 3 Wo)
plus	Zytoprotektivum, Sulfhydrylgruppendonator (Acroleinneutralisation, Zystitisprophylaxe)	**Mesna** (Mistabronco, Uromitexan)	150 mg 0 h/4 h/8 h nach Inf. i.v. (4–6 Zyklen alle 3 Wo)
plus	Spindelgift (Mitosehemmer)	**Vincristin** (cellcristin, Farmistin) →266	1,5 mg i.v., an d 1, 8, 15 (4–6 Zyklen alle 3 Wo) bei Pat. > 65 J max. 1 mg

ACE (Adriblastin+Cyclophosphamid+Etoposid)

	Zytostatisches Antibiotikum (DNS-Schädigung)	**Doxorubicin** (Adriblastin, Adrimedac, DOXO-cell, Doxorubicin) →269	45 mg/m² i.v. an d 1 (4–6 Zyklen alle 3 Wo)
plus	Alkylanz (DNS-Doppelstrangvernetzung)	**Cyclophosphamid** (Cyclostin, Endoxan) →260	1000 mg/m² i.v. an d 1 (4–6 Zyklen alle 3 Wo)
plus	Zytoprotektivum, Sulfhydrylgruppendonator (Acroleinneutralisation, Zystitisprophylaxe)	**Mesna** (Mistabronco, Uromitexan)	200 mg vor/4 h + 8 h nach Inf. i.v. (4–6 Zyklen alle 3 Wo)
plus	Spindelgift (Mitosehemmer, DNA-/Proteinsynthesehemmer)	**Etoposid** (Etomedac, Exitop, Vepesid) →267	50 mg/m² i.v. an d 1–5 (4–6 Zyklen alle 3 Wo)

PE

	Alkylanz (DNS-Doppelstrangvernetzung)	**Cisplatin** (Cisplatin medac) →262	50 mg/m² i.v. 1-h-Inf. d 1 und 7 (Wdh. d 22–29)
plus	Spindelgift (Mitosehemmer, DNA-/Proteinsynthesehemmer)	**Etoposid** (Etomedac, Exitop, Vepesid) →267	170 mg/m²/d, 2h-Inf. d 3, 4, 5 (Wdh. d 22–29)

Stadium „limited disease" (Chemotherapie + Radiatio)

Bestrahlung		*Bei CR in Verbindung mit sequentieller Chemotherapie, konsolidierende Mediastinalbestrahlung mit 50 Gy (z.B. Carboplatin/Etoposid)*

T 18 Onkologie – Therapie

Carboplatin/ Etoposid

	Alkylanz (Cisplatin-Abkömmling; DNS-Doppelstrang-vernetzung)	Carboplatin (Carboplat) →262	AUC 5–6 (ca. 300–350mg/m²) Kurzinfusion, d1 alle 4 Wo
plus	**Spindelgift** (Mitosehemmer, DNA-/Proteinsynthesehemmer)	Etoposid (Etomedac, Exitop, Vepesid) →267	120–150mg/m² i.v., 1h Infusion d1–3, alle 4 W.

CEV

	Alkylanz (DNS-Doppelstrangvernetzung)	Cisplatin (Cisplatin medac) →262	50mg/m² i.v. an d 1 + 8 (3 Zyklen alle 4 Wo)
plus	**Spindelgift** (Mitosehemmer, DNA-/Proteinsynthesehemmer)	Etoposid (Etomedac, Exitop, Vepesid) →267	50mg/m² i.v. an d 1–5 (3 Zyklen alle 4 Wo)
plus	**Spindelgift** (Mitosehemmer)	Vincristin (cellcristin, Farmistin) →266	2mg i.v., an d 15 + 22 (3 Zyklen alle 4 Wo)

Irinotecan/Cisplatin

	Alkylanz (DNS-Doppelstrangvernetzung)	Cisplatin (Cisplatin medac) →262	60mg/m² i.v. d 1 (alle 4 Wo)
plus	**Zytostatikum** (Topoisomerasehemmer)	Irinotecan (Campto) →270	60mg/m² an d 1, 8, 15, alle 4 Wo

Carboplatin/ Etoposid

	Alkylanz (Cisplatin-Abkömmling; DNS-Doppelstrangvernetzung)	Carboplatin (Carboplat) →262	AUC 5–6 Kurzinfusion (ca. 300–350mg/m²), d1 alle 4 W.
plus	**Spindelgift** (Mitosehemmer, DNA-/Proteinsynthesehemmer)	Etoposid (Etomedac, Exitop, Vepesid) →267	120–150mg/m² i.v., 1h Infusion d1–3, alle 4 W.

Topotecan

	Zytostatikum (Topoisomerasehemmer)	Topotecan (Hycamtin) →270	1,5mg/m², Kurzinfusion, d1–5, alle 3–4 W.

T 18.4.2 Nicht kleinzellig

Carboplatin/Paclitaxel

	Spindelgift (Mitosehemmer)	Paclitaxel (Taxol) →268	200mg/m² i.v. 3 h Infusion d 1
plus	**Alkylanz** (Cisplatin-Abkömmling; DNS-Doppelstrangvernetzung)	Carboplatin (Carboplat) →262	AUC x 6mg/ml/min i.v. 15 min, d 2

Vinorelbin Monotherapie (älter Patienten, schlechter PS)

	Spindelgift (Mitosehemmer)	Vinorelbin (Navelbine) →267	30mg/m², 10 min Inf., d 1 + 8, alle 3 Wo

Keimzelltumor

Gemcitabin Monotherapie (älter Patienten, schlechter PS)

	Antimetabolit (Nukleosidanalog, Hemmung der DNA-Synthese)	Gemcitabin (Gemzar) →266	1.000mg/m², 15 min Kurzinfusion, d 1, 8, 15 alle 4 W.

Gemcitabin/Vinorelbin

	Antimetabolit (Nukleosidanalog, Hemmung der DNA-Synthese)	Gemcitabin (Gemzar) →266	1.000mg/m², 15 min Kurzinfusion, d 1 + 8, alle 3 Wo
plus	Spindelgift (Mitosehemmer)	Vinorelbin (Navelbine) →267	25mg/m², 10 min Inf., d 1 + 8, alle 3 Wo

Gemcitabin/Cisplatin

	Antimetabolit (Nukleosidanalog, Hemmung der DNA-Synthese)	Gemcitabin (Gemzar) →266	1.000mg/m², 15 min Kurzinfusion, d 1 + 8, alle 3 Wo
plus	Alkylanz (DNS-Doppelstrangvernetzung)	Cisplatin (Cisplatin medac)	100mg/m² i.v. 30 min Infusion, alle 4 Wo

Erlotinib

	Tyrokinase-Hemmer (Blockade des EGFR-1)	Erlotinib →274	150mg p.o. täglich

Pemetrexed

	Antifolat	Pemetrexed (Alimta) →263	500mg/m², d 1, alle 3 W.
plus	Biomodulator (Folinsäure = 5-Formyltetrahydrofolsäure = Citrovorum-Faktor, Wirkungsverstärkung von 5-FU)	Folinsäure (Rescuvolin, Calciumfolinat, FOLI-cell, Leucovorin) →272	350–1.000µg/d p.o. (Reduktion der Alimta-Toxizität)
plus	Vitamin B	Vitamin B12 →75	1000µg alle 9 W. (Reduktion der Alimta-Toxizität)

T 18.5 Keimzelltumor

PEB (Cisplatin+Etoposid+Bleomycin)

	Alkylanz (DNS-Doppelstrangvernetzung)	Cisplatin (Cisplatin medac) →262	20mg/m² i.v. d1–5 (Zyklus-Wdh. ab 22. d)
plus	Spindelgift (Mitosehemmer, DNA-/Proteinsynthesehemmer)	Etoposid (Etomedac, Exitop, Vepesid) →267	100mg/m² i.v. über 1h d 1–5 (Zyklus-Wdh. ab d 22)
plus	Zytostatisches Antibiotikum (Einzelstrangbrüche, Nukleosidase)	Bleomycin (BLEO-cell, Bleomycinum Mack) →270	30mg i.v., am d 1, 8, 15 (Zyklus-Wdh. ab 22. d)

PE

	Alkylanz (DNS-Doppelstrangvernetzung)	Cisplatin (Cisplatin medac) →262	20mg/m² über 1h i.v. d 1–5
plus	Spindelgift (Mitosehemmer, DNA-/Proteinsynthesehemmer)	Etoposid (Etomedac, Exitop, Vepesid) →267	100mg/m² über 1h i.v. d 1–5

T 18.6 Gallenblasenkarzinom

	Antimetabolit (Nukleosidanalog, Hemmung der DNA-Synthese)	**Gemcitabin** (Gemzar) →266	*1000mg/m², 15min Kurzinfusion, d 1 + 8, alle 3 Wo*

T 18.7 Hodentumoren

PEB (Cisplatin+Etoposid+Bleomycin)

	Alkylanz (DNS-Doppelstrang-vernetzung)	**Cisplatin** (Cisplatin medac) →262	*20mg/m² i.v. d 1–5 über 30 min (Zyklus-Wdh. ab d 22)*
plus	Spindelgift (Mitosehemmer, DNA-/Proteinsynthesehemmer)	**Etoposid** (Etomedac, Exitop, Vepesid) →267	*100mg/m² i.v. über 1 h d 1–5 (Zyklus-Wdh. ab d 22)*
plus	Zytostatisches Antibiotikum (Einzelstrangbrüche, Nukleosidase)	**Bleomycin** (BLEO-cell, Bleomycinum Mack) →270	*30mg i.v. an d 1, 8, 15 (Zyklus-Wdh. ab 22. d)*

PEI (Cisplatin+Etoposid+Ifosfamid)

	Alkylanz (DNS-Doppelstrang-vernetzung)	**Cisplatin** (Cisplatin medac) →262	*20mg/m² i.v. d 1–5 über 30 min (Zyklus-Wdh. ab d 22)*
plus	Spindelgift (Mitosehemmer, DNA-/Proteinsynthesehemmer)	**Etoposid** (Etomedac, Exitop, Vepesid) →267	*75mg/m² i.v. d 1–5; (Zyklus-Wdh. ab 22. d)*
plus	Alkylanz (DNS-Doppelstrang-vernetzung)	**Ifosfamid** (Holoxan, IFO-cell) →261	*1200mg/m² i.v. d 1– 5; > 1 h (Zyklus-Wdh. ab d 22)*
plus	Zytoprotektivum, Sulfhydrylgruppen-donator (Acroleinneutralisation, Zystitisprophylaxe)	**Mesna** (Mistabronco, Uromitexan)	*400mg 0 h/4 h/8 h nach Inf. i.v. (Zyklus-Wdh. ab d 22)*

Kolorektales Karzinom

T 18.8 Kolorektales Karzinom

Mayo-Clinic Protokoll

	Biomodulator (Folinsäure = 5-Formyltetrahydrofolsäure = Citrovorum-Faktor, Wirkungsverstärkung von 5-FU)	Folinsäure (Rescuvolin, Calciumfolinat, FOLI-cell, Leucovorin) →272	20mg/m² i.v., d 1–5 (Zyklus-Wdh. ab d 29 für 6 M.)
plus	Pyrimidinantagonist (Hemmung der Thymidin-Nukleotid-Synthese)	5-Fluorouracil (FU Lederle, FU medac) →265	425mg/m² i.v., d 1–5 (Zyklus-Wdh. ab d 29 für 6 M.)

5-Fluorouracil/Folinsäure, wöchentliche Hochdosisinfusion

	Biomodulator (Folinsäure = 5-Formyl-tetrahydrofolsäure = Citrovorum-Faktor, Wirkung von 5-FU 1)	Folinsäure (Rescuvolin, Calciumfolinat, FOLI-cell, Leucovorin) →272	500mg/m² i.v. über 2 h an d 1, 8, 15, 22, 29, 36 (Zyklus-Wdh. bei Ansprechen nach 2 W. Pause)
plus	Pyrimidinantagonist (Hemmung der Thymidinnukleotid-Synthese)	5-Fluorouracil (FU Lederle, FU medac) →265	2600mg/m² i.v. über 24 h an d 1, 8, 15, 22, 29, 36 (Zyklus-Wdh. bei Ansprechen nach 2 W. Pause)

FOLFOX-6

	Platinanalogon (Induktion von DNA-Strangbrüchen)	Oxaliplatin (ELOXATIN) →262	100mg/m² i.v. über 2 h an d 1 (Wdh. ab d 15)
plus	Biomodulator (Folinsäure = 5-Formyltetrahydrofolsäure = Citrovorum-Faktor, Wirkungsverstärkung von 5-FU)	Folinsäure (Rescuvolin, Calciumfolinat, FOLI-cell, Leucovorin) →272	400mg/m² i.v. über 2 h an d 1 + 2 (Wdh. ab d 15)
plus	Pyrimidinantagonist (Hemmung d. Thymidin-Nukleotid-Synthese)	5-Fluorouracil (FU Lederle, FU medac) →265	400mg/m² Bolus und 3000mg/m² als 46 h Dauerinf., Whd. ab d15

Oder Irinotecan

	Zytostatikum (Topoisomerasehemmer)	Irinotecan (Campto) →270	350mg/m² i.v. über 30 min an d 1 (Wdh. ab d 22(–29) bis Progress.)

Cave: Bei Diarrhö agressive Interaktion mit Loperamid p.o., bei Persistenz der Diarrhö Ciprobay p.o., evtl. Vancomycin, G-CSF etc.

Erbitux

	EGFR-Blocker (Monoklonaler Antikörper gegen EGFR)	Cetuximab (Erbitux) →275	400mg/m² i.v., 2h, d 1, dann jede W. einmalig 250mg/m²; in Komb. mit Chemotherapie (z.B. Irinotecan)

T 18 Onkologie – Therapie

Xeloda

	Pyrimidinantagonist	**Capecitabin** (Xeloda) →265	*1250mg/m² p.o. 2 x d, auch in Kombination mit z. B. Oxaliplatin*

Avastin

	VEGF-A-Blocker (Monoklonaler AK gegen VEGF-A)	**Bevacizumab** (Avastin) →275	*5mg/m² i.v. alle 2 W., in Kombination mit FOLFOX oder FOLFIRI*

Irinotecan + FA/5-FU

	Zytostatikum (Topoisomerasehemmer)	**Irinotecan** (Campto) →270	*80mg/m² i.v., d 1, 8, 15, 22, 29, 36, alle 8 W.*
plus	Biomodulator (Folinsäure = 5-Formyl-tetrahydrofolsäure = Citrovorum-Faktor, Wirkung von 5-FU ↑)	**Folinsäure** (Rescuvolin, Calciumfolinat, FOLI-cell, Leucovorin) →272	*500mg/m² i.v. d 1, 8, 15, 22, 29, 36, alle 8 W.*
plus	Pyrimidinantagonist (Hemmung d. ThymidinNukleotid-Synthese)	**5-Fluorouracil** (FU Lederle, FU medac) →265	*2000–2300mg/m² i.v. über 24 h, d 1, 8, 15, 22, 29, 36, alle 8 W.*

T 18.9 Leberzellkarzinom

Beispiel

	Zytostatisches Antibiotikum (DNS-Schädigung)	**Doxorubicin** (Adriblastin, Adrimedac, DOXO-cell, Doxorubicin) →269	*60mg/m² i.v., Bolus d 1 (Zyklus-Wdh. bei Ansprechen n. 2 W. Pause)*

Regionale Chemotherapie/Chemoembolisation

	Zytostatisches Antibiotikum (DNS-Schädigung)	**Doxorubicin** (Adriblastin, Adrimedac, DOXO-cell, Doxorubicin) →269	*40–60mg/m² intraarteriell mit unterschiedlichen Embolisations-Substanzen*

T 18.10 Neuroendokrine Tumore

5-FU/Streptozotocin

	Pyrimidinantagonist (Hemmung d. Thymidin-Nukleotid-Synthese)	**5-Fluorouracil** (FU Lederle, FU medac) →265	*400mg/m² i.v. an d 1–5 (Zyklus-Wdh. ab d 43)*
plus	Alkylanz (Nitrosoharnstoff)	**Streptozotocin** (STZ, in Deutschland nicht erhältlich)	*500mg/m² i.v. an d 1–5 (Zyklus-Wdh. ab d 43)*

5-FU/Doxorubicin

	Pyrimidinantagonist (Hemmung d. Thymidin-Nukleotid-Synthese)	**5-Fluorouracil** (FU Lederle, FU medac) →265	*400mg/m² i.v. an d 1–5 (Zyklus-Wdh. ab d 43)*
plus	Zytostatisches Antibiotikum (DNS-Schädigung)	**Doxorubicin** (Adriblastin, Adrimedac, DOXO-cell, Doxorubicin) →269	*50mg/m² i.v. an d 1 + 21 (Zyklus-Wdh. ab d 43)*

Magenkarzinom

T 18.11 Magenkarzinom

ELF (Etoposid+Leucovorin+Fluorouracil)

	Spindelgift (Mitosehemmer, DNA-/Proteinsynthesehemmer)	**Etoposid** (Etomedac, Exitop, Vepesid) →267	$100\,mg/m^2$ i.v. an d 1-3 (Zykl.-Wdh. ab d 22-29)
plus	**Biomodulator** (Folinsäure = 5-Formyl-tetrahydrofolsäure = Citrovorum-Faktor, Wirkung von 5-FU ↑)	**Folinsäure** (Rescuvolin, Calciumfolinat, FOLI-cell, Leucovorin) →272	$300\,mg/m^2$ i.v. am 1.-3. d Zykl.-Wdh. ab d 22-29)
plus	**Pyrimidinantagonist** (Hemmung d. Thymidin-Nukleotid-Synthese)	**5-Fluorouracil** (FU Lederle, FU medac) →265	$500\,mg/m^2$ Bolus i.v. an d 1-3 (Zykl.-Wdh. ab d 22-29)

DCF

	Spindelgift (Mitosehemmung, Störung der Mikrotubuliorganisation)	**Docetaxel** (Taxotere) →268	$75\,mg/m^2$ i.v. über 1 h d1, Whd. d 22
plus	**Alkylanz** (DNS-Doppelstrangvernetzung)	**Cisplatin** (Cisplatin medac) →262	$75\,mg/m^2$ i.v. über 1 h d1, Whd. d 22
plus	**Pyrimidinantagonist** (Hemmung d. Thymidin-Nukleotid-Synthese)	**5-Fluorouracil** (FU Lederle, FU medac) →265	$750\,mg/m^2$ i.v. über 24 h, d 1-5, Whd. d 22

PLF

	Alkylanz (DNS-Doppelstrangvernetzung)	**Cisplatin** (Cisplatin medac) →262	$50\,mg/m^2$ i.v. d 1, 15, 29 (Zyklus-Wdh. ab d 50)
plus	**Biomodulator** (Folinsäure = 5-Formyl-tetrahydrofolsäure = Citrovorum-Faktor, Wirkung von 5-FU ↑)	**Folinsäure** (Rescuvolin, Calciumfolinat, FOLI-cell, Leucovorin) →272	$500\,mg/m^2$ i.v. an d 1, 8, 15, 22, 29, 36 (Zyklus-Wdh. ab d 50)
plus	**Pyrimidinantagonist** (Hemmung d. Thymidin-Nukleotid-Synthese)	**5-Fluorouracil** (FU Lederle, FU medac) →265	$2\,g/m^2$ i.v. am 1. + 8. + 15. + 22. + 29. + 36. d (Zyklus-Wdh. ab 50. d)

Irinotecan + FA/5-FU

	Zytostatikum (Topoisomerasehemmer)	**Irinotecan** (Campto) →270	$80\,mg/m^2$ i.v. d 1, 8, 15, 22, 29, 36, alle 8 W.
plus	**Biomodulator** (Folinsäure = 5-Formyl-tetrahydrofolsäure = Citrovorum-Faktor, Wirkungsverstärkung von 5-FU)	**Folinsäure** (Rescuvolin, Calciumfolinat, FOLI-cell, Leucovorin) →272	$500\,mg/m^2$ i.v., d 1, 8, 15, 22, 29, 36, alle 8 W.
plus	**Pyrimidinantagonist** (Hemmung der Thymidinnukleotid-Synthese)	**5-Fluorouracil** (FU Lederle, FU medac) →265	$2000\,mg/m^2$ i.v. 24 h, d 1, 8, 15, 22, 29, 36, alle 8 W.

T 18 Onkologie – Therapie

FOLFOX-6 (verschiedene Variationen gebräuchlich)

	Platinanalogon (Induktion von DNA-Strangbrüchen)	Oxaliplatin (ELOXATIN) →262	85mg/m² i.v. d 1, alle 2 Wo
plus	**Biomodulator** (Folinsäure = 5-Formyl-tetrahydrofolsäure = Citrovorum-Faktor, Wirkungsverstärkung von 5-FU)	Folinsäure (Rescuvolin, Calciumfolinat, FOLI-cell, Leucovorin) →272	400mg/m² i.v. über 2 h, d 1, alle 2 Wo
plus	**Pyrimidinantagonist** (Hemmung der Thymidin-Nukleotid-Synthese)	5-Fluorouracil (FU Lederle, FU medac) →265	2400mg/m² i.v. über 48 h, d 1 + 2, alle 2 W.

T 18.12 Malignes Melanom

T 18.12.1 Monotherapien

Interferon

	Interferon (Immunstimulat./-modulation)	INF-α (z. B. Roferon) →175	5–10Mio IE s.c. 3 x/W. oder d 1–5

Wiederholung wöchentlich, mindestens 6 Wo bei Ansprechen bis Progression

Temodal

	Alkylanz (Zytostatikum)	Temozolomid (Temodal) →263	150mg/m² p.o., d 1–5, alle 4 W., evtl. Steigerung auf 200mg/m²

DTIC

	Zytostatikum (Depolymerisation der DNA)	Dacarbazin (Detimedac) →263	850mg/m² i.v. an d 1 (Zyklus-Wdh. ab d 22–36)

T 18.12.2 Kombinierte Therapie

DTIC + TAM

	Zytostatikum (Depolymerisation der DNA)	Dacarbazin (Detimedac) →263	250mg/m² i.v., d 1–5 (Zyklus-Wdh. ab d 22)
plus	**Antiöstrogen** (Blockade peripherer Östrogenrezeptoren)	Tamoxifen (Kessar, Nolvadex, Tamoxifen Hexal, Zemide, Zitazonium) →245	40mg/d p.o. (Zyklus-Wdh. ab d 22)

DTIC + Cisplatin + Vindesin

	Zytostatikum (Depolymerisation der DNA)	Dacarbazin (Detimedac) →263	250mg/m² i.v. an d 1 + 8
plus	**Alkylanz** (DNS-Doppelstrangvernetzung)	Cisplatin (Cisplatin medac) →262	50mg/m² i.v. an d 1 + 8
plus	**Spindelgift** (Mitosehemmer)	Vindesin (Eldisine) →267	3mg/m² i.v., an d 1 + 8

T 18.13 Mammakarzinom

T 18.13.1 Adjuvante Hormontherapie (bei "tumorfreien" Pat. zur Rezidivprophylaxe)

	Antiöstrogen (Blockade peripherer Östrogenrezeptoren)	Tamoxifen (Kessar, Nolvadex, Tamoxifen Hexal, Zemide, Zitazonium) →245	20–40 mg/d p.o. 1x/d
oder	**Gestagen** (antiöstrogener, antigonadotroper Effekt)	Medroxyprogesteron acetat (Clinofem, Clinovir, Farlutal, GestaPolar) →242	2 x 500 mg/d p.o.

T 18.13.2 Additive Hormontherapie

	LH-RH-Agonist (Down-Regulation hypophysärer Rezeptoren ⇒ Hormone ↓)	Goserelin (Zoladex) →245	3,6 mg s.c. alle 4 Wo
oder	**Aromatasehemmer** (Östrogensynthese ↓)	Aminoglutethimid (Orimeten, Rodazol)	2 x 125 mg/d p.o.
		Letrozol (Femara)	1 x 2,5 mg/d p.o.
plus	**Glukokortikosteroid** (Substitution des iatrogenen Kortikosteroidmangels durch Aminogluthemideinnahme)	Hydrokortison (Hydrokortison) →110	2 x 15 mg/d p.o.

CMF i.v.

	Alkylanz (DNS-Doppelstrangvernetzung)	Cyclophosphamid (Cyclostin, Endoxan) →260	600 mg/m² i.v. an d 1 (Zyklus-Wdh. ab d 22)
plus (hier nicht obligat)	**Zytoprotektivum, Sulfhydrylgruppen-donator** (Acroleinneutralisation, Zystitisprophylaxe)	Mesna (Mistabronco, Uromitexan)	200–400 mg vor/4 h + 8 h nach Inf. i.v. (Zyklus-Wdh. ab d 22)
plus	**Antimetabolit** (Folatantagonist)	Methotrexat (Farmitrexat, Lantarel, Metex) →263	40 mg/m² i.v. an d 1 (Zyklus-Wdh. ab d 22)
plus	**Pyrimidinantagonist** (Hemmung d. Thymidin-Nukleotid-Synthese)	5-Fluorouracil (FU Lederle, FU medac) →265	600 mg/m² i.v. an d 1 (Zyklus-Wdh. ab d 22)

FAC

	Pyrimidinantagonist (Hemmung d. Thymidin-Nukleotid-Synthese)	5-Fluorouracil (FU Lederle, FU medac) →265	500 mg/m² i.v. an d 1 + 8 (Zyklus-Wdh. ab d 22)
plus	**Zytostatisches Antibiotikum** (DNS-Schädigung)	Doxorubicin (Adriblastin, Adrimedac, DOXO-cell, Doxorubicin) →269	50 mg/m² i.v. an d 8 (Zyklus-Wdh. ab d 22)
plus	**Alkylanz** (DNS-Doppelstrangvernetzung)	Cyclophosphamid (Cyclostin, Endoxan) →260	500 mg/m² i.v. an d 1 (Zyklus-Wdh. ab d 22)

T 18 Onkologie – Therapie

AC

	Zytostatisches Antibiotikum (DNS-Schädigung)	**Doxorubicin** (Adriblastin, Adrimedac, DOXO-cell, Doxorubicin) →269	*40mg/m² i.v. Bolus d 1*
plus	Alkylanz (DNS-Doppelstrang-vernetzung)	**Cyclophosphamid** (Cyclostin, Endoxan) →260	*600mg/m² p.o. d 1*
	Wiederholung Tag 22–29; Cave: Doxorubicin Grenzdosis		

EC

Zytostatisches Antibiotikum (DNS-Schädigung)	**Epirubicin** (Farmorubicin) →269	*60mg/m² i.v. Bolus d 1*
Alkylanz (DNS-Doppelstrang-vernetzung)	**Cyclophosphamid** (Cyclostin, Endoxan) →260	*600mg/m² i.v. Bolus d 1*
Wiederholung Tag 22–29; Cave: Epirubicin Grenzdosis		

Aromatasehemmer

alternativ	Aromatasehemmer (Östrogensynthese)	**Anastrozol** (Arimidex) →244	*1mg p.o. täglich*
		Letrozol (Femara)	*2,5mg p.o. täglich*
		Exemestane (Aromasin)	*25mg p.o. täglich*

Gemcitabin/Vinorelbin

Zytostatisches Antibiotikum (DNS-Schädigung)	**Doxorubicin** (Adriblastin, Adrimedac, DOXO-cell, Doxorubicin) →269	*50mg/m² i.v. Bolus d 1, alle 3 oder 4 W.*
Spindelgift (Mitosehemmer)	**Vinorelbin** (Navelbine) →267	*25mg/m² über 15min, d 1, alle 3 oder 4 Wo*

Mitoxantron/Bendamustin

Zytostatikum (Mitosehemmer)	**Mitoxantron** (Novantron) →269	*6mg/m² i.v., d1 + 2, alle 3 oder 4 Wo*
Alkylanz	**Bendamustin** (Ribomustin) →260	*100mg/m² i.v., d 1–3, alle 3 oder 4 Wo*

Vinorelbin/Mitoxantron

Spindelgift (Mitosehemmer)	**Vinorelbin** (Navelbine) →267	*25mg/m² über 15min, d 1 + 8, alle 3 oder 4 W.*
Zytostatikum (Mitosehemmer)	**Mitoxantron** (Novantron) →269	*12mg/m² i.v., d 1, alle 3 oder 4 Wo*

Doxorubicin/Docetaxel

Zytostatisches Antibiotikum (DNS-Schädigung)	**Doxorubicin** (Adriblastin, Adrimedac, DOXO-cell, Doxorubicin) →269	*60mg/m² i.v. Bolus d 1, alle 3 oder 4 Wo*
Spindelgift (Mitosehemmung, Störung der Mikro-tubuliorganisation)	**Docetaxel** (Taxotere) →268	*75mg/m² d1, alle 3 Wo (Prämedikation beachten)*

Multiples Myelom

Docetaxel/Capecitabin			
	Pyrimidinantagonist	Capecitabin (Xeloda) →265	1250mg/m² p.o. 2x/d, d 1–14, alle 3 oder 4 W.
	Spindelgift (Mitosehemmung, Störung der Mikro-tubuliorganisation)	Docetaxel (Taxotere) →268	75mg/m² d 1, alle 3 W. (Prämedikation beachten)
Trastuzumab/Taxan			
	HER2-Blocker (monoklonaler AK gegen HER2 ⇒ Blockade der Zellteilung)	Trastuzumab (Herceptin) →275	4mg/kg i.v., d 1, alle 3 W., bei weiteren Zyklen nur noch 2 mg/kg
	Spindelgift (Mitosehemmung, Störung der Mikro-tubuliorganisation)	Docetaxel (Taxotere) →268	75mg/m² d 1, alle 3 W. (Prämed. beachten)
oder		Paclitaxel (Taxol) →268	90mg/m² i.v. d 1, alle 3 W.

T 18.14 Multiples Myelom

siehe Kapitel Hämatologie →320

T 18.15 Nierenkarzinom

T 18.15.1 IL-2 + INF-Kombinationstherapie

	Interleukin 2 (IL-2) (Wachtumsfaktor für T-Lymphozyten)	Aldesleukin (Proleukin)	W. 1 und 4: 20 x 10⁶ IE/m² s.c. d 3–5, verteilt auf 2 Gaben/d, W. 2, 3, 5, 6: 5 x 10⁶ IE/m² s.c. d 1, 3, 5
plus	Interferon (Immunstimulation/-modulation)	INF-α (z. B. CYTOFERON) →175	W. 1 und 4: 6 x 10 Mio. IE/m² s.c. d 1, W. 2, 3, 5, 6: 6 x 10 Mio. IE/m² s.c. d 1, 3, 5

T 18.16 Non-Hodgkin-Lymphom

siehe Kapitel Hämatologie Seite 316

T 18.17 Ösophaguskarzinom

5FU-Cisplatin (-/+ Radiotherapie)			
	Pyrimidinantagonist (Hemmung d. Thymidin-Nukleotid-Synthese)	5-Fluorouracil (FU Lederle, FU medac) →265	600mg/m² i.v. an d 1 (Zyklus-Wdh. ab d 22)
plus	Alkylanz (DNS-Doppelstrangvernetzung) →262	Cisplatin (Cisplatin medac)	75mg/m² i.v., d 1, alle 4 W.
Paclitaxel			
	Spindelgift (Mitosehemmung, Störung der Mikro-tubuliorganisation)	Paclitaxel (Taxol) →268	250mg/m² i.v., über 24h, d 1, Whd. d 22

T 18 Onkologie – Therapie

T 18.18 Ovarialkarzinom

PC

	Spindelgift (Mitosehemmung, Störung der Mikro-tubuliorganisation)	Paclitaxel (Taxol) →268	175mg/m² i.v., über 3h, d 1, alle 3 Wo
	Alkylanz (DNS-Doppelstrangvernetzung)	Carboplatin (Carboplat) →262	AUC 5 i.v., d 1, alle 3 W.

Carboplatin/Cyclophosphamid

	Alkylanz (DNS-Doppelstrangvernetzung)	Carboplatin (Carboplat) →262	AUC 5–7 i.v., d 1, alle 4 W.
plus	Alkylanz (DNS-Doppelstrangvernetzung)	Cyclophosphamid (Cyclostin, Endoxan) →260	600mg/m² i.v., d 1, alle 4 W.

Treosulfan

Alkylanz	Treosulfan (Ovostat) →261	1.000mg p.o., d 1–14, alle 4 W.

T 18.19 Pankreaskarzinom (exokrin)

Antimetabolit	Gemcitabin (Gemzar) →266	1000mg/m² i.v. 30 min., d 1, 8, 15, alle 4 W.

T 18.20 Prostatakarzinom

T 18.20.1 Primärtherapie

	LH-RH-Agonist (Down-Regulation hypophysärer Rezeptoren ⇒ Sexualhormonbildung ↓)	Goserelinacetat (Zoladex) →245	1 x 3,6mg s.c. alle 4 Wo
oder		Leuprorelin (Enantone, Trenantone)	1 x 3,75mg s.c. alle 4 Wo
je plus	Antiandrogen Androgenwirkung ↓	Flutamid (Apimid, Flumid, Fluta, Flutamex, Flutexin, Fugerel, Prostica, Prostogenat) →127	3 x 250mg/d p.o.
oder	Antiandrogen Androgenwirkung ↓	Cyproteronacetat (Androcur, Virilit) →127	2 x 100mg/d p.o.

Docetaxel/Prednison

	Spindelgift (Mitosehemmung, Störung der Mikro-tubuliorganisation)	Docetaxel (Taxotere) →268	75mg/m² d 1, alle 3 Wo (Prämedikation beachten)
	Glukokortikosteroid (antiinflam., immunsuppressiv)	Prednison (Decortin, Rectodelt) →110	5mg p.o. 2 x d, kontinuierlich

T 18.21 ZNS-Malignome

Alkylanz (Zytostatikum)	Temozolomid (Temodal) →263	z. B. 200mg/m² über 5 d (Wdh. an d 28)

T 19 Toxikologie – Therapie (H. J. Heppner)

sola dosis facit venenum Paracelsus

T 19.1 Wichtige Hinweise zur Therapie

- **Allgemeine Maßnahmen**
  - Grundzüge der Therapie bei Vergiftungen:
  - Aufrechterhaltung der Vitalfunktionen
  - Verhütung weiterer Giftresorption (Erbrechen, Magenspülung, Kohlegabe)
  - Beschleunigung der Giftelimination (Glaubersalz, Diurese, Hyperventilation)
  - Sekundäre Giftelimination (Hämodialyse, -perfusion, -filtration, MARS)
  - Die primäre Giftentfernung (Magenspülung, induziertes Erbrechen etc.) ist keine Routinemaßnahme. Genau wie bei der medikamentösen Therapie von Vergiftungen muss auch hier die Notwendigkeit im Einzelfall geprüft und die in Frage kommende Maßnahme klar indiziert sein. Die Gabe von Carbo medicinalis kann in vielen Fällen diese Maßnahme ersetzen. Hilfe bei der Indikationsstellung leisten die Giftinformationszentralen (GIZ).
  - Seit 1999 gibt es auf der Grundlage der gemeinsamen Empfehlungen der Europäischen Giftnotrufzentralen[239] auch Leitlinien für das Kindes- und Jugendalter zu diesem Thema[240].

- **Antidottherapie**
  - Gerade bei der medikamentösen Therapie von Vergiftungen kommt es häufig vor, dass ein Medikament oder Antidot schwerwiegende Nebenwirkungen hat (DMAP, Deferoxamin, Atropin etc.). Trotzdem kann häufig nicht auf die Gabe verzichtet werden. Aus diesem Grund muss in jedem Einzelfall eine strenge Indikationsstellung zur medikamentösen Behandlung erfolgen.
  Die Indikation wird nicht nur aus der Art des Giftes gestellt, sondern auch aus der Giftmenge, dem zeitlichen Verlauf der Vergiftung, dem klinischen Zustand des Patienten und aus anderen Parametern. Vor- und Nachteile für den Patienten müssen in jedem Fall gut abgewogen werden.
  Desweiteren ist bei der Gabe von Antidota zwischen der patientengebundenen (pro kg/KG) und der giftbezogenen (z.B. Heparin/Protamin) Dosierung zu unterscheiden.

- **Dosierungen**
  - Absolute Dosisangaben beziehen sich auf erwachsene Patienten. Kinderdosierungen sind gesondert gekennzeichnet. Die Angabe mg/kg bedeutet "mg pro Kilogramm Körpergewicht" und kann i.A. auf Erwachsene und Kinder angewandt werden.

---

[239] EAPCCT. Clin. Toxicol 1997;35:699-763.
[240] Jonitz W,Brockstedt M, Oberdisse UBrandis M. Primäre Giftentfernung. Monatsschrift Kinderheilk 1999Jan;147(1): 9-13.

T 19 Toxikologie – Therapie

T 19.2 Allgemeinmaßnahmen

T 19.2.1 Primäre Giftelimination

evtl.	**Adsorbens** in Kombination mit einem Laxans (Giftbindung ⇒ Resorptionshemmung ⇒ Giftelimination)	**Kohle** (Ultracarbon, Carbo medicinalis, Kohle-Compretten)	0,5–1 g/kg KG, p.o. oder über nasogastrale Sonde *Cave:* Sondenlage
evtl.	**Emetikum** (induziertes Erbrechen ⇒ Giftelimination)	**Ipecacuanha-Sirup** (Sirup NRF, Sirupus Ipecacuanhae)	Erw.: 30 ml Ki. 1–2 J.: 10 ml; 2–3 J: 20 ml, dann 100–200 ml H_2O
evtl.	**Osmotisches Laxanz** (forcierte Diarrhoe ⇒ Giftelimination)	**Natriumsulfat** (Glaubersalz)	15–30 g auf 100 ml H_2O (nur nach mehrfachen Kohlegaben notwendig) nicht bei Nikotinvergiftung
evtl.	**Magenspülung** (⇒ Giftelimination)	**Wasser** über großlumigen Gummischlauch, bei Kindern physiolog. NaCl-Lösung	je 5–10 ml/kg, ges. 15–20 l lauwarmes H_2O bzw. Elektrolytlösung (bei Paraquat mind. 100 l, Elektrolytkontrollen)
	Cave: Aspirationsschutz		

T 19.2.2 Sekundäre Giftelimination

evtl.	**Erhöhte Flüssigkeitszufuhr** (forcierte Diurese ⇒ Giftelimination) (nur noch seltene Indikation)	**Glukose 5%** (anfangs + 40 mval NaCl + 20 mval KCl pro Liter, später nach Tagesbedarf) →72	initial 10 ml/kg, dann Diurese von 3–6 ml/kg/h anstreben, Elys nach Labor strenge Kontrolle der Infusions- und Urinmenge *Cave:* Überwässerung
evtl. plus	**Schleifendiuretikum** (forcierte Diurese ⇒ Giftelimination) (nur noch seltene Indikation)	**Furosemid** (Furorese, Lasix)→60	nach Harnvolumen und ZVD
evtl.	**Kohle wiederholt** (kann in Abhängigkeit des Gifts eine sekundäre Giftentfernung entweder über Unterbrechung des enterohepatischen Kreislaufs, oder über eine direkte Rückresorption aus dem Darm bewirken)	**Kohle** (Ultracarbon, Carbo medicinalis, Kohle-Compretten)	0,3–0,5 g/kg KG alle 3–4 h unter Zusatz von Natriumsulfat (s.o.)
evtl.	**Extrakorporale Verfahren**	Hämodialyse, Hämoperfusion, Hämodiafiltration etc. sollten nur nach Rücksprache mit den Giftinformationszentralen oder in einem Behandlungszentrum für Vergiftungen erfolgen	
evtl.	**Antidottherapie**	Strenge Indikationsstellung; frühzeitiger Kontakt zu Giftinformationszentralen	

T 19.3 Acetylsalicylsäure-Intoxikation

	Puffer (Azidosetherapie, alkalische Diurese)	Natriumhydrogencarbonat 8,4% (100 ml = 100 mmol HCO_3^-) →74	BE x 0,3 x kg = mmol, max. 1,5 mmol/kg/h i.v. (pH-Kontrollen, alkal. Urin-pH anstreben)
evtl.	Benzodiazepin (antikonvulsiv)	Diazepam (Faustan, Stesolid, Valium)→211	0,2–0,4 mg/kg i.v.
		Clonazepam (Rivotril)	1–2 mg i.v., TMD 13 mg

T 19.4 Ajmalin-, Prajmalin-Intoxikation

T 19.4.1 Allgemein

	Adsorbens (sek. Giftentfernung)	Kohle (Ultracarbon, Carbo medicinalis, Kohle-Compretten) + Glaubersalz 2 Esslöffel	0,5 g/kg alle 4 h
	Alpha- und Beta-Sympathomimetikum, D_1-Rez.-Agonist (Inotropie ↑)	Dopamin (Dopamin) →44	4–10 µg/kg/min i.v.
	Beta-Sympathomim. (Inotropie ↑)	Dobutamin (Dobutamin-ratiopharm, Dobutamin Hexal) →44	2–10 µg/kg/min i.v.
	Alpha-Sympathomim. (periph. Widerst. ↑, RR ↑)	Noradrenalin (Arterenol) →44	initial 0,1–0,2 µg/kg/min

T 19.4.2 Bei Tachyarrhythmie

	Isotone NaCl-Lösung (Volumen + Elektrolytlösung)	NaCl (ggf. 5,85%) →71	0,5–2 mval/kg, max. 200 mval/24h (Na^+-Konzentration an oberer Grenze halten)
oder	Puffer (Elektrolytlösung)	Natriumhydrogencarbonat →74	(Na^+-Konzentration an oberer Grenze halten)
	Antiarrhythmikum Klasse Ib	Lidocain (Xylocain, Xylocitin) →66	initial: 100 mg i.v., dann 2–4 mg/min
	Antiarrhythmikum Klasse Ib	XPhenytoin (Epanutin, Phenhydan, Zentropil →66	initial 3–5 mg/kg sehr langsam i.v. (unter EKG-Kontrolle)

T 19.4.3 Bei Torsades de Pointes

Magnesiumpräparat (Substitution)	$MgSO_4$ →69	2 g langsam i.v., ggf. wiederholen, weiter mit 3–20 mg/min
Antiarrhythmikum Klasse Ib	Phenytoin (Epanutin, Phenhydan, Zentropil) →66	initial 3–5 mg/kg sehr langsam i.v. (unter EKG-Kontrolle)

T 19.4.4 Bei Bradykardie

Beta-Sympathomim. (Chrono-/Inotropie ↑)	Orciprenalin (Alupent) →44	1 µg/kg/min i.v. (ggf. Schrittmacher)

T 19 Toxikologie – Therapie

T 19.4.5 Bei zerebralen Krampfanfällen

Benzodiazepin (antikonvulsiv)	**Diazepam** (Faustan, Stesolid, Valium) →211	0,3–0,5 mg/kg i.v.
	Clonazepam (Rivotril)	1–2 mg i.v., TMD 13 mg
Barbiturat (antikonvulsiv)	**Phenobarbital** (Luminal) →187	10–20 mg/kg langsam i.v.
Hydantoinderivat (antikonvulsiv)	**Phenytoin** (Epanutin, Phenhydan, Zentropil) →66	3–5 mg/kg sehr langsam i.v. ca. 5 min (unter EKG-Kontrolle)

T 19.5 Amanitin-Intoxikation (Knollenblätterpilz)

Adsorbens (sekundäre Giftentfernung)	**Kohle** (Ultracarbon, Carbo medicinalis, Kohle-Compretten)	0,5 g/kg alle 4 h
Spezif. Antidot (Hemmung der Giftaufnahme in die Leberzelle)	**Silibinin** (Legalon Sil)	initial: 5 mg/kg als Bolus i.v., dann: 20 mg/kg als Dauerinf.
Spezifisches Antidot (Hemmung der Giftaufnahme in die Leberzelle)	**Penicillin G** (Penicillin G, Penicillin Grünenthal, Penicillin-Heyl) →143	1 Mio. IE/kg/d (nur bis Silibinin zur Verfügung steht)

T 19.6 Amantadin-Intoxikation

Benzodiazepin (antikonvulsiv)	**Diazepam** (Faustan, Stesolid, Valium) →211	0,3–0,5 mg/kg i.v.
	Clonazepam (Rivotril)	1–2 mg i.v., TMD 13 mg
Indirektes Parasympatholytikum (Cholinesterasehemmung ⇒ anticholinergen und adrenergen Wirkung ↓)	**Physostigmin** (Anticholium)	2 mg sehr langsam i.v., evtl. wiederh., z.T. 2 mg/h als Dauerinf. (unter EKG-Kontrolle)

T 19.7 Amphetamin-Intoxikation

T 19.7.1 Bei zerebralen Krampfanfällen

Benzodiazepin (antikonvulsiv)	**Diazepam** (Faustan, Stesolid, Valium) →211	0,3–0,5 mg/kg i.v.
	Clonazepam (Rivotril)	1–2 mg i.v., TMD 13 mg
Barbiturat (antikonvulsiv)	**Phenobarbital** (Luminal) →187	10–20 mg/kg langsam i.v.

T 19.7.2 Bei Tachykardie

Beta-1-Blocker (HZV↓, neg. chronotrop/inotrop, Reninsekretion↓, zentrale Sympathikusakt.↓)	**Metoprolol** (Beloc, Lopresor) →52	Erw.: 5–10 mg langsam i.v. (nicht in Komb. mit Nifedipin)

T 19.7.3 Bei Kammerflimmern

Antiarrhythmikum Klasse Ib	**Lidocain** (Xylocain, Xylocitin) →66	initial: 100 mg i.v., dann 2–4 mg/min

T 19.7.4 Bei ausgeprägten Unruhezuständen

Indirektes Parasympatholytikum, (Cholinesterasehemmung ⇒ anticholinerge und adrenerge Wirkung ↓)	Physostigmin (Anticholium)	2mg sehr langsam i.v., bei Kindern 0,02mg/kg sehr langsam i.v., evtl. repetitive Dosis *Cave:* Bradykardien, schwer beeinflussbar

T 19.8 Antidepressiva-Intoxikation

T 19.8.1 Bei Herzrhythmusstörungen

Puffer (Azidosetherapie)	Natriumhydrogencarbonat 8,4% (100ml = 100mmol HCO_3^-)	BE x 0,3 x kg = mmol, max. 1,5mmol/kg/h i.v. (pH auf 7,45–7,55) Natriumkonzentration hochnormal halten
Antiarrhythmikum Klasse Ib	Lidocain (Xylocain, Xylocitin) →66	1mg/kg langsam i.v.

T 19.8.2 Bei supraventrikulärer Tachykardie

Indirektes Parasympatholytikum, (Cholinesterasehemmung ⇒ anticholinerge und adrenerge Wirkung ↓)	Physostigmin (Anticholium)	2mg sehr langsam i.v., bei Kindern 0,02mg/kg sehr langsam i.v. *Cave:* Bradykardien, schwer beeinflussbar

T 19.8.3 Bei Hypotonie

Alpha- und Beta-Sympathomimetikum, D_1-Rezeptor-Agonist (Inotropie ↑)	Dopamin (Dopamin) →44	10–15µg/min i.v. (keine Betamimetika einsetzen)
Alpha-Sympathomimetikum (periph. Widerst. ↑, RR ↑)	→44 Noradrenalin (Arterenol)	initial 0,1µg/kg/min

T 19.9 Antihistaminika-Intoxikation

T 19.9.1 Allgemein

Indirektes Parasympatholytikum, (Cholinesterasehemmung ⇒ anticholinergen und adrenergen Wirkung ↓)	Physostigmin (Anticholium)	2mg i.v., evtl. wiederh., z.T. 2mg/h als Dauerinf. *Cave:* nicht bei Überleitungsstörungen

T 19.9.2 Bei zerebralen Krampfanfällen

Benzodiazepin (antikonvulsiv)	Diazepam (Faustan, Stesolid, Valium) →211	0,3–0,5mg/kg i.v.
	Clonazepam (Rivotril)	1–2mg i.v., TMD 13mg

T 19 Toxikologie – Therapie

T 19.9.3 Bei Hypotonie

Alpha- und Beta-Sympathomimetikum, D_1-Rezeptor-Agonist (Inotropie ↑)	Dopamin (Dopamin) →44	5–15 µg/kg/min i.v.

T 19.10 Arsen-Intoxikation

T 19.10.1 Durch Arsensalze, arsenige Säure, Arsensäure, Arsenite und Arsenate mit entsprechend erhöhtem As-Serumspiegel, nicht bei Arsenwasserstoff-Intoxikationen

möglichste Kontaktaufnahme mit Giftinformationszentralen

Komplexbildner (Giftelimination ↑)	Dimercaptopropan-sulfonat (DMPS)	1. d: 3 x 5–10 mg/kg/d, 2. d: 3 x 5–10 mg/kg/d, 3. d: 2 x 2,5 mg/kg/d (Dauer abhängig von der Arsenausscheidung)

T 19.11 Atropin-Intoxikation

evtl.	Indirektes Parasympatholytikum (Cholinesterasehemmung ⇒ anticholinerge und adrenerge Wirkung ↓)	Physostigmin (Anticholium)	1–2 mg langsam i.v., evtl. wiederh., z.T. 2 mg/h als Dauerinf., Ki.: 0,02–0,04 mg/kg als ED langsam i.v. (u.U. bis zu 100fache therap. Dosis erforderlich)

T 19.12 Barbiturat-Intoxikation

Puffer (Harnalkalisierung, Giftelimination ↑)	Natriumhydrogencarbonat 8,4%, (100 ml = 100 mmol HCO_3^-) →74	BE x 0,3 x kg = mmol, max. 1,5 mmol/kg/h i.v. (pH-Kontrollen, alkal. Urin-pH anstreben)

T 19.13 Benzodiazepin-Intoxikation

Benzodiazepin-Antagonist (Benzodiazepinwirkung ↓)	Flumazenil (Anexate)	0,3–0,6 mg i.v. (kurze HWZ, nur bei vitaler Ind. oder als Diagnostikum)

T 19.14 Betablocker-Intoxikation

Alpha- und Beta-Sympathomimetikum, D_1-Rezeptor-Agonist (Inotropie ↑, Vasokonstriktion bei Hypotonie)	Dopamin (Dopamin) →44	5–20 µg/kg/min
Beta-(>Alpha-) Sympathomimetikum (Ino-, Chrono., Bathmotropie ↑ bei Hypotonie, Bronchodilatat.)	Adrenalin (Suprarenin) →44	0,001–0,01 mg/kg ED, dann nach Wirkung

Antihypoglykämikum (Beta-Rezeptor-unabhängige Stimulation von c-AMP zur Verbesserung der Herzleistung)	Glukagon (GlucaGen) →120	initial: 0,15mg/kg, dann: 0,05mg/kg/h über 24h i.v.
Puffer (Azidosetherapie)	Natriumhydrogencarbonat 8,4% (100ml = 100mmol HCO$_3^-$) →74	BE x 0,3 x kg = mmol, max. 1,5mmol/kg/h i.v.

T 19.15 Biguanide-Intoxikation (besonders Metformin)

Puffer (Therapie der Lactatazidose)	Natriumhydrogen-carbonat 8,4% (100ml = 100mmol HCO$_3^-$) →74	BE x 0,3 x kg = mmol, max. 1,5mmol/kg/h i.v.
Antihypoglykämikum (Therapie der Hypoglykämie)	Glukagon (GlucaGen) →120	initial: 0,15mg/kg, dann: 0,05mg/kg/h über 24 h i.v. **Cave:** nicht immer wirksam
Glukose (Substitution)	Glukose 40%, dann Glukose 5% →72	nach BZ

T 19.16 Biperiden-Intoxikation

Indirektes Parasympatholytikum, (Cholinesterasehemmung ⇒ anticholinergen und adrenergen Wirkung ↓)	Physostigmin (Anticholium)	2mg sehr langsam i.v., evtl. wiederh., z.T. 2mg/h als Dauerinf., Ki.: 0,5 mg sehr langsam i.v.

T 19.17 Blei-Intoxikation

Komplexbildner (Giftelimination↑)	Ethylendiamintetraacetat (EDTA)	initial: 15–20mg/kg in 2 h in 0,9% NaCl, dann: 50mg/kg auf 3 Dosen/d

T 19.18 Botulismus-Intoxikation

Spezifisches Antidot (Giftwirkung ↓)	Botulismus-Antitoxin (Botulismus-Antitoxin Behring)	initial: 250ml i.v., dann 250ml als Dauerinfusion **Cave:** nicht sicher wirksam, bei Säuglingsbotulismus nicht indiziert

T 19.19 Carbamat-Intoxikation

Direktes Parasympatholytikum (cholinerge Wirkung ↓)	Atropin (Atropinsulfat, Atropinum sulfuricum) →45	5–30mg i.v., evtl. wiederh. mit 5–10mg, dann nach Wirkung, Ki.: initial 0,5–2mg (Patient muss „trocken" sein)

T 19.20 Chinin-Intoxikation

T 19.20.1 Prophylaxe zur Membranstabilisierung

Isotone NaCl-Lösung (Volumen + Elektrolytlösung)	NaCl 0,9% →71	0,5–2 mval/kg (Na$^+$-Konzentration an oberer Grenze halten)

T 19 Toxikologie – Therapie

oder	Puffer (Elektrolytlösung)	Natriumhydrogencarbonat →74	(Na⁺-Konzentration an oberer Grenze halten)
	Elektrolyt	Magnesium →69	0,1 mval/kg/ ED

T 19.20.2 Bei Kammerflimmern

Benzodiazepin (antikonvulsiv)	Diazepam (Valium) →211	1–2 mg/kg als Bolus, dann 0,1–0,4 mg/kg/h

T 19.21 Chloroquin-Intoxikation

Benzodiazepin (prophylaktisch gegen Rhythmusstör., Krampfanfälle)	Diazepam (Faustan, Stesolid, Valium) →211	initial: 1–2 mg/kg i.v., d ann 0,1–0,4 mg/kg/h e vtl. über Tage
Bei Hypokaliämie Elektrolytlösung	Kalium →69	vorsichtige Substitution nach Serum-K⁺ *Cave:* Hyperkaliämie

T 19.22 Chrom-Intoxikation

Komplexbildner (Giftelimination ↑)	Dimercaptopropan-sulfonat (DMPS)	1. d: 3 x 5–10 mg/kg/d, 2. d: 3 x 5–10 mg/kg/d, weiter nach Chromkonzentration im Urin (nicht sicher wirksam, nur bei sehr schweren Intox. einsetzen)

T 19.23 Clenbuterol-Intoxikation

Betablocker (HZV ↓, neg. chronotrop/inotrop, zentrale Sympathikusaktivität ↓)	Propranolol (Obsidan) →52	0,01–0,02 mg/kg i.v.
	Metoprolol (Beloc)	5–10 mg i.v.
Benzodiazepin (antikonvulsiv)	Diazepam (Valium)	0,3–0,5 mg/kg i.v.
	Clonazepam (Rivotril) →211	1–2 mg i.v., TMD 13 mg

T 19.24 Clobutinol-Intoxikation

Benzodiazepin (antikonvulsiv)	Diazepam (Faustan, Stesolid, Valium) →211	0,3–0,5 mg/kg i.v.
	Clonazepam (Rivotril)	1–2 mg i.v., TMD 13 mg

T 19.25 Clonidin-Intoxikation

T 19.25.1 Bei Bradykardie

Direktes Parasympatholytikum (cholinerge Wirkung ↓)	Atropin (Atropinsulfat, Atropinum sulfuricum) →45	0,01 mg/kg

T 19.25.2 Bei Hypotonie

Alpha- und Beta-Sympathomimetikum, D₁-Rezeptor-Agonist (Inotropie ↑, Vasokonstriktion bei Hypotonie)	Dopamin (Dopamin) →44	5–10 µg/kg/min
Beta-Sympathomim. (Inotropie ↑, Vasokonstriktion bei Hypotonie)	Dobutamin (Dobutamin-ratiopharm, Dobutamin Hexal) →44	2–20 µg/kg/min

T 19.25.3 Bei Atemdepression

Opioid-Antagonist (Opioid-Wirkung ↓)	Naloxon (Narcanti) →99	als Therapieversuch: 0,4–2mg i.v. ggf. i.m. wegen kurzer HWZ repetitive Dosen nötig

T 19.26 Cocain-Intoxikation

T 19.26.1 Bei zerebralen Krampfanfällen

Benzodiazepin (antikonvulsiv)	Diazepam (Faustan, Stesolid, Valium) →211	0,3–0,5mg/kg i.v. (bei persistierenden Krämpfen Relaxierung)
Barbiturat (antikonvulsiv)	Phenobarbital (Luminal) →187	10–20mg/kg langsam i.v. (bei persistierenden Krämpfen Relaxierung)

T 19.26.2 Bei bedrohlicher Tachykardie

Betablocker (HZV ↓, neg. chronotrop/inotrop, zentrale Sympathikusaktivit. ↓)	Metoprolol (Beloc) →52	5–10mg i.v.

T 19.26.3 Bei hypertensiver Entgleisung

Vasodilatation	Nitroglycerin →64	0,15–0,6mg s.l.
	Nifedipin →55	10–20mg s.l.

T 19.27 Coffein-Intoxikation

T 19.27.1 Bei bedrohlicher Tachykardie

Betablocker (HZV ↓, neg. chronotrop, neg. inotrop, zentrale Sympathikusaktivität ↓)	Propranolol →52	1 x 1mg langs. i.v., max. 10mg i.v.

T 19.27.2 Bei Kammerflimmern

Antiarrhythmikum Klasse Ib	Lidocain (Xylocain, Xylocitin) →66	initial: 100mg i.v., dann 2–4mg/min
Antiarrhythmikum Klasse III	Amiodaron (Cordarex) →67	300mg i.v. Initialdosis **Cave:** Hyperthyreose

T 19.27.3 Bei zerebralen Krampfanfällen

Benzodiazepin (antikonvulsiv)	Diazepam (Faustan, Stesolid, Valium) →211	0,3–0,5mg/kg i.v.
	Clonazepam (Rivotril)	1–2mg i.v., TMD 13mg

T 19 Toxikologie – Therapie

T 19.28 Cumarin-Intoxikation

Vitamin K (Vit-K-Antagonismus ↓)	Phytomenadion (Konakion) →77	25mg/d p.o., 0,3mg/kg i.v. (bei Cumarinen mit langer HWZ evtl. über M.)
Prothrombinkomplex-Präparat	PPSB	1 E/kg hebt Quick um ca. 1% an Initialdosis (E) = kgKG x gewünschter Faktoranstieg (%) (schneller Wirkungseintritt)

T 19.29 Cyanid-Intoxikation

	Cyanidbindung	Hydroxycobalamin (Cyanokit)	4000–8000mg über 30min i.v. **Cave:** Anaphylaxie
	Met-Hb-Bildner (Cyanidbindung an Met-Hb)	Dimethylaminophenol (4-DMAP)	3–4mg/kg langs. i.v. (mit aspir. Blut in der Spritze; bildet 30–40% Met-Hb)
dann	**Cyanidbindung** aus Met-Hb ⇒ Umwandlung in Rodanid ⇒ Cyanidelimination	Natriumthiosulfat (Natriumthiosulfat 10%)	50–100mg/kg langs. i.v.

T 19.30 Dihydroergotamin-Intoxikation

Direkter Vasodilatator (antihypertensive Therapie)	Nitroprussidnatrium (Nipruss)	0,001–0,005mg/kg/min i.v. (nur in sehr schweren Fällen)

T 19.31 Eisen-III- / -II-sulfat-Intoxikation

Komplexbildner (Eisenelimination ↑)	Deferoxamin (Desferal)	15mg/kg/h i.v., max: 80mg/kg/24h, oral: bis 12g

T 19.32 Ethylenglykol-Intoxikation

Alkohol (kompetitive Hemmung der Alkoholdehydrogenase ⇒ Hemmung der Metabolisation)	Ethanol	initial 0,5–0,75g/kg in Gluc 5%, dann: 0,1–0,2g/kg Erh. Dos. (Ethanolkonz. 0,5–1,0 Prom. anstreben)
Supportive Therapie zur Beschleunigung der Umwandlung in nicht giftige Metaboliten	Thiamin	3–4x100mg p.o.
	Pyridoxin	3–4x50mg p.o.

T 19.33 Heparin-Intoxikation

Spezifisches Antidot (Aufhebung der Heparinwirkung)	Protamin (Protamin Roche)	1 ml/1000 IE Heparin (PTT-Kontrollen)

T 19.34 Herzglykosid-Intoxikation

Spezifisches Antidot (Glykosid-Wirkung ↓)	**Digitalis-Antidot** (Digitalis-Antidot BM)	80mg/mg Glykosid über 30 min i.v. *Merke!* Glykosidspiegel nach Antidot falsch hoch *Cave:* hohe Allergiegefahr
Adsorbens (Giftbindung ⇒ Resorptionshemmung ⇒ Gifteliminiation)	**Kohle** (Ultracarbon, Carbo medicinalis, Kohle-Compretten)	0,5–1g/kg, fraktionierte Gabe alle 4 h
	Colestyramin (Quantalan)	3 x 4g/Tag, max. 24g in 24h

T 19.35 Kalziumantagonist-Intoxikation

Kalzium (Substitution)	**Kalziumglukonat** (Calcium gluconicum) →69	200–400mg Ca^{2+}/kg, Ki: 1–2mg Ca^{2+}/kg, max: 7mg/kg
Direktes Parasympatholytikum (cholinerge Wirkung ↓)	**Atropin** (Atropinsulfat, Atropinum sulfuricum)	0,1mg/kg i.v.
Alpha- und Beta-Sympathomimetikum, D_1-Rezeptor-Agonist (Inotropie ↑, Vasokonstriktion, renale Vaso-dilat., Natriurese)	**Dopamin** (Dopamin) →44	2–15µg/kg/min als DTI
V.a. Betasympathomimetikum (Inotropie ↑)	**Dobutamin** (Dobutaminratiopharm, Dobutamin Hexal) →44	2–20µg/kg/min als DTI

T 19.36 Kupfer-Intoxikation

Komplexbildner (Giftelimin.↑)	**D-Penicillamin** (Metalcaptase, Trolovol)	1g/d p.o., max 40mg/kg/d

T 19.37 Lithium-Intoxikation

Osmotische Diurese evtl. plus Diuretikum (forcierte Diurese ⇒ Gifteliminiation)	**Glukose 5%** (+ 40mval NaCl + 20mval KCl pro Liter) →72	500ml/h Glukose 5%, Elektrolytzusätze nach Labor *Cave:* Na-Diuretika sind kontraindiziert, Serum-Na hochhalten

T 19.38 MAO-Hemmer-Intoxikation

Nitrat, Vasodilatator (Preload ↓, venöses pooling)	**Glyceroltrinitrat** (Corangin, Nitrolingual) →64	initial: 0,4mg p.o., dann nach Wirkung

T 19.39 Methanol-Intoxikation

Kompetitiver Hemmer der Alkoholdehydrogenase (Hemmung der Metabolisation ⇒ Ameisensäure ↓)	**Ethanol**	ini 0,5–0,75g/kg in Gluc. 5%, dann: 0,1–0,2g/kg Erh.-Dos. (Ethanolkonz. 0,5–1,0 Prom. anstreben)
Zur Verbesserung der Ameisensäure-Elimination	**Folsäure**	1mg/kg KG bis max 50mg pro Dosis, alle 4–6 h für mind. 5 d

T 19.40 Met-Hb-Bildner-Intoxikation

	Reduktion von Met-Hb (Giftwirkung ↓)	Methylenblau (Methylenblau Vitis)	1–2 mg/kg i.v., bei Bedarf nach 30 min einmal wdh.
	Reduktion von Met-Hb (Giftwirkung ↓)	Toloniumchlorid (Toluidinblau)	2–4 mg/kg i.v., bei Bedarf nach 10 min einmal wdh.

T 19.41 Methotrexat-Intoxikation

	Spezifisches Antidot (Giftwirkung ↓)	Calciumfolinat (Leucovorin)	6–12 mg i.v. oder i.m., Wdh. möglich

T 19.42 Mutterkornalkaloid-Intoxikation

	Direkter Vasodilatator (antihypertensiv, Pre-/Afterload ↓)	Nitroprussidnatrium (Nipruss)	1–5 µg/kg/min i.v. **Cave:** nur in sehr schweren Fällen
	Benzodiazepin (antikonvulsiv)	Diazepam (Faustan, Stesolid, Valium) →211	0,3–0,5 mg/kg i.v.
		Clonazepam (Rivotril)	1–2 mg i.v., TMD 13 mg

T 19.43 Neuroleptika-Intoxikation

T 19.43.1 Bei Herzrhythmusstörungen

	Puffer (Azidosetherapie)	Natriumhydrogencarbonat 8,4% (100 ml = 100 mmol HCO$_3^-$) →74	BE x 0,3 x kg = mmol, max. 1,5 mmol/kg/h i.v. (pH auf 7,45–7,55)
	Antiarrhythmikum Klasse Ib	Lidocain (Xylocain, Xylocitin) →66	1 mg/kg langsam i.v.

T 19.43.2 Nur bei supraventrikulärer Tachykardie

	Indirektes Parasympatholytikum, (Cholinesterasehemmung ⇒ anticholinergen und adrenergen Wirkung ↓)	Physostigmin (Anticholium)	2 mg sehr langsam i.v., bei Ki. 0,02 mg/kg sehr langsam i.v. **Cave:** Bradykardien, schwer beeinflussbar

T 19.43.3 Bei Hypotonie

Cave: keine Betamimetika einsetzen!

	Alpha-Sympathomim. (periph. Widerst. ↑, RR ↑)	Noradrenalin (Arterenol) →44	initial 0,1 µg/kg/min

T 19.44 Opiat-Intoxikation

	Opioid-Antagonist (Opioid-Wirkung ↓)	Naloxon (Narcanti) →99	0,4–2 mg i.v./i.m., evtl. wiederh., Ki 0,03 mg/kg (sehr kurze HWZ)

T 19.45 Organophosphat-Intoxikation

Direktes Parasympatholytikum (cholinerge Wirkung ↓)	Atropin (Atropinsulfat, Atropinum sulfuricum) →45	5mg i.v., evtl. wiederh. mit 5–10mg, dann nach Wirkung; Ki. initial 0,5–2mg (Patient muss „trocken" sein)
Cholinesteraseaktivator (Antidot)	Obidoxim (Toxogonin)	3–4mg/kg i.v., ggf. weiter als DTI mit 10mg/kg/d

T 19.46 Paracetamol-Intoxikation

Antidot (Entgiftung toxischer Metaboliten)	N-Acetylcystein (Fluimucil Antidot)	150mg/kg in 200ml Glukose 5% über 15 min dann: 50mg/kg in 500ml über 4 h, dann: 100mg/kg in 1000ml über 16 h Therapieindikation anhand des Normogramms nach Rumack

T 19.47 Penicillin- und Derivate-Intoxikation

Benzodiazepin (antikonvulsiv)	Diazepam (Valium) →211	0,3–0,5mg/kg i.v.
	Clonazepam (Rivotril)	1–2mg i.v., TMD 13mg

T 19.48 Pyrazolon-Verbindungs-Intoxikation

Benzodiazepin (antikonvulsiv)	Diazepam (Valium) →211	0,3–0,5mg/kg i.v.
	Clonazepam (Rivotril)	1–2mg i.v., TMD 13mg

T 19.49 Quecksilber-Intoxikation

Je nach Vollbut Hg-Konzentration

Komplexbildner (Giftelimination ↑)	Dimercaptopropansulfonat (DMPS, Dimaval)	5mg/kg 6 mal in den ersten 24 h i.v., dann 4 x /d i.v.

T 19.50 Reizgas-Intoxikation

Glukokortikosteroid (antiinflammatorisch, immunsuppressiv)	Dexamethason (Junik, Ventolair)	2 Hübe alle 5 min bis zur Leerung der Packung

T 19.51 Reserpin-Intoxikation

Alpha-Sympathomim. (periph. Widerst. ↑, RR ↑, TPR ↑)	Noradrenalin (Arterenol) →44	0,01–0,05 µg/kg/min als DTI (bis max. 0,5µg/kg/min)
Direktes Parasympatholytikum (cholinerge Wirkung ↓; bei Sinusbradykardie)	Atropin (Atropinsulfat, Atropinum sulfuricum)	0,5–1mg i.v.
Benzodiazepin (antikonvulsiv)	Diazepam (Valium)	0,3–0,5mg/kg i.v.
	Clonazepam (Rivotril)	1–2mg i.v., TMD 13mg

T 19 Toxikologie – Therapie

T 19.52 Säuren-Intoxikation

Cave: keinesfalls primäre Giftelimination (Erbrechen)

Puffer (Azidosetherapie)	Natriumhydrogencarbonat 8,4% (100 ml = 100 mmol HCO_3^-) →74	BE x 0,3 x kg = mmol, max. 1,5 mmol/kg/h i.v.

T 19.53 Schaumbildner-Intoxikation

Entschäumer (Herabsetzung der Oberflächenspannung)	Dimeticon (Sab Simplex, Lefax)	10 ml p.o., Ki. 5 ml p.o.

T 19.54 Schilddrüsenhormon-Intoxikation

Betablocker (HZV↓, neg. chronotrop/inotrop, zentrale Sympathikusaktivität↓)	Propranolol (Obsidan) →52	3 x 40 mg/d p.o.

T 19.55 Sulfonamid-Intoxikation

Reduktion von Met-Hb (Giftwirkung↓)	Toloniumchlorid (Toluidinblau)	2–4 mg/kg i.v. evtl. einmal Wdh.
Puffer (Azidosetherapie)	Natriumhydrogencarbonat 8,4% (100 ml = 100 mmol HCO_3^-) →74	p.o., Urin-pH > 7 einstellen

T 19.56 Thallium-Intoxikation

Komplexbildner (Giftelimination↑)	Eisen-III-Hexacyano-ferrat (Berliner Blau)	initial: 3 g, dann: 250 mg/kg in 2–4 Einzeldosen

T 19.57 Theophyllin-Intoxikation

Benzodiazepin (antikonvulsiv)	Diazepam (Valium) →211	0,3–0,5 mg/kg i.v.
	Clonazepam (Rivotril)	1–2 mg i.v., TMD 13 mg

T 19.58 Zink-Intoxikation

Komplexbildner (Giftelimination↑)	Ethylendiamintetra-acetat (= CaNa2-EDTA; Calcium Vitis)	initial: 15–20 mg/kg in 2 h in 0,9% NaCl, dann: 50 mg/kg auf 3 Dosen/d

Giftinformationszentren

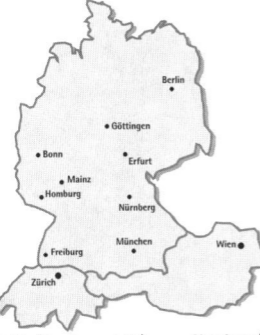

Berlin (Beratungsstelle)
Tel.030-19 24 0
Fax030-30 686-721
Tel.030-32 680-780 (Kinder)

Berlin (Behandlungzentrum)
Tel.030-450-55 35 55
Fax030-450-55 39 98

Bonn
Tel. 0228-19 240
Fax0228-287-33 14

Erfurt
Tel.0361-73 07 30
Fax0361-73 073 17

Freiburg
Tel.0761-19 240
Tel.0761-27 04 361
Fax0761-27 044 57

Göttingen
Tel.0551-19 240
Fax0551-38 31 881

Homburg/Saar
Tel.06841-19 240
Fax06841-16 83 14

Mainz
Tel.06131-19 240
Fax06131-17 66 05

München
Tel.089-19 240
Fax089-41 40-24 67

Nürnberg
Tel.0911-398-24 51
Fax0911-398-22 05

Wien
Tel.0043-1-40 643 43

Zürich
Tel.0041-1-251-51 51
(dringend)
Tel.0041-1-251-66 66

Mobile Gegengift-Depots

München
089-19240

Nürnberg
0911-398-2672

Oberhausen
0208-85851

Schwandorf
09431-4440

T 20 Phytotherapie

Alle Informationen zum Thema Immunsystem finden Sie im Arzneimittelteil, Kapitel A Phytotherapie → S. 281.

21 Zusatzinfos

21.1 Grundbegriffe der Pharmakologie

21.1.1 Resorption

Nach oraler Zufuhr wird ein Wirkstoff im Wesentlichen durch das Epithel des Dünndarmes in die Blutbahn aufgenommen. Daneben existieren auch andere Wege, über die ein Pharmakon in den Organismus gelangen kann:

- rektal: Resorption über die Rektumschleimhaut
- nasal: Resorption über die Nasenschleimhaut
- pulmonal: Diffusion über die Alveolen oder Resorption über die Bronchialschleimhaut
- dermal: Resorption über die Haut
- parenteral: durch intravenöse, intraarterielle oder subcutane Applikation

Die **Bioverfügbarkeit** bezeichnet den Prozentsatz einer verabreichten Dosis, der im Organismus zur Wirkung kommen kann.

21.1.2 Verteilung

Nachdem ein Arzneimittel in die Blutbahn gelangt ist, wird es infolge eines Konzentrationsgefälles in verschiedene Kompartimente des Organismus verteilt. Man unterscheidet hier:

- Intrazellulärraum (intrazelluläre Flüssigkeit und feste Zellbestandteile)
- Extrazellulärraum (Plasmawasser, interstitieller Raum, transzelluläre Flüssigkeit).

In welche Verteilungsräume eine Substanz eintritt, ist abhängig von physikalisch-chemischen Eigenschaften wie Lipophilie und Molekülgröße, desweiteren von bestimmten Eigenschften der begrenzenden biologischen Membranen.
Zahlreiche Arzneimittel sind im Blut reversibel an Plasmaproteine gebunden, neben der Plasmaproteinbindung (PPB) existiert ein nicht gebundener freier Anteil. Für die pharmakologische Wirkung ist fast ausschließlich der freie Anteil verantwortlich. Da der eiweißgebundene Anteil keiner Metabolisierung unterliegt, hat er eine Art Reservoirfunktion. Pharmaka können sich gegenseitig aus ihrer Proteinbindung verdrängen, darüberhinaus gibt es zahlreiche andere Faktoren, die das Ausmaß der PPB verändern können.
Erhöht sich durch eine Änderung der PPB die freie Konzentration eines Pharmakons, so ist dies meist klinisch wenig relevant, da sich die Eliminationsgeschwindigkeit proportional zur der freien Konzentration verhält.

21.1.3 Wirkung

Die meisten Wirkungen von Arzneimittel lassen sich auf folgende Wirkmechanismen zurückführen:

- Interaktionen mit spezifischen Rezeptoren
- Öffnen oder Blockieren von spannungsabhängigen Ionenkanälen
- Beeinflussung von Transportsystemen
- Hemmung oder Aktivierung von Enzymen
- Störung von Biosynthesen in Mikroorganismen

21.1.4 Dosis-Wirkungs-Beziehung

Zur Durchführung einer sinnvollen Pharmakotherapie ist es erforderlich, durch eine bestimmte Dosierung einen gewünschten Effekt ohne vermeidbare Nebenwirkungen zu erzielen. Da der ausgelöste Effekt von der Konzentration am Wirkort abhängig ist, sollte die Dosisangabe möglichst genau erfolgen, d.h. in Abhängigkeit vom Körpergewicht (z.B. mg/kg) oder von der Körperoberfläche (mg/m²).
Bei Erwachsenen wird jedoch häufig ein Durchschnittsgewicht von 70 kg für absolute Dosierungsangaben zugrundegelegt.
Die therapeutische Breite gilt als Maß für die Sicherheit zwischen therapeutischer und toxischer Wirkung, d.h. ein Medikament ist um so ungefährlicher, je größer seine therapeutische Breite ist. Für Medikamente mit geringer therapeutischer Breite eignet sich das sog. drug monitoring, d.h. die Dosis eines Pharmakons wird durch Messungen seiner Konzentration im Blut (therapeut. Serumspiegel) modifiziert.

21.1.5 Elimination

Im Organismus existieren verschiedene Mechanismen, durch die ein Arzneistoff wieder aus dem Körper verschwindet: Bei der **Biotransformation** handelt es sich um biochemische Abbaureaktionen wie z.B. Hydrolyse, Reduktion, Oxidation und Konjugation, die zum größten Teil im endoplasmatischen Reticulum der Leber über das Cytochrom P450 erfolgen.
Nach Resorption oral verabreichter Pharmaka sind diese bereits in der Darmwand bzw. bei der ersten Leberpassage über den Pfortaderkreislauf einer Metabolisierung ausgesetzt. Dieses Phänomen ist je nach Wirkstoff unterschiedlich stark ausgeprägt und wird als **first-pass-Metabolismus** bezeichnet.
Ein weiterer Eliminationsweg ist die **Exkretion**. Bei der **biliären Exkretion** werden Arzneistoffe oder deren Metabolite über die Gallenflüssigkeit via Darm ausgeschieden.
Die Ausscheidung über die Niere wird als **renale Exkretion** bezeichnet, sie ist abhängig vom Ausmaß der glomerulären Filtration, der tubulären Sekretion und der tubulären Reabsorption.
Die **Clearance** ist ein Maß für die Eliminationsleistung und erlaubt, die Eliminationsgeschwindigkeit eines Pharmakons zu messen.
Bei der **Elimination nullter Ordnung** ist die pro Zeiteinheit ausgeschiedene Menge immer konstant und damit unabhängig von der jeweiligen Plasmakonzentration.
Die **Elimination erster Ordnung** bedeutet, dass die pro Zeiteinheit ausgeschiedene Menge proportional zur jeweiligen Plasmakonzentration ist, der zeitliche Verlauf der Plasmakonzentration lässt sich als Exponentialfunktion beschreiben.
Als **Halbwertszeit** (HWZ) bezeichnet man die Zeitspanne, in der die Wirkstoffkonzentration im Plasma um die Hälfte abgenommen hat. Eine konstante Halbwertszeit gibt es nur für Substanzen, die durch eine Kinetik erster Ordnung eliminiert werden. Häufig entstehen von verabreichten Wirkstoffen durch die o.g. Mechanismen pharmakologisch wirksame Metabolite, deren Halbwertszeit sich oft von der Ausgangssubstanz unterscheidet.
Der **Qo-Wert** gibt den Anteil eines Pharmakons an, der bei normaler Nierenfunktion extrarenal eliminiert wird (**extrarenale Eliminationsfraktion**). Als Maß für die exkretorische Nierenfunktion gilt die glomeruläre Filtrationsrate (GFR), welche eng mit der Kreatininclearance korreliert.
Die Kreatininclearance kann für jeden Menschen auf verschiedene Arten ermittelt werden, mittlerweile ist häufig zur Abschätzung der **individuellen exkretorischen Nierenfunktion** (eGFR) die **Formel nach Levey** durchgesetzt, in die Alter, Serumkreatinin, Geschlecht und Rasse eingehen:

eGFR = 186 x Krea x Alter x (0.742 falls weiblich) x (1.210 falls Schwarzamerikaner)

Grundbegriffe der Pharmakologie

Dies hat Bedeutung für die Stadieneinteilung der chronischen Niereninsuffizienz, desweiteren kann mit der eGFR und dem Q_0-Wert die individuelle Eliminationskapaziät (Q) eines Patienten bezüglich eines bestimmten Arzneimittels errechnet werden (Formel n. Dettli):

$Q = Q_0 + (1-Q_0) \times \text{eGFR}/100\text{ml/min}.$

Mit Hilfe des Q-Wertes kann schließlich eine **Dosisanpassung bei Niereninsuffizienz (DANI)** errechnet werden. Entsprechend der folgenden Formel kann eine Dosisanpassung entweder durch eine **Erniedrigung der Erhaltungsdosis** oder durch eine **Verlängerung des Dosierungsintervalls** erfolgen:

Erhaltungsdosis $_{NI}$ / Dosierungsintervall $_{NI}$ = Q x (Erhaltungsdosis $_N$ / Dosierungsintervall $_N$)
NI: für Patient mit Niereninsuffizienz; N für Nierengesunden. Die Formel darf für einige Antibiotika mit kleinem Qo-Wert nicht angewandt werden (Amikacin, Amoxycillin, Ampicillin, Bacampicillin, Benzylpenicillin, Cefadroxil, Cefamandol, Ceftazidim, Ceftizoxim, Cefuroxim, Cephalexin, Cephazolin, Fosfomycin, Gentamicin, Latamoxef, Netilmicin, Spectinomycin, Streptomycin, Tobramycin)

21.1.6 Wechselwirkungen

Wechselwirkungen, auch Interaktionen genannt, bezeichnen die gegenseitige Beeinflussung von Wirkstoffen. Durch vielfältige Mechanismen kann die Wirkung eines Pharmakons durch ein Zweites verstärkt, abgeschwächt, verlängert oder verkürzt werden. Interaktionen enstehen z.B. durch Hemmung oder Induktion des Metabolismus, wobei häufig das Monooxygenasesystem Cytochrom P 450 (CYP) mit seinen Isoenzymen betroffen ist. Hierbei ist relevant, ob ein Pharmakon Substrat, Induktor oder Hemmer eines bestimmten CYP-Isoenzyms ist.

21.1.7 Unerwünschte Wirkungen

Unerwünschte Wirkungen (UW), auch Nebenwirkungen genannt, sind Wirkungen, die neben der Hauptwirkung eines Arzneimittels beobachtet werden. Sie können bedeutungslos oder gravierend sein, sie können dosisabhängig oder nicht dosisabhängig sein.
Bei der Pharmakotherapie ist die Kenntnis von Art und Häufigkeit unerwünschter Wirkungen essentiell zur Beurteilung einer Nutzen-Risiko-Relation. Die Arzneimittelhersteller sind verpflichtet, unerwünschte Wirkungen vorzugsweise mit Häufigkeitsangabe zu nennen.

21.1.8 Indikation

Indikation im pharmakologischen Sinn bedeutet, wenn für eine bestimmte Erkrankung eine medikamentöse Therapie angezeigt ist. Darf ein Medikament hingegen bei bestimmten Erkrankungen nicht eingesetzt werden, spricht man von Kontraindikationen.

21.1.9 Schwangerschaft und Stillzeit

Schwangerschaft und Stillzeit gelten als besondere Therapiesituationen der Pharmakotherapie. Da eine Vielzahl von Arzneistoffen die Plazenta passieren bzw. in die Muttermilch übergehen, soll eine Pharmakotherapie nur bei strenger Indikationsstellung unter Abwägung des Risikos für Mutter und Kind erfolgen. Entsprechende Angaben zum Risiko sind in den Fachinformationen bzw. in den Beipackzetteln der Handelspräparate enthalten, desweiteren sind in der Roten Liste Angaben zum embryotoxischen und teratogenen Risiko enthalten.
In den USA hat sich eine durchaus praxistaugliche Einteilung durchgesetzt, bei der 6 sog. Pregnancy risk categories (PRC) bzw. 3 Kategorien zum Risiko in der Stillzeit (Lact) unterschieden werden *(siehe Umschlaginnenseite)*.

21.1.10 Verschreibungspflicht

In Deutschland regelt das Arzneimittelgesetz (AMG) ob ein Medikament **verschreibungspflichtig** (Rp) ist, d.h. es ist ein ärztliches Rezept für den Einsatz erforderlich.
Arzneimittel, die nicht verschreibungspflichtig sind, aber nur über Apotheken verkauft werden dürfen, werden als **apothekenpflichtig** bezeichnet, hierfür wurde aus dem angloamerikanischen Sprachgebrauch die Abkürzung OTC "over the counter" übernommen.
Während bei nahezu alle verschreibungspflichtigen Medikamente die Kosten von der gesetzlichen Krankenkasse (GKV) in Deutschland übernommen werden, müssen apothekenpflichtige Medikamente größtenteils vom Patienten selbst bezahlt werden.
Diesbezüglich existieren folgende Ausnahmeregelungen:

Apothekenpflichtige nicht-verschreibungspflichtige Arzneimittel sind ausnahmsweise erstattungsfähig, wenn die Arzneimittel bei der Behandlung schwerwiegender Erkrankungen als Therapiestandard gelten = **OTC-Ausnahmeliste** (www.kbv.de/themen/6473.html).
Ausgeschlossen von der Erstattung durch die GKV sind andererseits verschreibungspflichtige Medikamente, deren Anwendung zur Erhöhung der Lebensqualität dient, sog. **Lifestyle-Arzneimittel** (Rp-L!).

21.2 Dosisanpassung bei Niereninsuffizienz

21.2.1 Chronische Niereninsuffizienz

Eine chronische Niereninsuffizienz ist eine über längere Zeit (Jahre) bestehende, meist irreversible Einschränkung der exkretorischen Nierenfunktion.

21.2.2 Glomeruläre Filtrationsrate

Die GFR ist die Produktionsrate von Primärharn, also das pro Zeiteinheit in den Nierenglomeruli filtrierte Flüssigkeitsvolumen. Die GFR ist ein **Maß für die exkretorische Nierenfunktion**.

Die GFR ist geschlechtsabhängig: **Mann: ~125 ml/min Frau: ~110 ml/min**

Bei den folgenden Überlegungen und Berechnungen wird eine durchschnittliche normale GFR, GFR_N von 100 ml/min zugrunde gelegt.

21.2.3 Estimated GFR

Da die individuelle GFR nicht direkt gemessen werden kann, **muss** die GFR geschätzt werden (estimated GFR = eGFR). Diese Bestimmung der eGFR erfolgt mit Hilfe von Substanzen, die ausschließlich glomerulär filtriert werden, also nicht tubulär resorbiert, sezerniert oder metabolisiert werden, z.B. Inulin, Kreatinin.

Die **Kreatininclearance** wurde früher als Schätzmaß für die GFR herangezogen, entweder ermittelt mit der Sammelurinmethode oder berechnet anhand der Cockroft-Gault-Formel.
Die **renale Clearance** (Klärfähigkeit) bezeichnet das Plasmavolumen, das renal pro Zeiteinheit von einer bestimmten Substanzmenge vollständig befreit wird.

Inzwischen erfolgt die Abschätzung der GFR und damit die Abschätzung der exkretorischen Nierenfunktion mit der genaueren sog. verkürzten **MDRD-Formel** (nach Levey[1]), und zwar nur noch unter Zuhilfenahme des Serumkreatininwertes und Berücksichtigung von Alter, Geschlecht und Ethnizität des Patienten:

eGFR = 186 x $Cr^{-1,154}$ x $Alter^{-0,203}$ x (0,742 falls weiblich) x (1,210 falls Afroamerikaner)
(Simplified 4-variable MDRD study formula)
Cr ist der Serumkreatininwert in mg/100ml, Alter in Jahren.

Dosisanpassung bei Niereninsuffizienz

21.2.4 Stadien der chronischen Niereninsuffizienz

Die chronische Niereninsuffizienz kann anhand der eGFR (geschätzte glomeruläre Filtrationsrate) in Stadien eingeteilt werden.

Stadium I	GFR >90 ml/min
Stadium II	GFR 60–89 ml/min
Stadium III	GFR 30–59 ml/min
Stadium IV	GFR 15–29 ml/min
Stadium V	GFR< 15 ml/min

21.2.5 Elimination von Arzneimitteln

Arzneimittel werden eliminiert durch Metabolisierung (v.a. in der Leber), unveränderte extrarenale Ausscheidung und unveränderte renale Ausscheidung.
Die sog. totale Arzneimittel-Clearance entspricht der Summe der extrarenalen (v.a. hepatischen) und der renalen Clearance.

Q_0 ist dabei die extrarenale Eliminationsfraktion, also der extrarenal ausgeschiedene bioverfügbare Dosisanteil bei normaler Nierenfunktion.

$1 - Q_0$ ist die renale Eliminationsfraktion, also der bioverfügbare Dosisanteil bei normaler Nierenfunktion, welcher in aktiver Form renal eliminiert wird.
Der Anteil der Niere an der Gesamt-Clearance eines Arzneimittels (renale Eliminationsfraktion $1 - Q_0$) ist substanzspezifisch.

21.2.6 Individuelle Eliminationskapazität (in %)

Bei Niereninsuffizienz kann nun bei Kenntnis der eGFR anhand der extrarenalen Eliminationsfraktion Q_0 die **individuelle Eliminationskapazität Q** (nach Dettli) für ein bestimmtes Arzneimittel errechnet werden (Dettli-Formel):

$Q = Q_0 + (eGFR / 100\ ml/min) \times (1 - Q_0)$

d.h. Q beim jungen, nierengesunden Patienten ist 1.0.

Q_0 = Extrarenale Eliminationsfraktion bei normaler Nierenfunktion
eGFR in ml/min
100 ml/min ist die GFR_N, also die GFR für den Normalfall.

21.2.7 Dosisanpassung bei Niereninsuffizienz

Bei Kenntnis der individuellen Eliminationskapazität Q eines Patienten bezüglich eines bestimmten Arzneimittels kann dann eine Dosisanpassung bei Niereninsuffizienz (DANI) erfolgen. Die Loading Dose bleibt dabei unverändert. Es wird gemäß folgender Formel entweder die Erhaltungsdosis und/oder das Dosierungsintervall verändert.

Erhaltungsdosis $_{NI}$ / Dosierungsintervall $_{NI}$ = Q x (Erhaltungsdosis $_N$ / Dosierungsintervall $_N$)
NI für Patient mit Niereninsuffizienz, N für Nierengesunden

Dettli-Regel 1: Ernidedrigung der Erhaltungsdosis des Arzneimittels um den Faktor der individuellen Ausscheidungskapazität Q **oder**
Dettli-Regel 2: Verlängerung der Dosierungsintervalls um den Faktor (1/individuelle Ausscheidungskapazität Q) **oder**
Alternativ: Kombination von Dettli-Regel 1 und Dettli-Regel 2.

21.3 Arzneistoffe und andere Xenobiotika, die über Enzyme des Zytochrom-P450-Systems verstoffwechselt werden oder sie beeinflussen

CYP1A2

Ind	Carbamazepin, Omeprazol, Phenobarbital, Phenytoin, Rifampin, Ritonavir; Rauchen, über Holzkohle gegrilltes Fleisch[b], Kreuzblütengewächse
Inh	Amiodaron, Azithromycin, Cimetidin, Clarithromycin, Erythromycin, Fluoxetin, Fluvoxamin, Gyrasehemmstoffe[c], Isoniazid, Interferon (?), Methoxsalen, Mibefradil, Nefazodon; Grapefruitsaft (Naringenin), Ticlopidin, Troleandomycin
Sub	Aminophyllin, Amitriptylin, Betaxolol, Chlorpromazin, Clomipramin, Clopidogrel (Nebenweg), Clozapin, Fluvoxamin, Haloperidol, Imipramin, Coffein, Methadon, Metoclopramid, Olanzapin, Ondansetron, Paracetamol (Acetaminophen), Phenacetin, Phenazon (Antipyrin), Propranolol, R-Warfarin, Ropivacain, Tacrin, Tamoxifen, Theophyllin, Thioridazin, Trifluoperazin, Verapamil

CYP3A

Ind	Carbamazepin, Dexamethason, Phenobarbital, Phenytoin, Prednison, Rifampicin, Rifapentin, Somatotropin, Troglitazon
Inh	Antidepressiva[d], Azolantimykotika[e], Cimetidin[f], Ciprofloxacin, Clarithromycin, Diltiazem, Erythromycin, Fluoxetin, Fluvoxamin, Isoniazid, Metronidazol, Nefazodon, Omeprazol, Propoxyphen, Proteaseinhibitoren[g], Quinupristin/Dalfopristin, Troleandomycin, Verapamil; Grapefruitjuice, Sevilla-Orangen

CYP3A

Sub	Alfentanil, Amiodaron, Amitriptylin, Astemizol, Benzodiazepine[h], Budesonid, Bupropion, Buspiron, Carbamazepine, Cerivastatin, Chinidin, Cisaprid, Clarithromycin, Clomipramin, Clopidogrel, Cocain, Codein, Cortisol, Cyclosporin, Dapson, Delavirdin, Dexamethason, Dextromethorphan, Diazepam, Dihydroepiandrosteron (DHEA), Dihydroergotamin (DHE), Dihydropyridine[i], Diltiazem, Disopyramid, Donepezil, Doxycyclin, Efavirenz, Erythromycin, Estradiol, Ethinylestradiol, Fluoxetin, Fluvastatin, Gestoden, Glyburid, Imipramin, Ketoconazol, Coffein, Lansoprazol, Lidocain, Loratadin, Losartan, Lovastatin, Methadon, Miconazol, Nefazodon, Nevirapin, Norethindron, Omeprazol, Ondansetron, Orphenadrin, Paracetamol (Acetaminophen), Paclitaxel, Paroxetin, Progesteron, Propafenon, Quetiapin, Proteaseinhibitoren, Rapamycin, Repaglinid, Rifampin, Ropivacain, R-Warfarin, Sertralin, Sibutramin, Sildenafil, Simvastatin, Sirolimus, Sulfamethoxazol, Sufentanil, Tacrolimus, Tamoxifen, Terfenadin, Testosteron, Theophyllin, Toremifen, Trazodon, Troleandomycin, Venlafaxin, Verapamil, Vinblastin, Zaleplon, Zolpidem, Zopiclon

CYP2C9

Ind	Carbamazepin, Ethanol, Phenytoin, Rifampin
Inh	Amiodaron, Azolantimykotika, Clopidogrel, Fluoxetin, Fluvastatin, Fluvoxamin, Isoniazid, Leflunomid[j], Lovastatin, Metronidazol, Paroxetin, Phenylbutazon, Probenecid (?), Ritonavir, Sertralin, Sulphenazol, Sulfamethoxazol, Teniposid, Trimethoprim, Zafirlukast
Sub	Amitriptylin, Cerivastatin, Diclofenac, Fluoxetin, Fluvastatin, Hexobarbital, Ibuprofen, Irbesartan, Losartan, Naproxen, Phenprocoumon, Phenytoin, Piroxicam, S-Warfarin, Tamoxifen, D9-Tetrahydrocannabinol, Tolbutamid, Torasemid, Trimethadion

Zytochrom-P450-System

CYP2C19

Ind	Piroxicam, Rifampin
Inh	Cimetidin, Felbamat, Fluoxetin, Fluvoxamin, Indometacin, Isoniazid, Ketoconazol, Lansoprazol, Modafinil, Omeprazol, Paroxetin, Probenecid (?), Ritonavir, Sertralin, Telmisartan, Ticlopidin, Topiramat
Sub	Amitriptylin, Citalopram, Clomipramin, Diazepam, Flunitrazepam, Imipramin, Lansoprazol, S-Mephenytoin, Naproxen, Omeprazol, Propranolol

CYP2D6

Ind	Schwangerschaft
Inh	Amiodaron, Amitriptylin, Chinidin, Cimetidin, Clomipramin, Diphenhydramin, Fluoxetin, Fluphenazin, Fluvoxamin, Haloperidol, Nefazodon, Paroxetin, Perphenazin, Ritonavir, Sertralin, Thioridazin, Ticlopidin, Venlafaxin
Sub	Amitriptylin, Betaxolol, Carvedilol, Clomipramin, Clozapin, Codein, Debrisoquin, Desipramin, Dextromethorphan, Donepezil, Doxepin, Encainid, Flecainid, Fluoxetin, Guanoxan, Haloperidol, Hydrocodon, Imipramin, Methadon, 4-Methoxy-amphetamin, Metoprolol, Mexiletin, Nebivolol, Nortriptylin, Olanzapin, Ondansetron, Orphenadrin, Oxycodon, Paroxetin, Penbutolol, Perphenazin, Phenformin, Pindolol, Propafenon, Propoxyphen, Propranolol, Risperidon, Selegilin, Sertralin, Spartein, Thioridazin, Timolol, Tramadol, Trazodon, Venlafaxin

CYP2E1

Ind	Ethanol, Isoniazid[k], Ritonavir
Inh	Cimetidin, Disulfiram, Isoniazid[k]; Brunnenkresse
Sub	Chlorzoxazon, Dapson (N-Oxidation), Dextromethorphan, Enfluran, Ethanol (Nebenweg), Halothan, Coffein, Paracetamol (Acetaminophen), Theophyllin, Venlafaxin

Sub = Substrat; Ind = Induktor; Inh = Inhibitor

[a] Haupt- und/oder Nebenwege des Stoffwechsels des jeweiligen Substrate
[b] neben CYP1A2 weitere Enzyme beteiligt
[c] Ciprofloxacin, Enoxacin, Grepafloxacin, Norfloxacin, Ofloxacin, Lomefloxacin, Pipemidsäure.
[d] Nefazodon, Fluvoxamin, Fluoxetin, Sertralin, Paroxetin, Venlafaxin
[e] Ketoconazol, Itraconazol, Fluconazol
[f] hemmt nicht alle CYP3A-Substrate, keine Hemmung des Stoffwechsels von Terfenadin
[g] Ritonavir, Saquinavir, Indinavir, Nelfinavir
[h] Alprazolam, Clonazepam, Diazepam, Midazolam, Triazolam
[i] Nifedipin, Felodipin, Nicardipin, Nisoldipin
[j] der aktive Metabolit von Leflunomid hemmt CYP2C9.
[k] INH hat eine biphasische Wirkung auf CYP2E1 (Hemmung-Induktion), was einige Interaktionen von INH erklärt.

21.4 Arzneimittel mit pädiatrischer Zulassung

Indikation	Wirkstoff	Fachinformationsdosierung* (FID)
Notfall		
Reanimation, Asystolie, Bradykardie	**Adrenalin** Epinephrin Fertigspray Keine Anw. b. Kindern <30 kg	0,01mg/kg (= 0,1ml/kg, 1:10 verdünnt) i.v. (Ki. < 6 J. i.v. oder i.o.) oder 0,1 mg/kg (=0,1ml/kg unverdünnt) in 3-5ml NaCl 0,9% endotracheal alle 3-5min
	Atropin Keine Gegenanzeigen, keine spez. Dosisempfehl. f. FG	Bradykardie: **Ki.:** 0,01mg/kg (min. 0,1mg, max. 0,5mg) i.v., maximal 2 Wieder-holungsgaben nach 10-15 Minuten
Anaphylaktischer Schock	**Dimetinden** Keine Gegenanzeigen, keine Dosisangaben für Kinder <1Jahr	Allerg. Haut-, Schleimhautprozesse: **1–8 J.:** 3 x 0,5–0,75 mg p.o. **> 9 J.:** 3 x 1 mg p.o.
	Prednisolon Ki im Wachstumsalter nur alternier. oder intermittierende Anwendung	Anaphylaxie: **Ki.:** 250 mg als ED
	zusätzlich Epinephrin Keine Anw. b. Kindern <30 kg	Anaphylaxie: 1:10 verdünnen, 0,01mg/kg (= 0,1 ml/kg i.v. über 1-2min; Wdh. n. Wi alle 15-20min; Perf. 0,05-0,5μg/kg/min Fertigspr.: < 30 kg: KI; > 30 kg: 0,3ml (=0,3mg) i.m.
Schock	**Dexamethason** Sehr strenge Indikation b. Ki. im Wachstumsalter, alternierende u. intermitt. Anwendung anstreben	Polytrauma mit Schock: ini. 40 mg, Wdh. nach 12 h
Krampfanfall, Status epilepticus	**Diazepam** nicht für NG und Sgl. < 6 Monate Ausnahmen: b. zwingender Ind. unter stationären Bedingungen	Status epilepticus: **Sgl.:** 1-2 mg als ED, bei Bedarf Wdh. 3-4 h später; **bis 3 J.:** 2–5mg i.v., 5–10mg i.m.; **> 3 J.:** 5–10mg i.v.
	Phenytoin Phenhydan Durch Gehalt an Trometamol b.Erstversorgung v. FG u. NG nur nach strenger Nutzen-Risiko-Abwägung	Status epilepticus: **Ki.:** Max.Dos. d1: 30 mg/kg, d2: 20 mg/kg, d3: 10 mg/kg (individuelle Dosier. nach Serumspiegel)
Herz-Kreislauf		
Herzrhythmusstörungen (supraventr. Tachykardie, Vorhofflimmern /-flattern):	**Verapamil**	< 1 J.: nur bei zwingender Ind., wenn keine Alternative; **NG:** 0,75–1 mg (0,3–0,4 ml) i.v. **Sgl. 2–12 M.:** 0,75-2mg (0,3-0,8ml) i.v.; **1–5 J.:** 2-3 mg (0,8–1,2 ml) i.v. **5–6 J.:** 80-120 mg/d in 2-3 ED; **6–14 J.:** 2,5-5 mg (1-2 ml) i.v.; Perf. 0,05–0,1 mg/kg/h i.v., im Abstand von 30-60 min steigern u. auf 2 fache bis mehrfache Dosis, max. 1,5 mg/d; p.o. 2-8 mg/kg/d in 3 ED
Herzinsuffizienz, Hypertonie	**Enalapril** Keine Anwendung beim NG, keine i.v.- Applikation	Herzinsuffizienz (in Kombination mit Diuretika): **Ki. 20–50 kg:** ini 2,5 mg, max. 20 mg; **Ki. > 50 kg:** ini 5 mg, max. 40 mg p.o.
Herzinsuffizienz	**Furosemid** Zugelassen f. Kinder > 1 Jahr, keine Dosisempfehlung für FG, NG, Sgl.	Oedeme, Aszites, Ergüsse, art. Hypertonie, Herzinsuffizienz: 1-2 mg/kg/d, max. 40 mg/d p.o., 0,5-1 mg/kg/d i.v.

Arzneimittel mit pädiatrischer Zulassung 551

Herz-insuffizienz	Spironolacton	< 1J.: ini 2-3 mg/kg/d für 2-4 d, dann 1,5-2 mg/kg/d p.o. ; < 50kg: ini 4-5 mg/kg/d für 3-5 d, dann 2-3 mg/kg/d p.o.;

Atmung, Allergie

Allergien	Dimetinden Keine Gegenanzeigen, keine Dosisangaben für Kinder < 1Jahr	Allerg. Haut-, Schleimhautprozesse: 1-8 J.: 3 x 0,5-0,75 mg p.o. > 9 J.: 3 x 1 mg p.o.
Asthma bronchiale, COPD, Bronchitis	Terbutalin Keine Anwendungsbeschränkungen, keine speziellen Dosisempfehlungen f. FG; NG, Sgl. Eine Anwendung b. Ki <5 J. wird nicht empfohlen.	Asthma bronch., chron. obstruktive Bronchitis, COPD: ≥ 5 J.: 0,5mg, evtl. Wdh. nach 5 min; Dauerth. 3 x 0,5mg, max. 6mg/d; < 12 J.: max. 4mg/d; Inh.Lsg.: 2-3 x 2,5-5mg über Vernebler Elixier: Säugl., Ki. 1-2 J.: 2-3 x 2,5 ml/d; 3-6 J.: 2-3 x 2,5-5 ml/d; 7-14 J.: 2-3 x 5-10 ml/d
	Budesonid Gabe nur unter Aufsicht, regelmäßige Kontrolle der Körpergröße notwendig	>12 J.: 2 x 0,2-0,4mg, max. 1,6mg/d; < 12 J.: 1-2 x 0,1-0,2mg, max. 0,8mg/d; Inh.Lsg.: Ki. >12J.: 2 x 0,5-1mg über Vernebler; Ki. < 12J.: 2 x 0,25-0,5mg über Vernebler
	Fluticason Zur Anwend. bei Ki. u. Jugendlichen <16 J. liegen derzeit keine ausreichende Erfahrg. vor, regelmäßige Kontrolle der Körpergröße b. Anwendung notwendig	Asthma bronchiale, chronisch obstruktive Bronchitits, COPD: > 4 J.: 2 x 0,05-0,1 mg
	Salbutamol Keine Anwendung b. Kindern < 4 Jahren	Asthma bronch., chron. obstruktive Bronchitis, COPD (akute Atemnot): > 12J.: 0,1 mg; Dauerth. 3-4 x 0,1-0,2 mg, max. 0,8 mg/d; > 4J.: 0,1 mg, max. 0,6-0,8mg/d
Asthma bronchiale, Allergien	Cromoglicinsäure Keine Gegenanzeigen, jedoch aufgrund der Handhabung besser Anwendg. bei Ki. > 5 J	Asthma bronchiale: > 5 J.: DA: 4 x 2mg; Inhal.Kps.: 4 x 1 Kps.; Inhal.Lsg.: 4 x 20 mg über Vernebler
Asthma bronchiale, Mukoviszidose	Montelukast Keine Anwendung bei Ki <1J., da begrenzte Erfahrg. Sgl. 6 Monate: keine Daten	Asthma bronch.: 6-14 J.: 1 x 5mg p.o. z. N.; 2-5 J.: 1 x 4mg p.o.
COPD, Bronchitis	Tulobuterol Keine Anwendungsbeschränkg.; es existieren keine speziellen Dosisempfehlungen für FG, NG, Sgl.	Asthma bronchiale, chronisch obstruktive Bronchitis, COPD: 1-14 J.: 0,04-0,08 mg/kg/d po in 2 Ed
COPD, Bronchitis, Mukoviszidose	Acetylcystein Bei NG nur bei lebenswichtiger Indikation unter stationärer ärztlicher Kontrolle; Ki. < 1Jahr sollen nur bei lebenswichtiger Indikation und nicht ambulant einer i.v.-Therapie mit Acetylcystein unterzogen werden	Erkältungsbed. Bronchitis: 6-14 J.: 3-4 x 100mg p.o. Akut/chron.bronchopulm. Erkr.: < 2 J.: 2-3 x 50mg p.o.; 2-5 J.: 2-3 x 100mg p.o.; 6-14 J.: 3-4 x 100mg p.o. Mukoviszidose: < 2 J.: 3x50mg p.o.; 2-6 J.: 4x100mg p.o.; > 6 J.: 3x200mg p.o. Parenterale Anwendung bei Sekretolyse: FG: keine Angaben; NG + Säugl.: Anwend. nur bei lebenswichtiger Indikat. unter strengst. ärztl. Kontrolle; 10 mg/kg/d i.v. in 3 ED; 1-6 J.: 10 mg/kg/d i.v. in 3 ED; 6-14 J.: 150-300 mg/d i.v. in 1-2 ED

COPD, Bronchitis, Mukoviszidose	**Ambroxol** Bei Kindern > 2 Jahre; Gabe nur unter ärztlicher Kontrolle KI: Keine Anwendung von Ambroxol 30 und 60 bei Kindern < 6 Jahre; Ambroxol 75 und 60 bei Kindern <12 Jahre (zu hoher Wirkstoffgehalt)	**Akute/chron. bronchopulm. Erkrankung: Ki. 0–2J.:** 2 x/d 7,5 mg/ED; **2–5 J.:** 3 x/d 7,5 mg/ED **6–12 J.:** 2-3 x/d 15 mg/ED; **> 12 J.:** ini 2 x/d 30 mg p.o., nach 3 d 2 x 30 mg od. 3x15mg; **Retardpräparate: >12 J.:** 1 x/d 75 mg; **Inhalationspräparate: 0–2 J.:** 1-2 x/d 1 ml Lsg.; **2–5 J.:** 1-2 x/d 2 ml Lsg.; **> 5 J.:** 1-2 x/d 3 ml Lsg.; **Parenterale Applikation: 0–2 J.:** 2 x/d 7,5 mg; **2–5 J.:** 3 x/d 7,5 mg; **> 5 J.:** 2-3 x/d 15 mg; **Atemnotsyndrom FG u. NG:** 30 mg/kg/d in 4 ED i.v.
Akute Bronchokonstriktion, Asthmaanfall	**Theophyllin** Bronchoparat, Euphylong Für Kinder > 6 Monate geeignet	**Akuter Bronchospasmus:** **Säugl. > 6M.: ini. ohne Vorbehandlung:** 4-4,6 mg/kg als ED über 20–30 min; **ini. mit Vorbehandlung:** 2,5-3,0 mg/kg als ED über 20-30min; **Erhalt.dosis:** in den ersten 12 h 0,8 mg/kg/h, ab der 13.h 0,6 mg/kg = 14 mg/kg/d **< 9 J.: ini. ohne Vorbehandlung:** 4-4,6 mg/kg als ED über 20–30 min; **ini. mit Vorbehandlung:** 2,5-3,0 mg/kg als ED über 20-30 min; **Erhalt.dosis** in den ersten 12 h 1,0 mg/kg/h, ab der 13. h 0,8 mg/kg/h = 19 mg/kg/d; **9–16 J.: ini. ohne Vorbehandl.:** 4-4,6 mg/kg als ED über 20-30min; **ini. mit Vorbehandlung:** 2,5-3,0 mg/kg als ED über 20-30min **Erhalt.dosis** in den ersten 12 h 0,8 mg/kg/h, ab der 13. h 0,6 mg/kg/h =14 mg/kg/d
Status asthmaticus	**Adrenalin/Epinephrin** Infecto Krupp Inhal	**Pseudokrupp, Status asthmaticus:** 7-14 Hübe
Schmerz		
Opioid-Agonisten	**Fentanyl** Bei Ki. < 1 J. nur mit bes. Vorsicht anwenden, bei Ki. < 2 J.: keine ausreichenden Erkenntnisse	**2–12 J.:** 1-3 µg/kg i.v.
	Piritramid Anwendung b. Kindern <1 J. nur mit besonderer Vorsicht	**Ki.:** 0,05–0,2 mg/kg i.m./s.c.; 0,05–0,1 mg/kg i.v. bis 4 x 7,5-22,5mg i.v.; bis 4 x15-30mg i.m./s.c.
	Pethidin Keine Anwendung b. Ki. < 1 J. Keine Anwendung v. Zäpfchen u. Injektionslösung b. Kindern < 16 J.	**Starke Schmerzen:** **Ki.:** 0,6-1,2mg/kg/ED p.o.
	Tramadol Keine Anwendg b. Kindern < 1 Jahr	**<11J.:** 1-2 mg/kg/ED; **Mäßige, starke Schmerzen: 1–13 J.:** 1-2 mg/kg/ED
Nichtsteroidale Antirheumatika (NSAR)	**Acetylsalicylsäure** Anwendung b. Ki < 12 J. nicht empfohlen (Reye-Syndr.)	**Leichte, mäßig starke Schmerzen, Fieber:** **6–14 J.:** 1-3 x 250–500 mg p.o.; max. 13 mg/kg/ED; 10–25 mg/kg/d i.v.
	Diclofenac Anwendg. b. Ki < 15 J. n. empfohlen,keine ausreich. Untersuchungen	**Arthritiden, rheum. Erkr., schmerzhafte Schwellungen:** **Jugendl. > 12 J.:** 1-2 mg/kg/d
	Indometacin	**6–14 J.:** 1-3 mg/kg/d p.o. in 2-3 ED

Arzneimittel mit pädiatrischer Zulassung 553

Nichtsteroidale Antirheumatika (NSAR)	**Metamizol** Darf nicht bei Sgl. bis 3 Mon. oder einem KG < 5kg eingesetzt werden, da kein wissenschaftliches Erkenntnismaterial über die Anwendung vorliegt. Bei Sgl. darf die Injjektionslsg. nicht i.v. angewandt werden.	**Säugl. 5-8 kg (ca. 3-11 M.):** 0,1-0,2 ml (= 50-100 mg) nur i.m. als ED bis zu 4 x/d, 50-200 mg p.o. (gtt.); **Ki.: 9-15 kg (ca. 1-3 J.):** 0,2-0,5 ml; (= 100-250 mg) i.m./i.v. als ED bis zu 4 x/d, 75-250 mg p.o. (gtt.); **16-23 kg (ca. 4-6 J.):** 0,3-0,8 ml (= 150-400 mg) i.m./i.v. als ED bis zu 4 x/d, 125-375 mg p.o. (gtt.); **24-30 kg (ca. 7-9 J.):** 0,4-1 ml (= 200-500 mg) i.m./i.v. als ED bis zu 4 x/d, 200-500 mg p.o. (gtt.) **31-45 kg (ca. 10-12 J.):** 0,5-1,5 ml (= 250-750 mg) i.m./i.v. als ED bis zu 4 x/d, 250-750 mg p.o. (gtt.) **46-53 kg (ca. 13-14 J.):** 0,8-1,8 ml (= 400-900 mg) i.m./i.v. als ED bis zu 4 x/d, 375-875 mg p.o. (gtt.); **> 53 kg (> 15 J.):** 1-2 ml (= 500-1000 mg) i.m./i.v. als ED bis zu 4 x/d, 500-1000 mg p.o. (gtt.
	Paracetamol Nicht geeignet für Kinder < 6 Jahre	Leichte- mäßig starke Schmerzen, Fieber: **p.o./ rect.:** 3-4 x 10-15mg/kg, max. 50 mg/kg/d p.o./rect.; **i.v.: Ki. > 33 kg:** 15 mg/kg i.v., ggf. Wdh. nach 4 h, max. 60 mg/kg/d bzw. max. 4g/d i.v.
Stoffwechsel, Endokrinologie		
Hypothyreose	**Levothyroxin (T₄)** keine Angaben zu FG, NG, Sgl.	Hormonsubstitution bei Hypothyreose: ini 12,5-50μg/m², dann 100-150μg/m²
Hyperthyreose	**Carbimazol** Zugelassen f. Kinder, keine Angaben zu FG, NG, Sgl.	Hyperthyreose: **Ki.:** ini. 0,5-0,7mg/kg 1x/d p.o., Erhaltungsdosis 0,3-0,5mg/kg 1x/d p.o.
	Thiamazol Zugelassen f. Kinder, keine Angaben zu FG, NG, Sgl.	Hyperthyreose: ini. 0,2-0,5 mg/kg p.o., Erhaltungsdosis 0,2-0,3 mg/kg p.o.
Magen, Darm		
Obstipation	Macrogol + NaCl +NaHCO₃+ KCl	Koprostase: **5-11 J.:** Movicol Junior: 4-12 Btl./d
Meteorismus	**Simeticon** Enzym Lefax Kautbl., Kaps.	Verdauungsstrg., Meteorismus bei exokr. Pankreasinsuff.: 3 x 1-2 Tbl./d, 2-4 Kps. zu jd. Mahlzeit p.o.
	Meteozym	Verdauungsstrg., f.: 1-2 Tbl. zu jd. Mahlzeit p.o.
Diarrhö	**Carbo medicinalis** Für Kinder zugelassen, keine Dosisangaben für Sgl.	Diarrhoe: 3-4 x 250-500 mg p.o. **Vergiftung: 1-2 J., > 10 kg:** 7,5-10 g; **3-5 J., > 15 kg:** 11,25-15; **6-9 J., > 20 kg:** 15-20 g; **10-14 J., > 30 kg:** 22,5-30g; **> 14 J., > 60 kg:** 30-60 g
Neurologie		
Epilepsien	Carbamazepin	Erhalt.-Dos.: 15-25 mg/kg/d p.o., unretardiert in 2-4 ED, retardiert in 1-2 ED; langs. eindosieren z. B. alle 3 d um 3 mg/kg/d
	Phenobarbital	3-5 mg/kg/d p.o. in 1-2 ED; i.v. ini mg/kg, evtl. Whdl., dann Erhalt.-Dos. 3-5mg/kg/d bzw. nach Serumspiegel
	Topiramat Mono-und Zusatztherapie bei Kindern > 2 Jahren	**(FID/OLD) Erhalt.-Dos.:** 3-9(-15) mg/kg/d p.o. in 2 ED; wöchentlich steigern um 0,5-1 mg/kg/ d, normalerweise bis 3-6 mg/kg/d

21.5 Berechnung der Körperoberfläche

Tabelle zur Bestimmung der Körperoberfläche in m² (nach der Formel von Du Bois u. Du Bois)

Gewicht kg	KG 60cm	70cm	80cm	90cm	100cm	110cm	120cm	130cm
15,0	0,44	0,49	0,54	0,59	0,64	0,69	0,73	0,77
17,5	0,47	0,53	0,58	0,63	0,68	0,73	0,78	0,83
20,0	0,50	0,56	0,62	0,67	0,72	0,78	0,83	0,87
22,5	0,53	0,59	0,65	0,70	0,76	0,81	0,87	0,92
25	0,55	0,61	0,68	0,74	0,80	0,85	0,91	0,96
27,5	0,57	0,64	0,70	0,77	0,83	0,89	0,95	1,00
30,0	0,59	0,66	0,73	0,80	0,86	0,92	0,98	1,04
32,5	0,61	0,69	0,76	0,82	0,89	0,95	1,01	1,08
35	0,63	0,71	0,78	0,85	0,92	0,98	1,05	1,11
37,5	0,65	0,73	0,80	0,88	0,94	1,01	1,08	1,14
40	0,67	0,75	0,83	0,90	0,97	1,04	1,11	1,17
42,5	0,69	0,77	0,85	0,92	1,00	1,07	1,14	1,21
45	0,70	0,79	0,87	0,95	1,02	1,09	1,17	1,23
47,5	0,72	0,81	0,89	0,97	1,04	1,12	1,19	1,26
50	0,74	0,82	0,91	0,99	1,07	1,14	1,22	1,29
52,5	0,75	0,84	0,93	1,01	1,09	1,17	1,24	1,32
55	0,77	0,86	0,95	1,03	1,11	1,19	1,27	1,34
57,5	0,78	0,87	0,96	1,05	1,13	1,21	1,29	1,37
60	0,80	0,89	0,98	1,07	1,15	1,24	1,32	1,40
62,5	0,81	0,91	1,00	1,09	1,17	1,26	1,34	1,42
65	0,82	0,92	1,02	1,11	1,19	1,28	1,36	1,44
67,5	0,84	0,94	1,03	1,12	1,21	1,30	1,38	1,47
70	0,85	0,95	1,05	1,14	1,23	1,32	1,41	1,49
75	0,88	0,98	1,08	1,18	1,27	1,36	1,45	1,53
80	0,90	1,01	1,11	1,21	1,30	1,40	1,49	1,58
85	0,92	1,03	1,14	1,24	1,34	1,43	1,53	1,62
90	0,95	1,06	1,17	1,27	1,37	1,47	1,56	1,66
95	0,97	1,08	1,19	1,30	1,40	1,50	1,60	1,70
100	0,99	1,11	1,22	1,33	1,43	1,54	1,64	1,73
105	1,01	1,13	1,24	1,36	1,46	1,57	1,67	1,77
110	1,03	1,15	1,27	1,38	1,49	1,60	1,70	1,81
115	1,05	1,17	1,29	1,41	1,52	1,63	1,74	1,84
120	1,07	1,20	1,32	1,43	1,55	1,66	1,77	1,87
125	1,09	1,22	1,34	1,46	1,58	1,69	1,80	1,91
130	1,11	1,24	1,36	1,48	1,60	1,72	1,83	1,94
135	1,12	1,26	1,39	1,51	1,63	1,74	1,86	1,97
140	1,14	1,28	1,41	1,53	1,65	1,77	1,89	2,00
145	1,16	1,30	1,43	1,56	1,68	1,80	1,92	2,03
150	1,18	1,31	1,45	1,58	1,70	1,82	1,94	2,06

Berechnung der Körperoberfläche

Gewicht kg / KG	140cm	150cm	160cm	170cm	180cm	190cm	200cm	210cm
15,0	0,82	0,86	0,90	0,94	0,98	1,02	1,06	1,10
17,5	0,87	0,92	0,96	1,00	1,05	1,09	1,13	1,17
20,0	0,92	0,97	1,02	1,06	1,11	1,15	1,20	1,24
22,5	0,97	1,02	1,07	1,12	1,16	1,21	1,26	1,30
25	1,01	1,07	1,12	1,17	1,22	1,27	1,31	1,36
27,5	1,06	1,11	1,16	1,22	1,27	1,32	1,37	1,42
30,0	1,10	1,15	1,21	1,26	1,32	1,37	1,42	1,47
32,5	1,13	1,19	1,25	1,31	1,36	1,42	1,47	1,52
35	1,17	1,23	1,29	1,35	1,40	1,46	1,52	1,57
37,5	1,21	1,27	1,33	1,39	1,45	1,50	1,56	1,62
40	1,24	1,30	1,37	1,43	1,49	1,55	1,61	1,66
42,5	1,27	1,34	1,40	1,46	1,53	1,59	1,65	1,71
45	1,30	1,37	1,44	1,50	1,56	1,63	1,69	1,75
47,5	1,33	1,40	1,47	1,53	1,60	1,66	1,73	1,79
50	1,36	1,43	1,50	1,57	1,63	1,70	1,76	1,83
52,5	1,39	1,46	1,53	1,60	1,67	1,74	1,80	1,87
55	1,42	1,49	1,56	1,63	1,70	1,77	1,84	1,90
57,5	1,45	1,52	1,59	1,66	1,73	1,80	1,87	1,94
60	1,47	1,55	1,62	1,69	1,77	1,84	1,91	1,98
62,5	1,50	1,58	1,65	1,72	1,80	1,87	1,94	2,01
65	1,52	1,60	1,68	1,75	1,83	1,90	1,97	2,04
67,5	1,55	1,63	1,71	1,78	1,86	1,93	2,00	2,08
70	1,57	1,65	1,73	1,81	1,89	1,96	2,04	2,11
75	1,62	1,70	1,78	1,86	1,94	2,02	2,10	2,17
80	1,66	1,75	1,83	1,92	2,00	2,08	2,15	2,23
85	1,71	1,79	1,88	1,97	2,05	2,13	2,21	2,29
90	1,75	1,84	1,93	2,01	2,10	2,18	2,27	2,35
95	1,79	1,88	1,97	2,06	2,15	2,23	2,32	2,40
100	1,83	1,92	2,02	2,11	2,20	2,28	2,37	2,45
105	1,87	1,96	2,06	2,15	2,24	2,33	2,42	2,51
110	1,91	2,00	2,10	2,19	2,29	2,38	2,47	2,56
115	1,94	2,04	2,14	2,23	2,33	2,42	2,51	2,60
120	1,98	2,08	2,18	2,28	2,37	2,47	2,56	2,65
125	2,01	2,11	2,22	2,32	2,41	2,51	2,60	2,70
130	2,05	2,15	2,25	2,35	2,45	2,55	2,65	2,74
135	2,08	2,18	2,29	2,39	2,49	2,59	2,69	2,79
140	2,11	2,22	2,33	2,43	2,53	2,63	2,73	2,83
145	2,14	2,25	2,36	2,47	2,57	2,67	2,77	2,87
150	2,17	2,28	2,39	2,50	2,61	2,71	2,81	2,92

PDA Version auf www.media4u.com

556 21 Zusatzinfos

Normogramm zur Bestimmung der Körperoberfläche in m²

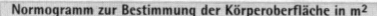

Größe in cm	Körperoberfläche in m²	Gewicht in kg
200	2,9	160
190	2,7	150
180	2,5	140
170	2,3	130
165	2,1	120
160	2,0	110
155	1,9	100
150	1,8	90
145	1,7	80
140	1,6	75
135	1,5	70
130	1,4	65
125	1,3	60
120	1,2	55
115	1,1	50
110	1,0	45
105	0,9	40
100	0,8	35
95	0,7	30
90	0,6	25
85		20
		15

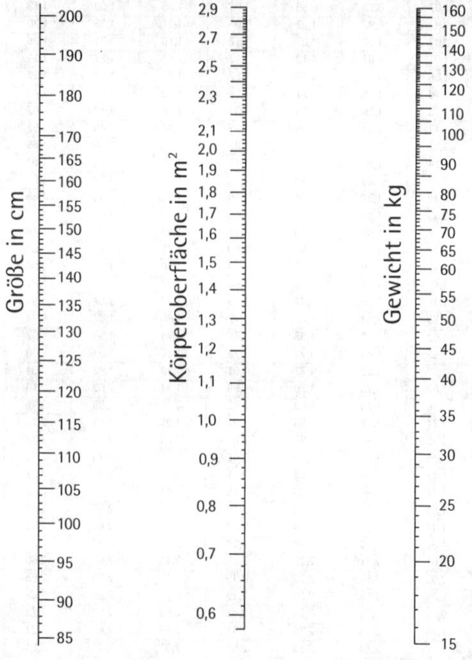

Formel: KOF (m²) = (Gewicht (kg))0,425 x (Körpergröße (cm))0,725 / 139,32
Quelle: DuBois D, DuBois EF. A formula to estimate the approximate surface area if height and weight be known. Arch Intern Med 1916;17:863

Modifizierte Formel: KOF = Wurzel(Größe [cm] x Gewicht [kg] / 3600
Quelle: Mosteller RD. Simplified calculation of body-surface area. NEJM 1987;317: 1098-9

21.6 Doping
21.6.1 Verbotene Arzneimittel im Sport

Die Einnahme verbotener Medikamente im Sport wird als Doping bezeichnet.
Die World Anti-Doping Agency (WADA) definiert Doping als das Auftreten eines Verstoßes gegen die Anti-Doping-Regeln. Dazu gehören u. a. das Vorhandensein eines verbotenen Wirkstoffes, seiner Stoffwechselprodukte oder Marker im Körpergewebe oder in einer Körperflüssigkeit eines Sportlers sowie die Anwendung oder der Versuch der Anwendung eines verbotenen Wirkstoffes oder einer verbotenen Methode.
Im Arzneimittelgesetz wird Doping seit dem 11. 09. 1998 als Straftatbestand genannt.
In § 6a "Verbot von Arzneimitteln zu Dopingzwecken im Sport" heißt es: Es ist verboten, Arzneimittel zu Dopingzwecken im Sport in den Verkehr zu bringen, zu verschreiben oder bei anderen anzuwenden.

Zur Aufnahme in die WADA-Liste der verbotenen Wirkstoffe und Methoden müssen zwei der drei folgenden Kriterien erfüllt werden:
(1) die sportliche Leistung kann gesteigert werden,
(2) es besteht ein gesundheitliches Risiko für den Sportler und/oder
(3) es liegt ein Verstoß gegen den Geist des Sportes vor.

Die aktuelle Liste der WADA (gültig ab 01.01.2007) umfasst:
Anabole Wirkstoffe, Stimulanzien, Narkotika, Hormone, Beta-2-Agonisten, Wirkstoffe mit antiöstrogener Wirkung, Diuretika, Maskierungsmittel, Cannabinoide (THC) und Glukokortikoide. Alkohol und Beta-Blocker sind sportartspezifisch verboten. Zu den verbotenen Methoden zählen Maßnahmen zur Erhöhung des Sauerstofftransfers, chemische und physikalische Manipulation an Blut oder Urin und Gendoping.
Die Einhaltung der Verbote wird durch Kontrollen nach Wettkämpfen und außerhalb von Wettkämpfen (s. g. Trainingskontrollen) überprüft.

Die WADA hat im International Standard for Therapeutic Use Exemptions (TUE) festgeschrieben, unter welchen Bedingungen der Einsatz von verbotenen Wirkstoffen zur ärztlichen Behandlung erfolgen kann.

Es gibt zwei Ebenen des Entscheidungsprozesses, und zwar **(1) TUE - Standard für (chronische) Erkrankungen** und **(2) ATUE – Abbreviated Process**, ein vereinfachtes Verfahren nur für den Einsatz der Beta-2-Agonisten Formoterol, Salbutamol, Salmeterol, Terbutalin und Glukokortikoide zur Inhalation.
Der internationale Standard für TUE enthält Kriterien für die Beurteilung, die Weitergabe der Informationen, die Zusammensetzung der Ärztegruppe, Therapeutic Use Exemption Committee (TUEC), und den Anerkennungsprozess.
Formulare und weitere Informationen unter **www.nada-bonn.de**

21.6.2 Liste der nach WADA verbotenen Wirkstoffe

Anabole Wirkstoffe

Wirkstoff	Einsatzgebiet	Verweis
Danazol	Endometriose	
Clenbuterol	Asthmamittel	→89
DHEA	M. Addison	
Nandrolon	Anabolikum	→129
Testosteron	Androgene	→127

21 Zusatzinfos

Exogene androgene anabole Steroide →127

1-Androstendiol, 1-Androstendion, Bolandiol, Bolasteron, Boldenon, Boldion, Calusteron, Clostebol, Dehydrochloromethyltestosteron, Desoxymethyltestosteron, Drostanolon, Ethylestrenol, Fluoxymesteron, Formebolon, Furazabol, Gestrinon, 4-Hydroxytestosteron, Mestanolon, Mesterolon, Metenolon, Methandienon, Methandriol, Methasteron, Methyldienolon, Methyl-1-testosteron, Methylnortestosteron, Methyltrienolon, Methyltestosteron, Miboleron, 19-Norandrostendion, Norboleton, Norclostebol, Norethandrolon, Oxabolon, Oxandrolon, Oxymesteron, Oxymetholon, Prostanozol, Quinbolon, Stanozolol, Stenbolon, Tetrahydrogestrinon, Trenbolon und andere Wirkstoffe mit ähnlicher chemischer Struktur oder ähnlichen biologischen Wirkungen.

Endogene androgene anabole Steroide →127

Androstendiol, (Androst-5-ene-3ß,7ß-diol), Androstendion, (Androst-4-ene-3,17dione), Dihydrotestosteron.

TUE Der Einsatz verbotener Wirkstoffe, um erniedrigte Spiegel von endogenen Hormonen anzuheben, ist nicht als akzeptable therapeutische Maßnahme anzusehen.

In Deutschland nicht mehr im Handel: Dianabol® (Metandionon), Megagrisivit® (Clostebol), Oral-Turinabol® (Dehydromethyltestosteron), Primobolan® (Metenolon), Proviron® (Mesterolon

andere anabole Wirkstoffe

Clenbuterol, Tibolon, Zeranol, Zilpaterol

Stimulanzien

Wirkstoff	Einsatzgebiet	Verweis
Amfepramon	Gewichtsreduktion	→121
Amphetamin		
Amfetaminil	Psychostimulanz	
Cocain		
Ephedrin		
Etilefrin	Hypotonie	→43
Methylpenidat	ADHS	→214
Modafinil	Narkolepsie	→214
Norfenefrin	Hypotonie	→43
Orciprenalin*	Hypotonie	→43
Pemolin	ADHS	
Pholedrin*		→43
Selegilin		→192

Doping

Weitere Wirkstoffe dieser Gruppe

Adrafinil, Adrenalin, Amiphenazol, Benzphetamin, Bromantan, Cathin, Clobenzorex, Cropropamid, Crotetamid, Cyclazodon, Dimethylamphetamin, Etamivan, Etilamphetamin, Famprofazon, Fenbutrazat, Fencam-famin, Fencamin, Fenetyllin, Fenfluramin, Fenproporex, Furfenorex, Heptaminol, Isomethepten, Levmethamfetamin, Meclofenoxat, Mefenorex, Mephen-termin, Mesocarb, Methamphetamin (D-), Methylenedioxyamphetamin, Me-thylenedioxymethamphetamin, p-Methylamphetamin, Methylephedrin, Nike-thamid, Norfenfluramin, Octopamin, Ortetamin, Oxilofrin, Parahydroxyam-phetamin, Pentetrazol, Phendimetrazin, Phenmetrazin, Phenpromethamine, Phentermin, 4-Phenylpiracetam (Carphedon), Prolintan, Propylhexedrin, Sibutramin, Strychnin, Tuaminoheptan und andere Wirkstoffe mit ähnlicher chemischer Struktur oder ähnlichen biologischen Wirkungen wie z. B. *

TUE: Behandlung von ADHS mit Methylphenidat.

In Deutschland nicht mehr im Handel: Captagon® (Fenetyllin), Micoren® (Cropropamid, Crotetamid), Katovit® (Prolintan), Pervitin® (Methamphetamin), Preludin® (Phentermin).

Hormone und verwandte Wirkstoffe

Wirkstoff	Verweis
Erythropoietin (EPO)	→78
Wachstumshormon (hGH)	
Somatomedin C (IGF-1)	
Gonadotropine (LH, HCG), (verboten nur bei Männern)	
Insulin	→118
Kortikotropine (ACTH)	→129

Wirkstoffe mit antiöstrogener Wirkung

Aromatasehemmer →244	Anastrozol, Letrozol, Aminogluthetimid, Exemestan, Formestan, Testolacton
Selektive Östrogenrezeptoren-modulatoren (SERMs) →244	Raloxifen, Tamoxifen, Toremifen
Andere antiöstrogene Wirkstoffe	Clomifen, Cyclofenil, Fulvestrant

Beta-2-Agonisten (→88)

Für den Einsatz von Beta-2-Agonisten bedarf es einer **TUE**.

Für den Einsatz der Beta-2-Agonisten Formoterol, Procaterol, Salbutamol, Salmeterol und Terbutalin und der Glukokortikoide zur Inhalation gibt es ein vereinfachtes Verfahren ATUE - Abbreviated Process.

Das entsprechende Formular (www.nada-bonn.de) muss ausgefüllt und mit einer Lungenfunktionsprüfung vorgelegt werden. Der Sportler erhält eine Ausnahmegenehmigung (Approval), die bei Dopingkontrollen vor zu legen ist.

Clenbuterol ist wegen seiner möglichen anabolen Wirkung grundsätzlich von einer Freistellung ausgeschlossen.

21 Zusatzinfos

Beta-Blocker (→50)

Bei Sportarten, deren Leistung vorwiegend durch koordinative, konzentrative und psychische Faktoren begrenzt sind, können Beta-Blocker die überschießenden Herz-Kreislaufreaktionen und die allgemeinen Symptome wie Schwitzen und Tremor dämpfen. Beta-Blocker dürfen bei Wettkampfkontrollen nicht nachgewiesen werden.

Zu ihnen gehören u. a. Acebutolol, Alprenolol, Atenolol, Betaxolol, Bisoprolol, Bunolol, Carteolol, Carvedilol, Celiprolol, Esmolol, Labetalol, Levobunolol, Metipranolol, Metoprolol, Nadolol, Oxprenolol, Pindolol, Propranolol, Sotalol, Timolol.

Alle Beta-Blocker sind in ausgewählten Sportarten verboten. Einige Beispiele: Kegeln, Luftsport, Motorsport, Schach, Schiessen, Skispringen, Ringen.

Cave Bei Patienten unter Beta-Blockern kommt es vor allem im Ausdauerbereich zu einer metabolisch bedingten Leistungseinschränkung.

Narkotika (→180)

Narkotika dürfen bei Wettkampfkontrollen nicht nachgewiesen werden.

Die Liste ist geschlossen.
Buprenorphin, Dextromoramid, Diamorphin (Heroin), Fentanyl, Hydromorphon, Methadon, Morphin, Oxycodon, Oxymorphon, Pentazocin, Pethidin.
Der Einsatz von Lokalanästhetika unterliegt keinem Verbot.

Glukokortikoide (→109)

Die systemische Anwendung von Glukokortikoiden durch orale, rektale, intravenöse oder intramuskuläre Gabe ist nur im Wettkampf verboten, d. h. der verbotene Wirkstoff darf bei einer Wettkampfkontrolle nicht nachgewiesen werden. Es ist zu bedenken, dass die Nachweisbarkeit der unterschiedlichen Wirkstoffe und Zubereitungen Tage bis Wochen anhalten kann. Nach einer erforderlich Notfallbehandlung ist eine entsprechende ärztliche Bescheinigung auszustellen und bei der NADA zu hinterlegen. Eine durchgehend erforderliche systemische Behandlung bedarf einer TUE wie z. B. bei Morbus Crohn. Die nichtsystemische Anwendung von Glukokortikoiden, als Inhalation oder Injektionen unter sportorthopäd. Gesichtspunkten in die großen Gelenke, Sehnen- und Muskelansätze, bedarf einer Anzeige bzw. Ausnahmegenehmigung (ATUE). Der Einsatz an Auge, Haut, Mundhöhle, Nase, Ohren ist zulässig.

Diuretika und weitere Maskierungsmittel

Diuretika (→60)

Mit dem Verbot der Diuretika soll eine mögliche Manipulation bei der Urinabgabe verhindert werden. Über einen gezielten Einsatz von Diuretika und ausreichendes Trinken nach Wettkämpfen könnte ein geringer konzentrierter Urin produziert werden. Die analytischen Nachweismöglichkeiten wären dadurch möglicherweise erschwert.

Acetazolamid, Amilorid, Bumetanid, Cancrenon, Chlortalidon, Etacrynsäure, Furosemid, Indapamid, Metolazon, Spironolacton, Thiazide (z.B. Bendroflumethiazid, Chlorothiazid, Hydrochlorothiazide), Triamteren und andere Wirkstoffe mit ähnlicher chem. Struktur oder ähnlichen biol. Wirkungen.

Weitere Maskierungsmittel	
Epitestosteron	
Probenecid (Urikosurika)	Probenecid, Benzbromaron
Alpha Reduktasehemmer	Dutasterid, Finasterid
Plasmaexpander	Albumin, Dextran, HES

21.7 Betäubungsmittelverordnung

Die starkwirksamen Opioide unterliegen der Betäubungsmittelverordnung (BtMVV) und müssen auf besonderen Rezepten verordnet werden. Die Anschrift der Bundesopiumstelle lautet wie folgt:

Bundesinstitut für Arzneimittel und Medizinprodukte - Bundesopiumstelle
Kurt-Georg-Kiesinger-Allee 3
3175 Bonn

Bei Verschreibung für einen **Patienten (Substituenten)** oder den **Praxisbedarf** sind auf dem BtM Rezept anzugeben:
- der Name, der Vorname und die Anschrift (Straße, Hausnummer, Ortschaft) des Patienten, ggf. der Vermerk "Praxisbedarf" und das Ausstellungsdatum
- die Arzneimittelbezeichnung, sofern dadurch das (die) verordnete(n) BtM nicht zweifelsfrei bestimmt ist (sind), 7 zusätzlich die Gewichtsmenge(n) des (der) BtM je Packungseinheit(en), bei abgeteilten Zubereitungen je abgeteilte Form sowie die Darreichungsform(en), ggf. den Verdünnungsgrad
- die Menge des Arzneimittels in "g" oder "ml" - Nominalgehalt -, die Stückzahl(en) der abgeteilten Form(en) - bei Ampullen, Suppositorien, Tabletten u. a. - z. B. Dolantin Inj.-Lsg. 50 mg Nr. 20, Fortral Kps. 20, etc.
- die Gebrauchsanweisung mit Einzel- und Tagesgabe; falls dem Patienten eine schriftliche Gebrauchsanweisung übergeben wurde, der Vermerk "Gemäß schriftlicher Anwendung"
- im Falle einer Verschreibung über einen Bedarf im Rahmen einer Substitution zusätzlich die Zahl der Anwendungstage
- die zusätzliche Kennzeichnung bei einer Verschreibung für einen besonderen Einzelfall durch den Buchstaben "A", im Zuge einer Substitution durch den Buchstaben "S", für ein Kauffahrteischiff durch den Buchstaben "K", in einem Notfall durch den Buchstaben "N";
- (in den beiden zuletzt genannten Fällen sind diese Kennzeichnungen nur auf den nachträglich auszustellenden BtMrezepten vorzunehmen.)
- der Name des Verschreibenden, seine Berufsbezeichnung und Anschrift (Straße, Hausnummer, Ortschaft) sowie seine Telefonnummer
- die Unterschrift des Verschreibenden, im Vertretungsfall darüber hinaus der Vermerk "i. V."
- In einem **Notfall** (d. h. wenn kein BtMrezept zur Verfügung steht) dürfen für einen Patienten - ausgenommen im Falle einer Substitution - oder einen Praxisbedarf BtM in einem zur Behebung des Notfalls erforderlichen Umfang auf einem **Normalrezept** verschrieben werden.

Bei Verschreibungen für einen **Stationsbedarf** oder eine Einrichtung des **Rettungsdienstes** sind auf dem (den) BtM-Anforderungsschein(en) anzugeben:
- der Name oder die Bezeichnung und die Anschrift (Straße, Hausnummer, Ortschaft) der Einrichtung - ggf. ferner der Teileinheit bei einer gegliederten Einrichtung - für welche das (die) BtM bestimmt ist (sind)
- das Ausstellungsdatum, die Bezeichnung des (der) BtM und dessen (deren) Menge(n)
- Name und Telefonnummer des Verschreibenden, Unterschrift des Verschreibenden entsprechend

562 21 Zusatzinfos

Betäubungsmittel-Rezept

Die Abbildung zeigt eine Musterdarstellung eines Btm-Rezeptes.
Die Codierung der BtM-rezepte lässt sich entsprechend dem folg. Beispiel entschlüsseln:

555 rl	1234567	035020	12345678 rl
	Btm-Nummer	techn. Datum	Rezeptnummer

21.9 Meldung unerwünschter Arzneimittelwirkungen

Bitte melden Sie unbekannte, insbesondere schwerwiegende unerwünschte Arzneimittelwirkungen an das **Bundesinstitut für Arzneimittel und Medizinprodukte** (www.bfarm.de).
Das entsprechende Formular finden Sie untenstehend abgedruckt bzw. im Web unter **www.media4u.com**

PDA Version auf **www.media4u.com**

21.10 Internetlinks zur Arzneimitteltherapie

Arzneimittelkommission, Arzneimittelsicherheit

www.akdae.de	Arzneimittelkommission der Deutschen Ärzteschaft: Meldung aktueller UW; Verzeichnis von Rote-Hand-Briefen; etc.
www.bfarm.de	Bundesinstitut für Arzneimittel und Medizinprodukte
www.arzneitelegramm.de	Volltextregister d. Arzneitelegramm; UW-Daten-bank (Abonennten); Arzneimitteldatenbank (kostenpfl.)
http://medicine.iupui.edu/flockhart/	Tabellen über Arzneimittelinteraktionen

Arzneimittelinteraktionen

www.hiv-druginteractions.org	Arzneimittelinteraktionen b. HIV-Therapie
www.gjpsy.uni-goettingen.de/interactions_calculator.php	Interaktionskalkulator f. Psychopharmakatherapie
www.ukt.pharmatrix.info/sonde/	Applikation v. Arzneimitteln über Ernährungssonden

Datenbanken, Arzneimittelverzeichnisse, Literaturrecherche, neue Arzneimittel

www.fachinfo.de	Zugang zu allen verfügbaren Fachinfos (DocCheck)
www.rote-liste.de	Die Rote Liste online (DocCheck)
www.ifap-index.de	Onlinedatenbank Wirkstoffe, Handelsnamen, Preise; (DocCheck)
www.dimdi.de/de/amg/index.htm	DIMDI PharmSearch: umfangreiche Datenbank aller deutschen Arzneimittel (DocCheck)
www.infomed.org	Homepage der Schweizer pharma kritik
www.medline.de	Onlinerecherche medizinischer Publikationen
www.update-software.com/abstracts/mainindex.htm	Alphabetische Liste von Cochrane Reviews zur Evidence Based Medicine
www.medknowledge.de/neu/index.html	Informationen über neue Medikamente
www.centerwatch.com/patient/drugs/druglist.html	Neue, von der FDA zugelassene Medikamente
http://www.edruginfo.com	Informationen über neue Medikamente

Pharmakotherapie

http://leitlinien.net	AWMF-Leitlinien für Diagnostik u. Therapie
www.dosing.de	Angaben zur Dosisreduktion bei Niereninsuffizienz
www.hiv.net	HIV-Therapie
www.intmed.mcw.edu/AntibioticGuide.html	Antibiotikatherapie
www.aerzteblatt.de	Volltextregister des Deutschen Ärzteblatts

21.11 Literatur

1. Aktories K.: Allgemeine und spezielle Pharmakologie und Toxikologie; 9. Aufl., München: Elsevier; 2004
2. Arzneimittelkursbuch 2004/05; Berlin: Arzneimittel-Verlags GmbH, 2004
3. Arzneimitteltherapie, 23. Jahrgang, 2005, Heft 10-12, Stuttgart: Wiss. Verlagsgesellschaft
4. Arzneimitteltherapie, 24. Jahrgang, 2006, Heft 1-9, Stuttgart: Wiss. Verlagsgesellschaft
5. Arznei-Telegramm, 36. Jahrgang, 2005, Heft 11-12, Berlin: A.T.I. Arzneimittelinformation Berlin GmbH
6. Arznei-Telegramm, 37. Jahrgang, 2006, Heft 1-9, Berlin: A.T.I. Arzneimittelinformation Berlin GmbH
7. Benkert O.; Hippius H.: Kompendium der Psychiatrischen Pharmakotherapie; 5. Aufl.; Heidelberg: Springer, 2005
8. Braun J.; Preuss R.: Klinikleitfaden Intensivmedizin; 6. Aufl.; München: Elsevier, 2005
9. Cockroft DW, Gault MH. Prediction of creatinine clearance from serum creatinine. Nephron, 1976;16:31-42
10. Daschner F.: Antibiotika am Krankenbett; 12. Aufl.; Heidelberg: Springer, 2006
11. Dettli L. The kidney in pre-clinical and clinical pharmacokinetics. Jpn J Clin Pharmacol Ther 1984;15:241-54
12. Deuber H.J.: Nierenfunktion und Arzneimittel; 1. Aufl.; Stuttgart: Wiss. Verlagsges., 2001
13. Emmerich B.: Innere Medizin pur; 6. Aufl. - Grünwald: Börm Bruckmeier, 2004
14. Frölich J.C.; Kirch W.: Praktische Arzneitherapie; 3. Aufl.; Heidelberg: Springer, 2003
15. Hoffmann C.: Pharma pur 2005/2006 6. Aufl. - Grünwald: Börm Bruckmeier, 2004
16. Hoffmann C.: Arzneimittel Wirkungen pocket 2004/2005; 3. Aufl., Grünwald: Börm Bruckmeier, 2004
17. Kretschmer R.: Notfallmedikamente von A-Z; 5. Aufl. - Stuttgart: Wiss. Verlagsges. 2005
18. Levey AS, Bosch JP, Lewis JB, et. al., A more accurate method to estimate glomerular filtration rate from serum creatinine: A new prediction equation, Ann Int Med, 1999;130:461-470
19. Levey AS, Greene T, Kusek JW, et al. A simplified equation to predict glomerular filtration rate from serum creatinine (Abstr) J Am Soc Nephrol 2000;(11):155A
20. Mosteller RD. Simplified calculation of body-surface area. N Engl J Med 1987; 317(17):1098
21. Mutschler E.: Arzneimittelwirkungen, Lehrbuch der Pharmakologie und Toxikologie, 8. Aufl. - Stuttgart: Wiss. Verlagsges. 2001
22. Rote Liste 2006 - Aulendorf: Editio Cantor, 2006
23. Russ A.: Drug pocket 2007 Clinical Reference Guide; Hermosa Beach: Börm B., 2006
24. Schaefer C.: Arzneiverordnung in Schwangerschaft und Stillzeit; 7. Aufl.; München: Elsevier, 2006
25. Speight T.M., Avery's Drug Treatment, 4th ed.; Auckland: Adis International, 1997
26. Walther H.: Klinische Pharmakologie, 2. Aufl.; Berlin: Verlag Gesundheit, 1990

Index

- 28-mini *(Levonorgestrel)* 511
- 4-DMAP *(Dimethylaminophenol)* 536
- 5-Fluorouracil 378, 513, 519–525
- 5-Fluorouracil-biosyn *(Fluorouracil)* 265
- 5-FU 265
- 5-FU HEXAL *(Fluorouracil)* 265
- 5-FU Lederle *(Fluorouracil)* 265
- 5-FU medac *(Fluorouracil)* 265
- 5-HT1A-Agonismus 288
- 6-Mercaptopurin 313, 316
- 6-Thioguanin 315
- 8-Hydrochinolin 438

A

- A.T.10 *(Dihydrotachysterol)* 77,375
- Aarane N *(Cromoglicinsäure + Reproterol)* 95
- Abacavir 163, 164
- ABC 163
- Abciximab 84, 291
- Abdominelle Infektionen 145–153
- Abiclav *(Amoxicillin + Clavulansäure)* 482–484, 487
- Abilify *(Aripiprazol)* 208
- Abmagerungsmittel 120
- Abort 242
- Abortneigung 69
- Absencen 184
- Abstillen 249, 250
- Abszess 436
- Acamprosat 215, 430
- Acarbose 117, 358
- ACC Hexal *(Acetylcystein)* 87
- Accupro *(Quinapril)* 47
- Accuzide *(Quinapril + Hydrochlorothiazid)* 48
- Accuzide diuplus *(Quinapril + Hydrochlorothiazid)* 48
- Acebutolol 50, 53, 56
- Acebutolol Heumann *(Acebutolol)* 50
- Aceclofenac 102
- ACE-Hemmer 45, 47, 287
- ACE-Hemmer ratioph. *(Captopril)* 46
- ACE-Hemmer ratioph. comp. *(Captopril + Hydrochlorothiazid)* 48
- Acemetacin 102
- Acemetacin Stada *(Acemetacin)* 102
- Acemit *(Acetazolamid)* 231
- Acemuc *(Acetylcystein)* 87
- Acenorm *(→ Captopril)* 46
- Acerbon *(Lisinopril)* 46
- Acercomp *(Lisinopril + Hydrochlorothiazid)* 48
- Acerpes *(Aciclovir)* 161, 222
- Acesal *(Acetylsalicylsäure)* 100
- Acetabs *(Acetylcystein)* 87
- Acetaminophen 104
- Acetazolamid 231, 475, 478
- Acetylcystein 87, 325, 339, 482, 484
- Acetylsalicylsäure 39, **84**, 100
  - Blut 312
  - Gynäkologie 507
  - Haut 448
  - Herz, Kreisl. 291–296, 301–308
  - HNO 483
  - Infektionen 402
  - Intoxikation 529
  - Neurologie 416, 426
  - Urogenital 493
- Acetyst *(→ Acetylcystein)* 87
- Achalasie 381
- Achromycin *(Tetracyclin)* 150, 481
- Achromycin Salbe *(Tetracyclin)* 481
- Acic *(Aciclovir)* 161, 222
- Acic Ophtal *(Aciclovir)* 228
- Aciclostad *(Aciclovir)* 161, 222
- Aciclovir **161**, 222, 228, 469
  - Auge 465, 469, 472
  - Gynäkologie 504, 506
  - Haut 459, 461, 462
  - HNO 487
  - Infektionen 397, 398, 402
  - Neurologie 418
- Aciclovir 0.5% 399
- Aciclovir Creme 0.5% 461
- Aciclovir ratiopharm *(Aciclovir)* 161, 222
- Acimethin *(Methionin)* 240
- Acimol *(Methionin)* 240
- Acitretin 220, 450, 455
- Aclasta *(Zoledronsäure)* 122
- Acne vulgaris 222
- ACNU 50 *(Nimustin)* 262
- Acomplia *(Rimonabant)* 120
- Acrodermatitis chronica atrophicans 437
- ACTH 129
- Actihaemyl-Gel *(Organpräparate)* 233
- Actilyse *(rt-PA)* 82
- Actimax *(Moxifloxacin)* 154
- Actiq *(Fentanyl)* 97
- Activelle *(Estradiol + Norethisteron)* 243
- Actonel *(Risedronsäure)* 122
- Actos *(Pioglitazon)* 116
- Actovegin Gel *(Organpräparate)* 233
- Actraphane *(Intermediärinsulin)* 119
- Actrapid HM *(Insulin normal)* 118
- Acular *(Ketorolac)* 229
- Acylaminopenicilline 145
- Adalat *(Nifedipin)* 41, 56
- Adalimumab 174, 344
- Adapalen 221, 441, 442
- Adartrel *(Ropinirol)* 191
- Addigrip 2007/2008 *(Influenza-Impfstoff)* 178
- Addison Krise 41, 373
- Addison, Morbus 373
- Adefovir 163
- Adefovir Dipivoxil 386
- ADEK-Falk (Vitamin A, D, E, K) 366
- Adekin *(Amantadin)* 193
- Adenoscan *(Adenosin)* 39, 70
- Adenosin 39, 70, 302
- Adenosin Item *(Adenosin)* 70
- Adiclair *(Nystatin)* 169, 224
- Adipinsäure 497
- Adipositas 120, 121
- Adocomp *(Captopril + Hydrochlorothiazid)* 48
- Adocor *(Captopril)* 46
- Adrekar *(Adenosin)* 39, 70
- Adrenalin 39, **44**, 90, 290, 294, 295, 460, 532
- Adrenalin Carino *(Epinephrin, Adrenalin)* 44
- Adrenalin Jenapharm *(Epinephrin)* 44
- Adriamycin *(Doxorubicin)* 317
- Adriblastin *(Doxorubicin)* 269
- Adrimedac *(Doxorubicin)* 269
- Adumbran *(Oxazepam)* 212
- Advantan *(Methylprednisolon)* 218
- Adversuten *(Prazosin)* 59
- Aequamen *(Betahistin)* 139
- Aerius *(Desloratadin)* 91
- Aerobec N *(Beclometason)* 91
- Aerobin *(Theophyllin)* 88

568 Aer – Alp

Aerodur *(Terbutalin)* 89
Aeromax *(Salmeterol)* 89.
Aescusan *(Rosskastanienextr.)* 282
Afibrinogenämie 86
Afonilum *(Theophyllin)* 88
Agalsidase alfa 123, 124
Agalsidase beta 123
Agapurin *(Pentoxifyllin)* 85
Agenerase *(Amprenavir)* 166
Aggrastat *(Tirofiban)* 84
Aggrenox *(ASS + Dipyridamol)* 84, Aggressivität 209
Agiocur *(Flohsamen)* 135
Agiolax *(Flohsamen + Sennoside)* 135
Agiolax Pico *(Natriumpicosulfat)* 135
Agit Depot *(Dihydroergotamin)* 194
Agopton *(Lansoprazol)* 131,
Agoraphobie 435
Agranulozytose 312
Agrelin *(Anagrelid)* 312
AH 3 N *(Hydroxyzin)* 94
AIDS, Kaposi-Sarkom 272
Airol *(Tretinoin)* 221, 441
Airvitess *(Aminophyllin)* 324
Ajmalin 39, 67, 302, 303
Ajmalin, Prajmalin Intoxikation 529
AKE 4 GX *(Aminosäurelösung)* 72
Akinesie 192
Akineton *(Biperiden)* 39, 192
Akne 441
Akne comedonica 441
Akne conglobata 442
Akne papulopustulosa 441
Akne vulgaris 150, 220, 221
Aknefug Doxy *(Doxycyclin)* 222
Aknefug EL *(Erythromycin)* 220
Aknefug Iso *(Isotretinoin)* 221
Aknefug Mino *(Minocyclin)* 221
Aknefug-oxid *(Benzoylperoxid)* 221
Aknemittel 220
Aknemittel, Interna 221
Aknemycin *(Erythromycin)* 220
Aknenormin *(Isotretinoin)* 221
Akneoxid *(Benzoylperoxid)* 439–442
Akneroxid *(Benzoylperoxid)* 221
Aknosan *(Benzoylperoxid)* 221
Akrinor *(Theodrenalin + Cafedrin)* 44
Akrodermatitis 391
Akromegalie 128, 140, 249, 250, 377
Aktren *(Ibuprofen)* 101

Akute Bronchokonstriktion 88
Akute Cholezystitis 389
Akute Exazerbation, COPD 327
Akute Pankreatitis 385
Akuter Alkoholentzug 430
Albendazol 169, 394
Alclometason 217
Alcuronium 183
Aldactone *(Kaliumcanrenoat)* 64
Aldactone *(Spironolacton)* 64
Aldara *(Imiquimod)* 226
Aldesleukin 155
Aldosteronantagonisten 64
Aldurazyme *(Laronidase)* 124
Alemtuzumab 275
Alendron Beta *(Alendronsäure)* 122
Alendron Hexal *(Alendronsäure)* 122
Alendronsäure 121, 122, 364–367
Alendronsäure ratiopharm *(Alendronsäure)* 122
Aleve *(Naproxen)* 101
Alexan *(Cytosinarabinosid)* 265
Alfacalcidol 76
Alfacid *(Rifabutin)* 161
Alfason *(Hydrocortisonbutyrat)* 217
Alfentanil 97, 180
Alfunar *(Alfuzosin)* 238
Alfusin *(Alfuzosin)* 238
Alfuzosin 238, 500
Alfuzosin Hexal *(Alfuzosin)* 238
Algeldrat 70
Alglucosidase 17
Al-hydroxid 380, 381, 497
Alimta *(Pemetrexed)* 263, 517
Alizaprid 138
Alkalisierung, Urin 240
Alkaloide 266
Alkalose 74
Alkalose, metabolische 75, 356
Alkalose, respiratorische 356
Alkalosetherapeutika 75
Alkeran *(Melphalan)* 261
Alkoholabhängigkeit 215, 430
Alkoholabusus, -abhängigkeit 215
Alkoholdelir 410
Alkoholentwöhnungsmittel 215
Alkoholentzugsdelir 429, 430
Alkoholentzugssyndrom 215, 410
Alkylierende Mittel 260
Alkylphosphatintoxikation 39, 45
Alkylsulfonate 261
ALL 260

Allegro *(Frovatriptan)* 194
Allerg. Hauterkrankungen 225
Allergie 87, 93
Allergo Comod *(Cromoglicinsäure)* 232
Allergocrom *(Cromoglicinsäure)* 232
Allergodil *(Azelastin)* 93
Allergodil akut *(Azelastin)* 232
Allergodil Nasenspray *(Azelastin)* 480
Allergospasmin N *(Cromoglicinsäure + Reproterol)* 95
Allergoval *(Cromoglicinsäure)* 95
Allethrin 224, 449
Allo comp. ratiopharm *(Allopurinol + Benzbromaron)* 111
Alloferin *(Alcuronium)* 183
Allopurinol **111**, 312–314, 362, 496, 497
Allopurinol Hexal *(→ Allopurinol)* 111
Allopurinol ratiopharm *(Allopurinol)* 111
All-trans-Retinsäure 315
Allvoran *(Diclofenac)* 102
Almasilat 132
Al-Mg-Silicat 132
Almirid *(Dihydroergocriptin)* 191
Almogran *(Almotriptan)* 194
Almotriptan 194, 415
Alna *(Tamsulosin)* 238
Al-Na-Carbonat-dihydroxid 132
Alomide *(Lodoxamid)* 232
Alopezie 226, **444**
 – androgenetica der Frau 444
 – androgenetica des Mannes 444
Alopezia areata 445
Aloxi *(Palonosetron)* 140
Alpha-1-Blocker 287
Alpha-2-Adrenozeptor-Antagonisten 57, 201
Alphagan *(Brimonidin)* 230
Alpha-Glukosidase-Inhibitoren 117
Alpha-Mercaptopropionylglycin 496
Alpha-Methyldopa 508
Alpha-Methyl-para-Tyrosin 373
Alpharezeptorenblocker 58
Alpicort N *(Prednisolon)* 444
Alprazolam 210
Alprazolam ratiopharm *(Alprazolam)* 210

Handelsnamen = fett   Wirkstoffe = kursiv   Arzneimittel-Teil < S.283 < Therapie-Teil

Alp – Ana

Alprostadil 85, 239, 307
Alrheumun *(Ketoprofen)* 101
Alteplase 82
Altinsulin 118, 119, 353, 357, 360
Aluminiumchloridhydroxid-Komplex 71
Aluminiumhydroxid 132
Aluminiumoxid- Partikel 441
Alupent *(Orciprenalin)* 41, 44, 89
Alveolitis, exogen allergische 329
Alvesco *(Ciclesonid)* 91
Alzheimer-Demenz 198, 199
Amadol *(Tramadol)* 100
Amanitin, Intoxikation 530
Amantadin 162, 193, 419-422
Amantadin Hexal *(Amantadin)* 162, 193
Amantadin ratiopharm *(Amantadin)* 162, 193
Amantadin, Intoxikation 530
Amaryl *(Glimepirid)* 115, 358
Ambene *(Phenylbutazon)* 105
AmBisome *(Amphotericin B)* 168
Ambril *(Ambroxol)* 87
Ambrodoxy *(Ambroxol + Doxycyclin)* 91
Ambrohexal *(Ambroxol)* 87
Ambroxol 87, 91
Ambroxol Com Rat *(Ambroxol + Doxycyclin)* 91
Ambroxol ratioph. *(Ambroxol)* 87
Amciderm *(Amcinonid)* 218
Amcinonid 218
Amenorrhoe 241-243, 249, 250
α-Methyldopa 65
Ametycine *(Mitomycin)* 270
Ambefutamon 215
Amfepramon 121
Amfetaminil 503
AMG 546
Amiada *(Terbinafin)* 169
Amikacin 152, 333, 474
Amikacin Fresenius *(Amikacin)* 152
Amiloretik *(Amilorid + Hydrochlorothiazid)* 65
Amilorid 63, 65
Amilorid comp *(Amilorid + Hydrochlorothiazid)* 65
Amineurin *(Amitriptylin)* 200
Aminkolpitis 459
Aminobenzylpenicilline 144
Aminoglutethimid 372, 523

Aminoglykoside 152
Aminomel 10E salvia *(Aminosäurelösung)* 72
Aminomel nephro *(Aminosäurelösung)* 73
Aminomethylbenzoesäure 83
Aminomix 3 *(Aminosäurelösung)* 72
Aminophyllin 125 *(Aminophyllin)* 88
Aminoplasmal Hepa10% *(Aminosäurelösung)* 73
Aminopyridine 419
Aminosalicylsäure 137
Aminosäure, essentielle 72, 73
Aminosäurelösungen 72, 73
Aminosäureverzweigtkettige 73
Aminosteril N Hepa 8% *(Aminosäurelösung)* 73
Amiodaron 39, 69, 293, 302-304, 535
Amiodaron ratiopharm *(Amiodaron)* 69
Amiohexal *(Amiodaron)* 69
Amioxid *(Amitriptylinoxid)* 200
Amisulid 208
Amisulprid 208, 434
Amisulprid Hexal *(Amisulprid)* 208
AmisulpridLich *(Amisulprid)* 208
Amitriptylin 200, 342, 414, 416, 420, 424, 431, 513
Amitriptylinoxid 200
Amitryptilyn-Typ 200
Amixx *(Amantadin)* 193
AML 260
Amlobesilat Sandoz *(Amlodipin)* 55
Amlobeta *(Amlodipin)* 55
Amlocard *(Amlodipin)* 55
Amlodipin 55, 287, 297
Amlodipin Basics *(Amlodipin)* 55
Amlodipin Hexal *(Amlodipin)* 55
Amlodipin ratioph. *(Amlodipin)* 55
Ammoidin 220
Ammoniumbituminosulfonat 216, 439, 442
Ammoniumchlorid 497
Amöbenenteritis 153, **390**
Amöbiasis 156, **390**
Amoclav *(Amoxicillin + Clavulansäure)* 480-487
Amoclav plus *(Amoxicillin + Clavulansäure)* 146
Amorolfin 223, 452

Amoxicillin 132, 142, **144**, 146
- Atmung 325
- Auge 464, 465, 466
- Gynäkologie 504, 507, 509
- Haut 437
- Herz-Kreislauf 306
- HNO 480-488
- Infektionen 391-401
- Magen, Darm 382, 383
- Urogenital 490, 491
Amoxicillin + Clavulansäure 146
- Atmung 327, 330, 331
- Auge 464, 465, 466
- Gynäkologie 507, 509
- HNO 480-488
- Infektionen 393, 395, 400, 407
- Urogenital 491
Amoxicillin ratiopharm *(Amoxicillin)* 144
Amoxidura plus *(Amoxicillin + Clavulansäure)* 146
Amoxihexal *(Amoxicillin)* 144
Amoximerck *(~ Amoxicillin)* 144
Amoxypen *(Amoxicillin)* 144
Ampho-Moronal *(Amphotericin B)* 168
Amphotericin B 168, 390-393, 474
Amphotericin B *(Amphotericin B)* 168
Amphotericin B liposomal 168
Amphotericin B Salbe 452
Ampicillin 145
- Atmung 340
- Auge 465, 466
- Herz-Kreislauf 305
- Infektionen 394, 399
- Neurologie 417, 418
- Urogenital 500
Ampicillin *(Ampicillin)* 145
Ampicillin + Sulbactam 145
Ampicillin Hexal comp *(Ampicillin + Sulbactam)* 145
Ampicillin ratioph. comp. *(Ampicillin + Sulbactam)* 145
Ampicillin ratiopharm *(Ampicillin)* 145
Ampicillin/Sul Kabi *(Ampicillin + Sulbactam)* 145
Amprenavir 166
Amsacrin 272
Amsidyl *(Amsacrin)* 272
Anabolika 129

570 Ana – Ant

Anaesthesin Creme *(Benzocain)* 216
Anaesthesin N *(Benzocain)* 141
Anaesthesin Puder *(Benzocain)* 216
Anaesthesin Salbe *(Benzocain)* 216
Anafranil *(Clomipramin)* 200
Anagrelid 272, 313
Anakinra 174, 344
Analeptika 214
Analgesie 40, 181–184
Analgetika 96, 104, 107, 181
Analgetika Kombinationen 101
Analgetika, peripher wirksame 424
Analgin *(Metamizol)* 101
Analgin Akut *(Ibuprofen)* 101
Analkarzinom, Salvage-Chemotherapie 513
Anämie 78, 127, **310**
Anämie, aplastische 311
Anämie, Eisenmangel 310
Anämie, megaloblastäre 34
Anämie, perniziöse 75, 311
Anapen *(Epinephrin)* 44
Anaphylaktischer Schock 41, 290
Anaphylaxie 39, 44, 550
Anästhesie 180
Anastrozol 244, 524
Anbinex *(Antithrombin III)* 86
Ancid *(Hydrotalcit)* 132
Anco *(Ibuprofen)* 101
Ancotil *(Flucytosin)* 168
Ancylostomiasis 170
Andante *(Bunazosin)* 58
Andolor *(Tilidin + Naloxon)* 99
Andriol *(Testosteron)* 127
Androcur *(Cyproteronacetat)* 127
Androgene 127
Androtop *(Testosteron)* 127
Anemet *(Dolasetron)* 139
Anexate *(Flumazenil)* 40
Anfälle, fokale 189
Angass *(Bismut-Nitrat-Oxid)* 133
Angina pectoris 41, 54–57, 66, 67, 84, **296**
Angina pectoris-Anfall 296
Angionorm *(Dihydroergotamin)* 194
Angioödem, hereditäres 86, 461
Angiotensin-II-Rezeptorblocker 49, 50
Angiox *(Bivalirudin)* 81

Angst 209
Angsterkrankung 435
Angststörung 201–204
Angstsyndrom 53, 201
Angstzustände 208–211
Anilinderivate 104
Anionenaustauscher 114
Anistreplase 82
Ankylostomiasis 169
Anti Kalium Granulat *(Polysulfonsäure)* 70
Anti Phosphat *(Algeldrat)* 70
Antiaggressiva 187, 210
Antiallergika 93
 – Auge 232
 – Nase 235, 657
Antianämika 77
Antiandrogene 127
Antiarrhythmika
 – Klasse Ia 67
 – Klasse Ib 68
 – Klasse Ic 69
 – Klasse II 69
 – Klasse III 43
 – Klasse IV 70
 – proarrhythmische Wirkung 304
 – sonstige 70
Antibiotika 142
 – Auge 227, 229
 – Externa 220
 – Haut 222
 – sonstige 158
Anticholinergika 90, 133
Anticholinergika, zentral wirksame 192
Anticholium *(Physostigmin)* 280
Antidementiva 198
Antidepressiva 200, 202
Antidepressiva, sonstige 203
Antidepressiva, tricyclische 200
Antidepressiva-Intoxikation 531
Antidiabetika, orale 115

Antidiarrhoika 136
Antiemetika 138, 139
Antiepileptika 185
 – Barbiturate 187
 – Nichtbarbiturate 185
Antifibrinolytika 83
Antifungol *(Clotrimazol)* 223
Antigestagene 126, 245
Antigonadotropa 246
Antihämophiles Globulin A 86
Antihämophiles Globulin B 86
Antihistaminika 93, 130, 213
Antihistaminika, Intoxikation 531
Antihypoglykämika –
Antikoagulation bei percut. Koronarintervention 81
Antikoagulation 79
Antikoagulation bei HIT-2 81
Antikonvulsiva 185, 187, 210, 213
Antikörper 275
Antilymphozytenglobulin 311
Antimalariamittel 170
Antimetabolite 263
 – Folsäure-Analoga 263
 – Purin-Analoga 264
 – Pyrimidin-Analoga 265
Antimeteoristika 135
Antimykotika 167, 168
 – Auge 228
 – Haut 216
Antiöstrogene 126, 244
Antiparasitäre Mittel, Haut 224
Antiparkin *(Selegilin)* 192
Antiparkinsonmittel 190
 – sonstige 193
Antiphlogistika 100, **104**
 – Auge 228
 – Haut 216
 – nichtsteroidale, Auge 229
 – schwer resorbierbare 137
Antipruriginosa 216
Antipsoriatika 219
 – Externa 219
 – Interna 219
Antipsychotika 205
Antipyretika 100, 104
Antiresorptiva 134
Antirheumatika, non-steroidale 100
Antiscabiosum *(Benzylbenzoat)* 224
Antiseptika 228
Antithrombin III 86

Handelsnamen = fett   Wirkstoffe = kursiv   Arzneimittel-Teil < S.283 < Therapie-Teil

Antithrombotika 83
Antitussiva 92
Antivertiginosa 138
Antodox (Doxycyclin) 150
Antra (Omeprazol) 131
Anurie 351
Anxiolytika 187, 210
Anxut (Buspiron) 208
Anzemet (Dolasetron) 139
AP 66, 67
Apidra (Insulinlulisin) 118
Aplastische Anämie 311
Apomorphin 420
Aponal (Doxepin) 201
Apothekenpflichtig 546
Apraclonidin 230
Aprepitant 139
Aprical (Nifedipin) 56
Aprotinin 83
Aprovel (Irbesartan) 49
APSAC 82
Apsomol (Salbutamol) 89
Aptivus (Tipranavir) 166
APV 166
Aquacort (Budesonid) 236
Aquaphor (Xipamid) 63
Aquapred N (Chloramphenicol + Prednisolon) 233
Aquex (Xipamid) 63
Äquianalgetische Dosierungen 96
ARA-cell (Cytarabin) 265
Aranesp (Darbepoetin alfa) 78
Arava (Leflunomid) 108
Arcasin (Penicillin V) 143
Arcoxia (Etoricoxib) 103
Aredyform (Tryptophan) 205
Ardeytropin (Tryptophan) 205
Aredia (Pamidronsäure) 122
Arelix (Piretanid) 61
Arelix ACE (Ramipril + Piretanid) 48
Aretensin (Ramipril + Piretanid) 48
Argatra (Argatroban) 81
Argatroban 81
Argininhydrochlorid 75, 356
Argipressin 128
Aricept (Donepezil) 198
Arilin (Metronidazol) 156
Arimidex (Anastrozol) 244
Aripiprazol 208
Arixtra (Fondaparinux) 80
Arlevert (Dimenhydrinat + Cinnarizin) 139

Arminol (Sulpirid) 206
Aromasin (Exemestan) 244
Aromatasehemmer 244
Aroxetin (Paroxetin) 203
Arrhythmie 51
Arrhythmie, absolute 42
Arsen-Intoxikation 532
Artane (Trihexyphenidyl) 193
Artelac (Hypromellose) 233
Artemether 170
Arteoptic (Carteolol) 230
Arterenol (Norepinephrin) 44
Arteriitis, temporalis 414, 475
Arteriitis, temporalis Horton 348
Arthotec (Diclofenac + Misoprostol) 107
Arthrex (→ Diclofenac) 107
Arthritis 101–103, 552
Arthritis 391
Arthritis, Psoriasis 346
Arthritis, reaktive 345
Arthritis, rheumatoide 343
Arthrose 102, 103, 107
Arthrose, aktivierte 102, 103
Arthrosis deformans 342
Arufil (Polyvidon) 233
Arutimol (Timolol) 230
Arzneimittel, Schwangerschaft Beratungsstellen 251
Arzneimittel, verbotene 557
Arzneimittelgesetz 546
Arzneimitteltherapie, Internetlinks 584
Arzneimittelwirkungen, unerwünschte
- Formular 563
- Meldung 563
ASA 137
Asacolitin (Mesalazin) 137
Ascariasis 170
Ascorbinsäure 76, 470, 489
Ascorbinsäure-Lutschtabletten (Ascorbinsäure) 489
Ascorbinsäure-Brause-Tbl. 496
Ascorvit (Ascorbinsäure) 76
AscoTop (Zolmitriptan) 195
Askariasis 170
Asmanex (Mometason) 91
Asparaginase 267
Asparaginase medac (Asparaginase) 267
Aspergillose 167, 168

Aspergillus 390
Aspirationspneumonie 400
Aspirin (Acetylsalicylsäure) 84,
Aspirin i.v. (Acetylsalicylsäure) 84, 100
Aspro (→ Acetylsalicylsäure) 84
ASS → Acetylsalicylsäure
ASS 100 475
ASS Hexal (Acetylsalicylsäure) 100
ASS Isis (Acetylsalicylsäure) 84
ASS ratiopharm (ASS) 84, 100
Asthma
- anstrengungsinduziert 324
- Stufentherapie 321
Asthma bronchiale 40, 88–95, **321**, 551
Asthma-Anfall 42, **323**
Astonin H (Fludrocortison) 109
Aszites 61, 65, 387, 550
AT III Immuno (Antithrombin III) 86
Atacand (Candesartan) 49
Atacand plus (Candesartan + Hydrochlorothiazid) 50
Atarax (Hydroxyzin) 94
Atazanavir 161
Atebeta (Atenolol) 51
Atehexal (Atenolol) 51
Atehexal Comp. (Atenolol + Chlortalidon) 53
Atel (Atenolol + Chlortalidon) 53
Atemnot 88, 89
Atemnotsyndrom 552
Atemur (Fluticason) 91
Atemwegsinfektionen 143–158
Atenativ (Antithrombin III) 86
AteNif beta (Nifedipin + Atenolol) 57
Atenolol 51, 53, 57
Atenolol Comp. Stada (Atenolol + Chlortalidon) 53
Atenolol ratioph. (Atenolol) 51
AT-II-Blocker 287, 297
AT-III-Mangel 86
Atiten (Dihydrotachysterol) 77
Atmadisc (Salmeterol + Fluticason) 92
Atmung 87, **321**
Atomoxetin 214
Atopisches Ekzem 446
Atorvastatin 113, 292–296, 427
Atosiban 250
Atosil (Promethazin) 206
Atosil N (Promethazin) 41
Atovaquon 158, 171

Atr – Bel

ATRA *(All-trans-Retinsäure)* 315
Atracurium 183
Atracurium Deltaselect
(Atracurium) 183
Atracurium Hexal *(Atracurium)* 183
Atropin 39, **45**, 105, 232, 281, 294, 304, 533, 534, 537, 539
Atropin 1% 468, 469, 470, 472
Atropin POS *(Atropin)* 232, 468–472, 478
Atropin-Intoxikation 45
Atropinsulfat *(Atropin)* 39, 45
Atropinum sulfuricum *(Atropin)* 45, 278
Atrovent *(Ipratropiumbromid)* 90
Atrovent Inhaletten
(Ipratropiumbromid) 90
Atrovent Ls *(Ipratropiumbromid)* 90
Aufmerksamkeitsdefizit 214
Auge 227
Augmentan *(Amoxicillin + Clavulansäure)* 146
Auranofin 107
Aureomycin *(Chlortetracyclin)* 222, 227
Aurorix *(Moclobemid)* 202
Autoimmunerkrankungen 260
Autoimmunhepatitis 172, 387
Avaglim *(Rosiglitazon + Glimepirid)* 17, 116
Avalox *(Moxifloxacin)* 154
Avandamet *(Rosiglitazon + Metformin)* 116
Avandia *(Rosiglitazon)* 116
Avastin *(Bevacizumab)* 319
Avelox *(Moxifloxacin)* 154
AVK 84, 85
AV-Knotentachykardie **302**
Avodart *(Dutasterid)* 232
Avonex *(INF beta-1a)* 176
Axisetron *(Ondansetron)* 140
Axura *(Memantin)* 198
Aza Q *(Azathioprin)* 172
Azacam *(Aztreonam)* 158
Azafalk *(Azathioprin)* 172
Azaimun *(Azathioprin)* 172
Azaron *(Tripellenamin)* 226
Azathioprin 174
 – Auge 471, 478, 494
 – Blut 311
 – Haut 454
 – Magen, Darm 384, 387

Azathioprin ratiopharm
(Azathioprin) 172
Azeat *(Acemetacin)* 102
Azelainsäure 221, 441, 442
Azelastin 93, 232, 467, 480
Azetazolamid 471
Azibact *(Azithromycin)* 151
Azidocillin 143
Azidose 74
 – metabolische 41, 74, **355**
 – respiratorische 356
 – therapeutika 74
Azilect *(Rasagilin)* 192
Azithrobeta *(Azithromycin)* 151
Azithromycin 151
 – Atmung 327, 330–332, 340
 – Haut 457, 458
 – Infektionen 396, 397
 – Urogenital 428
Azithromycin Hexal
(Azithromycin) 151
Azlocillin 335
Azole 167
Azopt *(Brinzolamid)* 231
AZT 164
Aztreonam 158
Azudoxat *(Doxycyclin)* 423
Azuglucon *(→ Glibenclamid)* 115
Azulfidine *(Sulfasalazin)* 138
Azulfidine RA *(Sulfasalazin)* 108
Azuprostat *(Beta-Sitosterin)* 500
Azuprostat Sandoz *(Sitosterin)* 238
Azur compositum *(Paracetamol + Coffein + Codein)* 106
AZV 166

B

B1 75
B12 75
B12-Ankermann
(Cyanocobalamin) 75
B2-Asmedic *(Riboflavin)* 75
B6 75
B6-Vicotrat *(Pyridoxin)* 75
Bacitracin 222, 236
Baclofen 196, 419, 425
Baclofen AWD *(Baclofen)* 196
Baclofen ratiopharm *(Baclofen)* 196
Bactracid *(Norfloxacin)* 153

Bakterielle Infektionen 436
Baldrian 281
Balisa (→ *Urea 5-10%*) 225
Bambec *(Bambuterol)* 89, 322
Bambuterol 89, 322
Bamipin 225
Bandwurm 403
Baraclude *(Entecavir)* 18, 164
Barazan *(Norfloxacin)* 153
Barbiturate 181, **187**
Basal-H-Insulin 359
Base excess 74
Basedow, Morbus 369
Basiliximab 172
Basocef *(Cefazolin)* 146
Basocin *(Clindamycin)* 220, 442
Basodexan *(Harnstoff)* 225
Batrafen *(Ciclopiroxolamin)* 223
Baycillin *(Propicillin)* 143
Baycip *(Ciprofloxacin)* 154
Baymycard *(Nisoldipin)* 56
Baymycard RR *(Nisoldipin)* 56
Bayotensin *(Nitrendipin)* 56
Baypen *(Mezlocillin)* 145
Bazoton *(Brennesselwurzelextrakt)* 281
BCNU/Carmustin 318
Becaplermin 225
Bechterew Morbus 344
Beclohexal *(Beclometason)* 91
Beclomet Nasal *(Beclometason)* 236
Beclometason 91, 236, 321–323
Beclometason ratioph.
(Beclometason) 236
Beclorhinol *(Beclometason)* 236
Becloturmant HFA *(Beclometason)* 91, 321, 322, 323
Beconase *(Beclometason)* 236
Befibrat *(Bezafibrat)* 112
Begrivac 2007/2008 *(Influenza-Impfstoff)* 178
Belara *(Ethinylestradiol/Chlormadinon)* 246
Belastungsharninkontinenz 240
Belegzellen 130
Belnif *(Nifedipin + Mefrusid)* 57
Beloc *(Metoprolol)* 52
Beloc-Zok *(Metoprololsuccinat)* 52
Beloc-Zok Comp.
(Metoprololsuccinat + Hydrochlorothiazid) 54

Handelsnamen = fett   Wirkstoffe = kursiv   Arzneimittel-Teil < S.283 < Therapie-Teil

Bemetizid 63, 65
Bemon *(Betamethason)* 218
Benalapril *(Enalapril)* 46
Benazeplus Stada *(Benazepril + Hydrochlorothiazid)* 47
Benazepril 46, 47
Benazepril Beta *(Benazepril)* 46
Benazepril Hex Comp *(Benazepril + Hydrochlorothiazid)* 47
Benazepril Win Comp *(Benazepril + Hydrochlorothiazid)* 47
Bendamustin 260, 524
Bendigon N *(Reserpin/Mefrusid)* 61
Bendroflumethiazid 63, 65
Benperidol 207
Benperidol Neuraxph. *(Benperidol)* 207
Benserazid 190, 421, 422, 423
Ben-u-ron *(Paracetamol)* 104
Benzaknen *(Benzoylperoxid)* 221
Benzathin-Penicillin G 402, 403
Benzbromaron 111, 362, 496
Benzbromaron AL *(Benzbromaron)* 111
Benzepril Hexal *(Benazepril)* 46
Benzocain 141, 216, 450, 462
Benzodiazepine 181, 210
  - Intoxikation 40, **532**
Benzothiadiazine 63
Benzoylperoxid 221
Benzoyt *(Benzoylperoxid)* 221
Benzydamin 484
Benzylbenzoat 224, 449
Benzylpenicillin 143, 438
  - Benzathin 143, 305, 456
  - Procain 456
Benzylpenicilline 143
Benzylperoxid 442
Beofenac *(Aceclofenac)* 102
Bepanthen *(Dexpanthenol)* 233
Beraprost Natrium 338
Berberil N *(Tetryzolin)* 233
Berinert P *(C1-Esterase-Inhib.)* 86
Berinin HS *(Faktor IX)* 86
Beriplex *(Prothrombinkomplex)* 86
Berliner Blau *(Eisen-III-hexacyanoferrat)* 540
Berlinsulin H 30/70% *(Intermediärinsulin)* 119
Berlinsulin H Basal *(Intermediärinsulin)* 118

Berlinsulin H Normal *(Insulin normal)* 118
Berlocid *(Trimethoprim + Sulfamethoxazol)* 155
Berlosin *(Metamizol)* 104
Berlthyrox *(Levothyroxin)* 124
Berodual *(Ipratropiumbromid + Fenoterol)* 90
Berodual DA *(Fenoterol + Ipratropiumbromid)* 90
Berodual Inhaletten *(Ipratropiumbromid + Fenoterol)* 90
Berotec *(Fenoterol)* 460
Berotec N *(Fenoterol)* 40, 88
Bespar *(Buspiron)* 208
Beta Tablinen *(Propranolol)* 53
Betabion *(Thiamin)* 75
Betablocker 50, 69, 287
Betablocker, Auge 230
Betablocker, Intoxikation 532
Betacaroten 364
Betadermic *(Betamethason)* 455
Betadorm *(Diphenhydramin)* 213
Betadrenol *(Bupranolol)* 52
Betaferon *(Interferon beta-1b)* 176
Betahistin 139, 425, 489
Betahistin ratiopharm *(Betahistin)* 139
Betahistin STADA *(Betahistin)* 425
Betaisodona *(Polyvidon-Jod)* 436–440, 445, 481
Beta-Lactamase 144
Betalactamaseinhibitoren 145
Betamann *(Metipranolol)* 230
Betamethason 109, 138, 218
Betamethason-Creme 448, 454
Betamethason-Salizylsäure-Salbe 455
Betapressin *(Penbutolol)* 52
Betarezeptorenblocker 50
Betasemid *(Penbutolol + Furosemid)* 54
Betaseptic *(Polyvidon-Jod)* 436, 437
Beta-Sitosterin 59
Beta-Sympathomimetika 90
Beta-Turfa *(Propranolol + Triamteren + Hydrochlorothiazid)* 54
Betäubungsmittelverordnung 561
Betäubungsmittel-Rezept 562
Betavert *(Betahistin)* 139

Betaxolol 51, 230, 476, 478
Betnesalic *(Betamethason)* 455
Betnesol *(Betamethason)* 138
Betnesol V *(Betamethason)* 138
Betoptima *(Betaxolol)* 230
Bevacizumab 275, 520
Bexaroten 271
Beza *(Bezafibrat)* 112
Bezafibrat 112, 361, 362
Bezafibrat ratiopharm *(Bezafibrat)* 112
Biaxin HP *(Clarithromycin)* 151
  - Atmung 327
Bibrocathol 228
Bicalutamid 127
Biciron *(Tramazolin)* 233
Bifinorma *(Lactulose)* 134
Bifiteral *(Lactulose)* 134
Bifomyk *(Bifonazol)* 223
Bifon *(Bifonazol)* 223
Bifonazol 223, 451
Bifonazol Hexal *(Bifonazol)* 223
Biguanide, Intoxikation 533
Bikalm *(Zolpidem)* 214
Bikin *(Amikacin)* 152
Biltricide *(Praziquantel)* 170
Bimatoprost 231
Bing-Horton-Syndrom 414
Binotal *(Ampicillin)* 145
Biocos *(Metformin)* 121
Biofanal *(Nystatin)* 169
BIO-H-TIN *(Biotin H)* 444, 445
BIOKUR *(Biotin H)* 444, 445
Biotin H 444, 445
Biotransformation 544
Bioverfügbarkeit 543
Bipensaar *(Benzylpenicillin-Procain)* 456
Biperiden 39, 192, 422
Biperiden Neuraxph. *(Biperiden)* 192
Biperiden, Intoxikation 533
Bipreterax *(Perindopril + Indapamid)* 48
Bisacodyl 134, 389
Bismolan H Corti *(Prednisolon + Bismut + Zinkoxid)* 141
Bismut 133, 141
Bismut-Nitrat-Oxid 133, 383
Bisobeta *(Bisoprolol)* 51
Bisolvon *(Bromhexin)* 87
Bisoplus AL *(Bisoprolol + Hydrochlorothiazid)* 53

574 Bis – Bup

Bisoplus Stada *(Bisoprolol + Hydrochlorothiazid)* 53
Bisoprolol 51, 53, 287, 295–297, 300–304
Bisoprolol ratioph. *(Bisoprolol)* 51
Bisphosphonate 121
Bivalirudin 81
Biviol *(Ethinylestradiol/ Desogestrel)* 247
Blancoproct *(Bufexamac + Bismut + Titan + Lidocain)* 141
Blasenatonie 197
Blasenentzündung 490
Blasenkarzinom 514
  - CISCA 514
  - M-VAC 514
Blasenstörung 197
Bleiintoxikation 533
Blemaren N *(Citronensäure + Natriumcitrat)* 240
Bleminol *(Allopurinol)* 111
BLEO-cell *(Bleomycin)* 270
Bleomedac *(Bleomycin)* 270
Bleomycin 270, 319, 517, 518
Bleomycin Hexal *(Bleomycin)* 270
Bleomycinum Mack (→ *Bleomycin*) 270
Blephamide *(Prednisolon + Sulfacetamid)* 464
Blepharitis 464
Blepharitis squamosa 464
Blepharitis ulcerosa 464
Blopress *(Candesartan)* 49
Blopress plus *(Candesartan + Hydrochlorothiazid)* 50
Blut 69
Bluthochdruck 285
Blutung 83
Blutung, gastrointestinale 140
Blutungsanomalien 241
Bocatriol *(Calcitriol)* 76
Bonasanit *(Pyridoxin)* 75
Bondiol *(Alfacalcidol)* 76
Bondronat *(Ibandronsäure)* 122
Bonefos *(Clodronsäure)* 122
Bonviva *(Ibandronsäure)* 122
Boostrix *(Tetanus- + Diphterie- + Pertussis-Toxoid)* 177
Bornaprin 193
Boro-Scopol *(Scopolamin)* 232
Borrelia 142
Borreliose 150, **391**, **437**

Borreliose
 - Acrodermatitis atrophicans 437
 - Erythema migrans 437
 - Neuro- 391
Bortezomib 272
Bortezomib 272
Bosentan 60, 338, 348
Botox *(Botulinumtoxin)* 195
Botulinumtoxin 381, 419, 425
Botulismus, Intoxikation 533
Botulismus-Antitoxin 533
Botulismus-Antitoxin Behring *(Botulismus-Antitoxin)* 533
Boxbergal *(Dimenhydrinat)* 424, 425
Boxogetten S *(Phenylpropanolamin)* 121
Boxonal *(ASS + Paracetamol + Coffein)* 106
Bradyarrhythmie 45
Bradykarde Rhythmusstörungen 304
Bradykardie 39, 45, 294
Brandwunden 216
Breitbandpenicilline 185
Breite, therapeutische 544
Breitspektrumantibiotika, Auge 227
Breitspektrumpenicilline 144, 145
Brelomax *(Tulobuterol)* 89
Brennesselwurzelextrakt 281
Bresben Sandoz *(Nifedipin + Atenolol)* 57
Brevibloc *(Esmolol)* 40, 51
Brevimytal *(Methohexital)* 181
Brexidol *(Piroxicam)* 103
Bricanyl *(Terbutalin)* 42, 89, 90
Brimatoprost 476
Brimonidin 230, 476, 477
Brinzolamid 231, 476, 477
Briserin N *(Reserpin/Clopamid)* 61
Brivudin 161, 462, 465, 469
Bromazanil *(Bromazepam)* 210
Bromazepam 210
Bromazepam ratiopharm *(Bromazepam)* 210
Bromhexin 87
Bromhexin Berlin Chemie *(Bromhexin)* 87
Bromocrel *(Bromocriptin)* 249
Bromocriptin 191, 249, 377, 502, 510
Bromocriptin Beta *(Bromocriptin)* 191

Bromocriptin ratiopharm *(Bromocriptin)* 191, 249
Bromperidol 207
Bromuc *(Acetylcystein)* 87
Bronchialkarzinom260, 261, 515
Bronchialkarzinom, kleinzellig 515
Bronchialtherapeutika 91, 92
Bronchicum *(Thymian-, Spitzwegerich-Primelwurzelextrakt)* 282
Bronchicum Mono Codein *(Codein)* 92
Bronchiektasien 329
Bronchitis, chronisch obstruktive **325**, 551
Broncho *(Salbutamol)* 89
Broncho Inhalat *(Salbutamol)* 290
Broncho Spray *(Salbutamol)* 290
Bronchocort Novo *(Beclometason)* 91
Bronchoparat *(Theophyllin)* 42, 88
Bronchopulmonale Erkrankung 87
Bronchoretard *(Theophyllin)* 88
Bronchospasmin *(Reproterol)* 90
Bronchospasmus 552
Bronchospray *(Salbutamol)* 89
Brotizolam 210
Brucellose 160
Brulamycin *(Tobramycin)* 153
BS ratiopharm *(Butylscopolamin)* 105
Bucain *(Bupivacain)* 184
Budecort *(Budesonid)* 91
Budenofalk *(Budesonid)* 138
Budes *(Budesonid)* 91, 236
Budesonid 91, 92, 138, 236, 321, 322, 323, 326, 480
Budesonid ratiopharm *(Budesonid)* 91, 326
Budiair *(Budesonid)* 91, 321–323
Budipin 193, 199, 422
Bufedil *(Buflomedil)* 85, 307
Bufexamac 141
Bufexamac 216
Bufexamac ratiopharm *(Bufexamac)* 216
Buflohexal *(Buflomedil)* 85
Buflomedil 85, 307
Buflomedil ratioph. *(Buflomedil)* 85
Bulimie 202
Bumetanid 61
Bunazosin 58
Bupivacain 184

Handelsnamen = fett   Wirkstoffe = kursiv   Arzneimittel-Teil < S.283 < Therapie-Teil

Bupivacain 0.25% 343
Bupranolol 51
Buprenorphin 18, 99, 385, 424
Buprenorphin + Naloxon 17
Buprenorphin Delta
(Buprenorphin) 98
Bupropion 18, 204, 215
Burinex (Bumetanid) 61
Buscopan *(N-Butylscopamin)*
39, 105
Buscopan plus *(Paracetamol +
N-Butylscopamin)* 106
Buserelin 245
Busilvex (Busulfan) 261
Busp *(Buspiron)* 208
Buspar *(Buspiron)* 208
Buspiron 208, 435
Busulfan 261, 313
Butizid 63
Butylscopamin 39, 105
Byetta *(Exenatide)* 18, 119

C

C1-Esterase-Inhibitor 86
C1-INH 461
Cabaseril *(Cabergolin)* 191
Cabergolin 191, 250, 377, 421, 423
Cabergolin Hexal *(Cabergolin)* 191
Cabergolin ratiopharm
(Cabergolin) 191
Caelyx *(Doxorubicin liposomal)* 269
Cafedrin 44
Cafergot N *(Ergotamin
+ Coffein)* 194
Calcihexal *(Calcitonin)* 123
Calcimagon D3 *(Colecalciferol
+ Calciumcarbonat)* 76
Calcimonta *(Lachscalcitonin)* 375
Calciparin (Heparin) 79
Calcipotriol 219
Calcipotriol Creme 0,05% 454
Calcipotriol Hexal *(Calcipotriol)* 219
Calcitonin 123, 355, 364, 367
Calcitonin ct *(Calcitonin)* 123
Calcitonin-ratioph. *(Calcitonin)* 123
Calcitridin *(Calcium-Ion)* 69
Calcitriol 76, 354, 366, 495
Calcitriol Kyramed *(Calcitriol)* 76
Calcitriol Salbe 454
Calcium 69

Calcium Braun *(Calciumglukonat/
Calciumsaccharat)* 69
Calcium gluconicum
(Calziumglukonat) 537
Calcium Hexal *(Calcium-Ion)* 69
Calcium Vitis *(Ethylendiamin-
tetraacetat)* 540
Calciumantagonisten **54**, 55, 70
Calciumcarbonat 76, 132
Calciumfolinat 538
Calciumfolinat *(Folinsäure)* 272
Calciumfolinat Hexal
(Folinsäure) 272
Calciumglukonat 69
Calcium-Ion 69
Calciummangel 76
Calcium-Resonium
(Polysulfonsäure) 353
Calcium-Sandoz *(Calcium-Ion)* 69
Calcium-Sandoz Brausetbl.
(Kalzium) 354, 364–366, 375
Calciumstoffwechselregulatoren 121
Calciumsubstitution 69
Calcort *(Deflazacort)* 109
Campher 281
Campral *(Acamprosat)* 215
Campto *(Irinotecan)* 270
Cancidas *(Caspofungin)* 168
Candesartan 49, 50, 287, 297
Candida 168, 169, 223
 – dermale Infektion 391, 452
 – Endokarditis 168, 392
 – Harnwegsinfektion 393
 – Ösophagitis 380, 391
 – Pneumonie **392**
 – Stomatitis 380
 – Vaginitis 391, 459, 505
Candidiasis granulomatosa 393
Candio-Hermal *(Nystatin)* 224
Canesten *(Clotrimazol)* 223
Canesten Creme *(Clotrimazol)* 223
Canesten extra *(Bifonazol)* 223
Canesten Gyn *(Clotrimazol)* 223
Canifug *(Clotrimazol)* 223
Canifug Creme *(Clotrimazol)* 505
*Cannabinoidrezeptor-
antagonisten* 120
Ca-Oxalatsteine 111
CAP 330
Capecitabine 265, 520, 525
Capozide *(Captopril +
Hydrochlorothiazid)* 48

Capreomycin 160
Capros *(Morphin)* 98
Captimer *(Alpha-
Mercaptopropionylglycin)* 496
Captin *(Paracetamol)* 104
Captoflux *(→ Captopril)* 46
Captohexal *(Captopril)* 46
Captohexal comp *(Captopril +
Hydrochlorothiazid)* 48
Captopress *(→ Captopril)* 46
Captopril 46, 48
Capval *(Noscapin)* 93
Car *(Carbimazol)* 125
Carbachol 230, 498
Carbamann *(Carbachol)* 230
Carbamate, Intoxikation 533
Carbamazepin **186**, 410–414, 420,
430, 432, 462, 513
Carbamazepin Hexal
(Carbamazepin) 186
Carbamazepin ratiopharm
(Carbamazepin) 186
Carbapeneme 156
Carbetocin 17, 249
Carbidopa 190, 423
Carbimazol 125, 369
Carbimazol Henning *(Carbimazol)*
125
Carbimazol Hexal *(Carbimazol)*
125
Carbium *(Carbamazepin)* 412, 417,
513
Carbo medicinalis 136, 528, 529,
530, 537
Carbo medicinalis *(Carbo
medicinalis)* 528–530, 537
Carboanhydrasehemmer 231
CARBO-cell *(Carboplatin)* 262
Carbomer 467
Carboplat *(→ Carboplatin)* 262
Carboplatin 262, 514, 516, 526
Carboplat Lösung *(Carboplatin)* 262
Carboplatin-GRY *(Carboplatin)* 262
Carboplatin-HEXAL
(Carboplatin) 262
Carbostesin *(Bupivacain)* 184
Cardanat *(Etilefrin)* 44
Cardialgine *(Etilefrin)* 289
Cardular PP *(Doxazosin)* 59
Carlich *(Carvedilol)* 51
Carmen *(Lercanidipin)* 55
Carmubris *(Carmustin)* 262

Car – Ceph

Carmustin 262
Carnigen *(Oxilofrin)* 44
Carotaben *(Betacaroten)* 364
Carotana *(Betacaroten)* 364
Carotinora *(Betacaroten)* 364
Carteolol 51, 230, 476, 478
Carvecard *(Carvedilol)* 51
Carvedilol 51, 287, 292–296, 299
Carvedilol Hexal *(Carvedilol)* 51
Carvedilol ratioph. *(Carvedilol)* 51
Casodex *(Bicalutamid)* 127
Caspofungin 168, 390
Cassadan *(Alprazolam)* 210
Castellani-Lsg. 451
Catapresan *(Clonidin)* 58
Catechol-O-Methyltransferase-
  Hemmer 192
Caverject *(Alprostadil)* 239
CBV 164
Cebion *(Ascorbinsäure)* 76
CEC *(Cefaclor)* 148
Cecenu *(Lomustin)* 262
Ceclorbeta (→ *Cefaclor*) 148
Cedax *(Ceftibuten)* 149
Cedur *(Bezafibrat)* 112
Cefaclor 148
 - Auge 464
 - HNO 480, 482–489
Cefaclor ratioph. *(Cefaclor)* 148
Cefadroxil 142, **148**, 483
 - Gynäkologie 507
 - HNO 481, 485, 489
Cefadroxil Beta *(Cefadroxil)* 148
Cefadroxil Hexal *(Cefadroxil)* 148
Cefalexin 148
 - Auge 466
 - Haut 436, 440, 447
 - HNO 481, 483, 485, 489
Cefazolin 146
 - Atmung 340
 - Auge 465–468
 - Gynäkologie 510
 - HNO 481, 483, 485, 489
 - Infektionen 395, 399
Cefazolin Hexal *(Cefazolin)* 146
Cefazolin Saar *(Cefazolin)* 146
Cef-Diolan *(Cefaclor)* 480, 482,
  483, 487, 489
Cefepim 147, 328, 331–333, 340
Cefixdura *(Cefixim)* 149

Cefixim 149, 335, 396
Cefixim ratioph. *(Cefixim)* 149
Cefotaxim 147
 - Atmung 327, 331, 332, 335
 - Auge 465
 - Gynäkologie 509
 - Haut 438, 441, 457
 - HNO 482, 485
 - Infektionen 396, 398
 - Neurologie 422, 423
 - Urogenital 492, 497, 499
Cefotaxim Fresenius
  (Cefotaxim) 147
Cefotaxim Hexal *(Cefotaxim)* 147,
  422, 423
Cefotaxim ratiopharm
  (Cefotaxim) 147, 422, 423
Cefotaxime 142
Cefotiam 146, 507
Cefotrix *(Ceftriaxon)* 147, 482, 485
Cefoxitin 148, 500, 507, 509
Cefoxitin-Gruppe 148
Cefpo Basics *(Cefpodoxim-
  Proxetil)* 149
Cefpodoxim-Proxetil 149
Cefpodoxim ratioph.
  (Cefpodoxim-Proxetil) 149
Cefpodoxim ratiopharm
  (Cefpodoxim-Proxetil) 330
Cefpodoxim-Proxetil 330
Ceftazidim **147**, 486, 488
 - Atmung 328–335, 340, 341
 - Auge 474
 - HNO 482, 486, 488
 - Infektionen 399, 400
 - Neurologie 417, 418
Ceftazidim Hexal *(Ceftazidim)* 147
Ceftazidim Pharmore *(Ceftazidim)*
  147
Ceftazidim ratioph. *(Ceftazidim)* 147
Ceftazidim Sandoz *(Ceftazidim)* 147
Ceftibuten 149
Ceftoral *(Cefixim)* 149
Ceftriaxon
 - Atmung 327, 331–335
 - Auge 465, 467, 468
 - Gynäkologie 506, 507
 - Haut 437, 457, 458
 - HNO 482, 485
 - Infektionen 391, 393, 396–403
 - Neurologie 417, 422, 423
 - Urogenital 491

Ceftriaxon Curamed
  (Ceftriaxon) 147
Ceftriaxon Hexal *(Ceftriaxon)* 147
Ceftriaxon ratiopharm
  (Ceftriaxon) 147
Cefudura *(Cefuroxim-Axetil)* 149
Cefuhexal *(Cefuroxim-Axetil)* 149
Cefurax (→ *Cefuroxim*) 147
Cefuroxim 147
 - Atmung 325, 331, 334
 - Haut 436, 440, 445, 447, 457
 - HNO 480, 482, 483, 485–489
 - Infektionen 397, 400
Cefuroxim Fresenius
  (Cefuroxim) 147
Cefuroxim Hexal *(Cefuroxim)* 147
Cefuroxim ratiopharm
  (Cefuroxim) 147
Cefuroxim ratiopharm
  (Cefuroxim-Axetil) 149
Cefuroxim-Axetil 149, 330, 391,
  437, 490
Cefurox-Reu *(Cefuroxim)* 465
Celebrex *(Celecoxib)* 103
Celecoxib 103
Celestamine N *(Betamethason)*
  109
Celestan *(Betamethason)* 109
Celestan-V *(Betamethason)* 218
Celestone *(Betamethason)* 109
Celipro Lich *(Celiprolol)* 51
Celiprolol 51
Celiprolol ct *(Celiprolol)* 51
Celiprolol ratiopharm *(Celiprolol)* 51
cellblastin *(Vinblastin)* 514
CellCept *(Mycophenolatmofetil)* 173
Cellcristin *(Vincristin)* 266
Cellidrin *(Allopurinol)* 111
Cellmustin *(Estramustin)* 272
Cellondan *(Ondansetron)* 140
Celluvisc *(Carmellose-Natrium)*
  233
Cephalex ct *(Cefalexin)* 148
Cephalexin 465
Cephalexin ratiopharm
  (Cefalexin) 148
Cephalosporine
 - Cefazolin-Gruppe 146
 - Cefotaxim-Gruppe 147
 - Ceftazidim-Gruppe 147
 - Cefuroxim-Gruppe 146
 - oral 149

Handelsnamen = fett   Wirkstoffe = kursiv   Arzneimittel-Teil < S.283 < Therapie-Teil

Ceph – Cip

Cephazolin Fresen. *(Cefazolin)* 146
Cephoral *(Cefixim)* 149
Ceprotin *(Protein)* 83
Cerazette *(Desogestrel)* 248
Cerepar N *(Piracetam)* 198
Cerezyme *(Imiglucerase)* 124
Cerson *(Flumetason)* 217
Certican *(Everolimus)* 173
Certomycin *(Netilmicin)* 152
Certoparin 79
Cerucal *(Metoclopramid)* 134
Ceruletid 133
Cerumenex *(Ölsäure-Polypeptid-Kondensat)* 236
Ceruminalpfropf 236
Cesol *(Praziquantel)* 170
Cetalerg *(Cetirizin)* 93
Cetebe *(Ascorbinsäure)* 76
Cetiderm *(Cetirizin)* 93
Cetirizin **93**, 447, 448, 459, 460, 481
Cetirizin 1A *(Cetirizin)* 93
Cetirizin Hexal *(Cetirizin)* 93
Cetuximab 275, 519
Cetylpyridiniumchlorid 483
Champix *(Vareniclin)* 18, 215
Chenodeoxycholsäure 136, 137, 389
Chenofalk *(Chenodeoxycholsäure)* 136
Chephlapharm *(Dimenhydrinat)* 424, 425
Chibro-Timoptol *(Timolol)* 230
Chinidin 68
Chinin 170
Chinin, Intoxikation 533
Chininsulfat 195
Chininum *(Chinin)* 170
Chininum hydrochloricum *(Chinin)* 170
Chinolinsulfat 458, 462
Chinolone, fluorierte 153, 154
Chinolone, nicht fluorierte 153
Chinosol *(8-Chinolinolsulfat)* 438
Chinosol *(Chinolinolsulfat)* 436, 458, 462
Chinosol Tbl. *(Chinolinolsulfat)* 437, 441
Chirocain *(Levobupivacain)* 184
Chlamydien 142
Chlamydien-Urethritis 458
Chloraldurat *(Chloralhydrat)* 213
Chloralhydrat 213
Chloralhydrat *(Chloralhydrat)* 213

Chlorambucil 260, 311, 316, 317, 472, 493
Chloramphenicol 222–229, 439
Chlordiazepoxid 210
Chlormadinon 242, 246, 247
Chlormadinon Jenapharm *(Chlormadinon)* 242
Chlormadinonacetat 442, 443
Chlorocresol 224
Chloroquin 107, 344, 347, 364
Chloroquin, Intoxikation 534
Chloroquinphosphat 170
Chlorphenoxamin 225
Chlorpromazin 207, 363
Chlorprothixen 206
Chlorprothixen Neuraxph. *(Chlorprothixen)* 206
Chlortalidon 53, 63, 497, 503
Chlortetracyclin 222, 227, 464, 468
Chol Spasmoletten *(Hymecromon)* 105
Cholangitis 389
Cholangitis, akut eitrig 389
Cholecalciferol 364, 365
Cholecystitis 393
Cholelithiasis 389
Cholera 393
Choleretika 105
Cholestase 105
Cholesterinsteine 136
Cholesterinsynthesehemmer 113
Cholesterol-Synthese-Enzym 113
Cholezystitis, akute 105
Cholinergika 197
– Auge 230
Cholintheophyllinat 88
Cholit-Ursan *(Ursodeoxycholsäure)* 137
Cholofalk *(Ursodeoxycholsäure)* 137
Cholspasmin *(Hymecromon)* 105
Cholspasminase N mikro *(Pankreatin)* 341, 385
Chorea 199, **410**
Chorea Huntington 199
Christmasfaktor 86
Chrom, Intoxikation 534
Chromoblastomykose 168
Chron. entzündliche Darmerkrankungen 137, 138
Chronisch myeloische Leukämie 313
Chronisch obstruktive Bronchitis 325

Chylomikronämie Syndrom 362
Cialis *(Tadalafil)* 239
Ciatyl-Z *(Zuclopenthixol)* 207
Ciatyl-Z Acuphase *(Zuclopenthixol)* 207
Cibacalcin *(Calcitonin)* 355, 364, 367
Cibacen *(Benazepril)* 46
Cibacen Cor *(Benazepril)* 46
Cibadrex *(Benazepril + Hydrochlorothiazid)* 47
Cibaflam *(Gentamicin + Fluorometholon)* 229
Ciclesonid 91, 321–323
Ciclopirox 223
Ciclopirox ratioph. *(Ciclopirox)* 223
Ciclopirox Winthrop *(Ciclopirox)* 223
Ciclopiroxolamin 451, 452
Ciclopiroxolamin Shampoo 447
Ciclopiroxolamin-Creme 437
Cicloral *(Ciclosporin)* 172, 220
Ciclosporin **172**, 220, 455
– Auge 471, 478
– Blut 312
– Haut 446, 454–456
– Urogenital 492, 493
Ciclosporin 1A *(Ciclosporin)* 172
Cidofovir 162
Cil *(Fenofibrat)* 113
Cilastatin 156
Cilastin 328, 331, 332
Cilastin 509
Cilazapril 46, 48
Cilest *(Ethinylestradiol/ Norgestimat)* 247, 510
Cilostazol 17
Ciloxan *(Ciprofloxacin)* 227
Ciloxan Ohrentropfen *(Ciprofloxacin)* 486, 488
Cimebeta *(Cimetidin)* 130
Cimehexal *(Cimetidin)* 130
Cimetidin 130, 290
Cimetidin Stada *(Cimetidin)* 130
Cimicifuga ratioph. *(Cimicifugaeextrakt)* 281
Cimicifugae-Extrakt 281
Cinchocain 141, 236, 658
Cineol 281
Cinnarizin 139
Cipralex *(Escitalopram)* 202
Cipramil *(Citalopram)* 202
Cipro *(Ciprofloxacin)* 154

Ciprobay *(Ciprofloxacin)* 154
Ciprobay Lösung *(Ciprofloxacin)* 486, 488
Ciprobeta *(Ciprofloxacin)* 154
Ciprodura *(Ciprofloxacin)* 486, 488
Ciprofloxacin 142, **154**, 227, 236,
– Atmung 328–335, 340
– Gynäkologie 507
– Haut 457, 458
– HNO 485, 486, 488
– Infektionen 394, 396, 400, 401, 406, 407
– Magen, Darm 383
– Schmerz 346
– Urogenital 490–492, 497–501
Ciprofloxacin ratiopharm *(Ciprofloxacin)* 154
Ciprohexal *(Ciprofloxacin)* 154
Cirpodura *(Ciprofloxacin)* 485
Circanol (Dihydroergotoxin) 198
Cisatracurium 183
Ciscay (Nifedipin) 56
Cis-GRY *(Cisplatin)* 262
Cisplatin 262, 318, 513–522, 525
Cisplatin HEXAL PI *(Cisplatin)* 262
Cisplatin medac *(Cisplatin)* 262
Cisplatin NC *(Cisplatin)* 262
Cisplatin-GRY *(Cisplatin)* 262
Cisplatin-Lösung-Ribosepharm *(Cisplatin)* 262
Citadura *(Citalopram)* 202
Citalich *(Citalopram)* 202
Citalon *(Citalopram)* 202
Citalopram 202, 431
Citalopram Hexal *(Citalopram)* 202
Citronensäure 240
Cladribin 264
Claforan *(Cefotaxim)* 147
Clarilind *(Clarithromycin)* 151
Clarithromycin 132, 142, 151
– Atmung 327, 332, 334
– HNO 483, 485
– Infektionen 394, 395, 400, 401
– Magen, Darm 382
– Urogenital 498
Clarithromycin 1A *(Clarithromycin)* 151
Clarithromycin ratioph. *(Clarithromycin)* 151
Clarosip *(Clarithromycin)* 151

Claudicat *(Pentoxifyllin)* 85
Claversal *(Mesalazin)* 137, 383, 384
Clavulansäure 327, 330, 331
Clavulansäure 142, **145**, 146
– Auge 465, 466
– Gynäkologie 507, 509
– HNO 480–488
– Infektionen 393, 395, 400, 464
– Urogenital 491
Clearance 544
– Arzneimittel 547
– Kreatinin 546
– renale 546
Clemastin 39, 93, 225, 290, 388, 460
Clenbuterol 89, 91
Clenbuterol-Intoxikation 534
Clexane *(Enoxaparin)* 79
Clexane 0,4 *(Enoxaparin)* 373
Clexane multidose *(Enoxaparin)* 79
Climen *(Estradiol + Cyproteronacetat)* 243
Climopax *(konj. Östrogene + Medroxyprogesteron)* 244
Climopax Mono *(konugierte Östrogene)* 241
Clin Sanorania *(Clindamycin)* 152
Clindabeta *(Clindamycin)* 152
Clindahexal *(Clindamycin)* 152
Clindamycin **152**, 220
– Atmung 335
– Auge 473
– Gynäkologie 507–510
– Haut 436, 438, 442
– Herz-Kreislauf 306
– Infektionen 395
– Urogenital 500
Clindamycin ratioph. *(Clindamycin)* 152
Clindamycin-Salbe 441
Clinofem *(Medroxyprogesteronacetat)* 242
Clinofug *(Erythromycin)* 220
Clinovir *(Medroxyprogesteronacetat)* 242
Clioquinol 439, 446, 447, 454
Clioquinol Emulsion 440
Clioquinollotio 1% 461, 462
Clivarin *(Revipain)* 80
Clivarin multi *(Revipain)* 80
CLL, 26
Clobazam 211, 411
Clobegalen *(Clobetasol)* 218

Clobetasol 218, 444, 445, 504
Clobetasol Acis *(Clobetasol)* 218
Clobetasol Creme 454
Clobetason 217
Clobutinol 93
Clobutinol, Intoxikation 534
Clocortolon 217
Cloderm *(Clotrimazol)* 453
Clodron Hexal *(Clodronsäure)* 122
Clodronsäure 122, 355, 374
Clofarabin 17, 264
Clofibrinsäurederivate 112
Clomethiazol 213, 410, 429, 430
Clomipramin 200, 414, 416, 431, 435
Clomipramin ratioph. *(Clomipramin)* 200
Clonazepam 186
– Neurologie 420
Clonid Ophtal *(Clonidin)* 230
Clonidin **58**, 215, 230, 288, 410, 429, 430
Clonidin Intoxikation 534
Clonidin ratioph. *(Clonidin)* 58
Clonistada *(Clonidin)* 58
Clont *(Metronidazol)* 156
Clopamid 61, 63
Clopidogrel 84, 291–296, 307, 427
Clopixol *(Zuclopenthixol)* 207
Cloprednol 109
Closin *(Promethazin)* 206
Clostridium-botulinum Toxin
– Typ A 195
– Typ B 196
Clotrimazol 223, 451, 505
Clotrimazol Creme 391, 437, 451, 453, 459
Clozapin 209, 422, 433, 434
Clozapin Neuraxph. *(Clozapin)* 209
Clozapin ratioph. *(Clozapin)* 209
Cluster-Kopfschmerz 414
CMV-Infektion 161, 162
CMV-Retinitis 162
CoAprovel *(Irbesartan + Hydrochlorothiazid)* 50
Cocain, Intoxikation 535
Codein 92, **106**, 106, 335, 484
Codein/Coffein 106
Codicaps *(Codein)* 92
Codicompren *(Codein)* 92
CoDiovan *(Valsartan + Hydrochlorothiazid)* 50

Handelsnamen = fett   Wirkstoffe = kursiv   Arzneimittel-Teil < S.283 < Therapie-Teil

Cod – Cyc

Codipront *(Codein)* 484
Codipront mono *(Codein)* 92, 335
Coffein 106, 194
Coffein-Intoxikation 535
Colchicin 111, 363
Colchicum-Dispert *(Colchicin)* 111, 363
Colchysat *(Colchicin)* 111, 363
Coleb *(Isosorbidmononitrat)* 296
Coleb Duriles *(Isosorbidmononitrat)* 66
Colecalciferol 76, 122, 354, 366
Colestyramin 114, 361, 386, 388, 537
Colestyramin Hexal *(Colestyramin)* 114
Colestyramin ratiopharm *(Colestyramin)* 114
Colifoam *(Hydrocortison)* 138
Colimune *(Cromoglicinsäure)* 95
Colina *(Smektit)* 136
Colinsan *(Azathioprin)* 172
Colistin *(Colistin)* 227
Colistin 227, 340
Colitis ulcerosa 138, 174, **384**
Colitis, kollagene 138
Colo-Pleon *(Sulfasalazin)* 155
Coma diabeticum 357
Coma Skala 409
Combactam *(Sulbactam)* 145
Combaren *(Diclofenac + Codein)* 106
Combiplasmal 4.5% GXE *(Aminosäurelösung)* 72
Combivir *(Lamivudin + Zidovudin)* 164
Competact *(Pioglitazon + Metformin)* 18, 116
COMT 192
COMT Hemmer 192
Comtess *(Entacapon)* 192
Conceplan M *(Ethinylestradiol/ Norethisteron)* 247
Concerta *(Methylphenidat)* 214
Concor *(Bisoprolol)* 51
Concor Cor *(Bisoprolol)* 51
Concor plus *(Bisoprolol + Hydrochlorothiazid)* 53
Condylomata acuminata 226, **458**
Condylox *(Podophyllotoxin)* 458
Confidol *(Etilefrin)* 289
Conjuncain-EDO *(Oxybuprocain)* 227
Conjunctivitis epidemica 468

Conjunctivitis vernalis 467
Conn-Syndrom 372
Contimit *(Terbutalin)* 90
Contramutan *(Echinacea)* 281
Contraneural *(Ibuprofen)* 487
Convulex *(Valproinsäure)* 186
Copaxone *(Glatirameracetat)* 173, 419
COPD 88, 89, 90, 91, **325**, 551
- akute Exazerbation 325
- antiobstruktive Therapie 325
Copegus *(Ribavirin)* 163
Cor pulmonale 337
Cor tensobon *(Captopril)* 46
Coramedan *(Digitoxin)* 301
Corangin *(Isosorbidmononitrat)* 66
Corangin Nitro *(Glyceroltrinitrat)* 66
Corase *(Urokinase)* 83
Cordanum *(Talinolol)* 53
Cordarex *(Amiodaron)* 39, 69
Cordarone *(Amiodaron)* 69
Cordes Beta *(Betamethason)* 454
Cordes VAS *(Tretinoin)* 221
Cordicant *(Nifedipin)* 287
Cordichin *(Chinidin + Verapamil)* 68
Cordinate *(Valsartan)* 49
Cordinate plus *(Valsartan + Hydrochlorothiazid)* 50
Coric *(Lisinopril)* 46
Coric plus *(Lisinopril + Hydrochlorothiazid)* 48
Corifeo *(Lercanidipin)* 55
Corindolan *(Mepindolol)* 51
Corinfar *(Nifedipin)* 56
Cornaron *(Amiodaron)* 69
Corneregel *(Dexpanthenol)* 233
Corotrop *(Milrinon)* 45
Coro-vliss *(Isosorbiddinitrat)* 381
Corsotalol *(Sotalol)* 53
Corticorelin *(Corticorelin)* 129
Cortirel *(Corticorelin)* 129
Cortisol 129
Cortison CIBA *(Cortisonacetat)* 109
Cortisonacetat 109, 307
Corvaton *(Molsidomin)* 56
Corvo *(Enalapril)* 46
Corynebacterium diphtheriae 142, 394
CosmoFer *(Eisen-III-Hydroxid-Dextran-Komplex)* 78
Cosopt *(Dorzolamid + Timolol)* 477

Cotazym *(Pankreatin)* 137
Cotrim ratiopharm *(Trimethoprim + Sulfamethoxazol)* **155**
Cotrimhexal *(Trimethoprim + Sulfamethoxazol)* **155**
Cotrimoxazol 142, 155
- Atmung 325, 340, 341
- Haut 458
- Infektionen 400, 401
- Urogenital 490, 491, 498, 499
Cotrimoxazol *(Trimethoprim + Sulfamethoxazol)* 349
Coumadin *(Warfarin)* 81
Covaxis *(Tetanus- + Diphterie- + Pertussis-Toxoid)* 177
Coversum *(Perindopril)* 47
Coversum Combi *(Perindopril + Hydrochlorothiazid)* 48
CPS Pulver *(Polysulfonsäure)* 70
Cranoc *(Fluvastatin)* 113
Crataegusextrakt 281
Crataegutt *(Weißdorn- blätterextrakt)* 282
CRH 129
CRH Ferring *(Corticorelin)* 129
Cripar *(Dihydroergocriptin)* 191
Crixivan *(Indinavir)* 166
Crohn, Morbus 383
Cromo ratiopharm *(Cromoglicinsäure)* 95
Cromoglicinsäure **95**, 232, 235, 321–324, 467, 480
Cromohexal *(Cromoglicinsäure)* 95, 232, 235
Cromolyn (→ Cromoglicinsäure) 95
Croxolat *(Oxaliplatin)* 262
CSE 113
CSE-Hemmer 113
Cubicin *(Daptomycin)* 158
Cumarin, Intoxikation 536
Cumarinderivate 81
Cumarininduzierte Hautnekrosen 81
Cumarin-Überdosierung 81
Curaderm-Creme *(Tacalcitol)* 454
Curaderm-Salbe *(Tacalcitol)* 454
Cushing Syndrom 372
Cutason *(Prednison)* 110
Cuxafenon *(Propafenon)* 69
Cuxanorm *(Atenolol)* 51
Cyanide, Intoxikation 536
Cyanocobalamin 75, 311, 381
Cyclandelat 198

Cyclo-Menorette *(Estradiol + Estriol + Levonorgestrel)* 243
CycloÖstrogynal *(Estradiol + Estriol + Levonorgestrel)* 243
Cyclooxygenase 104
Cyclopentolat 232
Cyclopentolat *(Cyclopentolat)* 232
Cyclophosphamid 260
 - Auge 471, 472
 - Blut 311–317
 - Neurologie 419
 - Onkologie 515, 523–526
 - Schmerz 107, 347, 348
 - Urogenital 492–494, 501
Cyclophosphamid *(Cyclophosphamid)* 260
Cyclo-Progynova *(Estradiol + Norgestrel)* 243
Cyclosporin A 344, 346, 347, 472, 473
Cyclostin *(Cyclophosphamid)* 107, 260
Cyklocapron *(Tranexamsäure)* 83
Cyllind *(Clarithromycin)* 151
Cymbalta *(Duloxetin)* 204
Cymeven *(Ganciclovir)* 162
Cynt *(Moxonidin)* 58
Cyproteronacetat 127, 243, 442, 443, 445, 526
Cyproteronacetat Gry *(Cyproteronacetat)* 127
Cysticide *(Praziquantel)* 170
Cystin 451
Cystinol *(Percolat)* 281
Cystit *(Nitrofurantoin)* 407
Cystitis 407
Cystonorm *(Oxybutynin)* 237
Cytarabin 265
Cytidin 199
Cytobion *(Cyanocobalamin)* 75
Cytosinarabinosid 313–318
Cytotec *(Misoprostol)* 133

D

D 3 Vicotrat *(Colecalciferol)* 76
D Epifrin *(Dipivefrin)* 230
D3-Vicotrat Heyl *(Vitamin D)* 76
D4T 164
Dacarbazin 263, 319, 522
Daclizumab 173
Daivobet *(Vitamin D + Kortison)* 455
Daivonex *(Calcipotriol)* 219

Dakryoadenitis 465
Dakryozystitis 466
Daktar *(Miconazol)* 223
Dalforpristin 157
Dalmadren *(Flurazepam)* 211
Dalteparin 79, 353, 508
Dalteparin *(Heparin)* 336
Danaparoid 80
DANI 545
Dantamacrin *(Dantrolen)* 196
Dantrolen 196
Dantrolen IV *(Dantrolen)* 196
Dapotum *(Fluphenazin)* 207
Dapson 160
Dapson-Fatol *(Dapson)* 160
Daptomycin 158
Daraprim *(Pyrimethamin)* 159
Darbepoetin 311
Darbepoetin alfa 311
Darifenacin 237
Darm 130, 380
Darmatonie 133
Darmdekontamination 153
Darmlavage 389
Darmlavage-Lösungen 135
Darob *(Sotalol)* 53, 69, 302–304
Darunavir 18, 166
Dasatinib 18, 274
Daunoblastin *(Daunorubicin)* 268
Daunorubicin 268, 315, 316, 514
DaunoXome *(Daunorubicin)* 268
DDAVP *(Desmopressin)* 310, 378
DDI 190
DDI 190
Deacura *(Biotin H)* 444, 445
Deblaston *(Pipemidsäure)* 153
Deca-Durabolin *(Nandrolon)* 120
Decarboxylase-Hemmstoffe 190
Decentan *(Perphenazin)* 207
Decoderm *(Fluprednidon)* 217
Decortin *(Prednison)* 110
Decortin H *(Prednisolon)* 110
Decortin H Tabletten *(Prednisolon)* 110
Decostriol *(Calcitriol)* 76
Dedrei *(Colecalciferol)* 76
Deferoxamin 311, 368, 536
Defibrillation 303
Deflazacort 109
Defluina *(Buflomedil)* 85
Defluina Peri *(Buflomedil)* 85
Degalin *(Folinsäure)* 272

Dehydratation 351
Dehydratation, hypertone 71, 72
Dehydratation, isotone 71, 351
Dehydro sanol tri *(Triamteren + Bemetizid)* 65
Dehydroepiandrosteron 373
Dekristol *(Colecalciferol)* 76
Dekubitus 222
Delcoprep *(Macrogol + Na2SO4 + NaHCO3 + NaCl + KCl)* 135
Delgesic *(Acetylsalicylsäure)* 100
Delirium tremens 213
Delix *(Ramipril)* 47
Delix plus *(Ramipril + Hydrochlorothiazid)* 49
Delmuno *(Felodipin + Ramipril)* 56
Delonal *(Alclometason)* 217
Delphicort *(Triamcinolon)* 110
Delphicort *(Triamcinolonacetonid)* 217
Deltaglob 10% *(Fettlösung)* 73
Deltaran *(Dexibuprofen)* 101
Demenz 198, 207, 209, **411**, **429**
Demetrin *(Prazepam)* 212
Demex *(Propyphenazon)* 105
Dentomycin *(Clindamycin)* 152
Depo-Clinovir *(Medroxyprogesteronacetat)* 246
DepoCyte *(Cytarabin)* 265
Depo-Medrate *(Methylprednisolon)* 472, 473
Deponit NT *(Glyceroltrinitrat)* 51
Depot-H-Insulin 357
Depotpräparate 246
Deprenorm *(Moclobemid)* 202
Depressan *(Dihydralazin)* 60
Depression 186, 206, **431**
Depression, wahnhafte 431
Depripept *(Maprotilin)* 201
Dermatin *(Terbinafin)* 169
Dermatitiden 216, 217
Dermatitis 219
Dermatitis, periorale 444
Dermatitis, photoallergische 448
Dermatitis, phototoxische 448
Dermatitis, solaris 448
Dermatomes 409
Dermatomykosen 167, 223, 224
Dermatop *(Prednicarbat)* 217
Dermatophyteninfektion 169
Dermatosen 217–225
Dermatosen, akneiforme 441

Der – Dih

Dermosolon *(Prednisolon)* 481, 487
Dermowas *(Syndet)* 437
Dermoxin *(Clobetasol)* 218
Dermoxinale *(Clobetasol)* 218
Dermoxin-Crème *(Clobetasol)* 504
Deronga *(Natamycin)* 505
Derzolamid 475
Deseril *(Methysergid)* 379
Deseril ret. *(Methysergid)* 414
Desferal *(Desferoxamin)* 311, 368, 536
Desfluran *(Desfluran)* 182
Desipramin 200
Desitic Lopidin *(Ticlopidin)* 84
Desloratadin 94, 447, 448, 459, 460, 481
Desmin *(Ethinylestradiol/ Desogestrel)* 246
Desmogalen *(Desmopressin)* 128
Desmopressin 128, 310, 378, 420
Desmospray *(Desmopressin)* 128
Desmotabs *(Desmopressin)* 128
Desogestrel 246, 247, 248
Desoximetason 218
DET MS *(Dihydroergotamin)* 194, 289
Detajmiumbitartrat 68
Detimedac *(Dacarbazin)* 263, 522
Detrusitol *(Tolterodin)* 237
Dettli-Regel 547
Dexa EDO *(Dexamethason 0,1%)* 467, 469-471
Dexa Loscon Mono *(Dexamethason)* 217
Dexa ratiopharm *(Dexamethason)* 109
Dexa-Allvoran *(Dexamethason)* 109
Dexaflam N *(Dexamethason)* 109
Dexagel *(Dexamethason)* 109
Dexa-Gentamicin *(Dexamethason + Gentamicin)* 229
Dexahexal *(Dexamethason)* 109
Dexamethason 109, 217, 228, 229, 236
- Auge 464, 467-474
- Blut 316, 318
- Gynäkologie 504
- Haut 444
- Infektionen 398-401
- Onkologie 513
- Vergiftungen 539

Dexamethason LAW *(Dexamethason)* 217
Dexamethason-Wolff-Creme *(Dexamethason)* 504
Dexamytrex *(Gentamicin + Dexamethason)* 229
Dexa-Polyspectran N *(Neomycin + Polymyxin B + Dexamethason)* 229
Dexapos *(Dexamethason)* 228
Dexasine *(Dexamethason)* 228
Dexchlorpheniramin 94
Dexketoprofen 101
Dexpanthenol 233, 350, 504
Dextran 73
Dextran 10% 508
Dextromethorphan 92
D-Fluoretten *(Colecalciferol + Fluorid)* 76
DHC *(Dihydrocodein)* 92
DHE ratiopharm *(Dihydroergotamin)* 194
DHEA *(Dehydroepiandrosteron)* 373
Diabesin *(Metformin)* 117
Diabet. Ulzera 225
Diabetase *(Metformin)* 117
Diabetes insipidus 63, 128, **378**
Diabetes mellitus 117-119, **356**
- Typ 2 115-119
Diabetische autonome Neuropathie 289
Diabetische Gangrän 495
Diabetische Nephropathie 495
Diagnostik
- Nebennierenrindenfkt. 129
- Schilddrüsenfunktionsstörung 129
- Somatotrope Partialfunktion des HVL 129
Dialyse 79
Diamicron Uno *(Gliclazid)* 115
Diamox *(Acetazolamid)* 231
Diane 35 *(Cyproteronacetat/ Ethinylestradiol)* 442, 443, 445
Diaphal *(Amilorid + Furosemid)* 65
Diarrhoe 114, 136
Diastabol *(Miglitol)* 117
Diazep (→ *Diazepam*) 39, 211
Diazepam 39, 211
- Atmung, Allergie 335
- Herz-Kreislauf 292, 295, 296
- Neurologie 410, 425
- Psychiatrie 433

- Stoffwechsel 370
- Vergiftungen 529-534, 535, 538, 539, 540
Diazepam ratioph. *(Diazepam)* 211
Diazoxid 120, 378, 508
Dibenzyran *(Phenoxybenzamin)* 59
Diblocin PP *(Doxazosin)* 59
Dibotermin alfa 123
Diclac *(Diclofenac)* 102
Diclo (→ *Diclofenac*) 102
Diclofenac **102**, 106, 107, 229
- Auge 468, 470, 472
- Haut 456
- Herz-Kreislauf 307
- HNO 481, 483, 486, 487
- Neurologie 417
- Schmerz 342, 343, 347-349
- Stoffwechsel 365
- Urogenital 497-501, 510
Diclofenac ratiopharm *(Diclofenac)* 102
Dicloxacillin 142, 144, 395, 481, 485
Dicodid *(Hydrocodon)* 93
Diconpin *(Isosorbiddinitrat)* 66
Didanosin 163
Didronel *(Etidronsäure)* 122
Dienogest 246
Difen Stulln Ud *(Diclofenac)* 229
Differin *(Adapalen)* 221
Diflucan *(Fluconazol)* 167
Diflucortolon 218
Digacin *(Digoxin)* 70
Digimed *(Digitoxin)* 70
Digimerck *(Digitoxin)* 70
Digitalis-Antidot 537
Digitalis-Antidot BM *(Digitalis-Antidot)* 537
Digitalisglykoside 70
Digitoxin 70, 300
Digitoxin AWD *(Digitoxin)* 70
Digitoxin Buerger *(Digitoxin)* 70
Digostada *(ß-Acetyldigoxin)* 70
Digotab *(ß-Acetyldigoxin)* 70
Digox ct *(ß-Acetyldigoxin)* 70
Digoxin 39, 70, 300, 301, 338
Digoxin RAN *(Digoxin)* 70
Dihydergot *(Dihydroergotamin)* 289
Dihydralazin **60**, 61, 288, 508
Dihydrocodein 92

Dih – Dop

Dihydroergotamin 194, 289
Dihydroergotamin, Intoxikation 536
Dihydroergotoxin 198
Dihydrotachysterol 77, 375
Dihyzin *(Dihydralazin)* 288, 508
Dihzdroergotamin-mesilat 415
Dihztamin N Trpf. *(Dihydroergotaminmesilat)* 415
Dikaliumclorazepat 211
Dilatrend *(Carvedilol)* 51
Dilaudid *(Hydromorphon)* 97
Dilsal *(Diltiazem)* 54
Diltahexal *(Diltiazem)* 54
Diltiazem 54, 287, 297, 300, 301, 337, 508
Diltiazem ratiopharm *(Diltiazem)* 54
Diltiuc *(Diltiazem)* 54
Dilzem *(Diltiazem)* 54
Dimaval *(Dimercaptopropansulfonat)* 539
Dimen 150 Lichtenstein Supp. (→ Dimenhydrinat) 139
Dimenhydrinat 139, 415, 424, 425, 509
Dimercaptopropansulfonat 532, 534, 539
Dimethylaminophenol 536
Dimethylsulfoxid 222, 225
Dimeticon 137, 540
Dimetil *(Carvedilol)* 51
Dimetinden 94, 226, 290, 447, 460
Dimetindenmaleat-Tropfen 94
Diovan *(Valsartan)* 49
Dipentum *(Olsalazin)* 138
Diphenhydramin 213
Diphenol 134
Diphos *(Etidronsäure)* 122
Diphosphonate 121
Diphterie-Tetanus-Pertussis-
  Poliomyelitis-Haemophilus
  influenzae-Hepatitis B-
  Impfstoff 178
Diphtherie 394, 485
Diphtherie, Krupp 485
Diphtherie-Antitoxin 394, 485
Dipidolor *(Piritramid)* 98
Dipiperon *(Pipamperon)* 209, 430
Dipivefrin 230, 231
Diprosis *(Betamethason)* 218
Diprosone *(Betamethason)* 218
Dipyridamol 84, 427, 493
Disalunil *(Hydrochlorothiazid)* 63

Disoprivan *(Propofol)* 42, 182
Disopyramid 68
Dispaclonidin *(Clonidin)* 230
Dispacromil *(Cromoglicinsäure)* 232
Dispagent *(Gentamicin)* 397
Dispatenol (u.a. Dexpanthenol) 233
Dispatim *(Timolol)* 230
Distigmin 197
Distraneurin *(Clomethiazol)* 213
Disulfiram 215
Diucomb *(Triamteren + Bemetizid)* 65
Diu-melusin *(Hydrochlorothiazid)* 286
Diuramid *(Acetazolamid)* 231
Diurapid *(Furosemid)* 61
Diuretika 47, 61, 286
Diuretika kaliumsparende 63
Diuretika, osmotische 64
Diuretika-Kombinationen 65
Diuretikum *(Triamteren + Hydrochlorothiazid)* 65
Diursan *(Amilorid + Hydrochlorothiazid)* 65
Divertikulitis **383**
DMPS *(Dimercaptopropansulfonat)* 532, 534, 539
DNA-Polymerase-Hemmer 161, 165
DNase 519
DNCG *(Cromoglicinsäure)* 95
Dncg Stada *(Cromoglicinsäure)* 232
Dobendan *(Cetylpyridiniumchlorid)* 483
Dobutamin 44, 295, 339, 377, 529, 534, 537
Dobutamin *(Dobutamin)* 44
Dobutamin Carino *(Dobutamin)* 44
Dobutamin Fres. *(Dobutamin)* 44
Dobutamin Hexal *(Dobutamin)* 44
Dobutamin ratiopharm *(Dobutamin)* 44
Dobutamin Solvay *(Dobutamin)* 44
Docetaxel 268, 521, 524, 525, 526
Dociteren *(Propranolol + Triamteren + Hydrochlorothiazid)* 54
Dociton *(Propranolol)* 53
Dogmatil *(Sulpirid)* 206
Dolantin *(Pethidin)* 98
Dolasetron 139

Dolcontral *(Pethidin)* 98
Dolestan *(Diphenhydramin)* 213
Dolgit *(Ibuprofen)* 101
Dolo Posterine N *(Cinchocain)* 141
Dolokadin *(Flupirtin)* 196
Dolomagon *(Dexibuprofen)* 101
Dolomo TN (Ass + Paracetamol + Codein/Coffein) 106
Doloproct *(Fluacortolon + Lidocain)* 141
Dolormin (→ Ibuprofen) 101
DoloVisano M *(Mephenesin)* 196
Dolviran N *(ASS + Codein)* 106
Domidon *(Domperidon)* 133
Dominal *(Prothipendyl)* 206
Domperidon 133, 424
Domperidon Hexal *(Domperidon)* 133
Domperidon Teva *(Domperidon)* 133
Donepezil 198, 429
Doneurin *(Doxepin)* 201
Dontisolon D *(Prednisolon)* 450
Dopacard *(Dopexamin)* 44
Dopamin 39, 44, 290, 295, 339, 377, 529, 531, 532, 534, 537
Dopamin Carino *(Dopamin)* 44
Dopamin Fresenius *(Dopamin)* 44
Dopamin ratiopharm *(Dopamin)* 44
Dopaminagonisten 190
Dopaminedecarboxylase-Inhibitoren 190
Dopaminergika 190, 192
Dopaminrezeptorantagonisten 133, 205
Dopegyt *(a-Methyldopa)* 58
Dopergin *(Lisurid)* 191, 250
Dopexamin 44
Doping 557
- Beta-2-Agonisten 559
- Beta-Blocker 560
- Diuretika und weitere Maskierungsmittel 560
- endogene androgene anabole Steroide 558
- exogene androgene anabole Steroide 558
- Glukokortikoide 560
- Hormone und verwandte Wirkstoffe 559
- Liste verbotener Wirkstoffe 557
- Narkotika 560
- Stimulanzien 558

Dor – EDTA

Dormicum (Midazolam) 212
Dormo Puren (Nitrazepam) 212
Dormutil (Diphenhydramin) 213
Dorzolamid 231, 472–477
Dosierungen, äquianalgetische 96
Dosisanpassung bei
 Niereninsuffizienz 545–547
Dosis-Wirkungs-Beziehung 544
Doss (Alfacalcidol) 76
Dostinex (Cabergolin) 250
Dosulepin 200
Douglan (Pimecrolimus) 216
Doxacor (Doxazosin) 59
Doxakne (Doxycyclin) 438
Doxam (Ambroxol + Doxycyclin) 91
Doxazomerck (Doxazosin) 59
Doxazosin 59, 287
Doxazosin ratioph. (Doxazosin) 59
Doxepin 201, 431
Doxepin ratiopharm (Doxepin) 201
DOXO-cell (Doxorubicin) 269
Doxorubicin 269
Doxorubicin Hexal
 (Doxorubicin) 269
Doxorubicin liposomal 269
Doxorubicin NC (Doxorubicin) 269
Doxy (Doxycyclin) 438
Doxy plus Stada (Ambroxol +
 Doxycyclin) 91
Doxycyclin 91, **150**, 222
 – Atmung 330
 – Auge 464, 468
 – Gynäkologie 505–507
 – Haut 436–439, 442, 443, 447,
  456–458
 – Infektionen 391, 394–397, 402
 – Neurologie 428
 – Schmerz 345
 – Urogenital 499, 500
Doxycyclin (Doxycyclin) 438
Doxycyclin OS (Doxycyclin) 457
Doxycyclin ratiopharm
 (Doxycyclin) 150
Doxyderma (Doxycyclin) 222
Doxyhexal (Doxycyclin) 150
Doxyhexal-SF (Doxycyclin) 457
Doxylamin 213
D-Penicillamin 496, 537
Dranginkontinenz 237, **501**
Dreiphasenpräparate 247
Dressler-Syndrom 307
Dridase (Oxybutynin) 237

Dropropizin 92
Drospirenon 246
Drotrecogin alfa 83
Drylin (Trimethoprim +
 Sulfamethoxazol) 155
DTIC (Dacarbazin) 319
Duac Gel (Clindamycin +
 Benzylperoxid) 442
Dulcolax (Bisacodyl) 134
Duloxetin 204, 240, 431
Duodenal (Eisen-(II)-Glycin-Sulfat-
 Komplex) 310
Duodenitis 133
Duofem (Levonorgestrel) 248
Duofem 750 (Levonorgestrel) 511
Duofilm (Salicylsäure +
 Milchsäure) 225, 461
Duolip (Etofyllinclofibrat) 112
Duotrava (Travoprost + Timolol) 476
Duphaston (Dydrogesteron) 242
Duracoron (Molsidomin) 66
Duracralfat (Sucralfat) 381
Duracroman (Cromoglicinsäure)
 235
Duradermal (Bufexamac) 216
Duradiuret (Triamteren +
 Hydrochlorothiazid) 65
durafenat (Fenofibrat) 113
Duragentamicin (Gentamicin)
 305, 306
Duraglucon (Glibenclamid) 115, 358
Duralozam (Lorazepam) 211
Duranifin (Nifedipin) 287, 342
Duranifin Sali (Nifedipin +
 Mefrusid) 67
Durapental (Pentoxifyllin) 85
Durapindol (Pindolol) 52
Durasoptin (Verapamil) 55, 287,
 294, 300, 301, 302, 414
Duraspiron (Spironolacton +
 Furosemid) 65
Duratenol (Atenolol) 51
Duravolten (Diclofenac) 347
Durazanil (Bromazepam) 210
Durazepam (Oxazepam) 212
Durchblutungsfördernde Mittel 76
Durchblutungsstörung, zerebrale
 198
Durchbruchsblutungen 242
Durchschlafstörungen 209
Durogesic Smat (Fentanyl) 97
Dusodril (Naftidrofuryl) 85

Duspatal (Mebeverin) 105
Duspatalin (Mebeverin) 105
Dutasterid 238
Dydrogesteron 242, 243, 502
Dynacil (Fosinopril) 48
Dynacil comp (Fosinopril +
 Hydrochlorothiazid) 48
Dynamisch labile
 Kreislaufdysregulation 289
Dynastat (Parecoxib) 103
Dynepo (Epoetin Delta) 17
Dynepo (Epoetin delta) 19
Dynorm (Cilazapril) 46
Dynorm Plus (Cilazapril +
 Hydrochlorothiazid) 48
Dysfibrinogenämie 86
Dysfunction, erektile 239
Dyskinesien 39, 199
Dysmenalgit (Naproxen) 101
Dysmenorrhoe 101, 106, 196, 242
Dysphorie 209
Dysport (Clostridium-botulinum-
 Toxin Typ A) 195, 419, 425
Dysregulation, Kreislauf- 289
Dystonie 196
Dysurgal (Propyphenazon) 105
Dytide H (Triamteren +
 Hydrochlorothiazid) 65

E

Easymox (Amoxicillin) 144
Eatan N (Nitrazepam) 212
Ebastel (Ebastin) 94
Ebastin 94, 459, 460
Ebenol (Hydrocortison) 216
Ebixa (Memantin) 198
EBM 440
Ebrantil (Urapidil) 42, 59
Echinacea 281
Echinacea ratioph. (Echinacea) 281
Echinacin (Echinacea) 281
Echinokokkose 169, **394**
Ecolicin (Erythromycin + Colistin)
 227, 464, –468
Econazol 223, 451
Econazol Docshulösung 453
Ecthyma 437
Ecural (Mometason) 218
Edronax (Reboxetin) 204
EDTA (Ethylendiamintetraacetat)
 533, 540
EDTA-Lösung 470

584 Efa – Epa

Efalizumab 220, 455, 456
Efavirenz 165
Efcrox (Levothyroxin) 124
Eferox (Levothyroxin) 124
Eferox-Jod (T4 + Kaliumiodid) 125
Efeublätterextrakt 281
Effekton (Diclofenac) 102
Efflumidex (Fluorometholon) 228
Effortil (Etilefrin) 44
Eflornithin 226
Efudix (Fluorouracil) 265
EFV 165
Einleitung, Geburts- 249
Einphasenpräparate 246, **510**
EinsAlpha (Alfacalcidol) 76
Einschlafstörungen 213
Eisen 77
 – (II)-Glycin-Sulfat-Komplex 310
 – (III)-hexacyanoferrat 540
 – (III)-Natrium-Glukonat-Komplex 310
Eisen (III)-verbindungen, Intoxikation 536
Eisendragees-ratiopharm (Eisen-II-Ion) 77
Eisenhut 281
Eisen-III-Hydroxid-Dextran-Komplex 78
Eisen-III-Ion 78
Eisen-II-Ion 77, 78
Eisenmangel 77, 78, 310
Eisenmangelanämie 310
Eisessig-Salpetersäure-Milchsäure 461
Eklampsie 60
Ektebin (Protionamid) 159
Ekzem 216, 226, **446**
Ekzem, atopisches 446
Ekzem, Kontakt 446
Ekzeme 216–218, 222–226, 446
Elacutan (Harnstoff) 225
Elanercept 344–346
Elantan (Isosorbidmononitrat) 66
Elaprase (Idursulfase) 18, 124
Elbrol (Propranolol) 53
Elcrit (Clozapin) 209
Eldisine (Vindesin) 267
Elektrokrampftherapie 428–431
Elektrolyt-Lösung 460
Eletriptan 194, 415
Elidel (Pimecrolimus) 226
Eligard (Leuprorelin) 246

Elimination von Arzneimitteln 547
Eliminationsfraktion, extrarenale 544
Eliminationsgeschwindigkeit 543
Eliminationskapazität, individ. 547
Ellatun (Tramazolin) 235
Ell-Cranell alpha (Estradiol) 444
Elmendos (Lamotrigin) 204
Elobact (Cefuroxim-Axetil) 149
Elontril (Bupropion) 18, 204
Elosalic (Betamethason) 455
Eloxatin (Oxaliplatin) 262
Elroquil N (Hydroxyzin) 94
Elzogram (Cefazolin) 340, 510
EMB-Fatol (Ethambutol) 159
Emedastin 232
Emend (Aprepitant) 139
Emesan (Diphenhydramin) 213
Emestar Mono (Eprosartan) 49
Emestar plus (Eprosartan + Hydrochlorothiazid) 50
Eminase (Anistreplase) 82
Emovate (Clobetason) 217
Emselex (Darifenacin) 237
Emtricitabin 164
Emtriva (Emtricitabin) 164
Enadura (Enalapril) 46
Enahexal (Enalapril) 46
Enahexal comp (Enalapril + Hydrochlorothiazid) 48
Enalapril 46, 48, 57, 287, 294–299
Enalapril HCT (Enalapril + Hydrochlorothiazid) 48
Enalapril ratioph. (Enalapril) 46
Enantone (Leuprorelin) 526
Enantone-Gyn (Leuprorelin) 502, 503
Enantone-Monatsdepot (Leuprorelin) 246
Enaplus AI (Enalapril + Hydrochlorothiazid) 48
Enbrel (Etanercept) 174
Endak (Carteolol) 51
Endobulin S/D (Immunglobuline) 176
Endofalk (Macrogol + NaHCO3 + NaCl + KCl) 135
Endofalk Pulver (Lavage-Lösung) 389
Endokarditis 143–148, 152–160, **305**, 306, **394**
 – Candida 392
 – Enterokokken- 305

 – Pneumokokken- 305
 – prophylaxe 143, 144, **306**
 – Staphylokokken- 305
 – Streptokokken- 305
Endokrine Orbitopathie 478
Endometriose 242–246, **503**
Endometritis 500, **509**
Endometrium-Ca 242, 243
Endomyometritis 509
Endophthalmitis 474
Endothelinrezeptorblocker 60
Endoxan (Cyclophosphamid) 107
Eneas (Nitrendipin + Enalapril) 57
Enelfa (Paracetamol) 104
Energiebedarfsdeckung 71
Enfuvirtid 166
Engerix B Erwachsene (Hepatitis-B-Impfstoff) 177
Engerix B Kinder (Hepatitis-B-Impfstoff) 177
Enoxacin 154
Enoxaparin 79, 291, 292, 309, 373, 377
Enoxor (Enoxacin) 154
Entacapon 192
Entecavir 386
Entamoeba histolytica 390
Entecavir 18, 164
Enteritis 153, 154, 155
Enterobiasis 169, 170
Enterobius vermicularis 399
Enterococcus-faecalis-Autolysat 281
Enterocolitis 157
Enterokokken 142
Entgleisung, hämodynamische 303
Entocort Kapseln (Budesonid) 138
Entocort rektal (Budesonid) 138
Entwöhnungsbehandlung 99
Entzugssymptomatik 213
Entzündung 66
Enuresis 201
 – nocturna 128
Enzephalitis 417
Enzephalopathie, hepatische 73, 134
Enzym Lefax (Pankreatin + Dimeticon) 137
Enzyme des Cytochrom P450-Systems 548, 549
Enzyminhibitoren 86
Epaq (Salbutamol) 89

Handelsnamen = fett   Wirkstoffe = kursiv   Arzneimittel-Teil < S.283 < Therapie-Teil

EPH – Eus

EPH-Gestose 507
EPI-cell (Epirubicin) 269
Epicordin (→ Captopril) 46
Epididymitis 501
Epiglottitis 485
Epilepsie 186–189, 211, **411**, 553
 – Rolando 189
Epinastin 232
Epinephrin 39, 44, 90, 460
Epi-Pevaryl (Econazol) 223
Epirubicin 269, 318, 524
Epirubicin Hexal (Epirubicin) 269
Episkleritis 470
Epivir (Lamivudin) 164
Epizoonosen 449
Eplerenon 64
Eplerenone 295, 300, 372
Epoetin alfa 78
Epoetin beta 78
Epoetin Delta 17
epoetin delta 17
Epoprostenol 338
Eprex (Epoetin alfa) 78
Eprosartan 49, 50, 287, 297
Eptacoma alpha 86
Eptifibatid 84, 291
Equasym (Methylphenidat) 214
Equilibrin (Amitriptylinoxid) 200
Eracin (Epirubicin) 269
Eradikationstherapie 383
Erbitux (Cetuximab) 275
Erbrechen 133, 134, 138–140, 213
Erektile Dysfunktion 239
Eremfat (Rifampicin) 160
Ergenyl (Valproinsäure) 186
Ergo Spezial (Ergotamin) 415
Ergobel (Nicergolin) 198
Ergocalm (Lormetazepam) 211
Ergodesit (Dihydroergotoxin) 198
Ergo-Kranit Migräne
 (Ergotamin) 194
Ergotam ct (Dihydroergotamin) 194
Ergotamin 194, 414, 415
Ergotamintartrat 415
Ergüsse 550
Erkrankungen, rheumatische
 101–103, 552
Erlotinib 517
Ernährung, parenterale 70–73
Erregungsbildungsstörung,
 bradykarde 44
Erregungszustand, akuter 428

Erregungszustände 39, 207–213
Ertapenem 156, 333
Erucal (Metoclopramid) 415
Eryaknen (→ Erythromycin) 220
Erycinum (Clarithromycin) 485
Erydermec (Erythromycin) 220
Eryfer (Eisen-II-Ion) 77
Eryhexal (Erythromycin) 151
Erypo (Epoetin alfa) 78
Erypo FS (Epoetin Alfa) 78
Erysipel 143, 395, **438**
Erysipeloid 438
Erythema migrans 149, 391, **437**
Erythrasma 224, **437**
Erythrocin (Erythromycin) 151,
Erythrocin 151, 220, 227
 – Atmung 331
 – Auge 464, 467, 468
 – Gynäkologie 505, 507
 – Haut 437–442, 456, 457, 458
 – Infektionen 395, 403
 – Salbe 2-4% 444
 – Urogenital 492, 499
Erythromycin 2-4% in alk. Lsg. 439
Erythromycin ratioph.
 (Erythromycin) 151
Erythropetin 311, 314, 495
Erythropoetin 78
Erythropoietin 78
Esberitox (Echinacea, Herba
 thujae) 281
Eschenextrakt 282
Escitalopram 202, 431
Escor (Nilvadipin) 56
Esidrix (Hydrochlorothiazid) 63,
Eskazole (Albendazol) 169
Esketamin 3% 196.
Esmeron (Rocuronium) 183
Esmolol 40, 51
Esomeprazol 131, 380
Espa Trigin (Lamotrigin) 188
Espa-Dorm (Zopiclon) 214
Espadox (Doxepin) 201
Espa-Valept (Valproinsäure) 186
Espumisan (Simeticon) 135
Essentielle Aminosäuren 73
Essenzielle Thrombozythämie 85
Estimated GFR 546
Estracyt (Estramustin) 272
Estraderm TTS (Estradiol) 241
Estradiol 241–244, 365, 376, 444,
 503, 511, 512

Estradiol Ovulum 512
Estradiolvalerat 365
Estragest (Estradiol +
 Norethisteron) 243
Estramon (Estradiol) 241
Estramustin 272
Estramustin Hexal (Estramustin)
 272
Estrifam (Estradiol) 241
Estriol 241, 243
Estriol Jenapharm (Estriol) 241
Estrogene 126, 241
Etanercept 174
Ethacridin 483
Ethambutol 159, 404–407, 440
Ethanercept 455, 456
Ethanol 10% 536, 537
Ethinylestradiol 241, 246–249,
 442–445, 502, 510
Ethinylestradiol Jenapharm
 (Ethinylestradiol) 241
*Ethinylestradiol/
 Chlormadinonacetat* 445
Ethosuximid 186
Ethylendiamintetraacetat 533, 540
Ethylenglykol, Intoxikation **536**
Etidron Hexal (Etidronsäure) 122
Etidronat (Etidronsäure) 122
Etidronsäure 122, 364
Etilefrin 44, 289
Etilefrin ratioph. (Etilefrin) 44
ETO CS (Etoposid) 267
Etofibrat 112
Etofyllinclofibrat 112
Eto-Gry (Etoposid) 267
Etomedac (Etoposid) 267
Etomidat 40, 181
Etomidat lipuro (Etomidat) 181
Etonogestrel 246, 248
Etopophos (Etoposid) 267
Etoposid 267, 318, 319, 515–521
Etoposid Hexal (Etoposid) 267
Etoricoxib 103, 363
Eucerin (Syndet) 437
Euglucon N (Glibenclamid) 115
Eu-Med (Phenazon) 105
Eunerpan (Melperon) 209, 430
Euphylong (Theophyllin) 42, 88
Euplix (Paroxetin) 203
Eurex (Prazosin) 287
Eusaprim (Trimethoprim +
 Sulfamethoxazol) 155

586 Eus – Fin

Eusedon mono Proneurin *(Promethazin)* 509
Euspirax *(Cholintheophyllinat)* 88
Euthyrox *(Levothyroxin)* 124
Eve 20 *(Ethinylestradiol/ Norethisteron)* 247
Everolimus 173
E-Vicotrat Heyl *(Vitamin E)* 385
Evista *(Raloxifen)* 244
Evoltra *(Carbetocin)* 17
Evoltra *(Clofarabin)* 264
EVRA *(Ethinylestradiol + Norelgestromin)* 249
Exelon *(Rivastigmin)* 199
Exemestan 244, 524
Exenatid 119
Exenatide 18
Exitop *(Etoposid)* 267
Exjade *(Deferasirox)* 17
Exkretion, biliäre 544
Exkretion, renale 544
Exlutona *(Levonorgestrel)* 511
Exlutona *(Lynestrol)* 503
Exoderil *(Naftifin)* 224
Exogen allergische Alveolitis 329
Exophthalmus 478
Expafusin *(Stärkederivat)* 74
Expit *(Ambroxol)* 87
Exrheudon Opt *(Phenylbutazon)* 105
Externa, antiparasitäre 142
Externa, sonstige 221, 225
Extin *(Adipinsäure + Ammoniumchlorid)* 497
Extracort *(Triamcinolonacetonid)* 217
Extrasystolen 304
Extrazellulärraum 543
Extremitätenarterienverschluss 307
Exubera *(Insulin Normal)* 118
Ezetimib 114
Ezetrol *(Ezetimib)* 114

F

Fabrazyme *(Agalsidase beta)* 123
Fadul *(Famotidin)* 130
Faktor I 86
Faktor IX 86, 310
Faktor V 310
Faktor VIIa 86
Faktor VIII 86, 310
Faktor XIII 86

Faktor-II-Mangel 86
Faktor-IX-Mangel 86
Faktor-VII-Mangel 86
Faktor-Xa-Hemmung 80
Faktor-X-Mangel 86
Faktu *(Policresulen + Cinchocain)* 141
Faktu akut *(Bufexamac + Bismut + Titan + Lidocain)* 141
Falicard *(Verapamil)* 42, 55
Falithrom *(Phenprocoumon)* 81
Famciclovir 161, 380, 459, 462
Familiäre Hypercholesterinämie 361
Familiäre Hypertriglyzeridämie 362
Famobeta *(Famotidin)* 130
Famonerton *(Famotidin)* 130
Famotidin 130
Famotidin ratioph. *(Famotidin)* 130
Famvir *(Famciclovir)* 161
Fareston *(Toremifen)* 245
Farlutal *(Medroxyprogesteronacetat)* 242
Farmorubicin *(Epirubicin)* 269
Fasax *(Piroxicam)* 103
Faslodex *(Fulvestrant)* 244
Fastjekt *(Epinephrin)* 44
Fasturtec *(Rasburicase)* 112
Faustan *(Diazepam)* 211
 – Gynäkologie 508, 509
 – Herz-Kreislauf 292, 295, 296
 – HNO 484
 – Onkologie 513
 – Psychiatrie 433, 435
 – Stoffwechsel 370
 – Vergiftungen 529–538
Favistan *(Thiamazol)* 125, 369, 370
Favorex *(Sotalol)* 53, 69
Fazialisparese 414
Fe 77
FEIBA *(Faktor V)* 310
Felden *(Piroxicam)* 103
Felis *(Johanniskrautextrakt)* 281
Felocor *(Felodipin)* 55
Felodipin 55, 56
Felodipin *(Felodipin)* 55
Fem 7 *(Estradiol)* 241
Femara *(Letrozol)* 245
Femigoa *(Ethinylestradiol/ Levonorgestrel)* 247
Femoston *(Estradiol + Dydrogesteron)* 243
Femoston Conti *(Estradiol + Dydrogesteron)* 243

Femovan *(Ethinylestradiol/ Gestoden)* 246
Fempress *(Moexipril)* 47
Fempress Plus *(Moexipril + Hydrochlorothiazid)* 48
Femranette *(Ethinylestradiol/ Levonorgestrel)* 247
Fenistil *(Dimetinden)* 94, 226
Fenistil Hydrocort *(Hydrocortison)* 216
Fenistil Pencivir *(Penciclovir)* 222
Fenofibrat 113
Fenofibrat ratioph. *(Fenofibrat)* 113
Fenoterol 40, 88, 90, 250, 321–326
Fenoterol + Ipratropiumbromid 326
Fenoterol Dosier- Aerosol 460
Fensum *(Paracetamol)* 104
Fentanyl 40, **97**, 180
Fentanyl Curamed *(Fentanyl)* 180
Fentanyl Hexal *(Fentanyl)* 97, 180
Fentanyl-Janssen *(Fentanyl)* 40, 97, 180
Ferrlecit *(Eisen-III-Ion)* 78
Ferro sanol *(Eisen-II-Ion)* 77
Ferro sanol duodenal *(Eisen-II-Ion)* 77
Ferro-Folsan *(Folsäure + Eisen)* 77
Fettlösungen 73
Fettsäuren, mehrfachungesättigte 493
Fevarin *(Fluvoxamin)* 203
Fexofenadin 94, 459, 481
Fiblaferon *(Interferon beta)* 176
Fibrinogen 86
Fibrinolytika 82
Fibrinstabilisierender Faktor 86
Fibrogammin HS *(Faktor XIII)* 86
Fibromyalgie-Syndrom 342
Ficortril *(Hydrocortisonacetat)* 450
Ficortril 0.5%, 2.5% *(Hydrocortison)* 229
Fieber 101, 104, 105, 156, 553
Fieber, rheumatisches 143
Filgrastim 175, 312, 314
Filmbildner 233, 467
Filtrationsrate, glomeruläre 544, 546
Finamed *(Finasterid)* 238
Finasterid 226, 238, 444, 500
Finasterid Beta *(Finasterid)* 238
Finasterid Hexal *(Finasterid)* 238
Finasterid ratioph. *(Finasterid)* 238
Finasterid Sandoz *(Finasterid)* 238

Handelsnamen = **fett**   Wirkstoffe = *kursiv*   Arzneimittel-Teil < S.283 < Therapie-Teil

Finlepsin *(Carbamazepin)* 186
Finural *(Finasterid)* 238
Firin *(Norfloxacin)* 153
first-pass-Metabolismus 544
Fischbandwurm 169, 170
Fissuren 141
Flagyl *(Metronidazol)* 156
Flavoxat 237, 420, 501
Flebogamma 5% *(Immunglobulin)* 176
Flecadura *(Flecainid)* 69
Flecainid 69, 302, 303
Flecainid Hexal *(Flecainid)* 69
Flecainid Isis *(Flecainid)* 69
Flexase *(Piroxicam)* 103
Flohsamen 135
Flosa 135
Flosine Balance *(Flohsamen)* 135
Flotrin *(Terazosin)* 238
Floxal *(Ofloxacin)* 228
Fluad 2007/2008 *(Influenza-Impfstoff)* 178
Fluanxol *(Flupentixol)* 209
Flucinar *(Fluocinolon)* 218
Fluclox *(Flucloxacillin)* 144
Flucloxacillin 144, 305, 306, 334, 340, 399, 436, 485, 486, 510
Flucloxacillin Curasan *(Flucloxacillin)* 144
Flucobeta *(Fluconazol)* 167
Fluconazol 167, 380, 391–393, 451–453, 459, 468, 474, 498
Fluconazol Deltaselect *(Fluconazol)* 167
Fluconazol Hexal *(Fluconazol)* 167
Fluconazol ratioph. *(Fluconazol)* 167
Fluctin *(Fluoxetin)* 202, 431
Flucytosin 168, 392, 393
Fludara *(Fludarabin)* 264
Fludarabin 264, 317
Fludrocortison 109, 289, 372
Fluimucil *(Acetylcystein)* 87
Fluimucil Antidot *(N-Acetylcystein)* 539
Flumazenil 40, 532
Flumetason 217, 446, 447, 454
Flumid *(Flutamid)* 127
Flunarizin 199, 416
Flunarizin CT *(Flunarizin)* 199
Flunavert *(Flunarizin)* 199
Flunazul *(Fluconazol)* 167
Flunibeta 1 *(Flunitrazepam)* 211

Fluninoc *(Flunitrazepam)* 211
Flunisolid 236
Flunitrazepam 211
Flunitrazepam-ratiopharm *(Flunitrazepam)* 211
Fluocinolon 218
Fluocinolonacetonid 486
Fluocinonid 141, 218
Fluocortolon 109, 141, 448
Fluorescein 227
Fluorid 76
Fluoro Ophtal *(Fluorometholon)* 228
Fluorometholon 228, 229, 466, 469, 470
Fluoropos *(Fluorometholon)* 228
Fluorouracil 225, 265, 461
Fluorouracil-GRY *(Fluorouracil)* 265
Fluor-Vigantoletten *(Colecalciferol + Fluorid)* 76
Fluoxetin 202, 431
Fluoxetin Hexal *(Fluoxetin)* 202
Fluoxetin ratioph. *(Fluoxetin)* 202
Flupendura *(Flupentixol)* 209
Flupentixol 209, 433, 434
Flupentixol Neuraxph. *(Flupentixol)* 209
Fluphenazin 207, 433
Flupirtin 196
Fluprednidene 217
Flurazepam 211
Flurazepam Real *(Flurazepam)* 211
Flurbiprofen 229, 471
Fluspi *(Fluspirilen)* 208
Fluspirilen 208
Fluspirilen Beta *(Fluspirilen)* 208
Flüssigkeitsersatz 71
Fluta *(Flutamid)* 526
Flutamid 127, 526
Flutamid ratioph. *(Flutamid)* 127
Fluticason 91, 236, 321–326, 480
Flutide *(Fluticason)* 91
Flutide Nasal *(Fluticason)* 236
Flutide Nasetten *(Fluticason)* 236
Fluvastatin 113
Fluvohexal *(Fluvoxamin)* 203
Fluvoxamin 203, 431
Fluvoxamin Neuraxph. *(Fluvoxamin)* 203
Fluvoxamin Stada *(Fluvoxamin)* 203
Fluvoxamin ratiopharm *(Fluvoxamin)* 203

Fluxet *(Fluoxetin)* 202
Fokalepsin *(Carbamazepin)* 430, 432
Folarell *(Folsäure)* 77
Foli Cell *(Folinsäure)* 272
Foligan *(Allopurinol)* 111
Folinsäure 272, 473, 517–522
Follikulitis 439
Folsan *(Folsäure)* 77
Folsäure 75, 77, 263, 311, 343–346, 537
Folsäure Hevert *(Folsäure)* 77
Folsäure-Analoga 263
Folsäuremangel 75, 77, 311
Folveran (→ *Folsäure*) 77
Fondaparinux 80
Foradil P *(Formoterol)* 89
Forair *(Formoterol)* 89
Forene *(Isofluran)* 182
Formatris *(Formoterol)* 89
Formel, MDRD 546
Formel, n. Levey 544
Formeterol + Budenosid 322, 326
Formigran *(Naratriptan)* 194
Formoterol 89, 92
Formoterol ratioph. *(Formoterol)* 89
Formotop *(Formoterol)* 89
Forsteo *(Teriparatid)* 126
Fortecortin *(Dexamethason)* 109
Fortecortin Mono 4 *(Dexamethason)* 472
Fortovase 166
Fortum *(Ceftazidim)* 147
Fortzaar *(Losartan + Hydrochlorothiazid)* 50
Fosamax *(Alendronsäure)* 122
Fosamprenavir 166
Fosavance *(Alendronsäure + Colecalciferol)* 122
Foscarnet 162, 222
Foscavir *(Foscarnet)* 162
Fosfomycin 158, 417
Fosinopril 46, 48
Fosinopril Act comp *(Fodinopril + Hydrochlorothiazid)* 48
Fosinopril Basics *(Fosinopril)* 46
Fosinopril Teva *(Fosinopril)* 46
Fosinorm *(Fosinopril)* 46
Fosinorm comp *(Fosinopril + Hydrochlorothiazid)* 48
Fotil *(Pilocarpin + Timolol)* 231
FPV 166
Fragmin *(Dalteparin)* 79

Fragmin D *(Dalteparin)* 79
Fragmin Multidose *(Dalteparin)* 79
Fragmin P *(Dalteparin)* 79
Fragmin P Forte *(Dalteparin)* 79
Framycetin 222
Framycetin-Salbe 445
Französische Tripletherapie 382
Fraxiparin *(Nadroparin)* 80, 308, 353, 358, 377
Fraxiparin Multi *(Nadroparin)* 80
Fraxodi *(Nadroparin)* 80
Freka-cid *(Polyvidon-Jod)* 436, 437
Frequenzkontrolle 301
Fresh frozen plasma 291
Frisium *(Clobazam)* 211
Frostbeulen 225
Frovatriptan 194, 415
Frubiase Calcium *(Calcium-Ion)* 69
FU Lederle *(Fluorouracil)* 378
FU medac *(Fluorouracil)* 378
Fuchsbandwurm 394
Fucidine *(Fusidinsäure)* 222
Fucithalmic *(Fusidinsäure)* 227, 464
Fugerel *(Flutamid)* 127
Fulvestrant 244
Fumarsäure 455, 456
Fungata *(Fluconazol)* 167
Fungizid ratiopharm *(Clotrimazol)* 223
Fungur M *(Miconazol)* 223
Furadantin *(Nitrofurantoin)* 158
Furanthril *(Furosemid)* 61
Furesis comp. *(Triamteren + Furosemid)* 65
Furo Aldopur *(Spironolacton + Furosemid)* 65
Furorese *(Furosemid)* 61
Furorese comp. *(Spironolacton + Furosemid)* 65
Furosemid 40, **54**, **61**, 65
 - Herz-Kreislauf 294, 295, 299
 - HNO 488
 - Magen, Darm 387
 - Neurologie 425
 - Stoffwechsel 352–355, 374
 - Urogenital 495, 496
 - Vergiftungen 528
Furosemid ratioph. *(Furosemid)* 61
Furunkel 216, **395**, **439**
Furunkulose 222
Fusariose 167
Fusicutan *(Fusidinsäure)* 222
Fusid *(Fusidinsäure)* 61

Fusidinsäure 222, 227, 439, 464
 - Creme 439, 446
FusidinsäureCreme 440
Fusionsinhibitoren 166
Futuril *(Citalopram)* 202
Fuzeon *(Enfuvirtid)* 166

G

Gabapentin 411–420, 426, 462
Gabapentin Hexal *(Gabapentin)* 188
Gabapentin ratiopharm *(Gabapentin)* 188, 426
Gabapentin Stada *(Gabapentin)* 188
Gabax *(Gabapentin)* 188
Gabitril *(Tiagabin)* 189
Gabrilen *(Ketoprofen)* 101
Galactorrhoe 249, 250
Galantamin 198
Gallenblasenkarzinom **518**
Gallenkolik 389
Gallenrefluxgastritis 137
Gallensteine 136, 137
Gallenwegsinfektionen 146, 147, 149, 158
Gallobeta *(Gallopamil)* 54
Gallopamil 54
Galsulfase 124
Gammagard S/D *(Immunglobuline)* 176
Gamunex 10% *(Immunglobuline)* 176
Ganciclovir 162, 380
Gangrän, diabetische 445
Gardasil *(Papillomvirus-impfstoff)* 18, 178
Gastracid *(Omeprazol)* 131
Gastrinom 379
Gastritis 133, **381**
 - akute erosive 381
Gastroduodenale
 - Ulzera 130, 131
Gastroenteritis 396
Gastrointestinale Blutung 140
Gastronerton *(Metoclopramid)* 134, 415
Gastroparese 133, 134
Gastroprotect *(Cimetidin)* 130
Gastrosil *(Metoclopramid)* 134
Gastrozepin *(Pirenzepin)* 133
G-CSF 175, 312, 314
Geburtseinleitung 249
Geburtshilfe 21

Gefäßverschluss 40, 82
Gehörgangsfurunkel 236, **486**
Gelafusal N *(Gelatinederivat)* 74
Gelatine 74
Gelatinederivate 74
Gelenkerkrankungen 101
Gelifundol *(Gelatinederivat)* 74
Gelomyrtol *(Cineol, Myrtol)* 281
Gelonida Schmerztbl.
 (Paracetamol + Codein) 106
Gelusil Lac *(Al-Mg-Silicat)* 132
Gelusil Liquid *(Al-Mg-Silicat)* 132
Gemcitabin 266, 514–518, 526
Gemfi *(Gemfibrozil)* 113
Gemfibrozil 113
Gemzar *(Gemcitabin)* 266
Genitalinfektionen 151, 155, 156
Genta ct *(Gentamicin)* 152
Gentamicin **152**, 222, 227, 229
 - Atmung 333–335, 340
 - Auge 467, 468
 - Gynäkologie 507, 510
 - Herz-Kreislauf 305, 306
 - Infektionen 394–408
 - Urogenital 491–501
Gentamicin AS *(Gentamicin)* 464
Gentamicin Hexal *(Gentamicin)* 152
Gentamicin-Augentropfen 397
Gentamicin-POS *(Gentamicin)* 227
Gentamicin-ratiopharm
 (Gentamicin) 152
Gentamycin 457, 507, 510
Gentamytrex *(Gentamicin)* 227
Gerbstoff 216
Gerinnungsfaktoren 86
Gernebcin *(Tobramycin)* 153
Gesichtsschmerz, atypischer 414
Gestagen 365, 510
Gestagene 126, 242, 243
Gestakadin *(Norethisteron)* 243
Gestoden 246
Gestose, EPH 507
Gevilon *(Gemfibrozil)* 113
GFR 544
GHRH 129
GHRH Ferring *(Somatorelin)* 129
Giardiasis 396
Gicht 362
Gichtanfall 105, 111, 363
Gichtmittel 111
Gilucor *(Sotalol)* 53, 69
Gilurytmal *(Ajmalin)* 39, 67

Gingium *(Ginkgo biloba)* 281
Ginkgo biloba 281
Ginkobil *(Ginkgo biloba)* 281
Ginkobil ratiopharm *(Ginkgo biloba)* 281
Gittalun *(Doxylamin)* 213
Gityl *(Bromazepam)* 210
Gladem *(Sertralin)* 203
Glasgow Coma Scale 409
Glaubersalz *(Natriumsulfat)* 528, 529
Glaucothil *(Dipivefrin)* 230
Glaukom, malignes 478
Glaukommittel 230
Glaupax *(Acetazolamid)* 231
Glianimon *(Benperidol)* 207
Glib ratioph. *(Glibenclamid)* 115
Glibenclamid 115, 358
Glibenhexal *(Glibenclamid)* 115, 358
Gliclazid 115
Glimedoc *(Glimepirid)* 115
Glimepirid 115, 116, 358
Glimepirid Hexal *(Glimepirid)* 115
Glimepirid Stada *(Glimepirid)* 115
Glimerid *(Glimepirid)* 115
Glimistada *(Glibenclamid)* 115
Glinide 115
Gliome 262
Gliquidon 115
Glivec *(Imatinib)* 274
Glomeruläre Filtrationsrate 544, 546
 - estimated 546
Glomerulonephritis 492
 - Immunkomplexnephritis 494
 - Immunkomplexnephritis, ANCA-assoziiert 494
 - Minimal change 492
 - rapid progressive 494
Gluca Gen *(Glucagon)* 120
Glucagon 120
Glucobay *(Acarbose)* 117
Glucobon *(Metformin)* 117
Glucocorticoid potency 109
Glucocorticoide 340
Glucophage *(Metformin)* 117, 358
Glucose 393
Glucose 120
Glucose 10% 72, 495
Glucose 20% 72, 353, 363, 393
Glucose 20-50% 370
Glucose 40 Braun *(Glucose 40%)* 40

Glucose 40 Miniplasco *(Glucose 40%)* 120
Glucose 40% 40, 72, 358, 373, 533
Glucose 5% 72, 352, 358, 385, 528, 533, 537
Glucose 50% *(Glucose)* 72
Glucose 70% 72
Glucosteril 40% *(Glucose 40%)* 120
Glukagon 358, 378, 533
Glukokortikoide **109**, 138
Glukovital *(Glibenclamid)* 115, 358
Glurenorm *(Gliquidon)* 115
Glutamatrezeptorantagonisten 193
Glycerol 72
Glycerotrinitrat 66, 288–296, 339, 537
Glycylcycline 150
Glycylpressin *(Terlipressin)* 128
Glykopeptide 157
Glysan *(Magaldrat)* 132
Godamed *(Acetylsalicylsäure)* 84, 100
Gold 107
Goldgeist Forte *(Pyrethrine + Piperonylbutoxid + Chlorocresol)* 224
Goldrutenkrautextrakt 282
Gonadorelin 129
Gonokokken 396
 - Arthritis 397
 - Endokarditis 397
 - Endometritis 396
 - Epididymitis 396
 - Gonoblennorrhoe 397
 - Meningitis 397
 - Proktitis 396
 - Salpingitis 396
 - Sepsis 397
 - Vulvovaginitis/Kinder 397
Gonorrhoe 146–154, **396**, 457
Goserelin 245, 503, 523
Goserelinacetat 526
Gramicidin 228, 468, 486
Granisetron 139, 513
Granisetron Hexal *(Dolasetron)* 139
Granisetron ratiopharm *(Dolasetron)* 139
Granocyte *(Lenograstim)* 175
Granufink *(Kürbissamen)* 281
Granulomatose 116
Gravistat 125 *(Ethinylestradiol/ Levonorgestrel)* 247

Gricin *(Griseofulvin)* 451, 453
Grippeimpfstoff Stada 2007/ 2008(Influenza-Impfstoff) 178
Grippin-Merz *(Amantadin)* 421, 422
Griseo *(Griseofulvin)* 169
Griseofulvin 169, 451, 453
Grüncef *(Cefadroxil)* 148
Grundimmunisierung 177
Guanethidin 231
Guanosinanaloga 162
Guillain-Barré-Syndr. 176
Gumbix *(Aminomethylbenzoesäure)* 83
Gürtelrose 216, **407**
Gutron *(Midodrin)* 44
Guttaplast *(Salicylsäure)* 225, 461
Gynäkologie 241
Gynäkologische Infektionen 145, 148
Gynäkomastie 379
Gynamon *(Estradiol + Norethisteron)* 243
Gyno Daktar *(Miconazol)* 223
Gynodian Depot *(Estradiol + Prasteron)* 244
Gynokadin *(Estradiol)* 241
Gyno-Pevaryl *(Econazol)* 223
Gyracip *(Ciprofloxacin)* 154
Gyrasehemmer 153
Gyroflox *(Ofloxacin)* 154

H

H+/K+-ATPase 131
H.P.-Eradikation 131, 151
H2-Blocker ratiopharm *(Cimetidin)* 130
H2-Rezeptor-Blocker 130
Haarwuchsmittel 226
Haemate HS *(Faktor VIII)* 86
Haemiton *(Clonidin)* 58
Haemo Exhirud Bufex *(Bufexamac + Bismut + Titan + Lidocain)* 141
Haemo ratioph. *(Bufexamac + Bismut + Titan + Lidocain)* 141
Haemocomplettan HS *(Faktor I)* 86
Haemoctin *(Faktor VIII)* 86
Haemofil *(Faktor VIII)* 310
Haemophilus influenzae 142
Haemopressin *(Terlipressin)* 128
Haemorrhagie 83
HAES 6% 307, 476
HAES steril 3% *(Hydroxyethylstärke)* 74

Hak – Hor

Hakenwurm 170
Halbelektrolytlösungen 72
Halbmond *(Diphenhydramin)* 213
Halbwertszeit 544
Halcion *(Triazolam)* 212
Haldol *(Haloperidol)* 40
Haldol Janssen *(Haloperidol)* 208
Haldol-Decanoat *(Haloperidol-Decanoat)* 434
Haloneural *(Haloperidol)* 208
Haloper *(Haloperidol)* 208
Haloperidol 40, 208, 410, 424, 428–434
Haloperidol Hexal *(Haloperidol)* 208
Haloperidol ratiopharm *(Haloperidol)* 208
Haloperidol-Decanoat 434
Halslymphknotentuberkulose 405
Hamadin N *(Saccharomyces boulardii)* 136
Hämarginat 143
Hämatopan F *(Folsäure + Eisen)* 77
Hämin 124
Hämoblastosen 261
Hämochromatose 368
Hämodiafiltration 528
Hämodialyse 528
Hämodynamische Entgleisung 303
Hämoperfusion 528
Hämophilie 86, 310
Hämorrhoidalmittel 141
Hämorrhoiden 141
Harmosin *(Melperon)* 209
Harnalkalisierung 240
Harnansäuerung 240
Harndrang 237
Harnstoff 219, 225
Harnverhalt, akut (postoperativ) 498
Harnweginfektionen 144–150, 153–158, 497
- Candida 393
Harpagin *(Allopurinol + Benzbromaron)* 111
Harzol *(Sitosterin)* 238
Hashimoto-Thyreoiditis 371
Haut infektionen 143–158
Hauterkrankungen 226
Haut-Weichteil-Infektionen 147
Hautmykosen 223
Hbvaxpro (Hepatitis B-Impfstoff) 177

HCT Beta *(Hydrochlorothiazid)* 63
HCT Hexal *(Hydrochlorothiazid)* 63
Hctad *(Hydrochlorothiazid)* 63
Hedelix *(Efeublätterextrakt)* 269
Heitrin *(Terazosin)* 59, 238
Helicobacternachweis 382
Helicobacter pylori, Eradikation 132
Helixate *(Faktor VIII)* 86
Helmex *(Pyrantel)* 170
Hemofil *(Faktor VIII)* 86
Hemolax *(Bisacodyl)* 134
Hemovert *(Dimenhydrinat)* 139
Heparin **79**, 81
- Antidot 81, 82
- Intoxikation 536
- niedermolekulares 79
- unfraktioniertes 79
Heparin 40, 79, 291, 292, 301, 307, 309, 336, 426, 475, 508
Heparin-Calcium ratiopharm *(Heparin)* 79
Heparin-Natrium Braun *(Unfraktion. Heparin)* 475
Heparin-Natrium ratiopharm *(Heparin)* 79
Heparinoide 80
Hepatische Encephalopathie 123
Hepatitis 386
- autoimmun 387
Hepatitis B 164, 175, 176
Hepatitis B-Impfstoff 177
Hepatitis C 163, 175, 176
Hepsera *(Adefovir Dipivoxil)* 188
Hepsera *(Adefovir)* 163
Herba thujae 281
Herbin Stodin *(ASS + Paracetamol + Coffein)* 106
Herceptin *(Trastuzumab)* 275, 525
Hereditäres Angioödem 461
Herglykoside, Intoxikation 537
Herpesenzephalitis 161
Herpes genitalis 161, 222
Herpesinfektion 162
Herpes integumentalis 222
Herpes labialis 222, 398
Herpes simplex 461
- Infektionen der Hornhaut 469
- Lidinfektion 465
- Ösophagitis 380
- Virus 397
- Vulvovaginitis 459, **504**

- Zervizitis 506
Herpes zoster 161, 222, 407
- Keratitis 469
- Lidinfektion 465
Herphonal *(Trimipramin)* 201
Herzkrankheit, ischämische 67
Herztransplantation 173
Herz ASS ratiopharm *(Acetylsalicylsäure)* 84
Herzinfarkt 46, 307
Herzinsuffizienz 46–52, 63–65, 70, 71, 294, **297**, 550
- akute 44
- Diagnostik 298
- Stadieneinteilung 297
- Therapie 298, 299
- Therapieziele 299
Herzklappe, künstliche 306
Herzoperation 307
Herzschrittmacher 294, 304
Herzsyndrom 53
- hyperkinetisches 53
HES 74
HES *(kolloidale Plasmaersatzlösung)* 474, 475, 508
HES 6% 308, 351, 475, 489
Hexobion *(Pyridoxin)* 75
Hirnabszesse 156
Hirnleistungsstörung 198
Hirnmetastasen 262
Hirnödem 64
Hirntumore 262
Hirsutismus 226
Hirudin 80
HIV 163, 164, 165, 166
- Infektion 163
- Protease 165
HMG-CoA-Reduktase 113
HNO-Infektionen **143**–158
HOCM 306
Hodentumoren 318
Hodenunterfunktion 127
Hodgkin, Morbus 319
Hodgkin-Lymphome 261
Hoggar N *(Doxylamin)* 213
Holoxan *(Ifosfamid)* 317
Homatropin 471, 472
Homatropin POS 1% *(Homatropin)* 471, 472
Hopfenextrakt 281
Hordeolum 144
Hormone 111

Handelsnamen = fett   Wirkstoffe = kursiv   Arzneimittel-Teil < S.283 < Therapie-Teil

Hormonpräparate 241
Hormonelle Kontrazeptiva 128, 246, **510**
Hormonsubstitution 511, 553
Hornhautpflegemittel 233
Hörsturz 489
Horton-Syndrom 195
HPV-Impfstoff 18
HRST, tachykarde 50, 52, 53
HRST, ventrikuläre 68, 69
HT1D-Rezeptorblocker 194
HT3-Rezeptorblocker 139
Humalog *(Insulin lispro)* 118
Humalog Mix 25, 50 *(Intermediärinsulin)* 119
Humancalcitonin 375
Humatin *(Paromomycin)* 153
Humatrope *(Somatotropin)* 376
Huminsulin Basal *(Intermediärinsulin)* 118
Huminsulin Normal *(Insulin normal)* 118
Huminsulin Profil II, III *(Intermediärinsulin)* 119
Humira *(Adalimumab)* 174
Hundebandwurm 394
Huntington, Chorea 410
Hustenreflex 92
Hustenstiller ratiopharm *(Clobutinol)* 93
Hustenstiller ratioph. *(Dextromethorphan)* 92
HVL, Funktionsdiagnostik 129
HVL-Tumoren 377
HWZ 544
Hyaluronsäure 233, 467
Hycamtin *(Topotecan)* 270, 516
Hydiphen *(Clomipramin)* 200, 431, 435
Hydragoga 134
Hydrcortison 141
Hydrea *(Hydroxycarbamid)* 273
Hydro Cebral ratioph. *(Dihydroergotoxin)* 198
Hydrochloroth 48, 49, 50
Hydrochlorothiazid 47–65
 - Atmung 338
 - Auge 478
 - Herz-Kreislauf 286, 299
 - Neurologie 425
 - Stoffwechsel 352, 372, 378
 - Urogenital 496

Hydrocodon 93
Hydrocort 450
Hydrocortison 110, 216, 229, 236,
 - Gynäkologie 504
 - Onkologie 523
 - *Salbe* 447
 - *Salbe, Creme* 446
 - Stoffwechsel 138, 370, 371, 376, 377
Hydrocortison *(Hydrocortison)* 110
Hydrocortison Hexal *(Hydrocortison)* 216
Hydrocortison Hoechst *(Hydrocortison)* 110
Hydrocortison POS *(Hydrocortison)* 229
Hydrocortison Wolff *(Hydrocortison)* 446, 447
Hydrocortisonacetat Creme 450
Hydrocortisonbutyrat 217
Hydrocortison-Wolff-Creme *(Hydrocortison)* 504
Hydrocutan *(Hydrocortison)* 216
Hydromorphon **97**, 424
Hydrotalcit 132
Hydrotrix *(Triamteren + Furosemid)* 65
Hydroxybuttersäure 182, 189
Hydroxycarbamid 273, 312–314
Hydroxychinolin 436, 437, 441
Hydroxychloroquinsulfat 108
Hydroxycobalamin 536
Hydroxyethylstärke 74, 290, 291, 489, 508
Hydroxyprogesteroncaproat 242
Hydroxyzin 94
Hydroxyzin *(Mizolastin)* 460
Hydroyprogesteron 503
Hygroton *(Chlortalidon)* 63
Hylan *(Hyaluronsäure)* 233
HYLOCOMOD *(Hyaluronsäure)* 467
Hymecromon 105
Hyperaktivität 218
Hyperaldosteronismus 64, 65, **372**
Hypercholesterinämie 113, 114
 - familäre 361
Hyperemesis gravidarum 509
HyperHAES *(Stärkederivat)* 74
Hyperhidrosis 193
Hyperhydratation 352

 - hypertone 352
 - hypotone 352
 - isotone 352
Hyperimerck *(Johanniskrautextrakt)* 281
Hyperkaliämie **353**
Hyperkalzämie 122
Hyperkalzämische Krise 123
Hyperkalziurie 354
Hyperkeratosen 225
Hyperlipidämie 113, **361**
Hyperlipoproteinämien 112, 113, 114, **361**
Hypermagnesiämie 355
Hypermenorrhoe 242, 249
Hyperosmolares Koma 360
Hyperparathyreoidismus 374
Hyperphosphatämie 375
Hyperprolaktinämie 250
Hypertensive Krise 41, 42, 56, 58, 60, **288**, 374
Hyperthermie, maligne 196
Hyperthyreose 53, 125, **369**, 553
Hypertone Hyperhydratation 352
Hypertonie **46**–65, 550
 - Klassifikation 285
 - pulmonale 60, 337
 - Risikofaktoren 285
 - Therapie 285, 297
Hypertriglyzeridämie 362
Hypertrophe obstruktive Kardiomyopathie (HOCM) 306
Hyperurikämie 111, 112, **362**
Hypnomidate *(Etomidat)* 40, 181
Hypnorex *(Lithiumcarbonat)* 431, 432
Hypnorex retard *(Lithiumcarbonat)* 205
Hypnotika 181, 210, 213
Hypocalcämie 69
Hypofibrinogenämie 96
Hypoglykämie 40, 120
Hypogonadismus 127
Hypokaliämie 353
Hypokalzämische Krise 354
Hypomagnesiämie 355
Hypoparathyreoidismus 76, 77, **375**
Hypophysäres Koma 376
Hypophysenfunktionsstrg. 129
Hypophysenvorderlappenhormone 128

Hypophysenvorderlappenüberfunktion 377
Hypopituitarismus 376
Hypotension 39
Hypothyreose 124, 125, **370**, 553
Hypothyreotes Koma 124
Hypotone Hyperhydratation 352
Hypotonie **44**, 60, 194, **289**
Hypromellose 467
Hypromellose 5% 350

I

Ibandronsäure 122, 374
Iberogast (Pflanzenextrakte) 281
Ibuhexal (Ibuprofen) 101
Ibuprofen 101, 342, 343, 415, 416, 424, 471, 487
Ibu-ratiopharm (Ibuprofen) 101
Ichtholan (Ammoniumbituminosulfonat) 216
Ichtholan spezial (Ammoniumbituminosulfonat) 216
Ichthoseptal (Chloramphenicol + Natriumbituminosulfonat) 222
Ichthyol (Ammoniumbituminosulfonat) 216
Ichthyol-Schwefel-Zink-Paste 2-4% 443, 447
Ichthyosen 449
Ichthyosis 220, 225
Idarubicin 269
IDEOS (Colecalciferol + Calciumcarbonat) 76
Idiopath. thrombozytopenische Purpura 312
Idom (Dosulepin) 200
Idoxuridin 222
Idursulfase 18, 124
IDV 166
I$_f$-Kanal-Hemmer 67
IFO-cell (Ifosfamid) 261
Ifosfamid 261, 318, 518
Ikterus 114
Ileus 197
 - paralytischer 133
Ilomedin (Iloprost) 85
Iloprost 85, 338, 342, 348
Imap (Fluspirilen) 208
Imatinib 274, 313
Imbun (Ibuprofen) 101
Imeson (Nitrazepam) 212

Imex (Tetracyclin) 220
Imidapril 46
Imiglucerase 124
Imigran (Sumatriptan) 195
Imipenem 142, 156, 333, 393, 400, 492, 509
Imipenem + Cilastin 328, 331, 332, 335
Imipramin 201, 416, 435, 501
Imipramin Neuraxpharm (Imipramin) 201
Imiquimod 226
Imiquimod 5% 458
Immunsuppressiva 109, 172
 - selektive 174
Immunsystem 172
Immuntherapeutika 172
Immunate (Faktor VIII) 86
Immunglobuline 312, 419
Immunine STIM plus (Faktor IX) 86
Immunisierung 179
Immunmangelsyndrome 176
Immunosporin (Ciclosporin) 172, 419
Imodium (Loperamid) 136
Imovane (Zopiclon) 215
Impavido (Miltefosin) 273
Impetigo 222
Impetigo contagiosa 440
Impfkalender 179
Implanon (Etonogestrel) 246
Impromen (Bromperidol) 207
Imukin (Interferon gamma-1b) 176
Imurek (Azathioprin) **172**, 419
Inda Puren (Indapamid) 63
Indapamid 48, 63
Inderal (Propranolol) 53
Inderm (Erythromycin) 220
Indikation 545
Indinavir 166
Indo ct (Indometacin) 102
Indobloc (Propranolol) 289
Indocolir (Indometacin) 229
Indomet ratiopharm (Indometacin) 102
Indometacin 102, 229
 - Atmung 341
 - Auge 470, 472
 - Haut 448, 456
 - Schmerz 342-346
 - Stoffwechsel 363, 367, 371
Indometacin AL (Indometacin) 102
Indo-paed (Indometacin) 102

Indoramin 59
InductOs (Dibotermin alfa) 123
Inegy (Ezetimib + Simvastatin) 114
INF-alpha 312, 313, 314, 522
INF-alpha 2a 386, 525
Infanrix (Tetanus- + Diphterie- + Pertussis-Toxoid) 177
Infanrix Hexa Diphterie-Tetanus-Pertussis-Poliomyelitis-Haemophilus influenzae-Hepatitis B-Impfstoff 178
Infarkt 84
Infectobicillin H (Azidocillin) 143
Infectocef (Cefaclor) 145
Infectocillin (Penicillin V) 143
Infectocipro 5%, 10% (Ciprofloxacin) 154
Infectoclont (Metronidazol) 482
Infectocortikrupp (Prednison) 484
Infectoflu (Amantadin) 162
Infectofos (Fosfomycin) 158, 417
InfectoKrupp Inhal (Epinephrin) 90
Infectomox (Amoxicillin) 144
Infectomycin (Erythromycin) 151
Infectoopticef (Cefixim) 149
Infectopedicul (Permethrin) 449
Infectopyoderm (Mupirocin) 440
Infectoroxit (Roxithromycin) 151
InfectoScab 5% Creme (Permethrin) 449
Infectostaph Kps. (Dicloxacillin) 144
Infectostaph Inj. (Oxacillin) 144
Infectotrimet (Trimethoprim) 155
Infectozidim (Ceftazidim) 147
Infektionen, pleurale 334
Inferax (Interferon alfacon-1) 175
Infiltrationsanästhesie 184
Inflanefran (Prednisolon) 229
Inflanegent (Gentamicin + Prednisolon) 229
Infliximab 174, 344-346, 384, 455, 456
Influenza 163
 - A Virusgrippe 162
 - Viren 162
Influenza-Impfstoff 178
Influsplit 2007/2008 (Influenza-Impfstoff) 178
Influvac 2007/2008 (Influenza-Impfstoff) 178
Infukoll 6% (Stärkederivat) 74
INH 159, 440

Inh – Isd

Inhalat 321
InhalativeBeta2-Mimetika 88
Inimur Myko *(Ciclopirox)* 223
Injektionsnarkotika 181
Inkomplette Wärmeauto-
    antikörper, Typ IgG 311
Inkontinenz 501
 - Drang- 501
 - Stress- 501
innohep *(Tinzaparin)* 80
innohep 20000 *(Tinzaparin)* 80
innohep multi *(Tinzaparin)* 80
Inositolnicotinat 114
Insektenstiche 216, 225, 226
Insidon *(Opipramol)* 204
Inspra 300
Inspra *(Eplerenon)* 64
Inspra *(Eplerenone)* 295
Insulin B. Braun ratioph. Basal
    (Intermediärinsulin) 118
Insulin B. Braun ratioph. Comb
    (Intermediärinsulin) 119
Insulin B. Braun ratiopharm
    Rapid *(Insulin normal)* 118
Insulin Aspart 118, 119
Insulin Glargin 119, 357
Insulin Insulatard
    (Intermediärinsulin) 118
Insulin lispro 118, 119, 357
Insulin normal 118
Insulin Novo semilente
    (Intermediärinsulin) 118
Insulin Protaphan HM
    (Intermediärinsulin) 118
Insulindetemir 119
Insuline
 - intermediärwirksame 118
 - kurzwirksame 118
 - langwirksame 118
 - schnellwirksame 118
 - Übersicht 117
Insulinglulisin 118
Insulin-Kombinationen 119
Insulinom 378
Insulin-Zink-Kristallsuspension 119
insuman BASAL
    (Intermediärinsulin) 118
insuman COMB
    (Intermediärinsulin) 119
insuman RAPID *(Insulin normal)* 118
Intal *(Cromoglicinsäure)* 95
Integrilin *(Eptifibatid)* 84, 291

Interaktionen 545
Interferon 175, 177
Interferon alfa-2a 175
Interferon alfa-2b 175
Interferon alfacon-1 175
Interferon beta-1a 176, 419
Interferon beta-1b 176, 419
Interferon gamma-1b 176
Intermediärinsuline 118, 119, 356
Intermediärwirksame Insuline 118
Interzeption 248
Intoxikation
 - Acetylsalicylsäure 529
 - Ajmalin, Prajmalin 529
 - Allgemeinmaßnahmen 528
 - Amanitin 530
 - Amantadin 530
 - Amphetamin 530
 - Antidepressiva 531
 - Antihistaminika 531
 - Arsen 532
 - Atropin 532
 - Barbiturate 532
 - Benzodiazepine 532
 - Betablocker 532
 - Biguanide 533
 - Biperiden 533
 - Blei 533
 - Botulismus 533
 - Carbamate 533
 - Chinin 533
 - Chloroquin 534
 - Chrom 534
 - Clenbuterol 534
 - Clobutinol 534
 - Clonidin 534
 - Cocain 535
 - Coffein 535
 - Cumarin 535
 - Cyanide 536
 - Dihydroergotamin 536
 - Eisen-(III)-verbindungen 536
 - Ethylenglykol 536
 - Heparin 536
 - Herzglykoside 537
 - Kalziumantagonisten 537
 - Knollenblätterpilz 530
 - Kupfer 537
 - Lithium 537
 - MAO-Hemmer 537
 - Methanol 537
 - Met-Hb-Bildner 538

 - Methotrexat 538
 - Mutterkornalkaloide 538
 - Neuroleptika 538
 - Opiate 538
 - Organophosphate 539
 - Paracetamol 539
 - Penicillin und Derivate 539
 - Pyrazolon-Verbindungen 539
 - Quecksilber 539
 - Reizgase 539
 - Reserpin 539
 - Säuren 540
 - Schaumbildner 540
 - Schilddrüsenhormone 540
 - Sulfonamide 540
 - Thallium 540
 - Theophyllin 540
 - Zink 540
Intrasil *(Sulpirid)* 206
Intrauterinpessar mit Kupfer 249
Intrauterinpessar mit
    Levonorgestrel 249
Intravasales Volumen 73, 74
Intrazellulärraum 543
Intrinsa *(Testosteron)* 61
Intron A *(IFN-alpha-2b)* 175, 386
Intron A *(IFN-alpha-2a/b)* 312
Intron A *(INF-alpha)* 313, 314, 379
Intubationsnarkose 97, 180
Invanz *(Ertapenem)* 156
Invirase *(Saquinavir)* 166
Ionsys *(Fentanyl)* 97
Iopidine *(Apraclonidin)* 230
Ipecacuanha-Sirup 528
Ipratropiumbromid 326
Ipratropiumbromid 45, 90, 326, 481
IPV Merieux *(Poliomyelitis-*
    Impfstoff) 178
IPV Virelon 178
Irbesartan 49, 50, 287, 297
Irenat *(Natriumperchlorat)* 125
Irenat *(Perchlorat)* 370
Irinotecan 270, 516–521
Iruxol *(Cl. histolyticum-*
    Kollagenase + Proteasen) 226
IS 5 mono ratioph.
    (Isosorbidmononitrat) 66
Iscador *(Mistelextrakt)* 281
Ischämie, zerebrale 84, 426
Iscover *(Clopidogrel)* 84
ISDN ratiopharm
    (Isosorbiddinitrat) 66

Isicom *(L-Dopa + Carbidopa)* 190
ISMN *(Isosorbidmononitrat)* 66
Ismo *(Isosorbidmononitrat)* 66
Iso Mack *(Isosorbiddinitrat)* 66
Isocillin *(Penicillin V)* 143
Isoconazol 451
Isocrom *(Cromoglicinsäure)* 95
Isoderm *(Isotretinoin)* 221
Iso-Eremfat *(Rifampicin + Isoniazid)* 160
Isofluran 182
Isofluran Baxter *(Isofluran)* 182
Isofluran Curamed *(Isofluran)* 182
Isoglaucon *(Clonidin)* 230
Isogutt-Augentropfen *(Natriumdihydrogenphosphat)* 234
Isogutt-Spüllösung *(Natriumdihydrogenphosphat)* 234
Isoket *(Isosorbiddinitrat)* 66
Isomol *(Macrogol + NaHCO3 + NaCl + KCl)* 135
Isomonit *(Isosorbidmononitrat)* 66
Isoniazid **159**, 160, 404–407, 418, 440, 466
Isoptin *(Verapamil)* 42, 55
Isoptin RR plus *(Verapamil + Hydrochlorothiazid)* 57
Isopto-Carbachol *(Carbachol)* 230
Isopto-Dex *(Dexamethason)* 228
Isopto-Flucon *(Fluorometholon)* 228
Isopto-Max *(Neomycin + Polymyxin B + Dexamethason)* 229
Isoretinoin 442, 443
Isosorbiddinitrat 66, 342, 381
Isosorbidmononitrat 66, 296
Isostenase *(Isosorbiddinitrat)* 381
Isotone Dehydratation 351
Isotone Hyperhydratation 352
Isotretinoin 221, 441–443
Isotretinoin Isis *(Isotretinoin)* 221
Isotretinoin ratiopharm *(Isotretinoin)* 221
Isotretinoin-Salbe 439
Isotrex *(Isotretinoin)* 221
Isoxazolylpenicilline 144
Isozid *(Isoniazid)* 159
Isozid compositum *(Isoniazid + Pyridoxin)* 160
Ispenoral *(Penicillin V)* 143
Isradipin 55
Italienische Tripletherapie 382
ITP 176

Itracal *(Itraconazol)* 167
Itraconazol 167, 390, 451–453, 459
Itraconazol ratiopharm *(Itraconazol)* 167
Itrop *(Ipratropiumbromid)* 45
Ivabradin 67
Ivermektin 449
Ixoten *(Trofosfamid)* 261

J

J131 369
Jacutin *(Lindan)* 224
Jacutin N *(Allethrin + Piperonylbutoxid)* 224
Januvia *(Sitagliptin)* 18, 116
Jarsin *(Johanniskrautextrakt)* 281
Jatrosom N *(Tranylcypromin)* 202
Jellin *(Fluocinolon)* 218
Jellin-Neomycin-Salbe *(Fluocinolonacetonid + Neomycinsulfat)* 486
Jelliproct *(Fluocinon + Lidocain)* 141
Jellisoft *(Fluocinolon)* 218
Jenacard *(Isosorbiddinitrat)* 66
Jenapurinol *(Allopurinol)* 111
Jeprolol *(Metoprololtartrat)* 52
Jodid 368
Jodmangelstruma 368
Jodthyrox *(Levothyroxin + Kaliumjodid)* 125
Johanniskraut 281
Johanniskraut ratioph. *(Johanniskrautextrakt)* 281
Jomax *(Bufexamac)* 216
Jonosteril *(Vollelektrolytlösung)* 71
Jonosteril HD 5 *(Halbelektrolytlösung)* 72
Jonosteril Na 100 *(Zweidrittelelektrolytlösung)* 71
Juckreiz 216, 225
Juformin *(Metformin)* 117
Junik *(Beclometason)* 91
Junizac *(Ranitidin)* 53
Jurnista *Hydromorphon)* 97
Jutabis *(Bisoprolol)* 51
Jutablox *(Metoprololtartrat)* 52
Jutacor Comp. *(Captopril + Hydrochlorothiazid)* 57
Jutalar *(Doxazosin)* 59
Jutamox *(Amoxicillin)* 144
Jutapress *(Nitrendipin)* 56

Jutaxan *(Enalapril)* 46
Juventa! *(Atenolol)* 51

K

K1 77
Kaban *(Clocortolon)* 217
Kabanimat *(Clocortolon)* 217
Kaletra *(Lopinavir + Ritonavir)* 166
Kalinor *(Kalium)* 69
Kalinor ret. P *(Kalium)* 69
Kalitrans *(Kalium)* 69
Kalium 69
- kaliumfreie Lösungen 72
- Präparate 69
- kaliumsparende Diuretika 63
- Substitution 69
Kalium 69, 353, 534
Kalium Verla *(Kalium)* 69
Kaliumcanrenoat 64
Kaliumchlorid 69, 389
Kaliumchlorid *(Kaliumchlorid)* 69
Kaliumiodid 125, 368
Kalium-Natrium-Hydrogencitrat 240
Kaliumphosphat 358
Kalma *(Tryptophan)* 205
Kälteschäden 225
Kalymin *(Pyridostigmin)* 197
Kalzium **69**, 354, 365, 366, 375
Kalzium carbonat 500 *(Kalziumkarbonat)* 495
Kalziumantagonist **56**, 287
- Intoxikation 537
Kalziumcarbonat 366, 375, 495
Kalziumglukonat 495
Kalziumgluconat 10% 353–355, 375, 385, 537
Kalziumoxalatsteine 497
Kamillenblütenextrakt 281
Kamillosan *(Kamillenblütenextrakt)* 281
Kammerflimmern 44
Ka-Na-Hydrogencitrat 313, 496, 497
Kanamycin 227, 467, 468
Kanamycin-POS *(Kanamycin)* 227
Kanamytrex *(Kanamycin)* 227
Kana-Stulln *(Kanamycin)* 227
Kanavit *(Phytomenadion)* 77
Kan-Ophtal *(Kanamycin)* 227
Kapanol *(Morphin)* 98
Kaposi-Sarkom 272
Kardiogener Schock 295
Kardiologie 285

Kar – Kor

Kardiomyopathie, hypertrophe obstruktive 306
Kardioversion 294, 303
Kariesprophylaxe 76
Karil *(Calcitonin)* 123
Karil *(Lachscalcitonin)* 375
Karison *(Clobetasol)* 218
Karminativa 132, 135
Karvea *(Irbesartan)* 49
Karvezide *(Irbesartan + Hydrochlorothiazid)* 50
Karzinoid 379
Karzinom
- Anal- 513
- Blasen- 514
- Bronchial- 515
- kolorektales 519
- Leberzell- 520
- Magen- 521
- Mamma- 523
- Nieren- 525
- Ösophagus- 525
- Ovarial- 526
- Pankreas- 526
- Prostata 526
Katadolon *(Flupirtin)* 196
Katatonie, perniziöse 428
Kationenaustauscher 70
Kaveri *(Ginkgo biloba)* 281
Kawasaki-Syndr. 176
KCl 393, 537
KCl 7.45% 353–360, 374
Keciflox *(Ciprofloxacin)* 154
Keimempfindlichkeit 142
Keimax *(Ceftibuten)* 149
Keimzelltumor 517
Keltican N *(Uridin + Cytidin)* 199
Kentera *(Oxybutynin)* 237
Kepinol *(Trimethoprim + Sulfamethoxazol)* 155
Kepivance *(Palifermin)* 175
Keppra *(Levetiracetam)* 188
Keratitis 468
- bakterielle Ulzera 468
- Herpes zoster 469
- Keratomykose 468
Keratitisprophylaxe 398
Keratokonjunktivitis sicca 467
Keratomykose 468
Keratoplastika 225
Kerlone *(Betaxolol)* 51
Kessar *(Tamoxifen)* 245

Ketamin 40, 182
Ketamin curamed *(Ketamin)* 40
Ketamin Deltaselect *(Ketamin)* 182
Ketamin Inresa *(Ketamin)* 182
Ketamin ratiopharm *(Ketamin)* 182
Ketanest S *(Esketamin)* 39, 181
Ketek *(Telithromycin)* 151
Ketoconazol 167, 223, 372, 468, 474
Ketoconazol-Creme 447, 451, 453
Ketof *(Ketotifen)* 95
Ketofex *(Ketotifen)* 95
Ketolide 151
Ketoprofen 101
Ketorolac 229, 470
Ketotifen 95, 324, 467
Ketotifen Stada *(Ketotifen)* 95
Kevatril *(Granisetron)* 139
KHK 50–56, 84
Kieferinfektionen 152
Kineret *(Anakinra)* 174, 344
Kinetose 213
Kinzal komb *(Telmisartan + Hydrochlorothiazid)* 50
Kinzal mono *(Telmisartan)* 49
Kirim *(Bromocriptin)* 191
Kivexa *(Abacavir + Lamivudin)* 163
Klacid *(Clarithromycin)* 151
Klappenfehler, rheumatische 306
Klazid *(Clarithromycin)* 400
Klean Prep *(Macrogol + Na2SO4 + NaHCO3 + NaCl + KCl)* 135
Kleiderläusen 224
Klimakterium 241–244
Klimonorm *(Östradiolvalerat + Levonorgestrel)* 511
Klinomycin *(Minocyclin)* 442–444, 464, 468
Klinoxid *(Benzoylperoxid)* 221, 439–442
Kliogest N *(Estradiol + Norethisteron)* 243
Klismacort *(Prednisolon)* 110
Knocheninfektionen 145–148, 152–158
Knochenmarktransplantation 19
Knochenmorphogene Proteine 123
Knollenblätterpilz-Intoxikation 530
Kogenate *(Faktor VIII)* 86
Kohle Hevert *(Carbo medicinalis)* 136
Kohle Pulvis *(Carbo medicinalis)* 136

Kohlenhydratbedarf 72
Kohlenhydratlösungen 72
Kohlenhydratzusatz 72
Kokzidioidomykose 167
Kolik 39, 104
- Gallen- 389
- Nieren- 497
Kollagenase 226
Kolloidale Substanzen 74
Kolloidale
- Lösung 10% 460
- Plasmaersatzlösung 474, 475
Kolorektales Karzinom **519**
- Mayo-Clinic Protokoll 519
Koloskopie 389
Koma
- hyperosmolares 360
- hypophysäres 376
- hypothyreotes 376
- Leber- 388
- Myxödem- 377
Kombinationsinsulin 356
Kompartimente 543
Kompensan *(Al-Na-Carbonat-dihydroxid)* 132
Konakion *(Phytomenadion)* 77
Konakion MM Roche *(Phytomenadion)* 385
Konjunktivitis 466
- allergische 467
- bakterielle 467
- viral 468
Kontaktekzem 446
Kontrazeption **246–249**
- Depotpräparate 511
- Einphasenpräparate 510
- hormonelle 510
- IUD 511
- Minipille 511
- Postkoitalpille 511
- Zweiphasenpräparat 510
Kontrazeptiva
- hormonelle 128, 246
- intrauterine 248
Kopf-, Filz-, Kleiderläusen 224
Kopfläusen 224
Kopfschmerzen **414**
Koprostase 553
Korodin *(Campher- + Crataegusextrakt)* 281
Koronarintervention 84
Koronarmittel 66

Koronarspasmen 54
Koronare
- Herzkrankheit 291
- Herzkrankheit, Hypertonietherapie 297
Koronarsyndrom, akutes 39
Körperoberflächenberechnung
- Normogramm 556
- Tabelle 554
Kortikoid ratioph. 217
Kortikoide 109, 109, 138, 216
- Auge 228, 229
- inhalative 91
- Nase 236
Kortison 455
Krampfanfall 39, 213
Krätze 449
Kreatininclearance 546
Kreislaufdysregulation 351
- dynamisch labile 289
Kreislaufschock 44
Kreislaufstörung, hypotone 44
Kreon (Pankreatin) 137, 341, 385
Krise
- Addison 41, 373
- hyperkalzämische 123, 354
- hypertensive 41, 42, 56, 58, 59, 60, **288**, 374
- hypokalzämische 354
- thyreotoxische 125
Krupp **485**
Kryptokokkose 168
Künstliche Herzklappe 306
Kupfer, Intoxikation **537**
Kürbissamen 281
Kurznarkose 40, 212
Kurzwirksame Insuline 118
Kybernin HS (Antithrombin III) 86

L

Labocane (Benzocain) 216
Lachscalcitonin 375
Lacidipin Isradipin 55
Lac-Ophtal (Filmbildner) 233
Lacrimal (Filmbildner) 233, 467
Lacrisic (Filmbildner) 233
Lactulose 134, 388
Lactulose ratioph. (Lactulose) 134
Lafol (Folsäure) 77
Laktation 251
Lamblia intestinalis 396
Lambliasis 156

Lamictal (Lamotrigin) 188
Lamisil (Terbinafin) 169
Lamivudin 164, 386
Lamo Tad (Lamotrigin) 188
Lamo-Q (Lamotrigin) 188
Lamotriax (Lamotrigin) 188
Lamotrigin 188, 204, 411-413, 420, 432
Lamotrigin Hexal (Lamotrigin) 188
Lamotrigin ratioph. (Lamotrigin) 188, 204
Lamra (Diazepam) 211, 484
Langkettige Triglyceride 73
Langwirksame Insuline 119
Langzeitantikoagulation 81
Lanicor (Digoxin) 39, 70, 300, 301, 338
Lanitop (Metildigoxin) 71
Lanreotid 140, 379
Lansoprazol 131, 380, 381
Lansoprazol Hexal (Lansoprazol) 131
Lansoprazol Sandoz (Lansoprazol) 131
Lanso-Q (Lansoprazol) 131
Lansox (Lansoprazol) 131
Lantarel (Methotrexat) **108**, 220
Lantus (Insulin Glargin) 119
L-Arginin-Hydrochlorid (Argininhydrochlorid) 75
Lariam (Mefloquin) 171
Laronidase 124
Larylin Husten Stiller (Dropropizin) 92
Laryngitis 484
Lasix (Furosemid) 40, **61**
L-Asparaginase 16
Latanoprost 231, 476, 477
Laticort (Hydrocortisonbutyrat) 217
Laubeel (Lorazepam) 211
Laxans ratioph. (Bisacodyl) 134
Laxantien 134
Laxoberal (Natriumpicosulfat) 135
Laxofalk (Macrogol) 134
LCT 73
L-Dopa 190, 421, 422
Leberabszess 388
Leberegel 170
Leberinsuffizienz 73
Leberkoma 153, 388
Lebertransplantation 173
Leberzellkarzinom 520

Leberzirrhose 387
Lebic (Baclofen) 196
Lederlind (Nystatin) 224
Lefax (Simeticon) 135
Leflunomid 108, 344, 346
Legalon Sil (Silibinin) 530
Legionärskrankheit, Legionellose 398
Legionellen 397, 398
Leios (Ethinylestradiol/ Levonorgestrel) 247
Leishmaniasis 159
Leitungsanästhesie 184
Lendorm (Brotizolam) 210
Lendormin (Brotizolam) 210
Lenograstim 175, 312, 314
Lenoxin (Digoxin) 70
Lepirudin 81
Leponex (Clozapin) 209
Lepra 160
Leptilan (Valproinsäure) 186, 186
Lercanidipin 55, 297
Letrozol 245, 523, 524
Leucovorin (Folinsäure) 473
Leukämie
- akute 315
- chronisch myeloische 313
- Promyelozytenleukämie 315
Leukase N (Framycetin) 222, 445
Leukeran (Chlorambucil) 260, 311, 316, 317, 493
Leukotrienrezeptorantagonisten 95
Leukovorin (Folinsäure) 473
Leuprorelin 246, 502, 503, 526
Leustatin (Cladribin) 264
Levemir (Insulindetemir) 119
Levetiracetam 188, 411-413
Levey-Formel 544
Levitra (Vardenafil) 239
Levium (Levomepromazin) 206
Levobunolol 230, 476, 478
Levobupivacain 184
Levocabastin 232, 235, 467, 480
Levocetirizin 94, 447, 448, 459, 460
Levodopa 190
Levodopa ratiopharm comp (L-Dopa + Carbidopa) 190
Levofloxacin 154, 228
- Atmung 327-, 334, 340
- Auge 468
- HNO 485-488
- Infektionen 398
Levogynon (Levonorgestrel) 248

Lev – Lor

Levomepromazin 206, 417, 424, 428, 433
Levomepromazin Neuraxph. *(Levomepromazin)* 206
Levomethadon 97
Levonorgestrel 243, 247, 248, 511
Levophta *(Levocabastin)* 467
Levothyroxin (T4) 124, 368–371, 376, 377
Lexostad *(Bromazepam)* 210
Lexotanil *(Bromazepam)* 210
LHRH 129
LHRH Ferring *(Gonadorelin)* 129
LH-RH-Agonisten 128, 245
Librium *(Chlordiazepoxid)* 210
Licain *(Lidocain)* 184
Lichen ruber 217, 218, 220, **450**
Lichen sclerosus 218, **503**
Lichtdermatose polymorphe 448
Lidabszess 464
Lidfurunkel 464
Lidinfektion
 - Herpes simplex 398, 465
 - Herpes zoster 465
Lidocain **68**, 75, 141, 184, 303, 343, 529–538
Lidoposterine *(Lidocain)* 141
Lidphlegmone 464
Lidretraktion 478
Lifestyle-Arzneimittel 546
Lifestyle-Modifikation 286
Likuden M *(Griseofulvin)* 169
Limptar N *(Chininsulfat)* 195
Linalocort Triam *(Triamcinolonacetonid)* 217
Lincosamide 152
Lindan 224, 449
Lindan/Benzyl-Benzoat Emulsion 449
Lindoxyl *(Ambroxol)* 87
Linezolid 142, 157, 333, 340
Linksherzinsuffizienz 41
Linola *(ungesättigte Fettsäuren)* 446, 447
Linola Gamma *(Nachtkerzensamen-Öl)* 446
Linola Sept *(Clioquinol)* 465
Linola Urea *(Harnstoff)* 225, 449
Linola-H N *(Prednisolon)* 216
Lioresal *(Baclofen)* 196, 419, 425
Liothyronin 125
Lipasehemmer 121
Lipidil *(Fenofibrat)* 113

Lipidil 145 ONE *(Fenofibrat)* 113
Lipidil Ter *(Fenofibrat)* 113
Lipidsenker **112**, 114
Lipocol *(Colestyramin)* 114, 361, 386, 388
Lipofundin 20% *(Fettlösung)* 73
Lipo-Merz *(Etofibrat)* 112
Liponsäure 199
Liponsäure-ratiopharm *(Liponsäure)* 199
Lipopeptide 158
Liposic *(Carbomer)* 467
Liposic *(Filmbildner)* 233
Liposomales Amphotericin B 390, 392, 393
Lipotalon *(Dexamethason)* 109, 398, 399, 401
Lipovenös MCT 20 *(Fettlösung)* 73
Lipox Bezafibrat *(Bezafibrat)* 112
Liprevil *(Pravastatin)* 292
Liprolog Mix *(Intermediär-insulin)* 119
Liprolog *(Insulin lispro)* 118
Liquemin N *(Heparin)* 40
Liquidepur *(Natriumpicosulfat)* 135
Liquifilm *(Filmbildner)* 233
Liquifilm *(Polyvinylalkohol)* 467
Liquor carbonis detergens (Steinkohlenteer) 446
Liquor carbonis detergens-Creme 455
Lisi Lich *(Lisinopril)* 46
Lisibeta Comp. *(Lisinopril + Hydrochlorothiazid)* 48
Lisidigal *(Lisinopril)* 46
Lisidigal Hct *(Lisinopril + Hydrochlorothiazid)* 48
Lisigamma *(Lisinopril)* 46
Lisihexal *(Lisinopril)* 46
Lisino *(Loratadin)* 94
Lisinopril 46, **48**
Lisinopril ratioph. *(Lisinopril)* 46
Liskantin *(Primidon)* 187
Lisodura *(Lisinopril)* 46
Listeriose 144, 145
Lisurid 191, 250, 377
LITAK *(Cladribin)* 264
Litalir *(Hydroxycarbamid)* 273
Lithiofor *(Lithiumsulfat)* 205
Lithium 431, 432
Lithium Apogepha *(Lithiumcarbonat)* 205

Lithium, Intoxikation 537
Lithiumacetat 205
Lithiumcarbonat 205
Lithiumsulfat 205
Litholfalk *(Cheno- + Ursodeoxycholsäure)* 137
Litholyse 389
Livial *Tibolon* 244
Liviella *(Tibolon)* 244
Livocab *(Levocabastin)* 235
Livostin *(Levocabastin)* 232
Lobivon *(Nebivolol)* 52
Locacorten *(Flumetason)* 217
Locacorten-Vioform *(Flumetason/Clioquinol)* 446, 447, 454
Loceryl *(Amorolfin)* 223
Locol *(Fluvastatin)* 110
Lodoxamid 232, 467
Loftan *(Salbutamol)* 90
Logimax *(Felodipin + Metoprololsuccinat)* 56
Lokalanästhesie 40
Lokalanästhetika 184
Lomefloxacin 228
Lomir *(Isradipin)* 55
Lomir Sro *(Isradipin)* 55
Lomustin 262
Longasteril 40 *(Dextran)* 73
Longasteril 70 *(Dextran)* 73
Lonolox *(Minoxidil)* 60
Lopalind *(Loperamid)* 136
Lopedium *(Loperamid)* 136
Loperamid 136, 379
Loperamid ratiopharm *(Loperamid)* 136
Lopinavir 166
Lopirin *(Captopril)* 46
Lopresor *(Metoprololtartrat)* 52
Loracarbef 149, 395
Loraderm *(Loratadin)* 447, 448, 459, 460
Lorafem *(Loracarbef)* 149
Loralerg *(Loratadin)* 94
Lorano *(Loratadin)* 94
Loratadin 94, 386, 447, 448, 459, 460, 481
Loratadura *(Loratadin)* 94
Loravis *(Loratadin)* 94
Lorazepam 211, 428, 429, 434, 435
Lorazepam neuraxpharm *(Lorazepam)* 211
Loretam *(Lormetazepam)* 211

PDA Version auf www.media4u.net

Lor – Mao

Lorinden Teersalbe *(Steinkohlenteer)* 219
Lormetazepam 211
Lormetazepam ratiopharm *(Lormetazepam)* 211
Lornoxicam 102
Lorzaar *(Losartan)* 49
Lorzaar plus *(Losartan + Hydrochlorothiazid)* 50
Losartan 49, 50, 287, 297, 300, 493
Lösferron *(Eisen-(II)-Glycin-Sulfat-Komplex)* 310
Lösferron *(Eisen-II-Ion)* 77
Losopt *(Dorzolamid + Timolol)* 231
Lösungen, kaliumfreie 72
Lotemax *(Lotepredol)* 229
Lotepredol 229
Lotio alba 459
Lotio alba 2% 462
Lovabeta *(Lovastatin)* 113
Lovahexal *(Lovastatin)* 113
Lovastatin 113
Lovastatin ratiopharm *(Lovastatin)* 113
Lovelle *(Ethinylestradiol/Desogestrel)* 246
Lovenox *(Enoxaparin)* 79
Loxin *(Azelastin)* 232
L-Polamidon *(Levomethadon)* 97
L-Thyroxin *(Levothyroxin)* 124
L-Thyroxin Henning inject 0,5mg *(Levothyroxin)* 377
L-Thyroxin ratioph.arm *(Levothyroxin)* 124
L-Tryptophan ratiopharm *(Tryptophan)* 205
Lucentis *(Ranibizumab)* 18, 234
Lues 151, **456**
– connata 402
– erworben 402
– latens 402
– Neurolues 402
Lumbago 196, **417**
Lumefantrin 170
Lumigan *(Bimatoprost)* 231
Luminal *(Phenobarbital)* 187
Luminaletten *(Phenobarbital)* 187
Lumiracoxib 17, 103
Lungenegel 170
Lungenembolie 40, 62, 83, **335**
Lungenemphysem 328
Lungenentzündung 329

Lungenödem 40, 41, 66, 289, **339**
Lungentuberkulose 404
Lupus 346
– nephritis 494
– vulgaris 404
Lupus erythematodes 107, 108, 217, 346
Luvased *(Baldrian- + Hopfenextrakt)* 281
Lymphadenitis 143
Lymphoglobulin Merieux *(Antilymphozytenglobulin)* 143
Lymphogranuloma venerum 458
Lymphome 260, 262
Lyndiol *(Ethinylestradiol/ Lynestrenol)* 502
Lynestrenol 242, 247, 502
Lynestrol 503
Lyogen *(Fluphenazin)* 207
Lyorodin *(Fluphenazin)* 207
Lyrica *(Pregabalin)* 188
Lyrinel Uno *(Oxybutynin)* 237
Lysetherapie 475
Lysin-Acetylsalicylsäure 415
Lysodren *(Mitotan)* 273
Lysthenon *(Suxamethonium)* 183

M

M Prednihexal *(Methylprednisolon)* 110
M. Bechterew 174
M. Crohn 174
M. Darier 220
M. Hodgkin 262
M. Waldenström 260
M. Wilson 108
Maalox 70 *(Mg-hydroxid + Al-oxid)* 132
Maaloxan *(Mg-hydroxid + Al-oxid)* 132
MabCampath *(Alemtuzumab)* 275
MabThera *(Rituximab)* 275
Macrodex 6% *(Dextran)* 73
Macrogol 134, 135
Macrogol *(Macrogol)* 135
Macrogol 335 389
Macrogol Stada *(Macrogol)* 134
Macugen *(Pegabtanib)* 234
Madopar *(L-Dopa + Benserazid)* 190
Magaldrat 132
Magaldrat-ratiopharm *(Magaldrat)* 132

Magastron *(Magaldrat)* 132
Magen 130, **380**
Magenbeschwerden, säurebedingte 132
Magen-Darm-Infektionen 152
Magen-Darm-Schmerzen 106
Magen-Darm-Spasmen 105
Magen-Darm-Trakt-Infektionen 144, 145, 157
Magenkarzinom **521**
Maggisuppe 351
Magium *(Magnesium)* 69
Magna *(Glimepirid)* 115
Magnesiocard *(Magnesium)* 69
Magnesiummangel 69
Magnesiumpräparate 69
Magnesium 69, 534
Magnesium Diasp. *(Magnesium)* 69
Magnesium ratiopharm *(Magnesium)* 69
Magnesium Verla *(Magnesium)* 69
Magnesiumaskorbat 20% 509
Magnesiumhydrogencitrat 355
Magnesiumhydrogenphosphat 355
Magnesiumsulfat 509
Magnetrans forte *(Magnesium)* 69
Makrolide 151, 334
Makuladegeneration 234
Malaria-Prophylaxe 170, 171
Malaria-Therapie 170
Malaria tropica 170
Malaria tropica Prophylaxe 171
Malarone *(Proguanil + Atovaquon)* 171
Malarone junior *(Proguanil + Atovaquon)* 171
Maligne Hyperthermie 196
Malignes Glaukom 478
Malignes Melanom 260
Malignome 112
Mamma-Ca 127, 242–246, 260, **523**
Manidipin 55
Manie 186, 205, **432**
Maninil *(Glibenclamid)* 115, 358
Mannit *(Mannitol)* 64
Mannitol 64, 231, 478
Mannitol *(Mannitol)* 64, 231
Manyper *(Manidipin)* 56
MAO 202
– A-Hemmer 202
– B-Hemmer 192, 202
– Hemmer, Intoxikation 537

Mao – Met

Maotil (Selegilin) 192
Mapox (Aciclovir) 161
Maprolu (Maprotilin) 201
Maprotilin 201
Maprotilin ct (Maprotilin) 201
Maprotilin-ratiopharm (Maprotilin) 201
Marax (Magaldrat) 132
Marcumar (Phenprocoumon) 81
Marcuphen (Phenprocoumon) 81
Mareen (Doxepin) 201
Marvelon (Ethinylestradiol/ Desogestrel) 246
Masern-Mumps-Röteln-Impfstoff 178
Masern-Mumps-Röteln-Varicellen-Impfstoff 178
Masern-Prophylaxe 176
Mastitis 222, 249, **510**
Mastodynie 502
Mastodynon 502, 503
Mastoiditis 488
Mastopathia cystica 243
Mastopathia fibrosa cystica 242
Mastopathie 502
Mastu S (Bufexamac + Bismut + Titan + Lidocain) 141
Mastzellstabilisatoren 95
Matrifen (Fentanyl) 97
Mavid (Clarithromycin) **151**
Maxalt (Rizatriptan) 195
Maxipime (Cefepim) 147
Maycor (Isosorbiddinitrat) 381
MCP Hexal (Metoclopramid) 134
MCP ratioph. (Metoclopramid) 134
MCP-Isis Trpf. (Metoclopramid) 424
MDRD-Formel 546
Meaverin (Mepivacain) 184
Mebemerck (Mebeverin) 105
Mebendazol 169, 399, 403
Mebeverin 105
Meclozin 139
Medacalm (Pfefferminzöl) 281
Medactin (Estramustin) 272
Medazepam 212
Mediabet (Metformin) 117
Medikinet (Methylphenidat) 214
Meditonsin (Eisenhut, Mercurius cyanatus, Atropin) 281
Medivitan N (Pyridoxin + Cyanocobalamin + Folsäure + Lidocain) 75

Medivitan N Neuro (Thiamin + Pyridoxin) 75
Medoxa (Oxaliplatin) 262
Medrate (Methylprednisolon) 110
Medrogeston 242, 244, 502, 503, 511
Medroxyprogesteron 243, 244
Medroxyprogesteronacetat 242, 246, 365, 511, 523
Mefloquin 171
Mefoxitin (Cefoxitin) 148
Mefrusid 53, 57, 61, 63
Megacillin oral (Penicillin V) 143
Megalac Almasilat (Almasilat) 132
Megaloblastäre Anämie 311
Megestat (Megestrolacetat) 243
Megestrolacetat 243
Meglucon (Metformin) 117
Meladinine (Methoxsalen) 220
Melanom, malignes 271
Melleril (Thioridazin) 206
Melneurin (Melperon) 209
Melocin (Mezlocillin) 388, 501
Melopat (Betahistin) 489
Melox Gry (Meloxicam) 102
Meloxicam 102
Meloxicam ratiopharm (Meloxicam) 102
Melperon 209, 430
Melperon ratioph. (Melperon) 209
Melphalan 261, 318, 320
Memantin 198, 429
Menière, Morbus 488
Meningitec (Meningokokken C-Oligosaccharid) 177
Meningitis 143, 145, 147, 152, 153, 156, 158, **398**, **417**
– tuberculosa 406
Meningoenzephalitis, Herpes simplex 397
Meningokokken 142, 160
Meningokokken C-Oligosaccharid 177
Menjugate (Meningokokken C-Oligosaccharid) 177
Menorrhagie 242
Menstruationsbeschwerden 243
Menstruationsstörungen 242
Mephenesin 196
Mepihexal (Mepivacain) 184
Mepindolol 51
Mepivacain 40, 184

Meprolol comp. (Metoprololtartrat + Hydrochlorothiazid) 54
Meptazinol 99
Meptid (Meptazinol) 99
Mercaptopurin 264
Mercurius cyanatus 281
Meresa (Sulpirid) 206
Merigest (Estradiol + Norethisteron) 243
Merimono (Estradiol) 241
Meronem (Meropenem) 156
Meropenem 156, 328, 329, 331, 332, 333, 341, 393, 400, 417
Mesalazin 137, 383, 384
Mescorit (Metformin) 117, 358
Mesna 347–349, 494, 514, 515, 518, 523
Mestinon (Pyridostigmin) 197
Mesuximid 186
Metabolische Alkalose 356
Metabolische Azidose 355
Metalcaptase (Penicillamin) 108
Metalyse (Tenecteplase) 82
Metamizol 40, 104, 415, 416, 424, 462, 497
Metamizol Hexal (Metamizol) 104
Metamucil (Flosa) 135
Metastasen 122
Meteorismus 135, 137
Meteozym (Pankreatin + Dimeticon) 137
Metex (Methotrexat) 108
Metformin 116, 117, 358
Metformin Dura (Metformin) 117
Metformin ratiopharm (Metformin) 117
Methämoglobinämie 76
Methanol, Intoxikation 537
Met-Hb-Bildner, Intoxikation 538
Methergin 509
Methicillin resistant Staphylococcus aureus 144
Methicillin sensitive Staphylococcus aureus 144
Methicillin 144
Methio Tad (Methionin) 240
Methionin 240, 490, 497
Methionin Stada (Methionin) 240
Methiotrans (Methionin) 240
Methizol (Thiamazol) 125
Methocarbamol 196
Methohexital 181

Met – Min

Methotrexat 108, 220, 263
- Auge 471
- Blut 316, 318
- Haut 455, 456
- Intoxikation 538
- Neurologie 419
- Onkologie 514, 523
- Schmerz 343–349
Methyldopa Stada (α-Methyldopa) 58
Methylenblau 538
Methylphenidat 214
Methylphenidat Hexal *(Methylphenidat)* 214
Methylprednisolon 110, 218
- Atmung 327, 341
- Auge 474–476
- Haut 445, 460
- HNO 481, 492, 493
- Neurologie 414, 418, 420
- Urogenital 494
Methylprednisolonaceponat 448
Methysergid 379, 414
Metildigoxin 70
Metipranolol 230, 231, 477
Metixen 193, 422
Metoclopramid 41, 106, 134, 415, 424, 513
Metohexal *(Metoprololtartrat)* 52
Metohexal comp. *(Metoprololtartrat + Hydrochlorothiazid)* 54
Metohexal Succ Comp. *(Metoprololsuccinat + Hydrochlorothiazid)* 54
Metohexal-Succ *(Metoprololsuccinat)* 52
Metoprolol
- Gynäkologie 508
- Herz-Kreislauf 287, 292–304
- Neurologie 416
- Vergiftungen 530, 534, 535
Metoprolol ratioph. *(Metoprololsuccinat)* 52
Metoprolol ratiopharm comp. *(Metoprololsuccinat + Hydrochlorothiazid)* 54
Metoprololsuccinat 52–56, 299
Metoprololsuccinat plus 1A *(Metoprololsuccinat + Hydrochlorothiazid)* 54
Metoprololtartrat 52, 54, 57

Meto-Succinat Sandoz *(Metoprololsuccinat)* 52
Metrocreme *(Metronidazol)* 443
Metrogel *(Metronidazol)* 443
Metronidazol 142, **156**
- Basiscreme 0,75–2% 443
- Gynäkologie 504–509
- Haut 459
- HNO 482, 499, 500
- Infektionen 390–396, 403, 439
- Magen-Darm 382, 383, 388
Metronidazol Deltaselect *(Metronidazol)* 156
Metronidazol Fresenius *(Metronidazol)* 156
Metronidazol-ratioph. *(Metronidazol)* 156
Metronour *(Metronidazol)* 156
Metrorrhagie 242
Metyped *(Methylprednisolon)* 110
Metyrapon 372
Metyrosin *(Methyl-para-Tyrosin)* 373
Metysolon *(Methylprednisolon)* 481
Mevacor *(Lovastatin)* 113
Mevalotin protect *(Pravastatin)* 113
Mevinacor *(Lovastatin)* 113
Mexitil *(Mexiletin)* 68
Mexiletin 68
Mezlocillin 145, 388, 501
Mg 5-Longoral *(Magnesium)* 69
Mg-hydroxid 132, 380, 381
Mg-sulfat 10% 294, 304, 354, 355, 529
Miacalcic *(Calcitonin)* 123
Mianeurin *(Mianserin)* 201
Mianserin 201
Mianserin Neuraxpharm *(Mianserin)* 201
Mianserin ratioph. *(Mianserin)* 201
Micanol *(Dithranol)* 219, 454
Micardis *(Telmisartan)* 49
Micardis plus *(Telmisartan + Hydrochlorothiazid)* 50
Miconazol 223, 451
Micotar *(Miconazol)* 223
Microgynon 21 *(Ethinylestradiol/ Levonorgestrel)* 247
Microlut *(Levonorgestrel)* 248, 511
Micronovum *(Levonorgestrel)* 511

Mictonetten *(Propiverin)* 237
Mictonorm *(Propiverin)* 237, 420
Midazolam 212, 356
Midazolam Deltaselect *(Midazolam)* 212
Midazolam Hexal *(Midazolam)* 212
Midazolam ratiopharm *(Midazolam)* 212
Midodrin 44, 289, 501
Mifegyne *(Mifepriston)* 245
Mifepriston 245
Miflonide *(Budesonid)* 91
Miglitol 117
Miglustat 124
Migraeflux Mcp *(Paracetamol + Metoclopramid)* 106
Migralave+Mcp *(Paracetamol + Metoclopramid)* 106
Migräne 199, **415**
- anfall 39, 106, 194, 195
- mittel 194
- prophylaxe 52, 53, **194**, **195**
Migräne-Kranit *(Phenazon)* 105
Migränerton *(Paracetamol + Metoclopramid)* 106
Mikro-30 *(Levonorgestrel)* 248, 511
Mikrosporie 453
Milchsäure 225
Milchstau 249
Miliartuberkulose 405
Milrinon 45
Miltefosin 273
Miltex *(Miltefosin)* 273
Minakne *(Minocyclin)* 150, 221, 442–444
Mineralocorticoid potency 109
mini *(Levonorgestrel)* 248
Miniasal *(Acetylsalicylsäure)* 84
Minipille 248, **511**
Minirin *(Desmopressin)* 128
Minirin Nasenspray *(Desmopressin)* 420
Minisiston *(Ethinylestradiol/ Levonorgestrel)* 247
Minoclir *(Minocyclin)* 150
Minocyclin 150, 221, 442–444, 464, 468
Minocyclin ratioph. *(Minocyclin)* 150, 221
Minoxidil 60, 226
- 2% 444
- 5% 444

Handelsnamen = fett   Wirkstoffe = kursiv   Arzneimittel-Teil < S.283 < Therapie-Teil

Min – Mus

Minulet *(Ethinylestradiol/ Gestoden)* 246
Miranova *(Ethinylestradiol/ Levonorgestrel)* 247
Mirapexin *(Pramipexol)* 191
Mirena *(Intrauterinpessar mit Levonorgestrel)* 249
Mirena *(Levonorgestrel)* 249
Miroton *(Pflanzenextrakte)* 281
Mirtazapin 204, 431
Mirtazapin Stada *(Mirtazapin)* 204
Mirtazelon *(Mirtazapin)* 204
Mirtazza *(Mirtazapin)* 204
Misoprostol 107, 133
Mistabronco *(Mesna)* 347–349, 514–518, 523
Mistelextrakt 281
Mitem *(Mitomycin)* 270
Mithramycin 375
Mito-extra *(Mitomycin)* 270
Mito-medac *(Mitomycin)* 270
Mitomycin 270
Mitomycin C 513
Mitomycin Hexal *(Mitomycin)* 270
Mitomycin medac *(Mitomycin)* 270
Mitotan 372
Mitotane (Mitotate o-p-DDD) 372
Mitotane o-p-DDD 372
Mitoxantron 269, 315, 317, 419, 524
Mitoxantron Hexal *(Mitoxantron)* 269
Mitoxantron-GRY *(Mitoxantron)* 269
Mivacron *(Mivacurium)* 183
Mivacurium 183
Mizolastin 94, 460
Mizollen *(Mizolastin)* 94, 460
M-long *(Morphin)* 98
MMR Triplovax *(Masern-Mumps- Röteln-Impfstoff)* 178
Mobec *(Meloxicam)* 102
Mobic *(Meloxicam)* 102
Mobilat *(Naproxen)* 101
Mobloc *(Felodipin + Metoprololsuccinat)* 55
Moclobemid 202, 431, 435
Moclobemid Hexal *(Moclobemid)* 202
Moclobeta *(Moclobemid)* 202
Moclodura *(Moclobemid)* 202
Modafinil 214, 419

Modip *(Felodipin)* 55
Moduretik *(Amilorid + Hydrochlorthiazid)* 63
Moexipril 47, 48
Mogadan *(Nitrazepam)* 212
Molevac *(Pyrvinium)* 170, 399
Molsibeta *(Molsidomin)* 66
Molsidomin 66, 296
Molsidomin ratiopharm *(Molsidomin)* 66
Molsihexal *(Molsidomin)* 66, 296
Mometason 91, 218, 321–323, 444–446, 480
- Creme 448
- Lösung 455
- Salbe 450
Monapax *(Pflanzenextrakte)* 281
Mono Demetrin *(Prazepam)* 212
Mono Mack *(Phenazon)* 155
Mono-Embolex *(Certoparin)* 79
Monolong *(Isosorbidmono- nitrat)* 296
Mono-Mack *(Isosorbidmononitrat)* 66, 296
Mononine *(Faktor IX)* 86
Monostenase *(Isosorbidmononitrat)* 296
MonoStep *(Ethinylestradiol/ Levonorgestrel)* 247
Monotard *(Insulin-Zink- Kristallsuspension)* 119
Montelukast 95, 322, 324, 481
Monuril *(Fosfomycin)* 158
Morbus
- *Addison* 373
- *Basedow* 369
- *Bechterew* 102, 105, **344**
- *Crohn* 138, 383
- *haemorrhagicus* 77
- *Hodgkin* 319
- *Little* 196
- *Menière* 139, **488**
- *Paget* 122, 123
- *Parkinson* **190**–193, 421
- *Reiter* **345**
- *Wilson* 367
Moronal *(Nystatin)* 391, 452
Morphin 41, **98**, 289–296, 335, 339, 424
Morphin *(Morphin)* 41
Morphin Hexal *(Morphin)* 335, 339
Morphin Merck *(Morphin)* 98,

Morphinantagonisten 99
Morphin-ratiopharm (Morphin) 335, 339
Motens *(Lacidipin)* 55
Motilitätssteigernde Mittel 133
Motilium *(Domperidon)* 133
Movalis *(Meloxicam)* 102
Movergan *(Selegilin)* 192
Movicol *(Macrogol)* 134
Movicol Junior *(Macrogol)* 134
Moviprep *(Macrogol)* 135
Moxifloxacin 142, 154, 327, 330–333, 398, 400
Moxocard *(Moxonidin)* 58
Moxonidin 58
Moxonidin Hexal *(Moxonidin)* 58
MPA 503
MPA GYN 5 *(Medroxy- progesteronacetat)* 242
MPA Hexal *(Medroxy- progesteronacetat)* 242
MRSA 142, 144, 157
MS 173
MSI *(Morphin)* 41, 98
MSR *(Morphin)* 98
MSSA 142, 144
MST *(Morphin)* 98
MTX Hexal *(Methotrexat)* 108
Mucofalk *(Flohsamen)* 135
Mucosolvan *(Ambroxol)* 87
Mukolytika 87
Mukopolysaccharidose 124
Mukositis 175
Mukoviszidose 87, **339**, 551
Mulitple Sklerose 172
Multiload Cu 250, 375 *(Intra- uterinpessar mit Kupfer)* 249
Multiple Sklerose 173, 176, **418**
- *symptomatische Therapie* 175
Multisafe *(Intrauterinpessar mit Kupfer)* 249
Multosin *(Estramustin)* 272
Multum *(Chlordiazepoxid)* 210
Mund-Kiefer-Zahn-Infektionen 157
Mundsoor 169, 223, 224
Munobal *(Felodipin)* 55
Mupirocin 440
Muromonab-CD3 173
Musapam *(Tetrazepam)* 197
Musaril *(Tetrazepam)* 197
Muscarinrezeptorblocker 105, 133, 237

602 Mus – Nat

Muse *(Alprostadil)* 239
Muskelrelaxantien **183, 195**, 197
- depolarisierende 183, 195
- stabilisierende **183, 195**
- zentral wirksame 196
Muskelrelaxierung 183
Muskelspasmen 196
Muskeltonus 211
Muskelverspannung 197
Mutagrip 2007/2008 *(Influenza-Impfstoff)* 178
Mutterkornalkaloide 538
Myambutol *(Ethambutol)* 159
Myasthenia gravis 172, 197, **420**
Mycobacterium-avium-Infektion 161
Mycobakterium tuberculosis 404
Mycobutin *(Rifabutin)* 161
Myconormin *(Terbinafin)* 169
Mycophenolatmofetil 173, 347, 349, 403
Mycophenolatnatrium 173
Mycosis fungoides, 220
Mycospor *(Bifonazol)* 223
Mydocalm *(Tolperison)* 197
Mydriaticum *(Tropicamid)* 232
Mydriatika 232
Mydrum *(Tropicamid)* 232
Myelodysplasie 314
Myelom 261
Myelose, funikuläre 75
Myfortic *(Mycophenolatnatrium)* 173
Myfungar *(Oxiconazol)* 451
Mykohaug C *(Clotrimazol)* 391
Mykofug *(Clotrimazol)* 223
Mykontral *(Tioconazol)* 224
Mykoplasmen 142
Mykosen 168, **451**
Mykosert *(Sertaconazol)* 224
Mykundex *(Nystatin)* 169
Mylepsinum *(Primidon)* 187
Myleran *(Busulfan)* 261
Myocardinfarkt,
Sekundärprophylaxe 295
Myocet *(Doxorubicin liposomal)* 269
Myokardinfarkt 40, 46, 47, 82
- akuter 41
Myokardischämie, Provokation einer 70
Myoklonien 186, **420**

Myopathie 199
Myoson *(Pridinol)* 196
Myospasmal *(Tetrazepam)* 197
Myotonolytika 196
Myozyme *(Aglasidase alfa)* 124
Myozyme *(Alglucosidase)* 17
Myrtol 281
Myxödem-Koma 377
Myxofat *(Acetylcystein)* 87
Myzetom 167

N

Nabelinfektionen 222
NAC *(Acetylcystein)* 325, 339, 482, 484
NAC ratiopharm *(Acetylcystein)* 87
N-Acetylcystein 539
Nachblutung, postpartale 41, 249
Nachtkerzensamen-Öl 446
NaCl 393
NaCl 0,9% *(Elektrolytlösung, kaliumfrei)* 72
NaCl 0.9% 393
NaCl 0.9% 324, 351, 354, 374
- Auge 470
- Infektionen 394
- Stoffwechsel 351–357, 360, 370, 373, 374, 376
- Urogenital 495
- Vergiftungen 529, 533, 537
NaCl-Konzentrat 351
NaCl-Lsg. 0.9-3% 339
Nacom *(L-Dopa + Carbidopa)* 190
Nadifloxacin 220, 442
Nadixa *(Nadifloxacin)* 220
Nadroparin 80, 308, 309, 353, 377, 508
Nadroparin *(Fraxiparin)* 309
Nafarelin 503
Nafti ratiopharm *(Naftidrofuryl)* 85
Naftidrofuryl 85
Naftifin 224, 451
Naftilong *(Naftidrofuryl)* 85
Nagel Batrafen *(Ciclopirox)* 223
Nagelmykosen 223
Naglazyme *(Galsulfase)* 124
NaHCO3 393
Nalidin *(Tilidin + Naloxon)* 99
Naloxon 41, 98, 99, 478, 538
Naloxon Deltaselect *(Naloxon)* 99
Naloxon Inresa *(Naloxon)* 99
Naloxon ratioph. *(Naloxon)* 99

Naltrexon 99
Naltrexon Hcl *(Naltrexon)* 99
Nandrolon 129
NAP **333**
Naphazolin 233, 235, 466, 657
Naprocutan *(Naproxen)* 101
Naproxen 101, 416
Naproxen ct *(Naproxen)* 101
Naramig *(Naratriptan)* 194
Naratriptan 194, 415
Narcanti *(Naloxon)* 41, 535, 538
Narcaricin *(Benzbromaron)* 111
Narkolepsie 200, 214
Narkose 40, 181, 182
- Aufrechterhaltung 40, 42, 182
- Einleitung 39–42, 181, 211, 212
- Prämedikation 181
Narkotika 181
Naropin *(Ropivacain)* 184
Nasacort Nasenspray *(Triamcinolon)* 480
Nasenfurunkel 481
Nasengel ratiopharm *(Xylometazolin)* 235
Nasenpolypen 236
Nasenspray ratioph. *(Xylometazolin)* 235
Nasentropfen ratioph. *(Xylometazolin)* 235
Nasivin *(Oxymetazolin)* 235
Nasonex Nasenspray *(Mometason)* 480
Nasopharynx-Ca 176
Nässen 216
Natalizumab 17, 174
Natamycin 169, 228, 403, 468, 505
Nateglinide 115
Natil *(Cyclandelat)* 198
Natil N *(Flunarizin)* 199
Natrilix *(Indapamid)* 63
Natriumaurothiomalat 108
Natriumbituminosulfonat 222, 439
Natriumchlorid 389
Natriumcitrat 240
Natriumdihydrogenphosphat 234, 470
Natriumhydrogencarbonat 4.2% *(Natriumhydrogencarbonat)* 74
Natriumhydrogencarbonat 41, 135, 291, 355, 389
Natriumhydrogencarbonat 8.4% 74
- Stoffwechsel 353–357

Handelsnamen = fett   *Wirkstoffe = kursiv*   Arzneimittel-Teil < S.283 < Therapie-Teil

- Urogenital 495
- Vergiftungen 529–533, 538, 540
Natriumoxybat 189
Natriumperchlorat 125
Natriumpicosulfat 135
Natriumsulfat 135, 528
Natriumthiosulfat 536
Natriumthiosulfat (Natriumthiosulfat) 536
Natulan (Procarbazin) 319
Navelbine (Vinorelbin) 267
Navoban (Tropisetron) 140
N-Butylscopolamin 106, 363, 389, 490, 497, 499
Nebacetin (Neomycin + Bacitracin) 222
Nebennierenrindenfunktion 129
Nebenwirkungen 545
Nebido (Testosteronundecanoat) 127
Nebilet (Nebivolol) 52
Nebivolol 52
Nedocromil 232, 658
Nedocromil (Irtan) 232
Nedolon P (Paracetamol + Codein) 106
Neisseria meningitidis 142
Neisvac C (Meningokokken C-Oligosaccharid) 177
Nelfinavir 166
Nemexin (Naltrexon) 99
Neo Opt (Bromazepam) 210
Neobac (Neomycin + Bacitracin) 222
Neocarbo (Carboplatin) 262
Neo-Eunomin (Ethinylestradiol/ Chlormadinon) 247
Neofluor (Fluorouracil) 266
Neogama (Sulpirid) 206
Neo-Gilurytmal (Prajmaliumbitartrat) 68
Neomycin 222, 228, 389, 388, 467, 468, 470
Neomycinsulfat 486
NeoRecormon (Epoetin beta) 78
Neostigmin 197
Neostigmin (Neostigmin) 197
Neostigmin-Vergiftung 45
Neosynephrin-POS (Phenylephrin) 232
Neotaxan (Paclitaxel) 268
Neo-Thyreostat (Carbimazol) 125
Neotigason (Acitretin) 220
Neotrexat (Methotrexat) 263

Neotri (Triamteren + Xipamid) 65
NeoTussan (Dextromethorphan) 92
Nephral (Triamteren + Hydrochlorothiazid) 65
Nephrolithiasis 496
Nephrologie 490
Nephropathie, diabetische 495
Nephrotect (Aminosäurelösung) 73
Nephrotisches Syndrom 172, 496
Nepresol (Dihydralazin) 60, 288, 508
Nerisona (Diflucortolon) 218
Nespo (Darbepoetin alfa) 78
Netilmicin 152
Neulasta (Pegfilgrastim) 175
Neupogen (Filgrastim) 175, 312, 314
Neupro (Rotigotin) 191
Neuralgie 184
- Trigeminus 417
Neuralgin (ASS + Paracetamol + Coffein) 106
Neuritis 184, 196, 199
Neuritis nervi optici 474
Neurium (Liponsäure) 199
Neuro ratioph. N (Thiamin + Pyridoxin) 75
Neuroblastom 260
NeuroBloc (Clostridium-botulinum-Toxin Typ B) 196
Neuroborreliose 422
Neurocil (Levomepromazin) 206, 417, 424, 428, 433
Neurodermitis 217, 218, 446
Neuroendokrine Tumore 520
Neuroleptanalgesie 97, 180
Neuroleptika 205
- Intoxikation 538
- mittelstark potente 205
- schwach potente 205
- sehr stark potente 207
- sonstige 208
- stark potente 207
Neurologie 425
Neurolytril (Diazepam) 211
Neurontin (Gabapentin) 188
Neurontin (Neurontin) 420
Neuropathie 75
Neuropathie, diabetische autonome 289
Neurotrat S forte (Thiamin + Pyridoxin) 75

Zystizerkose 170
Protein Hagedorn (Basal-Insulin) 359
erungslösungen
ützungen, Auge 234
Ne 154, 175
N5
Nexafenib) 274
NF eprazol) 131, 380, 381
Nia
Nic
Säure) 114
Nice
Nicer (Npharm
Niceri
Nichts
Aug 198
Niclosogistika,
Nicolip
Nicotins
Nicotinyl 114
Niere
- Insuffizi
- Insuffizi
- Karzino 8, 351
- Kolik 49, 547
- Nierenste
- Transplant
- Nierenvers
Nierenfunktio
Niereninsuffizi
- Dosisanpass
Nifatenol (Nifed
Nifedipin 41, 56
- Atmung 21
- Auge 475
- Herz-Kreislauf
- Magen, Darm 3
- Vergiftungen 53
Nifehexal (Nifed
Nifelat (Nifedipin) 3
Nife-Puren (Nifedip
Nifical (Nifedipin) 28
Nifuranton (Nitrofura
Nifuretten (Nitrofura
Nikotinrezeptor-Antag
Nikotinvergiftung 192
Nilvadipin 56
Nimbex (Cisatracurium)
Nimodipin 198
Nimodipin Carino (Nimo 198

Nimodipin Hexal (Nimodipin) 198
Nimotop (Nimodipin) 198
Nimustin 262
Nipent (Pentostatin) 273
Nipolept (Zotepin) 210
Nipruss (Nitroprussid-Na) 60
Nirason N
(Pentaerithrityltetranitr...
Nisoldipin 56
Nitisinon 124
Nitoman (Tetrabenazin)
Nitrangin (Glyceroltrinit...
283, 291, 294, 296, ...
Nitrazepam 212
Nitrendimerck (Nitren...
Nitrendipin 56, 57
Nitrendipin ratioph...
(Nitrendipin) 56
Nitrepress (Nitrend...
Nitroderm (Glycer...
Nitrofurantin (Ni...
Nitrofurantin 19
Nitrofurantoin
(Nitrofuranto...
Nitroglycerin 4
Nitroimidazole
Nitrolingual
Nitrolingual
Nitrolingual
(Glycero...
Nitropruss...
536, 57...
itrosoh...
itroso...
28   66   23
...pr...
...11
...28
...5
Nolva 316, 525
Non-...everse-
Non-...hibitoren 165
Noot...
...539, 529, 531, ...
Norad
Norc...53...
...ronium) 183
Nordi...
Nor...somatotropin) 376
Norel...hin 249

...pinephrin 44
...thisteron 243, 247, 248, 376
ethisteron Jenapharm
(Norethisteron) 243
...rethisteronacetat 511, 512
...rethisteronenantat 246
...rflex (Orphenadrin) 196
...rfloxacin (Norfloxacin) 153
...rfloxacin (Norfloxacin) 153
...rfloxacin 153
...rfloxacin ratiopharm
(Norfloxacin) 153
Norfluxx (Norfloxacin) 153
Noristerat (Norethisteron-
enantat) 246
Norkotral Tema (Temazepam) 212
Normabrain (Piracetam) 198
Normal/NPH Mischinsulin 359
Normalip Pro (Fenofibrat) 113
Normoc (Bromazepam) 210
Normofundin G5
(Zweidrittelelektrolytlösung) 71
Normofundin OP
(Halbelektrolytlösung) 72
Normoglaucon (Pilocarpin
+ Metipranolol) 231
Normoglaucon Mite (Pilocarpin
+ Metipranolol) 231
Normorytmin (Propafenon)
302, 304
Normosang (Hämin) 124
Norpace S (Disopyramid) 68
Norprolac (Quinagolid) 250
Norspan (Buprenorphin) 98
Nortestosteron 503
Nortrilen (Nortriptylin) 201
Nortriptylin 201, 431
Norvasc (Amlodipin) 55
Norvir (Ritonavir) 166
Noscapin 93
Notfall, hypertensiver 41
Nova T (Intrauterinpessar mit
Kupfer) 249
Novalgin (Metamizol) 40, 104
Novaminsulfon (→ Metamizol) 40,
104
Novaminsulfon ratiopharm
(Metamizol) 104
Novanox (Nitrazepam) 212
Novantron (Mitoxantron) 269

Novastep (Ethinylestradiol/
Levonorgestrel) 247
Novesine (Oxybuprocain) 227
Novial (Ethinylestradiol/
Desogestrel) 247
Noviform (Bibrocathol) 228
Novirell B1 (Thiamin) 75
Novirell B12 (Cyanocobalamin) 75
Novirell B6 (Pyridoxin) 75
Novodigal (ß-Acetyldigoxin) 70
Novodigal-Inj.Lsg. (Digoxin) 300,
301, 338
Novomix 30 (Intermediärinsulin) 119
Novonorm (Repaglinid) 115
Novoprotect (Amitriptylin) 200
Novopulmon (Budesonid) 91
NovoRapid (Insulin Aspart) 118
NovoSeven (Faktor VIIa) 86
Novothyral (Levothyroxin
+ Liothyronin) 125
Noxafil (Posaconazol) 167
NPH-Insulin 118
NRTI 163
NSAR 100
Nubral (Harnstoff) 225
Nukleosidanaloga 162
Nukleosidische Reverse-
Transkriptase-Inhibitoren 163
Nutriflex combi
(Aminosäurelösung) 72
Nuvaring (Ethinylestradiol
+ Etonogestrel) 248
NVP 165
Nystaderm (Nystatin) 224
Nystatin 169, 224, 392, 452, 505
- Salbe 391
- Suspension 391
Nystatin Stada (Nystatin) 169

O

Oberbauchbeschwerden 133
Oberflächenanästhetika, Auge 227,
234
Oberflächenspannungssenker 135
Obidoxim 539
Obsidan (Propranolol) 53, 289, 363,
369–374, 388, 426, 534, 540
Obstinol M (Paraffin) 135
Obstipation 134, 135
Oceral GB (Oxiconazol) 451
Octagam (Immunglobuline) 176
Octanyne (Faktor IX) 86

Octaplex *(Prothrombinkomplex)* 86
Octosan *(Terbinafin)* 169
Octostim *(Desmopressin)* 128
Octreotid 140, 378, 379, 388
Ocuflur *(Flurbiprofen)* 229
Oculotect *(Retinolpalmitat)* 233
Oculotect sine *(Filmbildner)* 233
Ödemausschwemmung 353
Ödeme 61, 63, 65, 550
Ödeme, kardiale 62
OeKolp *(Estriol)* 241, 503, 512
Offenwinkelglaukom, primäres 476
Oflohexal *(Ofloxacin)* 154
Oflox ct *(Ofloxacin)* 154
Ofloxacin 154, 228, 457, 466, 468, 490, 499, 507
Ofloxacin ratioph. *(Ofloxacin)* 154
Oftaquix *(Levofloxacin)* 228, 468
Ogostal *(Capreomycin)* 169
Okacin *(Lomefloxacin)* 228
Okulog Atrop *(Atropin)* 232
Olanzapin 209, 432, 433, 434
Oligomenorrhoe 242
Oligurie 61, 62, 351
Olmetec *(Olmesartan)* 49
Olmetec plus *(Olmesartan + Hydrochlorothiazid)* 50
Olmesartan 49, 50
Olopatadin 232, 467
Olsalazin 138
Ölsäure-Polypeptid 236
Olynth *(Xylometazolin)* 235
Omacor *(Omega-3-Säureethylester)* 114, 493
Omalizumab 95, 323
Omca *(Fluphenazin)* 207
Omedoc *(Omeprazol)* 131
Omega-3-Säureethylester 114
Omep *(Omeprazol)* 131
Omeprazol 131, 379-383
Omeprazol Dura *(Omeprazol)* 131
Omeprazol ratiopharm *(Omeprazol)* 131
Omeprazol ratiopharm NT *(Omeprazol)* 131
Omnic *(Tamsulosin)* 238
Oncofolic *(Folinsäure)* 272
Ondansetron 140, 513
Ondansetron Hexal *(Ondansetron)* 140
Ondansetron ratiopharm *(Ondansetron)* 140

Onealpha *(Alfacalcidol)* 76
Onkocristin *(Vincristin)* 266
Onkodox *(Doxorubicin)* 269
Onkofluor *(Fluorouracil)* 265
Onkologie 513
- supportive Therapie 513
Onkoposid *(Etoposid)* 267
Onkotrone *(Mitoxantron)* 269
Onkoxantron *(Mitoxantron)* 269
Onsenal *(Celecoxib)* 103
Onychomykosen 452
Onyxam *(Terbinafin)* 169, 451-453
Opatanol *(Olopatadin)* 232, 467
Ophthalmin *(Oxedrin + Naphazolin + Antazolin)* 466
Opiat 97, 180
- Abhängigkeit 97, 98, 99
- Intoxikation 41, **538**
Opimol *(Opipramol)* 204
Opioid-Analgetika 96
- Umstellung 96
Opioidantagonisten 99
Opioide 180
- Intoxikation 99
Opipra Tad *(Opipramol)* 204
Opipram *(Opipramol)* 204
Opipramol 204, 435
Opipramol Neuraxph. *(Opipramol)* 204
Opipramol ratioph. *(Opipramol)* 204
Optalidon N *(Propyphenazon + Coffein)* 106
Opticrom *(Cromoglicinsäure)* 232
Optidorm *(Zopiclon)* 214
Optikusneuropathie, ischämische 474
Optipect *(Codein)* 484
Optipect Kodein *(Codein)* 92, 335
Optruma *(Raloxifen)* 244
Oracef *(Cefalexin)* 447, 465, 466
Oralcephalosporine, neuere 149
Oralpenicilline 143
Oral rehydration formula (WHO) 393
Oralcephalosporine 149
Oralcephalosporine, ältere 148
Oralcephalosporine, neuere 149
Orap *(Pimozid)* 208
Orbitalphlegmone 464
Orbitopathie, endokrine 478
Orciprenalin 41, 44, 89, 304, 529
Orelox *(Cefpodoxim-Proxetil)* 149

Orfadin *(Nitisinon)* 124
Orfiril *(Valproinsäure)* 186, 416, 420, 432, 433
Orfiril long *(Valproinsäure)* 412, 413
Orgametril *(Lynestrenol)* 242, 503
Organtransplantation 172
Organophosphate, Intoxikation 539
Organpräparate 233
Organ-Tx 172, 260
Orgaran *(Danaparoid)* 80
Orimeten *(Aminoglutethimid)* 372, 523
Orlistat 121
Orphan drugs 123
Orphenadrin 196
Orphol *(Dihydroergotoxin)* 198
Orthoclone OKT 3 *(Muromonab-CD3)* 173
Ortoton *(Methocarbamol)* 196
Orudis *(Ketoprofen)* 101
Oseltamivir 163
Osmil *(Estradiol + Medroxyprogesteron)* 243
Osmofundin *(Mannitol)* 64
Osmosteril *(Mannitol)* 64, 478
Osmotische Diuretika 64
Osnervan *(Procyclidin)* 193
Ösophagitis 180
Ösophaguskarzinom 525
Ösophagusvarizenblutung 128, 388
Ospamox *(Amoxicillin)* 144, 327, 330
Ospolot *(Sultiam)* 189
Ospur D3 *(Colecalciferol)* 76, 366
Ossofortin D *(Colecalciferol + Calciumcarbonat)* 76
Ossofortin forte *(Colecalciferol + Calciumcarbonat)* 76
Osspulvit D3 *(Colecalciferol + Calciumcarbonat)* 76
Ostac *(Clodronsäure)* 122, 355, 374
Osteodystrophie 76
Osteolyse 122
Osteolytische Metastasen 122
Osteomalazie 76, 366
Osteomyelitis 144, 145, **399**
Osteomyelosklerose 314
Osteoporose 69, 76, 122, 123, 129, 241, 243, 244, **364**
Osteosarkom 262
Osteostabil *(Calcitonin)* 355, 364, 367
Osteotriol *(Calcitriol)* 76

Ostitis deformans Paget 367
Ostostabil *(Calcitonin)* 123
Östradiolvalerat 511
Östrogene 126, **126**, 241, 243
- Gestagen-Kombination 246, 247
- konjugierte 241
- Rezeptor-Hemmer 244
- Rezeptor-Modulatoren 126, 244
Östrogene, konjugierte 365, **511**
Osyrol *(Spironolacton)* 64, 295, 338, 353, 372, 387
Osyrol-Lasix *(Spironolacton + Furosemid)* 65
Otalgan *(Phenazon + Procain)* 236
OTC-Ausnahmeliste 546
Otitis 236
- externa 486
- externa circumscripta 486
- externa diffusa 486
- externa maligna 486
- media 399, 487
Otobacid N *(Dexamethason + Cinchocain)* 236
Otologika 236, 658
Otriven *(Xylometazolin)* 233, 235, 480, 482, 487
Ovanon *(Ethinylestradiol/ Gestagen)* 510
Ovarial-Ca 261, **526**
Ovastat *(Treosulfan)* 261
Ovestin *(Estriol)* 241
Oviol *(Ethinylestradiol/Desogestrel)* 247, 510
Oviol *(Ethinylestradiol/Gestagen)* 247, 510
Ovoresta M *(Ethinylestradiol/ Lynestrenol)* 247, 502
Ovulationshemmer 246, 247
Ovulationsinduktion 245
Oxacillin 144, 394, 395, 399, 436, 440, 441, 481, 485
Oxaliplatin 262, 519, 522
Oxaliplatin Nc *(Oxaliplatin)* 262
Oxazepam 212, 512
Oxazepam ratiopharm *(Oxazepam)* 212
Oxazolidinone 157
Oxcarbazepin 188, 411, 412, 413, 417
Oxcarbazepin Dura *(Oxcarbazepin)* 188

Oxedrin 466
Oxiconazol 451
Oxilofrin 44
Oxis *(Formoterol)* 89, 322, 326
Oxprenolol 52
Oxybase *(Oxybutynin)* 501
Oxybuprocain 227
Oxybutinin 501
Oxybuton *(Oxybutynin)* 237
Oxybutynin 237, 420
Oxybutynin ratiopharm *(Oxybutynin)* 237
Oxycodon 98
Oxycodon + Naloxon 98
Oxycodon Beta *(Oxycodon)* 98
Oxycodon Hexal *(Oxycodon)* 98
Oxycodon ratioph. *(Oxycodon)* 98
Oxycodon Stada *(Oxycodon)* 98
Oxygesic *(Oxycodon)* 98
Oxymedin *(Oxybutynin)* 237
Oxymetazolin 235
Oxytetracyclin 228, 468
Oxytetracyclin *(Oxytetracyclin)* 228, 468
Oxytocin 41, 128, **249**
Oxytocin Carino *(Oxytocin)* 249
Oxytocin Hexal *(Oxytocin)* 249
Oxyuriasis 399
Ozym *(Pankreatin)* 137

P

Pabal *(Carbetocin)* 17, 249
Paclitaxel 268, 514, 516, 525, 526
Paclitaxel Hexal *(Paclitaxel)* 268
Paedialgon *(Paracetamol)* 104
Paediathrocin *(Erythromycin)* 151
Painbreak *(Morphin)* 98
PAIR 394
Paliferimin 329
Palladon *(Hydromorphon)* 97
Palmidronsäure 320
Palonosetron 140
Paludrine *(Proguanil)* 171
Pamba *(Aminomethylbenzoesäure)* 83
Pamidron Hexal *(Pamidronsäure)* 122
Pamidronat Mayne *(Pamidronsäure)* 122
Pamidronsäure 122, 355, 374
Pamifos 122
Pan Ophtal *(Dexpanthenol)* 233

Panarteriitis nodosa 348
Panchelidon *(Schöllkrautextrakt)* 282
Pancucuronium Inresa *(Pancuronium)* 183
Pancuronium 41, 183
Pancuronium *(Pancuronium)* 41
Pancuronium Deltaselect *(Pancuronium)* 183
Pancuronium-ratiopharm *(Pancuronium)* 183
Pandel *(Hydrocortison)* 446, 447
Pangrol *(Pankreatin)* 137
Panikattacke 435
Panikstörung 201–203, **435**
Pankreas
- fisteln 140
- insuffizienz 137
- insuffizienz, exokrine 137
- Karzinom 261
- karzinom (exokrin) 526
Pankreatin 137, 341, 385
Pankreatin Mikro ratiopharm *(Pankreatin)* 137
Pankreatitis 385
Panoral *(Cefaclor)* 148
Panotile Cipro *(Ciprofloxacin)* 236
Panoxyl *(Benzoylperoxid)* 221
Panretin *(Alitretinoin)* 272
Panthenol *(Dexpanthenol)* 350, 504
Pantolax *(Suxamethonium)* 183
Pantoprazol 131, 132, 380, 381, 382, 383
Pantorc *(Pantoprazol)* 131
Pantovigar *(Cystin)* 445
Pantozol *(Pantoprazol)* 131
Panzytrat *(Pankreatin)* 137
Papillomvirusimpfstoff 178
Paraaminosalicylsäure 161
Paracefan *(Clonidin)* 215
Paracetamol **104**, 106
- Atmung, Allergie 329, 335
- Magen, Darm 385
- Neurologie 415, 416, 424
- Haut 462
- HNO 482, 483, 487, 489
Paracetamol Hexal *(Paracetamol)* 104
Paracetamol ratiopharm *(Paracetamol)* 104
Paracetamol-Intoxikation 539

Handelsnamen = fett Wirkstoffe = kursiv Arzneimittel-Teil < S.283 < Therapie-Teil

Paracodin *(Dihydrocodein)* 92
Paraffin 135
Paranoia 434
Parapad (→ *Paracetamol*) 104
Parasympatholytika 45, 105, 133, 237
Parathormon 126
Parathyroidhormon 126
Parecoxib 103
Parenterale Ernährung 72, 73
 - Stufenschema 71
 - Tagesbedarf 70
Parfenac *(Bufexamac)* 216
Paricalcitol 77
Pariet *(Rabeprazol)* 131
Parkinsan *(Budipin)* 193, 422
Parkinson 426
Parkinson-Syndrom **190–196**, *421*
Parkopan *(Trihexyphenidyl)* 193
Parkotil *(Pergolid)* 191
Parlodel *(Bromocriptin)* 191, 249
Paromomycin 153, 390
Paroxalon *(Paroxetin)* 203
Paroxat *(Paroxetin)* 203
Paroxetin 203, 431, 435
Paroxetin (Selekt. Serotonin-Reuptake-Inhibitoren) 425
Paroxetin ratiopharm *(Paroxetin)* 203
Partusisten *(Fenoterol)* 40, 250
PAS *(Paraaminosalicylsäure)* 161
Pasconeurax *(Procain)* 184
Pascorbin *(Ascorbinsäure)* 76
Paspertin *(Metoclopramid)* 41, 134
PaVK 307
Paxene *(Paclitaxel)* 268
PDE5 239
Pectin 136
Pediculosis capitis 449
Pediculosis pubis 449
Pegaptanib 234
PEG-Asparaginase *(L-Asparaginase)* 316
Pegasys *(PEG-IFN-alpha-2a)* 176
Pegfilgrastim 175
PEG-INF-alpha-2a 386
PEG-INF-alpha-2b 386
Peginterferon alfa-2a 176
Peginterferon alfa-2b 176
Pegintron *(PEG-IFN-alpha-2b)* 176, 312, 386
PEG-Intron *(Pegyliertes INF-alpha)* 313

Pegvisomant 128
Pegyliertes INF-alpha 312, 313
Pelvic inflammatory disease 507
Pemetrexed 263, 517
Pemolin 419
Pemphigus vulgaris 454
Penbutolol 52, 54
Pendysin *(Benzylpenicillin-Benzathin)* 143, 305, 456
Penhexal *(Penicillin V)* 143
Penicillamin 108, 367
Penicillin 142
Penicillin G 142
Penicillin G 142
 - Atmung 334
 - Auge 467
 - Haut 457
 - Herz-Kreislauf 305
 - HNO 482, 485
 - Infektionen 394, 402, 438
 - Intoxikation 539
 - Neurologie 422
 - Urogenital 492
 - Vergiftungen 530
Penicillin G *(Benzylpenicillin)* 143
Penicillin Grünenthal *(Penicillin G)* 143
Penicillin V 142, 143, 305, 401, 482–484
Penicillin V ratiopharm *(Penicillin V)* 143
Penicillinallergie 306
Penicilline **143–145**
Pentacarinat *(Pentamidin)* 159
Pentaerithritytetranitrat 67
Pentalong *(Pentaerythrityltetranitrat)* 67
Pentamidin 159
Pentasa *(Mesalazin)* 137
Pentazocin 424
Pentohexal *(Pentoxifyllin)* 85
Pento-Puren *(Pentoxifyllin)* 85
Pentostatin 273
Pentoxifyllin 85, 307, 475, 476, 489
Pentoxyverin 54
Pepdul *(Famotidin)* 130
Peptide, regulatorische 140
Perazin 206, 433
Perazin Neuraxph. *(Perazin)* 206
Perchlorat 370
Percolat 281

Perenterol *(Saccharomyces boulardii)* 136
Perfalgan *(Paracetamol)* 104, 415
Perfan *(Enoximon)* 45
Pergolid 191, 423
Pergolid Hexal *(Pergolid)* 191
Pergolid-Neuraxph. *(Pergolid)* 191
Periamin X *(Aminosäurelösung)* 72
Perichondritis 485
Periduralanästhesie 184
Perikarditis 307
Perimenopause 511
Perindopril 47, 48
Periorale Dermatitis 444
Periorbitale Schwellung 478
Peristaltik 134, 136
 - Förderer 134
 - Hemmer 136
Peritonitis 145, 152
Perlinganit *(Glyceroltrinitrat)* 66, 288, 291, 296, 339
Perlinganit *Glyceroltrinitrat* 294
Permethrin 449
Perniziöse Anämie 311
Perniziöse Katatonie 428
Perocur *(Saccharomyces boulardii)* 136
Peroxidasehemmer 125
Perphenazin 207, 410
Perphenazin Neuraxph *(Perphenazin)* 207
Pest 400
Petcha *(Protionamid)* 159
Pethidin **98**, 307, 363, 385, 389, 424, 478, 497
Pethidin Hameln *(Pethidin)* 98
Petibelle *(Ethinylestradiol/Drospirenon)* 246
Petinutin *(Mesuximid)* 186
Petitbelle *(Ethinylestradiol + Gestagen)* 520
Petnidan *(Ethosuximid)* 186
Petylyl *(Desipramin)* 200
Pfefferminzöl 281
Pflanzenextrakte, diverse 281, 282
Pfortaderhochdruck 388
Phamopril *(Captopril)* 55
Phäochromozytom 59, 289, **373**
Pharmakologie, Grundbegriffe 543
Pharyngitis 481
Phenazon 105, 236
Phenhydan *(Phenytoin)* 41, 68, 186

Phenobarbital 187, 411, 412, 530, 535
Phenobarbital 100
 (Phenobarbital) 187
Phenolsulfonsäure 216
Phenolsulfonsäure-Phenol-Harnstoff-Methanal-Kondensat 453
Phenoxybenzamin 59, 373, 420
Phenoxymethylpenicillin 143, 438, 440
Phenoxypenicilline 143
Phenpro *(Phenprocoumon)* 301, 308, 309, 338
Phenpro Abz *(Phenprocoumon)* 81
Phenpro ratioph. *(Phenprocoumon)* 81
Phenprocoumon 81, 301, 308, 309, 336, 338, 427
Phenprogamma *(Phenprocoumon)* 81
Phentolamin 289, 374
Phenylbutazon 105
Phenylephrin 232, 233
Phenytoin 41, **68**, 186, 411, 412, 417, 529, 530
Phenytoin AWD *(Phenytoin)* 186
Phlebitis, V. saphena magna 308
Phlebothrombose 309
Phlegmone 441
Phobie 200–203
 – soziale 435
Pholdyston *(Etilefrin)* 44
Phosphatsteine 497
Phosphodiesterasehemmer 45, 239
Phosphodiesterase-5-Inhibitor 60
Phospholipide 73
Phosphonorm
 (Aluminiumchloridhydroxid) 70
Photoallergische Dermatitis 448
Phototoxische Dermatitis 448
Physiotens *(Moxonidin)* 58
Physostigmin 280, 530–538
Phytodolor *(Zitterpappel-, Eschen- + Goldrutenkrautextrakt)* 282
Phytomenadion 77, 536
Phytosterol 238
PI 165
PID **507**
Pidilat *(Nifedipin)* 56
Pilocarpin 230, 231, 350, 476, 477
Pilocarpol *(Pilocarpin)* 230

Pilomann *(Pilocarpin)* 230
Pilopos *(Pilocarpin)* 230
Pilzinfektion 168
Pima Bicron *(Natamycin)* 468
Pima Bicron N *(Natamycin)* 228
Pimafucin *(Natamycin)* 169, 505
Pimecrolimus 226, 446, 450
Pimozid 208, 433
Pindolol 52
Pioglitazon 116, 359
Pioglitazon + Metformin 18
Pipamperon 209, 433
Pipamperon Neuraxph.
 (Pipamperon) 209
Pipemidsäure 153
Piperacillin 142–146, 341, 385, 389, 393, 491, 492, 509
Piperacillin + Tazobactam 328–334
Piperacillin Curasan *(Piperacillin)* 145
Piperacillin Eberth *(Piperacillin)* 145
Piperacillin Fresenius *(Piperacillin)* 145
Piperacillin Hexal *(Piperacillin)* 145
Piperacillin Hikma *(Piperacillin)* 145
Piperacillin ratioph. *(Piperacillin)* 145
Piperonylbutoxid 224
Piracebral *(Piracetam)* 198
Piracetam 198, 420
Piracetam ratiopharm
 (Piracetam) 198
Pirenzepin 133
Pirenzepin ratiopharm
 (Pirenzepin) 133
Piretanid 48, 61
Piretanid 1A *(Piretanid)* 61
Piretanid Hexal *(Piretanid)* 61
Piritramid 98
Pirocutan *(Piroxicam)* 103
Pirorheum *(Piroxicam)* 103
Piroxicam 103, 504, 506
Piroxicam ratioph. *(Piroxicam)* 103
Pitressin *(Argipressin)* 128
Pitressin *(Vasopressin)* 42
Pityriasis 219
Pityriasis versicolor 223, 224, **453**
Pix lithantracis-Paste 459
PK-Merz *(Amantadin)* 193
Plantago ovata 135

Planum *(Temazepam)* 212
Plasmaersatzmittel 73, 74
Plasmaphorese 475, 476
Plasmaproteinbindung 543
Plasmaprotein 543
Plasmasteril *(Stärkederivat)* 74
Plasmocytom 122, 260
Plastulen N *(Folsäure + Eisen)* 77
Platin-haltige Verbindungen 262
Plattenepithelhyperplasie 545
Plavix *(Clopidogrel)* 84, 291–296, 307, 427
Plazentaschranke 545
Plendil *(Felodipin)* 55
Pleon RA *(Sulfasalazin)* 108
Pletal *(Cilostazol)* 17, 84
Pleurale Infektionen 334
Pleuritis 335
Pleuritis exsudativa **334**, **405**
Pleuritis sicca 334
Plexusblockaden 184
Plus-Symptome 192
Pneumocystis-carinii-Pneumonie 155
Pneumokokken 142
 – Endokarditits 305
Pneumokokkenpolysaccharid 177
Pneumonie 145–157
 – ambulant erworben **329**, 400
 – Aspirations 400
 – Candida 392
 – nosokomial **333**
 – nosokomiale 400
 – Pneumocystis carinii 155, 158, 159
Pneumovax 23 *(Pneumokokken-polysaccharid)* 177
PNP 186
Podomexef *(Cefpodoxim-Proxetil)* 149
Podophyllotoxin 458
Podophyllotoxin-Derivate 267
Polaronil *(Dexchlorpheniramin)* 94
Policresulen 121
Polidocanol 462
Poliomyelitis-Impfstoff 178
Polividon 467
Polivinylalkohol 467
Pollakisurie 237
Polyarthritis 102–107, 108, 174
Polyglobulin *(Immunglobulin)* 312
Polymenorrhoe 242
Polymerasehemmer 162

Pol – Pro

Polymixin 467
Polymorphe Lichtdermatose 448
Polymyalgia rheumatica 348
Polymyxin 236, 470
Polymyxin B 229
Polymyxin B + Neomycin + Gramicidin 468
Polymyxin-B-Sulfat 486
Polyneuropathie 199
Polyposis 103
Polysaccharide, hochmolekulare 73
Polysept (*Polyvidon-Jod*) 445
Polyspectran (*Polymyxin B + Neomycin + Gramicidin*) 228, 468, 486
Polyspectran HC (*Polymyxin B + Bacitracin + Hydrocortison*) 236
Polysulfonsäure 70, 353
Polyvidon 233
Polyvidon-Jod 436–439
Polyvidon-Jod Lsg., Creme 440, 445
Polyzythaemia vera 312
Porphyria cutanea tarda 364
Porphyrie 124, **363**
- akut hepatische 363
- akut intermittierende 363
- chronisch hepatische 364
Posaconazol 167
Posifenicol C (*Chloramphenicol*) 227
Posiform (*Bibrocathol*) 228
Postadoxin (*Meclozin*) 139
Posterisan Akut (*Lidocain*) 141
Posterisan Corte (*Hydrocortison*) 141
Postkoitalpille 248, **511**
Postmenopause 511
Postpartale Nachblutung 249
Potenzen, analgetische 96
Povidon-Jod 481
PPSB-Konzentrat-S-TIM (*Prothrombinkomplex*) 86
PPB 543
Prajmaliumbitartrat 68
Prämedikation vor OP 211
Prämenstruelles Syndrom 503
Pramino (*Ethinylestradiol/ Norgestimat*) 248
Pramipexol 191, 421
Pramiprexol 423
Prasteron 244
Prava-Q (*Pravastatin*) 113
Pravasin (→ *Pravastatin*) 113
Pravasin protect (*Pravastatin*) 113

Pravastatin 113, 292–296, 361
Pravastatin ct (*Pravastatin*) 113
Pravastatin Hexal (*Pravastatin*) 113
Pravidel (*Bromocriptin*) 191, 249
Praxiten (*Oxazepam*) 212
Prazepam 212
Praziquantel 170, 403
Prazosin 59, 287
Prazosin ratioph. (*Prazosin*) 59
PRC 545
Prectal (*Prednisolon*) 110
Predni H (*Prednisolon*) 450, 481, 487
Prednicarbat 217, 446–448, 454
Prednicarbat Acis (*Prednicarbat*) 217
Predihexal (*Prednisolon*) 110
Predni-POS (*Prednisolon*) 229
Prednisolon 41, **110**, 216, 229
- Atmung 323–327, 341
- Auge 466–470
- Blut 311, 320
- Haut 444–450, 454, 460, 462
- Herz-Kreislauf 290, 305
- HNO 481–489
- Magen, Darm 141, 383–387
- Schmerz 343–349
- Stoffwechsel 371, 376
- Urogenital 493, 501
Prednisolon Jenapharm (*Prednisolon*) 110
Prednisolon LAW (*Prednisolon*) 216
Prednisolon ratiopharm (*Prednisolon*) 110
Prednisolon+ Sulfacetamid 464
Prednisolut (*Prednisolon*) 110
Prednison 110
- Atmung 323, 327, 329, 341
- Auge 478
- Blut 311–319
- Herz-Kreislauf 293, 308
- HNO 491
- Infektionen 402, 405, 406
- Onkologie 526
- Schmerz 350
- Stoffwechsel 355, 374, 376
Prednison Hexal (*Prednison*) 110
Prednito (*Prednicarbat*) 217
Pregabalin 188, 420
Pregnancy risk categories 545
Prelis (*Metoprololtartrat*) 52
Prent (*Acebutolol*) 50

Preotact(*Parathyroidhormon*) 126
Pres (*Enalapril*) 287, 294, 295
Presinol (*alpha-Methyldopa*) 58
Presomen (*konj. Östrogene*) 241
Presomen 0,6/1,25 (*Konjugierte Östrogene + Medrogeston*) 511
Presomen comp. (*konj. Östrogene + Medrogeston*) 244
Preterax (*Perindopril + Indapamid*) 48
Prevenar (*Pneumokokken- polysaccharid*) 177
Prexige (*Lumiracoxib*) 17, 103
Prezista (*Darunavir*) 18, 166
Prialt (*Ziconotid*) 17, 100
Pridinol 196
Prilace (*Ramipril + Piretanid*) 48
Prilocain 184
Primaquin 171
Primäres Offenwinkelglaukom 476
Primatene mist 330
Primelwurzel 282
Primidon 187, 411, 412, 426
Primidon Holsten (*Primidon*) 187, 426
Primolut-Nor (*Norethisteron*) 243
PRIND 84
Prinzmetal-Angina 297
Priorix MMR (*Masern-Mumps- Röteln-Impfstoff*) 178
Priorix Tetra (*Masern-Mumps- Röteln-Varicellen-Impfstoff*) 178
Privin (*Naphazolin*) 235
PRO HPV 178
PRO Influenza 178
Proarrhythmische Wirkung, Antiarrhythmika 304
Probenecid 111, 467
Probenecid (*Probenecid*) 111, 467
Procain 184, 236
Procain Deltaselect (*Procain*) 184
Procarbazin 315
Procardia(*Nifedipin*) 337
Procoralan (*Ivabradin*) 67
Procorum (*Gallopamil*) 54
Proctosigmoiditis 138
Proculin (*Naphazolin*) 233
Procyclidin 193
Procyclo (*Estradiol + Medroxyprogesteron*) 243

Pro – Pur

Profact Depot 2 *(Buserelin)* 245
Profact Depot 3 *(Buserelin)* 245
Profact nasal *(Buserelin)* 245
Profact pro inject. *(Buserelin)* 245
Profilate *(Faktor VIII)* 86
Progastrit *(Mg-hydroxid + Al-oxid)* 132
Progesteronrezeptorhemmer 245
Progesteron 365, 502
Progesteron Depot *(Hydroxyprogesteroncaproat)* 242
Progestogel-Gel *(Progesteron)* 502
Proglicem *(Diazoxid)* 120
Prograf *(Tacrolimus)* 173
Progressive Muskelentspannung nach Jacobsen 416
Proguanil 171
Progynon C *(Cyproteronacetat / Ethinylestradiol)* 442, 443
Progynova *(Estradiol)* 241
Prolactinhemmer 129, 249, 250
Prolaktinom 377
Proleukin *(Aldesleukin)* 525
Proluton Depot *(Hydroxyprogesteroncaproat)* 242
Promyelozytenleukämie 315
Promethazin 41, 206, 428, 433, 509
Promethazin Neuraxph. *(Promethazin)* 206
Promit *(Dextran 10%)* 508
Pronervon T *(Temazepam)* 212
Proneurin *(Promethazin)* 206
Propafenin *(Chlorpromazin)* 207
Propafenon 69, 302, 304
Propafenon ratiopharm *(Propafenon)* 69
Propanol 486
Propra Comp ratioph. *Propranolol + Triamteren + Hydrochlorothiazid)* 54

Propra ratiopharm *(Propranolol)* 53
Propranolol **53**, 54
– Herz-Kreislauf 289
– Magen, Darm 388
– Neurologie 416, 422, 426
– Stoffwechsel 363, 369–374
– Vergiftungen 534, 540
Propranolol Sandoz *(Propranolol)* 53
*Propranolol*Vergiftungen 535
Propycil *(Propylthiouracil)* 125
Propylthiouracil 125, 369
Propyphenazon 105, 106
Prorynorm *(Propafenon)* 302, 304
Proscar *(Finasterid)* 238, 500
Prospan *(Efeublätterextrakt)* 281
Prostacyclin 342
Prostadil *(Tamsulosin)* 238
Prostaglandinderivate 231
Prostaglandinsynthesehemmer **100**, 103, 104
Prostagutt *(Sägepalmenfruchtextrakt)* 282
Prostalitan *(Tamsulosin)* 238
Prostata
– Karzinom 127, 241–246, **526**
– Hyperplasie 238
– Hyperplasie, benigne nodulär 500
Prostatamittel 238
Prostatitis 153
– abakterielle 499
– akut bakterielle 499
– chronische 499
– schwerer Verlauf 499
Prostavasin *(Alprostadil)* 85
Prostazid *(Tamsulosin)* 238
Prostess *(Sägepalmenfruchtextrakt)* 282
Prostica *(Flutamid)* 127
Protagent *(Filmbildner)* 233
Protamin 81, 536
Protamin Roche (→ *Protamin*) 81
Protamin Vale *(Protamin)* 81
Protaminsulfat Leo *(Protamin-HCl)* 81
Proteaseinhibitoren 165
Protein C 83
Protein-C-Mangel 83
Proteine, knochenmorphogene 123
Protelos *(Strontiumranelat)* 123
Prothazin *(Promethazin)* 41, 206
Prothil *(Medrogeston)* 242

Prothipendyl 206
Prothrombinkomplex 86
Prothyrid *(Levothyroxin + Liothyronin)* 125
Protionamid 159, 406
Protirelin 129
Protonenpumpenblocker 131
Protopic *(Tacrolimus)* 173
Provas *(Valsartan)* 49
Provas comp *(Valsartan + Hydrochlorothiazid)* 50
Proxen *(Naproxen)* 101
Proxymetacain 227, 470
Prozac *(Fluoxetin)* 202
Pruritus 114, 141
Pryleugan *(Imipramin)* 201
Pseudokrupp 41, 552
Pseudomembranöse Enterocolitis 157
Pseudomonaspenicilline 145
Psoradexan *(Dithranol + Harnstoff)* 219, 454
Psoralen 219
Psoralon MT *(Dithranol + Salicylsäure)* 219, 454
Psorcutan *(Calcipotriol)* 219
Psorcutan beta *(Vitamin D + Kortison)* 455
Psoriasis capitis 217
Psoriasis 108, 172, 174, 217–220
– arthritis 174, 346
– arthropathica 456
– pustulosa generalisata 455
– vulgaris 454
Psychoanaleptika 214
Psychose **206–209**
– akute 40
– Schizophrenie 209
Psychotische Syndrome 206
PTH 123
Puerperalfieber 509
Pulmax *(Budesonid)* 91
Pulmicort *(Budesonid)* 91
Pulmicort Topinasal (→*Budesonid*) 91
Pulmonale Hypertonie 337
Pulmozyme *(DNase)* 339
Purin-Analoga 264
Puri-Nethol *(6-Mercaptopurin)* 264, 313, 316
Purpura 314
– idiopath. thrombozytop. 312
Purpura fulminans 83

Pustulosis 218
Pustulosis palmaris et plantaris 218
Pustulosis palmoplant. 220
Pyelonephritis 491
Pyodermien 222
Pyrafat (Pyrazinamid) 159
Pyrantel 170, 399
Pyrazinamid 159, 160, 404–406, 418, 440, 466
Pyrazinamid (Pyrazinamid) 159
Pyrazolonderivate 104
Pyrazolon-Verbindungen, Intoxikation 539
Pyrcon (Pyrvinium) 170, 399
Pyrethrum 224
Pyrethrum-Extrakt 449
Pyridostigmin-Vergiftung 45
Pyridostigmin 197
Pyridostigminbromid 420
Pyridoxin 75, 160, 367, 536
Pyrilax (Bisacodyl) 134
Pyrimethamin 159, 473
Pyrimidin-Analoga 265
Pyromed (→ Paracetamol) 104
Pyrvinium 170, 399
PZA 159, 440

Q

Q0-Wert 544, **547**
Quadropril (Spirapril) 47
Quadrupeltherapie 383
Quallenerytheme 225
Quantalan (Colestyramin) 114
Quecksilberintoxikation 539
Quellstoff 136
Quensyl (Hydroxychloroquinsulfat) 108
Querto (Carvedilol) 51
Questran (Colestyramin) 114
Quetiapin 209
Quilonum (Lithiumacetat) 205
Quilonum retard (Lithiumcarbonat) 205
Quinagolid 250
Quinaplus (Quinapril + Hydrochlorothiazid) 48
Quinapril 47, 48
Quinapril Beta (Quinapril) 47
Quinapril Hexal (Quinapril) 47
Quinapril Stada (Quinapril) 47
Quincke-Ödem 460

Quinupristin 157
Q-Wert 545, **547**

R

Rabeprazol 131
Racecadotril 136
Rachitis 76
Rachitis-Prophylaxe 76
Radedorm (Nitrazepam) 212
Radepur (Chlordiazepoxid) 210
Radiojod 369
Ralenova (Mitoxantron) 269
Ralofekt (Pentoxifyllin) 85
Raloxifen 244, 365, 511
Ramicard (Ramipril) 47
Ramilich (Ramipril) 47
Ramiplus AL (Ramipril + Hydrochlorothiazid) 49
Ramipril 47–49, 56, 287, 294–299, 495, 496
Ramipril comp. ct (Ramipril + Hydrochlorothiazid) 49
Ramipril ct (Ramipril) 47
Ramipril Hexal (Ramipril) 47
Ramipril Piretanid Sandoz (Ramipril + Piretanid) 48
Ramipril ratio comp. (Ramipril + Hydrochlorothiazid) 49
Ramipril ratioph. (Ramipril) 47
Rami-Q (Ramipril) 47
Rami-Q comp. (Ramipril + Hydrochlorothiazid) 49
Ramyro comp. (Ramipril + Hydrochlorothiazid) 49
Ranibeta (Ranitidin) 130
Ranibizumab 18, 234
Ranitic (Ranitidin) 130
Ranitidin 130, 381, 382, 489
Ranitidin-ratioph. (Ranitidin) 130
Rantudil (Acemetacin) 102
Rapamune (Sirolimus) 173
Rapifen (Alfentanil) 180
Rapilysin (Reteplase) 82
Raptiva (Efalizumab) 220
Rasagilin 192
Rasburicase 112
Ratacand plus (Candesartan + Hydrochlorothiazid) 50
Raucherentwöhnung 215
Rauchgasinhalation 91
Raynaud-Syndrom 56, 59, **342**
Reactine (Cetirizin) 93, 481

Reaktive Arthritis 345
Reanimation 42
Rebetol (Ribavirin) 163
Rebif (Interferon beta-1a) 176
Reboxetin 204
Recatol Mono (Phenylpropanolamin) 121
Recombinate (Faktor VIII) 86
Rectodelt (Prednison) 110
Rectosellan Haemo (Bufexamac + Bismut + Titan + Lidocain) 141
Reductil (Sibutramin) 121
Reduktase-Hemmer 238
Refludan (Lepirudin) 81
Refluxkrankheit 380
Refluxösophagitis 130–133, **380**
Refobacin (Gentamicin) **152**, 222, 227
Regaine (Minoxidil) 226
Regaine Frauen (Minoxidil) 226, 444
Regaine Männer (Minoxidil) 226
Regenon (Amfepramon) 121
Regepithel (Calciumpantothenat + Vitamin A + Vitamin B1) 233
Regranex (Becaplermin) 233
Regulatorische Peptide 140
Reisegold (Dimenhydrinat) 139
Reisekrankheit 139
Reisetabletten ratioph. (Dimenhydrinat) 139
Reiter, Morbus 345
Reizgase-Intoxikation 539
Reizhusten 92, 93
Reizkonjunktivitis 466
Rekawan (Kalium) 69
Relaxierung 41
Relefact LHRH (Gonadorelin) 129
Relenza (Zanamivir) 163
Relestat (Epinastin) 232
Relpax (Eletriptan) 194
Remergil (Mirtazapin) 204
Remeron (Mirtazapin) 204
Remestan (Temazepam) 212
Remicade (Infliximab) 174
Remid (Allopurinol) 111
Remifemin (Cimicifugaeextrakt) 281
Remifentanil 98, 180
Reminyl (Galantamin) 198
Remotiv (Johanniskrautextrakt) 201
Renacor (Enalapril + Hydrochlorothiazid) 48
Renagel (Sevelamer) 70

Ren – Ryt

Renatriol *(Calcitriol)* 76
Rentibloc *(Sotalol)* 53, 69
Rentylin *(Pentoxifyllin)* 85
ReoPro *(Abciximab)* 84
Repaglinid 115, 358
Replagal *(Agalsidase alfa)* 123
Reproterol 90, 95, 324
Reproterol + Cromoglicinsäure 321, 322, 323, 324
ReQuip *(Ropinirol)* 191
Rescuvolin *(Folinsäure)* 517–522
Reserpin-Intoxikation 539
Reserpin 61
Reservemittel 160
Resochin *(Chloroquinphosphat)* 170
Resonium *(Polysulfonsäure)* 353
Resonium A *(Polysulfonsäure)* 74
Respicort *(Budesonid)* 326
Respiratorische Alkalose 356
Respiratorische Azidose 356
Restex *(L-Dopa + Benserazid)* 190
Restless-legs-Syndrom 190, **423**
Retaplase 82, 293
Retinochorioiditis 473
  – Toxoplasmose 473
Retinolpalmitat 233, 469
Retrobulbärneuritis 418
Retrovir *(Zidovudin)* 164
Revatio *(Sildenafil)* 60
Reverse-Transkriptase-Inhibitoren 165, 166
Reviparin 80
Rewodina *(Diclofenac)* 102, 499
Reyataz *(Atazanavir)* 166
Rezidivstruma 124
Rhabdomyosarkom 260
Rheologische Therapie 476
Rheomacrodex 10% *(kolloidale Lösung)* 460
Rheomacrodex 10% NaCl-frei *(Dextran)* 73
Rheothromb *(Urokinase)* 83
Rheuma-Basistherapeutika 107
Rheumatische Erkrankungen 101–103, 552
  – Fieber 143
Rheumatischer Klappenfehler 306
Rheumatoide Arthritis 343
Rhinex Nasenspray *(Naphazolin)* 235

Rhinitis 93, 94, 235, 236, **480**
  – allergische 93, 94
Rhinivict *(Beclometason)* 236
Rhinologika 235, 657
Rhinospray *(Tramazolin)* 235
Rhythmisierung 302
Rhythmusstörungen 302
  – bradykarde 41, 45, **304**
  – Rezidivprophylaxe 302
  – tachykard ventrikuläre 293
Riamet *(Artemether + Lumefantrin)* 170
Ribavirin 163, 387
Ribocarbo-L *(Carboplatin)* 262
Ribodoxo *(Doxorubicin)* 269
Ribodronat *(Pamidronsäure)* 122
Riboepi *(Epirubicin)* 269
Ribofentanyl *(Fentanyl)* 97
Riboflavinmangelzustände 75
Ribofluor *(Fluorouracil)* 265
Ribomustin *(Bendamustin)* 260
Riboposid *(Etoposid)* 267
Ribotax *(Paclitaxel)* 268
Riboxatin *(Oxaliplatin)* 262
Rickettsien 142
Ridaura *(Auranofin)* 107
Riedel-Thyreoiditis 371
Rifa *(Rifampicin)* 160
Rifa *(Rifampicin)* 404, 405
Rifabutin 160, 161
Rifampicin
  – Haut 440, 466
  – Infektionen 395, 398, 404–407
  – Neurologie 418
Rifampicin Hefa *(Rifampicin)* 160
Rifater *(Rifampicin + Isoniazid + Pyrazinamid)* 160
Rifinah *(Rifampicin + Isoniazid)* 160
Rifun *(Pantoprazol)* 131
Rilex *(Tetrazepam)* 197
Rigor 192
Rimexolon 229, 472
Rimoc *(Moclobemid)* 202
Rimonabant 120
Rinderbandwurm 403
Ringer 290, 291, 324, 351, 352, 370, 394
Ringer-Lactat-Lösung 71
Riopan *(Magaldrat)* 132
Risedronsäure 122, 364–367
Risperdal *(Risperidon)* 209

Risperdal Consta *(Risperidon)* 209
Risperidon 209, 431-434
Ritalin *(Methylphenidat)* 214
Ritonavir 166
Rituximab 275, 317
Rivanol *(Ethacridin)* 481
Rivanol-Lösung 464
Rivastigmin 199, 429
Rivotril *(Clonazepam)* 186
Rizatriptan 195, 415
RMP 160, 440
RNA-Polymerase-Hemmer 162
Rocaltrol *(Calcitriol)* 76
Rocephin *(Ceftriaxon)* 147
Rocornal *(Trapidil)* 67
Rocuronium 183
Rodavan S *(Dimenhydrinat)* 139
Rofatuss *(Clobutinol)* 93
Roferon A *(INF-alpha)* 175, 312–314, 379, 386, 522
Rohypnol *(Flunitrazepam)* 211
Rökan *(Ginkgo biloba)* 281
Rolando-Epilepsie 189
Ropinirol 191, 421, 423
Ropivacain 184
Rosacea 150, 221, 222, **443**
Rosiced *(Metronidazol)* 443
Rosiglitazon 116, 359
Rosiglitazon + Glimepirid 17
Rosskastanienextrakt 282
Rotigotin 191
Roxibeta *(Roxithromycin)* 151
Roxigrün *(Roxithromycin)* 151
Roxihexal *(Roxithromycin)* 151
Roxithromycin 151, 327-331, 436, 456
rt-PA 82, 293, 309, 336, 475
  – lokal 426
  – systemisch 426
RTV 166
RU 486 245
Rubiemen *(Dimenhydrinat)* 139
Rubiemol *(Paracetamol)* 104
Rudotel *(Medazepam)* 212
Rulid *(Roxithromycin)* 151
Rusedal *(Medazepam)* 212
Rutosid 282
Rythmodul *(Disopyramid)* 68
Rytmonorm *(Propafenon)* 69
Rytmonorm SR *(Propafenon)* 69

Handelsnamen = **fett**   Wirkstoffe = *kursiv*   Arzneimittel-Teil < S.283 < Therapie-Teil

S

sab simplex *Kautbl. (Dimeticon)* 540
sab simplex *Susp. (Simeticon)* 135
Sabril *(Vigabatrin)* 189
Saccharomyces boulardii 136
Sägepalmen
- fruchtextrakt 282
Sägezahnpalmextrakt 500
Saizen *(Somatotropin)* 376
Salagen *(Pilocarpin)* 230, 350
Salazopyrine RA *(Sulfasalazin)* 108
Salbuhexal *(Salbutamol)* 89
Salbulair *(Salbutamol)* 89
Salbutamol 89, 90
- Herz-Kreislauf 290
- Atmung 321–326, 340
- Stoffwechsel 356
Salbutamol ratiopharm *(Salbutamol)* 89
Sali-Adalat *(Nifedipin + Mefrusid)* 57
Salicylsäure 219, 225, 461
Salicylsäurederivate 100
Salicylsäure-Lsg. 461
Salicylsäure-Pflaster 461
Salicylsäure-Spiritus 461
Salicylsäure-Vaseline 449, 454
Salicylvaseline *(Salicylsäure)* 219
Saliprent *(Acebutolol + Mefrusid)* 53
Salizylate 100
Salizyl-Spiritus 3-5% 453
Salmeterol 89, 92, 322, 326
Salmeterol + Fluticason 322, 326
Salmonella
- enteritidis 401
- paratyphi 401
- typhi 401
- typhi-murium 401
Salmonellose 155, **401**
Salofalk *(Mesalazin)* 137
Salpingitis 500
Salviamin Hepar *(Aminosäurelösung)* 73
Salzsäure 75, 356
Salzsäure 7.25% *(Salzsäure)* 75
Sanasepton *(Erythromycin)* 220
Sanasthmax *(Beclometason)* 91
Sanasthmyl *(Beclometason)* 91
Sandimmun *(Ciclosporin)* 172, 220

Sandocal-D *(Colecalciferol + Calciumcarbonat)* 76
Sandoglobulin *(Immunglobuline)* 176
Sandoglobulin Liquid *(Immunglobuline)* 176
Sandoparin Nm *(Certoparin)* 79
Sandostatin *(Octreotid)* 140
Sandostatin LAR Monatsdepot *(Octreotid)* 140
Sandrena *(Estradiol)* 241
Santax S *(Saccharomyces boulardii)* 136
Saphena magna-Phlebitis 308
Saquinavir 166
Sarkoidose 341
Sarkom 260
Saroten *(Amitriptylin)* 200
Sauerstoff
- Herz-Kreislauf 289–296
- Atmung 324–328, 335– 339
- Stoffwechsel 356
Säuren 102
- Intoxikation 540
Scabies 224, **449**
Scandicain *(Mepivacain)* 40, 184
Scharlach 143, **401**
Schaumbildner-Intoxikation 540
Schilddrüse 124
- Diagnostik 124
- Hormone 124
- Hormonintoxikation 540
Schildläusen 224
Schistosomiasis 190
Schizophrenie **206–210**, **433**
Schlafsterne *(Doxylamin)* 213
Schlafstörungen 205, 206, 209, **210–214**
SchlafTabs ratiopharm *(Doxylamin)* 213
Schleifendiuretika 61
Schleimhaut candidosen 167
Schleimhautprotektiva 107, 133
Schleimhautprozesse 93, 94
Schleimhautschwellungen 235
Schmerz 39–41, **96–106**, 184, 188, 196, 200, 201, 424, 553
Schmerzen b. diabet. PNP 204
Schmerztherapie 424
Schnellwirksame Insuline 118
Schock 44, 64
- anaphylaktischer 41

- kardiogener 39
Schock, kardiogener 295
Schöllkraut ratioph. *(Schöllkrautextrakt)* 282
Schöllkrautextrakt 282
Schwangerschaft 545
- Beratungsstellen für Arzneimittel 251
- Risikoklassen (FDA) 251
Schwangerschaftshypertonie 258
Schwarze Salbe Lichtenstein *(Ammoniumbituminosulfonat)* 216
Schweinebandwurm 403
Schweißdrüsenabszeß 216
Schwellung 101–103, 552
- periorbitale 478
- schmerzhafte 101
Schwindel 139, 199, 206, 213, **424**
Scopoderm TTS *(Scopolamin)* 139
Scopolamin 139, 232
- Neurologie 425
- Auge 468–472
Sebamed 437
Sebiprox *(Ciclopirox)* 223
Sebivo *(Telbivudin)* 18, 164
Seborrhoe oleosa, 219
Secalealkaloide 194
Sedaplus *(Doxylamin)* 213
Sedariston *(Johanniskraut- + Baldrianextrakt)* 281
Sedativa 181, 187, 205, 210, 213
Sedativum Hevert *(Diphenhydramin)* 213
Sedierung 42, 182, 212
Sedotussin *(Pentoxyverin)* 93
Sekretolytika 87
Sekundärprophylaxe, postinfarzielle 295
Selectol *(Ciliprolol)* 51
Selegelin Neuraxph. *(Selegilin)* 192
Selegilin 192, 421
Selegilin ratiopharm *(Selegilin)* 192
Sempera *(Itraconazol)* 167
Sennoside 135
Sepsis 83, 145–148, 152–158
Sepso J *(Polyvidon-Jod)* 445
Sequostat *(Ethinylestradiol + Gestagen)* 510
Serag-HAES 10% *(Stärkederivat)* 74

Ser – Spa

Serdolect *(Sertindol)* 210
Serenoa *(Sägepalmen-fruchtextrakt)* 282
Seretide *(Salmeterol + Fluticason)* 92
Serevent *(Salmeterol)* 89
Serital *(Citalopram)* 202
Sermion *(Nicergolin)* 198
Seroquel *(Quetiapin)* 209
Serotoninantagonisten 139
Serotonin-Reuptake-Inhibitoren, selektive 202
Seroxat *(Paroxetin)* 203
Sertaconazol 224
Sertalin Hexal *(Sertralin)* 203
Sertalin Neuraxph. *(Sertralin)* 203
Sertindol 210
Sertra Isis *(Sertralin)* 203
Sertralin 203, 431
Sevelamer 70
Sevelamerhydrochlorid 367
Sevofluran 182
Sevorane *(Sevofluran)* 182
Sevredol *(Morphin)* 98
Sexualhormone 126
Sexuell übertragbare Krankheiten 456
Shigellose 155, **402**
Sialadenitis 489
Sibelium *(Flunarizin)* 199, 416
Sibutramin 121
Siccaprotect *(Filmbildner)* 233
Sic-Ophtal *(Hyaluronsäure)* 350, 467
Sifrol *(Pramipexol)* 191
Sigabloc *(Atenolol + Chlortalidon)* 53
Sigacalm *(Oxazepam)* 212
Sigadilol *(Carvedilol)* 51
Sigalip *(Simvastatin)* 113
Sigamuc *(Ambroxol + Doxycyclin)* 91
Sigaprava *(Pravastatin)* 113
Sigaprim *(Cotrimoxazol)* 325, 340, 394, 400–407, 490–499
Sigaprim *(Trimethoprim + Sulfamethoxazol)* 155
Sildenafil 239, 338, 348, 420
Silibinin 530
Silkis *(Calcitriol)* 454
Silomat *(Clobutinol)* 93
Simagel *(Magaldrat)* 132
Simagel Tabl. *(Almasilat)* 132
Simethicon 137

Simethicon ratiopharm *(Simeticon)* 135
Simeticon 135
Simulect *(Basiliximab)* 172
Simvabeta *(Simvastatin)* 113
Simvahexal *(Simvastatin)* 113
Simvastatin 113, 114, 361, 427, 496
Simvastatin ratiopharm *(Simvastatin)* 113
Sinapsan *(Piracetam)* 198
Sinemet *(L-Dopa + Carbidopa)* 190
Singulair *(Montelukast)* 95
Sinpro N *(→ Paracetamol)* 104
Sinquan *(Doxepin)* 201
Sinuforton *(Primelwurzel- + Thymianextrakt)* 282
Sinupret *(Pflanzenextrakte)* 281
Sinusitis 154, **482**
Sinusrhythmus 302
Sinustachykardie 300
Siofor *(Metformin)* 117
Siozwo *(Naphazolin)* 235
Siros *(Itraconazol)* 167
Sirdalud *(Tizanidin)* 197
Sirolimus 173
Sirtal *(Carbamazepin)* 186
Sirup NRF *(Ipecacuanha-Sirup)* 528
Sirupus Ipecacuanhae *(Ipecacuanha-Sirup)* 528
Sisare *(Estradiol + Medroxyprogesteron)* 243
Sisare *(Estradiol)* 241
Sita *(Sägepalmenfruchtextrakt)* 282
Sitagliptin 18, 116
Sitaxentan 17, 60
Sitosterin 238
Sitosterin Prostata *(Sitosterin)* 238
Sjögren Syndrom 350
Skelid *(Tiludronsäure)* 122
Skid *(Minocyclin)* 150, 221
Skid Gel *(Erythromycin)* 220
Skinoren *(Azelainsäure)* 221
Skleritis 471
Sklerodermie, progr. syst. 348
Sklerose multiple 418
Smektit 136
Sobelin *(Clindamycin)* 152
Sodbrennen 130
Soderm plus *(Betamethason)* 455
Sodormwell *(Diphenhydramin)* 213
Sofra-Tüll *(Framycetin)* 222
Solco-Derman Lsg. *(Eisessig-*

Salpetersäure-Milchsäure) 461
Solian *(Amisulprid)* 208
Solifenacin 237
Solosin *(Theophyllin)* 88
Solu-Decortin *(Prednisolon)* 110
Solu-Decortin H *(Prednisolon)* 41
Solu-Decortin Infusionslösung *(Prednisolon)* 489
Solugastril *(Al-oxid + Calciumcarbonat)* 132
Solutio-Hydroxychinolini *(8-Hydroxychinolin)* 438
Solutio
- pyoactini 445
- pyoactini 0,5% 446–454
Solutio Cordes Dexa N *(Dexamethason)* 217
Solvex *(Reboxetin)* 204
Somagerol *(Lorazepam)* 211
Somatorelin 129
Somatostatin 140
Somatostatin *(Somatostatin)* 140
Somatostatin Ferring *(Somatostatin)* 140
Somatostatin Hexal *(Somatostatin)* 140
Somatotropin 376
Somatuline *(Lanreotid)* 140
Somavert *(Pegvisomant)* 128
Somnosan *(Zopiclon)* 214
Somsanit *(4-Hydroxybuttersäure)* 182
Sonata *(Zaleplon)* 213
Sonnenbrand 216, 225, 226, 448
Soor 168, **391**
Sorafenib 274
Sorbisterit *(Polysulfonsäure)* 70
Sorbitol 64
Sorbitol-Infusionslsg. 40 *(Sorbitol)* 64
Sormodren *(Bornaprin)* 197
Sortis *(Atorvastatin)* 113
Sostril *(Ranitidin)* 130
Sotahexal *(Sotalol)* 53, 69
Sotalol 53, 69, 302, 303, 304
Sotalex *(Sotalol)* 53, 69
Sotalol 53, 69, 302, 303, 304
Sotalol ratioph. *(Sotalol)* 53, 69
Soventol *(Bamipin)* 225
Spannungskopfschmerz 416
Spannungszustände 210–212
Spasman Scop *(Butylscopolamin)* 105

Handelsnamen = fett   *Wirkstoffe = kursiv*   Arzneimittel-Teil < S.283 < Therapie-Teil

Spasmen 197
- infantile 189
- Magen-Darm 105
- Skelettmuskulatur 196
Spasmex *(Trospiumchlorid)* 237
Spasmolyt *(Trospiumchlorid)* 237
Spasmolytika 105
Spasmo-Mucosolvan *(Ambroxol + Clenbuterol)* 91
Spasmo-Rhoival *(Trospiumchlorid)* 237
Spasmo-Urgenin TC *(Trospiumchlorid)* 237
Spastik 196, 197, **425**
Spasuret *(Flavoxat)* 237
Spasyt *(Oxybutynin)* 237
Spersacarpin *(Pilocarpin)* 230
Spersadex *(Dexamethason)* 228
Spinalanästhesie 184
Spirapril 47
Spiriva *(Tiotropiumbromid)* 90
Spiro comp. *(Spironolacton + Furosemid)* 65
Spiro D *(Spironolacton + Furosemid)* 65
Spirogamma *(Spironolacton)* 295
Spironolacton 64, 65, 295, 338, 353, 387
Spironolacton ratioph. *(Spironolacton)* 64
Spironolactone 300
Spiropent *(Clenbuterol)* 89
Spitzwegerich 282
Spizef *(Cefotiam)* 146
Spondylon *(Ketoprofen)* 101
Spregal *(Allethrin + Piperonylbutoxid)* 224
Spregal *(Allethrin)* 449
Sprycel *(Dasatinib)* 18, 274
SQV 166
ß-Acetyldigoxin 70
ß-Acetyldigoxin ratioph. *(ß-Acetyldigoxin)* 70
SSRI 202
Stada *(Ampicillin)* 465
Stalevo *(L-Dopa + Carbidopa + Entacapon)* 190
Stammzell-Tx 261
Stangyl *(Trimipramin)* 201
Staphylex *(Flucloxacillin)* 144
Staphylococcus aureus 142, 144
Staphylokokken

- Endokarditits 305
- Furunkel 395
- Infektionen 144
- Penicilline 144
Staphylokokkus aureus 395
Stärkederivate 74
Starlix *(Nateglinid)* 115
Status asthmaticus 41, 42, 552
Status epilepticus 41, 186, 211, 550
- Stufenschema der Behandlung 413
Staurodorm *(Flurazepam)* 211
Stavudin 164
Stediril-d *(Ethinylestradiol/Levonorgestrel)* 247
Steinkohlenteer 219, 446
Sterofundin 460
Sterofundin *(Vollelektrolytlösung)* 71
Stesolid *(Diazepam)* 39, **211**
Stickstoffloxid-Analoga 260
Stillzeit 545
Stilnox *(Zolpidem)* 214
Strahlencolitis 138
Strattera *(Atomoxetin)* 214
Streptase *(Streptokinase)* 82, 293, 308, 309, 336
Streptococcus viridans 142
Strepto-Fatol *(Streptomycin)* 160
Streptogramine 157
Strepto-Hefa *(Streptomycin)* 160
Streptokinase 82, 293, 308, 309, 336, 475
Streptokinase Braun *(→ Streptokinase)* 82
Streptokokken 12
- Endokarditis 305
- Erysipel 395
- Scharlach 401
Streptomycin 157
Streptomycinresistenz 160
Streptomycin 160
Streptozocin 378, 520
Stressinkontinenz 501
Stressläsionsprophylaxe 381
Stressulkus-Prophylaxe 130, 133
Striant *(Testosteron)* 127
Striaton *(L-Dopa + Carbidopa)* 190
Strongyloidiasis 219
Strontiumranelat 123
Struma 124, 125
- blande 368
- euthyreot 368

Stupor
- depressiver 429
- katatoner 428
STZ *(Streptozotocin)* 520
Subarachnoidalblutung 198
Suboxone *(Buprenorphin + Naloxon)* 17, **19**
Substanzen, kolloidale 74
Subutex *(Buprenorphin)* 19
Sucrabest *(Sucralfat)* 133
Sucralfat 133, 381
Sucralfat ratioph. *(Sucralfat)* 133
Sufentanil 98, 180
Sufentanil Hexal *(Sufentanil)* 180
Sufentanil ratiopharm *(Sufentanil)* 180
Suizidalität, akute 428
Sulbactam 145
- Atmung 327, 331, 333
- Gynäkologie 507, 509
- Infektionen 393
- Magen, Darm 385, 389
- Urogenital 492, 500
Sulfacetamid 464
Sulfadiazin 155, 473
Sulfadiazin Heyl *(Sulfadiazin)* 155
Sulfamethoxazol 155
Sulfasalazin 108, 138, 344–346
Sulfasalazin Hexal *(Sulfasalazin)* 108, 138
Sulfasalazin Heyl *(Sulfasalazin)* 138, 155
Sulfonamide 155
- Intoxikation 540
Sulfonylharnstoffe 115
Sulmycin *(Gentamicin)* 222
Sulpirid 206
Sulpirid ct *(Sulpirid)* 206
Sulpirid ratioph. *(Sulpirid)* 206
Sultamicillin 146, 327, 330
Sultanol *(Salbutamol)* 89
Sultiam 189
Sumatriptan 195, 414, 415
Sumatriptan 1A *(Sumatriptan)* 195
Sumatriptan CT *(Sumatriptan)* 195
Sumatriptan Hexal *(Sumatriptan)* 195
Sumatriptan ratioph. *(Sumatriptan)* 195
Sun-Blocker 448
Sunitinib 17, 274

Sup – Teg

Superpep (Dimenhydrinat) 139
Suprane (Desfluran) 182
Suprarenin (Adrenalin) 39, 44
SupraventrikuläreTachykardie bei WPW-Syndrom 302
Supraviran (Aciclovir) 161
Suprax (Cefixim) 149
Suprecur (Buserelin) 245
Surfont (Mebendazol) 169
Surgam (Tiaprofensäure) 101
Surmontil (Trimipramin) 201
Sustiva (Efavirenz) 166
Sutent (Sunitinib) 17, 274
Suxamethonium 183
Suxilep (Ethosuximid) 186
Symbicort (Formoterol + Budesonid) 92
Symbioflor (Enterococcusfaecalis-Autolysat) 281
Sympal (Dexketoprofen) 101
Sympathomimetika **43**, 88–90
 - Auge 230
 - Nase 235
Synacthen (Tetracosactid) 129
Synarela (Nafarelin) 503
Syndrom
 - akut, katatones 434
 - Bing-Horten 414
 - Chylomikronämie 362
 - Conn 372
 - Cushing 372
 - Fibromyalgie 342
 - nephrotisches 496
 - Parkinson 421
 - prämenstruelles 503
 - Raynaud 342
 - Restless legs 423
 - Sjögren 350
 - von Willebrand-Jürgens 310
 - Werner-Morrison 379
 - Zollinger-Ellison 379
Syndrome, akute psychotische 206
Synercid (Quinupristin + Dalfopristin) 157
Syneudon (Amitriptylin) 200
Synphasec (Ethinylestradiol + Norethisteron) 248
Syntaris (Flunisolid) 236
Syntestan (Cloprednol) 109
Syntocinon (Oxytocin) 41, 249
Syntocynon 509

Syphilis 150, **402**, 403, **456**
Syrea (Hydroxycarbamid) 273
Systemcandidose 168
Systemmykosen 167
Systral (Chlorphenoxamin) 225

T

T20 166
T3 125
T4 124, 125
Tacalcitol 454
Tachmalcor (Detajmiumbitartrat) 68
Tachydaron (Amiodaron) 69
Tachyfenon (Propafenon) 302, 304
Tachykardie 54–55, 67–69
 - AV-Knoten-Tachykardie 302
 - paroxsmale 39
 - Sinus-Tachykardie 302
 - supraventrikuläre 40, 42, 51, 302, 550
 - ventrikuläre 303
Tachystin (Dihydrotachysterol) 127
Tacrolimus 173, 226, 446, 450
Tadalafil 239
Tadin (Tamsulosin) 238
Taeniasis 169, 170, **403**
Tafil (Alprazolam) 210
Tagesbedarf
 - Aminosäuren 70
 - Elektrolyte 70
 - Energie 70
 - Fett 70
 - Kohlenhydrate 70
 - Wasser 70
Tagonis (Paroxetin) 203
Takus (Ceruletid) 133
Talcid (Hydrotalcit) 132
Talinolol 53
Talso (Sägepalmenfruchtextrakt) 238
Talvosilen (Paracetamol + Codein) 102
Tambocor (Flecainid) 69
Tamiflu (Oseltamivir) 163
Tamox (Tibolon) 252
Tamoxifen 245, 371, 379, 502, 522, 523
Tamoxifen Hexal (Tamoxifen) 245
Tamoxifen ratioph. (Tamoxifen) 245
Tamsu-Astellas (Tamsulosin) 238
Tamsulosin 238, 500

Tamsulosin Beta (Tamsulosin) 238
Tanatril (Imidapril) 46
Tannin-Lotion 2–4% 462
Tannin-Teilbäder 447
Tannolact (Phenolsulfonsäure) 216, 447, 453
Tannosynt (Phenolsulfonsäure) 216
Tannosynt (Tannin) 462
Tantum verde (Benzydamin) 484
Tarceva (Erlotinib) 273
Tardigal (Digitoxin) 301
Tardocillin (Benzylpenicillin-Benzathin) 143
Targin (Oxycodon + Naloxon) 98
Targocid (Teicoplanin) 157
Targretin (Bexaroten) 272
Tarivid (Ofloxacin) 154
Tarka (Verapamil + Trandolapril) 57
Tarmed (Steinkohlenteer) 218
Tauredon (Natriumaurothiomalat) 349
Tavanic (Levofloxacin) 154
Tavegil (Clemastin) 39, 93, 225
Tavor (Lorazepam) 211
Taxane 268
Taxilan (Perazin) 206
Taxol (Paclitaxel) 268
Taxotere (Docetaxel) 268
Tazaroten 0,05–0,1 455
Tazobac (Piperacillin + Tazobactam) 146
Tazobactam 142, **145**, 146
 - Atmung 328–334, 341
 - Infektionen 393
 - Magen, Darm 389
TD Rix (Tetanus- + Diphtherie-Toxoid) 177
TDF 164
Td-Impfstoff Mérieux (Tetanus- + Diphtherie-Toxoid) 177
Td-pur (Tetanus- + Diphtherie-Toxoid) 177
Tebesint (Isoniazid + Pyridoxin) 160
Tebesim Duo (Rifampicin + Isoniazid) 160
Tebesim Trio (Rifampicin + Isoniazid + Pyrazinamid) 160
Tebesim-s (Isoniazid) 159
Tebonin (Ginkgo biloba) 281
Tee 352
Tefilin (Tetracyclin) 150
Tegafur 266

Handelsnamen = fett Wirkstoffe = kursiv Arzneimittel-Teil < S.283 < Therapie-Teil

Teg – Thy

Tegretol *(Carbamazepin)* 186
Teicoplanin 157
Telbivudin 18, 164
Teldane *(Terfenadin)* 460
Tele Stulln N *(Naphazolin)* 233
Telfast *(Fexofenadin)* 94
Telithromycin 151
Telmisartan 49, 50
Telos *(Lornoxicam)* 102
Telzir *(Fosamprenavir)* 166
Temazep ct *(Temazepam)* 212
Temazepam 212, 512
Temgesic *(Buprenorphin)* 98
Temodal *(Temozolomid)* 263
Temozolomid 263, 522, 526
Tenecteplase 82
Teneretic *(Atenolol + Chlortalidon)* 53
Teniposid 267
Tenofovir 164
Tenormin *(Atenolol)* 51
Tensiomin *(Captopril)* 46
Tensobon *(Captopril)* 46
Tensobon comp *(Captopril + Hydrochlorothiazid)* 48
Tensoflux *(Amilorid + Bendroflumethiazid)* 65
Tensostad *(Captopril)* 46
Tenuate *(Amfepramon)* 121
Tera Tad *(Terazosin)* 238
Terablock *(Terazosin)* 238
Teranar *(Terazosin)* 238
Terazosin 59, 238, 500
Terazosin Hexal *(Terazosin)* 238
Terazosin Stada *(Terazosin)* 59
Terbinafin 169, 224, 451-453
Terbinafin Hexal *(Terbinafin)* 169
Terbinafin Sandoz *(Terbinafin)* 169
Terbinafinhydrochlorid AL/Stada *(Terbinafin)* 224
Terbul *(Terbutalin)* 90, 324
Terbutalin 42, 89, 90, 321-326, 460
Terbutalin ratioph. *(Terbutalin)* 90
Terfenadin 94, 460
Terfenadin AL *(Terfenadin)* 94
Teripratid 126
Terlipressin 128
Terzolin *(Ketoconazol)* 223
Tesoprel *(Bromperidol)* 207
Testim *(Testosteron)* 127
Testogel *(Testosteron)* 127
Testosteron 127, 376

Testosteron TDS *(Testosteron)* 376
Testosteron-Depot *(Testosteron)* 127
Testoviron-Depot *(Testosteron)* 127
Tetanus- + Diphterie- + Pertussis-Toxoid 177
Tetanus- + Diphterie-Toxoid 177
Tethexal *(Tetrazepam)* 417
Tetrabenazin 18, 199
Tetracosactid 129
Tetracyclin 150, 220,
- Atmung 327, 330
- Schmerz 345
- Magen, Darm 383
- Infektionen 391
- Haut 441, 442, 456, 458
Tetracyclin Heyl *(Tetracyclin)* 150
Tetracyclin Wolff *(Tetracyclin)* 150
Tetracycline 142, 150
Tetramdura *(Tetrazepam)* 197
Tetra-saar (→ *Tetrazepam)* 197
Tetrazep (→ *Tetrazepam)* 197
Tetrazepam 197, 417, 425
Tetrazepam Neuraxph. *(Tetrazepam)* 197
Tetrazepam ratiopharm *(Tetrazepam)* 197
Tetrazyklin 383
Tetrilin *(Tetryzolin)* 235
Tetryzolin 233, 235, 466, 657
Tevanate *(Alendronsäure)* 122
Teveten *(Eprosartan)* 49, 287
Teveten Mono *(Eprosartan)* 49
Teveten plus *(Eprosartan + Hydrochlorothiazid)* 50
TFT Thilo *(Trifluridin)* 398
Thallium-Intoxikation 540
Tham Koehler 3M *(Trometamol)* 74
Thelin *(Sitaxentan)* 17, 60
Theodrenalin 44
Theophyllin 42, 87, 88, 290, 322, 323-326, 460, 483
Theophyllin ratioph. *(Theophyllin)* 88
Theophyllin-Intoxikation 540
Therapeutische Breite 544
Thevier *(Levothyroxin)* 124
Thiamazol 125, 369, 370
Thiamazol Henning *(Thiamazol)* 125
Thiamazol Hexal *(Thiamazol)* 125

Thiamin 75, 429, 430, 536
- Mangelzustände 75
Thilocanfol C *(Chloramphenicol)* 227
Thilodigon *(Guanethidin + Dipivefrin)* 231
Thilorbin *(Oxybuprocain + Fluorescein)* 227
Thilo-Tears *(Filmbildner)* 233
Thiobitum *(Ammonium-bituminosulfonat)* 216
Thioctacid *(Liponsäure)* 199
Thioguanin *(6-Thioguanin)* 315
Thioguanin-GSK *(Tioguanin)* 264
Thiopental 181
Thiopental Inresa *(Thiopental)* 181
Thiopental Rotexmedica *(Thiopental)* 181
Thioridazin 206
Thioridazin Neuraxph. *(Thioridazin)* 206
Thomaeamin n 15% *(Aminosäurelösung)* 74
Thomaedex 60 *(Dextran)* 73
Thomaegelin 4% *(Gelatinederivat)* 74
Thomaejonin *(Vollelektrolytlösung)* 71
Thomaejonin HX5 *(Halbelektrolytlösung)* 72
Thomaejonin OP *(Zweidrittelelektrolytlösung)* 71
Thomaemannit *(Mannitol)* 64
Thomapyrin *(ASS + Paracetamol + Coffein)* 106
Thomasin *(Etilefrin)* 44
Thombran *(Trazodon)* 204
Thrombangitis obliterans 85, 307
Thrombininhibitoren 80, 86
Thromboembolie 80, 81
Thrombophilitis 308
Thrombophob *(Heparin)* 426
Thrombose 83
- Prophylaxe 79, 80, 308
Thrombozyten
- Aggregationshemmer 84
- Dysfunktion 128
Thrombozythämie, essenzielle 313
Thybon *(Liothyronin)* 125
Thymian 282
Thymian ratioph. *(Primelwurzel- + Thymianextrakt)* 282

Thy – Tre

Thyreoiditis 371
- de Quervain 371
- Hashimoto 371
- Riedel 371
- subakute 371
Thyreostatika 125
Thyreostat II *(Propylthiouracil)* 125
Thyreostatika 125
Thyreotoxische Krise 125
Thyroliberin *(Protirelin)* 129
Thyronajod *(Levothyroxin + Kaliumiodid)* 125
Thyronajod*(Levothyroxin + Kaliumiodid)* 125
Thyrotardin-inject *(Liothyronin)* 125
Thyrozol *(Thiamazol)* 125
TIA 84
Tiagabin 189
Tial *(Tramadol)* 100
Tiaprid 199, 410
Tiaprid Hexal *(Tiaprid)* 199
Tiaprid Neuraxph. *(Tiaprid)* 199
Tiapridal *(Tiaprid)* 199
Tiapridex *(Tiaprid)* 199
Tiaprofensäure 101
Tibiafraktur 123
Tibolon 244, 420, 511
Ticlopidin 84
Ticlopidin Beta *(Ticlopidin)* 84
Ticlopidin ratioph. *(Ticlopidin)* 84
Tigecyclin 142, 150
Tiklyd *(Ticlopidin)* 84
Tilicomp Beta *(Tilidin + Naloxon)* 99
Tilidin 99, 423, 478
Tilidin Hexal Comp. *(Tilidin + Naloxon)* 99
Tilnalox CT *(Tilidin + Naloxon)* 99
Tiludronsäure 122
Timo-Comod *(Timolol)* 230
Timohexal *(Timolol)* 230
Timolol 230, 231, 472–478
Timolol Cv *(Timolol)* 230
Timolol ratiopharm *(Timolol)* 230
Timonil *(Carbamazepin)* 186
Tim-Ophtal *(Timolol)* 230, 472
Timosine *(Timolol)* 230
Timo-Stulln *(Timolol)* 230
Timox *(Oxcarbazepin)* 188
Tinatox *(Tolnaftat)* 451
Tinea capitis 451
Tinea corporis 451

Tinidazol 396, 403, 498
Tinktura Arning 447
Tinnitus aurium 489
Tinzaparin 80
Tiocoract *(Tazaroten)* 459
Tioguanin 264
Tiorfan *(Racecadotril)* 136
Tiotropium 326
Tiotropiumbromid 90
Tipranavir 166
Tirgon *(Bisacodyl)* 134
Tirofiban 84, 291
Titan 141
Titralgan *(ASS + Paracetamol + Coffein)* 106
Titretta *(Paracetamol + Codein)* 106
Tizanidin 197, 419
TNF-a 174
Tobi *(Tobramycin)* 153
Tobra-cell *(Tobramycin)* 153
Tobramaxin *(Tobramycin)* 227
Tobramycin 142, 153, 227, 333, 335, 340
Tobramycin Mp *(Tobramycin)* 153
Tofranil *(Imipramin)* 201
Tokolyse 250
Tolciclat 451
Tolid *(Lorazepam)* 211
Tolnaftat 451
Toloniumchlorid 538, 540
Tolperison 197
Tolterodin 237, 420
Toluidinblau *(Toloniumchlorid)* 538, 540
Tolvin *(Mianserin)* 201
Toniform *(L-Dopa + Carbidopa)* 190
Tonoftal *(Tolnaftat)* 451
Tonsilgon *(Pflanzenextrakte)* 282
Tonsillitis 483
Topamax *(Topiramat)* 189
Topamax Migräne *(Topiramat)* 195
Topinasal Nasenspray *(Budenosid)* 480
Topiramat 189, 195, 411–416, 426
Topisolon *(Desoximetason)* 218
Topoisomerase-I-Hemmer 270
Topotecan 270, 516
Topsym *(Fluocinonid)* 218
Toracard *(Torasemid)* 62
Torasemid 61, 299, 352–354, 387
- Herz-Kreislauf 294

Torasemid Hexal *(Torasemid)* 62
Torem *(Torasemid)* 62
Toremifen 245
Torsades de pointes 69, 304
Torticollis 196
Totocortin *(Dexamethason)* 228
Toxogonin *(Obidoxim)* 539
Toxoplasmose 155, 159
- Retinochorioiditis 473
TP-Ophtal *(Pilocarpin + Timolol)* 231, 477
Tracleer *(Bosentan)* 60, 338, 348
Tracrium *(Atracurium)* 183
Tractocile *(Atosiban)* 250
Tradelia *(Estradiol)* 241
Tramadol 100
- Schmerz 343
- Stoffwechsel 366
- Magen, Darm 385
- Neurologie 423, 424
- Haut 462
Tramadol ratioph. *(Tramadol)* 100
Tramadolor *(Tramadol)* 100
Tramal *(Tramadol)* 100
Tramazolin 233, 235
Tramcinolon-Creme 448
Tramundin *(Tramadol)* 343, 366, 385, 424, 462
Trancolong *(Flupirtin)* 196
Trancopal Dolo *(Flupirtin)* 196
Trandolapril 47, 57
Tränenersatzmittel 467
Tranexamsäure 83
Transplantatabstoßung 172, 173
Transtec *(Buprenorphin)* 98
Transtec Pro *(Buprenorphin)* 98
Tranxilium *(Dikaliumclorazepat)* 211
Tranylcypromin 202, 431
Trapidil 67
Trasicor *(Oxprenolol)* 52
Trastuzumab 275, 525
Trasylol *(Aprotinin)* 83
Traumasept *(Polyvidon-Jod)* 436, 437, 445
Travatan *(Travoprost)* 231
Travex *(Tramadol)* 100
Travoprost 231, 476
Trazodon 204
Trazodon Hexal *(Trazodon)* 204
Trazodon Neuraxph. *(Trazodon)* 204
Tredalat *(Nifedipin + Acebutolol)* 57
Tregor *(Amantadin)* 193

Handelsnamen = fett   *Wirkstoffe = kursiv*   **Arzneimittel-Teil < S.283 < Therapie-Teil**

Tremaril *(Metixen)* 193
Tremarit *(Metixen)* 193
Tremor 192, 196
Tremor, essentieller 53
Trenantone *(Leuprorelin)* 246
Trental *(Pentoxifyllin)* 85
Treosulfan 261, 526
Tretinoin 221, 273, 441, 442
treupel mono (→ *Paracetamol*) 104
Trevilor *(Venlafaxin)* 205
TRH Ferring *(Protirelin)* 129
Tri Thiazid *(Triamteren + Hydrochlorothiazid)* 65
Triamcinolon 110, 450, 455, 480
Triamcinolonacetonid 217, 343, 445, 486
Triamgalen *(Triamcinolonacetonid)* 217
Triamhexal *(Triamcinolon)* 110
Triampur *(Triamteren + Hydrochlorothiazid)* 65
Triamteren 54, 57, 63, 65, 286, 338, 425
Triamteren Tri Sandoz *Propranolol + Triamteren + Hydrochlorothiazid)* 54
Triapten *(Foscarnet)* 222
Triarese *(Triamteren + Hydrochlorothiazid)* 65
Triastonal *(Sitosterin)* 238
Triazolam 212
Trichinose 169
Trichomonas 505
Trichomonas vaginalis 403
 - Urethritis 403
 - Vaginitis 403
Trichomoniasis 156, **403**
Trichuriasis 169
Trientine 367
Triette *(Ethinylestradiol/ Levonorgestrel)* 247
Triflumann *(Trifluridin)* 228
Trifluridin 228, 469
Trifluridin-Augensalbe 398
Trigeminus-Neuralgie 186, **417**
Triglyceride, mittelkettige 73
Trigoa *(Ethinylestradiol/ Levonorgestrel)* 247
Trihexyphenidyl 193, 422
Trijodthyronin *(Liothyronin)* 125

Trileptal *(Oxcarbazepin)* 188
Trimethoprim-Sulfonamid-Komb. 155
Trimethoprim 155
Trimethoprim + Sulfamethoxazol 349
Trimidura *(Trimipramin)* 201
Trimineurin *(Trimipramin)* 201
Trimipramin 201, 431
Trimipramin Neuraxph. *(Trimipramin)* 201
Triniton *(Reserpin + Dihydralazin + Hydrochlorothiazid)* 54
Trinordiol *(Ethinylestradiol/ Levonorgestrel)* 247
TriNovum *(Ethinylestradiol/ Norethisteron)* 248
Tripelennamin 226
Tripletherapie
 - französische 382
 - italienische 382
Triptane 194
Triquilar *(Ethinylestradiol/ Levonorgestrel)* 247
TRIS 36.34% *(Trometamol)* 74
Trisequens *(Estradiol + Norethisteron)* 243
Trisiston *(Ethinylestradiol/ Levonorgestrel)* 247
Trisorcin *(Penicillamin)* 367
TriStep *(Ethinylestradiol/ Levonorgestrel)* 510
Trizivir *(Lamivudin + Zidovudin + Abacavir)* 164
Trofosfamid 261
Tromcardin forte *(Mg-K-Präp.)* 304
Trometamol 74
Tropicamid 232, 471, 472
Tropisetron 140, 513
Trospi 237
Trospi *(Trospiumchlorid)* 237
Trospiumchlorid 237, 420
Trusopt *(Dorzolamid)* 231
Truvada *(Emtricitabin + Tenofovir)* 164
Truxal *(Chlorprothixen)* 206
Tryasol *(Captopril)* 92
Trypanosomiasis 159
Tryptophan 205
Tuberkulose 159–161, **404**
 - Halslymphknoten 405
 - Haut 407
 - Lungen 404
 - Meningitis 406

 - Miliar 405
 - Pleuritis exsudativa 405
 - Urogenital 406
Tuberkulostatika 159
 - Kombinationen 160
 - Reservemittel 160
Tuboovarialabszess 500
Tularämie 160
Tulobuterol 90
Tulotract *(Lactulose)* 134
Tumor, hormonaktiver GI- 140
Tumornekrosefaktor (TNF) 174
Tumorlyse 112
Tumorschmerz 98
Turfa *(Triamteren + Hydrochlorothiazid)* 65
Turimycin *(Clindamycin)* 152
Tussed *(Clobutinol)* 93
Tutofusin *(Vollelektrolytlösung)* 71
Tutofusin G5 *(Vollelektrolytlösung)* 71
Tutofusin H G5 *(Halbelektrolytlösung)* 72
Tutofusin NS X *(Elektrolytlösung, kaliumfrei)* 72
Tutofusin OPG *(Zweidrittelelektrolytlösung)* 71
Tutofusin OPX *(Zweidrittelelektrolytlösung)* 71
Tygacil *(Tigecyclin)* 150
Typhus 145
Tyrosinämie Typ I 124
Tysabri *(Natalizumab)* 17, 174

U

Übelkeit 41, **134**, **138**–140, 213
Ubretid *(Distigmin)* 197
UDC *(Ursodeoxycholsäure)* 137
Udicil *(Cytarabin)* 265
UDICIL CS *(Cytarabin)* 265
Udima *(Minocyclin)* 150, 221
Udrik *(Trandolapril)* 47
UFT Hartkapseln *(Tegafur)* 266
Ulcogant *(Sucralfat)* 133
Ulcus cruris 222
Ulkus molle 458
Ulkuskrankheit 381
Ulkusprophylaxe 133
Ulkustherapeutika 130
Ulnor *(Omeprazol)* 131
Ultiva *(Remifentanil)* 180

620 Ult – Ven

Ultracarbon *(Carbo medicinalis)* 136
Ultracortenol *(Prednisolon)* 229
Ultralan *(Fluocortolon)* 109
Ultreon *(Azithromycin)* 151
Ulzera 133, 226
Unacid *(Amoxicillin + Sulbactam)* 393, 500, 507, 509
Unacid *(Ampicillin + Sulbactam)* 145, 340
Unacid PD *(Sultamicillin)* 146
Unat *(Torasemid)* 62
Unerwünschte Wirkungen 545
Unimax *(Felodipin + Ramipril)* 55
Uniphyllin *(Theophyllin)* 88
Uno-Enantone *(Leuprorelin)* 246
Unofem 248
Unofem *(Levonorgestrel)* 248
Unruhe 41, 206–209, 213
Unruhezustände 430
Uprima *(Apomorphin)* 420
Uralyt *(Kalium-Natrium-Hydrogencitrat)* 313
Uralyt-U *(Ka-Na-Hydrogencitrat)* 240
Urapidil 42, 59, 288, 508
Urapidil Pharmore *(Urapidil)* 59
Urapidil ratioph. *(Urapidil)* 59
Urat-Nephropathie 111
Uratsteine 496
Urbason *(Methylprednisolon)* 110
Urbason solubile forte *(Methylprednisolon)* 474–476
Urea 40% 452
Urea 5-10% 446–449
Urem *(Ibuprofen)* 101
Ureotop *(Harnstoff)* 225
Urethralsyndrom 490
Urethritis 151, 498
 – Candida 498
 – Chlamydia trachomatis 498
 – Chlamydien 458
 – Mycoplasma 498
 – Trichomonas vaginalis 498
Urgeinkontinenz 501
Uribenz *(Allopurinol)* 111
Uridin 199
Urikosurika 111
Urinalkalisierer 240
Urion *(Alfuzosin)* 238, 500
Uro Methin *(Methionin)* 240
Urogenitalinfektionen 150–154

Urogenitalsystem 237, 490
Urogenitaltuberkulose 406
Urokinase 83, 309, 336, 475
Urokinase medac *(Urokinase)* 83
Urolithiasismittel 240
Urologica 240
Uromitexan *(Mesna)* 347–349, 494, 514–518, 523
Urosepsis **492**, 499
Urospasmolytika 237, 277
Uro-Tablinen *(Nitrofurantoin)* 158
Uroxatral *(Alfuzosin)* 238, 500
Urozosin *(Terazosin)* 238
Urschol *(Ursodeoxycholsäure)* 137
Ursodeoxycholsäure 137, 388, 389
Ursofalk *(Ursodeoxycholsäure)* 137
Urtikaria 94, 225, **459**
 – akute 459
 – chronische 460
 – Luftnot 460
 – Quincke-Ödem 460
 – Schock 460
Uskan *(Oxazepam)* 212
Uterus myomatosus 245, 246
Utrogest *(Progesteron)* 365
Uveitis 471
 – anterior 471
 – hintere 473
 – intermediäre 473

V

Vagimid *(Metronidazol)* 156
vaginale Mykosen 223
Vaginose, bakterielle 504
Valaciclovir 161, 397, 398, 407, 459, 461, 462
Valcyte *(Valganciclovir)* 162
Valette *(Ethinylestradiol/Dienogest)* 246
Valganciclovir 162
Valiquid *(Diazepam)* 211
Valium *(Diazepam)* 39, **211**
Valocordin *(Diazepam)* 211
Valocordin-diazepam *(Diazepam)* 211
Valoron N *(Tilidin + Naloxon)* 99, 423, **478**
Valproat 411, 412
Valproat Hexal *(Valproinsäure)* 186
Valproinsäure 186, 412–416, 429, 432, 433

Valsartan 49, 50, 287, 297
Valtrex *(Valaciclovir)* 161
Valtrex S *(Valaciclovir)* 459
Vanco Cell *(Vancomycin)* 157
Vancomycin 142, **157**
 – Atmung 333, 334, 340
 – Auge 474
 – Herz-Kreislauf 305, 306
 – Infektionen 395, 398, 399
 – Neurologie 417
Vancomycin *(Vancomycin)* 157
Vancomycin Deltasect *(Vancomycin)* 157
Vancomycin Enterocaps *(Vancomycin)* 157
Vancomycin Hikma *(Vancomycin)* 157
Vancomycin ratioph. *(Vancomycin)* 157
Vaniqa *(Eflornithin)* 226
Vardenafil 239
Vareniclin 18, 215
Varicellen-Impfstoff 178
Varilrix *(Varicellen-Impfstoff)* 178
Varivax *(Varicellen-Impfstoff)* 178
Varizella zoster 407
Varizellen 462
Vascal *(Isradipin)* 55
Vascal uno *(Isradipin)* 55
Vasodilatatoren
 – direkte 60
 – periphere 282
Vasokonstriktiva, Auge 233
Vasomotal *(Betahistin)* 139
Vasopos N *(Tetryzolin)* 233
Vasopressin 42
Vasosan *(Colestyramin)* 114
Vasospasmen 198
Vecuronium 183
Vecuronium Inresa *(Vecuronium)* 183
Velasulin *(Insulin normal)* 118
Velbe *(Vinblastin)* 319
Velcade *(Bortezomib)* 272
Vena poplitea 309
Venentabs retard ratioph. *(Rosskastanienextrakt)* 282
Venenthrombose 79, 80
Venimmun N *(Immunglobuline)* 176
Venlafaxin 205, 431, 435
Venofer *(Eisen-III-Ion)* 78
Venoruton *(Rutosid)* 282

Handelsnamen = fett   Wirkstoffe = kursiv   Arzneimittel-Teil < S.283 < Therapie-Teil

Ven – Viv

Venostasin *(Rosskastanienextrakt)* 282
Ventavis *(Iloprost inhalativ)* 338
Ventavis *(Iloprost)* 85
Ventilastin *(Salbutamol)* 89
Ventolair *(Beclometason)* 91
ventrikuläre Tachykardie 303
Vepesid *(Etoposid)* 267
Verahexal *(Verapamil)* 55
Veramex *(Verapamil)* 55
Verapamil 42, 54, 57, 68, 287, 294, 300–302, 614
Verapamil ratioph. *(Verapamil)* 55
Veratide *(Verapamil + Hydrochlorothiazid + Triamteren)* 57
Verätzung, Auge 470
Verbrennung, Auge 470
Verbrennungen 222, 225
Verdauungsenzyme 137
Vergentan *(Alizaprid)* 138
Vergiftungen 45, 553
Vermox *(Mebendazol)* 169, 399, 403
Verner-Morrison-Syndrom 379
Verospiron *(Spironolacton)* 64, 338, 353, 372, 387
Verrucae 461
- planae 461
- vulgares 461
Verrucid *(Salicylsäure)* 225
Verrumal *(Salicylsäure + Fluorouracil + Dimethylsulfoxid)* 225
Versagenszustände 208
verschreibungspflicht 546
Verstauchungen 103
Verstimmung, depressive 209
Verteilung 543
Verteilungsräume 543
Verteporfin 234
Vertigo-Vomex *(Dimenhydrinat)* 139
verwirrtheit 207, 209, 213
Verwirrtheitssyndrom 430
Vesanoid *(Tretinoin)* 273
Vesdil *(Ramipril)* 47
Vesdil Plus *(Ramipril + Hydrochlorothiazid)* 49
Vesikur *(Solifenacin)* 237
Vexol *(Rimexolon)* 229
Vexol 1% *(Rimexolon)* 472
VFEND *(Voriconazol)* 168

Viagra *(Sildenafil)* 239
Viani *(Salmeterol + Fluticason)* 92
Vibrio cholerae 393
Viburcol *(Pflanzenextrakte)* 282
Videx *(Didanosin)* 163
Vidisept *(Polividon)* 467
Vidisic *(Carbomer)* 467
Vigabatrin 189
Vigantol *(Colecalciferol)* 76
Vigantoletten *(Colecalciferol)* 76
Vigil *(Modafinil)* 214
Vigilanzsteigerer 214
Viloxazin 205
Vinblastin 266, 319, 514
Vinblastin 10 HEXAL *(Vinblastin)* 266
Vinblastin R.P. *(Vinblastin)* 514
Vinblastinsulfat-GRY *(Vinblastin)* 266
Vinca-Alkaloide 266
Vincristin 266, 316–320, 515, 516
Vincristin Bristol *(→ Vincristin)* 266
Vincristin liq Lilly *(Vincristin)* 266
Vincristin Medac *(Vincristin)* 266
Vincristin-biosyn *(Vincristin)* 266
Vincristinsulfat Hexal *(Vincristin)* 266
Vincristinsulfat-Gry *(Vincristin)* 266
Vindesin 267, 522
Vinorelbin 267, 516, 517, 524
VIPom 379
Viracept *(Nelfinavir)* 166
Viramune *(Nevirapin)* 165
Virazole *(Ribavirin)* 163
Viread *(Tenofovir)* 164
Viridal *(Alprostadil)* 239
Virilit *(Cyproteronacetat)* 127
Virunguent *(Idoxuridin + Dimethylsulfoxid)* 222
Virupos *(Aciclovir)* 228
Virushepatitis
- A 386
- B, chronische 386
- C, chronische 386
Virusinfektion 176
Virusinfektionen der Lider 465
Virustatika 161, 222
- Auge 228
- Haut 222
Virzin *(Aciclovir)* 161
Visadron *(Phenylephrin)* 233

Visine Yxin *(Tetryzolin)* 233
Visken *(Pindolol)* 52
Vislube *(Hyaluronsäure)* 467
Vismed *(Hyaluronsäure)* 233
Vistagan *(Levobunolol)* 230
Vistide *(Cidofovir)* 162
Visudyne *(Verteporfin)* 234
Vit. ADEK 341
Vit. ADEK 385
Vit. D3 364, 365
Vit.-C-Brause 76
Vitaferro *(Eisen-II-Ion)* 77
Vitamin A POS *(Retinolpalmitat)* 469
Vitamin A Streulin-Ampullen *(Vitamin A, D, E, K)* 385
Vitamin ADEK 387
Vitamin B 69
Vitamin B1 + B6 + B12 + Folsr. 387
Vitamin B12 517
Vitamin-B12-Mangel 311
Vitamin B12 ratiopharm *(Cyanocobalamin)* 75
Vitamin B1 ratiopharm *(Thiamin)* 75
Vitamin B6 75, 418
Vitamin B6 *(Vitamin B6)* 75
Vitamin B6 ratioph. *(Pyridoxin)* 75
Vitamin C 76
Vitamin C Loges *(Ascorbinsäure)* 76
Vitamin D 76
Vitamin D 385, 455
Vitamin D3 Hevert *(Colecalciferol)* 76
Vitamin E 385
Vitamin K 77, 385
Vitamin-A-Säure Creme 449, 461
Vitaminmangel
- B12 75
- B6 75
- C 76
- D 76
Vitiligo 220
Vivalan *(Viloxazin)* 205
Vividril Nasenspray *(Cromoglicinsäure)* 480
Vividrin *(Cromoglicinsäure)* 232, 235
Vividrin akut *(Azelastin)* 480
Vividrin akut Azela *(Azelastin)* 232
Vivinox Sleep *(Diphenhydramin)* 213

622 Vm – Zin

VM 26-Bristol *(Teniposid)* 267
Vollelektrolytlösungen 71
Volmac *(Salbutamol)* 90
Volon A *(Triamcinolon)* 110, 217
Volon A Haftsalbe *(Triamcinolon)* 450
Volonimat *(Triamcinolonacetonid)* 217
Voltaren *(Diclofenac)* 102
Voltaren ophtha *(Diclofenac)* 229
Volumen, intravasales 73, 74
Vomacur *(Dimenhydrinat)* 138
Vomex *(Dimenhydrinat)* 415
Vomex A *(Dimenhydrinat)* 138
Von Willebrand-Jürgens-Syndrom 310
Vorhofflattern 300, 301, 550
Vorhofflimmern 54, 68–71, 293, 300, 301, 550
Voriconazol 168, 390
Vorina *(Folinsäure)* 277
Vorzeitige Wehen 69
Votum *(Olmesartan)* 49
Votum plus *(Olmesartan + Hydrochlorothiazid)* 50
Vulvadystrophie 503
Vulvovaginitis 459, 504
- bakterielle 459
- Candida 459, 505
- Herpes simplex 397, 459, 504
- Trichomonaden 505
vWF 310

W

Wachstumshormon-Rezeptorantagonisten 128
Wadenkrämpfe 195
Wahnerkrankung 434
Warfarin 81
Wärmeautoantikörper, inkomplette,Typ IgG 311
Warzen 225
Wasser 352
Wasserbindungsvermögen 73, 74
Wechselwirkungen 545
Wegener Granulomatose 349
Wehen, vorzeitige 40, 69
Weichteilinfektionen 144–158
Weimerquin *(Chloroquin)* 107
Weimerquin *(Chloroquinphosphat)* 170

Weißdorn ratioph. *(Weißdornblätterextrakt)* 282
Weißdornblätterextrakt 282
Wellvone *(Atovaquon)* 158
Wick Husten *(Dextromethorphan)* 92
Wick Sinex *(Oxymetazolin)* 235
Wilson, Morbus 108, 367
Windol *(Bufexamac)* 417
Windpocken 407
Winkelblockglaukom, akut 477
Winobanin *(Danazol)* 314, 461
Wirkmechanismus 543
Wirkung, unerwünschte 545
World Anti-Doping Agency (WADA) 557
WPW-Syndrom 39, 302
Wydora *(Doxazosin)* 59

X

Xagrid *(Anagrelid)* 272
Xalacom *(Latanoprost + Timolol)* 231
Xalatan *(Latanoprost)* 231
Xanax *(Alprazolam)* 210
Xanef *(Enalapril)* 46
Xanthin-Oxidase-Inhibitoren 111
Xatral *(Alfuzosin)* 238
Xefo *(Lornoxicam)* 102
Xeloda *(Capecitabin)* 265
Xenical *(Orlistat)* 121
Xeomin *(Clostridium-botulinum-Toxin)* 195
Xidan Edo *(Hyaluronsäure)* 233
Xigris *(Drotrecogin)* 83
Xilopar *(Selegilin)* 192
Ximovan *(Zopiclon)* 214
Xipa Tad *(Xipamid)* 63
Xipamid 63, 65, 299, 496
Xipamid Beta *(Xipamid)* 63
Xipamid Hexal *(Xipamid)* 63
Xolair *(Omalizumab)* 95
Xusal *(Levocetirizin)* 94
Xylocain *(Lidocain)* 68,
Xylocitin Cor *(Lidocain)* 68
Xylometazolin 233, 235, 657
Xylomethazolin-hydrochlorid 480, 482, 487
Xylonest *(Prilocain)* 184
Xyrem *(4-Hydroxybuttersäure)* 189
Xyzall *(Levocetirizin)* 94

Y

Yasmin *(Ethinylestradiol/ Drospirenon)* 246
Yentreve *(Duloxetin)* 240
Yermonil *(Ethinylestradiol/ Lynestrenol)* 502
Yersinien 400
Yocon-Glenwood *(Yohimbin)* 239
Yohimbin 239
Yohimbin-Spiegel *(Yohimbin)* 239
Yomesan *(Niclosamid)* 169

Z

ZacPac *(Pantoprazol + Amoxicillin + Clarithromycin)* 132
Zaditen *(Ketotifen)* 95
Zaditen ophta *(Ketotifen)* 467
Zahnerol N *(Benzocain)* 450
Zahn-Mund-Kieferinfektionen 156
Zalain *(Sertaconazol)* 224
Zaleplon 213
Zanamivir 163
Zanosar *(Streptozocin)* 378
Zantic *(Ranitidin)* 130
Zavedos *(Idarubicin)* 269
Zavesca *(Miglustat)* 124
Zeffix *(Lamivudin)* 164
Zeldox *(Ziprasidon)* 210
Zemplar *(Paricalcitrol)* 7
Zenapax *(Daclizumab)* 173
Zentralarterienembolie 475
- Lysetherapie 475
Zentralvenenthrombose 476
- rheologische Therapie 476
Zentropil *(Phenytoin)* 186
Zerebrale Ischämie 24
Zerebrale Ischämie 426
Zerit *(Stavudin)* 164
Zerrungen 103
Zervikalsyndrom 196
Zervizitis 505
- Chlamydien 505
- Gonokokken 506
- Herpes simplex 397, 506
Zetir *(Cetirizin)* 93
Ziagen *(Abacavir)* 163
Ziconotid 17, 100
Zidovudin 164
Zienam 500 *(Imipenem + Cilastatin)* 156
Zinacef *(Cefuroxim)* 147

Handelsnamen = fett   *Wirkstoffe = kursiv*   Arzneimittel-Teil < S.283 < Therapie-Teil

Zindaclin *(Clindamycin)* 220
Zindaclin Gel *(Clindamycin)* 442
Zineryt *(Erythromycin)* 439–442
Zink 367
Zink-Intoxikation 540
Zinkoxid 141
Zinnat *(Cefuroxim-Axetil)* 149
Ziprasidon 210, 432, 433
Zirrhose, primär biliäre 137, 388
Zithromax *(Azithromycin)* 151
Zitrat 355
Zitterpappel 282
ZNS-Medikamente 180, 199
ZNS-Malignom 526
Zocor *(Simvastatin)* 113
Zodin *(Omega-3-Säureneethylester)* 114
Zofran *(Ondansetron)* 140
Zoladex *(Goserelin)* 245
Zoldem *(Zolpidem)* 214
Zoledronat 355
Zoledronsäure 122
Zolim *(Mizolastin)* 94
Zoliparin *(Aciclovir)* 228
Zollinger-Ellison-Syndrom 130, 131, **379**
Zolmitriptan 195, 415
Zoloft *(Sertralin)* 203, 431
Zolpidem 214
Zolpidem ratiopharm *(Zolpidem)* 214
Zolpinox *(Zolpidem)* 214
Zomacton *(Somatotropin)* 376
Zometa *(Zoledronsäure)* 122
Zomig *(Zolmitriptan)* 195
Zonegran *(Zonisamid)* 189
Zonisamid 189
Zop 7.5 *(Zopiclon)* 214
Zopiclon 214
Zopiclon ratiopharm *(Zopiclon)* 214
Zorac *(Tazaroten)* 455
Zoster 407, **462**
Zoster oticus 487
Zostex *(Brivudin)* 161
Zostrum *(Idoxuridin + Dimethylsulfoxid)* 222
Zotepin 210
Zovirax *(Aciclovir)* 161
Zovirax AS *(Aciclovir)* 465, 469, 472
Zuclopenthixol 207, 428

Zufuhr, nasale 543
Zufuhr, orale 543
Zufuhr, parenterale 543
Zufuhr, rektale 543
Zwangserkrankung 435
Zwangsstörung 200, 202, 203
Zweidrittelelektrolytlösungen 71
Zweiphasenpräparate 247, 510
Zwergbandwurm 169, 170
Zwischenblutungen 243
Zyban *(Amfebutamon)* 215
Zyklolat *(Cyclopentolat)* 232
Zykloplegika 232
Zyklusstörungen 242
Zyloric *(Allopurinol)* 111
Zymafluor D *(Colecalciferol + Fluorid)* 76
Zyprexa *(Olanzapin)* 209
Zyrtec *(Cetirizin)* 93
Zystinsteine 496
Zystitis 490
 - bei Diabetes mellitus 490
 - bei Gravidität 490
Zytochrom-P450-System 548
Zytomegalie-Ösophagitis 380
Zytotoxische Antibiotika
 - Anthracycline 268
 - sonstige 270, 274
Zytrim *(Azathioprin)* 172
Zyvoxid *(Linezolid)* 157

Notizen

Notizen

Notizen

Notizen

Notizen

Notizen

Notizen

Notizen

Notizen

Notizen

XXS pockets

Die wichtigsten Krankheitsbilder in der Pneumologie in drei XXS pockets!!!

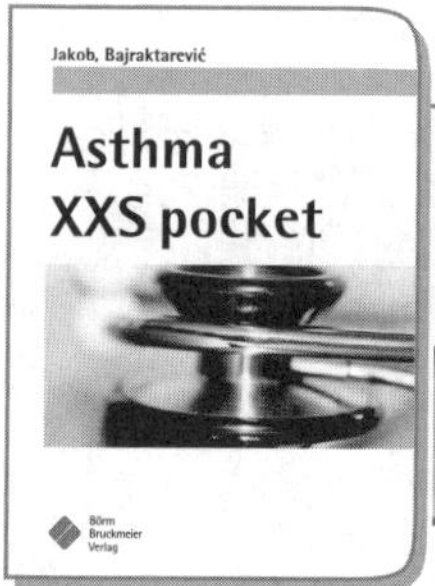

Jakob, Bajraktarević

Asthma XXS pocket

ISBN 978-3-89862-281-3

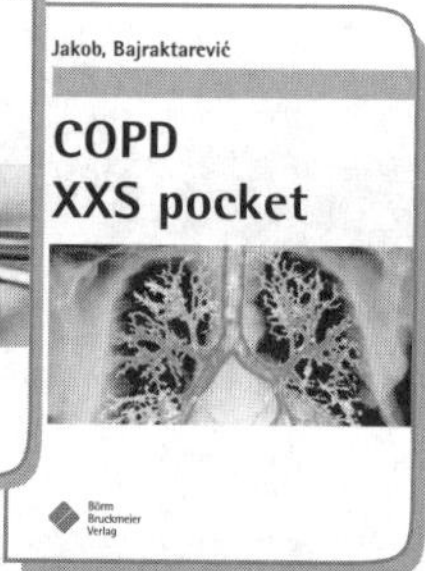

Jakob, Bajraktarević

COPD XXS pocket

ISBN 978-3-89862-282-0

Jakob, Bajraktarević

Pneumonie XXS pocket

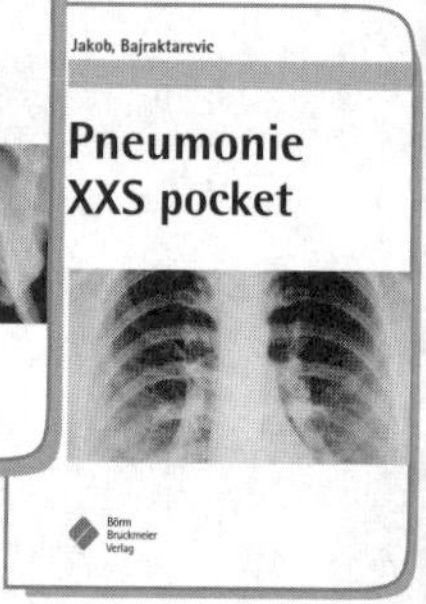

ISBN 978-3-89862-283-7

Börm
Bruckmeier
Verlag

Antiinfektiva XXS pocket

Alle Antiinfektiva auf einen Blick !!!

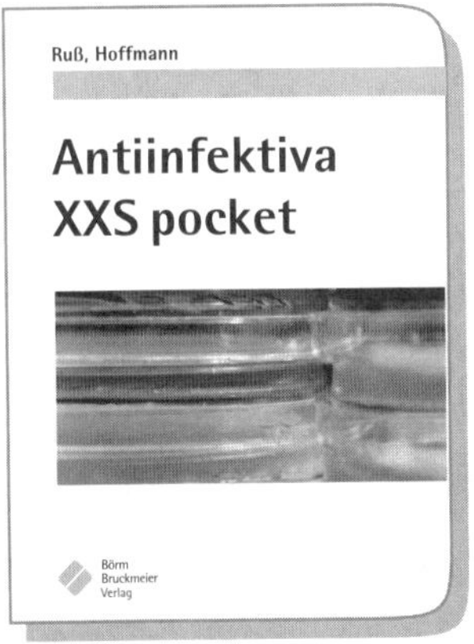

Ruß, Hoffmann

Antiinfektiva XXS pocket

Börm Bruckmeier Verlag

ISBN 978-3-89862-284-4

- 170 Wirkstoffe und 350 Handelsnamen

- Angaben zu unerwünschten Arzneimittelwirkungen, Wechselwirkungen und Veränderungen der Laborparameter

- Mit Dosieranpassung bei Niereninsuffizienz (DANI) und extrarenaler Eliminationsfraktion eines Arzneimittels (Q0-Wert)

Börm Bruckmeier Verlag

mymedcast
Mediziner machen Medien

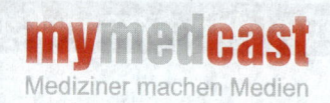

Das Internetforum für Mediziner

Unsere Empfehlung an alle Mediziner:

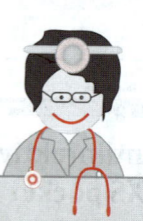

- **Zeigen Sie Ihr Profil**
- **Lernen Sie nette Kollegen kennen**
- **Stellen Sie Ihre Medien zur Diskussion**
- **Finden Sie Interessante Artikel, Videos, Bilder und Audios**

Jetzt kostenlos anmelden!

www.mymedcast.de

...und so geht's:

Stellen Sie Ihre Medien zur Diskussion
Profitieren Sie nicht nur von den Beiträgen anderer, sondern stellen Sie auch Ihre Artikel, Bilder, Audios und Videos zur Diskussion: Entweder sofort oder just-in-time zu einem von Ihnen bestimmten Zeitpunkt. Außerdem können Sie die Artikel anderer Mitglieder bewerten und kommentieren. Bei Interesse können Sie per Mausklick mehr über deren Autoren erfahren.

Vernetzen Sie sich mit Kollegen
Sind Sie auf einen interessanten Beitrag oder Lebenslauf gestoßen? Hinterlassen Sie doch einen Eintrag im Gästebuch des Mitglieds. Wenn Sie lieber ganz privat kommunizieren wollen, können Sie auch eine Nachricht schreiben sowie Freundschaftsangebote senden und empfangen.

Zeigen Sie Profil
Sie haben schon einen Artikel veröffentlicht und eine Diskussion mit zwei Mitgliedern begonnen. Nun möchten Ihre Gesprächspartner gerne wissen, wer sich hinter den interessanten Beiträgen verbirgt. Um anderen Mitgliedern einen Eindruck von sich zu vermitteln, haben Sie die Möglichkeit, ein Foto von sich hochzuladen. Des Weiteren können Sie Angaben zu Person, Beruf, Ausbildung und Publikationen anzeigen lassen. Sie bestimmen, was andere Mitglieder über Sie wissen sollten.

E-Books

Jedes Jahr NEU:

Arzneimittel pocket
16,80 EUR

Arzneimittel pocket plus
24,80 EUR

Antibiotika pocketcard
4,80 EUR

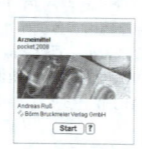

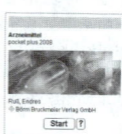

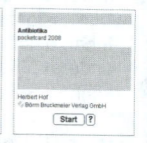

---

erhältlich unter **www.media4u.com**

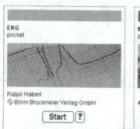

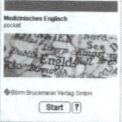

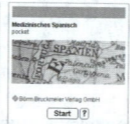

EKG pocket
16,80 EUR

Med. Englisch pocket
16,80 EUR

Med. Spanisch pocket
16,80 EUR

Normalwerte pocketcard
4,80 EUR

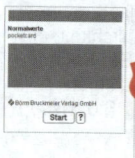

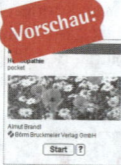

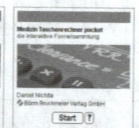

Vorschau:

Homöopathie pocket
16,80 EUR

Medizin Taschenrechner pocket
Die interaktive Formelsammlung
16,80 EUR

im Mobipocket-Format

Für Ihren Handheld-Computer*

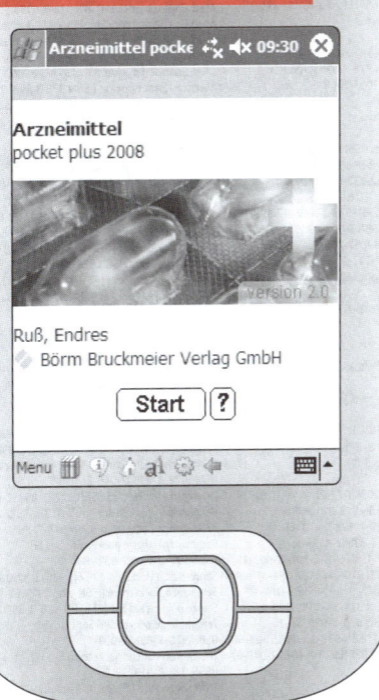

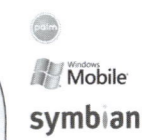

palm

Windows Mobile

symbian

*Unsere E-Books laufen auf nahezu allen gängigen Handheld-Computern (Windows Mobile, Palm) sowie einer Vielzahl so genannter Smartphones. Zum Lesen der E-Books benötigen Sie den kostenlosen Mobipocket Reader.

Arzneimittel
pocket plus 2008

version 2.0

Ruß, Endres
Börm Bruckmeier Verlag GmbH

Start ?

Börm Bruckmeier Verlag

Programmübersicht

pockets

- Anamnese & Untersuchung pocket (ISBN 978-3-89862-213-4)
- Anatomie fast (ISBN 978-3-89862-222-6)
- Arzneimittel Infektionen pocket (ISBN 978-3-89862-273-8)
- Arzneimittel manual 2005-2006 (ISBN 978-3-89862-248-6)
- Arzneimittel Pädiatrie pocket (ISBN 978-3-89862-249-3)
- Arzneimittel Phytotherapie pocket (ISBN 978-3-89862-258-5)
- Arzneimittel pocket (ISBN 978-3-89862-268-4)
- Arzneimittel pocket plus (ISBN 978-3-89862-269-1)
- Arzneimittel Therapie pocket 2007-2008 (ISBN 978-3-89862-270-7)
- Arzneimittel Rettungsdienst pocket (ISBN 978-3-89862-277-6)
- Arzneimittel Wirkungen pocket (ISBN 978-3-89862-204-2)
- Bach-Blüten pocket (ISBN 978-3-89862-710-8)
- Biologie fast (ISBN 978-3-89862-232-5)
- Chirurgie fast (ISBN 978-3-89862-261-5)
- Chirurgische Notfälle pocket (ISBN 978-3-89862-228-8)
- Differenzialdiagnose pocket (ISBN 978-3-89862-280-6)
- EKG Fälle pocket (ISBN 978-3-89862-266-0)
- EKG pocket (ISBN 978-3-89862-221-9)
- Heilpraktiker Kompaktwissen pocket (ISBN 978-3-89862-259-2)
- Homöopathie pocket (ISBN 978-3-89862-246-2)
- Homöopathie für Kinder pocket (ISBN 978-3-89862-247-9)
- Infektionen pocket (ISBN 978-3-89862-216-5)
- Labormedizin pocket (ISBN 978-3-89862-254-7)
- Klassifikationen pocket (ISBN 978-3-89862-251-6)
- Med. Translator pocket (ISBN 978-3-89862-274-5)
- Med. Englisch pocket (ISBN 978-3-89862-239-4)
- Med. Französisch pocket (ISBN 978-3-89862-264-6)
- Med. Italienisch pocket (ISBN 978-3-89862-265-3)
- Med. Translator pocket (ISBN 978-3-89862-274-5)
- Med. Spanisch pocket (ISBN 978-3-89862-240-0)
- Mensch Körper pocket (ISBN 978-3-89862-278-3)
- Neurologie pocket (ISBN 978-3-89862-253-0)
- Normalwerte pocket (ISBN 978-3-89862-230-1)
- Notaufnahme Innere Medizin pocket (ISBN 978-3-89862-245-5)
- Patientologie (ISBN 978-3-89862-908-9)
- Pneumologie pocket (ISBN 978-3-89862-279-0)
- Psychiatrie pocket (ISBN 978-3-89862-243-1)
- Wörterbuch Medizin pocket (ISBN 978-3-89862-267-7)
- Antiinfektiva xxs pocket (ISBN 978-3-89862-284-4)
- Asthma xxs pocket (ISBN 978-3-89862-281-3)
- COPD xxs pocket (ISBN 978-3-89862-282-0)
- Neurologie xxs pocket (ISBN 978-3-89862-283-7)
- Pneumonie xxs pocket (ISBN 978-3-89862-285-1)

pocketcards

- Anamnese & Untersuchung pocketcard (ISBN 978-3-929785-84-5)
- Anästhesie-Intensivmeds pocketcard Set (2) (ISBN 978-3-89862-042-0)
- Antibiotika pocketcard 2007 (ISBN 978-3-89862-057-4)
- Antimykotika pocketcard (ISBN 978-3-89862-021-5)
- Echokardiographie pocketcard Set (2) (ISBN 978-3-89862-051-2)
- EKG pocketcard (ISBN 978-3-929785-72-2)
- EKG Auswertung pocketcard (ISBN 978-3-929785-36-4)
- EKG Lineal pocketcard (ISBN 978-3-89862-011-6)
- EKG pocketcard Set (ISBN 978-3-89862-015-4)
- Elektrolytstörungen pocketcard (ISBN 978-3-89862-002-4)
- Epilepsie pocketcard Set (2) (ISBN 978-3-89862-054-3)
- Erste Hilfe pocketcard Set (3) (ISBN 978-3-89862-014-7)
- Geriatrie pocketcard Set (3) (ISBN 978-3-89862-055-0)
- Lungenfunktion pocketcard (ISBN 978-3-929785-73-9)
- Med Englisch pocketcard Set (2) (ISBN 978-3-89862-050-5)
- Med Spanisch pocketcard Set (2) (ISBN 978-3-89862-049-9)
- Neonatologie pocketcard Set (2) (ISBN 978-3-89862-053-6)
- Neurologie pocketcard Set (2) (ISBN 978-3-89862-016-1)
- Normalwerte pocketcard (ISBN 978-3-89862-017-8)
- Notfallmedizin pocketcard Set (2) (ISBN 978-3-89862-018-5)
- Pädiatrie pocketcard Set (3) (ISBN 978-3-89862-056-7)
- Periodensystem pocketcard (ISBN 978-3-89862-019-2)
- Präklinisches Schlaganfall-Managment pocketcard (ISBN 978-3-89862-046-8)
- Psychiatrie pocketcard (ISBN 978-3-89862-047-5)
- Reanimation pocketcard (ISBN 978-3-89862-009-3)
- Reflexzonen pocketcard (ISBN 978-3-89862-000-0)
- Regionalanästhesie pocketcard Set (3) (ISBN 978-3-89862-052-9)
- Säure-Basen pocketcard (ISBN 978-3-929785-37-1)
- Sehproben pocketcard (ISBN 978-3-89862-013-0)
- Stroke pocketcard Set (2) (ISBN 978-3-89862-045-1)
- Terminologie pocketcard Set (2) (ISBN 978-3-89862-003-1)
- The English Patient pocketcard Set (2) (ISBN 978-3-929785-86-9)
- TNM pocketcard (ISBN 978-3-89862-023-9)

www.media4u.com

Stand Juli 2007